Guía de

GESTIÓN Y DIRECCIÓN DE ENFERMERÍA

Guía de

GESTIÓN Y DIRECCIÓN DE ENFERMERÍA

Octava edición

Ann Marriner Tomey, PhD, RN, FAAN
Professor Emeritus
College of Nursing, Health and Human Services
Indiana State University
Terre Haute, Indiana

ELSEVIER

Ámsterdam Barcelona Beijing Boston Filadelfia Londres Madrid
México Milán Múnich Orlando París Roma Sídney Tokio Toronto

ELSEVIER

Edición en español de la 8.ª edición de la obra original en inglés
Guide to Nursing Management and Leadership

Revisión científica
M.ª Àngels Piñol Torelló
Profesora de Administración de Servicios de Enfermería.
Escuela de Enfermería Blanquerna Salut. Universitat Ramon Llull. Barcelona

Travessera de Gràcia, 17-21
08021 Barcelona (España)

ISBN edición original: 978-0-323-05238-2
ISBN edición española: 978-84-8086-443-5

Depósito legal: NA. 1.846 - 2010
Coordinación y producción editorial: EdiDe, S.L.
Impreso en España por GraphyCems S. L.

Quiero dar las gracias a mi amado esposo, H. Keith Tomey, por enriquecer mi vida personal, además de apoyar mis actividades profesionales y ayudarme a mantener el equilibrio. También quiero dar las gracias a los estudiantes que estimulan mi pensamiento.

COLABORADORES

Cathy Hoots Abell, MSN, RN
Assistant Professor
Department of Nursing
Western Kentucky University
Bowling Green, Kentucky

Martha Raile Alligood, BSL, BSN, MS, PhD, RN
Professor and Director
PhD Program in Nursing
School of Nursing at East Carolina University
Greenville, North Carolina

Kathleen Bobay, PhD, RN, BC
Assistant Professor
Marquette University
Milwaukee, Wisconsin

Judith Bonaduce, RN, MSN, BC
Assistant Professor
Center for Nursing Advocacy
Bryn Mawr, Pennsylvania

Valerie Brown-Krimsley, EdD
Director
Nursing Program
Brevard Community College
Cocoa, Florida

Ann Cook, RN, PhD
Professor
Columbia College of Nursing
Milwaukee, Wisconsin

Patricia Crane, PhD, RN, FAHA
Associate Professor
Adult Health Department
School of Nursing
University of North Carolina
Greensboro, North Carolina

Katherine Dimmock, JD, EdD, MSN, RN
Dean and Professor
Columbia College of Nursing
Milwaukee, Wisconsin

Susan Fox, PhD, RN, CNAA, BC
Senior Associate Dean for Community Partnership and Practice
College of Nursing
University of New Mexico
Rio Rancho, New Mexico

Mary Fuhrman, MSN, RN
Assistant Professor of Nursing
Clarke College
Dubuque, Iowa

Nancy Grove, RN, BSN, MEd, MSN, PhD
Director and Associate Professor
Nursing Program
University of Pittsburgh
Johnstown, Pennsylvania

Sharron Guillett, RN, PhD
Associate Professor and Chair
BSN Program
Marymount University
Arlington, Virginia

Ruth Hansten, RN, BSN, MBA, PhD, FACHE
Principal Consultant
Hansten Healthcare PLLC
Port Ludlow, Washington;
Adjunct Faculty
School of Nursing
University of Washington
Seattle, Washington

Patricia Horstman, RN, MSN, CNAA, BC
Director
Clinical Program Development
West Virginia University Hospital
Morgantown, West Virginia

Brenda Hosley, RN, PhD
Associate Professor
Department of Baccalaureate and Graduate Nursing
Eastern Kentucky University
Richmond, Kentucky

Suzy Lockwood, RN, MSN, PhD
Assistant Professor
Harris College of Nursing and Health Science
Texas Christian University
Fort Worth, Texas

DeAnne Parrott, RN, MEd, MS, CNE
Clinical Instructor
Kramer School of Nursing
Oklahoma City University
Oklahoma City, Oklahoma

Carol Reineck, PhD, CNAA-BC, COI
Associate Professor
Amy Shelton and V.H. McNutt Professorship in Nursing
University of Texas
San Antonio, Texas

Barbara Russo, MSN, RN
Clinical Faculty
School of Nursing
Indiana University
Bloomington, Indiana

Jean Ann Seago, PhD, RN
Associate Professor
University of California
San Francisco, California

Melissa Sherrod, RN, PhD
Assistant Professor
Harris College of Nursing
Texas Christian University
Fort Worth, Texas

Christina Leibold Sieloff, PhD, RN, CAN, BC
Associate Professor
College of Nursing
Montana State University
Bozeman, Montana

Joyce Simones, RN, EdD
Associate Professor
Department of Nursing Science
St. Cloud State University
St. Cloud, Minnesota

Janet K. Pringle Specht, PhD, RN, FAAN
Associate Professor and Practice Director
John A. Hartford Center for Geriatric Nursing Excellence
University of Iowa
Iowa City, Iowa

Jaynelle Stichler, DNSc, RNc
Associate Professor and Concentration Chair
Nursing Systems Administration
San Diego State University
San Diego, California

Dori Sullivan, PhD, RN, CAN, CPHQ
Department of Nursing Chair and Director of Interdisciplinary Studies
College of Education and Health Professions
Sacred Heart University
Fairfield, Connecticut

Marla Weston, PhD, RN
Weston Healthcare Consulting
Phoenix, Arizona

Elizabeth Woodard, RN, PhD
Research and Practice Consultant
New Hanover Regional Medical Center
Wilmington, North Carolina

PREFACIO

La *Guía de gestión y dirección de enfermería* se ha diseñado para enseñar a estudiantes y graduados en Enfermería el proceso de gestión y dirección y aportar al personal de enfermería en ejercicio información útil sobre la administración de los servicios de enfermería. Sirve de tratado de referencia y presenta teorías, además de procesos. La octava edición de este texto sigue aportando una perspectiva histórica de la evolución de la dirección y la gestión, además de estudiar los temas que influyen en este campo dinámico y en constante evolución.

ANTECEDENTES Y ORGANIZACIÓN

La primera edición se escribió durante la década de los setenta, cuando la formación de enfermería enfatizaba las aptitudes clínicas de las enfermeras a expensas de la experiencia en dirección y las enfermeras interesadas en el liderazgo y la administración tenían que pasar por otras disciplinas. Ahora hay muchos libros y revistas sobre liderazgo y administración en enfermería. La primera edición se organizó en torno al proceso de administración, que luego se introdujo en la literatura de enfermería. El marco conceptual de la primera edición era planificar, organizar, dotar de personal, dirigir y controlar.

Los rápidos cambios producidos durante la década de los ochenta, con más personal mejor formado y un aumento de la tecnología para dirigir funciones de administración, llevaron a centrarse en el liderazgo, que se reflejó en la quinta edición, de 1996.

Durante la década de los noventa dominaron la mejora continua de la calidad, la contención de los costes, la competencia en un mercado libre, la gestión de la asistencia, la tecnología, la creciente diversidad, la mayor atención en cuestiones éticas y la necesidad de equipos y el liderazgo transformacional, que requirieron una importante transformación del libro en el año 2000. Esta sexta edición se dividió en dos grandes secciones: dirección y gestión. La sección de dirección contenía capítulos sobre comunicaciones; manejo del estrés; proceso y herramientas de toma de decisiones; motivación y moral; poder, política y relaciones laborales; gestión y negociaciones de conflictos; y teorías del liderazgo. La sección de gestión contenía capítulos sobre planificación estratégica y operativa; dirección financiera, contención de costes y *marketing*; conceptos y estructuras organizativas; cambio y cultura de la organización; selección, desarrollo y planificación; evaluación y disciplina del personal; y mejora continua de la calidad, evaluación del programa y manejo del riesgo. El contenido se volvió a centrar en distinguir el liderazgo de la administración en enfermería.

Para la séptima edición, del año 2004, ética, diversidad, tecnología y cuestiones legales se integraron en varios capítulos. Se añadieron protección frente a la violencia en el trabajo, bioterrorismo, fuentes y grupos de leyes, continuo de disposiciones multiorganizativas, control de la enfermedad, gestión de reivindicaciones, compañías de gestión privadas, imposición cultural e imperialismo, diferencias generacionales, desarrollo del carácter, el Acta de Responsabilidad y Portabilidad de Seguros de Salud (Health Insurance Portability and Accountability Act, HIPAA), empleo a voluntad, la Ley Colectiva de Reconciliación del Presupuesto Consolidado (Consolidated Omnibus Budget Reconciliation Act, COBRA) y otros temas de responsabilidad. Se ampliaron diversidad de edad, cultura y sexo; delegación; modelos de toma de decisiones; técnicas de creatividad; ética; inteligencia emocional; política; negociación; mediación; arbitraje; liderazgo; presupuestos; notificación de varianzas; reclutamiento y retención; plantillas; y continuidad de la asistencia. Se incluyeron nuevos datos, como cuadros de perspectiva de investigación, para mostrar los hallazgos de la investigación actual en el campo del liderazgo y la administración. La séptima edición incluyó la adición de la página web Evolve, que ofrecía aplicaciones informáticas de administración a los profesores.

En esta octava edición se han actualizado y ampliado los aspectos éticos, la diversidad, las tecnologías y los temas legales, que siguen integrados en varios capítulos. También se han ampliado los aspectos relacionados con delegación, manejo del estrés, herramientas para tomar decisiones, investigación, práctica basada en la evidencia y pensamiento crítico. Asimismo, se identifican los roles de dirección y gestión. También existen nuevas introducciones en las secciones de dirección y gestión, y resúmenes de los capítulos.

PÚBLICO

De este libro se beneficiarán estudiantes y graduados que estén estudiando liderazgo y administración, además de directores y gestores en ejercicio. Este libro puede servir de tratado y referencia para estudiantes y directores, respectivamente. Gran parte del contenido es útil para abordar temas personales y profesionales.

CARACTERÍSTICAS

- **Una organización lógica en 15 capítulos,** separados en las secciones de «Liderazgo» y «Gestión», simula las 15 semanas de un semestre típico.
- Cada capítulo empieza con una **breve perspectiva general** y **una lista detallada de objetivos,** transmitiendo a los estudiantes objetivos claros de cada tema y ofreciendo pautas para preparar los exámenes.
- Un cuadro de **conceptos y definiciones básicos** subraya y resume las ideas más importantes en el área del liderazgo o la administración y aclara el vocabulario específico del contenido.
- Uno o más cuadros de **Perspectiva de la investigación** en cada capítulo resumen oportunamente estudios clave, con un formato sistemático para destacar el objetivo, los métodos, los resultados y las conclusiones de cada estudio, e introduce a los estudiantes un número creciente de literatura sobre la administración de enfermería.
- Las **citas en color** intercaladas en cada capítulo ayudan a situar teorías y temas complejos en el contexto diario y ofrecen reflexión y análisis sobre varios temas.

NOVEDADES DE ESTA EDICIÓN

- Se ha incorporado un **diseño a dos colores actualizado** para mejorar el atractivo visual.
- Las **tablas, cuadros e ilustraciones** ayudan a sintetizar y facilitar temas y teorías complejos con herramientas de aprendizaje visual de fácil comprensión para los estudiantes.
- Se ofrece **información sucesiva sobre la planificación** relacionada con cómo el proceso puede moverse para identificar y educar a un grupo de posibles candidatos para puestos de liderazgo y gestión con el fin de tener un futuro mejor en un medio donde se produce una falta de enfermeras y una estructura emergente multigeneracional.

EVOLVE

Los siguientes recursos electrónicos lo son de la edición original, por lo que se encuentran en lengua inglesa.

Para el profesor

- Un banco de exámenes que incluye aproximadamente 350 preguntas de elección múltiple.
- Las presentaciones en PowerPoint presentan aproximadamente 25 diapositivas por capítulo para dirigir las clases en el aula.
- Las perspectivas generales, los resúmenes/esquemas, los objetivos, los conceptos y definiciones y las bibliografías de los capítulos destacan la información encontrada en el texto.

Para el estudiante

- Estudios de casos, actividades de pensamiento crítico y hojas de práctica ofrecen a los estudiantes una guía de estudio en línea que se centra en el análisis crítico y su aplicación en la práctica.
- Preguntas de elección múltiple y de discusión para señalar al lector el contenido importante y dirigir el estudio.
- Enlaces continuamente actualizados a lugares clave de liderazgo y administración de enfermería.

ÍNDICE DE CAPÍTULOS

PRIMERA PARTE LIDERAZGO

1 COMUNICACIONES, 3
Proceso de comunicación, 4
Habilidades básicas de comunicación, 5
Principios de la comunicación, 6
Métodos de comunicación, 6
Tecnologías de la información, 7
Sistemas de comunicación, 9
Comunicación descendente, 9
Comunicación ascendente, 10
Comunicación lateral, 10
Comunicación diagonal, 11
Transmisión de rumores: comunicación informal, 11
Barreras para la comunicación, 12
Diferencias entre sexos, 13
Diferencias culturales, 14
Mejora de la comunicación, 15
Ventana de Johari, 17
Comunicación con personas difíciles, 18
Hostiles agresivas, 18
Demandantes, 19
Pensadores negativos, 19
Pasivas, 20
Excesivamente complacientes, 20
Asertividad, 20
Obstáculos para la asertividad, 20
Análisis transaccional, 21
Juegos, 24
Posturas ante la vida, 26
Técnicas de asertividad, 27

2 GESTIÓN DEL ESTRÉS, 32
Gestión del estrés, 33
Fuentes de estrés, 33
Respuesta al estrés, 34
Síntomas de estrés, 35
Control del estrés, 35
Relajación, 41
Refuerzo de la autoestima, 43
Grupos de apoyo, 44
Protección frente a la violencia en el trabajo, 44
Gestión del tiempo, 45
Gestión del tiempo personal, 45
Maximización del tiempo del directivo, 46
Inventario de actividades, 46
Establecer objetivos, 46
Planificar estrategias, 46
Programas de actividades, 47
Decir no, 47
Uso del tiempo de transición, 47
Aprendizaje acelerado, 47
Mejorar la lectura, 48
Mejorar la memoria, 48
Pensamiento crítico, 50
Racionalización del trabajo burocrático, 50
Uso de ordenadores para la gestión del tiempo, 50
Uso de las llamadas telefónicas, 51
Programa de visitas, 51
Control de la duración de las visitas, 51
Uso efectivo de las reuniones, 52
Delegación, 52
Indecisión, 58
Razones para la indecisión, 58
Técnicas para acabar con la indecisión, 58
Mejorar la organización del tiempo, 59
Planificación, 59
Organización, 59
Personal, 59
Dirección, 59
Control, 60

3 PROCESO E INSTRUMENTOS PARA LA TOMA DE DECISIONES, 62
Proceso para la toma de decisiones, 63
Explorar las alternativas, 64
Elegir la alternativa más deseable, 64

Implementar la decisión, 65
Evaluar los resultados, 65
Modelos organizativos para tomar decisiones, 65
Modelo racional, 65
Modelo político, 66
Modelo colegial, 66
Modelo burocrático, 66
Modelo del cubo de basura, 66
Pensamiento crítico, 66
Propósito u objetivo, 67
Problema o cuestión central, 67
Punto de vista o marco de referencia, 67
Dimensión empírica, 67
Dimensión conceptual, 67
Suposiciones, 67
Implicaciones y consecuencias, 67
Deducciones y conclusiones, 67
Pensamiento crítico para el proceso de enfermería, 68
Toma de decisiones en grupo, 68
Factores del grupo, 68
Aspectos del comité/grupo de trabajo, 69
Funcionamiento del comité, 70
Construcción de consenso frente al pensamiento de grupo, 71
Toma de decisiones creativa, 71
El proceso creativo, 71
Potenciar la creatividad, 72
Desarrollo de actitudes de pensamiento creativo, 80
Obstáculos a la creatividad, 80
Consulta, 80
Aspectos éticos de la toma de decisiones, 81
Teorías éticas, 82
Principios éticos, 82
Posiciones éticas, 83
Relaciones y decisiones éticas, 83
Razonamiento moral, 84
Liderazgo moral y ético, 85
Principios universales de ética en un mundo multicultural, 85
Comités de ética, 86
Código ético de enfermería y normas de práctica, 86
Código de ética de la American Nurses Association, 86
Código internacional de ética para enfermeras del International Council of Nurses, 87
Instrumentos para la toma de decisiones, 88
Simulación, modelos y juegos, 88
Gráfica de Gantt, 89
Árbol de decisión, 89
Técnica de revisión y evaluación de programas, 90
Método de la vía crítica, 91
Ventajas y limitaciones de los instrumentos cuantitativos para la toma de decisiones, 92
Informática, 92

4 MOTIVACIÓN Y MORAL, 99
Motivación, 100
Teoría de la motivación de Taylor, 100
Teoría de la jerarquía de las necesidades de Maslow, 100
Teoría de la jerarquía de las necesidades modificada de Alderfer, 101
Teoría de las necesidades básicas de McClelland, 102
Teoría de la motivación e higiene (dos factores) de Herzberg, 102
Teoría de la energía psicológica de Argyris, 103
Teoría de la expectativa de Vroom, 104
Teoría del refuerzo positivo de Skinner, 105
Teoría de la equidad, 105
Motivación intrínseca, 106
Teorías X e Y de McGregor, 106
Teoría de la dirección participativa de Likert, 107
Teoría Z, 107
Desarrollo histórico de la teoría de la motivación, 108

Inteligencia emocional, 109
Historia de la inteligencia emocional, 109
Competencias de inteligencia emocional, 109
Fomentar la inteligencia emocional, 110
Predisposiciones genéticas a las actitudes y la personalidad, 111
Moral, 111
Incivismo y violencia horizontal, 113
Burnout, 113
Satisfacción laboral, 114

5 PODER, POLÍTICA Y RELACIONES LABORALES, 118
Poder, autoridad y política, 119
Fuentes de poder, 119
Autoridad, 122
Poder y sexo, 123
Atribución de poder, 123
Gobierno federal, 125
Política, 127
Relaciones laborales, 131
Por qué los trabajadores se afilian a los sindicatos, 131
Legislación laboral (Estados Unidos), 132
Afiliación sindical, 136
Fase de organización, 137
Fase de reconocimiento, 137
Fase de negociación del contrato, 138
Aplicación del contrato, 139
Descertificación, 141
Huelga, 141
Función de los directores y supervisores de enfermería en la negociación colectiva, 141
Ventajas y desventajas de la negociación colectiva, 143

6 GESTIÓN Y NEGOCIACIÓN DE LOS CONFLICTOS, 145
Teoría del conflicto, 146
Fuentes de conflicto, 146
Tipos de conflicto, 147
Reacciones al conflicto, 149
Tácticas de escalada del conflicto, 151
Fases del conflicto, 151
Gestión del conflicto, 152
Estrategias para la gestión del conflicto, 152
Tácticas para reducir el conflicto, 154
Estrategias para la gestión del conflicto, 154
Mediación, 155
Arbitraje, 156
Negociación, 157
Proceso de negociación, 162
Reglas esenciales de la negociación, 163
Conflicto intrapersonal, 163
Conflicto interpersonal, 164
Conflicto de grupo, 166
Conflicto entre grupos, 171
Conflicto de la organización, 171
Violencia en el lugar de trabajo, 172
Prevención de conflictos, 177

7 DESARROLLO DE LAS TEORÍAS SOBRE EL LIDERAZGO Y LA GESTIÓN, 179
Teorías del liderazgo, 180
Teoría del gran hombre, 181
Teoría carismática, 181
Teoría del rasgo, 181
Teoría situacional, 183
Teoría de la contingencia, 184
Teoría de la trayectoria-objetivo, 185
Teoría del liderazgo situacional, 186
Liderazgo transaccional, 186
Liderazgo transformacional, 187
Modelo de liderazgo integrador, 188
Desarrollo del pensamiento de gestión, 188
Gestión científica, 188
Organización clásica, 190
Relaciones humanas, 191
Ciencia del comportamiento, 192
Liderazgo transformacional, 198
Liderazgo servidor, 198
Aprendizaje en las organizaciones, 199

Inteligencia emocional, 199
Liderazgo basado en los resultados, 200
Caos o liderazgo cuántico 201
Diversidad entre líderes, 202
Diversidad, 202
Seguidores, 207
Desarrollo del carácter, 207
La administración de enfermería en la actualidad, 209

SEGUNDA PARTE GESTIÓN

8 PLANIFICACIÓN ESTRATÉGICA Y OPERATIVA, 219
Proceso de planificación, 220
Historia de la planificación estratégica, 220
Propósito de la planificación estratégica, 221
El proceso de planificación estratégica, 221
Visión, 224
Valores, 224
Establecer un propósito o misión, 224
Filosofía, 226
Metas y objetivos, 227
Políticas, 228
Procedimientos, 231
Práctica basada en la evidencia, 234

9 GESTIÓN ECONÓMICA, CONTENCIÓN DEL COSTE Y MARKETING, 241
Historia de la economía de la salud, 242
Elaboración y gestión del presupuesto, 245
Presupuesto, 246
Requisitos para la elaboración del presupuesto, 246
Conceptos básicos de economía, 247
Contabilidad, 248
Tipos de presupuesto, 249
Presupuesto operativo (gastos e ingresos), 249
Presupuesto de costes laborales, 249
Presupuesto de costes en bienes inmuebles, 250
Presupuesto de tesorería, 251
Presupuestos flexibles, 251
El enfoque histórico, 252
Coste estándar, 252
Presupuesto base cero, 252
Revisión periódica del presupuesto, 253
Ventajas y desventajas, 253
Ventajas, 253
Desventajas, 253
El proceso presupuestario, 254
Contención de costes, 254
Toma de conciencia sobre los costes, 254
Señalización del coste por unidad, 254
Control de los costes, 255
Gestión de costes, 255
Incentivos para la contención de los costes, 255
Evitación del gasto, 255
Reducción de costes, 255
Control de costes, 257
Análisis coste-efectividad y análisis coste-beneficio, 257
Decisiones estratégicas sobre los costes, 259
Cálculo del coste de los servicios de enfermería, 260
Marketing, 261
Marketing social, 261
Tendencias del marketing, 261
Dirección y gestión de la planificación estratégica del marketing, 262
Conceptos fundamentales de marketing, 262
Proceso de marketing, 263
Ejecución, 270

10 ESTRUCTURAS Y CONCEPTOS ORGANIZATIVOS, 272
Factores que afectan a las estructuras organizativas, 273
Organigramas, 274
Cadena de mando, 275
Centralidad, 275
Unidad de mando, 276
Autoridad y responsabilidad, 276
Área de administración de personal, 276
Niveles de administración, 277
Estructura horizontal frente a vertical, 277

Centralización frente a descentralización, 279
Relaciones entre la dirección y la plantilla, 282
Conflictos entre la dirección y el personal, 283
Mejorar las relaciones entre la dirección y el personal, 284
Estructura organizativa, 284
Rediseño, reestructuración y reingeniería organizativa, 284
Principios organizativos, 285
Estructura burocrática, 287
Estructura dirección-plantilla, 288
Modelos adhocráticos de la estructura organizativa, 288
Modelo corporativo, 293
Relaciones entre organizaciones, 294
Continuo de disposiciones multiorganizativas, 294
Fusiones, 295
Redes de asistencia sanitaria, 296
Gestión de la enfermedad, 296
Gestión de la demanda, 297
Continuo de la asistencia, 298
Sistemas integrados de asistencia sanitaria, 299
Evaluación, 300
Planificación y diseño, 300
Implementación, 300
Desarrollo, 301
Globalización, 301

11 CULTURA ORGANIZATIVA, CAMBIO E INNOVACIÓN, 304
Cultura de los individuos, 305
Valores, 305
Actitudes, 306
Percepciones, 306
Necesidades interpersonales, 307
Personalidad, 307
Estilos cognitivos y tipos psicológicos de Myers-Briggs, 307
Roles, 308
Diversidad, 309
Gestión de la diversidad cultural, 311
Cultura de la organización, 312
Tipos de cultura organizativa, 313
Marcos de referencia integrados o indiferenciados, 314
Cambio, 315
Fuerzas que influyen en el cambio, 315
Estrategias para el cambio efectivo, 315
Tipos de cambio, 317
El proceso de cambio, 317
Innovación, 321
El desarrollo de la organización, 324
Aspectos conductuales del cambio organizativo, 324
Resistencia al cambio, 326
Oscilación, 327
Tipos de cambio organizativo, 328
Planificación para el cambio de líderes y gestores de enfermería, 328

12 SELECCIÓN Y DESARROLLO DE PERSONAL, 332
Planificación de la carrera profesional en relación con los candidatos al puesto de trabajo, 333
Elección de una especialidad de enfermería, 333
Busqueda de oportunidades y solicitud de puestos de trabajo, 334
Responsabilidad del líder y gestor en relación con el reclutamiento y retención de personal, 335
Esfuerzo de reclutamiento, 336
Selección de personal potencial, 339
Cuestiones legales sobre las entrevistas, 343
Análisis del puesto de trabajo, 346
Igualdad de oportunidades y acción afirmativa, 351
Fuerza de trabajo multicultural, 356
Diversidad cultural, 357
Preferencia sexual y género, 359
Diferencias generacionales, 360
Orientación, 364

Planificación de la carrera profesional, 365
Planes de escala de la carrera profesional y control del rendimiento, 368
Desarrollo del personal y planificación de la sucesión, 369
Preceptoría, 372
Tutoría, 373
Proceso de grupo, 373
Desarrollo de equipo, 375

13 PLANIFICACIÓN Y DOTACIÓN DE PERSONAL, 385
Escasez y provisión del personal de enfermería, 386
Sistemas de asignación para la dotación de personal, 390
Liderazgo y administración de la plantilla, 390
Método del caso, 391
Enfermería funcional, 391
Equipo de enfermería, 393
Enfermería modular o de distrito, 395
Enfermería primaria, 395
Gestión del caso, 396
Práctica de colaboración, 397
Práctica diferenciada, 398
Nivel del personal de plantilla, 399
Programas de dotación de personal, 400
Programación centralizada, 400
Programación descentralizada, 401
Autoprogramación, 402
Turnos de trabajo alternos o rotatorios, 402
Turnos permanentes, 404
Programación en bloque o cíclica, 404
Turno de ocho horas, semana de trabajo de cinco días, 405
Turno de diez horas, semana de trabajo de cuatro días o 7/70, 405
Turnos de doce horas, 405
Alternativa para los fines de semana, 406
Opciones flexibles, 406
Dotación de plantilla variable, 407
Plantilla a tiempo completo, 407
Plantilla a tiempo parcial, 408
Variables que afectan a la dotación de plantillas, 409
Estudios de dotación de personal, 410
Principios de la dotación de personal de enfermería, 410
Estándares de tiempo, 411
Sistemas de clasificación de los pacientes, 412
Fórmulas para la dotación de personal, 413
Recortes de personal, 414
Productividad, 416
Magnetismo, 416
Baldrige National Quality Award, 418

14 EVALUACIÓN Y DISCIPLINA DEL PERSONAL, 422
Liderazgo y gestión para la evaluación y la disciplina del personal, 423
Objetivos, 423
Errores y defectos habituales en la evaluación, 424
Métodos de gestión del rendimiento, 425
Notas anecdóticas, 425
Listas de comprobaciones, 425
Escalas de clasificación, 425
Clasificación, 427
Escala de distribución forzada, 428
Gestión por objetivos o resultados, 428
Autoevaluación, 431
Revisión por pares, 431
Evaluación por parte de los clientes o los subordinados, 432
Retroalimentación de 360 grados, 432
Entrevista de capacitación, 432
Informes de capacitación, 437
Implicaciones legales de las entrevistas de capacitación, 438
Disciplina del personal, 438
Necesidad de la disciplina, 438
Principios de las actuaciones disciplinarias, 439

Sanciones, 440
Componentes de un programa de actuación disciplinario, 441
Disciplina sin sanción, 441
Modificación de la conducta del empleado, 442
Refuerzo, 442
Modelado, 442
Extinción, 443
Sanciones, 443
Modificación de la conducta del empleado con un problema de rendimiento, 443
Empleados problemáticos, 445
Abuso de sustancias (toxicómanos), 445
Empleados irascibles o retraídos, 446
Disminución de la productividad, 447
Absentismo, 447
Despido de los empleados, 448
Asesoramiento a los empleados, 449

15 MEJORA CONTINUA DE LA CALIDAD, CONTROL DEL RIESGO Y EVALUACIÓN DEL PROGRAMA, 452
Liderazgo y gestión para la mejora de la calidad, 453
Historia de las influencias reguladoras, 454
Historia de la mejora continua de la calidad, 457
Informes del Institute of Medicine, 460
Garantía de calidad, gestión de calidad total y mejora continua, 462
Establecer los criterios, 462
Identificar la información relevante, 463
Recoger información, 465
Analizar la información, 466
Juzgar la calidad, adoptar actuaciones correctoras y monitorizar, 471
Comunicación pública, 472
Evaluación del programa, 472
Calendario de eventos, 473
Comité de selección y funciones, 473
Marco conceptual, 473
Revisión bibliográfica, 474
Modelo de evaluación de un programa, 474
Desarrollo de instrumentos, 474
Fuentes de invalidación internas y externas, 475
Diseños de investigación, 477
Métodos de recogida de datos, 479
Muestreo, 480
Análisis de los datos, 481
Aplicaciones de la investigación, 481
Control del riesgo, 482
Satisfacción de los usuarios, 487
Seguridad, 487
Occupational Safety and Health Act, 488
Fuentes legales, 489
Categorías legales, 491
Control de la responsabilidad, 495
Temas de responsabilidad, 496
Titulación de enfermeras, 496
Decretos para la práctica de la enfermería (Nurse Practice Acts), 496
Estándares de enfermería, 496
Aspectos asistenciales, 497
Declaración de derechos del paciente, 497
Consentimiento informado, 497
Derecho a rechazar el tratamiento, 497
Libertad de limitaciones químicas o físicas, 498
Donación de órganos, 498
Suicidio asistido, 499
Temas personales, 499
Empleo voluntario, 499
COBRA, 500
Diversa población activa, 501
Testificar, 501
Testigos expertos, 502

ÍNDICE ALFABÉTICO, 506

PRIMERA PARTE

LIDERAZGO

El liderazgo es la inspiración para obtener las respuestas deseadas y conseguir que los demás realicen el trabajo. Los líderes se centran en el objetivo y en hacer lo correcto. Están orientados al futuro, se sienten desafiados por el cambio y son capaces de planificar estrategias y aprovechar el potencial humano. Los líderes necesitan una buena gestión del estrés y del tiempo para alcanzar los retos del liderazgo. Necesitan tener buenas capacidades de comunicación y de toma de decisiones. Necesitan utilizar su conocimiento del poder y de la política para motivar a las personas y conseguir que actúen y resuelvan los conflictos. El conocimiento de las teorías del liderazgo ayuda a los líderes a adaptar su estilo de mando a las diferentes situaciones. Los líderes se centran en hacer lo que debe hacerse, pero también pueden ser gestores que ayuden a hacer las cosas como deben hacerse.

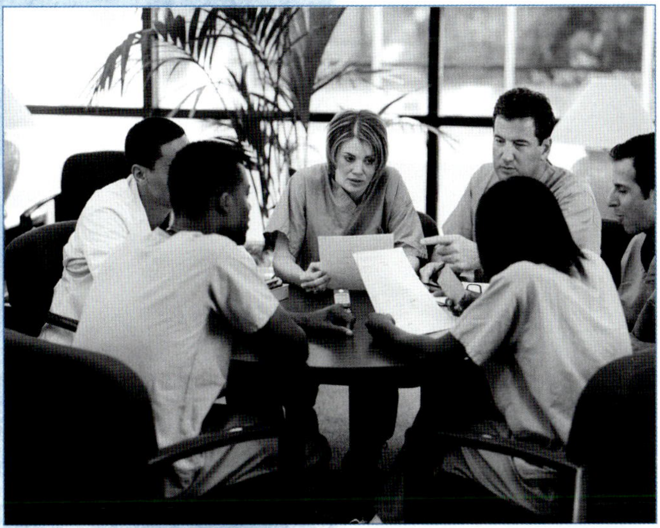

Comunicaciones

1

«Quien influye en el pensamiento de su tiempo, influye en el futuro».
Elbert Hubbard

Descripción del capítulo

En el capítulo 1 se describe el proceso de la comunicación, las tecnologías de la información, los sistemas de comunicación, los obstáculos para la comunicación, las diferencias entre sexos, las diferencias culturales, la forma de mejorar las comunicaciones, la comunicación con personas con dificultades, la asertividad, el análisis transaccional y las actitudes ante la vida.

Objetivos del capítulo

- Describir los seis pasos del proceso de la comunicación.
- Resumir las capacidades de comunicación básicas.
- Identificar por lo menos dos temas relacionados con el uso de las tecnologías.
- Ilustrar por lo menos cuatro sistemas de comunicación.
- Resumir por lo menos seis barreras para la comunicación.
- Formular por lo menos tres maneras de mejorar la comunicación.
- Describir por lo menos dos maneras de tratar con personas hostiles agresivas.
- Planear por lo menos dos estrategias para tratar con personas beligerantes.
- Describir por lo menos dos formas de responder a los demandantes.
- Comparar las estrategias sucesorias para trabajar con personas negativas, poco receptivas y excesivamente agradables.
- Identificar por lo menos dos obstáculos para la asertividad.
- Esquematizar las transacciones complementarias.
- Analizar las transacciones cruzadas.
- Describir tres juegos a los que juegan las personas.
- Comparar las cuatro posturas ante la vida.
- Diferenciar el uso de por lo menos tres técnicas de asertividad.

Principales conceptos y definiciones

Comunicación. *Suministrar y recibir información a través del habla, los gestos, la escritura, etc.*
Ideación. *Decisión de compartir una idea.*
Codificación. *Expresar el significado por medio de símbolos.*
Transmisión. *Enviar un mensaje.*
Recepción. *Ver y oír un mensaje transmitido.*
Decodificación. *Definir las palabras e interpretar los gestos.*
Retroalimentación (*feedback*). *Respuesta evaluativa.*
Rumores («radio macuto»). *Sistema de comunicación informal.*
Comunicaciones informales. *Casuales, por vías no previstas.*
Comunicaciones formales. *De acuerdo con las reglas prescritas.*
Verbal. *Hablado.*
No verbal. *No hablado; distancias, aspecto (estética), lenguaje corporal, expresiones faciales, contacto ocular, postura, gestos, atención a los silencios, cronología* (timing), *pausas.*
Asertividad. *Cualidad de tener confianza en sí mismo en la exposición de opiniones y necesidades.*
Análisis transaccional. *Técnica para analizar las discusiones.*
Postura vital. *Asunciones de un individuo sobre sí mismo en relación con los demás.*
Pasivo. *Inactivo; no actúa.*
Agresivo. *Activo, atrevido, avasallador.*
«Disco rayado». *Técnica que conlleva repetir lo que uno desea.*
Banco de niebla. *Conciliación con la verdad.*
Aseveración negativa. *Aceptación de aspectos negativos sobre uno mismo.*
Interrogación negativa. *Pedir más información sobre uno mismo.*

PROCESO DE COMUNICACIÓN

Todas las funciones del director y el gerente conllevan comunicaciones como emisores y receptores. El proceso de comunicación presupone seis pasos:

Ideación → Codificación → Transmisión
Respuesta ← Decodificación ← Recepción
Codificación → Transmisión → Recepción
Respuesta ← Decodificación

El primer paso, la ideación, comienza cuando el emisor decide compartir el contenido de un mensaje con alguien, siente la necesidad de comunicar, desarrolla una idea o selecciona información para compartirla. El objetivo de la comunicación puede ser informar, persuadir, ordenar, interrogar o entretener. Cualquiera que sea la razón, el emisor necesita tener un objetivo y pensar con claridad; en caso contrario, el mensaje será confuso y carente de significado.

El segundo paso, la codificación, conlleva exponer el significado de forma simbólica: hablado, escrito o a través de la conducta no verbal. Los sesgos personales, culturales y profesionales afectan a los objetivos y al proceso de codificación. Es importante utilizar símbolos claros y comprensibles para comunicar la información que el receptor necesita conocer.

El tercer paso, la transmisión del mensaje, debe superar interferencias como expresiones confusas, uso ininteligible de las palabras, frases largas y complejas, distorsión por los dispositivos de registro, ruido de fondo y escritura a mano ilegible.

El cuarto paso es la recepción del mensaje. Los sentidos (vista y oído) del receptor se activan conforme recibe el mensaje transmitido. Las personas tienden a prestar una atención selectiva (escuchan los mensajes que les interesan, pero no otros) y tienen una percepción selectiva (oyen las partes del mensaje que coinciden con lo que desean oír), lo que causa una interpretación incompleta y distorsionada de la comunicación. A veces, las personas no atienden al mensaje debido a que anticipan el contenido y creen saber lo que se les va a decir, o están tan ocupadas formulando una respuesta que no oyen el mensaje. El receptor puede estar preocupado con otras actividades y, en consecuencia, no encontrarse preparado para escuchar. La escucha deficiente es uno de los obstáculos más grandes en el proceso de la comunicación.

La decodificación del mensaje por el receptor es el quinto paso crucial. El receptor define las palabras e interpreta los gestos durante la transmisión del habla. Los mensajes escritos proporcionan más tiempo para la decodificación y, por tanto, permiten que el receptor evalúe el significado explícito y las implicaciones del mensaje, sobre la base de lo que los símbolos significan para él. Los símbolos están sometidos a una interpretación basada en sesgos personales, culturales y profesionales propios, y pueden no tener el mismo significado para el receptor que para el emisor. El proceso de comunicación depende de la comprensión de la información por parte del receptor.

La respuesta (retroalimentación o *feedback*) es el sexto y último paso del proceso. Tiene mucha importancia para el emisor saber que el mensaje ha sido recibido e interpretado adecuadamente y con exactitud (Rigolosi, 2005).

HABILIDADES BÁSICAS DE COMUNICACIÓN

«El arte real de la comunicación es no sólo decir lo correcto en el lugar apropiado, sino callarse lo incorrecto cuando se tiene la tentación de decirlo».
Dorothy Nevill

Se puede *asegurar la comprensión* con la *asunción del valor*, la *aclaración* y la *confirmación*; y se puede *potenciar el valor* mediante la *identificación de las cualidades*, el *desarrollo* de las ideas expresadas y el *equilibrio* entre méritos y problemas. Se debe *proporcionar soporte* mediante la expresión de aprecio y la actuación específica (*Advanced Executive Leadership Skills*, 1981). Tanto el emisor como el receptor deben utilizar ese procedimiento, pero el líder necesita actuar como modelo de rol (cuadro 1-1).

La *comprensión* se facilita mediante *asunción del valor, aclaración* y *confirmación*. La *asunción del valor* es la actitud de que es importante escuchar a la persona que se comunica; se abren las líneas de comunicación, ya que

Cuadro 1-1 Habilidades de comunicación

FACILITAR LA COMPRENSIÓN
Asumir los valores
Aclarar
Confirmar

POTENCIAR EL VALOR
Identificar los méritos
Construir sobre ideas
Equilibrar cualidades y preocupaciones
Apoyar

uno puede comprender lo que la persona piensa y siente. Esta actitud ayuda a comprender lo que la otra persona está diciendo y, a su vez, aumenta la probabilidad de que la otra persona escuche. La *aclaración* se utiliza cuando no se está seguro de lo que la otra persona está diciendo, y formula una pregunta específica como «¿A qué se refiere cuando dice...?», utiliza la expresión «No comprendo lo que quiere decir», o muestra interés mediante comentarios abiertos como «¿Así pues...?». La *confirmación* se emplea cuando uno cree comprender lo que se ha dicho y por qué se ha dicho, para obtener confirmación por parte de la otra persona de que la comprensión propia es la correcta. La repetición de lo que se dijo indica que uno lo ha oído, pero no significa necesariamente que lo haya entendido. La frase «Comprendo lo que usted dice» indica que uno cree comprender lo que ha dicho la otra persona, pero la comprensión de uno puede no ser la misma que la del orador. Afirmar que uno comprende lo que ha dicho el orador y por qué lo ha dicho es una forma más segura de confirmación.

La *potenciación del valor* difiere de la crítica por *identificar las cualidades, desarrollar* y *equilibrar*, en lugar de rechazar las ideas y las acciones de otros. Se critica con frecuencia diciendo a otros lo que no nos gusta sobre sus ideas, lo que está equivocado y lo que no funcionará. Esa actitud conduce a la desmoralización y a una actitud defensiva y opresiva sobre los cambios. Prescindir de la crítica puede ser más efectivo que potenciar el valor.

Para *potenciar el valor se identifican las cualidades* mentalmente y uno se pregunta a sí mismo si la idea o la acción puede ser mejorada, sin mencionar los inconvenientes. Si la respuesta es afirmativa, la actitud *constructiva* especifica las cualidades verbalmente y añade valor como resultado de esa construcción. Una cualidad es algo que a uno le gusta de lo que otra persona dijo o hizo, o lo que uno desea que esta persona siga haciendo, a pesar de la necesidad de un cambio. Una cualidad puede ser parte de una idea, una buena intención, un tema importante que ya fue examinado o parte de una acción. Si uno tiene dificultad para identificar las cualidades, puede asegurarse de que las ha comprendido preguntando a las personas sobre el valor de sus ideas o actos. La mayoría de las personas tienen buenas intenciones. Con frecuencia se puede potenciar el valor si se especifican los méritos y se sugieren perfeccionamientos o pequeños cambios para alcanzar el objetivo, sin mencionar las propias preocupaciones. Si se puede utilizar una cualidad como ejemplo de lo que el líder desea, el cambio que uno sugiere representará una alternativa para alcanzar el objetivo. Si la persona no está fuertemente comprometida con la idea o el acto previo, se puede desarrollar mediante la sugerencia de un perfeccionamiento o cambio menor. Especifique los méritos verbalmente y añada valor a los resultados mediante la sugerencia de un perfeccionamiento, y compruébelo de nuevo para confirmar que la otra persona considera aceptable la acción (p. ej., «Usted ha expuesto aquí una idea muy clara. ¿Podría hacer lo mismo en otros lugares donde ha usado otras frases?»).

Sin embargo, si la persona le pide al líder una evaluación, o si necesita saber lo que está mal para poder introducir los cambios necesarios, o si la situación requiere un cambio importante, entonces es necesario buscar el *equilibrio*. El líder debe especificar las cualidades y los problemas, pedir sugerencias o reacciones y comprobarlo de nuevo. A continuación, el líder debe solicitar sugerencias después de identificar los méritos y las preocupaciones, para conseguir que la persona participe en el hallazgo de una solución, para conseguir un compromiso con las ideas del propio líder y para conseguir que la persona se involucre con sus propias ideas, en lugar de confirmar simplemente las ideas del líder. El líder no debe solicitar sugerencias a menos que esas ideas se van a considerar, o si piensa que la persona necesita conocer sus ideas para discutirlas. Después de que el líder ha solicitado y recibido sugerencias, reacciona, confirma o aclara, da una respuesta detallada y solicita la respuesta de la otra persona.

El *apoyo* favorece la colaboración al proporcionar retroalimentación oportuna y específica sobre los aspectos positivos de las ideas o los esfuerzos del otro, al reconocer el valor de sus contribuciones. La mayoría de las personas necesitan el reconocimiento de sus esfuerzos y sus logros. Existe una relación directa entre el apoyo suministrado y la cooperación. Se desperdicia menos tiempo si los demás saben lo que es importante para usted. Sin embargo, existen varias razones por las que las personas se muestran reticentes a suministrar apoyo a otros. Algunas personas temen ser percibidas como débiles o inseguras, no ven una conexión entre dar y recibir, o temen la generalización de un logro específico a otras situaciones. Proporcionar apoyo es apropiado cuando alguien muestra los primeros signos de mejoría o cumple requisitos mínimos no cumplidos usualmente, cumple los requisitos básicos o supera los requisitos mínimos. Suministre apoyo expresando aprecio. Sea específico para proporcionar reconocimiento para evitar que otros malinterpreten su intención, evitar que otros piensen que a uno le gusta todo, hacer el apoyo creíble y dejar que los demás sepan que uno presta atención a lo que hacen los demás. Al mencionar cualidades personales se refuerzan esas cualidades y se obtiene buena voluntad y respaldo. Al mencionar la importancia de los logros de otros, se contribuye a que los demás comprendan que sus esfuerzos importan y son valorados, les hace sentir más importantes y aumenta su deseo de seguir contribuyendo (Advanced Executive Leadership Skills, 1981).

PRINCIPIOS DE LA COMUNICACIÓN

De Ann Gillies (1994, pág. 187) identifica algunos principios de la comunicación. La efectividad de los distintos medios difieren con el nivel cultural; las personas menos instruidas se basan más en los medios sonoros y gráficos, mientras que las personas más instruidas utilizan más la escritura. Las personas con autoestima baja son influenciables más fácilmente mediante comunicaciones persuasivas que las personas con una elevada autoestima. Las personas tienen más probabilidad de escuchar los mensajes compatibles con sus expectativas, así como los mensajes relacionados con temas sobre los que ya se han documentado. Cuanto más fiable es el orador, menos manipulador parecerá. La opinión de la mayoría es más efectiva para cambiar las actitudes que la opinión de los expertos.

MÉTODOS DE COMUNICACIÓN

Whetten y Cameron (2004) presentan un enfoque de «cinco eses» para la efectividad de las presentaciones orales y escritas: *strategy, structure, support, style* y *supplement* (estrategia, estructura, soporte, estilo y suplemento). La estrategia desarrolla el propósito específico para la audiencia y la ocasión específica. La estructura traduce la estrategia en contenido específico. Se utilizan ejemplos e ilustraciones para dar soporte y reforzar las ideas. El estilo o forma como se presentan las ideas es tan importante como las ideas expresadas. El suplemento significa proporcionar respuestas informadas a los comentarios y a las preguntas relacionadas con la presentación.

La *estrategia* presupone la identificación de los objetivos generales y específicos de la presentación, identificar las necesidades y actitudes de la audiencia y diseñar el mensaje acorde para esta audiencia. La presentación se debe centrar en la audiencia. Las situaciones formales requieren presentaciones formales, mientras que las situaciones informales permiten otro tipo de lenguaje (*argot*). Si no hay otra salida se pueden presentar ambos lados si la audiencia no es comprometida ni se muestra hostil.

La *estructura* comienza con un anticipo de las ideas principales para captar la atención de los miembros de la audiencia y darles una razón para escuchar o leer. Proporciona a la audiencia un resumen del mensaje, lo que facilita la tarea de seguir la presentación. La estructura de una presentación puede ser simple o compleja, familiar o novedosa y antigua o nueva. Sólo se deben señalar algunos puntos principales; se pueden hacer transiciones entre estos puntos principales, y la presentación debe terminar con una alta cualificación, que dirija hacia la acción y proporcione una buena impresión.

El *soporte* o apoyo a las evidencias y las ayudas audiovisuales contribuyen a establecer la credibilidad. Es aconsejable utilizar una variedad de soportes y emplear ayudas audiovisuales simples y efectivas, para facilitar la comprensión y la retención.

El *estilo* de las comunicaciones orales conlleva la preparación de un guión, el ensayo de la presentación con las ayudas audiovisuales, y la planificación para captar a la audiencia mediante la utilización de la comunicación no verbal, contacto ocular, las distancias y los movimientos corporales. El estilo para las comunicaciones escritas conlleva precisión mecánica y objetiva. Se debe matizar con la elección de palabras, y se debe ajustar a la formalidad de la situación. Deben utilizarse los formatos apropiados para cartas comerciales, memorando, propuestas o artículos de periódico.

Complemente la presentación mediante respuestas a las críticas y preguntas, y prepárese para responder a las preguntas con un formato específico. Primero repita la objeción y después exponga su opinión. Proporcione apoyo a su propia posición y procure convencer al otro.

TECNOLOGÍAS DE LA INFORMACIÓN

Habitualmente, se utiliza un *procesador de textos*, que permite escribir, revisar, almacenar e imprimir documentos. Las *hojas de cálculo* hacen posible la manipulación de la información en columnas y filas (como en contabilidad), y permiten escribir, editar, representar gráficamente, almacenar e imprimir los datos. Las *bases de datos* recogen y catalogan la información de forma que se pueda localizar y mostrar una gran cantidad de datos bien organizados. El *programa de gráficos* permite la utilización de ilustraciones, iconos, siluetas y dibujos lineales para potenciar la comunicación escrita, mientras que el *programa de presentación* crea ayudas audiovisuales, como proyecciones y diapositivas, para las presentaciones orales. El *correo electrónico (e-mail)* permite el envío instantáneo de mensajes para intercambios personales, y puede conectar al personal de una organización en uno o en muchos lugares. Permite transmitir información, incluyendo gráficos, sonidos, listados y nuevas noticias a diversos grupos. El *buzón de voz* responde automáticamente al teléfono, repite el mensaje y acepta y almacena mensajes de voz. El *programa de calendario y planificación*, juntamente con el correo electrónico, permite que los usuarios de una red accedan al programa de horario de otros usuarios. El programa puede identificar el tiempo disponible común y organizar inmediatamente una cita. Buena parte de la organización del trabajo de los comités puede realizarse de forma asincrónica a través del correo electrónico. Internet (*World Wide Web*) enlaza ordenadores de todo el mundo, y es una fuente importante de información (Roussel, Swansburg y Swansburg, 2006). Los *teléfonos móviles* pueden utilizarse para enviar mensajes de texto. La *videoconferencia* se puede emplear para interacción en vivo en un lugar y momento dado. Existe un coste de equipo inicial y es necesario entrenar al personal, pero la videoconferencia puede disminuir los gastos y el tiempo de viaje. Las *páginas web* son cada vez más habituales, y están siendo empleadas por las organizaciones para comunicar no sólo al personal, los pacientes y las familias, sino también a los proveedores sanitarios y al público en general (Finkelman, 2006).

Los *ordenadores portátiles* descentralizan la información y la hacen disponible en el lugar de asistencia (Thompson, 2005). El uso de un lenguaje estandarizado de enfermería adquiere una importancia especial para la utilización de los registros electrónicos de atención sanitaria, con el fin de disminuir la diferencia de terminología y aumentar la comprensión de la entrada de datos (Lunney, 2006). Las *entradas de órdenes computarizadas* pueden reducir los errores de medicación (Jones y Moss, 2006). Las enfermeras participantes comunicaron que las hojas de asignación en línea «ahorran tiempo y energía, favorecen el trabajo en equipo dentro del hospital y reducen la posibilidad de errores» (Kalisch, Myer, Mackey et al, 2006, pág. 51).

La *teleasistencia* puede ser particularmente útil en la atención domiciliaria y el cuidado paliativo, ya que permite la comunicación entre los pacientes y el personal sanitario separados por distancias geográficas. En palabras de Peck (2005, pág. 339): «mediante la teleenfermería una enfermera puede proporcionar vigilancia, educación, seguimiento, recogida remota de datos, intervenciones a distancia, control del dolor, soporte de la familia y cuidado multidisciplinario...».

Es importante la ética sobre cómo usar, pero no abusar, de las posibilidades de las tecnologías mencionadas, en relación con la privacidad, la confidencialidad, el consentimiento informado y la equidad del acceso (Demiris, Oliver y Courtney, 2006). La ética conlleva una elección de valores para hacer lo correcto. Curtain (2005, pág. 350) identificó lo que distingue a una elección entre otras elecciones: «Las elecciones éticas comparten ciertas características: 1) siempre se relacionan con conflictos de valores fundamentales; 2) puesto que la elección se refiere a valores fundamentales (temas de la mayor importancia) en vez de a un hecho (verdad demostrada), la indagación científica puede influir en la elección, pero no puede proporcionar respuestas, y 3) puesto que estas elecciones presuponen colocar un valor sobre otro, y dado que los valores tienen por definición gran importancia, cualquier decisión alcanzada ejercerá un impacto profundo, múltiple y con frecuencia no anticipado sobre muchas áreas de interés humano».

Los proveedores de atención sanitaria tienen una obligación profesional, legal y ética de proteger la información del paciente. Los aspectos confidenciales de los pacientes sólo se podrán divulgar a organizaciones o individuos autorizados que necesiten conocerlos. La mayoría de las violaciones de la confidencialidad las cometen trabajadores que han sido despedidos u otros empleados con motivos de chantaje, curiosidad, humillación o venganza. Quebrantar la confidencialidad también puede ser debido a divulgaciones no intencionadas, usos secundarios no controlados, por ejemplo para fines comerciales, y accesos no autorizados, como el empleo de la palabra clave de otro individuo (Saba y McCormick, 2001). La teleasistencia también plantea problemas de confidencialidad y reembolso de los servicios sanitarios a través de líneas estatales, y de la calidad de los cuidados. El reto principal consiste en mantener bajos los costes a la vez que se conservan la calidad de los cuidados y la privacidad y la confidencialidad de los datos (Ball, Hannah, Newbold et al, 2000).

Perspectiva de la INVESTIGACIÓN 1-1

Datos de Alexander JW, Kroposki M: *Using a management perspective to define and measure changes in nursing technology*, Journal of Advanced Nursing 35(5):776-783, 2005.

Objetivo: El objetivo de este estudio fue discutir los usos del concepto de tecnología desde las perspectivas de la dirección y las ciencias médicas, preparar una definición de la tecnología de Enfermería y presentar un estudio de la aplicación del concepto de tecnología de Enfermería en unidades de enfermería.

Métodos: Se realizó un estudio longitudinal para medir las dimensiones de la tecnología de enfermería en unidades de enfermería en un período de 10 años. Se compararon las puntuaciones medias correspondientes a 1980 y 1990 en la dimensión de tecnología en todas las unidades, utilizando pruebas de t-tests. Entre las 14 unidades en las que se realizaron las pruebas, 4 mostraron cambios significativos en una o más dimensiones en relación a la tecnología utilizada. El grupo de cuatro comprendió una unidad de medicina, dos unidades quirúrgicas y una unidad de obstetricia.

Resultados/conclusiones: Las observaciones sugieren que las dimensiones de la tecnología de Enfermería cambian con el paso del tiempo, y apoyan la necesidad de que los directores de enfermería evalúen la tecnología de forma periódica antes de introducir cambios en la unidad.

SISTEMAS DE COMUNICACIÓN

El estudio de los procesos en grupos pequeños ha revelado la existencia de diferentes redes de comunicación (cuadro 1-2; fig. 1-1). El sistema de cadena es rápido y adecuado para problemas simples. La persona situada en el centro de la cadena aparece como líder y su posición de liderazgo es estable. Por desgracia, la moral es baja y, por ello, es necesaria la flexibilidad para solucionar los problemas.

En los sistemas de comunicación conocidos como Y, rueda y círculo, el líder aparece en el lugar de mayor centralidad, que corresponde a la bifurcación de la Y, el eje de la rueda y el centro del círculo; esto proporciona una solución rápida y exacta de los problemas. El coordinador, que ocupa una posición central, está generalmente satisfecho, pero los miembros periféricos se sienten menos satisfechos que los miembros de sistemas menos eficientes. La rueda es una estructura de comunicación que se considera eficiente y efectiva para los problemas sencillos.

Cuadro 1-2 Sistemas de comunicación

Cadena
Y
Rueda
Círculo
Canales
Descendente
Lateral
Diagonal
Transmisión de rumores

La estructura circular es lenta e inexacta. La estructura no influye en la aparición de un líder. Puesto que ningún individuo se puede comunicar con todos los demás, no existe un coordinador. Sin embargo, la moral es elevada, y existe una flexibilidad considerable para la solución de los problemas (Borgatti, 1997).

Se deben procesar mayores cantidades de información conforme aumentan la incertidumbre y la complejidad de la tarea. En consecuencia, una estructura adaptada como un sistema de canales es mejor para completar las tareas complicadas e impredecibles. Cuando tienen libertad para hacerlo, los grupos tienden a evolucionar hacia las redes de canales conforme los problemas se hacen más complejos, y vuelven de nuevo a la estructura de rueda cuando los problemas se hacen más simples. La red correcta es, en esencia, la estructura que facilita la comunicación necesaria para realizar la tarea.

Comunicación descendente

La línea tradicional de comunicación discurre desde el director hacia abajo a través de los distintos niveles de gestión (fig. 1-2). Esta comunicación descendente es pri-

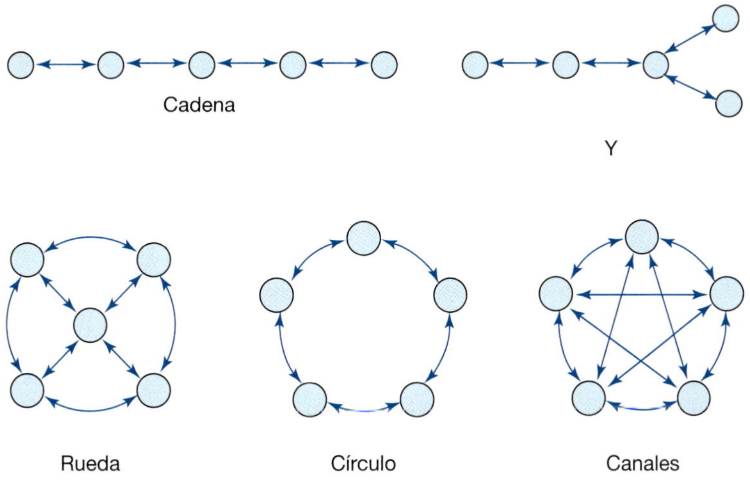

Figura 1-1 • Sistemas de comunicación: cadena, Y, rueda, círculo, canales.

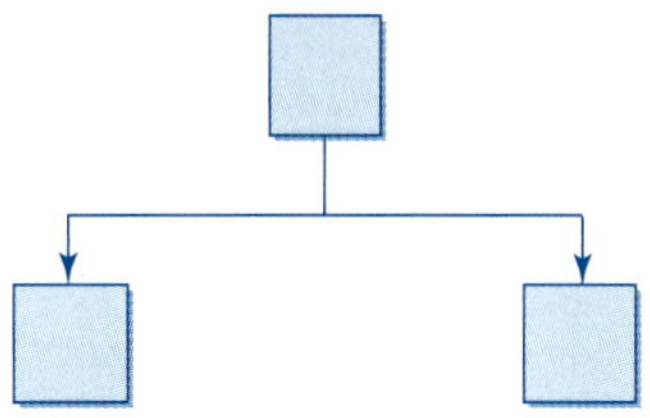

Figura 1-2 • Comunicación descendente.

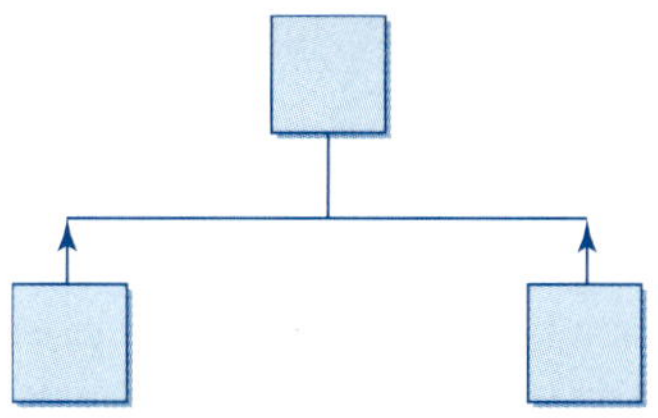

Figura 1-3 • Comunicación ascendente.

meramente directiva, y ayuda a coordinar las actividades de los diferentes niveles de la jerarquía al informar al personal de lo que tiene que hacer, y le proporciona la información necesaria para coordinar sus esfuerzos a la consecución de los objetivos de la organización. Incluye información oral y escrita, educación y una orientación que ayudará a influir en las actitudes y conductas de los miembros de la plantilla. Las formas habituales de comunicación descendente son manuales, guías de funcionamiento, hojas de descripción del trabajo, entrevistas, consejos sobre el rendimiento, sistemas de información a través de altavoces, memorandos, mensajes entregados junto con la nómina, carteles, tableros de anuncios, pósters, periódico o revista de la institución, informes anuales, divulgación de rumores y sindicatos. La comunicación descendente conlleva mayor insatisfacción de los miembros del personal que la comunicación ascendente, con independencia de la calidad del mensaje (Sullivan y Decker, 2005; *The Times* 100, 2005).

Comunicación ascendente

Las técnicas de gestión más actuales incentivan la delegación de la autoridad, con lo que aumenta el número de personas que participan en la toma de decisiones y se crea una necesidad de comunicación ascendente (figura 1-3). La comunicación ascendente proporciona un medio para la motivación y la satisfacción del personal al permitirles su participación. El gerente resume la información y la pasa al siguiente nivel superior para que sea utilizada en la toma de decisiones. Ese nivel resume después su acción, y transmite la información al nivel siguiente. Puesto que cada nivel tiende a sesgar el informe al adornarlo con información que resalta la labor propia, existe un proceso de filtrado natural conforme la información asciende. Cuando alcanza el nivel más alto de gestión, la información se encuentra altamente alterada.

A pesar de ese sesgo, los miembros del personal de base pueden evaluar con frecuencia la situación con más exactitud que sus directores. Un empleado puede tener una solución mejor para solucionar un problema que el gerente de primera línea, y éste puede conocer mejor la situación que el gerente de nivel medio, y así sucesivamente. Por tanto, la comunicación ascendente es importante para solucionar con efectividad los problemas. Los miembros del personal pueden sentirse con libertad para comunicar hacia arriba tanto la información solicitada como la no solicitada, y deben tener la oportunidad de hacerlo; en caso contrario, la dirección carecerá de la información necesaria, y tanto los directores como el personal se sentirán frustrados. La comunicación ascendente es apropiada para problemas relacionados con el trabajo y para la expresión de sentimientos, ideas, aspiraciones, actitudes, sugerencias y quejas. Los medios habituales de comunicación ascendente incluyen discusiones cara a cara, política de puertas abiertas, reuniones con el personal, grupos de trabajo, informes escritos, reconocimiento al trabajo realizado, procedimientos de quejas, entrevistas, revisión de actitudes, sugerencias, consejos, investigadores de quejas, informadores, circulación de rumores, sindicatos y gestión participativa, consultiva y democrática en general (Quible, 2004; Sullivan y Decker, 2005).

Comunicación lateral

La comunicación lateral u horizontal se establece entre departamentos o personal del mismo nivel jerárquico, y se utiliza con mayor frecuencia para coordinar actividades (fig. 1-4). También se emplea para conversaciones cara a cara, reuniones de grupos pequeños, solución de problemas, socialización y comunicaciones electrónicas (*e-mail*). La necesidad de comunicación bilateral aumenta con la interdependencia. Por ejemplo, se hace más importante cuando un trabajador inicia una labor

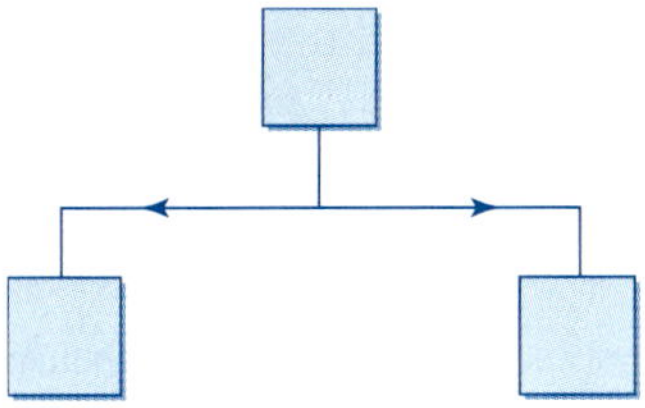

Figura 1-4 • Comunicación lateral.

y otro debe acabarla. También la utiliza el personal para transmitir información técnica a otros profesionales de la misma línea, y puede contener aspectos subjetivos y emocionales. Se utilizan con frecuencia comisiones, conferencias y reuniones para facilitar la comunicación horizontal (Kalisch, Myer, Mackey et al, 2006; Sullivan y Decker, 2005).

Comunicación diagonal

La comunicación diagonal se produce entre individuos o departamentos que no están al mismo nivel de jerarquía (fig. 1-5). De naturaleza informal y utilizada con frecuencia entre grupos del personal y funciones del mismo nivel, así como en organizaciones de proyectos, es otra faceta de la comunicación multidireccional, habitual cuando las comunicaciones fluyen en todas direcciones al mismo tiempo. Las comunicaciones diagonales permiten a los individuos con diversa información participar en la solución de problemas con personas de otros niveles dentro de la organización. Este sistema de comunicación informal permite a los directores y gerentes vigilar las comunicaciones de los empleados y comunicarse con los asociados de forma rápida, sin pasar a través de un sistema de comunicación oficial y laborioso (Kotelnikov, 2007; Sullivan y Decker, 2005).

Transmisión de rumores: comunicación informal

Los métodos informales de comunicación coexisten con los canales formales, y se conocen como «radio macuto» o «transmisión de rumores». Las comunicaciones informales pueden progresar en todas direcciones: dentro y fuera de las cadenas de mando, entre líderes, directores y asociados y, posiblemente, dentro y fuera de la organización. La comunicación informal es con frecuencia rápida y está sometida a una considerable distorsión. «Radio macuto» transmite la información con mucha más rapidez que las cadenas formales debido a que utiliza cadenas de grupos con participación de tres o cuatro individuos al mismo tiempo, en lugar de ir de una persona a otra, como en las relaciones entre gerente y miembros del personal. La información se transmite a velocidad progresiva conforme los componentes de los grupos informan a otros grupos pequeños de personas que trabajan cerca o con las que tienen contacto. La información se difunde con más rapidez a través de «radio macuto» cuando es reciente, afecta al trabajo del personal (p. ej., aumento del sueldo o cambio de política) y afecta a personas que se conoce entre ellas. Las personas que trabajan cerca unas de otras o que mantienen contacto mutuo, entrarán probablemente en la misma línea de «radio macuto». Además de entre grupos, los rumores pueden circular como una sola línea de persona a persona, o en forma de chismorreo cuando una persona habla con varias.

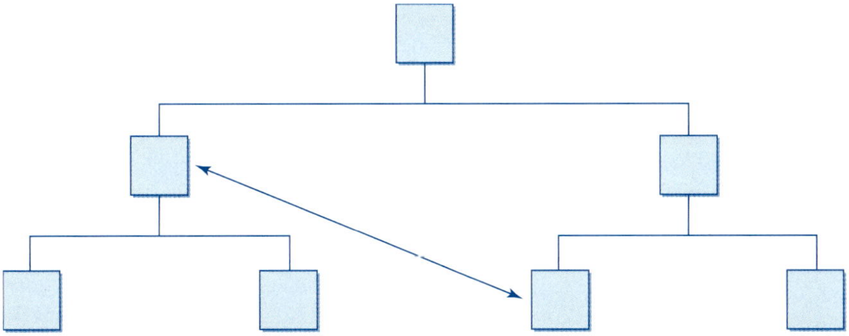

Figura 1-5 • Comunicación diagonal.

La información informal está expuesta a distorsión por numerosas razones. La información de «radio macuto» con frecuencia es fragmentada e incompleta. Por esa causa, existe tendencia a rellenar los fragmentos incompletos. Algunas personas aprovechan esta oportunidad para expresar sentimientos de importancia personal y compensar así los sentimientos de inseguridad a costa de distorsionar el mensaje. Puesto que «radio macuto» es informal, sin líneas establecidas de responsabilidad, los individuos no tienen que responder ante los directores por la transmisión de información errónea. Los gerentes pueden aprender mucho si escuchan «radio macuto», y pueden remediar las distorsiones mediante el uso de canales informales para transmitir la información correcta (Borkowski, 2005).

BARRERAS PARA LA COMUNICACIÓN

> *«Nadie tiene una memoria suficiente como para mentir con éxito».*
> *Abraham Lincoln*

Thomas Gilovich (1991) indica que la mala percepción y la mala interpretación de datos aleatorios, la mala interpretación de datos incompletos y no representativos, la evaluación sesgada de datos ambiguos e inconsistentes, ver lo que se deseaba ver, creer lo que se nos dice e imaginar el acuerdo de los demás, son medios de *enterarnos de lo que no es cierto* (cuadro 1-3).

Los obstáculos físicos habituales para la buena comunicación incluyen sordera, ambiente ruidoso, dificultades del habla, visión deficiente y escasa capacidad cognitiva. Los obstáculos emocionales consisten en agresividad, miedo, prejuicios y amenazas. El razonamiento defectuoso y la mala expresión de los mensajes constituyen importantes obstáculos para la comunicación. Es habitual la falta de claridad y precisión originada por vocabulario inadecuado, mala elección de las palabras, lugares comunes, jerga, deficiente estructura de las frases, mala organización de las ideas y falta de coherencia. Hablar con demasiada rapidez o lentitud, balbucear las palabras y no destacar los puntos importantes conduce a la transmisión defectuosa de las ideas. La discusión, la acusación, las interrupciones, llamar por el nombre (si no es adecuado) y las amenazas, crean barreras psicológicas; y las creencias, los valores, los prejuicios, los celos y los miedos pueden crear barreras personales. Los manuales y memorandos mal organizados, confusos y sin resúmenes también complican el proceso de comunicación. Las palabras significan cosas diferentes para distintas personas. La comunicación se complica cuando el emisor utiliza palabras con las que no está familiarizado el receptor, cuando no se comunica al nivel del receptor o se envía un mensaje demasiado largo y complicado (McConnell, 2006).

Cuadro 1-3 Obstáculos para la comunicación

- Percepciones equivocadas
- Malas interpretaciones
- Razonamiento defectuoso
- Percepción selectiva
- Asunciones falsas
- Situación (estatus/rol)
- Diferencias entre sexos
- Diferencias culturales

Si los emisores carecen de información suficiente o si omiten la información conocida, transmitirán un mensaje distorsionado o filtrado. El filtrado, tanto intencionado como casual, conlleva una elección sesgada de lo que se comunica. Por ejemplo, la distorsión es más probable cuando los subordinados desean una promoción, puesto que pueden pasar la información sobre sus méritos y suprimir los aspectos menos favorables de su trabajo. El miedo a las consecuencias de la revelación completa contribuye a estas omisiones. En otras ocasiones, los individuos pueden no comunicar alguna información debido a que no creen que sea suficientemente importante para hacerlo. El receptor experimentará confusión cuando los indicios no verbales, como las expresiones faciales y la postura, contradicen la comunicación verbal, o cuando el emisor no emite la intención o las emociones subyacentes del mensaje.

Las personas utilizan inconscientemente la percepción selectiva para oír lo que desean oír de acuerdo con sus prejuicios. Los valores, las actitudes y las asunciones afectan a la percepción del mensaje. Establecer un juicio de valor sobre el contenido del mensaje, basado en la opinión que se tiene del emisor o en el significado esperado del mensaje, hace que el receptor oiga lo que desea oír. Una actitud es un sentimiento hacia alguien o hacia alguna cosa basado en la experiencia o en la falta de experiencia, y representa un obstáculo habitual para la comunicación, debido a su efecto de filtrado (Maguire, 2002).

Las asunciones no comunicadas son frecuentes, y pueden establecer una diferencia considerable entre el mensaje enviado y el recibido. Por ejemplo, cuando se ordena un programa de evaluación, el personal puede temer que los resultados se usarán para despedir trabajadores, mientras que la intención real de la dirección quizá sea emplear los resultados con fines de reclutamiento. La confianza o la desconfianza en el emisor también influyen en la forma como se percibe el mensaje.

El emisor es juzgado junto con el mensaje, debido a que al receptor le resulta difícil distinguir entre lo que oye y lo que siente sobre el emisor. De hecho, se pueden atribuir motivos inexistentes al emisor. Los mensajes procedentes de escalones más altos son considerados con frecuencia autoritarios, aunque no se haya pretendido que lo sean. Cuanto más arriba en la jerarquía se origina un mensaje, mayor es la probabilidad de que sea aceptado a causa del prestigio del emisor. Si el emisor comparte el nivel del receptor, el mensaje suele considerarse creíble. En caso contrario, quizá no sea tenido en cuenta.

El personal tiende a prestar atención a las comunicaciones procedentes de los directores, lo que facilita la comunicación descendente. Por desgracia, los directores envían indicios verbales y no verbales con los que indican que están muy ocupados y no se encuentran disponibles. Pueden valorar las comunicaciones procedentes de niveles superiores de dirección más que las procedentes del personal, y quizá no recompensen las comunicaciones del personal. De hecho, al personal se le sanciona a veces por comunicarse. Por tanto, el personal se mostrará reticente a comunicar problemas reales o potenciales, si cree que esa comunicación será considerada un punto débil en su valoración del rendimiento. De modo similar, los gerentes de nivel medio pueden no comunicar problemas que pudieran reflejarse desfavorablemente en su capacidad de gestión.

Los símbolos de estatus o rango indican prestigio social y económico y representan poder. Los símbolos de estatus como los títulos, la pertenencia a grupos de elite, como la dirección, el reconocimiento del nombre y un despacho personal, amplifican las barreras de rol y de estatus al aumentar la distancia psicológica y la separación percibida dentro de la organización. La falta de tiempo también se convierte en un obstáculo que evita la comunicación. Los directores no tienen tiempo para hablar con los miembros de su personal tanto como quisieran, y los representantes del personal pueden no tener tiempo para informar al gerente. Las presiones de tiempo también se usan como una excusa para no escuchar. La evaluación prematura de lo que se va a decir, la preocupación por uno mismo, la falta de preparación para escuchar, la ausencia de receptividad a nuevas ideas y la resistencia al cambio interfieren con la escucha. La distancia física, la complejidad de la organización, la temperatura, el ruido, las instalaciones físicas (como despachos, salas de reuniones y una cafetería informal) y las facilidades técnicas (como teléfonos, altavoces y equipos de reproducción) también afectan a las comunicaciones (Marquis y Huston, 2006).

Diferencias entre sexos

Tannen (2001) indica que las mujeres hablan mucho de sus problemas, mientras que los hombres desean solucionarlos o los toman a broma. Las mujeres se relacionan, mientras que los hombres informan. Las mujeres tienden a ser más habladoras que los hombres, inician el turno con una conversación, interrumpen con mayor frecuencia con otros comentarios, preguntan más, mantienen la conversación viva y usan un vocabulario más amplio.

Gray (1992) señaló que los hombres desean razonar, mientras que las mujeres desean ser oídas y recibir aprobación. En situaciones de estrés, los hombres tienden a ofuscarse y retraerse, mientras que las mujeres tienden a participar emocionalmente y a sentirse abrumadas. Las mujeres tienen dificultad para proporcionar apoyo a un hombre que no habla, mientras que los hombres tienen dificultad para escuchar a las mujeres sin darles consejos.

Se han identificado cuatro estilos de comunicación verbal entre los sexos (DeYoung, 2003):

1. Estilo directo frente a indirecto. Los hombres se caracterizan como relativamente directos, francos, claros y honestos, y las mujeres se caracterizan como relativamente indirectas, ambiguas, diplomáticas y con tendencia a salvar las apariencias.
2. Estilo sucinto frente a elaborado. Los hombres se caracterizan como sucintos, con tendencia a usar frases elípticas («frases de película»), mientras que las mujeres son más elaboradas y usan metáforas, símiles y expresiones floridas.

3. Estilo personal frente a contextual. Los hombres usan el estilo contextual centrado en el rol, y las mujeres usan el estilo personal que destaca la igualdad.
4. Estilo instrumental o técnico frente al afectivo. Los hombres utilizan el estilo instrumental con referencia a la calidad, y las mujeres emplean el estilo afectivo enfocado en las emociones de las personas.

Diferencias culturales

«Existen cientos de lenguas en el mundo, pero una sonrisa se entiende en todas ellas».
Anónimo

La cultura es un patrón aprendido de creencias, costumbres, lenguaje, normas y valores compartidos por un grupo de personas. La forma como se expresa este patrón aprendido de conductas distingue a unas culturas de otras. La comunicación transcultural conlleva respeto, tolerancia y actitudes sin prejuicios hacia personas con diferentes comportamientos, actitudes y valores; el conocimiento de otras culturas y tener sensibilidad hacia las diferencias culturales. Se deben asumir las diferencias hasta encontrar la semejanza, destacar la descripción en vez de la evaluación y la interpretación, y considerar las interpretaciones como una hipótesis de trabajo que debe ser probada.

La comunicación transcultural se produce cuando alguien de una cultura entiende correctamente un mensaje enviado por alguien de otra cultura. La mala comunicación entre culturas aparece cuando alguien de la segunda cultura interpreta erróneamente el mensaje del emisor. No existen dos personas con exactamente el mismo fondo cultural, por lo que toda comunicación tiene algo de intercultural. Cuanto mayores son las diferencias culturales, más grandes son las dificultades para la comunicación y mayor la probabilidad de que el mensaje enviado no sea igual que el mensaje recibido. Conforme se comparten actitudes, comportamientos y valores, las personas cambian y el proceso cultural continúa (LeBaron, 2003).

Los norteamericanos de origen europeo pueden hablar inglés u otros idiomas nacionales. Tienden a considerar el contacto ocular como indicador de fiabilidad. El silencio puede ser interpretado como indicio de respeto o de falta de respeto, dependiendo de la situación.

Los hispanoamericanos hablan con frecuencia español o portugués. Pueden usar un lenguaje corporal significativo, con expresiones faciales y gestos para expresar emociones. Sin embargo, la confrontación se considera una falta de respeto, y la expresión de sentimientos negativos se considera descortés. El contacto ocular con personas en posición de autoridad se considera una falta de respeto.

Los afroamericanos pueden hablar inglés o inglés vernáculo, que tiene variaciones en la gramática, la pronunciación y el vocabulario. El contacto ocular directo puede considerarse descortés o agresivo. La comunicación no verbal es significativa.

Los norteamericanos de origen asiático pueden hablar chino, coreano, japonés, vietnamita y/o inglés (así como otros varios idiomas). El contacto ocular y el decir no se consideran descorteses. Las críticas o el desacuerdo no suelen expresarse verbalmente, y el asentimiento con la cabeza no significa necesariamente acuerdo. Se valora el silencio.

Los nativos norteamericanos pueden hablar inglés o idiomas tribales, y usualmente hablan en voz baja sin la expectación de ser atendidos. El contacto ocular puede ser considerado una falta de respeto. El lenguaje corporal es importante. El silencio indica respeto hacia el orador (Silvestri, 2005).

Nuestras voces revelan el lugar de nacimiento, el fondo geográfico, el sexo, la edad, el nivel de instrucción el estado emocional y la relación con otros. El lenguaje verbal incluye no sólo palabras sino también paralenguaje, como acento regional, tono, entonación, emoción, vacilación, etc. La forma como consideramos a otros está influenciado por lo que oímos en sus voces.

Los términos de jerga pueden significar cosas distintas en diferentes culturas, aunque se usen las mismas palabras. La «pasta» puede ser el dinero o una comida; un «madero» se puede referir a un policía, y hay decenas de términos para designar la embriaguez. Interpretamos la voz del orador por la pronunciación, el acento, el carisma, la honestidad, el sarcasmo, las emociones, la singularidad, el estilo de vida y la localización geográfica (Denning, 2002).

Los gestos pueden ser amistosos, airados, cálidos u obscenos, y pueden variar entre las culturas. Cuando los japoneses ponen un dedo índice a cada lado encima de la cabeza, probablemente quieren decir que están enfadados, mientras que los americanos de origen europeo están interpretando a un demonio. Cuando un francés coloca un dedo índice sobre la mejilla, probablemente quiere decir que no le cree a usted, mientras que en Estados Unidos puede significar «estoy pensando». El gesto con los pulgares hacia arriba que emplean los norteamericanos para significar buena suerte o buen trabajo, es un gesto obsceno iraní comparable a extender el dedo medio en Estados Unidos (University of California, Nonverbal Communication Series, 2007).

La cara está considerada como el órgano de la emoción. Transmite comunicación no verbal. Las emociones de ira, disgusto, miedo, tristeza y sorpresa se expresan de formas similares en las distintas culturas. La cara también proporciona indicios de la herencia, la región, la edad y el humor, además de las emociones. Aunque se debe ser sensible a las comunicaciones tanto verbales como no verbales, hay que tener cuidado para no malinterpretarlas (LeBaron, 2003; University of California, Nonverbal Communication Series, 2007).

Los estereotipos moldean las expectativas respecto a como actuarán los desconocidos, e influyen en el modo de procesar la información. Los estereotipos pueden ser positivos o negativos. Se tiende a recordar la información más favorable sobre los grupos internos (grupos de individuos pertenecientes a la misma raza, religión y familia), y la información menos favorable sobre los grupos externos (grupos a los que el individuo no pertenece). Después, el procesamiento de la información es sesgado en la dirección de conservar los sistemas de creencias preexistentes propios. Esto produce la confirmación cognitiva de los propios estereotipos. Los estereotipos propios son activados de forma automática al contacto con extraños, y el individuo intenta inconscientemente confirmar las expectativas al comunicarse con otras personas. El mantenimiento rígido de los estereotipos inexactos o negativos puede conducir a mal entendimiento y predicciones inexactas del comportamiento de las demás personas. Aunque los estereotipos propios de los grupos internos pueden ser más exactos que los estereotipos de los grupos externos, el individuo tiende a asumir que las personas de un grupo interno son más similares de lo que realmente son. En consecuencia, incluso los estereotipos válidos pueden causar malas interpretaciones de las conductas de miembros atípicos del grupo. Los estereotipos propios pueden influir en el concepto de uno mismo. Cuantos más rasgos incluidos en el estereotipo propio de un grupo tengan los miembros del grupo sobre ellos mismos, más exactas serán las predicciones de la conducta (Gudykunst, 1998).

Para formar un ambiente de soporte que permita trabajar mejor con los demás, se debe ser descriptivo en vez de crítico, definir los problemas mutuos y expresar la voluntad de encontrar una solución en colaboración, ser espontáneo en lugar de estratégico, expresar empatía para mostrar preocupación por el bienestar de los demás, tratar a los demás como iguales, mostrarse abierto a diferentes puntos de vista y estar dispuesto a experimentar con las conductas de las demás personas (Gudykunst, 1998). Por medio de la conversación, un individuo puede celebrar el compañerismo mediante la construcción de algo que sea «nuestro» (Casmir, 1997).

MEJORA DE LA COMUNICACIÓN

Existen muchas formas de mejorar las comunicaciones (cuadro 1-4). Las ideas deben estar claras antes de intentar comunicarlas. ¿Cuál es el objetivo del mensaje? ¿Pretende buscar información, informar, persuadir o iniciar la acción? Para formular un mensaje se debe recoger la información necesaria y consultarlo en los casos apropiados. La consideración de los objetivos y las actitudes de los receptores ayuda al emisor en la transmisión de algo útil o de valor para los receptores. También debe determinarse el modo de comunicación: mensajes escritos, orales o a través de gestos. El contacto cara a cara conlleva una conducta no verbal que aclara el intento y permite la retroalimentación para validar la comprensión del mensaje. La retroalimentación a través del intercambio mutuo disminuye la probabilidad de mal entendimiento. Un clima que permita a las personas decir lo que piensan facilita la retroalimentación.

También se debe considerar el contexto en el que uno se comunica, y modular la duración de los mensa-

Cuadro 1-4 Mejora de las comunicaciones

Escritas
Orales
Gestuales
Acciones
Escucha activa
Construir confianza
Protocolo de dictado
Protocolo telefónico

jes para obtener el máximo impacto. ¿Se debe hacer la comunicación en público o en privado? ¿Cuál es el clima social y qué efecto tendrá sobre el tono de la comunicación? ¿Cuáles son las costumbres y prácticas de la audiencia y cómo se adaptará el mensaje a las expectativas de la audiencia? Es útil que el mensaje se refiera a algo que el receptor haya experimentado y que lo pueda utilizar de forma inmediata. Por ejemplo, la elaboración de un plan de evacuación será mejor recibida durante la semana de prevención de incendios, cuando el personal espera un simulacro de incendio, que en otras ocasiones.

Las comunicaciones deben estar bien organizadas y expresadas en palabras simples, con un estilo claro y con frases lo más cortas posible. La redundancia (repetición literal del mensaje o su presentación en varias formas diferentes) asegura que el mensaje sea comprendido. La cantidad de redundancia depende del contenido del mensaje y de la experiencia y los antecedentes del receptor. La redundancia tiene un valor particular cuando el mensaje es importante y las instrucciones son complicadas. Sin embargo, la redundancia se puede convertir en un obstáculo para la comunicación si el mensaje es simple y el personal está familiarizado con su contenido. Es probable que los empleados dejen de escuchar debido a que ya conocen lo que se les está diciendo.

Puesto que un hecho habla más que mil palabras, el mensaje tiene más fuerza si el emisor actúa de forma congruente. Las comunicaciones deben ser seguidas para comprobar que fueron comprendidas, y uno debe procurar entender además de ser entendido.

Escuchar es un proceso activo que requiere atención consciente; es crucial para la buena comunicación. La confianza constituye un requisito previo, puesto que las personas no compartirán sentimientos con aquellos en los que no confían. El orador debe estar convencido de que las revelaciones se mantendrán confidenciales, de que los sentimientos serán respetados y no juzgados, y de que la información será utilizada de forma apropiada y no se empleará contra el orador.

Una vez establecida la confianza, es necesario escuchar de forma comprensiva. Las personas piensan con más rapidez que hablan. En consecuencia, cuando escuchamos hablar a otra persona tenemos tiempo de pensar, un tiempo que, con frecuencia, se desaprovecha. Por el contrario, si uno se concentra en lo que le están diciendo, tiene menos tiempo para pensamientos irrelevantes. Es posible prever lo que dirá el orador, intentar adivinar los argumentos que se expondrán a continuación, considerar cuál será la conclusión, escuchar entre líneas, intentar comprender el punto de referencia del orador, revisar y resumir las razones presentadas.

La escucha activa conlleva no hablar mientras se intenta comprender la actitud y los sentimientos del orador. Se debe escuchar la historia completa, hablar lo menos posible y evitar las preguntas capciosas, la discusión y dar consejos. La atención se indica mediante comentarios como «sí», «oh» y «continúe»; reafirmación (repetir lo que se ha dicho); parafraseo (expresar lo que se ha dicho con palabras diferentes); aclaración (preguntar al orador lo que quiere decir); reflexión (en respuesta a los sentimientos comunicados), y resumen (revisión de los puntos principales expuestos). Si habla poco, el receptor se puede concentrar en la escucha, en lugar de en lo que va a decir a continuación (Ellis y Hartley, 2004).

Las comunicaciones escritas suelen tener la ventaja de una formulación más cuidada, en comparación con las comunicaciones orales. También pueden ahorrar tiempo y dinero, y se pueden conservar como registros legales y fuentes de consulta. Antes de escribir se debe considerar primero el objetivo de la comunicación. Para conseguir un mensaje planificado y organizado, el redactor desarrolla pensamientos lógicos, proporciona pruebas para respaldar lo expuesto y selecciona cuidadosamente las palabras. El escritor debe preguntarse a sí mismo si la comunicación responde a las preguntas de a quién, qué, cuándo, dónde y por qué, y debe evaluar el tono del documento. Puesto que escribir no es fácil, quizá convenga redactar un borrador y corregirlo.

El dictado es una forma de comunicación valiosa. Puede requerir más esfuerzo al principio, pero pronto se hace más fácil que la escritura propia. Para dictar se debe considerar también el objetivo de la comunicación, y planificar y organizar los comentarios. El dictado se comienza con una indicación de quién dicta, qué se dicta (carta o memorando), el tema, el tipo de papel para la trascripción (con membrete o en bloc de notas) y el número de copias necesarias. Se debe especificar el formato (encabezamiento, doble espacio, tabla, nuevo párrafo), la puntuación (mayúscula, guión, coma, punto y coma, signo de interrogación, letra cursiva) y la ortografía de las palabras inusuales o no familiares. Durante el dictado, se proporcionan instrucciones coloquiales. Por ejemplo, «María, enumera las frases siguientes y precede cada una con un guión». No se debe fumar, comer ni masticar chicle mientras se dicta. Se reducirá todo lo posible el ruido de fondo. Cerrar la puerta de la oficina durante el dictado puede eliminar interferencias. El dictado debe realizarse a una velocidad de conversación normal, pronunciando las palabras de forma clara y correcta. El emisor puede concluir el dictado diciendo «fin del informe». Si no se puede completar el dictado, se deben dictar instrucciones específicas. Quizá sea conveniente llevar una lista con los dictados y marcar los ítems conforme se procesan.

El protocolo para hablar por teléfono tiene en cuenta las necesidades del emisor y del receptor. Se debe responder al teléfono con rapidez y simpatía, mientras se sonríe, y hablar con claridad para identificar el servicio, la unidad y la persona que responde. Se debe escuchar con amabilidad, aclarar el objetivo de la llamada telefónica, determinar quién es el interlocutor apropiado y hacer preguntas para verificar el mensaje. Se deben responder las preguntas con discreción, describir las opciones de forma apropiada e identificar las acciones para seguimiento con cortesía. Después, se documenta el mensaje. Para enviar un mensaje telefónico, se debe recoger la información necesaria y anticipar las preguntas, llamar al número, identificar al emisor y al receptor del mensaje, exponer el objetivo de la llamada, intercambiar información, especificar el seguimiento y documentar la llamada (Wywialowski, 2004).

Las comunicaciones son cruciales para el funcionamiento de una organización. Las enfermeras necesitan estar familiarizadas con el proceso de la comunicación, los sistemas de comunicación y las direcciones que pueden adoptar las comunicaciones. Existen numerosos obstáculos para la comunicación. Los líderes y los directivos necesitan conocerlas y saber superarlas.

Ventana de Johari

El proceso de dar y recibir retroalimentación se ilustra con la ventana de Johari, llamada así por sus inventores, Joseph Luft y Harry Ingham (fig. 1-6). Dos columnas representan el yo y dos filas representan el grupo. La columna de la izquierda representan las cosas que uno sabe sobre sí mismo. La columna de la derecha representa las cosas que uno no sabe sobre sí mismo. Conforme se solicita más retroalimentación desde el grupo, el cuadrante se mueve hacia la derecha y se agranda el área abierta, donde está representado lo que uno conoce sobre sí mismo y los demás también saben. El cuadrante varía al cambiar el nivel de confianza mu-

Perspectiva de la INVESTIGACIÓN 1-2

Datos de Chan MF: *A cluster analysis to investigating nurses' knowledge, attitudes, and skills regarding the clinical management system*, CIN: Computers Informatics Nursing 25(1):45-54, 2007.

Objetivo: Identificar el conocimiento, las actitudes y las capacidades de las enfermeras respecto al sistema de gestión clínica, mediante la identificación de los perfiles de las enfermeras que trabajan en Hong Kong.

Métodos: Un total de 282 enfermeras de cuatro hospitales completaron y reportaron un cuestionario entre diciembre de 2004 y mayo de 2005. Un análisis de grupos en dos pasos reveló la existencia de dos grupos. El primer grupo (n = 159, 54,4%) fue etiquetado como «actitudes negativas, menor capacidad y conocimiento medio». El segundo grupo (n = 123, 43,6%) fue etiquetado como «actitudes positivas, buen conocimiento pero menos capacidad».

Resultados/conclusiones: Existió una correlación positiva en el grupo 1 entre conocimientos y actitudes de las enfermeras (re = 0,28), y en el grupo 2 entre capacidades y actitudes de las enfermeras (re = 0,25) hacia la informática. El estudio reveló que las enfermeras con más experiencia y nivel más alto de educación mantenían generalmente actitudes más positivas hacia la informática. Las actitudes de las enfermeras más jóvenes y con menor instrucción eran generalmente más negativas. Tales observaciones se pueden usar para formular estrategias que animen a las enfermeras a resolver los problemas reales mediante entrenamiento en ordenadores, aumentar la profundidad y la extensión de los conocimientos y las capacidades de informática de las enfermeras, y mejorar sus actitudes hacia la informática.

Yo

→ Solicita retroalimentación (*feedback*)

Grupo autodescubrimiento ← o ← proporciona retroalimentación

Cosas que conozco	Cosas que no conozco
Área libre	Área ciega
Área oculta	Desconocido

Figura 1-6 • Ventana de Johari. (De: Jones JE, Pfeiffer JW [editores]: The 1973 annual handbook for group facilitators, La Jolla, CA, 1973, University Associates.)

tua y de retroalimentación en el grupo. El área abierta está caracterizada por el intercambio libre y franco de información entre yo y los otros.

El segundo cuadrante, el área ciega, contiene información que uno no conoce sobre sí mismo, pero que los miembros del grupo pueden conocer. Uno se comunica con los miembros del grupo de forma verbal y no verbal (quizá sin darse cuenta). La persona con el área ciega grande interactúa en primer lugar dando retroalimentación, pero solicita muy poca. Quizá la persona puede ser un mal oyente o mostrarse insensible a la retroalimentación, o puede responder a la retroalimentación con respuestas indeseables, como ira, gritos o huida, por lo que los otros se muestran reticentes a proporcionarle retroalimentación. La solicitud de retroalimentación puede reducir este cuadrante.

En el tercer cuadrante, el área oculta, uno sabe algo que el grupo no conoce. La persona con área oculta grande puede hacer preguntas al grupo, pero no suministra información ni retroalimentación. La información puede ser ocultada al grupo por miedo al rechazo, el ataque u otro comportamiento defensivo. Cuando uno percibe elementos de soporte en el grupo y revela cosas, el cuadrante puede reducirse. Es necesario descubrir alguna información para poner a prueba las asunciones sobre el carácter de apoyo del grupo. La información se puede guardar para uno mismo con el fin de controlar y manipular a otros.

En el cuarto cuadrante, el área desconocida, la información contenida no es conocida ni por la persona ni por el grupo. La persona no solicita ni suministra retroalimentación. Conforme esta área se hace más grande a través de la retroalimentación y revelación de datos, los otros cuadrantes se hacen más pequeños. Sin embargo, probablemente existirá siempre alguna información desconocida, como la dinámica intrapersonal, los recuerdos de la niñez temprana y ciertas potencialidades latentes que son inconscientes. Una actitud receptiva a la retroalimentación y a la revelación aumenta el área libre y reduce el área ciega, el área oculta y el área desconocida. El objetivo es solicitar autorrevelación y retroalimentación para mover información desde el área oculta y el área ciega hacia el área libre, con lo que la información queda disponible para todos (Yen, 1999).

COMUNICACIÓN CON PERSONAS DIFÍCILES

«Es más fácil tragarse las palabras airadas que tener que comérselas».
Anónimo

Hostiles agresivas

Bramson (1997) y Solomon (2002) han descrito el trabajo con personas difíciles (cuadro 1-5). Se necesitan capacidades de comunicación especiales para tratar con algunas personalidades, incluyendo los tipos hostiles agresivos, quejumbrosos, negativos, insensibles y excesivamente agradables. Algunos tipos hostiles agresivos parecen atacar de una forma brusca, abusiva e intimidante, que fuerza a los demás a la aquiescencia en contra de su parecer. Estas personas tienden a saber lo que deben hacer los demas, necesitan demostrarse a ellas mismas que tienen razón y carecen de confianza y afecto. Es necesario hacer frente a la persona hostil agresiva para no sentirse invadido y frustrado. Es importante hacerlo sin lucha para que el conflicto no aumente de magnitud. Puede ser ventajoso dar tiempo a la persona hostil agresiva para que se tranquilice durante un mo-

Cuadro 1-5 Personas difíciles

- Hostiles agresivas
  - Explosivas
  - Beligerantes
- Demandantes
- Negativas
- Desinteresadas
- Complacientes

mento, y después interrumpirla para afirmar nuestra posición. Quizá no haya oportunidad de hablar entre las frases, lo que hará necesario interrumpir antes de que la otra persona termine de hablar. También es probable que la otra persona nos interrumpa. Uno se debe mostrar firme: «Usted me ha interrumpido», y comenzar de nuevo, preferiblemente con una sonrisa. Es necesario llamar la atención de la otra persona para resolver el problema. Al dirigirnos a la persona por su nombre puede hacer que nos preste más atención. Dejar caer deliberadamente un libro es una forma más espectacular de llamar la atención. También puede conseguir la atención si permanece de pie. Además, la otra persona puede mostrarse menos agresiva si está sentada. Es necesario exponer las ideas con fuerza, de una forma amistosa, sin menospreciar a la otra persona. Es importante evitar la confrontación con el individuo hostil agresivo, debido a que tal batalla se perderá probablemente. Aunque se gane una batalla, la ira de la persona hostil agresiva posiblemente aumentará, y se perderá la guerra. Cuando se permanece firme frente a un camorrista es posible convertirse en su amigo. Al enfrentarse con personas hostiles agresivas es importante permanecer firme sin pelearse.

Explosivas

La personalidad explosiva pertenece al tipo de personalidad hostil agresiva. Las rabietas del adulto son la versión aumentada de las rabietas infantiles, que constituyen un mecanismo de defensa para enfrentarse al miedo, la desesperanza y la frustración. Las rabietas de los adultos son respuestas súbitas, casi automáticas, a la amenaza a sus sentimientos. En los casos clásicos, el explosivo se siente airado primero, y después se muestra acusador o suspicaz. Las personas actúan de acuerdo con sus percepciones, pero es probable que dos personas perciban la misma situación de forma diferente. El otro individuo puede no darse cuenta de que el explosivo se ha sentido amenazado, y se sentirá sorprendido por el arrebato. Se debe conceder tiempo al explosivo para que termine la rabieta y recupere el autocontrol. Si el acceso de ira del explosivo no termina, una orden neutra como «¡Pare!» puede interrumpir la rabieta. Después, se puede mostrar que se toma en serio a la persona con un comentario como «Veo que esto es importante para usted. Estoy dispuesto a discutirlo, pero no de esta forma». Posiblemente, se pueda cambiar la situación si se toma una taza de café y se busca un lugar privado para tratar de solucionar el problema.

Beligerantes

El beligerante utiliza comentarios despreciativos que son respuestas agresivas a un problema no resuelto. Causa sufrimiento en vez de acciones positivas. Por desgracia, el problema no resuelto empeora, y el estrés consiguiente origina más comportamientos difíciles, como insinuaciones, comentarios no demasiado sutiles y burlas poco graciosas.

En primer lugar, es importante responder al ataque con comentarios como «Eso parece un desprecio; ¿lo es en realidad?». Usualmente, el beligerante negará cualquier ataque. Su acción no es posible sin un camuflaje que funcione. Enfrentarse al ataque sin potenciarlo ayuda a continuar con la solución del problema. Proporciona al atacante una alternativa a la confrontación directa. Es apropiado obtener otros puntos de vista que confirmen o nieguen la crítica del beligerante, y después intentar resolver cualquier problema que haya aflorado. La labor de los beligerantes se puede prevenir mediante reuniones periódicas para la solución de los problemas.

Demandantes

Los demandantes pueden dirigirse directamente a usted o se pueden quejar de otras personas «terribles». Las quejas contribuyen a que las personas aparezcan intachables e inocentes, al menos para ellas mismas. Se debe escuchar con atención a los demandantes, parafrasear un reconocimiento de lo que se ha oído y confirmar la percepción propia de cómo se siente el demandante. No se debe mostrar acuerdo ni discutir las alegaciones, y se debe evitar entrar en el círculo acusación-defensa-reacusación. Es preferible exponer y reconocer simplemente los hechos sin comentarios, y después proceder a la solución del problema.

Pensadores negativos

Las personas con pensamiento negativo creen que fracasará cualquier tarea que no se encargue a ellas mismas, y que los demás no se preocupan y sólo tratan de beneficiarse. Hay que tener cuidado para no ser arrastrado por su desesperanza. Se pueden hacer comentarios optimistas, aunque realistas, sobre éxitos pasados en situaciones similares, pero no se debe discutir con los negativistas para sacarlos de su pesimismo. Es mejor no ofrecer soluciones ni alternativas hasta que el problema haya sido concienzudamente discutido, ni pedir a las personas que actúen antes de sentirse preparadas. Durante la sesión de solución de problemas se deben explorar los eventos negativos que podrían producirse si se adopta una opción. Hay que estar preparado para realizar acciones independientes si el grupo se niega a hacerlo, y anunciar estos planes sin ambigüedades ni evasivas.

Pasivas

La persona poco participativa no puede o no quiere hablar cuando es necesaria su aportación. Es difícil saber lo que significa su silencio. La estrategia más importante es conseguir que la persona callada hable, para lo que se hacen preguntas de respuesta abierta, se espera con calma la respuesta y no se habla para ocupar el silencio. Si una pregunta abierta no obtiene respuesta, se debe comentar lo que está sucediendo; por ejemplo, «No responde usted nada», y terminar la observación con otra pregunta de respuesta abierta, como «¿En qué está usted pensando?». Se debe prestar atención cuando la persona hable, pero si no habla nunca, se debe terminar la reunión exponiendo lo que se hará, puesto que no se ha producido discusión alguna.

Excesivamente complacientes

Las personas extremadamente agradables son igualmente difíciles debido a que parecen estar de acuerdo pero pueden dejarle a uno en la estacada cuando llega el momento de actuar. Tienen una gran necesidad de ser queridas y aceptadas, y de ayudar a otros a sentirse aprobados, para obtener su propia aprobación. Experimentan problemas cuando sus necesidades de aprobación entran en conflicto con los aspectos negativos de la realidad. Se comprometen a acciones que después no cumplen. También en este caso, la solución del problema es importante. Se debe intentar aclarar la razón por la que las personas no actúan, y hacerles saber directamente que son valoradas y también a través de preguntas sobre sus intereses, aficiones y familia, para conocerlas mejor. Se les debe preguntar sobre las cosas que no están tan bien como ellas quisieran, y sobre lo que puede interferir con una buena relación. También es importante escuchar posibles mensajes ocultos en comentarios burlones, y prepararse para resolver el problema (Bramson, 1997; Solomon, 2002).

ASERTIVIDAD

Obstáculos para la asertividad

Los estilos de comunicación pueden ser pasivos (se acomoda, evita, suprime), agresivos (abusivo, dominante, forzador) o enérgicos (colaborador, integrador) (cuadro 1-6). La asertividad es el mejor estilo para los directores de enfermería y el único que deben promover en su personal. Sin embargo, existen obstáculos que las enfermeras deben superar para conseguir la asertividad (cuadro 1-7). El obstáculo más generalizado es la socialización del rol del sexo femenino. Mientras que los hombres se caracterizan con frecuencia como agresivos, competitivos, independientes, objetivos, analíticos, orientados a la tarea, confiados, autodisciplinados y emocionalmente controlados, se supone que las mujeres son pasivas, dependientes, subjetivas, intuitivas, empáticas, sensibles, orientadas a las relaciones interpersonales, débiles, inconsistentes y emocionalmente inestables (Aphrodite Women's Health, 2005; Seventh District's Distance Learning Center of Excellence, 2007).

El proceso de socialización de la enfermería y la naturaleza de la enfermería son obstáculos adicionales. Tanto las escuelas de enfermería como las instituciones de atención sanitaria suelen tener jerarquías organizadas con concentración de la autoridad y el poder en la

Cuadro 1-6 Estilos de comunicación

Pasivo
Agresivo
Asertivo

Cuadro 1-7 Obstáculos para la asertividad

Roles de sexo
Proceso de socialización de enfermería
Competencia de rol masculino-femenino
Abeja reina
Basurero

cumbre. Esta disposición suele favorecer el cumplimiento y la conformidad. A las enfermeras se les ha enseñado el valor del sacrificio, la humildad y el servicio a los demás. Se les ha enseñado a no expresar sus pensamientos y sentimientos. Aunque su labor conlleva cuidados físicos íntimos, se les enseña a no comprometerse emocionalmente con los pacientes. Las enfermeras han sido socializadas en un papel subordinado. Se espera que cumplan las órdenes del médico y que sean profesionales, pero no reciben el mismo reembolso económico por su formación y sus responsabilidades. Se espera que las enfermeras formen parte del equipo de atención sanitaria, pero no se les permite tomar decisiones ni diseñar estrategias. Suelen mantenerse tan ocupadas que ignoran sus propios derechos.

Además de esos problemas de competencia entre los roles del hombre y la mujer, las enfermeras se enfrentan a problemas de relación entre mujeres. Los hombres son más competitivos con las mujeres que con otros hombres, y las mujeres son más competitivas con las mujeres que con los hombres. En consecuencia, los intentos de desarrollar sistemas de soporte para las enfermeras no suelen tener éxito. Por el contrario, es probable que surja el síndrome de la abeja reina y el de recogida de basura.

La abeja reina se identifica con los hombres, le gusta que le digan que es diferente de las demás mujeres y se siente superior a otras mujeres. La abeja reina suele trabajar muy duro para conseguir el éxito en una sociedad dominada por los hombres. Probablemente, necesita ser colaboradora y no amenazante para obtener y conseguir su posición de éxito. La abeja reina siente probablemente poca animosidad hacia el sistema y hacia los hombres que le permitieron triunfar. Así pues, es probable que se identifique con sus colegas varones en lugar de con otras mujeres. Sin embargo, protectora de su propia posición y del alto precio que paga por tenerla, no facilita el éxito de otras mujeres (Wiseman, 2003).

El síndrome de recogida de basura es una forma de asesinato de carácter que divide a las mujeres y las enfrenta unas contra otras. Es autodestructivo y conduce a ira impotente. En vez de exponer los desacuerdos para resolver las diferencias, la recogida de basura se hace para destruir. Se puede hacer cara a cara o por la espalda, en público o en privado. Pone en duda los motivos propios, destaca la inutilidad y quebranta la integridad. La víctima puede ser ignorada, o cualquier cosa que dice o hace puede ser interpretada de la forma más negativa. Las expectativas no realistas aseguran el fracaso del otro. El recogedor de basura puede suministrar información errónea a los otros sobre lo que la víctima hace o piensa, o mentir sobre lo que los demás piensan de la víctima. Cualquiera que sea el método empleado, resulta manipulador, deshonesto y destructivo. Las mujeres en general y las enfermeras en particular necesitan darse cuenta de lo que están haciendo a los demás, comprometerse a proporcionar soporte en vez de tener un comportamiento destructor, aprender a analizar la comunicación interpersonal y aprender a comportarse con firmeza.

Análisis transaccional

El análisis transaccional es una técnica que puede ser utilizada por las enfermeras para analizar y comprender el comportamiento. Fue desarrollado por Eric Berne (1964, 1996) y popularizado por Thomas Harris (1969), así como por Muriel James y Dorothy Jongeward (1996). El análisis transaccional es una extensión de los conceptos freudianos mentales del ego y el superego, elementos de la psique que estimulan, monitorizan y controlan el comportamiento. Berne llama a esos estados del ego padre, niño y adulto (Davidson y Mountain, 2007).

Estados del ego

El estado del ego *padre* controla y es la fuente de valores, opiniones, reglas, normas y conciencia social. Los dos tipos principales de estados del ego padre son el padre educador y el padre crítico. El padre educador guía, enseña, aconseja y suministra información sobre cómo actuar. El padre crítico prohíbe y suministra información de tipo «debe» y «no debe». El estado del ego padre es el resultado de tradiciones culturales, programación social y responsabilidades. Los juicios paternales proceden en gran parte de los padres naturales, los hermanos mayores, los maestros y otras figuras paternas (cuadro 1-8).

El estado del ego *niño* está dominado por las emociones y es el estado de sentimiento. Es el estado de ego en el que las experiencias inmediatas desencadenan emociones fuertes. Las personas están en estado de ego niño cuando experimentan impulsos naturales infantiles, como alegría, regocijo y jovialidad, o ira, hostilidad y rabia. El estado del ego niño puede ser feliz o destruc-

Cuadro 1-8 Estados del ego

Padre
Niño
Adulto

tivo. El niño natural es espontáneo, confiado, alegre, vivaz, creativo y aventurero. El niño adaptado está reprimido y puede expresar ira, rebelión, miedo o conformidad.

El *adulto* es el estado del ego que monitoriza el comportamiento de uno mismo. Es un estado no emocional, reflexivo y solucionador de problemas. El estado del ego adulto recoge información, establece objetivos, compara alternativas, toma decisiones, planifica y comprueba la realidad. El estado del ego adulto es un estado no emocional en el que tiene lugar la toma de decisiones racionales.

Todo individuo muestra comportamientos de los tres estados del ego en momentos diferentes. El individuo sano mantiene un equilibrio entre ellos. Por desgracia, algunas personas están dominadas por uno o dos estados del ego, y es probable que creen problemas para los líderes y directores. Los individuos dominados por el padre pueden no participar en la solución de problemas, ya que creen tener la respuesta y saber lo que está bien y lo que está mal. Los individuos dominados por el estado de niño pueden no participar en la solución racional de problemas. Las quejas y las emociones les han ayudado antes a obtener lo que deseaban. Probablemente sea difícil razonar con alguien dominado por el estado del ego de niño. El trabajo con individuos dominados por el ego adulto puede ser pesado debido a que esas personas trabajan mucho. Un equilibrio entre los tres estados del ego proporciona el trabajador más saludable y equilibrado (Champman, 2007).

Transacciones

Cuando las personas interactúan, participan como padre, niño o adulto. Una transacción o unidad de observación es un intercambio entre personas que consiste en, por lo menos, un estímulo y una respuesta (cuadro 1-9). El análisis transaccional se realiza para identificar el estado del ego del participante y consta de tipos complementarios o cruzados (fig. 1-7). El principio básico del tipo complementario radica en que la respuesta al estímulo es predecible y esperada.

Cuadro 1-9 Análisis transaccional

COMPLEMENTARIO
Padre a padre
Niño a niño
Adulto a adulto

CRUZADO
Padre a niño

Las transacciones *adulto-adulto* son la manera en que se realizan muchas relaciones (fig. 1-8). Por ejemplo, una supervisora dice: «¿Hará usted el favor de darle al señor García la medicación que necesite antes de darle a la señora Fernández el medicamento de las 8 de la mañana?». Una enfermera le responde: «Sí, ya se que el señor García se está quejando de dolor por la intervención».

La interacción *padre-padre* es, con frecuencia, un intercambio de opiniones a corto plazo (fig. 1-9). Una enfermera le dice a otra: «Estas enfermeras recién graduadas no saben lo que tienen que hacer». La otra enfermera replica: «Ciertamente».

Las interacciones *niño-niño* suelen conllevar un intercambio emocional (fig. 1-10). En tanto que las dos partes se encuentran en un estado del ego de niño, son

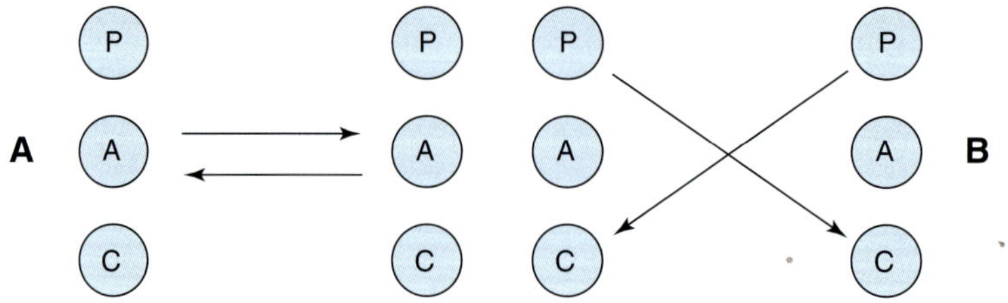

Figura 1-7 • Transacciones. **A.** Complementaria. **B.** Cruzada.

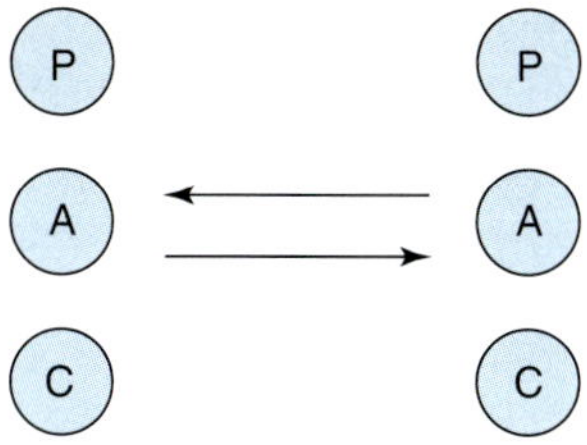

Figura 1-8 • Transacción complementaria adulto-adulto.

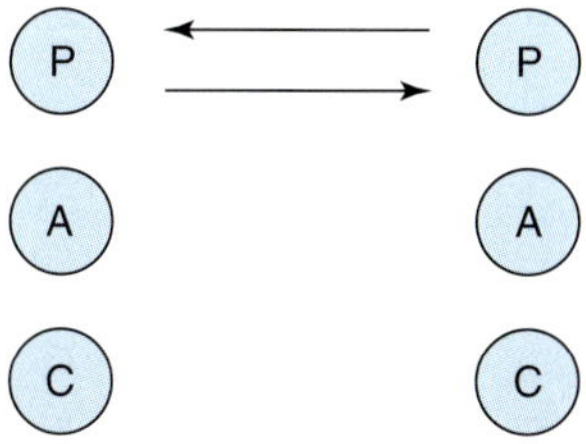

Figura 1-9 • Transacción complementaria padre-padre.

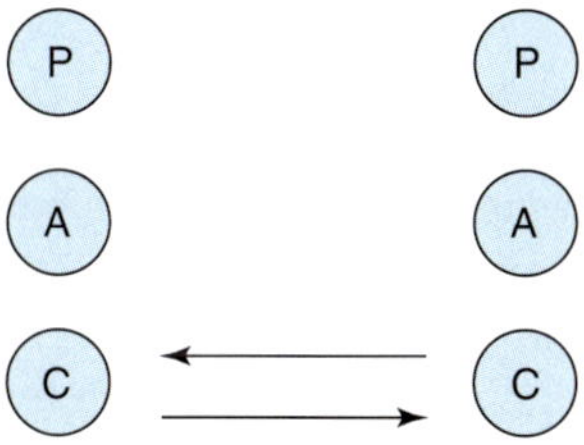

Figura 1-10 • Transacción complementaria niño-niño.

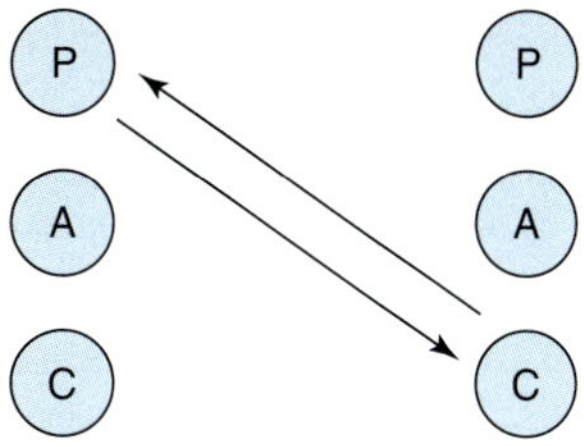

Figura 1-11 • Transacción complementaria padre-niño.

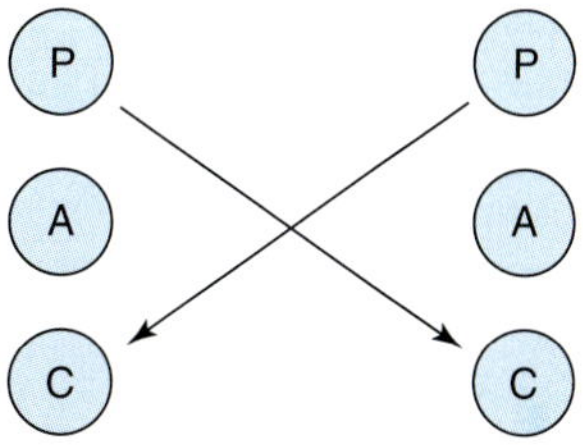

Figura 1-12 • Transacción cruzada.

incapaces de pensar racionalmente y resolver problemas. La primera enfermera dice: «Acabo de darle a la señora Sánchez los medicamentos de las 8 de la mañana, y cuando fui a apuntarlos en la gráfica, usted había firmado como si se los hubiese dado. ¿Por qué no firma usted inmediatamente después de dar los medicamentos para evitar que repitamos la dosis?». La segunda enfermera responde: «¿Por qué no me dio la oportunidad de firmar antes de ir a dárselos usted otra vez?».

En las interacciones *padre-niño* una persona adopta una posición psicológicamente superior a la otra (figura 1-11). Una directora dice: «Quiero verla en mi despacho». La enfermera responde: «Sí, señora».

Las *transacciones cruzadas* conducen a la interrupción de la comunicación, por lo menos temporalmente (figura 1-12). La respuesta puede ser inapropiada o inesperada, y puede confundir o amenazar al emisor del estímulo. Una supervisora dice: «Señorita Sánchez, ¿podría hablar con usted inmediatamente en mi despacho?». La señorita Sánchez responde: «¡No! ¿No ve usted que estoy ocupada? Tendrá que esperar».

Las transacciones suelen transcurrir en una serie programada, con rituales y procedimientos de la clase más simple. Los rituales son una serie de transacciones complementarias simples que proporcionan enfrentamientos mutuos sin compromisos reales. La mayoría de los rituales se han utilizado con tanta frecuencia que la forma se ha convertido en más importante que el contenido, pero proporcionan la estructura para saludar a las personas y expresar creencias religiosas. Los rituales de saludo como «Hola», «¿Cómo está usted?» y «Estoy bien» no están destinados a suministrar información. La persona que va de despacho en despacho participando en rituales puede conseguir promocionarse debido a que es «un buen tipo». Los rituales funcionan para la persona que, a pesar de todo, puede realizar el trabajo. Las personas que trabajan mucho para progresar se pueden convertir en apáticas cuando comprenden que la socialización es más efectiva para obtener la promoción que trabajar duro. Los rituales quizá comenzasen como una serie de transacciones complementarias entre adultos, destinadas a manipular la realidad, pero han perdido su validez como procedimiento con el paso del tiempo (Davidson y Mountain, 2007).

Los pasatiempos son formas agradables de pasar el tiempo con otros y comprobar lo que se tiene en común para justificar más interacción. Las pequeñas conversaciones comunes incluyen temas como cocina, moda, precios, deportes, recreo y conocidos mutuos. No existe objetivo de intimidad emocional. Las personas que pasan demasiado tiempo participando en pasatiempos pueden pensar que su vida es feliz, pero vacía, mientras que el individuo que pasa demasiado poco tiempo en pequeñas charlas, quizá no se divierta mucho y puede sentirse agobiado. Los pasatiempos se pueden convertir en un problema para la organización cuando representan una alternativa al trabajo (Chapman, 2007).

Juegos

Berne (1996) dijo: «Un juego es una serie continuada de transacciones complementarias escondidas, que progresan hasta un resultado predecible bien definido». Los juegos tienen un alto potencial de contacto o reconocimiento, pero el fruto suele ser negativo. Los juegos tienen pautas ocultas para evitar que tanto las personas como las organizaciones se conviertan en ganadoras (cuadro 1-10). Mientras juegan, las personas insisten en sus propias penas e inadecuaciones, cometen errores, ven a otros cometer errores, escurren el bulto y dejan de cumplir sus obligaciones. Las personas reciben contactos negativos que les hacen daño mientras que los problemas reales quedan sin resolver. La productividad es limitada debido a que las personas utilizan su energía para jugar en vez de para completar el trabajo. Se presta atención a eventos pasados en vez de al presente. Mientras no se perciban las realidades de la situación actual, los problemas no se resolverán.

Las personas necesitan contactos, y los contactos negativos son preferibles a la ausencia completa de contactos. En consecuencia, en ambientes laborales que no proporcionan contactos positivos, las personas tienen necesidad de jugar. Las personas que se aburren con su trabajo también es probable que se dediquen a jugar. Los juegos desalientan la franqueza, la honestidad y la intimidad. Adoptan muchas formas. Los juegos que acusan a otros incluyen «Si no fuese por usted» y «Vea lo que he hecho por su culpa». Los juegos que atacan a otros comprenden «Denigrar», «Ahora que te he cogido, llora», «Cazar el oso», «Acorralar», «Acosar», «Alborotar» y «Deja que se peleen». La autocompasión es reforzada por juegos como «Pobre de mí», «Dame un puntapié», «Estúpido», «Pata de palo», «Agobiado» y «Bolsa del almuerzo» (Berne, 1964).

Cuadro 1-10 Juegos de comunicación

ACUSACIÓN A OTROS
Si no fuese por usted
Vea lo que he hecho por su culpa
Usted me metió en esto

ATAQUE
Denigrar
Ahora que te he cogido, llora
Cazador de osos
Acorralar
Acosar
Alborotar
Deja que se peleen

AUTOCOMPASIÓN
Pobre de mí
Dame un puntapié
Estúpido
Pata de palo
Agobiado
Bolsa del almuerzo

Acusación a otros

«Si no fuera por ti...» es un juego de acusación en el que las personas que se sienten incapaces acusan a otras de su incapacidad para progresar. Las personas que atribuyen su incapacidad de ser innovadoras a normas rígidas pueden temer sus propias capacidades creativas. «Si no fuera por...» es un indicio de este juego. Cuando los directivos oyen que un empleado dice esto, deben sospechar que el individuo no funcionaría mejor bajo circunstancias diferentes, pero le gusta sentirse frustrado y solicitar un traslado o despido. Se pueden hacer cambios como ensayos para poner a prueba la sospecha.

«Vea lo que me ha hecho hacer» y *«Usted me metió en esto»* son juegos de acusación íntimamente relacionados. El jugador evita la responsabilidad mostrándose reivindicativo. Es habitual que los trabajadores acusen a los directivos de los problemas, y que los directores acusen a los trabajadores por errores o malas decisio-

nes. El director decide si usa o no la información transmitida por los trabajadores, y tiene que aceptar esta responsabilidad.

Ataque

Muchos juegos consisten en atacar a otros. El jugador a «*Denigrar*» busca defectos sin trascendencia ni importancia. En lugar de examinar los objetivos, el jugador se concentra en las minucias y las nulidades de errores triviales. Cualquier contacto positivo es descontado como un defecto. El juego de denigrar también incluye el argumento «*sólo intentaba ayudarle*».

Las víctimas se muestran resentidas y pueden convertirse en perseguidoras jugando a «*Ahora que te he cogido, llora*». En este juego, el perseguidor espera a que la víctima cometa un error o hace que la víctima fracase. El director puede favorecer este juego si establece normas demasiado difíciles de cumplir, asigna personas a tareas para las que no están cualificadas, crea condiciones de trabajo imposibles o suministra instrucciones incompletas y confusas. El trabajador puede utilizar procedimientos de queja o reclamaciones legales contra los directivos que emplean este juego.

El «*cazador de osos*» suele engañar a alguien con el cebo de falsas promesas, y después deja que la trampa se cierre. Las organizaciones utilizan este juego en las prácticas de contratación, cuando ofrecen descripciones embellecidas del trabajo. Eso suele conducir a una tasa alta de renovación de los empleados. Los trabajadores se enteran de los inconvenientes del trabajo y se sienten frustrados. La presentación tanto de las ventajas como de los inconvenientes del trabajo es una estrategia más realista.

La víctima del juego de «*Acorralar*» está en una situación de pérdida segura. Haga lo que haga, estará mal hecho. La mujer directora es condenada si se muestra agresiva, por considerarla no femenina, y también se la condena si no es agresiva, puesto que la agresividad es una cualidad deseada de la dirección. Un director puede acorralar a alguien por no completar el trabajo a tiempo, si no acepta el trabajo que ha hecho.

El «Acorralar» puede conducir al «*Alboroto*». El alboroto comienza muchas veces con un comentario crítico y origina un diálogo de ataque-defensa, quizás a gritos.

El «*Acoso*» es un juego sexual. Una mujer puede usar ropa insinuante y moverse de forma provocativa. Cuando un hombre responde, ella le rechaza. Este juego crea problemas cuando hombres y mujeres trabajan juntos. Las organizaciones necesitan centrarse en la igualdad y el uso de los recursos humanos, con independencia del sexo.

En el juego «*Deja que se peleen*» una persona consigue que otras dos personas se enfrenten. Cuando una persona informa a otra de las cosas «malas» que un tercer individuo dice del segundo está provocando una pelea.

Autocompasión

Existen varias versiones del juego de autocompasión. Los jugadores de «*Dame un puntapié*» se menosprecian y expresan comentarios como «Me daría una patada por esto». Los jugadores del «*Estúpido*» coleccionan menosprecios a la propia inteligencia. Los líderes y los directores necesitan proporcionar retroalimentación inmediata y tomar medidas correctoras para prevenir el juego del «Estúpido». Los jugadores de «*Pata de palo*» utilizan una minusvalía física o social para evitar el trabajo. Se puede utilizar como fondo y como excusa para la falta de rendimiento. El directivo necesita establecer y mantener normas para minimizar este juego.

Los líderes y directivos también juegan a «*Pobre de mí*». Los ejecutivos «*Agobiados*» trabajan mucho para mantener la sensación de estar bien. Los ejecutivos agobiados es probable que trabajen por las noches y los fines de semana para parecer competentes y seguros. Los sentimientos de «No estoy bien» se ocultan con un aspecto de encontrarse «superbien».

El ejecutivo agobiado también puede participar en el juego de la «*Bolsa del almuerzo*». Los líderes y los directores pueden llevar comida en una bolsa de papel usada y comer en el despacho, en vez de almorzar con los compañeros. Esta técnica se puede emplear para hacer que otras personas se sientan culpables.

Los juegos siempre conllevan el menosprecio de alguien. Para reducir los juegos en las organizaciones, cada uno debe dejar de menospreciarse a sí mismo y a los demás. Uno no debe interpretar un papel complementario, sino que debe dar y recibir contactos positivos e invertir tiempo en actividades y relaciones personales. Los directivos deben integrar los objetivos de los trabajadores y la organización, y disminuir el aburrimiento a través del enriquecimiento del trabajo y el desarrollo personal. Con buena organización y gestión, los contactos positivos se pueden convertir en una parte intrínseca del trabajo. Los directivos deben favorecer una atmósfera de «Yo estoy bien, usted está bien».

Las actividades como el trabajo y la formación dirigida a objetivos concretos, tienen un alto potencial de contacto. Constituyen una forma muy fructífera de emplear el tiempo. Los trabajadores deben tener cuidado de no aceptar tantas actividades que olviden los rituales y los pasatiempos, y los directivos no deben sobrecargarse con demasiadas actividades y dejar a los trabajadores ociosos.

Las relaciones son una experiencia compartida con otros, usualmente entre personas con relaciones próximas pero a veces también entre extraños. Es la forma más fructífera de pasar el tiempo. También es la más arriesgada. Aunque la relación se produzca sin motivos ni explotación ulterior, se necesita una fuerte autoestima para arriesgarse a la franqueza de la intimidad. Requiere y favorece la atmósfera de «Yo estoy bien, tú estás bien» (Berne, 1996).

Posturas ante la vida

Harris (1969) identificó las posturas ante la vida (cuadro 1-11). Las actitudes vitales son más permanentes que los estados del ego. Conforme los individuos maduran, realizan suposiciones sobre ellos mismos y sobre los demás. Se consideran a sí mismos como bien o mal, y consideran a los demás como bien o mal. Existen pues cuatro posturas posibles: *«Yo estoy bien, tú estás bien»*, *«Yo estoy bien, tú estás mal»*, *«Yo estoy mal, tú estás bien»* y *«Yo estoy mal, tú estás mal»*. El sentirse bien se asocia con una sensación de poder, valor personal, bienestar, capacidad y ser adorable. La sensación de estar mal procede de un sentido de incapacidad, debilidad, inutilidad, desesperanza, ansiedad y de ser insignificante y no merecer amor. La mayoría de las personas han desarrollando una postura ante la vida básica al principio de la niñez, que tiende a ser reforzada por las percepciones selectivas del individuo y las reacciones frente a las experiencias.

Cuadro 1-11 Posturas ante la vida

Yo estoy bien, tú estás bien
Yo estoy bien, tú estás mal
Yo estoy mal, tú estás bien
Yo estoy mal, tú estás mal

En la postura de yo estoy bien tú estás bien, los individuos se sienten interdependientes unos de otros y del medio ambiente. Son personas felices y activas, con una actitud positiva ante la vida; les gusta el refuerzo de estar bien, pero no dependen de él. Utilizan los estados del ego de niño feliz y de padre educador. Puesto que se sienten bien con ellos mismos, tienen poca dificultad para sentir que los otros están bien.

Las personas en la postura yo estoy bien tú estás mal creen que sólo pueden confiar en ellas mismas. Piensan que las demás personas son despreciables y que probablemente se comporten como enemigas, y por tanto tienden a acusar a los demás. Domina el estado del ego del padre dominante. Un directivo en esta postura posee una filosofía de teoría X, implementa un sistema tipo I de Likert y supervisa a las personas de cerca, ya que no confía en ellas.

Las personas en la postura yo estoy mal tú estás bien soportan la carga de actitudes autodefensivas y falta de confianza. Adoptan una posición psicológicamente inferior a los demás, y asumen que son menos competentes y tienen menos influencia que los otros.

Los individuos en la postura yo estoy mal, tú estás mal están mal ajustados. Piensan que carecen de valor y que lo mismo les sucede a los demás. Carecen de confianza en ellos mismos y de confianza en los demás, son desconfiados y ansiosos, desconectados de los otros, alejados del medio ambiente y miserables, y tienden a ceder.

Durante la infancia, los individuos tienen una mezcla de sentimientos de estoy bien y estoy mal, con predominio del estoy mal. El lactante se siente bien cuando se cubren sus necesidades físicas y percibe contactos positivos. Algunas de las experiencias del lactante proporcionan contactos negativos y sentimientos de estoy mal. Puesto que los adultos pueden satisfacer las necesidades del niño, son considerados como buenos. Para la mayoría de las personas, la postura yo estoy mal, tú estás bien se establece pronto y continúa en la vida adulta. La socialización de las mujeres en general y de las enfermeras en particular refuerza la postura de que están mal. Por tanto, necesitan muchos refuerzos positivos para pasar a una postura de yo estoy bien, tú estás bien. La asertividad (autoafirmación) puede ayudar a conseguir y mantener esa posición. Una vez aprendida, disminuirá el comportamiento pasivo-agresivo (Harris, 1969; Underwood, 2003).

Técnicas de asertividad

> *«Si uno dice la verdad, puede estar seguro de que la encontrará antes o después».*
> *Oscar Wilde*

Los estilos de comunicación son habitualmente pasivos, agresivos o asertivos. Las personas pasivas son, con frecuencia, negativas e inhibidas y permiten que los demás elijan por ellas. En consecuencia, los objetivos no se cumplen, y predominan los sentimientos de daño, ansiedad y frustración. Las personas agresivas se potencian a expensas de los demás. Los agresores son expresivos, eligen por los otros, desaprueban a los demás y consiguen los objetivos propios mediante la utilización de otras personas. La conducta agresiva genera odio y, a veces, venganza. Las personas asertivas son expresivas, eligen por sí mismas y pueden conseguir sus objetivos; por tanto, es probable que se sientan bien con ellas mismas (cuadro 1-12).

Cuadro 1-12 Técnicas de asertividad

- Disco rayado
- Banco de niebla
- Aseveración negativa
- Interrogatorio negativo

Las personas pasivas tienden a no encontrar las palabras, no dicen lo que realmente quieren decir, usan muchas frases de disculpa y esperan que las otras personas comprendan lo que ellas desean sin tener que decírselo. Las personas pasivas tienden a tener una voz débil, dubitativa, con la mirada dirigida hacia abajo y las manos inquietas, y asienten con la cabeza frecuentemente.

La persona agresiva habla en voz alta, usa palabras cargadas de significado subjetivo, hace acusaciones y envía mensajes de acusación a los demás. Es habitual en ellos un estilo frívolo y sarcástico, con aire de superioridad y rudeza. La persona tiende a permanecer de pie, con las manos en las caderas, los pies separados y los ojos semicerrados; apunta con un dedo y habla de forma superior, exigente y autoritaria.

Las personas asertivas inician una discusión en un ambiente privado, comienzan un diálogo de autoafirmación que separa los hechos de los sentimientos, y aclaran los temas centrales y los diferentes puntos de vista. Escuchan y buscan una solución de colaboración que equilibre el poder y satisfaga a ambas partes, usando frases directas que dicen lo que desean o necesitan decir. Usan palabras objetivas, envían mensajes de «Yo» y hacen exposiciones sinceras sobre sus sentimientos. Son oyentes atentos que dan la impresión de tener interés. Usan el contacto visual y las expresiones verbales espontáneas, con gestos apropiados y expresiones faciales mientras hablan con una voz bien modulada (Huber, 2006).

El estilo utilizado dirige la manera de afrontar situaciones. Supongamos, por ejemplo, que un jefe o director nota que una enfermera ha llegado tarde al trabajo los últimos 3 días. El director pasivo puede no mencionar el problema en absoluto. El director agresivo puede decir: «Llegue a su hora o búsquese otro trabajo. ¿Cree usted que le pagan para no hacer nada?» El director asertivo probablemente hablaría a la enfermera en privado y podría decirle: «He observado que ha llegado usted tarde los últimos 3 días. ¿Por qué no ha venido a trabajar a su hora?». Esta última actitud transmite una impresión de interés y facilita la solución del problema.

Disco rayado

La asertividad es el estilo más deseable para un director de enfermería. Para conseguir la asertividad, se debe usar la persistencia verbal en lugar del silencio pasivo o el abuso verbal. El disco rayado es una técnica que utilizan los directivos para lograr un compromiso, por lo que indican lo que desean y permiten que las otras personas les hablen de lo que quieren hacer. Con la técnica del disco rayado, los directivos siguen repitiendo lo que desean:

Directora: Espero que venga a trabajar a su hora.

Enfermera: Pero yo soy una persona nocturna. Estoy levantada hasta tarde y me cuesta trabajo despertarme para venir a trabajar tan temprano. Estoy tan cansada que apago el despertador y vuelvo a dormirme. Después, cuando me levanto, doy vueltas en la oscuridad para encontrar los vestidos sin despertar a mi marido.

Directora: Ahora le toca el turno de día y tiene que llegar a tiempo al trabajo. Si es una persona nocturna, ¿por qué no pide que le asignen el turno de noche permanentemente?

Enfermera: No. Entonces no vería nunca a mi marido. Él trabaja de 9 de la mañana a 9 de la noche y llega a casa hacia las 21:30. Yo tendría que marcharme a trabajar a las 10:30 y sólo podría verle alrededor de una hora. Y llegaría a casa justo cuando él se va al trabajo.

Directora: Está usted incluida en el turno de día, y espero que llegue a trabajar a su hora. Sin embargo, podríamos asignarla al turno de tarde permanentemente. ¿Quiere que lo hagamos?

Enfermera: Con el turno de tarde podría ver a mi marido después del trabajo y tendría tiempo para dormir. Sí, prefiero el turno de tarde.

Directora: Veré cuándo puedo cambiarle el turno para que trabaje permanentemente por las tardes. Espero verla llegar al trabajo a las 7 de la mañana hasta que le cambie el turno (Straker, 2005).

La confusión, la aserción negativa y el interrogatorio negativo son técnicas para enfrentarse con las críticas, tanto dirigidas contra uno mismo como procedentes de otras fuentes, reales o imaginarias. Ayudan a minimizar la respuesta emocional negativa de ansiedad frente a las críticas, que lleva a defender lo que uno desea hacer en lugar de hacerlo. En consecuencia, uno siente menos conflicto consigo mismo y se siente más cómodo con los aspectos negativos y positivos de la propia personalidad.

Banco de niebla

El banco de niebla es el acuerdo con la verdad, el acuerdo en principio o el acuerdo con las probabilidades, en lugar de negar las críticas, ponerse a la defensiva o contraatacar con críticas. Ayuda a desensibilizar frente a las críticas y conduce a una menor frecuencia de críticas procedentes de los demás. Establece una distancia psicológica, es una capacidad pasiva y no anima la asertividad con los demás. También anima a escuchar lo que dicen las críticas y responder sólo a lo que realmente dicen, en vez de a lo que implican, y a considerar las probabilidades. Por ejemplo:

Enfermera: Me ha programado para doblar los turnos de tarde y de mañana dos veces en un período de 2 semanas.

Directora: Veo que la he programado para doblar el turno el primer viernes y el segundo martes (acuerdo con la verdad).

Enfermera: Cuando doblo el turno me quedan menos de 7 horas para dormir. Estoy cansada, me resulta difícil funcionar y temo cometer equivocaciones.

Directora: Comprendo que se canse cuando dobla el turno y que tema cometer errores. Parece lógico que uno cometa más equivocaciones cuando está cansado que cuando está alerta (acuerdo con las probabilidades).

Enfermera: Necesitamos un sistema para evitar el tener un turno inmediatamente después de otro.

Directora: Estoy de acuerdo. Necesitamos una política de personal que proporcione descanso adecuado entre los turnos (acuerdo en principio) (Louisiana State University Student Health Center, 2006).

Aseveración negativa

Con la aseveración negativa las personas aceptan los aspectos negativos sobre ellas mismas. Eso reduce la necesidad de buscar perdón por los errores o la necesidad de contraatacar con críticas.

Enfermera: El nuevo uniforme revela lo gorda que está usted realmente.

Directora: Peso mucho debido a que como demasiado. Me como todo lo que veo excepto el fregadero de la cocina. Me parece que incluso el gato está preocupado (aseveración negativa).

Enfermera: Bueno, el nuevo uniforme la hace parecer un globo dirigible.

Directora: La nueva moda no le va bien a mi figura (aseveración negativa).

La aseveración negativa no es apropiada para conflictos físicos o legales, ni para relacionar las personas sobre una base interpersonal íntima. La persistencia de la crítica determinará si uno necesita usar otras técnicas de asertividad (Louisiana State University Student Health Center, 2006).

Interrogatorio negativo

El interrogatorio negativo favorece la asertividad en el crítico. De una forma no emocional, la persona criticada pide más información, que puede ser negativa. Esto proporciona una base para la solución del problema y, en consecuencia, reduce las críticas repetidas.

Enfermera: No tiene usted buen aspecto hoy.

Directora: ¿Se refiere a mí o a lo que llevo puesto?

Enfermera: Es la cara. Parece usted muy cansada.

Perspectiva de la INVESTIGACIÓN 1-3

Datos de: Sa TL, Cohen J, Marculescu G: *Nurse practitioners' attitudes and knowledge toward current procedural terminology (CPT) coding*, Nursing Economics 19(3):100-106, 2001.

Objetivo: El objetivo de este estudio fue describir las actitudes y los conocimientos de las enfermeras clínicas sobre la terminología actual de procedimientos.

Métodos: Esta investigación fue un estudio exploratorio, descriptivo, no experimental. Los datos se recogieron mediante una encuesta enviada por correo a enfermeras clínicas de California, miembros de una organización de enfermería clínica estatal. El instrumento utilizado fue un cuestionario autoadministrado, desarrollado por los investigadores. Todos los ítems de la revisión de la actitud se colocaron en un continuo desde respuestas positivas hasta negativas. Se utilizaron estadísticas descriptivas con frecuencias, porcentajes y medias.

Resultados/conclusiones: Las enfermeras clínicas carecieron del conocimiento requerido sobre codificación, y no percibieron el significado de estrategias de reembolso. Las enfermeras clínicas necesitan aprender a codificar y la importancia de utilizar los códigos para obtener el reembolso.

Directora: No me siento cansada. ¿Qué tiene mi cara para parecer cansada?

Enfermera: Sus ojos parecen cansados. Están muy oscuros. Tiene bolsas debajo de ellos.

Directora: ¿Qué podría hacer para parecer menos cansada?

Enfermera: Si el problema no es el cansancio, creo que podría usar una crema cosmética sobre las bolsas y emplear una sombra de ojos clara en lugar de oscura.

La conducta de asertividad es algo más que exigir a los demás los derechos propios y evitar la manipulación de otros. En un sentido social, la asertividad es la capacidad de comunicarse con los demás sobre quién es uno, cómo vive, qué hace y qué desea, y la capacidad de hacer que los otros se sientan cómodos hablando de ellos mismos. La información libre (información ofrecida sin que haya sido solicitada) proporciona algo de lo que hablar y reduce los silencios difíciles. El autodescubrimiento revela la forma como uno piensa, siente y reacciona a la información libre de los demás. Esta conversación social permite el descubrimiento mutuo de relaciones fructíferas o identifica a las personas con las que uno tiene intereses compartidos.

Actividades para la EVALUACIÓN CRÍTICA

Diario de reflexiones: Haga observaciones sobre un contexto clínico o refleje experiencias pasadas. ¿Qué sistema de comunicación se utiliza? Descríbalo. Entreviste a una enfermera o a un director sobre los obstáculos problemáticos para la comunicación. Pregunte a las enfermeras o a los directores lo que creen que podría hacerse para mejorar las comunicaciones. ¿Qué tipos de personas difíciles participan? ¿Cómo se enfrentan a ellas otras personas? ¿Cómo se les podría hacer frente mejor? ¿Cuáles cree usted que son los obstáculos para la comunicación y qué se podría hacer para mejorar las comunicaciones? ¿Ha observado usted análisis transaccionales u otras interacciones? ¿Qué juegos ha observado usted durante un cierto tiempo en un lugar específico?

ESTUDIO DE CASOS

Una enfermera que trabaja con usted llega tarde muchas veces al trabajo. ¿Cómo resolvería de forma asertiva la situación con la enfermera?

RESUMEN DEL CAPÍTULO

La comunicación es importante en todos los niveles del liderazgo. Por esta razón, es importante que los líderes de enfermería comprendan el proceso de la comunicación, sean capaces de identificar los obstáculos de la comunicación y apliquen métodos para mejorar las comunicaciones. Es útil comprender las posturas vitales, el análisis transaccional y la forma de participar en un diálogo asertivo que separa los hechos de los sentimientos, aclara los temas centrales e identifica los diferentes puntos de vista. Es necesario escuchar y buscar una solución en colaboración, que equilibre el poder y satisfaga a ambas partes.

BIBLIOGRAFÍA

Advanced excutive leadership skills, Stamford, CT, 1981, Xerox Learning Systems.

Alexander JW, Kroposki M: Using a management perspective to define and measure changes in nursing technology, *Journal of Advanced Nursing* 35(5):776-783, 2005.

Aphrodite Women's Health: *Male, female stereotypes created by media,* 2005 (website): www.aphroditewomenshealth.com/news/20050818234122_health_news.shtml. Accessed January 21, 2007.

Ball MJ, Hannah KJ, Newbold SK, et al: *Nursing informatics: Where caring and technology meet*, New York, 2000, Springer.

Berne E: *Games people play*, New York, 1964, Grove Press.

Berne E: *Games people play*, New York, 1996, Ballantine.

Borgatti S: Communication structure and its effects on task performance, 1997 (website): www.analytictech.com/networks/commstruc.htm. Accessed January 20, 2007.

Borkowski N: *Organizational behavior in health care*, Boston, 2005, Jones and Bartlett.

Bramson RM: *Coping with difficult people*, New York, 1997, Doubleday.

Casmir FL: *Ethics in intercultural and international communication*, Mahway, NJ, 1997, Lawrence Erlbaum Associates, Publishers.

Chan MF: A cluster analysis to investigating nurses' knowledge, attitudes, and skills regarding the clinical management system, *CIN: Computers Informatics Nursing* 25(1):45-54, 2007.

Chapman A: Transactional analysis: Eric Berne's transactional analysis—Early TA history and theory, 2007 (website): www.businessballs.com/transact.htm. Accessed January 21, 2007.

Curtain LL: Ethics in informatics: The intersection of nursing, ethics, and technology, *Nursing Administration Quarterly* 29(4):349-352, Oct/Dec 2005.

Davidson C, Mountain M: Eric Berne's transactional analysis—TA theory development explanation, 2007 (website): httpwww.businessballs.com/transactionalanalysis.htm. Accessed January 21, 2007.

Demiris G, Oliver DP, Courtney KL: Ethical considerations for the utilization of telehealth technologies in home and hospice care by the nursing profession, *Nursing Administration Quarterly* 30(1):56-66, Jan/Feb 2006.

Denning C: Polari, 2002 (website): http://www.chris-d.net/polari/. Accessed January 20, 2007.

DeYoung S: *Teaching strategies for nurse educator*, Upper Saddle River, NJ, 2003, Prentice Hall.

Ellis JR, Hartley CL: *Managing and coordinating nursing care,* ed 4, Philadelphia, 2004, Lippincott.

Finkelman AW: *Leadership and management in nursing*, Upper Saddle River, NJ, 2006, Pearson/Prentice Hall.

Gillies DA: *Nursing management: A systems approach*, Philadelphia, 1994, WB Saunders.

Gilovich T: *How we know what isn't so*, New York, 1991, Free Press.

Gray J: *Men are from Mars, women are from Venus*, New York, 1992, HarperCollins.

Gudykunst WB: *Bridging differences: Effective intergroup communication,* ed 3, Thousand Oaks, CA, 1998, Sage.

Harris TA: *I'm OK—you're OK: A practical guide to transactional analysis*, New York, 1969, Harper & Row.

Huber DL: *Leadership and nursing care management,* ed 3, Philadelphia, 2006, Saunders/Elsevier.

James M, Jongeward D: *Born to win*, Oxford, 1996, Perseus Press.

In Jones JE, Pfeiffer JW, editors: *The 1973 annual handbook for group facilitators,* La Jolla, CA, 1973, University Associates.

Jones S, Moss J: Computerized provider order entry: Strategies for successful implementation, *JONA* 36(3):136-139, March 2006.

Kalisch B, Myer KA, Mackey DM, et al: Online patient assignments enhance horizontal communication, *Nursing Management* 37(6):51, June 2006.

Kotelnikov V: Motivating and communicating, 2007 (website): www.1000ventures.com/business_guide/mgmt_motivating_comg.html. Accessed January 20, 2007.

LeBaron M: Cross-cultural communication, 2003 (website): www.beyondintractability.org/essay/cross-cultural_communication/?nid=1188. Accessed January 20, 2007.

Louisiana State University Student Health Center: Assertiveness, nonassertiveness, and assertive techniques, 2006 (website): http://healthyplace.com/Communities/Depression/suicide/asserting_ourselves_2.asp. Accessed December 19, 2006.

Lunney M: Helping nurses use NANDA, NOC, and NIC: Novice to expert, *JONA* 36(3):118-125, March 2006.

Maguire: Barriers to communication—How things go wrong, *The Pharmaceutical Journal* 268(23):246-247 (serial online): www.pjonline.com/pdf/cpd/pj_20020223_communication1.pdf2002. Accessed January 20, 2007.

Marquis BL, Huston CJ: *Leadership roles and management functions in nursing: Theory and application, ed 5*, Boston, 2006, Lippincott Williams & Wilkins.

McConnell CR: *Umiker's management skills for the health care supervisor*, Boston, 2006, Jones & Bartlett.

Peck A: Changing the face of standard nursing practice through telehealth and telenursing, *Nursing Administration Quarterly* 29(4):339-343, Oct/Dec 2005.

Quible Z: *The flow of communication.* In Gibson-Odgers P: *Administrative office management,* ed 8, Upper Saddle River, NJ, 2004, Prentice Hall.
Rigolosi ELM: *Management and leadership in nursing and health care,* ed 2, New York, 2005, Springer.
Roussel L, Swansburg RC, Swansburg RJ: *Management and leadership in nursing and health care,* ed 4, Boston, 2006, Jones & Bartlett.
Sa TL, Cohen J, Marculescu G: Nurse practitioners' attitudes and knowledge toward current procedural terminology (CPT) coding, *Nursing Economics* 19(3):100-106, 2001.
Saba VK, McCormick KA: *Essentials of computers for nurses: Informatics for the new millennium*, New York, 2001, McGraw-Hill.
Seventh District's Distance Learning Center of Excellence, Director of Auxiliary West: Team Coordination Training, Assertiveness, 2007 (website): www.dirauxwest.org/TCTF/TCT8assertiveness.htm. Accessed January 21, 2007.
Silvestri LA: *Saunders comprehensive review for the NCLEX-RN examination*, St. Louis, 2005, Elsevier/Saunders.
Solomon M: *Working with difficult people*, Upper Saddle River, NJ, 2002, Prentice Hall Press.
Straker, D: Broken record, 2005 (website): http://changingminds.org/techniques/resisting/broken_record.htm. Accessed January 21, 2007.
Sullivan EJ, Decker PJ: *Effective leadership and management in nursing,* ed 6, Upper Saddle River, NJ, 2005, Prentice Hall.
Tannen D: *You just don't understand: Women and men in conversation*, New York, 2001, Quill.
Thompson B: Will technology change our practice?, *Nursing Administration Quarterly* 29(4):308-414, 2005.
Times 100: Communication, 2005 (website): www.thetimes100.co.uk/theory/theory.php?tID=173. Accessed January 20, 2007.
Underwood M: Life positions, 2003 (website): http://www.cultsock.ndirect.co.uk/MUHome/cshtml/ta/ta_life.html. Accessed January 21, 2007.
University of California, Nonverbal Communication Series: A world of gestures: Culture and nonverbal communications, 2007 (website): http://zzyx.ucsc.edu/~archer/vid3.html. Accessed January 20, 2007.
University of California, Nonverbal Communication Series: The human face, 2007 (website): http://zzyx.ucsc.edu/~archer/vid1.html. Accessed January 20, 2007.
Whetten DA, Cameron KS: *Developing management skills,* ed 6, Upper Saddle River, NJ, 2004, Prentice Hall.
Wiseman R: *Queen bees and wannabees*, London, 2003, Piatkus Books.
Wywialowski EF: *Managing client care,* ed 3, St. Louis, 2004, Mosby.
Yen D: Johari Window, 1999 (website): www.noogenesis.com/game_theory/johari/johari_window.html. Accessed July 21, 2007.

Gestión del estrés

2

«Existe poca diferencia entre las personas, pero esa pequeña diferencia incluye una gran diferencia. La diferencia pequeña es la actitud. La gran diferencia consiste en si ésta es positiva o negativa».
W. Clement Stone

Descripción del capítulo

El capítulo 2 presenta las fuentes de estrés, la respuesta al estrés, los síntomas de estrés, el control del estrés, la relajación, la gestión del tiempo, la delegación, la indecisión y las formas de mejorar la organización del tiempo.

Objetivos del capítulo

- Identificar por lo menos seis fuentes de estrés.
- Predecir por lo menos 12 síntomas de estrés.
- Describir por lo menos 12 técnicas de control del estrés.
- Evaluar la relación entre la planificación y los efectos de la gestión del tiempo.
- Delinear por lo menos cinco métodos para simplificar el trabajo administrativo.
- Formular por lo menos cinco métodos para aumentar la eficiencia de la comunicación telefónica.
- Seleccionar por lo menos cinco métodos mediante los cuales, los directivos pueden aumentar la efectividad y la eficiencia de las reuniones.
- Evaluar la responsabilidad y la autoridad en consideración a la delegación.
- Explicar los cinco aciertos de la delegación.
- Explicar las razones para la indecisión.

Principales conceptos y definiciones

Estrés. *Respuesta inespecífica del cuerpo a cualquier demanda.*
Eustrés. *Una forma positiva de estrés que aumenta la excitación y el desafío.*
Distrés. *Una forma negativa de estrés que amenaza la efectividad.*
Delegación. *Confiar una tarea a otra persona para que actúe como nuestro representante.*
Responsabilidad. *Obligación; lo que se debe hacer para completar la tarea.*
Autoridad. *Poder para tomar decisiones finales y dar órdenes.*
Obligación. *Responsabilidad de terminar el trabajo de forma satisfactoria.*
Planificación. *Elaboración de un esquema para realizar una tarea.*
Gestión del tiempo. *Control del uso del tiempo para conseguir la productividad máxima.*

GESTIÓN DEL ESTRÉS

Fuentes de estrés

La adaptación al cambio es difícil. Muchos acontecimientos de la vida producen reacciones de estrés individuales. La muerte de un cónyuge o de un familiar directo, el divorcio, la separación conyugal, el matrimonio, una lesión o enfermedad personal son acontecimientos muy estresantes. El cambio en la salud de un miembro de la familia, el embarazo, la llegada de un nuevo miembro a la familia, la reconciliación conyugal, las discusiones repetitivas con el cónyuge, las dificultades sexuales, los cambios en la situación económica, las hipotecas, los problemas legales, el abandono del hogar por parte de un hijo o una hija y la muerte de un amigo íntimo son estresantes. Los cambios en las condiciones de vida y los hábitos personales, como las variaciones en el trabajo, la residencia, el colegio, las diversiones, las actividades religiosas, las actividades sociales, los hábitos del sueño y los hábitos de comida causan estrés. Incluso los éxitos personales, las vacaciones y los días de fiesta son estresantes. Esos estresores personales pueden afectar al rendimiento en el trabajo (Psychology Key Studies, 2007).

Además de los estresores personales, existen muchas fuentes de estrés relacionadas con el trabajo. El despido y la jubilación son muy estresantes. Los reajustes profesionales, como el cambio de trabajo o de responsabilidad, el cambio de horario o de las condiciones de trabajo y los problemas con el jefe son estresantes. Incluso los éxitos notables son estresantes. Las condiciones físicas de trabajo deficientes; el peligro físico; la sobrecarga de trabajo; las presiones de tiempo; la responsabilidad hacia otras personas; la ambigüedad y el conflicto de rol; los conflictos con los superiores, los compañeros y los subordinados; las restricciones; la escasa participación en la toma de decisiones; la promoción excesiva o insuficiente y la falta de seguridad en el trabajo son estresores habituales para los trabajadores.

Las enfermeras se enfrentan con el estrés debido a las situaciones de vida o muerte; la carga de trabajo intensa que conlleva tensión física y mental; el conocimiento de cómo utilizar numerosos instrumentos y las consecuencias de los fallos en el equipo; la necesidad de informar a numerosos jefes; los problemas de comunicación entre los miembros del personal, los médicos, las familias y otros departamentos, y la percepción de las consecuencias graves de los errores. El hospital es uno de los lugares de trabajo más estresantes.

Es frecuente que las personas aumenten de forma innecesaria su propio estrés. La diferencia entre las demandas que las personas se imponen a ellas mismas o perciben como impuestas por otros y los recursos disponibles para cubrir esas demandas representa una amenaza o una situación de estrés. Los individuos pueden clasificarse por la exigencia que se imponen a ellos mismos. Las personas de tipo A establecen normas altas; son competitivas; se imponen una presión de tiempo constante, y son muy exigentes para ellas mismas incluso durante las actividades de placer y recreo. Las personas del tipo B son más acomodadizas; relajadas; menos competitivas, y suelen aceptar las situaciones en vez de luchar contra ellas (Neill, 2005).

La clásica *escala de calificación del reajuste social de Holmes y Rahe* fue preparada por médicos que preguntaron a los pacientes que se estaban recuperando de una enfermedad si habían experimentado algún evento vital antes de la enfermedad, y pidieron a los pacientes que calificasen los eventos con una puntuación. Se encontró una correlación pequeña entre eventos vitales y enfermedad.

Perspectiva de la INVESTIGACIÓN 2-1

Datos de Aiken LH, Clarke SP, Sloane DM et al: *Hospital nurse staffing and patient mortality, nurse burnout, and job dissatisfaction*, JAMA 288:1987-1993, 2002.

Objetivo: El objetivo de esta investigación consistió en determinar la relación pacientes/enfermera y la mortalidad de los pacientes, el fracaso en la reanimación de los pacientes quirúrgicos y los factores relacionados con la retención de las enfermeras.

Métodos: Análisis transversal de los datos relacionados de las enfermeras revisadas; pacientes de cirugía general, cirugía ortopédica y cirugía vascular dados de alta entre el 1 de abril de 1998 y el 30 de noviembre de 1999; y datos administrativos de hospitales generales de adultos no federales en Pennsylvania. Se midieron la mortalidad de los pacientes en función del riesgo, la falta de reanimación dentro de los 30 días siguientes al ingreso, la insatisfacción de las enfermeras con el trabajo y el agotamiento de las enfermeras ocasionado por el trabajo.

Resultados/conclusiones: Después de tener en cuenta las características de los pacientes y de los hospitales, cada paciente adicional por enfermera se asoció con un aumento del 7% en la probabilidad de fallecer dentro de los 20 días siguientes al ingreso y un aumento del 7% en las probabilidades de falta de reanimación. Después de tener en cuenta las características de las enfermeras y de los hospitales, cada paciente adicional por enfermera se asoció con un aumento del 23% en las probabilidades de agotamiento y fracaso, y un aumento del 15% en las probabilidades de insatisfacción con el trabajo.

Aunque el estudio fue retrospectivo y relativamente poco fiable, los médicos concluyeron que los eventos vitales importantes consumían energía y disminuían la resistencia de la persona frente a la enfermedad. Esta escala clásica ayuda a evaluar los estresores propios, y sugiere que las personas con puntuaciones por encima de 300 unidades de cambio vital tienen el 90% de probabilidad de enfermar; aquéllas con 150-299 unidades tiene el 50% de probabilidad de enfermar; y aquéllas con menos de 150 unidades tienen una probabilidad del 30% de desarrollar alguna enfermedad relacionada con el estrés durante los 2 años siguientes (Doty, 2007; Holmes y Rahe, 1967; *Psychology Key Studies*, 2007).

Respuesta al estrés

Es imposible evitar totalmente el estrés. Se trata de una respuesta inespecífica del organismo frente a cualquier demanda. Existen dos tipos de estrés: 1) el eustrés, una fuerza positiva que añade excitación e interés a la vida, y proporciona una sensación de bienestar, y 2) el distrés, una fuerza negativa causada por una tensión no aliviada que amenaza la efectividad. El hecho de que una persona experimente eustrés o distrés depende, en gran parte, de la percepción de la persona, la actividad o la inactividad física, la actividad o la inactividad mental, la nutrición y las relaciones.

Un estresor es cualquier acontecimiento que el individuo percibe como una amenaza. Los estresores inducen a un estado de estrés al alterar la homeostasis. Existen tres fases en la respuesta al estrés (cuadro 2-1). En primer lugar, la reacción de alarma consiste en la movilización de recursos para enfrentarse a la amenaza. En segundo lugar, durante la fase de resistencia existe un gran aumento del consumo de energía. Una vez que se han consumido las reservas de energía, el organismo necesita tiempo para recuperarse y rellenar los depósitos. Cuando el estrés continúa durante períodos prolongados de tiempo, la energía se está utilizando pero no se sustituye, y aparece la tercera fase, el agotamiento, debido a que nuestro cuerpo no puede mantener la homeostasis ni la resistencia a largo plazo para combatir el estrés prolongado.

En consecuencia, el estrés no aliviado interfiere con el bienestar físico y mental del individuo. Después del evento causante de estrés, el organismo recupera su estado de equilibrio. Los períodos de estabilidad durante los que el cuerpo restaura la energía adaptativa hacen posible el enfrentamiento a nuevas situaciones estresantes (Seyle, 1965, 1976).

Cuadro 2-1 Las tres fases de la respuesta al estrés

Fase de alarma: movilización de los recursos para enfrentarse a la amenaza
Fase de resistencia: aumento del consumo de energía
Fase de agotamiento: agotamiento de las reservas de energía del organismo

Perspectiva de la INVESTIGACIÓN 2-2

Datos de Murji A, Gomez M, Knighton J, Fish JS: *Emotional implications of working in a burn unit*, J Burn Care Res 27(1):8-13, 2006.

Objetivo: El objetivo consistió en determinar la prevalencia del *burnout* o síndrome del desgaste profesional en los profesionales sanitarios participantes en el cuidado de pacientes quemados, y aumentar la compresión de los estresores y los beneficios que experimentan.

Métodos: Revisión transversal realizada entre febrero y marzo de 2004 en profesionales sanitarios que trabajaban en una unidad de quemados y una unidad de cuidados críticos. Se utilizaron en 75 profesionales una hoja de datos demográficos, el Maslach Burnout Inventory (MBI), y un cuestionario para evaluar las fuentes de estrés, el placer en el trabajo y los mecanismos de afrontamiento utilizados por el personal.

Resultados/conclusiones: No se encontraron diferencias significativas entre las unidades respecto al agotamiento emocional y las subescalas de logros personales del MBI. No existieron diferencias significativas en las fuentes percibidas de estresores en el lugar de trabajo, pero existieron diferencias en los mecanismos de afrontamiento. Los profesionales de la unidad de quemados hicieron menos ejercicio, hablaron menos con sus familias, comieron menos y vieron menos la televisión, en comparación con los profesionales de cuidados críticos. Las dos unidades experimentaron tasas comparables de agotamiento emocional y despersonalización, pero mostraron diferencias significativas en cuanto a los mecanismos de afrontamiento del estrés en el lugar de trabajo.

Síntomas de estrés

Numerosos síntomas indican que el estrés se está convirtiendo en distrés. El cuadro 2-2 enumera algunos de ellos. Los elevados niveles de estrés acumulados a lo largo de varios meses suelen originar reacciones físicas y psicológicas. La cantidad de estrés necesaria para que aparezcan síntomas varía, y depende de factores como herencia, hábitos, enfermedades anteriores, crisis y mecanismos de afrontamiento previos. Las personas instruidas, inteligentes y creativas en puestos de gestión experimentan un alto riesgo de agotamiento profesional. Se pueden convertir en adictos al trabajo, pero obtienen pocos frutos; experimentan cansancio crónico; sienten que no desean ir a trabajar; se toman cada vez más bajas por enfermedad; se convierten en negativos; acusan y critican a los demás, y murmuran a espaldas de los demás (Jaffe-Gill et al, 2007).

Control del estrés

«El secreto de la felicidad está en contar nuestras bendiciones mientras los demás suman sus penas».
Anónimo

Los directores de enfermería pueden prevenir y controlar el agotamiento profesional si fijan objetivos personales y profesionales, establecen prioridades, practican hábitos de buena salud y técnicas de relajación, mejoran la autoestima mediante obtención de las capacidades que necesitan y utilizan los sistemas de soporte (cuadro 2-3).

Clarificar los valores

La clarificación de los valores es una actividad útil. Los valores deben ser elegidos entre alternativas considerando concienzudamente las consecuencias de cada alternativa. Deben ser apreciados y compartidos por otros. El valor debe ser integrado en el estilo de vida propio, y las acciones deben ser consistentes con los valores. Como ayuda para aclarar los valores propios, se pueden asignar prioridades a una lista de valores como la siguiente:

Afecto	Paternidad
Autorrealización	Placer
Deber	Poder
Espiritualidad	Prestigio
Experiencia	Riqueza
Familia	Salud
Independencia	Seguridad
Liderazgo	Servicio

También se puede enumerar el orden de prioridad de características como las siguientes:

Cuadro 2-2 Síntomas de estrés

Cansancio
Depresión
Tristeza
Inquietud
Nerviosismo
Retraimiento o sociabilidad súbita
Irritabilidad
Ira
Sentimiento de no ser apreciado
Inseguridad
Sensación de ansiedad vaga
Pesimismo
Autocrítica
Frustración frecuente
Pérdida de interés por la vida diaria
Pérdida de interés por las personas y las cosas
Disminución del autocuidado
Desorganización
Imposibilidad de relajarse y descansar
Accidentes
Artritis
Asma
Resfriados
Crisis de colitis
Pesadillas
Desvelarse a primera hora de la mañana
Sensación de ser incapaz de hacer nada
Sensación de que cualquier cosa es excesiva
Olvidos
Falta de concentración
Tendencia a ser exigente
Pérdida de apetito o comer en exceso
Indigestión
Estreñimiento o diarrea
Náuseas
Cefaleas
Presión arterial alta
Pulso rápido
Taquicardia
Transpiración
Dolor en los músculos del cuello y los hombros
Dolor lumbar
Problemas de alergia
Dermatitis
Gripe
Urticaria
Dismenorrea
Úlceras

Afecto
Ambición
Amplitud de criterio
Compasión
Coraje
Honestidad
Imaginación
Integridad
Independencia
Jovialidad
Lógica
Responsabilidad
Utilidad

Cuadro 2-3 Medidas para el control del estrés

Clasificación de los valores
Establecimiento de objetivos
Fragmentación del tiempo
Gestión del tiempo
Asertividad
Pausas de los sentimientos
Voces internas
Anclaje
Ordenación
Paradas del pensamiento
Compartimentalización
Cambios medioambientales
Humor
Centrado
Nutrición
Ejercicio
Sueño

Establecer objetivos

Los objetivos deben ser consistentes con los propios valores, y uno debe considerar alternativas en relación con los objetivos. Para hacerlo, se considera la razón por la que un objetivo es deseado. Uno puede desear una promoción para ser reconocido o por razones económicas. Si la promoción no está próxima, se puede recibir reconocimiento a través del servicio a la comunidad. El dinero se puede obtener a través de inversiones acertadas o de pagos por servicio a la comunidad. La consecución de los resultados deseados a través de diferentes estrategias aumenta la flexibilidad y disminuye el estrés causado por objetivos no cumplidos.

Evitar y regular el estrés

Al reevaluar las situaciones, deben evitarse las transacciones problemáticas. Se debe minimizar la frecuencia de situaciones inductoras de estrés. Cada cambio consume energía. Por tanto, durante los períodos de estrés alto se deben mantener de forma constante los hábitos y las rutinas. Hay que tener precaución con los traslados y el comienzo de un trabajo nuevo al mismo tiempo que se tramita el divorcio. Esta época también es especialmente desfavorable para los intentos de dejar de fumar o de perder peso. Durante los períodos de estrés alto deben evitarse los cambios innecesarios. El retraso deliberado de algunos cambios facilita el enfrentamiento constructivo con el cambio inevitable y reduce la necesidad de múltiples ajustes al mismo tiempo. Sin embargo, el aumento de las fuentes de tensión positivas que favorecen el crecimiento, como aprender un deporte, puede ayudar a compensar el efecto perjudicial de la tensión negativa.

Bloqueo del tiempo

El bloqueo del tiempo consiste en la dedicación de un tiempo específico para la adaptación a un estresor. Con el fin de reducir el estrés de la promoción a un puesto directivo, se puede dedicar tiempo a leer sobre el liderazgo y la gestión o a la observación de un líder o gestor. Esto contribuye a asegurar que se atienden los problemas y se realizan las tareas. Así, disminuye la ansiedad, la urgencia del tiempo y los sentimientos de frustración. Se definen períodos de descanso y se establece el tiempo durante el cual no se admiten interrupciones por llamadas telefónicas o por visitas, excepto para casos urgentes. Se programa el tiempo libre y el tiempo de ejercicio como si fuesen citas de negocio.

Gestión del tiempo

La gestión del tiempo ayuda a controlar el estrés. Se puede ahorrar mucho tiempo cuando se conoce el sistema de valores propios y se actúa de forma consistente, se establecen objetivos y se planifican estrategias para la obtención de esos objetivos. También se pueden emplear formas de organizarse, como listas de tareas pendientes y calendarios para planear el buen uso del propio tiempo.

Asertividad

La autoafirmación o asertividad aumenta la autoestima y reduce la ansiedad, con lo cual disminuye el estrés. Como la gestión del tiempo, la autoafirmación conlleva el establecimiento de objetivos y la actuación consistente con los valores propios a través del empleo de hábitos de trabajo efectivos, y mediante el establecimiento de límites a los intentos de los demás para bloquear los objetivos propios. Conlleva una exposición de lo que uno desea y cómo se siente, realizar peticiones, aceptar felicitaciones, afrontar los menosprecios y establecer límites. Las personas asertivas eligen por ellas mismas, y consiguen los objetivos deseados a través del comportamiento de autopotenciación que reduce el estrés.

Pausas del sentimiento

Las pausas de los sentimientos son útiles. Hay que dedicar tiempo a identificar un sentimiento, etiquetarlo, diferenciarlo de un pensamiento y aceptarlo tal como es, en lugar de hacerse consideraciones sobre cómo debiera ser. Se deben tener en cuenta tanto los sentimientos positivos como los negativos, y anotar la percepción de los sentimientos positivos siguientes:

Alegría	Felicidad
Amor	Pasión
Compasión	Perdón
Emoción	Preocupación
Entretenimiento	Relajación
Esperanza	Satisfacción
Euforia	Tranquilidad
Excitación	

También se deben reconocer los sentimientos negativos, como los siguientes:

Ansiedad	Frustración
Celos	Inquietud
Confusión	Ira
Daño	Miedo
Depresión	Terror
Envidia	

Después, se debe decidir si el sentimiento es apropiado para la situación y elegir la forma de expresarlo de un modo seguro y apropiado. Los sentimientos pueden expresarse como mensajes «Yo siento», en lugar de como mensajes que acusan o atacan a otros. Los sentimientos pueden comentarse con personas no implicadas. Se pueden admitir fantasías sobre cómo le gustaría a uno afrontar la situación la próxima vez. Los sentimientos negativos pueden ser expresados de forma simbólica, golpeando una almohada, dibujando una imagen o escribiendo un poema. Los sentimientos negativos se pueden apartar durante la práctica de una actividad agradable, como el ejercicio, las aficiones, la música, la televisión o la charla con un amigo. Los sentimientos también se pueden experimentar de forma indirecta, mediante la participación en la experiencia de otro a través de leer un libro, ver una película o escuchar a alguien. La pausa para considerar los sentimientos también puede ayudar a crear nuevos comienzos (Kingsley, 2006).

Voz interior

La voz interior es el proceso de decirse «Yo siento...» para sí mismo o en voz alta en privado. Cuando una persona deja escapar los sentimientos de forma espontánea en público, en vez de expresarlos para sí mismo, se puede producir confrontación con un adversario. La ira se debe considerar un síntoma. Hay que esforzarse en aceptar la responsabilidad de los sentimientos de daño y humillación; una persona puede intentar humillarle a usted, pero usted no tiene que sentirse humillado. La comunicación asertiva y la solución de problemas pueden ayudar a resolver los sentimientos incómodos. Cuando usted hace..., Yo siento... ¿Podría usted...? Yo haré... Uno puede cambiarse a sí mismo pero quizá no sea capaz de cambiar a los demás. Después se puede usar un ancla para ayudar a establecer el sentimiento deseado.

Anclaje

Las anclas son sentimientos asociados, iniciados por un evento o por el recuerdo de este evento. Las anclas pueden ser sonidos, imágenes, olores, sabores o contactos que estimulan sentimientos positivos o negativos. El trino de los pájaros puede recordar una mañana feliz y tranquila con la familia. Se puede recordar un accidente terrible a la vista de la sangre. Un sabor puede revivir recuerdos de la abuela en la cocina. Nuestras vidas están llenas de anclas que causan asociaciones. Se pueden usar las anclas de una forma útil para experimentar los sentimientos deseados. Debido a que el contacto puede ser apenas notado y fácil de reproducir, se puede asociar un sentimiento positivo con un contacto familiar en el cuerpo. La asociación puede ser tan simple como dar una palmada y recordar la música suave, las vidrieras coloreadas y el pacífico santuario de la iglesia. Las presiones en diferentes puntos del cuerpo se pueden condicionar para provocar diferentes sentimientos. La presión exacta en un punto muy específico hace que el ancla funcione con mayor precisión, y se debe emplear para rememorar un sentimiento agradable. Por ejemplo, cuando uno desea sentir paz, puede condicionarse a sí mismo para mantener las palmas de las manos juntas, como durante la oración. Para establecer un sentimiento de paciencia, se puede condicionar para colocar la mano derecha sobre la izquierda.

El anclado es una programación neurolingüística. El ancla es un estímulo que desencadena una emoción, y el anclado puede crear una respuesta nueva a este estímulo mediante la programación del subconsciente para asociar el sentimiento deseado con las palabras y los gestos específicos, que pueden provocar después el sentimiento deseado. Para crear un ancla, identifique el estado emocional deseado; piense en la situación como si estuviese sucediendo en este momento; sienta cómo aumenta el estado emocional y después cómo disminuye; repita el proceso, pero en el punto máximo del sentimiento haga un gesto peculiar con los dedos de una mano y diga una palabra o una frase para evocar el sentimiento antes de que disminuya; repita el gesto y la palabra o la frase por lo menos cinco veces; y después refuerce el gesto y la palabra o la frase de forma periódica para conservar la intensidad y evitar que disminuya con el paso del tiempo (Murphy, 2007).

Clasificación

La clasificación consiste en escoger la interpretación de un acontecimiento. Se puede tener una interpretación optimista o pesimista de los acontecimientos. ¿El vaso está medio lleno o medio vacío? Nos convertimos en lo que pensamos y, por tanto, podemos hacernos felices o miserables. Para ser más felices y divertidos, hay que centrarse en los aspectos positivos de las situaciones.

Interrupción del pensamiento

La interrupción del pensamiento ayuda a eliminar los pensamientos negativos. El análisis excesivo en nuestra mente de episodios negativos del pasado son pensamientos poco útiles que nos hacen desperdiciar el tiempo, reducen nuestra autoestima y favorecen los patrones de conducta inadaptada. Con el fin de prepararse para la interrupción del pensamiento hay que recordar experiencias hermosas, agradables: un amanecer, una cascada de agua, una flor, un animal de compañía, una música favorita, el olor a pan recién cocido, un apretón de manos. También hay que identificar pensamientos no tan útiles: soy tonto; estoy gordo; no le gusto a nadie. Hay que identificar los pensamientos negativos más molestos. En privado, puede permitirse momentáneamente un pensamiento negativo y musitar con rapidez: «¡Para!», mientras nos damos una palmada o un golpe en la cabeza o en la pierna. Esto nos sobresalta y el pensamiento huye. Hay que sustituirlo inmediatamente por un pensamiento agradable. Si el pensamiento negativo reaparece, se puede repetir el procedimiento. En efecto se refuerza conforme se detienen los pensamientos negativos. Se puede exclamar «Para» en voz alta, después cuchicheando, y avanzar hasta sólo pensarlo, y después utilizar lo que funcione mejor. Los pensamientos conducen a sentimientos y éstos pueden conducir a comportamientos, por lo que al cambiar la forma de pensar puede cambiar la forma de comportarnos. Sin embargo, la interrupción del pensamiento no se debe utilizar cuando están implicadas la seguridad física o emocional y el duelo (Messina y Messina, 2007).

Compartimentalización

La compartimentalización del pensamiento es la decisión deliberada de tener pensamientos negativos en determinados momentos del día. Durante el tiempo asignado se piensa sobre las preocupaciones, las culpas o los celos. La persona debe evitar esos pensamientos en otros momentos del día.

Cambio de ambiente

Se pueden diseñar cambios de ambiente para reducir el estrés. El cambio puede ser tan extremo como la variación de trabajo o de residencia, o tan ligero como pintar una habitación con el color favorito o añadir un cuadro, una vela o una cesta. El inconveniente a corto plazo de la remodelación puede valer la pena para disminuir el estrés a largo plazo. Los cambios temporales en el trabajo pueden añadir variedad y estímulo.

Estado de ánimo

Es muy probable que el humor relacionado con una actitud hacia la vida reduzca el estrés. Existen diversas cualidades que caracterizan este estado de la mente, entre ellas flexibilidad, espontaneidad, falta de convencionalismo, sagacidad, jovialidad, humildad e ironía. Éstas son cualidades que se pueden desarrollar. La flexibilidad es la capacidad de examinar todos los aspectos de los problemas. Se debe intentar observar la situación desde varios puntos de vista diferentes: el del jefe, el del empleado, el del cliente. La espontaneidad es la capacidad de pasar, sin inhibiciones, de un estado de ánimo a otro. Se puede practicar el lenguaje corporal de varias emociones, entre ellas el temor, la ira, la tristeza y el amor. Es posible liberarse de los valores, lugares y ocupaciones actuales mediante la ausencia de convencionalismos, e imaginarse viviendo un día como un animal favorito, un personaje histórico famoso, un esquimal, un nativo americano o un astronauta. La sagacidad consiste en ser inteligente e ingenioso. Una persona sagaz puede negarse a creer que las personas o las cosas son lo que parecen ser. Se puede pensar en una lista de personas y cosas, y poner ejemplos de cómo cada una no es lo que parece ser. La jovialidad es la capacidad de ver la vida como un juego divertido. Se puede visualizar la vida como un juego y darle nombre a este juego. Se identifican momentos de diversas emociones (alegría, diversión, temor, ira, tristeza) y se representan a los ganadores y los perdedores. La humildad es la voluntad de cuestionarse la importancia de los propios valores, ideas, logros y existencia. Se debe pensar en el significado de la propia vida y en cómo las situaciones difíciles han aportado felicidad y las relaciones felices han incluido sufrimiento. La ironía es el empleo de palabras para transmitir lo opuesto a su significado literal, y apreciar la incongruencia entre lo que se podría esperar y lo que realmente ocurre. Por ejemplo, cuando un amigo se presenta con un traje viejo, la persona puede decir: «Veo que te has vestido con tus mejores galas».

Centrado

El centrado ayuda a reducir el estrés al devolver su equilibrio a la mente y el cuerpo. En el predominio del lado izquierdo, las funciones intuitivas, estéticas y creativas disminuyen bajo condiciones de estrés. Para centrarse, la persona debe colocar la lengua en el «botón de centrado», que se encuentra aproximadamente medio centímetro detrás de los dientes delanteros superiores. Esta zona parece estimular la glándula tímica, debilitar los efectos del estrés y equilibrar los hemisferios cerebrales. Otras actividades que parecen equilibrar los dos hemisferios del cerebro son leer un poema de modo rítmico; escuchar a una persona con voz apacible; oír música clásica; escuchar sonidos naturales como el ronroneo de los gatos, el trino de los pájaros o el murmullo de los arroyos o las cascadas; ver cuadros de paisajes agradables o personas sonrientes que hacen gestos de cariño; balancear los brazos durante una marcha vigorosa, y tomar una ducha. La buena postura y la respiración lenta y profunda también son beneficiosas (Malloy, 2007).

Nutrición

La buena nutrición ayuda a conservar el funcionamiento completo del organismo. Es importante ingerir una dieta equilibrada, con suplementos de vitaminas, y beber agua abundante. En general, la población de Estados Unidos debe reducir el consumo de grasas y colesterol, azúcares, sal y aditivos alimentarios. Las dietas que contienen niveles elevados de grasas y colesterol son abundantes en carnes rojas, huevos, queso y comidas preparadas. El consumo excesivo de grasas se asocia con enfermedades cardiovasculares. Las personas están obteniendo una proporción cada vez mayor de calorías del azúcar, lo que se asocia a obesidad, caries dental, diabetes y enfermedad cardíaca. Existe una preocupación creciente por la relación de los aditivos y contaminantes con el cáncer. Los aditivos alimentarios incluyen conservantes y colorantes, saborizantes y estabilizantes para prolongar la fecha de caducidad y mejorar el sabor de los alimentos procesados. Además, los pesticidas y otros contaminantes químicos son peligros sanitarios.

El consumo cada vez mayor de grasas saturadas y azúcares, junto con la disminución de los niveles de actividad, contribuye a la presencia generalizada de obesidad. En general, las personas de Estados Unidos necesitan hacer más ejercicio y disminuir la ingesta calórica, en particular de grasas y azúcares. Al mismo tiempo, debe aumentar el porcentaje de calorías procedentes de alimentos ricos en fibra, como fruta fresca, verduras y cereales integrales. Los alimentos enlatados y congelados suelen perder el contenido de fibra original y, muchas veces, se les ha añadido azúcar y sal. Los cereales que consumimos suelen refinarse hasta transformarlos en harina blanca y arroz blanco, con lo que pierden gran parte del contenido de fibra. Aunque la mejoría de los hábitos alimentarios quizá no evite el estrés, es una manera de conservar la buena forma física necesaria para luchar contra él.

Ejercicio

El ejercicio regular y vigoroso puede ayudar a soportar el estrés crónico. El ejercicio aeróbico aumenta la frecuencia cardíaca durante y algún tiempo después del ejercicio. La elevación necesaria para producir un efecto aeróbico es del 60 al 80% de la frecuencia cardíaca máxima que puede alcanzar el individuo; la frecuencia cardíaca máxima se calcula como 220 latidos por minuto menos la edad de la persona en años. La carrera, el ciclismo y la natación son ejercicios aeróbicos especialmente buenos. La danza permite estirar y fortalecer los músculos y reduce la tensión.

El ejercicio habitual aumenta la capacidad en varias áreas funcionales. Aumenta la fuerza de las contracciones cardíacas, el tamaño de las arterias coronarias, el suministro de sangre al corazón, el tamaño del músculo cardíaco y el volumen de sangre por latido. Disminuye la frecuencia cardíaca en reposo y con el ejercicio, y se reduce la vulnerabilidad a las arritmias cardíacas. Aumenta el contenido de oxígeno en sangre, el volumen sanguíneo y la eficacia en la distribución y el retorno de sangre periférica. El ejercicio aumenta el suministro de sangre a los pulmones y la capacidad funcional durante el ejercicio. También reduce el esfuerzo y la tensión nerviosa producidos por el estrés psicológico, y disminuye la tendencia a la depresión.

Sueño

El sueño también es importante para controlar el estrés. Las necesidades de sueño disminuyen con la edad, y las personas se pueden despertar varias veces durante la noche conforme envejecen. Estos desvelos no se deben confundir con el insomnio, que es una incapacidad prolongada para conciliar el sueño. Existen tres tipos de insomnio: 1) inicial, cuando el individuo tarda más de 15 minutos en dormirse; 2) intermitente, con desvelos durante la noche y dificultad para volver a dormirse, y 3) terminal, con desvelo a primera hora de la mañana e imposibilidad de dormirse otra vez.

Los factores físicos, emocionales y nutricionales pueden contribuir al insomnio. La falta de ejercicio físico, los trastornos digestivos, los problemas de corazón y la presión arterial elevada interfieren con el sueño. Los estados emocionales perturbadores como ira, temor, culpa, depresión y ansiedad crean tensión, que interfiere con el sueño. La dieta desequilibrada, el consumo de alcohol, la cafeína y la comida copiosa antes de acostarse pueden dificultar el sueño.

Para favorecer el buen sueño nocturno se deben disminuir progresivamente las actividades diarias antes de acostarse. El ejercicio habitual favorece el sueño profundo, pero no se debe hacer ejercicio unas horas antes de acostarse. De modo similar, la biorretroalimentación y la meditación poseen propiedades reductoras del estrés y favorecen el sueño, pero no se deben utilizar antes de acostarse porque pueden estimular la energía y la atención. El chocolate, la cola, el café, el té y otras comidas y bebidas con cafeína deben restringirse, en particular a última hora del día. El exceso de comida, en particular los alimentos pesados, también se deben evitar por la noche. La cama debe relacionarse con el sueño, y la habitación tiene que estar oscura y tranquila (Scott, 2007).

Relajación

Respiración abdominal

Pueden utilizarse numerosas técnicas para favorecer la relajación. La respiración profunda es un método rápido. Bajo el efecto del estrés, las respiraciones tienden a ser cortas y superficiales. En consecuencia, los pulmones no se llenan por completo. El aire restante está viciado y la oxidación de los tejidos es incompleta. Se origina tensión muscular. Sin llamar la atención, se pueden hacer unas cuantas respiraciones abdominales en casi cualquier lugar y en cualquier momento. Lo mejor es practicar la respiración abdominal 5 a 10 minutos una o dos veces al día en postura sentada erguida. Se puede practicar durante períodos normalmente tranquilos para contrarrestar la respuesta al estrés cuando ya ha sido desencadenada. Para practicar la respiración abdominal, se inhala con lentitud a través de la nariz mientras se mantiene la espalda derecha. Primero se expande el abdomen, después el tórax y si es posible los hombros. A continuación se espira despacio y se mantiene la apnea durante uno o dos segundos antes de comenzar otra inhalación (cuadro 2-4).

Masajes

Los masajes pueden aliviar la tensión, proporcionar una forma de ejercicio pasivo y favorecer la comunicación táctil. Estimulan la relajación y la flexibilidad. El automasaje se puede practicar en una silla. Puede realizarse en forma de masaje corporal completo o aplicarse sobre una zona del cuerpo especialmente tensa. Para practicar el masaje corporal completo se puede empezar con ambas manos sobre la cabeza; se realizan movimientos circulares lentos hacia abajo, por el dorso de la cabeza, el cuello y los hombros. La tensión se experimenta con frecuencia en el cuello y los hombros. Se pueden masajear con más facilidad si se cruzan las manos, de forma que la mano derecha da masaje en el hombro izquierdo y la mano izquierda aplica masaje en el hombro derecho. A continuación, se colocan las manos de nuevo sobre la cabeza y se mueven hacia delante en círculos sobre frente, la cara, el cuello y el tórax. Para relajar el brazo derecho se cogen las puntas de los dedos de la mano derecha con la mano izquierda, que después se desplaza hacia arriba por la mano y el brazo hasta el hombro con movimientos circulares, con el pulgar en la parte inferior y los otros cuatro dedos en la superior. Después se aplica masaje hacia abajo en el lado derecho del tórax. El procedimiento se repite hacia arriba en el brazo izquierdo y hacia abajo en el lado izquierdo del tórax. A continuación, se colocan las manos en el abdomen inferior, con las puntas de los dedos tocándose. Los movimientos circulares se realizan hacia el tórax.

La porción inferior de la espalda es otra zona donde se suele acumular la tensión, sobre todo en personas con trabajos sedentarios. Se colocan las manos en la porción inferior de la espalda con las puntas de los dedos tocándose sobre el cóccix. Las yemas de los dedos aplican masaje hacia arriba, lo más alto que se pueda llegar. El pie se debe masajear con un movimiento continuo hacia arriba, sobre el tobillo y hasta la pantorrilla y el muslo. Después se repite el masaje en el otro pie y la otra pierna. El masaje corporal completo se puede utilizar después de un baño templado, antes de acostarse, para favorecer el sueño (Otis, 2002).

Cuadro 2-4 Técnicas de relajación

- Respiración abdominal
- Masaje
- Relajación progresiva
- Biorretroalimentación
- Entrenamiento autógeno, autohipnosis
- Meditación
- Visualización e imágenes mentales
- Poesía
- Música
- Baños

Relajación progresiva

La relajación progresiva también se puede emplear para favorecer el sueño. Consiste en la contracción y relajación consciente de los músculos. Mediante la tensión deliberada de los músculos se puede aprender a identificar los músculos que están tensos y relajarlos. La relajación se puede practicar antes, durante o después de una situación de ansiedad. Si se realiza de forma sistemática una o dos veces al día, puede ayudar a conservar un nivel bajo de ansiedad.

La relajación progresiva puede practicarse de pie, sentado o tendido. Hay más probabilidades de conciliar el sueño en posición tendida. En postura sentada se debe mantener la cabeza en ángulo recto con los hombros, con la espalda apoyada en la silla, los pies sobre el suelo, las piernas sin cruzar y las manos sobre el regazo en una posición relajada. Durante la relajación progresiva se tensan músculos específicos hasta un grado máximo, y se nota como se mantiene la tensión durante aproximadamente cinco segundos. A continuación, se relajan los músculos y se disfruta de la sensación agradable de relajación durante unos 10 segundos. Para una progresión desde la cabeza hacia los pies, se empieza frunciendo la frente y se nota dónde está especialmente tensa. A continuación se relaja esta parte lentamente, se identifican los músculos que se están relajando, se nota la diferencia entre tensión y relajación y se disfruta la sensación de relajamiento (cuadro 2-5).

Con experiencia en la relajación progresiva, también se puede aprender a relajarse sin tensión. Primero hay que concentrarse en la relajación de cada parte del cuerpo y luego en la relajación generalizada con una respiración profunda. Se aspira aire profundamente, se mantiene y se espira con lentitud mientras se relaja todo el cuerpo desde la cabeza hasta los dedos de los pies, mientras se dice «relax» de forma que la «x» coincida con la relajación de los dedos de los pies (Center on Aging Studies, The University of Maryland Medical System Corporation, 2001a).

Cuadro 2-5 Relajación muscular progresiva en posición sentada

- Cerrar los párpados y apretarlos
- Fruncir la nariz
- Juntar los dientes y presionar los labios en una sonrisa forzada
- Presionar la lengua con fuerza contra el techo de la cavidad bucal
- Apretar los dientes
- Fruncir los labios
- Empujar el mentón hacia el pecho
- Desplazar la cabeza hacia atrás lo más posible
- Presionar la cabeza hacia el hombro derecho
- Presionar la cabeza hacia el hombro izquierdo
- Sostener el brazo recto, cerrar el puño y apretar todo el brazo o el codo contra el costado
- Repetir con el otro brazo
- Empujar los omóplatos uno hacia otro
- Retraer el tórax
- Retraer el estómago
- Tensar los músculos del abdomen inferior, las nalgas y los muslos, y elevarse en la silla
- Empujar el pie contra el suelo; después dirigir las puntas de los dedos de los pies hacia la cabeza; repetir con la otra pierna y el otro pie

Biofeedback

El *biofeedback* o biorretroalimentación utiliza dispositivos mecánicos para conseguir la autorregulación y el control de las respuestas autónomas. La respuesta cutánea galvánica utiliza electrodos conectados en las yemas de los dedos para medir la resistencia cutánea, que depende de la humedad de la piel y es indicadora del nerviosismo. Las arterias se contraen con el estrés y se dilatan con la relajación. Un termistor en el dedo detecta los cambios de la temperatura cutánea periférica, relacionados con la actividad de la musculatura lisa de las arterias periféricas. La temperatura cutánea tiene utilidad particularmente para controlar las cefaleas migrañosas. El electroencefalograma utiliza electrodos conectados al cuero cabelludo para detectar la actividad eléctrica en la corteza cerebral. Los diferentes patrones de ondas cerebrales se asocian con diferentes estados mentales. La electromiografía utiliza electrodos conectados en la frente o el antebrazo para medir la tensión muscular mediante los impulsos eléctricos generados por los músculos. Las personas con jaqueca y cefalea tensional, hipertensión y problemas gastrointestinales responden bien al *biofeedback*. Puesto que los instrumentos transforman la resistencia cutánea, la temperatura de la piel, las ondas cerebrales y la tensión muscular en signos observables con facilidad, las personas pueden saber si están controlando o no sus respuestas corporales. También pueden aprender a leer e interpretar las señales corporales sin necesidad de instrumentos, para modificar sus respuestas autónomas.

Entrenamiento autógeno: autohipnosis

El entrenamiento autógeno produce relajación profunda a través de la autohipnosis. Estas sesiones regulares, pero breves, de concentración pasiva con estímulos adaptados fisiológicamente reducen otros estímulos extraños y ayudan a personas con asma, artritis, estreñimiento, hipertensión, cefaleas migrañosas y trastornos del sueño.

Para practicar la autohipnosis, la persona se debe tender con los ojos cerrados en una habitación tranquila y realizar unas cuantas respiraciones profundas. Cada sesión de entrenamiento autógeno debe durar de 2 a

20 minutos, preferiblemente 20 minutos, realizadas dos o tres veces al día. Existen seis frases; mientras se aprende el entrenamiento autógeno, las frases se deben añadir de una en una, una vez por semana, hasta emplear las seis frases en cada sesión.

La primera frase se centra en la pesadez, la siguiente en la calidez, la tercera en los latidos cardíacos, la cuarta en la respiración, la quinta en el plexo solar y la sexta en la frente. Las frases de soporte, como «Me estoy relajando» o «Estoy en paz», se intercalan entre las frases de inducción. Para la inducción de pesadez, hay que concentrarse de forma sistemática en pensar que cada parte del cuerpo se siente pesada: «Mi cara es pesada. Me estoy relajando. Mi cuello es pesado. Estoy tranquilo. Mis hombros son pesados. Estoy descansando. Mi tórax es pesado. Estoy en paz». Para la frase de inducción de calidez hay que sustituir «peso» por «calor» en las frases anteriores. La frase de inducción del corazón es: «Mi corazón late de forma tranquila y regular». A continuación, el individuo se concentra en «Mi respiración es relajada y confortable». A continuación se colocan las manos sobre el abdomen para crear calor y se repite: «Mi plexo solar está caliente». Por último, se piensa en «Mi frente está fresca». Para volver al estado de alerta, se hacen algunas respiraciones profundas y se piensa: «Me levantaré descansado y alerta»; después, se mueven los brazos y las piernas, se abren los ojos y el sujeto se levanta lentamente (Manktelow, 2003a; Richmond, 2007).

Meditación

La meditación se centra en una experiencia, contribuye a reconocer la respuesta del individuo y facilita la integración de los aspectos físicos, mentales, emocionales y espirituales de la vida del sujeto. Existen muchos métodos para la meditación. Uno de ellos puede centrarse en objetos como una vela, un canto, escuchar música o meditar sobre la propia respiración. Para meditar sobre la respiración se puede contar mientras se respira: uno en la inspiración, dos en la espiración, tres en la inspiración y cuatro en la espiración. El proceso se puede repetir hasta que se haya cumplido el tiempo destinado a la meditación. Con la meditación, las personas experimentan usualmente una sensación de calma interior y de bienestar (Calder, 1998).

Visualización e imágenes mentales

La visualización y las imágenes mentales se pueden utilizar para relajarse. Se empieza en una posición relajada y se visualizan pensamientos agradables. Se puede meditar sobre objetos de colores visualizados, como el cielo azul, la nube blanca, el árbol verde, la manzana roja o la flor rosada. La persona puede imaginar que está en un lugar ideal, como una playa de arena, en las montañas o delante de una chimenea en el salón, escuchando música. Se puede concentrar en visiones, sonidos, olores, sabores y pensamientos agradables (Gawain, 2003; The University of Maryland Medical Corporation, 2001b).

Poesía

Leer o escribir poesía es útil para reducir la tensión, sobre todo cuando se está deprimido y no se han obtenido resultados suficientes con el movimiento y la verbalización. Los poemas se escogen por el ritmo, el humor y los sentimientos expresados. Los poemas pueden leerse a solas o en reuniones de grupo. Los debates sobre el significado pueden ayudar a expresar los sentimientos con palabras.

Música

La música clásica suave puede ayudar a liberar los sentimientos y emociones y favorece la relajación.

Baño

El agua es un relajante. Se debe llenar la bañera con agua a la temperatura corporal y sumergirse hasta el cuello durante aproximadamente 15 minutos. Para la hidroterapia se pueden emplear también piscinas en instalaciones termales.

Refuerzo de la autoestima

> *«Tú mismo, como cualquier persona de todo el universo, mereces tu amor y tu afecto».*
> Buda

Las afirmaciones positivas pueden utilizarse para reforzar la autoestima. Es posible sentirse más cómodo con pensamientos positivos sobre uno mismo y disminuir el grado de autodevaluación. Se pueden emplear varios métodos. Es posible imaginar escenas positivas y verse a uno mismo como le gustaría ser. Se pueden repetir afirmaciones positivas como «Soy feliz», «Estoy sano» o «Soy bella». También se pueden escribir afirmaciones positivas en tarjetas, ponerlas en lugares destacados y leerlas con frecuencia. Varias personas pueden turnarse para hacer comentarios positivos unas sobre otras (cuadro 2-6).

Cuadro 2-6 Potenciación de la autoestima

Afirmaciones positivas
Imágenes positivas
Charla consigo mismo positiva
Escritura positiva
Apoyo de otros

Grupos de apoyo

Los sistemas de apoyo son sinérgicos. Algunas personas pueden conseguir más a través de grupos de apoyo que por ellas mismas. Los grupos de apoyo proporcionan una sensación de aceptación, consideración, amor y estima, así como de pertenencia. Además de proporcionar apoyo emocional, estos sistemas contribuyen a proporcionar identidad social y son fuente de información, ofrecen servicios y ayuda.

Wheatley (2002) afirma que muchas personas se sienten aisladas o invisibles y desean hablar sobre sus preocupaciones y esfuerzos. El hecho de contar nuestra historia crea una relación y ayuda a situarnos más cerca unos de otros. Es difícil odiar a alguien cuya historia se conoce. Wheatley (2002) aconseja los principios siguientes: 1) reconocer a los demás como iguales; 2) conservar la curiosidad por los demás; 3) reconocer que necesitamos la ayuda de los demás para saber escuchar mejor; 4) pararse a pensar y a reflexionar; 5) comprender que la conversación es una forma de pensar juntos, y 6) esperar compañerismo.

Existen diversos tipos de sistemas de apoyo. Habitualmente, la familia es el sistema de apoyo natural y constituye el grupo de apoyo primario. Los grupos de apoyos de compañeros también son importantes. Se componen de personas que han tenido experiencias similares, se han juntado y desean compartir sus percepciones. Un directivo puede recibir soporte de otros directivos o un deportista puede recibir apoyo de otros deportistas. Las organizaciones religiosas proporcionan una congregación que establece las normas de vida, comparte valores y tiene tradiciones. Los grupos de servicio voluntario y los grupos de autoayuda proporcionan apoyo para objetivos específicos, como perder peso, dejar el alcohol, dejar de fumar o aceptar una mastectomía o un estoma. La familia, los amigos y los compañeros se buscan habitualmente antes que los sistemas de apoyo profesional, pero se dispone de ayuda profesional cuando el soporte de otros no es suficiente o adecuado.

Tiene suma importancia que los directores cuiden bien de su propio bienestar. Podrán funcionar mejor si están sanos. Necesitan una energía considerable para proporcionar soporte a otros, y no tendrán fuerzas para compartir si se han debilitado. De modo similar, las enfermeras necesitan sentirse sanas y en buena forma para poder suministrar los mejores cuidados de enfermería. Los directores tienen la responsabilidad de proporcionar atención a los cuidadores.

El director debe contribuir a la protección del personal frente a un estrés laboral excesivo. El personal puede aprender a identificar los síntomas de estrés y a controlarlos. Los exámenes físicos y las vacaciones anuales son aconsejables o necesarios y, por ello, se proporcionan en la institución. Se pueden proporcionar servicios de consejo y de consulta como sistemas de soporte. Se pueden presentar programas para promocionar la educación nutricional y la salud, y se deben servir alimentos nutritivos en la cafetería. Se pueden aconsejar y proporcionar programas de ejercicio. Los líderes y los directivos deben monitorizar los niveles de estrés mediante interrogatorios periódicos sobre los estresores, y proporcionando ocasiones a los empleados para que discutan sus estresores. A continuación, el líder o director puede explicar los sistemas de apoyo disponibles, enviar a los empleados para que reciban ayuda apropiada y favorecer el desarrollo de sistemas de soporte. Por ejemplo, el personal podría agradecer la oportunidad de comprar comida en la cafetería y llevarla a casa para su familia, con lo que disminuiría el estrés de preparar la comida. Los líderes y los directivos podrían favorecer ese beneficio si el personal lo prefiere, y avisar a los cocineros para que preparen las cantidades necesarias de alimentos.

Protección frente a la violencia en el trabajo

Las familias disfuncionales, la ira relacionada con la enfermedad y la muerte, los trabajadores insatisfechos y la violencia consiguiente en el lugar de trabajo son demasiado habituales. Las personas pueden expresar su estrés a través de la violencia. Sheehan (2000, pág. 24) sugiere las preguntas siguientes para evaluar el riesgo de violencia: «¿Tiene el paciente una historia de comportamiento agresivo? ¿El paciente presenta ira, irritación o procesos del pensamiento ilógicos? ¿El paciente presenta confusión y agitación? ¿Carece el paciente de emociones o tiene un comportamiento desanimado?». Estas preguntas pueden aplicarse también a los miembros de la familia del paciente, a los visitantes y al personal. A continuación, Sheehan recomienda las estrategias siguientes para reducir el riesgo (Sheehan, 2000, pág. 25):

Establecer una política de tolerancia cero para el comportamiento violento. Identificar a los pacientes con una historia de comportamiento agresivo o violento, y comunicar este comportamiento al personal, manteniendo la confidencialidad. Trasladar a los pacientes violentos a unidades con mayor dotación de personal o con personal preparado para enfrentarse al comportamiento violento. Hacer respetar las horas de visita y los pases de visitantes. No permitir que los empleados trabajen solos en unidades aisladas o en unidades con pacientes ambulatorios. No permitir que los empleados permanezcan solos con los pacientes durante las exploraciones físicas íntimas. No permitir que los empleados entren solos en una habitación de aislamiento.

GESTIÓN DEL TIEMPO

Si la productividad fuera solamente una función del tiempo, cabría esperar que todos produjeran lo mismo. Sin embargo, a pesar de que el número de horas del día es el mismo y el número de días de la semana también, algunas personas producen más que otras. Ciertamente, algunas personas trabajan con mayor intensidad y durante más tiempo que otras para producir más, pero otras, sencillamente, utilizan mejor el tiempo. Puesto que las enfermeras trabajan muchas horas, deberían trabajar de forma más inteligente, no con más intensidad, para realizar su tarea en menos tiempo.

GESTIÓN DEL TIEMPO PERSONAL

Covey (1989) afirma que debemos comenzar por ser proactivos (en oposición a la actitud pasiva) y aceptar la responsabilidad por las acciones y actitudes propias. Cuanto más ejercita el individuo la libertad para elegir respuestas, en más proactivo se convierte. Así se aprovechan las oportunidades y se evitan los problemas.

En segundo lugar, hay que empezar teniendo en cuenta el final. Se debe comenzar con una idea clara de la dirección deseada y del destino. Las cosas se crean en la mente antes de recrearlas en el mundo físico. La calidad se diseña y se construye desde dentro. Las personas ineficaces usan métodos y condiciones ambientales anticuados. Es posible ascender la escalera hacia el éxito, y cuando se llega al último escalón comprobar que la escalera estaba apoyada en la pared equivocada.

En tercer lugar, hay que conceder prioridad a lo más importante. La gestión personal consiste en organizar y gestionar de acuerdo con las prioridades personales, para llegar a donde se quiere ir. Es importante conceder menos tiempo a cosas que son urgentes pero no importantes, como los asuntos inmediatos y las reuniones no productivas, y dedicar más tiempo a las cosas importantes, aunque no sean urgentes, como las relaciones, la prevención, la planificación, la preparación, aprovechar las oportunidades y el esparcimiento.

En cuarto lugar, se debe pensar en ganar. La efectividad se consigue muchas veces gracias al esfuerzo cooperativo de dos o más personas. Una actitud ganadora explora las opciones hasta alcanzar una solución mutuamente satisfactoria. Se especifican los resultados deseados, las recomendaciones, las responsabilidades, los recursos y las consecuencias. En último término, una mentalidad abierta favorece el sinergismo, mientras que una mentalidad cerrada conduce a estrategias perdedoras.

En quinto lugar, hay que procurar primero comprender y después ser comprendido. Las comunicaciones son importantes para construir relaciones fructíferas. Las percepciones proceden de las experiencias. Los problemas de credibilidad suelen conllevar diferencias. Escuchar de forma empática tiene un efecto terapéutico. Cuando las personas se sienten comprendidas, bajan sus defensas. Cuando uno comprende el punto de vista de la otra persona, es más fácil llegar a una solución que satisfaga a las dos partes.

En sexto lugar, utilizar la sinergia. La sinergia procede del trabajo en equipo o de la cooperación creativa. La diversidad puede producir sinergia, en la que el todo es mayor que la suma de las partes. La sinergia se produce al juntar diferentes perspectivas con espíritu de respeto mutuo para buscar la mejor solución.

En séptimo lugar, es necesario renovarse. Cualquier maquinaria necesita una puesta a punto para seguir funcionando. Las personas necesitan una autorrenovación física, espiritual, mental, social y emocional. Se debe conceder prioridad a un programa equilibrado de autorrenovación.

Los hábitos conllevan conocimientos, actitudes y capacidades. Es posible aprender hábitos eficaces y olvidar hábitos ineficaces. A medida que se practican «los

Cuadro 2-7 Gestión del tiempo personal

Sea proactivo
Comience teniendo en cuenta la finalización
Haga primero lo más importante
Piense en ganar
Procure comprender primero
Consiga sinergia
Renuévese

De Covey SR. Los 7 hábitos de la gente altamente efectiva: la revolución ética de la vida cotidiana en la empresa. Barcelona, 2004, Paidós.

siete hábitos de las personas altamente efectivas» (cuadro 2-7), se consigue un gran cambio.

Covey (1994) describe seis pasos para conseguir la eficacia concediendo más importancia a las cosas importantes. Comience conectando con la misión. Escriba una declaración de misión personal. Identifique hasta siete roles. Segundo, revise los roles propios. Tercero, identifique los objetivos relacionados con cada rol. Concéntrese en las relaciones, la prevención, la preparación, la planificación, aprovechar las oportunidades y el esparcimiento. Cuarto, organice la semana por actividades prioritarias para alcanzar los objetivos de cada rol. Programe las prioridades en el calendario. Quinto, integre las cosas importantes en la vida personal. Empiece cada día previniendo lo que pasará, priorizando y valorando los compromisos importantes. Busque oportunidades para vivir la propia misión. Sexto, evalúe, aprenda y viva.

Meyer (1993) explicó la forma de encauzar el objetivo, la estrategia y la estructura para avanzar más rápido en lugar de trabajar más. Indicó que el análisis de la estrategia y los procesos centrales permite descubrir la dirección y corregir los problemas antes, así como orientar el conocimiento hacia las mejores innovaciones, y el valor aumentará.

MAXIMIZACIÓN DEL TIEMPO DEL DIRECTIVO

«Vivimos de lo que conseguimos; sin embargo, la vida es lo que damos».
Arthur Ashe

Inventario de actividades

Los directores de enfermería pueden iniciar un plan para aumentar al máximo el uso de su tiempo mediante la realización de un inventario de sus actividades. Después de anotar lo que hicieron cada 15 minutos durante una semana típica, evalúan en qué han empleado su tiempo. ¿Cuánto tiempo han dedicado y a qué actividades? ¿Se determinó la cantidad de tiempo dedicado a decisiones conscientes, hábitos, demandas laborales, por defecto o de forma espontánea? ¿Qué les gusta hacer? ¿Qué actividades les gustaría aumentar? ¿Cuáles desean reducir? ¿Cómo pueden reducir el desperdicio de tiempo? (cuadro 2-8).

Cuadro 2-8 Gestión del tiempo de dirección

Inventario de actividades
Establezca objetivos
Planifique estrategias
Planifique horarios
Diga no
Use tiempos de transición
Acelere el aprendizaje
Mejore la lectura
Practique el pensamiento crítico
Simplifique el trabajo burocrático
Utilice ordenadores
Utilice llamadas telefónicas
Programe las visitas al despacho
Controle el tiempo de las visitas
Utilice las reuniones con efectividad
Delegue
Ponga fin a la indecisión

Establecer objetivos

A continuación, las enfermeras determinan sus objetivos a corto, medio y largo plazo. ¿Qué quieren conseguir? ¿Qué quieren hacer antes? ¿Qué objetivos se deben completar antes que otros? ¿Qué se tardará más tiempo en conseguir? El establecimiento de prioridades contribuye a resolver los conflictos entre los objetivos y dirige la distribución del tiempo.

Planificar estrategias

Una vez determinados y ordenados los objetivos, se planean las estrategias para conseguirlos. ¿Qué actividades se deben realizar? ¿Cuáles son las actividades menos prioritarias que se pueden eliminar? A continuación, el director de enfermería programa las actividades. Se puede utilizar una carpeta de tarjetas con separadores para los meses y las semanas, y clasificar las tarjetas con las tareas apropiadas en el mes y en la semana. Al examinar sus principales responsabilidades para un año completo, las enfermeras pueden emplear alguna flexibilidad para determinar cuándo se realizarán determinadas tareas, y pueden usar las tarjetas para equilibrar la carga de trabajo en los momentos que deben hacerse determinadas tareas, como la preparación del presupuesto. También se pueden usar diversos sistemas de calendario: en un calendario anual de una sola página se pueden planear los proyectos principales; los calendarios mensuales de sobremesa pueden ayudar a programar el trabajo del mes; el calendario por semanas o por días es conveniente para llevarlo en el bolso. También pueden ser útiles las hojas de trabajo que muestran la labor que se ha de realizar en cada hora. Se dispone de sistemas de planificación comerciales, como Filofax, Franklin Day Planner, Day Runner y Day Timer. También se dispone de programas de ordenador. Los calendarios se pueden compartir en un ordenador, lo que permite programar las reuniones cuando están libres la mayoría de los participantes. Los archivos de correspondencia, los informes y otros documentos se pueden almacenar en el ordenador para recuperarlos con facilidad (Grohar-Murray y DiCroce, 2003; Marquis y Huston, 2006; Sullivan y Decker, 2005).

Programas de actividades

Los directores de enfermería deben evaluar sus períodos de mayor y de menor carga de trabajo para planificar un horario detallado más efectivo. ¿Son más creativos y están más despiertos por la mañana o por la noche? ¿Se ponen en marcha con lentitud por la mañana? ¿Alcanzan un punto bajo de energía hacia la mitad de la tarde? El tiempo privado de la enfermera (el tiempo más creativo para trabajar a solas) es un buen momento para programar las tareas difíciles o que no deben ser interrumpidas. ¿Su horario externo principal coincide con el mejor momento para trabajar con los demás? Si una persona tiene un punto bajo por la tarde, éste puede ser un buen momento para programar visitas en el despacho. Se puede ofrecer una taza de café o de té, lo que tiende a facilitar la comunicación; resulta más fácil escuchar mientras se toma un sorbo.

Debe fijarse un horario para determinadas actividades cada día. Se anotan las actividades programadas. Se toma nota de las horas ocupadas y libres, y se identifican períodos de contacto y de reflexión. Se pueden dejar horas libres a la secretaria para que programe las visitas en el despacho.

Deben reservarse algunos minutos a primera hora de cada día para la planificación. Cada mañana se puede confeccionar una lista con lo que el director de enfermería necesita hacer, por orden de importancia, para planificar las tareas del día. Los archivadores organizadores de escritorio, que son simplemente carpetas con etiquetas como urgente, llamadas devueltas, dictar, leer, archivar y baja prioridad, pueden contribuir a ordenar la tarea de cada día. El tiempo libre programado se puede utilizar para ocuparse de estas actividades. Se utilizan unos minutos al final del día para evaluar lo que ha sucedido.

Decir no

Aprender a decir no de forma cortés, especialmente con respecto al trabajo de baja prioridad, ahorra tiempo. Es aconsejable para el director de enfermería conocer las demandas, exponer y explicar su posición, comprobar la comprensión por parte de la otra persona y evitar una actitud defensiva. Por ejemplo, cuando se le solicita hablar en una reunión, podría responder: «Me encantaría discutir nuestros objetivos institucionales con su comité. Sin embargo, tengo otra reunión en ese momento. Bárbara Sánchez y Susana García están muy familiarizadas con los objetivos institucionales. Quizá pueda pedirle a una de ellas que hable. ¿Le parece bien?».

Uso del tiempo de transición

Los directores pueden conseguir muchas cosas durante los períodos de tiempo de transición. Se puede leer la correspondencia recién recibida mientras se espera una llamada telefónica. Se pueden leer los informes durante los desplazamientos de ida y vuelta al trabajo, y se pueden escuchar cintas grabadas mientras se conduce. Los ejercicios isométricos se pueden practicar en casi cualquier momento. Los descansos para comer o tomar café se pueden emplear para asuntos personales. Puesto que muchas personas controlan su peso, el descanso para comer puede incluir ejercicio como caminar y correr, y se puede practicar la meditación mientras se toma el almuerzo.

Aprendizaje acelerado

Los líderes y los directores necesitan estar familiarizados con la información relevante. Un programa de aprendizaje acelerado incluye *objetivos de aprendizaje claros y realistas* que puedan alcanzarse en días. Con frecuencia, es preferible aprender con rapidez y actuar sobre la información disponible en unos pocos días o semanas, en vez de esperar a recuperar toda la información y tardar meses o años en actuar. *Recopile la información en un lugar*. Deseche los materiales redundantes e irrelevantes, y revise con rapidez el resto. Organice los materiales en una sucesión lógica, y emplee técnicas de lectura rápida para releerlo. *Agrupe el material en unidades de estudio pequeñas*. Resuma la información de la unidad de estudio en un párrafo corto. *Estructure el material* con un estilo que permita su estudio repetido. *Revise el material*, preferiblemente por lo menos dos veces al día, para comprenderlo y memorizarlo con rapidez. El aprendizaje acelerado puede ayudar a los líderes a comprender un gran volumen de información sin ansiedad ni sobrecarga de trabajo (Tracy, Rose, 1997).

Mejorar la lectura

Los problemas de lectura habituales consisten en leer las palabras de una en una, lectura repetida, subvocalización de las palabras al leerlas y dificultad para concentrarse. Las personas suelen leer un bloque de palabras y pueden aumentar su velocidad si aumentan el número de palabras leídas en cada bloque. Es posible ampliar el número de palabras incluidas en cada bloque si se coloca el material de lectura más alejado de los ojos. Obligarse a reducir el tiempo de fijación para leer cada bloque ayuda a adquirir la información con mayor rapidez. Pasar un dedo o un lápiz a lo largo de la línea que se está leyendo puede disminuir los saltos hacia atrás. La velocidad de movimiento del puntero influye en la velocidad de la lectura. Leer más palabras en cada bloque, reducir el tiempo para leer cada bloque y usar un puntero para suavizar el movimiento de los ojos sobre la lectura disminuyen los saltos hacia atrás y contribuyen a incrementar la velocidad de lectura y la concentración (Manktelow, 2003b).

Es útil saber lo que necesitamos conocer para seleccionar el material de lectura apropiado. El índice de materias, el índice alfabético y los glosarios pueden ayudar a localizar la información deseada. A continuación, debemos considerar con qué profundidad necesitamos estudiar el tema. Hojear el material es apropiado para obtener un conocimiento superficial; la exploración se puede utilizar para el conocimiento moderado, y el estudio, para el conocimiento detallado. Para leer con detalle es útil hojear primero el texto para obtener una visión de conjunto y comprender la estructura. Es apropiado destacar o subrayar la información importante para revisarla más tarde, y mantener la mente enfocada en el material. Se pueden utilizar fotocopias si el texto es prestado o no debe marcarse.

Los diferentes tipos de documentos tienen distinta profundidad y amplitud de información en lugares diferentes. Los artículos nuevos contienen en general la información más importante al principio, y después la explican con mayor detalle. Los artículos de opinión presentan el punto de vista del autor al principio, apoyan el argumento en la porción media, y repiten la información más importante en el resumen. La información más importante de los artículos de fondo suele encontrarse en el cuerpo del texto.

Se puede crear una tabla con el contenido de lo que se está leyendo, si no se proporciona ya en el texto. El mapeo mental es otro método útil de tomar notas para consolidar y resumir la información y reflexionar sobre una información compleja. Para construir un mapa mental, escriba el título del tema en el centro de una página y dibuje un círculo a su alrededor; después, dibuje líneas desde el círculo y etiquete los apartados; enlace otro nivel de información con las líneas de los apartados apropiados, para las ideas o los hechos individuales; dibuje líneas desde el tema correspondiente. Se pueden usar palabras significativas, frases simples, símbolos e imágenes, y se puede emplear un código de colores para las diferentes ideas. Se puede dibujar una línea para conectar la información en una parte del mapa relacionada con otra información, para mostrar la asociación. Los mapas mentales pueden ayudar a establecer asociaciones; de este modo, se puede recordar mejor la información que con notas convencionales (Centre for Independent Language Learning, 2007; Manktelow, 2003c).

Mejorar la memoria

Las técnicas de escucha y de memoria también ahorran tiempo. Cuando se escucha para atender, debe asumirse el valor de lo que el interlocutor está diciendo, para lo cual se está atento, se retrasa el juicio de valor, se mantiene el contacto visual y se utiliza un lenguaje corporal indicador de atención. También es necesario evaluar el contenido de la información, para lo que hay que centrarse en las ideas fundamentales, buscar relaciones entre las ideas y seleccionar una estructura organizada, con ideas principales y de soporte, ventajas y desventajas, o colocar la información en orden cronológico. Para analizar la información hay que escuchar lo que se está diciendo, identificar cómo se dice, deducir las emociones a partir del lenguaje corporal y el tono de voz, y considerar la motivación que tiene el orador para decirlo. Hay que reducir las distracciones para que el oyente pueda concentrarse.

Se pueden emplear técnicas verbales, físicas y mentales para estimular la memoria (cuadro 2-9). La repetición, la aclaración y el resumen son técnicas eficaces. Las técnicas físicas para estimular la memoria comprenden apuntes, archivos e informes de seguimiento. El enfoque, la vinculación, la imaginación, la localización y la fragmentación son técnicas mentales. Las nemotécnicas son dispositivos como fórmulas o rimas que ayudan a la memoria.

La *concentración* centra la atención en una cosa y ayuda a bloquear las distracciones. Puede ser útil la formación de acrónimos mediante el uso de las primeras letras de las palabras que se quieren recordar, para formar una nueva palabra.

La *vinculación* es una técnica de memoria común que establece asociaciones entre cosas para poder recordarlas mejor. Se codifica la información a recordar en imágenes, y después se relacionan las imágenes unas con otras. Las asociaciones pueden ser de causa o de efecto, partes de un todo o cosas cercanas entre ellas, lógicamente unidas, que contrastan unas con otras o que suceden al mismo tiempo. La creación de una asociación que conduzca del punto uno al punto dos y del punto dos al punto tres, y la creación de una imagen de esas asociaciones, ayudan a recordar una conferencia. Se pueden recordar los pasos de un procedimiento visualizándolos. La imagen mental es más fácil de recordar que una lista de pasos en un manual del procedimiento.

Cuadro 2-9 Técnicas de memoria

VERBALES
Repetición
Aclaración
Resumen de los informes de seguimiento

FÍSICAS
Tome notas
Archivado

MENTALES
Enfoque
Relación
Imaginación/localización
Fragmentación

La vinculación de la información con una secuencia ayuda a asegurar que no se olvida parte de la información. Se puede comenzar con la vinculación de rimas a números, como 1 para oportuno, 2 adiós, 3 usted, 4 retrato, 5 brinco, 6 veis, 7 bufete, 8 bizcocho, 9 mueve y 10 Javier. Después se vinculan esas imágenes a la secuencia que se quiere recordar. Por ejemplo, si uno desea recordar la secuencia 515 debe unir brinco-oportuno-brinco. Se puede imaginar dar un brinco en el momento oportuno para saltar otra vez, lo que ayuda a recordar 515. Cuanto más absurda y sin sentido sea la imagen, más fácil será recordarla. El método se conoce también como sistema de clavijas: vincular las ideas a una secuencia conocida.

Las formas también se pueden vincular a números, como 1 para camilla, 2 cuello curvo, 3 corazón, 4 vela, 5 barriga grande, 6 raqueta de tenis, 7 borde de la cama, 8 reloj de arena, 9 cabeza grande y 10 boca abierta. Se pueden mezclar las rimas con las formas. Las imágenes también pueden enclavijarse al alfabeto. Es preferible elegir la imagen más fuerte y usarla, en vez de cambiar las imágenes.

La *imaginación* crea una imagen mental vívida que ayuda a recordar algo fortaleciendo las asociaciones. Por ejemplo, cuando le presentan a Juana Sala, la enfermera puede imaginarse la sala de su casa para ayudar a recordar el nombre. La habitación amueblada es una técnica usada para almacenar listas de información no relacionada. Se asocian las imágenes que uno desea recordar con los muebles de la habitación. Para recordar la información, se imagina otra vez la habitación y el objeto asociado con cada mueble. Se pueden usar otras habitaciones para almacenar otra información.

La *localización* es una técnica de memoria que utiliza una estructura conocida, con frecuencia el propio hogar, para colocar y recordar información situándola en lugares específicos. Es posible progresar a través de un programa de orientación, si se visualiza el vestíbulo de la oficina y se piensa quién está en cada despacho a medida que se recorre el vestíbulo, y qué servicio suministra esta persona a los nuevos empleados. El método del viaje combina la narrativa del método de vinculación con la estructura del sistema de enclavijado.

La *fragmentación* ayuda a recordar mediante división de grandes cantidades de información en fragmentos más pequeños y manejables. La información puede fragmentarse en secciones separadas de un informe, o la enfermera puede localizar los ítems necesarios en despachos específicos separados. Se puede encontrar información sobre técnicas de memoria mediante la búsqueda de mnemotécnicas o técnicas de aprendizaje acelerado en Internet. Existen muchas técnicas adicionales (Manktelow, 2003d).

Pensamiento crítico

El pensamiento crítico es necesario para destacar en la era de la información. Constituye un reflejo del estilo de pensamiento orientado a la resolución de problemas. Hay que *concentrarse en las cuestiones correctas*, definir los términos y enumerar los aspectos críticos. *Analizar los argumentos* mediante la identificación y el examen de las asunciones, posiciones, razones y conclusiones. *Cuestionar, poner en duda y aclarar* mediante las preguntas de quién, qué, cuándo y por qué. Distinguir entre hechos y suposiciones, entre relevante e irrelevante, y entre semejanzas y diferencias. Puesto que los sentimientos influyen en los pensamientos, y los pensamientos influyen en los sentimientos, es importante considerar cuáles son los pensamientos y cuáles los sentimientos. Solicitar más información cuando sea necesaria. *Juzgar la credibilidad de las fuentes*. Considerar la reputación, la experiencia y los posibles conflictos de intereses de la fuente. *Utilizar la lógica*, incluyendo los razonamientos inductivos y deductivos. Evaluar la investigación relacionada. *Utilizar estrategias de pensamiento de nivel superior*, como análisis, clarificación, comparación, deducción y solución de problemas.

Evitar el pensamiento defectuoso, como la generalización excesiva, el uso de casos seleccionados en lugar de hechos bien fundamentados, y la utilización de fuentes inadecuadas. Las palabras con carga emocional que desencadenan emociones fuertes pueden camuflar las debilidades. El lenguaje muy ambiguo y los términos mal definidos pueden conducir a múltiples interpretaciones. Los puntos no relacionados e irrelevantes pueden distraer de los puntos importantes de un razonamiento. La repetición en diversos lugares por varias personas se vuelve más creíble con independencia de su veracidad real. Las explicaciones aceptables hacen más creíbles las conclusiones inaceptables. La opinión de un experto no es necesariamente cierta. En algunos casos, se denigra a los oponentes para desacreditar los argumentos de otros, por lo que las conclusiones se deben separar de la persona que presenta los temas (Paul et al, 1990).

Racionalización del trabajo burocrático

Se puede ahorrar mucho tiempo si se racionaliza el trabajo de oficina. Dedicar un tiempo a contestar el correo evita las interrupciones. Si la situación lo justifica, se pueden utilizar respuestas estándares. Algunas respuestas pueden anotarse en el memorando de pregunta si no se necesita copia para el archivo, o en un correo electrónico que se puede guardar en un archivo del ordenador si es necesario. Se debe conservar lo menos posible y sólo lo que se necesita, lo cual ahorra tiempo. La codificación en color es útil, y anotar la fecha de destrucción en los archivos reduce la necesidad de revisar el material más adelante. El dictado suele tardar menos tiempo que la escritura a mano, y se pueden hacer llamadas cuando no es necesario un registro. La informatización y el correo electrónico también ahorran tiempo. La información que no deja registro escrito, como la palabra hablada, se puede hacer constar en un talonario de llamadas, con cada página fechada de forma secuencial. Por desgracia es difícil mover esa información a áreas prioritarias. Se puede utilizar un bloc de hojas perforadas y arrancar la parte inferior de la hoja para enviarla a donde sea necesario, conservando en la parte superior de la hoja el registro cronológico. La desventaja es el poco espacio disponible para escribir en el impreso. Se puede usar papel reciclado para cada llamada cuando no es necesario un registro permanente. Algunos sistemas de calendario tienen impresos para registrar conversaciones y se pueden tratar como hojas de mensajes telefónicos. La lectura selectiva mediante el examen de los índices y resúmenes de las lecturas al final de las respuestas en los informes largos ahorra tiempo. Los directores no se deben concentrar en los detalles a menos que sea necesario, porque se olvidan con rapidez. Suele ser suficiente la exploración de los puntos principales.

Uso de ordenadores para la gestión del tiempo

Los ordenadores pueden sustituir la mezcla de procedimientos de almacenamiento y registro por un sistema uniforme. Con el empleo de un ordenador, una impresora y un programa de gestión comercial se puede introducir la información en una base de datos y enviarla a cualquier lugar donde se disponga de la tecnología apropiada. Un programa de interfaz gráfico puede transformar una relación de nombres y direcciones de correo en cartas, sobres con direcciones y etiquetas de correos, realizar cálculos matemáticos en pantalla mientras se compone la carta, comprobar la ortografía de todo el documento, identificar las palabras más interesantes utilizando el diccionario de sinónimos incorporado, imprimir múltiples copias, hacer cambios globales en todos los documentos si se revisa la carta y presentar una vista preliminar de la carta en pantalla antes de imprimirla. También puede verificar un calendario para una fecha o concertar una cita, fijar una alarma para la cita, marcar un número de teléfono, enviar y recibir faxes, calcular cifras, poner direcciones en los sobres, crear una macro de direcciones o frases usadas con frecuencia, crear, grabar y borrar archivos, y localizar un archivo e insertarlo en otro documento. El programa del ordenador se puede utilizar para organizar proyectos y para guardar y controlar el progreso en relación con los objetivos de rendimiento. Los archivos deben guardarse con frecuencia, y también se deben hacer copias de seguridad en el disco duro, en discos compactos, en memorias externas o en cintas magnéticas. Los archivos del ordenador pueden duplicar los archivos en papel. Se debe eliminar el desorden de los archivos tanto de ordenador como en papel. Las impresoras portátiles y los aparatos de fax o un adaptador para el teléfono y un equipo de fax-módem dentro de un ordenador portátil, permiten recibir y enviar datos en cualquier lugar donde se disponga de la tecnología necesaria, y también se pueden emplear conexiones inalámbricas.

Uso de las llamadas telefónicas

El empleo del teléfono en lugar de las visitas al despacho o la correspondencia ahorra tiempo. Las secretarias pueden filtrar las llamadas para no interrumpir otras actividades y, de hecho, pueden controlar gran parte de la labor. Se puede utilizar un sistema de devolución de llamadas para completar las operaciones que la secretaria no pueda gestionar. Si se escoge la última hora de la mañana y la última de la tarde para devolver las llamadas, probablemente éstas serán cortas, porque las personas están deseosas de ir a comer o de marcharse a casa.

Los sistemas de buscapersonas y avisadores, desviación de llamadas, devolución de llamadas, llamada en espera, marcación rápida, llamada a tres, buzón de voz y conferencia telefónica hacen que el uso del teléfono sea más eficaz. Los teléfonos inalámbricos y los móviles permiten moverse y trabajar mientras se utiliza el aparato. Los teléfonos móviles se pueden emplear a la cabecera del paciente o mientras se va de un paciente a otro.

Es menos probable que se pierdan los impresos para mensajes telefónicos que los trozos de papel. Resulta útil coleccionar los mensajes telefónicos en un determinado lugar. Conviene contar con un bolígrafo o lápiz fijos al lado del teléfono. Se debe llevar una lista con los números de teléfono utilizados con mayor frecuencia. Si antes de hacer una llamada se perfilan los principales temas de conversación, es menos probable que se olvide algo y haya que llamar otra vez. Se puede elegir el tono de la llamada. Una llamada de tipo comercial que comienza con «¿Qué puedo hacer por usted?» conseguirá más en menos tiempo que una llamada amistosa que empieza por «¿Cómo estás?». Durante las conferencias también se ahorra tiempo centrándose más en los negocios que en la socialización. El objetivo de la conversación ayuda a decidir si es necesaria una reunión o una llamada telefónica.

Programa de visitas

Las secretarias también pueden filtrar las visitas al despacho. También pueden solucionar por ellas mismas muchos problemas. Cuando el director programa horas de recepción, la secretaria puede concertar citas con una duración apropiada, e informar al director del objetivo de la reunión para que la prepare adecuadamente. Puede ser necesario cerrar la puerta del despacho para completar una tarea sin interrupciones. Sentarse de espaldas a la puerta puede disminuir las interrupciones, porque las personas notarán que el director está ocupado.

Control de la duración de las visitas

La duración de una reunión se puede controlar mejor si no se realiza en el despacho del director. El director puede utilizar el área de trabajo del personal asociado o recibir la visita en la zona de recepción, desde donde podrá marcharse cuando lo considere oportuno. Si permanece de pie cuando alguien entra en el despacho, el director impide que el visitante se siente, y así controla la situación. Puede valorar la prioridad, concertar una cita para otro momento, hacer una visita breve o invitar al visitante para que se siente y realizar una reunión larga. Muchas visitas inesperadas pueden evitarse si se programa de forma regular una comida con el personal asociado. Esto proporciona al director la oportunidad de mantenerse informado, discutir asuntos de interés común y comer al mismo tiempo. Se puede informar al personal mediante memorandos y notas escritas.

Uso efectivo de las reuniones

El director invierte un tiempo considerable en reuniones y buena parte de ese tiempo se puede considerar perdido. Las reuniones se utilizan para la solución participativa de problemas, la toma de decisiones, la coordinación, compartir información y aumentar la moral. El director debe considerar primero el objetivo de la reunión; si no es necesaria, no se debe realizar. Se identifican los participantes indispensables y, si no pueden asistir, se debe cancelar la reunión. No se debe invitar a personas que no sean necesarias. El director debe considerar alternativas a la reunión, como un informe, una llamada telefónica o una conferencia. El personal asociado puede representar al director en algunas reuniones para ahorrar tiempo a la dirección y para promocionar a este personal. El director puede limitar su participación acudiendo a sólo la parte en la que deba hacer alguna contribución. La programación de las reuniones antes de la hora de comer y de marcharse a casa facilita que terminen cuando se había planeado. El lugar de reunión situado en un punto central ahorra tiempo de traslado. El objetivo de la reunión debe definirse con claridad, y se debe proporcionar un programa (acta) por adelantado.

El programa es el orden de los temas, y debe tener un título para la reunión. Debe especificar la fecha, la hora y el lugar. Las instituciones pueden establecer los temas o el formato usado para establecer los programas, como llamada al orden, aprobación de actas de la última reunión, informe del comité directivo, informe del comité especial, asuntos pendientes, asuntos nuevos y asuntos aplazados. El presidente puede diseñar un programa que identifique a la persona responsable de cada tema. Por ejemplo, los comités se pueden enumerar en un informe específico, y se puede identificar al presidente de un comité como la persona que proporciona el informe correspondiente. De este modo, los interesados saben por adelantado que son responsables, y pueden acudir a la reunión preparados para la presentación y con los materiales apropiados. El presidente también fija la cronología aproximada de las presentaciones. El tiempo asignado para el informe se puede anotar a la derecha del nombre del presentador. Esto ayuda a cumplir el horario de la reunión. Se puede indicar el momento específico para discutir un tema, de forma que las partes interesadas sepan a qué porción de la reunión deben acudir (Hubert, 2006; Robert et al, 2000).

El objetivo principal de la reunión puede ser el suministro de información o la discusión, el intercambio de ideas y la solución de problemas. Para el primer tipo, funciona bien un programa con el tema, el presentador y el horario. Se necesita un programa menos estructurado para la discusión y la solución de problemas, ya que hay que animar a las personas para que expresen con libertad sus pensamientos y sentimientos. Covey (2004) señala la importancia de emplear el tono de voz adecuado para expresar los pensamientos y los sentimientos, y ayudar a que los demás expresen los suyos. Primero se encuentran el tono de voz y el significado propios, y se aprecia el potencial de los demás. Después se ayuda a que los otros expresen sus opiniones, y se crea un medio ambiente de participación mediante el desarrollo de confianza y visión compartida. Esto facilita la evolución desde «mi opinión» y «tu opinión» hasta «nuestra opinión».

Las reuniones deben comenzar puntuales porque el tiempo es caro. Empezar una reunión 15 minutos tarde para 20 personas que ganan 30 euros a la hora, cuesta 150 euros en pérdida de tiempo. El director tiene la responsabilidad de establecer el objetivo de la reunión y hacer que se cumpla el orden del día. Debe comenzar con los asuntos de alta prioridad, de forma que sólo se aplacen los de prioridad baja. El director debe controlar las interrupciones, reafirmar las conclusiones, dejar claros los plazos y las asignaciones, y terminar la reunión a tiempo. Si el tema se agota antes de tiempo, el director clausura la reunión. Las actas deben entregarse preferiblemente el día siguiente de la reunión; esto permite que las personas estén informadas sin tener que acudir a las reuniones, a menos que su aportación sea específicamente necesaria. Las actas también recuerdan a los participantes las tareas que les han sido encargadas (Ellis y Hartley, 2004).

Delegación

El director decide qué tarea se debe realizar, dónde, cuándo y por quién. Se deben asignar responsabilidad y autoridad. El director necesita evaluar el riesgo que implica la delegación mediante una valoración crítica de los resultados esperados y de la confianza en los recursos. La estrategia de planificación establece las especificaciones, incluyendo los resultados esperados, los razonamientos, los requisitos y las limitaciones. La autoridad delegada debe especificarse, y se debe anticipar el soporte necesario. Cuando comunica la autoridad delegada, el director debe asegurar la comprensión, dar y recibir retroalimentación y resolver las preocupaciones. Para supervisar la delegación asignada, el director debe establecer un sistema de indicadores marcados, revisar los informes programados y proporcionar retroalimentación sobre los informes preliminares. Se proporciona ayuda respondiendo a las necesidades del delegado, reconociendo los informes de situación y estando disponible para aconsejar y resolver problemas. El director sólo debe intervenir cuando se considere justificado e, incluso entonces, debe evitar las interferencias y explicar las acciones propias. La delegación inversa se debe evitar aclarando las especificaciones, transfiriendo la autoridad y expresando confianza en los delegados. Los resultados se deben evaluar mediante examen de las especificaciones, evaluación de los resultados de la monitorización y suministro de retroalimentación a los resultados finales.

El establecimiento de rutinas mejora las curvas de aprendizaje, el éxito y la productividad. Las rutinas pueden reducir la tensión, los errores y el tiempo desperdiciado. El director decide lo que delega, selecciona la persona apropiada, comunica las responsabilidades a esta persona, equilibra la autoridad con la responsabilidad, proporciona soporte, monitoriza la situación y evalúa los resultados (Sullivan y Decker, 2005).

Razones para delegar

La delegación ahorra tiempo y puede contribuir al desarrollo de otras personas. La delegación aprovecha al máximo las capacidades del personal asociado. Utiliza las capacidades latentes del personal y contribuye a su crecimiento y desarrollo. Los miembros del personal aprenden haciendo. Su participación tiende a aumentar la motivación y el compromiso para alcanzar los objetivos, a la vez que aumenta la cohesión del grupo. La delegación ayuda a identificar a los futuros directores y ahorra tiempo a la dirección. También reduce los costes de la dirección (cuadro 2-10).

Cuadro 2-10 Razones para la delegación

Ahorra tiempo
Ayuda al desarrollo de otros
Construye confianza
Aumenta la autoestima
Aumenta el amor propio
Aumenta la satisfacción con el trabajo
Utiliza el talento latente
Desarrolla capacidades
Aumenta las capacidades de dirección
Ayuda a identificar a los futuros líderes
Aumenta la motivación
Aumenta el compromiso con los objetivos
Aumenta la cohesión del grupo
Libera tiempo de dirección
Reduce los costes de dirección

Cinco aspectos de la delegación

Los cinco aspectos de la delegación son: 1) tarea; 2) circunstancia; 3) persona; 4) instrucción/comunicación, y 5) retroalimentación/supervisión. La tarea correcta debe estar dentro del ámbito de la práctica de la persona y debe ser consistente con la descripción de trabajo. Además, se deben considerar la estructura de la organización, las políticas, los procedimientos y las normas. No se debe asignar al personal una actividad fuera de su papel definido o que no se le haya enseñado antes. Para conseguir la circunstancia correcta, el estado de salud y la complejidad del cuidado deben estar emparejados con la capacidad del miembro del personal al que se ha asignado la delegación (National Council of State Boards of Nursing, 1995).

La persona correcta debe poseer el título o el certificado apropiados, una descripción del trabajo adecuada y una capacidad demostrada; la capacidad se comprobará en la lista de aptitudes antes de delegar la tarea en esa persona. Las enfermeras tituladas pueden delegar actividades de la vida diaria, como cambio de posición, baño, aseo, vestido, deambulación, evacuación y alimentación, en personal auxiliar no titulado. El personal auxiliar no titulado también puede hacer las camas, tomar los signos vitales, registrar las ingestas y las excreciones y recoger algunos tipos de muestras. La enfermera titulada puede delegar la actualización de la evaluación de un paciente; la enseñanza del plan de cuidados; la administración de medicamentos; la iniciación y el mantenimiento de las vías venosas; las transfusiones de sangre y, en algunas instituciones, la administración de medicamentos intravenosos; la retirada de puntos, y la inserción de sondas de alimentación, en enfermeras prácticas/técnicas tituladas (Handel, 2007).

La instrucción y la comunicación apropiadas deben ser claras, concisas, completas y correctas. Se deben especificar las actividades a realizar, los resultados esperados, los plazos de tiempo y las comunicaciones de seguimiento. La retroalimentación correcta debe solicitar información, conseguir la solución recomendada del problema y reconocer los esfuerzos de la persona. La enfermera titulada puede proporcionar supervisión directa o indirecta cuando la responsabilidad se delega en otra enfermera. El director debe vigilar el rendimiento, proporcionar y recibir retroalimentación, intervenir si es necesario, y confirmar la documentación clara (cuadro 2-11).

Proceso de toma de decisiones en delegación

Un artículo sobre la posición del National Council of State Boards of Nursing (1995) describe la evaluación, la planificación, la aplicación y la valoración de la delegación. En primer lugar, la Nurse Practice Act debe permitir la delegación, autorizar a delegar la tarea o tareas y autorizar a la enfermera para decidir la delegación. La persona que delega necesita formación, capacidad y experiencia adecuadas, un ámbito de competencia adecuado y pruebas demostradas y documentadas de competencia actual.

La persona que delega necesita evaluar las necesidades del paciente, las circunstancias y la disponibilidad de recursos adecuados. Necesita planificar las tareas que delegará, especificar el conocimiento y la capacidad requeridos por la naturaleza de cada tarea, solicitar competencia actual demostrada y documentada para realizar cada tarea delegada, y determinar las implicaciones para el paciente y para otras personas. Con el fin de asegurar la responsabilidad apropiada, la persona que delega acepta la responsabilidad de realizar la tarea o tareas delegadas y verifica que el delegado acepta la delegación y la responsabilidad de la tarea o tareas delegadas. Después, la persona que delega supervisa la realización de la tarea, para lo que suministra instrucciones y expectativas claras sobre cómo debe realizarse la tarea; controla la realización para asegurar el cumplimiento de las normas de práctica, las políticas y los procedimientos establecidos; interviene si es necesario, y asegura la documentación de la tarea o las tareas. Por último, la persona que delega evalúa el proceso de delegación, evalúa al paciente y el resultado de la tarea o tareas, y recibe y proporciona retroalimentación. La persona que delega ajusta el plan según sea necesario (Hansten, 2004; Sullivan y Decker, 2005).

Cuadro 2-11 Los cinco aspectos de la delegación

- Tarea
- Circunstancia
- Persona
- Dirección
- Retroalimentación (*feedback*)

Condiciones que facilitan la delegación

Varias condiciones facilitan la delegación. En primer lugar, el director necesita entender el concepto de delegación y tener una actitud general positiva hacia las personas. También necesita superar los sentimientos de pérdida de prestigio debidos a la delegación y desarrollar un ambiente positivo para su personal. Debe contribuir a alcanzar resultados mediante la comunicación efectiva, en lugar de realizar él mismo el trabajo. Así pues, se debe concentrar en conseguir las metas y los objetivos globales y no en los detalles del día a día.

La dirección explica las normas, las metas y los objetivos, que serán desarrollados posteriormente en cada escalón inferior del organigrama. Por ejemplo, la dirección establece el presupuesto global, pero cada departamento funciona con su propio presupuesto. También debe especificar las metas y los objetivos del personal y determinar las prioridades y el uso de los recursos. La gestión por objetivos favorece este proceso.

Las descripciones del trabajo proporcionan una definición de la responsabilidad y la autoridad relacionadas con cada posición. Todo lo que la organización debe hacer para cumplir sus objetivos forma parte del trabajo de alguien. Por tanto, las descripciones del trabajo se basan en las necesidades funcionales de la institución y explican las responsabilidades de la posición del individuo y los objetivos de su trabajo.

Antes de redactar las descripciones del trabajo, el director decide qué funciones deben delegarse. Con este fin, el director debe conocer las capacidades y las características del personal asociado. Poner a prueba a los empleados para saber lo que pueden y no pueden hacer, y proporcionar el entrenamiento necesario, ayudan a superar muchas deficiencias del personal. Con frecuencia, los miembros de la plantilla no están cualificados para acceder a determinadas tareas ni les interesa hacerlas. Las personas tienden a posponer las tareas que consideran desagradables o a realizarlas mal. No es necesario delegar por igual de forma equitativa. El conocimiento de las capacidades individuales permite al director delegar según los intereses y las capacidades del personal.

Las descripciones del trabajo no siempre son una ventaja para las instituciones pequeñas o que cambian rápidamente, ya que el personal asume con frecuencia papeles diferentes en momentos distintos. En las organizaciones más grandes y estables se requiere con mayor frecuencia la generalización de la especialización. Algunos empleados superan los requisitos de las descripciones del trabajo, mientras que otros no son capaces de realizar algunas de las tareas descritas. Las descripciones del trabajo pueden redefinirse de acuerdo con la capacidad de la persona, los perfiles individuales y las necesidades de la institución. Si los empleados son incapaces de realizar las tareas necesarias, pueden ser trasladados a otra área, recibir más entrenamiento, facilitarles un ayudante para complementar las áreas débiles o ser despedidos.

Son importantes los controles basados en los objetivos, en vez de en los medios. El director comprueba si se están realizando de forma correcta las responsabilidades delegadas, y el personal sabe si está cumpliendo con sus responsabilidades. Las normas de rendimiento aclaran el modo como el director mide los logros. Estas normas cubren la cantidad y la calidad del trabajo esperado y el tiempo permitido para su realización. Las normas deben ser suficientemente amplias para adaptarse a las características individuales. Si tanto el director como el personal asociado consideran que las normas son razonables y justas, ambos estarán más satisfechos con su trabajo. Al personal asociado le gusta que su trabajo sea percibido y apreciado. El director cubre esta necesidad de reconocimiento y aprecio si tiene un conocimiento general de lo que sucede o si utiliza una política de puertas abiertas, expresa su disposición para facilitar ayuda y apoyo, y muestra interés personal por los problemas. Sin embargo, un «supervisor demasiado inquisitivo» no será apreciado.

El director tiene la responsabilidad de evaluar los resultados de la delegación. Una de las formas más satisfactorias para reconocer lo que está pasando consiste en relacionarse con el personal asociado. Las reuniones formales e informales, los sistemas de información, el control de calidad y el muestreo estadístico son otros medios útiles para conseguirlo. Aunque la inspección suele percibirse como desagradable, la mayor parte del personal asociado acepta que es necesaria. Sin embargo, las personas se oponen a las inspecciones innecesarias que alteran su rutina.

Aunque las personas pueden sentirse satisfechas al saber que están realizando un buen trabajo, aprecian el reconocimiento de sus esfuerzos por parte de los demás. El director se equivoca cuando no elogia el trabajo bien hecho. Las personas también deben ser recompensadas por su contribución continua a la institución mediante ascensos y promociones. Cuando el personal asociado se equivoca debe ser corregido lo antes posible. Pero cuando el personal participa en el establecimiento de objetivos, cuando se pone énfasis en los objetivos y no en las personalidades individuales, y cuando el entrenamiento es un proceso continuado, pueden ser innecesarias las correcciones que, en otro caso, debería hacer el director. El sistema favorece la autocorrección.

Aprender a convivir con diferentes personalidades puede ser difícil para el director, sobre todo si alguna vez tuvo que realizar las tareas del personal asociado y ahora comprueba que se hacen de forma diferente. La situación es todavía más comprometida cuando el personal asociado realiza el trabajo mejor que lo hacía el director. Debe reconocerse que pueden existir diferencias en la cantidad y la calidad del trabajo realizado y en los métodos utilizados entre el director y el personal asociado o entre los miembros del personal.

Responsabilidades, autoridad y obligación

La asignación de responsabilidades, la delegación de autoridad y la nominación de responsables son los tres conceptos mencionados con mayor frecuencia en relación con el proceso de delegación (cuadro 2-12). La responsabilidad denota obligación. Se refiere a lo que debe hacerse para completar una tarea y a la obligación creada por la asignación. El director y el personal asociado deben comprender las actividades de las que son responsables los miembros del personal, los resultados esperados y cómo se evaluará su realización. El director necesita tener una idea clara de lo que quiere hacer antes de comunicárselo a los demás. Para explicarlo, el director puede plasmar sus ideas por escrito. De este modo, es menos probable que se den instrucciones incompletas. Sin embargo, la asignación de responsabilidades no estará completa hasta que el personal asociado decida aceptar la obligación.

Cuadro 2-12 Aspectos de la delegación

Responsabilidad
Autoridad
Obligación

La autoridad es el poder para tomar decisiones finales y dar órdenes. Las personas a las que se les ha asignado la responsabilidad necesitan la autoridad para dirigir la realización de los deberes delegados. Es necesaria una autoridad con alcance suficiente, que incluya todas las actividades relacionadas, sin tener que consultar frecuentemente con el director. Un problema habitual es conceder escasa autoridad, porque las políticas y los procedimientos de la organización suelen tener un límite y, en algunos casos, cada persona ejerce un control escaso sobre las acciones de los demás.

Las personas con autoridad delegada trabajan en nombre del director. Aunque se delega la autoridad para que el personal asociado pueda cumplir con sus responsabilidades, el director conserva el control de la autoridad y puede revocar su delegación. La delegación de autoridad implica conocimiento del personal asociado, de sus capacidades, habilidades y posible contribución, y la orientación del director. Durante la fase inicial de delegación de la autoridad, el personal asociado presenta sus ideas y sus planes. El director plantea preguntas, explora alternativas y contribuye a identificar los posibles problemas y las formas de evitarlos. A continuación, se alcanza un acuerdo mutuo. El director ofrece apoyo continuado al proporcionar el personal, los recursos y la información necesarios para completar la responsabilidad delegada. Son importantes las buenas comunicaciones, compartir la información y la retroalimentación.

La obligación se refiere a la responsabilidad. Al aceptar la responsabilidad delegada, el miembro del personal asociado contrae la obligación de completar satisfactoriamente el trabajo y utilizar la autoridad de forma correcta. Es responsable ante su director. Los directores también contraen una obligación al ser responsables de la realización eficaz de la tarea y de la selección del personal para completarla, y tanto el personal como los directores son responsables del propio rendimiento. Los directores son responsables de la delegación en jefes de equipo, y éstos son responsables de la delegación en los miembros del equipo. Cada uno de ellos sigue siendo responsable del trabajo delegado (Marquis, Huston, 2006).

Consideraciones culturales para la delegación

La comunicación se ve afectada por la cultura. El contexto del habla, el dialecto, la cinésica (posición corporal, gestos, movimientos oculares), el uso del tacto y del espacio tienen variables culturales que influyen en el modo en que es percibida la persona. La delegación realizada en voz baja puede no ser considerada tan importante como las instrucciones en un tono más fuerte. Un trabajador tranquilo y pasivo puede ser percibido como incapaz de realizar el trabajo. Los norteamericanos de origen asiático y los nativos de Norteamérica suelen ser más tranquilos y silenciosos, mientras que los hispanoamericanos pueden ser más expresivos verbalmente.

El espacio interpersonal varía entre las culturas y dentro de las culturas. Los franceses, los afroamericanos y los hispánicos se sienten cómodos con la proximidad, mientras que los norteamericanos blancos de clase media suelen desear un espacio personal de entre 60 y 90 cm. Los americanos de origen asiático suelen preferir el espacio formal excepto para los familiares y los amigos íntimos. Usualmente, no se tocan durante las conversaciones, y no es aceptable tocar a un miembro del sexo opuesto. Los nativos norteamericanos desean con frecuencia espacio personal y emplean un contacto ligero en la mano del otro como saludo, mientras que los norteamericanos de origen europeo suelen preferir el apretón firme de manos. Los hispanoamericanos tienden a valorar la presencia física, usan mucho el contacto y utilizan abrazos y apretones de manos.

El concepto del pasado, el presente y el futuro varía entre las culturas y dentro de las culturas. Los norteamericanos de origen europeo tienden a valorar el futuro, el tiempo y la puntualidad. Los asiáticos, los hispánicos y los nativos norteamericanos tienen a valorar el pasado y la vejez pero se centran en el presente. En función de la edad y la situación socioeconómica, los afroamericanos pueden estar orientados al pasado, al presente o al futuro. Pueden llegar tarde debido a que valoran las relaciones más que el tiempo. Algo similar sucede con los hispánicos. Las personas orientadas al pasado pueden ser particularmente apropiadas para tratar con ancianos, pero una persona orientada al futuro estará mejor adaptada para la planificación estratégica.

La organización social difiere entre las culturas. Algunas son más individualistas y otras están más orientadas a la familia. Los afroamericanos tienden a valorar las redes de la familia extendida. El hogar está dirigido con frecuencia por una mujer sin pareja. Los ancianos suelen ser respetados. La afiliación a la iglesia y las creencias religiosas representan muchas veces una fuente de fuerza.

Los americanos de origen asiático suelen sentir devoción hacia la estructura jerárquica de la unidad familiar tradicional. Los hombres tienen con frecuencia el poder y la autoridad, mientras que se espera que las mujeres sean obedientes. Se concede un alto valor a la educación. Las religiones pueden incluir taoísmo, budismo, islamismo y cristianismo, entre otras. Las organizaciones sociales son fuertes en las comunidades de origen asiático.

Los hispanoamericanos tienden a valorar la familia nuclear y la extendida. Se concede prioridad a las necesidades de la familia sobre las necesidades individuales. Los hombres de más edad y menos cultivados toman las decisiones y aportan los recursos económicos, mientras que las mujeres se ocupan de las tareas del hogar y de los hijos. Los hispánicos suelen tener afiliaciones eclesiásticas fuertes y organizaciones sociales influyentes dentro de su propia comunidad.

Los nativos norteamericanos muestran con frecuencia una orientación familiar, con familias extendidas, y los abuelos son considerados a veces los jefes de la familia. Los ancianos son honrados y se enseña a los niños el respeto de las tradiciones. Los mitos y las leyendas proporcionan guía espiritual y religión, y las prácticas curativas están integradas en la cultura. El padre tiende a trabajar fuera del hogar mientras que la madre se encarga de las tareas de la casa. Las organizaciones sociales comunitarias suelen ser importantes para los nativos norteamericanos.

Los norteamericanos blancos de origen europeo valoran la familia nuclear y la extendida. De forma tradicional, el hombre es la figura dominante, pero existen variaciones. Las creencias judeocristianas son las habituales, y las organizaciones sociales comunitarias se consideran importantes con frecuencia.

Algunas culturas son más individualistas y otras están más orientadas a la familia. Las personas también difieren en el control interno y externo; algunas personas piensan que pueden controlar el medio ambiente mientras que otras lo dejan al destino, la suerte o la voluntad divina. También existen diferencias biofísicas, lo que hace que algunas personas experimenten más riesgo de ciertas condiciones que otras. Es importante reconocer las diferencias culturales entre los individuos dentro de una misma cultura, así como entre los grupos culturales, debido a que esas diferencias pueden afectar a la relación entre el individuo que delega y el delegado (Huber, 2006; Marquis, Huston, 2006; Silvestri, 2005). Cuando aparecen problemas, se deben utilizar estos conceptos culturales como guías para aprovechar la oportunidad de aprender más sobre la cultura del otro y promocionar la competencia cultural. Esto también tiende a incrementar la autocomprensión.

Razones para no delegar

Existen numerosas razones para no delegar. En algunos casos, el director cree que puede hacer el trabajo más rápidamente, le molestan las interrupciones para responder preguntas o no quiere supervisar estrechamente la tarea realizada por otro. Puede conseguir la cooperación de otros departamentos con más facilidad que la del personal asociado, o no está, dispuesto a correr riesgos por temor a ser culpado de los errores cometidos por otros.

Algunos directores no confían en el personal asociado y temen que sus auxiliares no los mantendrán adecuadamente informados, o no confían en el personal y creen que le falta entrenamiento y experiencia suficientes. También pueden argumentar que su personal asociado posee un conocimiento escaso de los objetivos de la organización, y que son especialistas, sin el conocimiento general necesario para la resolución de los problemas. En algunos casos, alguno puede temer incluso que el personal asociado funcione mejor que el director.

Por tanto, es posible que el director prefiera hacer él mismo el trabajo, y considere que lo puede hacer mejor. El trabajo le proporciona satisfacción y reconocimiento personal, y prefiere hacer las cosas en vez de planear el modo como deben hacerlas otros. Estas personas son con frecuencia perfeccionistas, se consideran a ellas mismas indispensables y desean dominar. Algunas temen perder poder y prestigio, y son conscientes de que pueden quedar al descubierto las prácticas y los procedimientos operativos deficientes.

Razones para no aceptar la delegación

Los miembros del personal tienen numerosas razones para no aceptar la delegación. Algunos dependen del director y les resulta más fácil preguntarle a él. Otros carecen de autoconfianza y tienen miedo al fracaso y a las críticas. Este temor se relaciona a menudo con la forma como se han tratado sus errores. El énfasis en el error mismo es más amenazador que utilizar la situación como una experiencia de aprendizaje.

La falta de directrices, normas y controles es un problema adicional. Los deberes no están siempre definidos con claridad, no se especifica la autoridad o no se dispone con facilidad de la información y de los recursos necesarios. Algunos miembros del personal están ya sobrecargados de trabajo. Los incentivos son inadecuados, y el personal no desea realizar un trabajo si es el director quien recibirá el mérito. La buena delegación no consiste en sobrecargar al personal con tareas repetitivas, insustanciales, en lugar de hacer algo con valor que contribuya al desarrollo de la persona (McConnell, 2006). Los indecisos pueden retrasar por tiempo indefinido la tarea delegada.

INDECISIÓN

«Lo que vemos depende principalmente de lo que buscamos».
Sir John Lubbock

Razones para la indecisión

Las razones para la indecisión se pueden clasificar en dos categorías básicas: emocionales y no emocionales (cuadro 2-13).

Razones emocionales

Existen varias causas emocionales de indecisión. Las personas pueden ocupar el momento actual con trivialidades para escapar de una tarea insoportable, o elegir una tarea agradable para escapar de otra desagradable. La falta de resolución puede utilizarse como excusa para trabajar poco, con comentarios como «No podré hacerlo hasta el último minuto». Algunos individuos juegan a ser víctimas de las circunstancias para obtener comprensión. Aunque es preferible delegar en vez de jugar a «pobre de mí», algunas personas intentan que realicen el trabajo los demás retrasándolo de forma indefinida.

Cuadro 2-13 Razones para la indecisión

EMOCIONALES
Escapar a una tarea insuperable
Escapar a un plazo desagradable
Excusar el trabajo deficiente
Obtener simpatía
Conseguir que alguien haga el trabajo

NO EMOCIONALES
Falta de objetivos
Objetivos sin estimación de tiempo
Estimaciones de tiempo no realistas
Información insuficiente
Seguimiento inadecuado
Compromisos excesivos

Razones no emocionales

La ausencia de objetivos, los objetivos sin plazo para cumplirlos y las estimaciones no realistas del tiempo son algunas razones para la indecisión. Algunas personas poseen información insuficiente para hacer un trabajo, carecen de seguimiento adecuado o experimentan tantas interrupciones que no puede acabar la tarea. Otros individuos están tan comprometidos que no tienen tiempo para hacer todas las cosas que han acordado.

Técnicas para acabar con la indecisión

Dividir y conquistar, o fragmentar un gran trabajo en tareas más pequeñas y manejables, representa una buena manera de superar la indecisión. Es útil realizar una tarea preparatoria para levantar el ánimo, y aprovechar el estado de buen humor. Se puede comenzar con lo que gusta hacer y tiene mayor prioridad, y de ese modo se obtiene un incentivo para continuar. La consideración de las consecuencias de retrasar el trabajo puede motivar a algunas personas para ponerse en marcha.

Considere emplear el dinero ganado haciendo cosas que le gustan para pagar a alguien que haga las que a usted no le gustan. Considere intercambiar el trabajo con alguien o divida el trabajo para encargarse de lo que le gusta, como la revisión de la literatura, mientras otra persona se encarga de lo que a ella le gusta hacer, como el análisis estadístico de los datos. Comprometerse con alguien puede ayudar a superar la indecisión (Yoder-Wise, 2007). Es conveniente preguntarse a uno mismo: «¿En qué puedo emplear mejor mi tiempo ahora?». Es-

Cuadro 2-14 Técnicas para terminar con la indecisión

- Descomponga un gran trabajo en tareas más pequeñas
- Haga las tareas preliminares
- Aproveche los momentos de buen humor
- Considere las consecuencias de no hacer el trabajo
- Considere contratar a alguien para hacer la tarea
- Considere intercambiar los trabajos con alguien
- Divida el trabajo para hacer lo que le guste hacer
- Establezca un compromiso o haga una apuesta con alguien
- Establezca objetivos
- Establezca plazos de tiempo realistas
- Recoja la información necesaria
- Evite el compromiso excesivo
- Concédase recompensas

tablezca objetivos, planifique horarios realistas y recoja la información necesaria para hacer el trabajo. Evite los compromisos excesivos y concédase una recompensa por el trabajo bien hecho (cuadro 2-14).

MEJORAR LA ORGANIZACIÓN DEL TIEMPO

Planificación

Se puede ahorrar mucho tiempo con una planificación apropiada. Se debe determinar la finalidad de la institución, definir las metas y los objetivos y ordenarlos por orden de importancia. El director de enfermería determina quién es el responsable de la coordinación de las actividades, quién toma las decisiones y quién debe ser informado de ciertas decisiones. También determina qué decisiones se deben tomar antes, qué acciones se deben realizar primero y qué plazos deben fijarse. La determinación y ordenar los objetivos centran las actividades y evitan que las personas malgasten el tiempo en tareas inapropiadas o no importantes. Las personas informadas de modo adecuado sobre lo que se espera de ellas no pierden el tiempo planteándose lo que tienen que hacer. Estimar el tiempo y establecer plazos ayuda a regular el flujo de trabajo. Una planificación apropiada puede prevenir problemas. La disminución de la cantidad de tiempo dedicado a solucionar crisis aumenta el tiempo disponible para el trabajo creativo.

Organización

El director estructura la institución para realizar las tareas que llevarán a la consecución de los objetivos. Las gráficas de organización son útiles para clarificar quién es responsable de qué y para qué. Las descripciones más detalladas del trabajo aclaran estos temas. La planificación puede evitar la multiplicidad de jefes, la confusión sobre quién es responsable y tiene autoridad para hacer algo, y la duplicación de las tareas. La autonomía y la independencia reducen la cantidad de tiempo dedicado a la solución de conflictos. Las políticas y los procedimientos contribuyen a clarificar las expectativas.

Personal

La selección de personal cualificado es crucial para el ahorro de tiempo, ya que este personal necesitará menos tiempo de supervisión, para el desarrollo y para la intervención correcta. El desarrollo del personal reduce todavía más la pérdida de tiempo, al prepararlo mejor para realizar su trabajo. El uso apropiado del personal a través de la valoración del trabajo que se debe realizar, la planificación cuidadosa del número y la variedad de empleados y el emparejamiento de los miembros de la plantilla de acuerdo con sus intereses y capacidades reduce todavía más el desperdicio de tiempo. Cuando los intereses de las enfermeras están equilibrados con los objetivos de la institución y ellas se sienten apreciadas, es probable que aumente su satisfacción laboral. Así, disminuyen el absentismo y la renovación del personal. El director de enfermería debe controlar el absentismo crónico, intentar determinar su razón y corregirla. Los directores esperan también puntualidad, porque el retraso es una pérdida de tiempo y de dinero. Si observan que los problemas personales de los empleados están afectando a su trabajo, deben enviarlos para que reciban la ayuda apropiada.

Dirección

Es responsabilidad de los directores de enfermería delegar la tarea que pueda ser realizada por una persona menos cualificada y menos retribuida. El director identifica la tarea a delegar, elige la mejor persona para hacer el trabajo y comunica la asignación con claridad. Permite que el miembro del personal contribuya a determinar cómo se debe realizar la tarea y le otorga una autoridad proporcional a la responsabilidad. Los directores establecen controles, vigilan los resultados y proporcionan apoyo cuando es necesario. Es esencial que los directores enseñen a otros cómo se hace el trabajo, en vez de hacerlo ellos mismos. Se puede ahorrar un tiempo considerable si se racionalizan los sistemas de comunicación y no se organizan más reuniones de las necesarias. Los directores de enfermería también deben facilitar las comunicaciones abiertas y el comportamiento asertivo, y controlar los conflictos inmediatamente, antes de que consuman tiempo y energía.

Control

Los directores de enfermería establecen las normas, controlan los resultados y proporcionan retroalimentación. Asimismo, adaptando la supervisión a las necesidades de los empleados, inician acciones disciplinarias cuando están justificadas, y despiden al personal que no cumple las normas mínimas. Una buena gestión ahorra tiempo y energía, y su ausencia conduce a situaciones de crisis.

RESUMEN DEL CAPÍTULO

Existen numerosas formas de estrés, como el estrés relacionado con el cambio, el personal, el profesional y el autoimpuesto. El estrés puede ser positivo o negativo, dependiendo de las percepciones de la persona, la capacidad física, la salud mental, el estado nutricional y el apoyo social. Numerosos síntomas físicos y mentales indican que el estrés se ha convertido en distrés. Por fortuna, también existen muchas técnicas para controlar el estrés, como la relajación, la gestión del tiempo y la delegación. Existen mecanismos para prevenir los retrasos y para mejorar la organización del tiempo a través de procesos de planificación, organización, gestión del personal, dirección y control.

ESTUDIO DE CASOS

Varias de sus enfermeras están casadas, crían a hijos pequeños, estudian para obtener un título y se sienten estresadas. Están empezando a desarrollar algún negativismo. ¿Cómo afrontaría este problema?

Actividades para la EVALUACIÓN CRÍTICA

Diario de reflexiones: Identifique las técnicas de control del tiempo y del estrés que está utilizando. Revise otras técnicas y decida si debe ensayar alguna de ellas. Planifique sus estrategias para experimentar con técnicas adicionales de control del tiempo y del estrés. Exponga por escrito su tarea personal. Identifique hasta siete roles. Identifique hasta cuatro objetivos para cada rol. Programe las prioridades en su calendario.

BIBLIOGRAFÍA

Aiken H, Clarke SP, Sloane DM, et al: Hospital nurse staffing and patient mortality, nurse burnout, and job dissatisfaction, *JAMA* 288:1987-1993, 2002.

Calder C: *Meditation handbook*, 1998 (website): http://home.att.net/meditation/MeditationHandbook.html. Accessed July 28, 2007.

Center on Aging Studies: Relaxation, no date (website): http://cas.umkc.edu/casww/relaxatn.htm. Accessed November 15, 2007.

Centre for Independent Language Learning: *Mind maps*, 2007 (website): http://elc.polyu.edu.hk/CiLL/mindmap.htm. Accessed July 28 2007.

Covey SR: *The 7 habits of highly effective people: Powerful lessons in personal change*, New York, 1989, Simon & Schuster.

Covey SR: *First things first*, New York, 1994, Simon & Schuster.

Covey SR: *The 8th habit: From effectiveness to greatness*, Tampa, FL, 2004, Free Press.

Doty R: *Scoring for the Holmes-Rahe Social Readjustment Scale*, 2007 (website): http://www.cop.ufl.edu/safezone/doty/dotyhome/wellness/HolRah.htm. Accessed July 28, 2007.

Ellis JR, Hartley CL: *Managing and coordinating nursing care*, Philadelphia, 2004, Lippincott.

Gawain S: *Creative visualization: Use the power of your imagination to create what you want in your life*, Novato, CA, 2003, New World Library.

Grohar-Murray ME, DiCroce HR: *Leadership and management nursing*, ed 3, Upper Saddle River, NJ, 2003, Prentice Hall.

Handel K: *RN assignment decision tree: Assignment to unlicensed assistive personnel (UAP)*, 2007 (website): http://www.sos.state.ga.us/plb/rn/decision_tree.htm. Accessed July 28, 2007.

Hansten RI: *Clinical delegation skills: A handbook for professional practice*, ed 3, Boston, 2004, Jones & Bartlett.

Holmes TH, Rahe RH: The social readjustment rating scale, *Journal of Psychosomatic Research* 11:213-218, 1967.

Huber DL: *Leadership and nursing care management*, ed 3, Philadelphia, 2006, Saunders/Elsevier.

Jaffe-Gill E et al: Stress: Signs and symptoms, cause and effects, 2006 (website): www.helpguide.org/mental/stress_signs.htm. Accessed January 10, 2007.

Kingsley N: The power of a pause, 2006 (website): www.noelkingsley.com/blog/archives/2006/07/post_47.html. Accessed January 10, 2007.

Malloy J: *Centering room*, 2006 (website): http://www.meditationcenter.com/center/index.html. Accessed July 28, 2007.

Manktelow J: *Self-hypnosis*, 2003a (website): http://www.mindtools.com/stress/RelaxationTechniques/SelfHypnosis.htm. Accessed July 28, 2007.

Manktelow J: *Speed reading*, 2003b (website): http://www.mindtools.com/speedrd.html. Accessed July 28, 2007.

Manktelow J: *Reading strategies*, 2003c (website): www.mindtools.com/rdstratg.html. Accessed July 28, 2007.

Manktelow J: *Memory improvement tools*, 2003d (website): http://www.mindtools.com/memory.html. Accessed July 28, 2007.

Marquis BL, Huston CJ: *Leadership roles and management functions in nursing*, ed 3, Philadelphia, 2006, Lippincott.

McConnell CR: *Umiker's management skills for the new health care supervisor*, ed 4, Boston, 2006, Jones & Bartlett.

Messina JJ, Messina CM: *Coping: Thought stopping in recovery*, 2007 (website): http://www.coping.org/selfesteem/lifestyle/stop.htm. Accessed July 28, 2007.

Meyer C: *Fast cycle time*, New York, 1993, Free Press.

Murji A, Gomez M, Knighton J, Fish JS: Emotional implications of working in a burn unit, *J Burn Care Res* 27(1): 8-13, 2006.

Murphy P: Anchoring-neuro-linguistic-programing, 2007 (website): http://www.whitedovebooks.co.uk/nlp/anchoring.htm. Accessed July 28, 2007.

National Council of State Boards of Nursing: *Delegation concepts and decision-making process: National Council position paper*, 1995, (website): https://www.ncsbn.org/323.htm. Accessed July 28, 2007.

Neill J: *Personality types*, 2005 (website): http://www.wilderdom.com/personality/L6-1PersonalityTypes.html. Accessed July 28, 2007.

Otis D: *Self-massage techniques*, 2002 (website): http://www.coolnurse.com/massage.htm. Accessed July 28, 2007.

Paul R, et al: *Critical thinking handbook: A guide for remodeling lesson plans in language arts, social studies and science*, Rohnert Park, CA, 1990, Foundation for Critical Thinking.

Psychology Key Studies: *Holmes and Rahe's Study of Stress and Life Events*, 2007 (website): http://www.qeliz.ac.uk/psychology/holmes%20and%20rahe.htm. Accessed July 28 2007.

Richmond RL: Autogenics training. In Richmond RL: *A guide to psychology and its practice*, 2007 (website): http://www.guidetopsychology.com/autogen.htm. Accessed July 28, 2007.

Robert HM, et al: *Robert's rules of order*, ed 10, New York, NY, 2000, HarperCollins Publishers.

Scott E: *About stress management*, 2007. (website): http://stress.about.com. Accessed July 28, 2007.

Seyle H: *The stress of life*, Toronto, 1965, McGraw-Hill.

Seyle H: *Stress in health and disease*, Boston, 1976, Butterworth.

Sheehan JP: Protect your staff from workplace violence, *Nurs Manage* 31:24-25, March 2000.

Silvestri LA: *Saunders comprehensive review for the NCLEX-RN examination*, ed. 3, St. Louis, 2005, Elsevier.

Sullivan EJ, Decker PJ: *Effective leadership and management in nursing*, ed 6, Upper Saddle River, NJ, 2005, Prentice Hall.

Tracy B, Rose C: *Accelerated learning techniques*, Niles, IL, 1997, Nightingale Conant.

The University of Maryland Medical System Corporation: *Relaxation techniques: Guided imagery*, 2001a (website): http://www.umm.edu/sleep/relax_tech.html. Accessed July 28, 2007.

The University of Maryland Medical System Corporation: *Relaxation techniques: Progressive relaxation*, 2001b (website): http://www.umm.edu/sleep/relax_tech.html. Accessed July 28, 2007.

Wheatley MJ: *Turning to one another: Simple conversations to restore hope to the future*, San Francisco, 2002, Berrett-Koehler.

Yoder-Wise PS: *Leading and managing in nursing*, ed 3, St. Louis, 2007, Mosby.

Proceso e instrumentos para la toma de decisiones

3

«La indecisión es el cementerio de las buenas intenciones».
Anónimo

Descripción del capítulo

En el capítulo 3 se describe el proceso de toma de decisiones, el pensamiento crítico, la toma de decisiones creativas, la consulta, la ética, el razonamiento moral, los comités de ética, los instrumentos para la toma de decisiones, la informática, los factores del grupo en la toma de decisiones y los aspectos del comité en la toma de decisiones.

Objetivos del capítulo

- Identificar los cinco pasos en el proceso de toma de decisiones.
- Diferenciar entre comités, comités *ad hoc* y grupos de trabajo.
- Comparar las ventajas y los inconvenientes de la participación del grupo en la toma de decisiones.
- Describir por lo menos seis técnicas para aumentar la creatividad.
- Comparar y contrastar por lo menos dos posiciones éticas que pueden utilizarse para considerar los dilemas morales.
- Describir por lo menos cinco instrumentos para la toma de decisiones.
- Delinear por lo menos tres modelos que pueden utilizarse para describir los fenómenos.
- Resumir cómo se utiliza la gráfica de Gantt.
- Identificar cómo se pueden aplicar los ordenadores en enfermería.

Principales conceptos y definiciones

Comité *ad hoc*. *Un comité temporal para hacer recomendaciones.*
Proceso de toma de decisiones. *Proceso para seleccionar un curso de acción entre varias alternativas posibles.*
Comité. *Grupo de personas elegidas para resolver un problema o tema particular a lo largo del tiempo.*
Pensamiento crítico. *Habilidad de cuestionamiento filosófico y de ejercitar el propio criterio al evaluar una situación.*
Creatividad. *Inventiva intelectual.*
Consulta. *Una relación de ayuda interactiva entre dos partes.*
Ética. *Filosofía moral que examina la relación entre los medios y el fin y el control de los medios para servir fines humanos.*
Moralidad. *Normas personales sobre lo que está bien y lo que está mal.*
Valores. *Creencias y actitudes hacia el mérito de algo que puede influir en la toma de decisiones.*
Grupo de trabajo. *Grupo de personas con una asignación limitada en el tiempo.*
Instrumento. *Herramienta utilizada para conseguir un fin.*
Modelo. *Abstracción o representación de algo más complejo.*
Probabilidad. *Posibilidad de que ocurra un evento.*
Simulación. *Imitación de un proceso o un evento.*
Teoría de juegos. *Simulación de las operaciones de un sistema.*
Gráfica de Gantt. *Instrumento utilizado para visualizar múltiples tareas que deben realizarse.*
Árbol de decisión. *Instrumento gráfico que visualiza las alternativas disponibles, la probabilidad de los eventos y las consecuencias probables.*
PERT. *Programa de evaluación y revisión técnica.*
CPM. *Método de paso crítico para calcular el tiempo que necesitarán las actividades.*
Ordenador. *Aparato electrónico que realiza cálculos rápidos y compila, relaciona y selecciona datos por medio de instrucciones e información almacenada.*
Modelo de Vroom y Yetton. *Instrumento utilizado para identificar los procesos de decisión autocráticos, consultivos y de grupo.*

PROCESO PARA LA TOMA DE DECISIONES

La toma de decisiones, el proceso de seleccionar un curso de acción entre las alternativas posibles, es una responsabilidad continuada de los líderes y gestores de enfermería que se enfrentan a una variedad de situaciones. La política del hospital o de la institución proporciona directrices para tratar las situaciones habituales. Sin embargo, en casos excepcionales hay que tomar decisiones más difíciles que pueden requerir una madurez al hacer el juicio. La resolución de problemas es una capacidad que puede aprenderse, y dado que las enfermeras aprenden observando a sus líderes, una toma de la decisión correcta por parte del líder consigue algo más que resolver los problemas inmediatos; más importante a largo plazo: fomenta la toma de decisiones acertadas por parte de las enfermeras de plantilla. La toma de decisiones se basa en el proceso científico de resolución de problemas: identificación del problema, análisis de la situación, exploración de alternativas y consideración de sus consecuencias, elección de la alternativa más deseable, aplicación de la decisión y evaluación de los resultados (Finkelman, 2006; Huber, 2006; Roussel, Swansburg y Swansburg, 2006; Sullivan y Decker, 2005) (cuadro 3-1).

El primer paso en el proceso de toma de decisiones es definir el problema. ¿Qué es lo que funciona mal? ¿Dónde es necesaria una mejora? A veces, el problema parece obvio y se puede tratar de forma rutinaria. Si un empleado llega tarde al trabajo repetidamente o abusa

Cuadro 3-1 Proceso de toma de decisiones

Identifique el problema y analice la situación
Explore las alternativas
Elija la alternativa más deseable
Aplique la decisión
Evalúe los resultados

de las bajas por enfermedad, el director puede actuar de acuerdo con las normas del centro. Sin embargo, si el director sólo se preocupa por la infracción, puede estar tratando el efecto en lugar de la causa del problema. En consecuencia, siguen produciéndose situaciones similares. Es importante definir los factores que están causando el problema. Por ejemplo, dos enfermeras pueden quejarse de intrusión del trabajo de una en el trabajo de la otra. Inicialmente, el problema puede parecer un conflicto de personalidad o una lucha de poder. Sin embargo, la causa puede radicar en que el director no ha definido la responsabilidad del trabajo de cada enfermera. Si el director se concentra en el síntoma en lugar de hacerlo en el problema, se producirán nuevas dificultades. Sólo cuando se haya identificado el problema real podrá iniciarse la toma de decisiones eficaces.

Los líderes y gestores de enfermería pueden identificar el problema analizando la situación. Con demasiada frecuencia, las decisiones se toman y se aplican antes de recoger todos los hechos. Para evitarlo, el director debe mantener una actitud interrogante. ¿Cuál es la situación deseable? ¿Cuáles son los síntomas presentes? ¿Quién está involucrado? ¿Cuándo? ¿Cómo? ¿Dónde? Con las respuestas a estas preguntas, el director puede desarrollar hipótesis provisionales y ponerlas a prueba frente a hechos conocidos. La eliminación progresiva de las hipótesis que no se adaptan a los hechos reduce el número de causas a considerar. En las hipótesis factibles se debe comprobar posteriormente su validez causal. Cuando los directores creen que han identificado la causa o las causas del problema mediante el análisis de la información disponible, deben empezar a explorar posibles soluciones.

Explorar las alternativas

Habitualmente, existen varias formas de solucionar los problemas. Algunas pueden ser rápidas y económicas, pero menos eficaces que otras. Otras alternativas pueden ser más eficaces, pero menos económicas. Si no se exploran varias alternativas, el curso de acción es limitado.

Para solucionar un problema, los directores deben determinar primero si la situación está cubierta por la ley, la política o las normas. Si no es así, deben recurrir a sus conocimientos y experiencia para extraer hechos y conceptos que ayuden a determinar las alternativas. La utilización de la experiencia propia probablemente sea la estrategia más habitual para solucionar problemas, pero puede resultar inadecuada. Cuanta más experiencia tenga el director, más alternativas podrá sugerir para resolver diversos problemas. Sin embargo, la atención sanitaria cambia con rapidez, y las soluciones a los problemas de ayer pueden no funcionar hoy día. Así pues, los directores deben buscar más allá de su propia experiencia y aprender cómo han resuelto otras personas problemas similares. Esto se puede conseguir a través de la formación continuada, las reuniones profesionales, la revisión de la literatura, la búsqueda en Internet, la correspondencia y las reuniones con el personal. Son apropiados tanto el razonamiento inductivo como el deductivo.

Elegir la alternativa más deseable

El número y la calidad de las alternativas dependen, en gran parte, de la creatividad y la productividad del director y de su personal. La dirección debe evitar la aceptación inmediata de una solución aparentemente obvia y facilitar la exploración en grupo de las oportunidades de tomar decisiones (como problemas a resolver), con lo que suele aumentar el número de alternativas y la calidad de la solución del problema.

El afán de alcanzar una decisión puede llevar a soluciones prematuras; por otra parte, la consideración de sólo unas pocas alternativas de forma inmediata puede bloquear una buena decisión. La evasión del problema real, la falta de definición clara del problema, los datos insuficientes, la exposición temprana de una actitud por parte de una figura autoritaria, la mezcla generacional y la evaluación de una idea, la falta de compromiso del personal debido a que el superior no suele aplicar las decisiones tomadas y la participación de un grupo demasiado grande en la toma de decisiones, también interfieren en el hallazgo de soluciones efectivas.

Una alternativa no siempre es claramente superior a todas las demás. El director tiene que equilibrar factores como seguridad para el paciente, aceptación del personal, moral, aceptación pública, coste y riesgo del fracaso. Es útil contar con criterios para calcular el valor de las decisiones. Se pueden plantear las preguntas siguientes: ¿Conseguirá esta decisión los objetivos establecidos? Si la respuesta es negativa, hay que buscar otras opciones. ¿Aumentará al máximo la efectividad y eficiencia? Deben utilizarse los recursos disponibles antes de solicitar ayuda externa. Por último, ¿se puede aplicar la decisión? En caso negativo, está claro que la decisión no resolverá el problema.

Implementar la decisión

Después de tomar una decisión, ésta debe ponerse en práctica. Una decisión que no se aplica es inútil. El director debe comunicar la decisión al personal asociado de un modo que no provoque oposición. Se pueden explicar la decisión y los procedimientos para su aplicación en un intento de ganarse la colaboración de las personas responsables de la aplicación. El director debe seleccionar al personal que pondrá en práctica la decisión y suministrar una guía para iniciar la acción. Quizá sea necesario que los directores controlen el ambiente para que el personal pueda funcionar según lo planeado. Una vez aplicada la decisión, debe ser monitorizada y evaluada.

Evaluar los resultados

El paso final de la toma de decisiones es la evaluación de los resultados de la aplicación de la alternativa elegida. Quizá sea necesario desarrollar criterios de evaluación. Se pueden utilizar auditorías, listas de comprobación, calificaciones y clasificaciones jerárquicas para revisar y analizar los resultados. Puesto que las soluciones a problemas antiguos crean a veces problemas nuevos, puede ser necesario tomar y evaluar decisiones adicionales. Los modelos de toma de decisiones y solución de problemas y los procesos de enfermería son muy similares (tabla 3-1). En todos los casos, se trata de la resolución científica de problemas.

MODELOS ORGANIZATIVOS PARA TOMAR DECISIONES

Existen varios modelos organizativos para tomar decisiones, entre ellos: *a*) el modelo racional, que usa acciones deliberadas para seleccionar las mejores soluciones; *b*) el modelo político, en el que el objetivo es ganar; *c*) el modelo colegial, que facilita las decisiones por un grupo de colegas; *d*) el modelo burocrático, que utiliza rutinas, y *e*) el modelo del cubo de basura, que se basa en el puro azar (cuadro 3-2).

Modelo racional

El modelo racional se basa en las premisas de objetivos comunes, competencia técnica y procesos secuenciales, para conseguir objetivos cuando los valores individuales son consistentes con los valores de la organización. La selección de la mejor solución para conseguir el resultado deseado es una acción deliberada. La retroalimentación (*feedback*) aumenta la comprensión de las relaciones causales que pueden utilizarse después para tomar decisiones en el futuro. La ventaja de este modelo radica en que ayuda a unir las soluciones con los objeti-

Tabla 3-1 Modelos de toma de decisiones y solución de problemas y proceso de enfermería

Toma de decisiones	Solución de problemas	Proceso de enfermería
1. Identifique el problema y analice la solución	1. Valoración: defina el problema	1. Valoración
2. Explore las alternativas	2. Planifique: genere una lista de alternativas y evalúe coste, aplicabilidad y riesgo	2. Seleccione el diagnóstico de enfermería
3. Elija la alternativa más deseable	3. Elija la mejor solución	3. Planifique el cuidado
4. Aplique la decisión	4. Aplique la mejor solución aparente	4. Aplique el plan de cuidados
5. Evalúe los resultados	5. Evalúe la efectividad	5. Evalúe los resultados

Cuadro 3-2 Modelos de organización

Racional
Política
Colegial
Burocrática
Cubo de basura

vos de la institución. Los inconvenientes incluyen expectativas no realistas de la forma como funcionan las personas, una gran cantidad de tiempo para el procesamiento y procesos de pensamiento limitados que se pueden convertir en contraproducentes.

Modelo político

El modelo político se construye sobre las premisas de ganar a toda costa, diversidad de intereses, dispersión uniforme del poder y disponibilidad de foros para personas con múltiples valores conflictivos o que están proyectando sus propios intereses. Una mayoría de votantes toma las decisiones. Los cambios se basan en negociaciones en vez de basarse en las relaciones causales, y son impredecibles. Los estadistas con capacidades políticas proporcionan información a los asociados, que pueden no compartir los valores de la organización. Las decisiones se pueden tomar de las opiniones limitadas de los estadistas. Esto requiere menos tiempo que los modelos de consenso. El modelo político puede promocionar soluciones creativas con soporte mayoritario, que pueden aplicarse aunque existan diferencias en los puntos de vista.

Modelo colegial

El modelo colegial conlleva la participación plena de una comunidad de colegas para la toma de decisiones. Se basa en las premisas de consenso del grupo, respeto mutuo y tiempo adecuado. Se usa con frecuencia en una comunidad académica. Existen responsabilidades compartidas para los objetivos de la organización, basadas en la formación profesional y los intereses de los participantes. Las decisiones tienden a apoyar el bienestar general. La retroalimentación es usualmente informal, y depende de las observaciones y las prioridades de los participantes. Esta estrategia de gobierno compartido entre profesionales que tienen información diversa y especializada consume un tiempo considerable, debido a las numerosas reuniones de grupos. Cuando existe consenso la aplicación tiende a ser más sencilla que cuando no existe consenso.

Modelo burocrático

El modelo burocrático es habitual en el campo de la atención sanitaria. Se basa en las premisas de normas históricas y rutinas operantes. El valor se atribuye a la eficiencia operacional basada en la historia y la tradición. El cambio se aplica a través de rutinas determinadas por las políticas y los procedimientos que conducen a resultados reversibles y sólo a adaptaciones ligeras de las operaciones. La burocracia jerárquica determina los jugadores fundamentales. La información procede de la historia, la tradición y las normas. El tiempo necesario para la aplicación depende de la eficiencia de las operaciones. Este modelo no reconoce canales informales de comunicación e ignora las luchas políticas por el poder. Las soluciones alternativas generadas pueden ser limitadas, y dependen del éxito histórico de la institución y de la memoria corporativa. Se puede perpetuar una operación ineficiente del pasado. Si existe una historia de eficiencia, se pueden introducir cambios consistentes con la historia y con las normas, que encontrarán poca resistencia.

Modelo del cubo de basura

El modelo del cubo de basura se basa en la premisa del puro accidente. Las decisiones no se planean y son incidentales, basadas en múltiples valores difusos. La implementación es incidental y sin planificación. Los resultados se producen por azar, y se pueden repetir los errores. Los jugadores, fundamentalmente, pueden ser asociados que perciben una oportunidad y contribuyen a la anarquía y el oportunismo de la organización. Los resultados dependen de la creatividad de los jugadores. Puesto que no existen objetivos ni criterios para evaluar los resultados, se pueden repetir los errores. También es posible considerar soluciones creativas para los problemas (Franz, 1998).

PENSAMIENTO CRÍTICO

Scriven y Paul (2004) han definido el pensamiento crítico para el National Council for Excellence in Critical Thinking Instruction: «El pensamiento crítico es el proceso intelectualmente disciplinado de conceptualizar, aplicar, analizar, sintetizar y/o evaluar de forma activa y experta la información recogida desde, o generada por, la observación, la experiencia, la reflexión, el razonamiento o la comunicación como una guía para la creencia y la acción. De forma ejemplar, se basa en valores intelectuales universales que trascienden las divisiones materiales del sujeto: claridad, exactitud, precisión, relevancia, prueba fiable, razones convincentes, profundidad, amplitud e imparcialidad».

Los elementos del razonamiento son dimensiones esenciales que proporcionan una lógica general a la razón. Incluyen: el propósito u objetivo; el problema o cuestión central del tema; el punto de vista o marco de referencia; la dimensión empírica; la dimensión conceptual; las asunciones, implicaciones y consecuencias, y las inferencias y conclusiones (cuadro 3-3). El pensamiento crítico contribuye a la calidad de la toma de decisiones y a la solución de problemas.

Propósito u objetivo

Todo razonamiento tiene un propósito u objetivo y requiere claridad, significado, posibilidad de logro y consistencia con el objetivo.

Problema o cuestión central

Todo razonamiento es un intento de prevenir o resolver un problema, encontrar una explicación o responder una pregunta. Para entender una pregunta o resolver un problema debe comprenderse en qué consiste. La pregunta necesita claridad, significado, relevancia y posibilidad de respuesta.

Cuadro 3-3 Elementos de evaluación crítica y razonamiento

- Finalidad u objetivo
- Problema central o cuestión planteada
- Punto de vista o marco de referencia
- Dimensión empírica
- Dimensión conceptual
- Suposiciones
- Implicaciones y consecuencias
- Inferencias y conclusiones

Datos de Paul R: Critical thinking, Santa Rosa, CA, 1993, Foundation of Critical Thinking.

Punto de vista o marco de referencia

Todo razonamiento se realiza desde un punto de vista. El razonamiento mejora cuando se buscan múltiples puntos de vista relevantes y cuando estos puntos de vista se articulan con claridad, destacados de forma lógica y equitativa, y aplicados de modo coherente y desapasionado.

Dimensión empírica

Un razonamiento es tan válido como la prueba en la que se basa. Esta prueba debe ser clara, relevante, precisa, adecuada, obtenida y comunicada de forma equilibrada y aplicada de modo coherente.

Dimensión conceptual

Un razonamiento es tan relevante, claro y profundo como los conceptos que lo forman. Dichos conceptos deben ser claros, neutros y relevantes.

Suposiciones

Todo razonamiento se basa en suposiciones o exposiciones aceptadas sin demostración. El razonamiento será tan sólido como las suposiciones en las que se basa. Las suposiciones deben ser claras, consistentes y justificables.

Implicaciones y consecuencias

Todo razonamiento tiene implicaciones, consecuencias y dirección. La comprensión de las implicaciones y las consecuencias es importante para razonar sobre una decisión o un tema. Se deben considerar la calidad, el carácter completo, la precisión, la realidad y el significado de las implicaciones expuestas.

Deducciones y conclusiones

Todo razonamiento tiene deducciones mediante las que se extraen conclusiones y se proporciona significado a los datos. La solidez del razonamiento depende de las deducciones y las conclusiones a las que lleva. Las deducciones deben ser claras y justificables. Las conclusiones deben ser consistentes, profundas y razonables (Paul, 1993; Paul y Elder, 2005).

Pensamiento crítico para el proceso de enfermería

Las capacidades de pensamiento crítico utilizadas en la fase de valoración del proceso de enfermería incluyen: observación, distinción de los datos pertinentes e importantes respecto a otros datos, y validación, organización y categorización de los datos. Para establecer el diagnóstico se deben encontrar patrones y relaciones, hacer deducciones y exponer el problema mientras se suspende el juicio. Para planear el cuidado se generaliza mediante transferencia del conocimiento desde una situación hasta otra, se desarrollan criterios evaluativos y se establecen hipótesis. Durante la aplicación del plan de asistencia se aplica el conocimiento y se ponen a prueba las hipótesis. Para evaluar los resultados se realizan evaluaciones basadas en criterios con el fin de decidir si las hipótesis eran correctas (Alfaro-Lefevre, 2003; Huber, 2006; Sullivan y Decker, 2005).

TOMA DE DECISIONES EN GRUPO

Factores del grupo

Dentro de una organización es inusual que un individuo complete él solo el proceso de toma de decisiones. Incluso cuando un individuo toma la decisión, otros participarán probablemente en la aplicación. El compromiso con la decisión es importante para su aplicación, y puede aumentarse mediante la participación en el proceso de toma de decisiones. Conviene tener en cuenta que la participación del grupo en la toma de decisiones siempre conlleva tanto inconvenientes como ventajas (Huber, 2006; McConnel, 2006; Roussel, Swansburg y Swansburg, 2006; Sullivan y Decker, 2005) (cuadro 3-4).

Cuadro 3-4 Toma de decisiones en grupo

VENTAJAS

Experiencia más amplia
Rango más amplio de conocimiento
Posibilidad de recogida de datos más completa
Aumenta la expresión de las opiniones propias
Permite el intento de persuadir a otros
Aumenta la autoexpresión
Puede aumentar la innovación
Practica el desarrollo del pensamiento crítico
La discusión ayuda a diferenciar entre lo ideal y lo real
Hace posible el consenso
Aumenta el compromiso con la aplicación
Oportunidad de resultados de alta calidad

INCONVENIENTES

Consume tiempo
Presiones sociales
Deseo de aceptación por el grupo
Intentos de parecer superior
Presiones jerárquicas para aceptar los deseos del director
La situación formal puede inhibir la interacción
Empareja las capacidades con el grado de participación
Niveles variables de competencia
Niveles variables de experiencia
Puede descartar la minoría
Interés por ganar
La solución aceptable puede mantener la situación actual

Ventajas

Gracias a su experiencia más extensa, los grupos cuentan con un rango más amplio de conocimientos en los que basarse que un solo individuo, pueden elaborar una colección de datos más completa y pueden generar más soluciones factibles. La participación permite que una persona exponga sus opiniones e intente convencer a las demás, con lo que aumentan la capacidad de expresión, la innovación y el desarrollo. La discusión contribuye a diferenciar entre el ideal y lo real, y hace posible el consenso. Las personas estarán más predispuestas a participar en la aplicación si han tenido la oportunidad de compartir el proceso de toma de decisiones. Las decisiones en grupo requieren tiempo y son costosas. Sin embargo, si los miembros del grupo tienen conocimientos diversos, el grupo puede tardar menos tiempo en tomar una decisión que un individuo obligado a contactar con varias personas individualmente, recoger información y analizarla. A largo plazo, puede resultar más caro que un directivo con sueldo alto tomé la decisión o tenga que superar la resistencia al cambio debida a la falta de participación. La práctica puede ayudar al desarrollo de capacidades críticas a través del pensamiento en voz alta; el pensamiento fuera del marco; el interrogatorio; el planteamiento de temas éticos, económicos, sociales y políticos; la búsqueda de otras personas con ideas creativas, y la discusión que conduce a resultados de alta calidad.

Inconvenientes

Las discusiones en grupo requieren tiempo y pueden conducir a presiones sociales. El personal puede estar influenciado por el deseo de aceptación por el grupo o por un intento de agradar al director. Las presiones jerárquicas pueden reducir la participación de los subordinados para cumplir los deseos del director. Es probable que la situación formal inhiba la interacción aunque el supervisor tenga menos experiencia que el personal. Si el supervisor es competente, aumenta la probabilidad de que posea confianza en sí mismo y permita la interacción. No siempre es fácil determinar la competencia de otro y no siempre se puede esperar que el nivel de pericia sea parejo al grado de participación.

Los participantes en el grupo cambian, y también cambian los problemas. Una minoría puede conseguir que uno o pocos individuos dominen el grupo. Los miembros se pueden interesar más en ganar una discusión que en encontrar la mejor alternativa. La elección de la solución más aceptable puede producir consenso, que no es necesariamente la alternativa óptima y que puede servir simplemente para facilitar soluciones de equilibrio.

Aspectos del comité/grupo de trabajo

Los comités son una forma de tomar decisiones en grupo. Para resultar más efectivos, los comités y los grupos de trabajo deben estar formados por miembros que tengan un fondo educacional apropiado y cuenten con una variedad de experiencias laborales. Los miembros deben estar interesados en la tarea, y su número debe ser suficiente para permitir el buen funcionamiento del grupo. Deben estar claros los objetivos y los fines. Se deben identificar las responsabilidades y las tareas, y las asignaciones deben ser claras, con un plazo definido para desempeñar la misión. Los presidentes eficaces utilizan programas y las actas de las reuniones son útiles.

El comité es un grupo de personas elegidas para tratar un tema particular o problemas recurrentes a lo largo del tiempo. El grupo de trabajo tiene una asignación limitada en el tiempo. La autoridad delegada en los comités y los grupos de trabajo varía ampliamente. El comité puede tener responsabilidades de consejo, información, coordinación o toma de decisiones. Un comité de personal desempeña simplemente una función consultiva. Un comité de línea es un grupo ejecutivo responsable de tomar decisiones que afectan a los subordinados. Los comités formales forman parte de la estructura de la organización y tienen autoridad y deberes específicos. Los comités informales no tienen autoridad delegada y su finalidad primaria es la discusión. Los comités formales tienden a ser permanentes; los informales son, con mayor frecuencia, temporales. Los comités suelen resultar más útiles cuando están nombrados para un fin específico. Un comité nombrado para recoger datos, analizarlos y hacer recomendaciones se conoce como un comité *ad hoc*. Los grupos de trabajo tienen asignada una tarea específica y se deshacen una vez cumplida su misión. La toma de decisiones por comités conlleva ventajas e inconvenientes (Huber, 2006; Marquis y Huston, 2006; Roussel, Swansburg y Swansburg, 2006; Sulliban y Decker, 2005).

Ventajas

Aunque la responsabilidad última de una decisión corresponde al administrador superior, esta carga puede ser compartida mediante el uso de comités y consejos de gobierno. El juicio y la deliberación en grupo pueden ser ventajosos para la toma de decisiones. Los problemas complejos se pueden convertir en más asequibles cuando participan jefes de departamento, especialistas y personal asociado. Al compartir el proceso de toma de decisiones, aumenta la comprensión de la situación por parte de los jefes de departamento y otros directivos, y su compromiso con la decisión. La mayoría de las decisiones basadas en el consenso después de la deliberación son ampliamente satisfactorias. La unanimidad de las decisiones del comité puede aumentar el soporte y la confianza de los subordinados. Los miembros del comité pueden emplear el pensamiento crítico, la toma de decisiones creativas y los instrumentos relacionados para llegar a decisiones morales y éticas.

Inconvenientes

Aunque los comités pueden compartir la responsabilidad del administrador superior en la toma de decisiones, se necesita más capacidad de liderazgo para dirigir la organización de esta forma. Las decisiones de los miembros del comité pueden hacer que el director parezca una figura decorativa y disminuir su prestigio en la comunidad. De hecho las decisiones del comité pueden controlar a un administrador débil. El director puede usar los comités para evitar responsabilidades o retrasar las decisiones. El comité puede tener una responsabilidad fija, pero es el grupo, en vez de un individuo, el considerado responsable, puesto que resulta difícil identificar al causante de una mala decisión del comité. La decisión del comité es un proceso lento, laborioso y, en consecuencia, costoso. La presión para obtener la unanimidad puede desanimar la participación de los miembros más agresivos y creativos. El consenso a través del compromiso puede disminuir la calidad de la decisión. La indecisión puede conducir a soluciones de compromiso sin tomar ninguna medida, y puede contribuir a la tiranía de la minoría formada por los miembros más fuertes.

Funcionamiento del comité

«El objetivo de un comité no es que todos sus miembros piensen lo mismo sino que piensen juntos».
Ann Tomey

A pesar de los inconvenientes obvios y los malos usos de los comités, existe un interés progresivo por la participación en grupo. Las decisiones de los comités son particularmente útiles para la formulación de políticas y de planificación. Así pues, el director debe considerar el modo de aumentar al máximo la utilización de comités. Para conseguir el consenso, el presidente del comité debe escuchar a todos los miembros, utilizar las ideas e incluir a los individuos en el equipo, lo que favorece su participación en el pensamiento crítico, el pensamiento creativo y la crítica realista de las ideas.

La definición del ámbito y la autoridad del comité contribuyen a que los miembros sepan cuáles son sus responsabilidades. Los miembros deben saber si, simplemente, van a discutir un tema, proporcionar ideas al director, hacer recomendaciones o ser responsables de la decisión. De esta forma, existe menos probabilidad de que los miembros del comité desperdicien su tiempo ocupándose de temas situados fuera del ámbito de su responsabilidad. Además, el conocimiento de los límites impuestos permite a los miembros del comité evaluar su trabajo. Puede ser aconsejable revisar periódicamente los comités existentes, disolver los que ya no sean necesarios, unificar las responsabilidades duplicadas y crear otros nuevos si hay necesidad de ello.

El tamaño del comité es un aspecto importante. Debe ser suficientemente grande para facilitar la deliberación y contar con miembros dotados de los conocimientos y la experiencia necesarios. Si el comité es demasiado grande, sin embargo, aumentará la indecisión y la ineficacia. El número efectivo puede oscilar entre 5 y 15 miembros. Cinco se considera la cifra ideal si los miembros cuentan con conocimientos y capacidades adecuados. Cuanto más grande es el grupo, más tiempo tardan los miembros en participar y en alcanzar el consenso. Contar con miembros apropiados tiene una importancia crucial para el funcionamiento efectivo del comité. Los miembros deben disponer de los conocimientos y la capacidad necesarios, tener autoridad, ser adecuadamente representativos y tener capacidad para trabajar bien dentro del grupo.

Un buen presidente puede aumentar la efectividad del comité. El presidente puede facilitar el trabajo del comité mediante la preparación de agendas (orden del día), la circulación de informes antes de la reunión, poner a disposición de los miembros los resultados de la investigación, la recogida de los hechos necesarios para la reunión, la decisión de las propuestas de acción y la realización de la reunión con eficiencia. La entrega del orden del día a los miembros con suficiente antelación antes de la reunión permitirá que los componentes del comité sepan de qué se va a tratar y acudan a la reunión preparados para hablar del tema. Se debe dar a los miembros la oportunidad de añadir puntos a la agenda al comienzo de la reunión. La circulación de informes y otras informaciones antes de la reunión ayuda a evitar la pérdida de tiempo mientras los miembros revisan los estudios o piensan en voz alta. De este modo, disminuye la probabilidad de que la decisión sea influenciada, de que la reunión se limite a aceptar un informe o de que la decisión se retrase hasta que todos los miembros hayan tenido más tiempo para estudiar la proposición.

El presidente del comité debe mantener la discusión dentro del tema y contribuir a unificar la deliberación. De esta manera, en vez de recurrir al compromiso, los miembros pueden desarrollar puntos de vista diferente a los conceptos preconcebidos con los que llegaron a la reunión. El presidente no debe forzar a los miembros a adoptar una posición hasta que el tema haya sido considerado por completo. Los miembros que adoptan una posición prematura pueden sentirse obligados a defenderla para ganar el debate y no para mejorar la calidad de la decisión. El presidente puede animar a cada miembro para que haga una evaluación crítica y considere las consecuencias de la acción. Se puede invitar a expertos externos o se puede seleccionar un grupo de trabajo para que estudie el tema e informe al comité. Puede resultar útil una reunión de seguimiento después de haber alcanzado un consenso, para considerar otras opciones.

Los comités permiten la participación simultánea de sus miembros; sin embargo las personas pueden salir de la reunión con interpretaciones diferentes de lo que ha sucedido. En consecuencia, es aconsejable que un secretario redacte las actas de la reunión y que el presidente haga circular el borrador para modificación antes de que las actas sean aprobadas por el comité. Debe existir un procedimiento para archivar una copia de las actas y de los materiales relevantes con fines de consulta futura. El presidente también debe seguir las decisiones tomadas e informar de los resultados al comité. ¿Se puso en práctica la recomendación? En caso afirmativo, ¿cuáles fueron los resultados? Si no se puso en práctica, ¿por qué no se hizo? (Swansburg y Swansburg, 2002; Young y Cooke, 2002).

Construcción de consenso frente al pensamiento de grupo

La construcción de consenso es una solución de problemas en colaboración, que se obtiene mediante la reunión de personas, la identificación de temas y alternativas, la escucha de las ideas de cada persona, la consideración realista de los aspectos positivos y negativos de cada idea, el uso del pensamiento crítico y la resolución de conflictos. El consenso se alcanza cuando todas las personas aceptan la decisión, aunque quizá no sea la mejor elección para cada una. Se tarda tiempo en construir el consenso.

Por otra parte, el pensamiento de grupo busca soluciones rápidas con poco pensamiento crítico y escasa aportación de los miembros del grupo. Las personas se pueden sentir invulnerables, ignorar la retroalimentación negativa, considerar las opiniones diferentes como mal informadas y usar la presión de colegas para suprimir a los escépticos. Los miembros que disienten, censuran o permanecen en silencio no están representados en lo que pretende ser una decisión unánime. Las personas se conforman en vez de cuestionar las ideas, y se puede llegar a decisiones deficientes.

Existen formas de prevenir el pensamiento de grupo. El director no debe exponer su opinión, cada miembro del comité debe ser un evaluador crítico y se debe asignar a una persona el papel de abogado del diablo; varios grupos pequeños pueden trabajar sobre el mismo problema al mismo tiempo y después compartir sus recomendaciones; se puede invitar a consultores y cada miembro del comité puede discutir los temas con colegas de su confianza fuera del comité. El comité debe intentar llegar a un consenso a través de la solución de problemas y el pensamiento creativo (McConnell, 2006; Roussel, Swansburg y Swansburg, 2006; Swansburg y Swansburg, 2002).

TOMA DE DECISIONES CREATIVA

El proceso creativo

Los pasos del proceso creativo son similares a los del proceso de resolución del problema, pero el énfasis es diferente (cuadro 3-5). La toma de decisiones resalta la elección de una solución, mientras que el proceso creativo destaca la novedad y el carácter único de la solución. La creatividad es una cualidad latente activada cuando una persona está motivada por la necesidad de autoexpresión o por la estimulación de un problema. Así pues, la primera fase del proceso creativo consiste en *sentir la necesidad*. De modo similar, cuando la persona que toma las decisiones se enfrenta con un problema comienza a buscar una solución.

La segunda fase de la solución creativa de problemas es una fase de trabajo conocida como *preparación*, de la que emergen ideas creativas. La innovación depende, en parte, del número de opciones consideradas. Al explorar las relaciones entre las posibles soluciones pueden identificarse soluciones adicionales. Muchas decisiones se toman después de una preparación escueta y, por tanto, son soluciones comunes. El análisis superficial de información obvia no facilita la respuesta creativa. Resulta útil el uso extenso de la bibliografía para la recogida de datos; la persona creativa puede tomar notas de las lecturas, transformarlas en archivos con la adición de otras ideas, revisar este material y combinar los aspectos más apropiados de soluciones antiguas para obtener respuestas nuevas.

Cuadro 3-5 Proceso de toma de decisiones creativas

Siente la necesidad
Preparación
Incubación
Iluminación
Verificación

La tercera fase se conoce como *incubación,* y es un período destinado a ponderar la situación. La repetición de los mismos pensamientos sin ideas ni interpretaciones nuevas es un signo de cansancio e indica que ha llegado el momento de comenzar el período de incubación. El cambio del centro de atención proporciona un descanso necesario, y la mente inconsciente todavía continúa examinando el problema. Se debe destinar un tiempo a reexaminar la situación y revisar los datos recogidos durante la fase de preparación.

La *iluminación* es el descubrimiento de una solución, y representa el cuarto paso. Puede llegar a la mente en medio de la noche o durante la realización de otra tarea. Se recomienda escribir la idea para conservar los detalles. Es útil disponer en todo momento (incluso a la cabecera de la cama) de papel y lápiz.

Es raro que una iluminación esté ya preparada para su aplicación. La *verificación,* la fase quinta y final de la toma de decisiones creativa, es el período de experimentación durante el cual se mejora la idea a través de alguna modificación y perfeccionamiento. Se deben sopesar las ventajas y los inconvenientes de cada alternativa; es necesario evaluar los recursos y las limitaciones, como personal, economía, instalaciones y equipo; y se deben considerar los posibles problemas técnicos y humanos. Algunas decisiones no llegan a aplicarse debido a que no se anticiparon ni resolvieron los posibles problemas. Por desgracia, una alternativa en otro caso útil puede ser rechazada a causa de una desventaja que se hubiese podido superar con facilidad. Al comparar las ventajas y los inconvenientes de las opciones, el director y/o el grupo pueden elegir la alternativa más deseable (Huber, 2006; McConnell, 2006; Roussel, Swansburg y Swansburg, 2006; Sullivan y Decker, 2005).

Potenciar la creatividad

Es conocido que el mecanismo pensante del cerebro humano tiene dos lados. El lado derecho es intuitivo y conceptual, y se utiliza para el pensamiento creativo desinhibido. El lado izquierdo es analítico y secuencial. Si utilizamos la analogía de la conducción de un automóvil, el lado derecho del cerebro es un semáforo en verde que se mantiene encendido hasta que el individuo genera una multiplicidad de ideas. El lado izquierdo es un semáforo en rojo que obliga a parar y preguntarse si el resultado vale la pena. El lado izquierdo crítico analiza y evalúa las ideas creativas generadas por el lado derecho del cerebro. Es necesario utilizar ambos lados. Habitualmente estamos acostumbrados a emplear el lado izquierdo, pero el lado derecho puede ser estimulado. Para potenciar la creatividad, consideramos la forma de adaptar, combinar, eliminar, reordenar, invertir o sustituir ideas o dedicar algunas de ellas a otros usos (Josephson, 2007) (cuadro 3-6).

Cuadro 3-6 Técnicas de pensamiento creativo

PENSAMIENTO DIVERGENTE

- Meditación
- Lluvia de ideas
- Lluvia de ideas inversa
- Lluvia de ideas por escrito
- Técnica del libro de notas colectivo
- Técnica de la escalera
- Escalera de abstracción
- Asociación forzada
- Recorrido visual/confirmación visual
- Laboratorio de ideas
- Técnica Delphi

PENSAMIENTO CONVERGENTE

- Listas
- Dibujos
- Secuenciación
  - Ordenamiento
  - Escala continua
  - Serie de cadena de eventos
  - Ciclo
  - Puente de instantáneas
  - Resumen del problema/solución
- Comparación/contraste
  - Diagrama de Venn
  - Conocer, qué conocer, aprender, cómo aprender (KWLH)
- Matriz morfológica
- Deberes/deseos
- Resaltar
- Corto, medio, largo (CML) plazo
- Sinéctica
- Visualización
- Identificación visual de relaciones
- Previsión de escenarios futuros alternativos
- Lista de autointerrogación
- Modelado
- Matriz de evaluación
- Ventajas, limitaciones, cualidades únicas, superar limitaciones (VLCS)
- Análisis de comparaciones por parejas

Pensamiento divergente

«La mente es como un paracaídas.
Sólo funciona cuando está abierta».
Anónimo

El pensamiento divergente es espontáneo, con flujo libre, de pensamiento desorganizado aleatorio. El objetivo es generar muchas ideas diferentes con rapidez. Descompone un tema en componentes para aumentar su percepción. La visión propia del problema se expande, debido a que el problema es considerado de diferentes formas (Treffinger, Isaksen y Stead-Dorval, 2006).

Seis sombreros pensantes

La técnica de los seis sombreros pensantes facilita examinar las decisiones desde varias perspectivas y fuerza a las personas a salir de sus estilos de pensamiento habituales para obtener una visión de 360 grados de la situación. «Muchas personas con éxito piensan desde un punto de vista positivo muy racional. Ésta es parte de la razón de su éxito. Muchas veces, sin embargo, olvidan examinar el problema desde un punto de vista emocional, intuitivo, creativo o pesimista. Esto puede significar que subestiman la resistencia a los planes, no dan saltos creativos y no hacen planes de contingencia esenciales. De modo similar, los pesimistas pueden ser excesivamente defensivos y las personas más emocionales pueden no examinar las decisiones de forma calmada y racional» (Labelle, 2005).

Los seis sombreros son cada uno de un color: blanco, rojo, negro, amarillo, verde y azul. El sombrero blanco sirve para analizar tendencias pasadas, buscar la información disponible y considerar lo que se puede aprender de ella, examinar los vacíos y llenarlos o tenerlos en cuenta, e intentar extrapolar a partir de los datos históricos. El sombrero rojo se utiliza para la intuición, las reacciones viscerales y las emociones; para imaginarse cómo podrían reaccionar emocionalmente otras personas que no conocen nuestro razonamiento. El sombrero negro sirve para usar el pesimismo, juzgar, buscar los puntos desfavorables y ser precavido y mantenerse a la defensiva. Facilita el hallazgo de defectos, lo que permite a las personas eliminarlos, alterarlos o preparar planes de contingencia. El sombrero amarillo se destina al pensamiento positivo optimista, que identifica los beneficios y los valores de la decisión y motiva a las personas cuando tienen que esforzarse. El sombrero verde favorece un flujo libre de pensamiento creativo que puede generar numerosas alternativas. El sombrero azul lo utiliza el facilitador de la reunión para controlar el proceso y dirigir a las personas hacia sombreros diferentes que permitan continuar el proceso.

Meditación

El estado óptimo para el rendimiento máximo de los atletas es la concentración relajada, lo que se conoce como «jugar suelto». La meditación puede generar un estado más enfocado de la atención relajada. Muchas veces se identifica como un componente de las religiones orientales, y es una práctica de enfoque mental. Conlleva contemplación. Se recomiendan diferentes posiciones físicas para la meditación. La más famosa es la postura con las piernas cruzadas. El ritual conlleva la liberación de la mente de todos los pensamientos, el enfoque de la mente en un objeto único, la apertura de la mente y realizar un análisis razonado de los nuevos pensamientos. Se centra en el desarrollo personal. Los objetivos de la meditación pueden oscilar desde la potenciación espiritual hasta la transformación de las actitudes pasando por una mejoría de la salud. Ayuda a integrar mente, cuerpo y espíritu. La meditación es un método de reducción del estrés que contribuye a la perspicacia y crea una atención más flexible, aumenta la percepción de la situación y se centra objetivamente en situaciones emocionales y moralmente difíciles. Puede preparar a la persona para el pensamiento divergente y convergente.

Lluvia de ideas

La lluvia de ideas o *brainstorming* crea una lista de ideas de forma desestructurada. Se puede enviar una descripción de la tarea a los participantes antes de la sesión de lluvia de ideas, de modo que los participantes puedan pensar en su aportación. Es apropiado comenzar la sesión de lluvia de ideas con la aclaración de la tarea verbalmente y por escrito, de forma que los participantes puedan tenerla presente con facilidad. Se deben aclarar las pautas para la generación de opciones. Los participantes deben posponer el juicio; generar el mayor número de ideas posibles y, después, tratar de identificar unas cuantas más; buscar formas de combinarlas, separarlas, reordenarlas, etc.; y centrarse en la calidad de las decisiones. Las ideas pueden apuntarse en una pizarra, un bloc o notas adhesivas. El uso de notas adhesivas puede acelerar el proceso al permitir que los participantes escriban sus propias ideas en las notas y alguien se encargue de recogerlas, en lugar de que una persona deba apuntar todas las ideas. Las notas son más fáciles de mover, juntar, separar y reordenar.

Bajo circunstancias favorables un grupo de trabajo conjuntamente, puede identificar más ideas que un individuo o que el mismo grupo trabajando por separado. La lluvia de ideas es una técnica que pueden usar los directores para crear un flujo libre de ideas. El director debe animar a los miembros del grupo para que aporten un gran número de ideas sin temor a las críticas o al ridículo. Este método puede mejorar la calidad de las ideas ofrecidas e introducir nuevas combinaciones mediante la reestructuración, la inversión, la sustitución y otras modificaciones.

La lluvia de ideas funciona mejor con problemas específicos y simples. Los problemas complejos se pueden dividir en partes para tratarlos por separado. Si el problema es demasiado complejo, la discusión puede perder el centro de atención y consumir mucho tiempo. La lluvia de ideas es más útil cuando los miembros del grupo conocen por lo menos una parte del problema. Aunque la sesión no produzca una solución viable, su estímulo puede continuar después de la reunión y hacer que los empleados adopten otra orientación en sus actividades habituales.

La creatividad se fomenta mejor en una atmósfera permisiva en la que exista respeto mutuo y el grupo se sienta estimulado para expresar sus puntos de vista y sus ideas aunque discrepen de la política y las prácticas actuales. El intercambio libre de ideas con adaptaciones y modificaciones favorece la producción de ideas creativas. Ésta es una forma de pensar diferente que, al parecer, genera el mayor número de ideas cuando las personas buscan lo que se puede usar de las ideas «descabelladas» en vez de criticarlas debido a que no funcionan. El *piggybacking* utiliza una idea para estimular otras ideas, y es la clave para una buena sesión de lluvia de ideas (Treffinger, Isaksen y Stead-Dorval, 2006).

Lluvia de ideas inversa

La lluvia de ideas inversa o negativa puede convertir el negativismo en una solución creativa de problemas. Se comienza con la identificación del problema. Después se invierte el problema preguntando qué lo causa en vez de cómo prevenirlo. Por ejemplo, «¿Qué causa la moral baja del personal?» en lugar de «¿Cómo podemos mejorar la moral del personal?». Una vez generada la lista, se transforman estas ideas en soluciones para resolver el problema original mediante más lluvia de ideas. Después de generar la lista, se evalúan las sugerencias.

Lluvia de ideas escrita

En este caso, se estimula la asociación libre de ideas y su registro sin interacción verbal. Se identifica un problema. Se proporciona a los participantes una hoja de papel en blanco y se les pide que escriban por lo menos cuatro ideas, sugerencias, soluciones, etc. A continuación, se pasa el papel a otra persona. El papel se puede pasar sistemáticamente hacia la derecha o hacia la izquierda o ponerlo en el centro de la mesa para que lo coja quien quiera. La lectura de las ideas de otros estimula más ideas, que se añaden a la página. El proceso continúa hasta que las hojas están llenas, se agota el tiempo establecido o a nadie se le ocurre nada más que escribir. Existen variaciones, como escribir en notas adhesivas o tarjetas pequeñas y ponerlas en un lugar central como una mesa o un tablero de anuncios (Treffinger, Isaksen y Stead-Dorval, 2006).

Técnica del cuaderno colectivo

Las personas pueden llevar un diario de ideas o un bloc de ideas pequeño y portátil. Se puede colocar un cartel con dibujos y listas de ideas en una localización central para que puedan verlo las personas, y se permite que los participantes añadan ideas alternativas que formen parte de la discusión. Se identifica un problema en un grupo y se instruye a los participantes para que apunten pensamientos e ideas sobre el problema durante un período de tiempo específico. Los participantes entregan el libro de notas a otras personas, que lo leen, examinan las tendencias y sintetizan el contenido. Los participantes se reúnen después, analizan los resultados y hacen recomendaciones para resolver el problema (Mycoted, 2006).

Técnica de la escalera de mano

Esta técnica estructura la participación de los miembros del grupo para asegurar que cada uno de ellos contribuye al proceso de la toma de decisiones. Inicialmente, dos miembros del grupo intentan resolver un problema; después se une un tercer miembro y presenta una solución preliminar al problema. Esta última presentación es discutida por las tres personas. El proceso se repite conforme se añaden miembros al grupo.

Se informa a cada miembro de la tarea del grupo, y se le da tiempo para pensar antes de que haga su presentación. La nueva persona presenta soluciones preliminares hasta que el grupo llega a una decisión final. Existe una discusión después de cada aportación sucesiva. La decisión final se retrasa hasta que todos los miembros del grupo han hecho su aportación y se encuentran disponibles para participar en la decisión final (Treffinger, Isaksen y Stead-Dorval, 2006).

Escalera de abstracción

La escalera de abstracción ayuda a los participantes a explorar la tarea de una forma más amplia, restringida o con niveles variables de abstracción. Favorece la conversión de opciones abstractas en otras más concretas, centradas y específicas, y convierte las opciones estrechas específicas en más amplias y más abstractas. La discusión de los conceptos, seguida de su definición y, después, de ejemplos concretos, progresa desde lo abstracto hasta lo concreto. Por ejemplo, una discusión amplia de la participación del personal se estrecha hasta una discusión de los comités y, de forma más específica, hasta una discusión del comité de personal. En este caso, se pasa desde lo abstracto hasta lo más concreto. Después se puede considerar el nivel apropiado de abstracción. La pregunta «por qué» contribuye a ampliar una idea, mientras que la pregunta «cómo» ayuda a convertirla en más específica. Se pueden utilizar notas adhesivas para acelerar la generación de ideas. Si no se generan muchas ideas, el facilitador puede preguntar: «¿Qué está impidiendo que realicen ustedes esta tarea?» (Treffinger, Isaksen y Stead-Dorval, 2006).

Asociación forzada o adaptación

Se identifica la situación que requiere mejoría. Los participantes utilizan la asociación libre para generar una lista de palabras relacionadas con la situación, y después se genera y se anota otra lista de palabras asociadas. Los participantes examinan la relación entre la lista original y la lista asociada. Las listas se analizan con sentido crítico con el fin de elegir las palabras que pueden ser útiles para resolver la situación que requiere mejoría. Se puede pedir a las personas que fuercen una relación entre un ítem aleatorio y la tarea examinada (Straker, 2007).

Recorrido visual/confrontación visual

El recorrido visual es bueno para relajarse y generar opciones originales e inusuales. Los participantes establecen nuevas conexiones mediante un viaje mental hacia fuera de una tarea y después otra vez hacia la tarea original. Se elige una palabra para crear una imagen y después estimular las conexiones de vuelta a la tarea, o los participantes realizan un viaje físico con el fin de encontrar algo tangible para estimular las imágenes. Los participantes pueden dibujar figuras en lugar de usar palabras escritas. Por ejemplo, la playa puede estimular a las personas a pensar en el sol, el cielo azul, el calor y los buenos sentimientos. Se pueden establecer conexiones difusas, como imaginar un ambiente de trabajo cálido y soleado, con buenos sentimientos. Después, se establecen conexiones más concretas para encontrar nuevas opciones (Treffinger, Isaksen y Stead-Dorval, 2006).

Laboratorios de ideas

Se reúnen entre cinco y ocho personas en un lugar exótico o diferente para estimular la innovación. Se favorece una atmósfera relajada para estimular las ideas divergentes e inusuales. Se expone con claridad el problema o el objetivo. Los laboratorios de ideas tienen utilidad particular para proyecciones futuras (Wenger, 2004).

Técnica Delphi

La técnica Delphi permite a los miembros dispersos en un área geográfica participar en la toma de decisiones sin reunirse cara a cara. Se identifica un problema y se pide a los miembros que sugieran posibles soluciones mediante el uso de un cuestionario. Los miembros devuelven el primer cuestionario de forma anónima y los resultados se recogen centralmente. Se envía a cada miembro una copia de los resultados; después de revisarlos se pide a los miembros que hagan nuevas sugerencias. En los casos típicos, la revisión de los resultados del primer cuestionario genera nuevas soluciones o estimula cambios en las posiciones originales. El proceso continúa hasta que se alcanza un consenso. Después de la segunda ronda suelen producirse pocos cambios.

La técnica Delphi aísla a los miembros del grupo de las influencias entre unos y otros, y no requiere presencia física, por lo que es especialmente apropiada para grupos diseminados. Sin embargo, consumen mucho tiempo y no genera tantas alternativas como las otras técnicas (Polit y Beck, 2007).

Pensamiento convergente

Después de emplear el pensamiento divergente para generar muchas ideas, es necesario organizar y estructurar las ideas mediante el uso del pensamiento convergente para seleccionar la mejor solución. El problema se divide en porciones cada vez menores para encontrar una perspectiva más manejable. El grupo considera lo más importante, la esencia, y si existen hilos argumentales, grupos, asociaciones o patrones (Treffinger, Isaksen y Stead-Dorval, 2006).

Listas

El método de listados se usa para describir criterios, clasificarlos, priorizarlos, eliminar algunos aspectos y añadir otros. Una lista de atributos anota características. A continuación, se reestructuran en posibles combinaciones de ideas. La técnica de SCAMPER enumera verbos capaces de generar ideas. SCAMPER es un acrónimo de sustituir, combinar, adaptar, modificar-ampliar-minimizar, buscar otros usos, eliminar y redistribuir o invertir (Infinite Innovations Ltd, 2006).

Pueden utilizarse dibujos para evocar y registrar conceptos creativos. La conciencia intuitiva se comunica con mayor facilidad mediante símbolos e impresiones que a través de palabras.

La clasificación es una organización gráfica secuencial. Los ítems se pueden clasificar por orden de jerarquía, gradación, rango, serie, sucesión, etc. (fig. 3-1, A).

Se puede utilizar una escala continua cuando los ítems tienen una posición relativa. El orden puede ser de más importante a menos importante, de más joven a más viejo, de menos éxito a más éxito o de eventos históricos cronológicos (fig. 3-1, B).

La secuenciación en una serie de eventos puede mostrar los pasos de un procedimiento lineal o las fases de algo (fig. 3-1, C).

El ciclo muestra cómo se repite una serie una y otra vez. Es necesario identificar los eventos fundamentales y considerar cómo se relacionan unos con otros y cómo se refuerzan unos a otros (fig. 3-1, D).

La secuenciación de instantáneas enlazadas muestra los cambios a lo largo del tiempo. Revela la secuencia de métodos, puede ilustrar procesos complejos y puede indicar la relación de causa a efecto (fig. 3-1, E).

La secuenciación del perfil de problema/solución ilustra quién, qué, dónde, cuándo, por qué y cómo se realizó el proceso de solución del problema y proyecta las soluciones y los resultados (WriteDesign, 2007a) (fig. 3-1, F).

La comparación y el contraste se pueden realizar con el diagrama de Venn, que utiliza dos círculos superpuestos. Las características de dos cosas, como ideas, personas, lugares, etc., se ponen en los círculos derecho e izquierdo, con las características comunes en la sección en que se sobreponen (fig. 3-1, G). También se puede emplear una matriz de comparación/contraste. Los nombres de las dos cosas comparadas y contrastadas se ponen en las columnas, y las filas se marcan con los atributos. Después, se consideran los atributos similares y diferentes en las dos columnas (WriteDesign, 2007b) (fig. 3-1, H).

También puede utilizarse una cuadrícula KWLH (del inglés Know, Want to Learn, Learned, How Can We Learn) para identificar lo que se sabe sobre la situación, lo que se desea aprender, lo que se ha aprendido y cómo se puede aprender más. Los encabezamientos se escriben en las columnas y la información se escribe en las filas. (WriteDesign, 2007c) (fig. 3-1, I).

Matriz morfológica

La matriz morfológica ayuda a combinar elementos de varios atributos mediante la creación de un entramado para las opciones nuevas. Cada parámetro se lista como encabezamiento de una columna en la matriz. Para la dieta de un paciente pueden enumerarse como parámetros aperitivo, ensalada, sopa, entrante, verdura, fruta, postre, bebida y pan. Después, se listan ejemplos específicos debajo de cada parámetro. A continuación, se individualizan las comidas del paciente mediante la mezcla de un ítem de cada columna (Treffinger, Isaksen y Stead-Dorval, 2006).

Deberes y deseos

La clasificación en deberes y deseos es una forma de estrechar con rapidez un gran número de alternativas. Haga dos columnas y etiquete una como «deberes» y la otra como «deseos». Los ítems esenciales, indispensables y vitales, se enumeran en deberes. Los ítems deseables y preferibles se enumeran en deseos. Hay que considerar los deberes. La falta de tener en cuenta

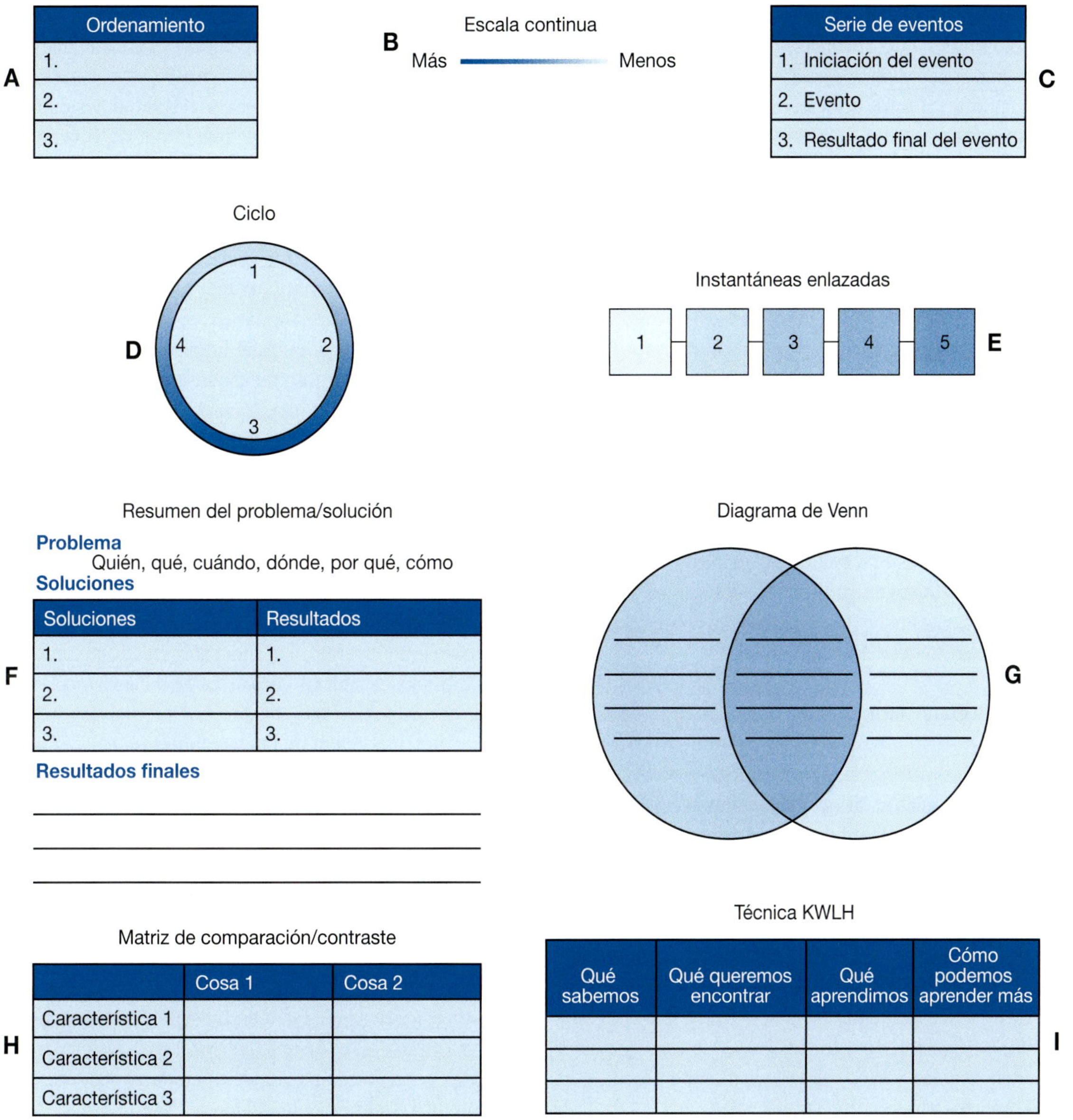

Figura 3-1 • Pensamiento convergente para la toma de decisiones creativas.

un deber perjudica el resultado deseado. Los deseos resultan agradables para pulir y reforzar las acciones, pero no son cruciales para los resultados. Las notas adhesivas proporcionan un instrumento útil para categorizar las opciones (Treffinger, Isaksen y Stead-Dorval, 2006).

Resaltado

El resaltado es un instrumento de enfoque que condensa gran variedad de opciones en temas, con lo que comprime un gran número de opciones en una cantidad más manejable de categorías. Primero se identifican las mejores opciones y se las llama «aciertos».

Esto se puede conseguir mediante el cribado de las opciones en una lista larga o selección de las opciones para más consideración. Se pueden entregar a los participantes puntos adhesivos de colores vivos para representar prioridades diferentes, marcadores de colores o estrellas doradas para la frecuencia de selección, o se pueden dibujar símbolos en función de los ítems enumerados. Cuanto mayor es el número de personas participantes, menos «aciertos» por persona se recomiendan. Cuando existe un número más grande de opciones bajo consideración o más temas, se recomiendan más aciertos por persona. Después, los que relacionan unos con otros se agrupan en temas llamados «puntos calientes». Inicialmente, se pueden usar números para agrupar las opciones relacionadas unas con otras en puntos calientes. El tema se usa para denominar la categoría. Cada punto caliente debe contener un solo tema. No es necesario que todos los «aciertos» se coloquen en puntos calientes. Las notas adhesivas proporcionan un medio eficaz para colocar los aciertos en puntos calientes (Treffinger, Isaksen y Stead-Dorval, 2006).

Corto, mediano, largo

El corto, mediano, largo o CML, es un instrumento de enfoque que se utiliza para determinar el orden en que se deben suministrar las opciones, comparar las alternativas en relación con el tiempo y secuenciar las alternativas dentro de marcos de tiempo. Las opciones deben secuenciarse en primero, segundo y tercer orden para consideración; secuencia de mañana, mediodía y noche; marcos de tiempo a corto plazo, a medio plazo y largo plazo, etc. También se pueden secuenciar alternativas en cada marco de tiempo. Las notas adhesivas pueden facilitar el proceso de secuenciación. Algunas opciones pueden abarcar varios marcos de tiempo (Treffinger, Isaksen y Stead-Dorval, 2006).

Sinéctica

La sinéctica es la reunión de elementos en apariencia irrelevantes. Se identifica un problema y se proporciona un análisis breve. Después se simplifica el problema para aclararlo, y se reinterpreta como una analogía o metáfora. A continuación, el grupo interpreta la analogía. La analogía o la metáfora elegida para representar el problema es considerada en profundidad. Después, se redefine el problema bajo un nuevo punto de vista.

Visualización

La asociación libre puede utilizarse para crear el planteamiento de conseguir un sueño. Primero, se visualizan los resultados deseados, y después, se recuerdan visualmente para identificar un planteamiento nuevo. Imagine lo que le gustaría: un teléfono que le informa de quién le llama antes de contestar; que le muestra con quién está hablando; que no tiene que tocar para responder, y que suena donde esté usted (en la oficina, en casa, en el automóvil, en la playa). Una vez que ha imaginado lo que desea, puede empezar a soñar en cómo hacer realidad su sueño. Esta técnica le permite fingir que ya tiene lo que desea y facilita la concentración en los resultados.

La visualización ayuda a pensar en figuras, a desarrollar la imaginación y a soñar. La meditación permite escuchar al corazón y al yo creativo. El foco contribuye a tener clara la intención. La investigación visual repasando periódicos y fotografías estimula el pensamiento visualmente. La mezcla de imágenes convierte un sueño en una forma tangible. Los juegos de palabras poéticas estimulan el cerebro derecho, las capacidades intuitivas y el pensamiento creativo. La anotación creativa puede incluir dibujo, escritura y verbalización de la visión.

Identificación visual de las relaciones

La identificación visual de las relaciones proporciona un tiempo de reflexión tranquilo para generar opciones. Es especialmente adecuada para el aprendizaje visual. Ayuda comenzar con un ejercicio de relajación, y después se muestra a los participantes unas cuantas fotografías en secuencia. Los participantes registran sus observaciones y reacciones frente a cada imagen en una hoja de trabajo. A continuación, el grupo conecta sus observaciones con la tarea en un esfuerzo para generar ideas originales. El distanciamiento ayuda a los participantes a encontrar una nueva perspectiva de la tarea (Treffinger, Isaksen y Stead-Dorval, 2006).

Previsión de escenarios futuros alternativos

El futuro es, con frecuencia, más una cuestión de elección que de azar. La elección se potencia con la previsión de escenarios posibles (compromiso, menos preferido, más preferido y no probable) y la selección del más deseado. El proceso incluye la evaluación de la situación presente, la identificación de sus puntos fuertes y débiles, el reconocimiento de las fuerzas impulsoras en el medio ambiente, la construcción de posibles escenarios futuros alternativos, la identificación del futuro preferido, el desarrollo de un plan de acción, la aplicación del plan y la evaluación del resultado.

Lista de autointerrogación

Se utilizan preguntas para estimular nuevas perspectivas sobre una situación. Las preguntas ayudan a definir y refinar las situaciones. Contribuyen a obtener información, evaluar opciones, generar nuevas ideas y tomar decisiones. Las preguntas pueden incluir lo siguiente: ¿Es práctico? ¿Es rentable? ¿Es eficiente? ¿Es efectivo? ¿Podemos hacer más? ¿Podemos simplificar? ¿Podemos mejorar la situación?

Modelado

Examine la forma como otros hacen lo que usted desea hacer. Sin embargo, sea precavido: lo que funciona para alguien en algún lugar puede no funcionar para otro aquí. De modo similar, lo que funcionó para alguien en otro tiempo puede no funcionar ahora. Busque lo que se puede usar o adaptar teniendo en cuenta la situación actual y el futuro preferido.

Matriz de evaluación

La matriz de evaluación proporciona un medio para evaluar varias opciones frente a criterios específicos. Los criterios (como coste, tiempo, legalidad, ética, aplicabilidad, riesgo) marcan las columnas en la parte superior de la matriz. Las etiquetas alternativas marcan el lado izquierdo de la matriz. Se usa una escala de calificación como 0 más bajo y 5 más alto, para indicar lo bien que cada alternativa cumple los criterios. Es preferible recorrer cada columna de arriba abajo en vez de cada fila, para comparar mejor al puntuar las opciones. Cada miembro del grupo puede completar una matriz. Se promedian las puntuaciones o se llega a un consenso antes de evaluar y puntuar la alternativa en la matriz primaria. Después, se pueden generar ideas para fortalecer las opciones de forma que la mejor o las mejores opciones sean seleccionadas, aplicadas y evaluadas otra vez (Treffinger, Isaksen y Stead-Dorval, 2006).

Ventajas, limitaciones, cualidades únicas, superar limitaciones (VLCS)

Este instrumento de enfoque ayuda a evaluar las opciones mediante la identificación de puntos fuertes, débiles y cualidades únicas. Tiene utilidad particular cuando las elecciones han sido comprimidas hasta dos o tres, que necesitan mayor desarrollo. En vez de sólo enumerar los puntos fuertes y débiles, se hacen preguntas del tipo «¿Cómo se pueden superar las limitaciones?». Al identificar y planear la forma de superar las limitaciones se generan nuevas soluciones, que son apoyadas en lugar de desechadas. Las cualidades únicas deben conservarse (Treffinger, Isaksen y Stead-Dorval, 2006).

Análisis comparativo por parejas

El análisis comparativo por parejas es un instrumento de enfoque que compara u ordena sistemáticamente varias opciones, unas frente a otras, por parejas para priorizarlas. Esto contribuye a evaluar la importancia de las opciones. En las columnas se marcan las opciones, en la parte superior de la matriz. Las filas se marcan con las mismas opciones hacia abajo, en el lado izquierdo de la matriz. Se toman dos decisiones para cada comparación. En primer lugar, ¿cuál es más importante? Después, ¿cuánto más importante es una opción que la otra cuando se calculan las puntuaciones totales? Las puntuaciones totales ayudan a comprender las prioridades. Digamos que *a* se compara con *b* y *c*, y supera a ambas. La letra *a* se escribe en el cuadro donde convergen *a*, *b* y *c*. Se suma el número de «*a*» en la fila y se obtiene 2. Después se compara *b* con *c*. Supongamos que *b* supera a *c*. Se tiene una «*b*» en esa fila. Si se ordenan *a*, *b* y *c*, *a* es el primero con una puntuación de 2, *b* es el segundo con una puntuación de 1 y *c* es el tercero con una puntuación de 0. Cada miembro del grupo puede hacer su propio análisis por parejas. Después, las opciones pueden marcar las columnas a través de la parte superior de la cuadrícula, y los nombres de los miembros del grupo pueden marcar la fila hacia abajo en el lado izquierdo de la cuadrícula. La puntuación de cada opción se puede anotar en el cuadro donde convergen la opción y el nombre. La suma de las puntuaciones de cada opción se anota en el fondo de cada columna para determinar el consenso del grupo. Se marca con un círculo la puntuación más alta y la más baja de cada opción. Los participantes dan las puntuaciones más altas y más bajas para cada opción, presentan las razones para sus elecciones y responden al razonamiento de las otras personas. Se resumen los resultados de la conversación, y se confirma el concepto del grupo sobre las prioridades. Las puntuaciones altas suelen tener una prioridad mayor (Treffinger, Isaksen y Stead-Dorval, 2006).

Perspectiva de la INVESTIGACIÓN 3-1

Datos de Kramer M, Maguire P, Schmalenberg C et al: *Excellence through evidence: Structures enabling clinical autonomy,* JONA 37(1):41-52, 2007.

Objetivo: Esta investigación se destinó a identificar las estructuras, prácticas, elementos del medio ambiente e intervenciones que las enfermeras, los directores de enfermería y los médicos identifican como promotores de la autonomía clínica del personal de Enfermería para permitir la toma de decisiones clínicas.

Métodos: Se exploraron tres fuentes de pruebas: *a*) literatura publicada; *b*) datos operativos y de evaluación proporcionados por los coinvestigadores en cada lugar de investigación, y *c*) consenso de los expertos.

Resultados/conclusiones: La autonomía clínica y la colaboración entre enfermeras y médicos son asociaciones que valoran el reconocimiento y la aceptación, y esferas combinadas de responsabilidad, actividad y obligatoriedad que necesitan ser articuladas y reconocidas. Pueden ser útiles las reuniones formales e informales de enfermeras-médicos o interdisciplinarias para definir los límites y los dominios de la responsabilidad; también lo son documentos como los criterios de la escala de cuidados, el ámbito de la práctica y los formularios de apreciación del rendimiento. Son importantes la contratación de enfermeras inteligentes, bien instruidas y dispuestas a asumir la responsabilidad; el suministro de guía a los recién llegados para desarrollar la confianza en sí mismo; y el suministro de información continuada, actividades de investigación continuadas y práctica basada en pruebas científicas. La autonomía laboral con soporte de la toma de decisiones autónomas por los compañeros en una cultura de docencia parece favorecer la toma de decisiones autónomas por las enfermeras.

Desarrollo de actitudes de pensamiento creativo

El pensamiento creativo puede desarrollar nuevas soluciones. Es necesaria una mente abierta a las nuevas ideas y a las ideas de otros. Las mentes inquisitivas no están nunca satisfechas y las personas creativas no se preocupan demasiado por las opiniones de otros, puesto que grandes ideas, primero son ridiculizadas y más tarde aceptadas. Las personas deben dejar a un lado el pensamiento crítico, analítico y juzgador mientras trabajan de forma creativa y progresan más allá de sus hábitos y actitudes personales. Una vez generadas numerosas ideas pueden ser juzgadas para seleccionar la mejor. La sinceridad, o la aceptación y el buen humor, ayudan a crear un ambiente que conduce a la resolución creativa de los problemas. Las personas creativas tienen motivación interna, capacidad mental, objetividad, tolerancia para la complejidad, disposición para aceptar los riesgos y capacidades para localizar problemas.

Obstáculos a la creatividad

Existen numerosos obstáculos para la creatividad. Las actitudes negativas, la autocensura, la inflexibilidad, la falta de confianza, los conceptos erróneos, la ausencia de esfuerzo, los hábitos, la conformidad y la dependencia de la autoridad bloquean la creatividad (Harris, 2002).

CONSULTA

«Como es natural, la información no representa un fin en sí misma. Es el elemento básico para la toma de decisiones».
Henry Mintzberg

La consulta o asesoramiento es una relación de ayuda. Es un proceso de interacción entre el consultor, que tiene conocimientos y capacidades especializados, y la persona que consulta, que pide ayuda para resolver un problema. La relación tiene un comienzo y un final y es temporal, voluntaria y educativa. La persona que consulta identifica un problema y busca la ayuda de un experto. Puesto que el consultor no forma usualmente parte de la estructura jerárquica de la organización, es un elemento extraño el que proporciona consejo. La aplicación de las recomendaciones depende de la persona que consulta, lo que proporciona al proceso una calidad de «tómalo o déjalo». El proceso consultivo suele conllevar la solución de problemas, pero el consultor puede interpretar varios papeles: ayuda para identificar problemas, educación del personal sobre temas relacionados, identificación de obstáculos para la solución de problemas, consejos sobre la forma de resolver los problemas, actuación como un agente impulsor del cambio, desarrollo de relaciones interpersonales, mediación de conflictos o realización de tareas que los miembros de la organización no tienen capacidad para realizar. En los casos típicos, el asesor recoge y analiza datos, recomienda o interviene y, después, termina la relación.

Los consultores son conocidos por realizar una tarea y hablar a los demás sobre ella, participar voluntariamente en reuniones de trabajo y conferencias, publicar libros y artículos, participar en organizaciones profesionales, divulgar folletos y anuncios y ser incluidos en las listas de consultores.

Un consultor interno conoce el sistema, la historia, las realidades políticas, las normas y el lenguaje mejor que un consultor externo que, probablemente necesitará dedicar más tiempo al problema. Los consultores internos suelen ser considerados menos caros puesto que, en general, no reciben compensación extra por los servicios consultivos. Por desgracia, existen inconvenientes en el empleo de consultores internos. Pueden formar parte del problema; carecen de perspectiva para ver el conjunto; no tienen independencia de movimiento; no tienen poder adecuado; encuentran resistencia debida a su relación con la jerarquía, los intereses creados o la política de la organización; o tienen una formación limitada.

Un consultor externo posee una formación más diversa, proporciona nuevas ideas, tiene una perspectiva diferente de la situación, es independiente de la estructura de poder y, por tanto, se puede mover con independencia. Por desgracia, el consultor externo no conoce la historia ni la política de la institución y puede no preocuparse por ellas.

Una vez determinada la necesidad de consulta, su objetivo y quién debe ser el consultor, es necesario un acuerdo contractual. El acuerdo puede ser verbal o escrito, pero debe establecer los honorarios, las horas de tiempo del consultor, el resultado esperado y los criterios para la finalización. Los honorarios pueden negociarse como una cantidad fija, una cantidad basada en las horas de estancia en la institución, lo que incluye los desplazamientos y el tiempo de preparación, o una cantidad por hora para todo el tiempo que el consultor dedica al proyecto, lo que incluye la investigación y la redacción del informe. Las horas se controlan en gran parte por la estructura de compensación. El consultor puede tener un horario regular o estar «de alerta». En la mayoría de los casos, el resultado es aceptado independientemente de que se considere acertado o no. Un resultado habitual consiste en un análisis escrito, con las recomendaciones, las decisiones tomadas, los sistemas instaurados o revisados y los proyectos concretados. Normalmente, la finalización se produce cuando se alcanza la resolución del problema o se finaliza proyecto. Sin embargo, se deben hacer planes de contingencia para casos de conflictos de personalidad o si el proyecto tarda demasiado tiempo y supera el presupuesto (Huber, 2006).

ASPECTOS ÉTICOS DE LA TOMA DE DECISIONES

«La justicia siempre es injusta para la parte ofensora, ya que toda persona es inocente a sus propios ojos».
Daniel Defoe

La ética es una filosofía moral, una ciencia que juzga la relación entre los medios y los fines, y el arte de controlar los medios para que sirvan a los fines humanos. Conlleva conflicto, elección y conciencia. Cuando existe un conflicto, existe una elección entre alternativas conflictivas. La elección está influenciada por valores. Los valores se aprenden primero de los adultos que son importantes en nuestra propia vida, y se modifican con la relación con personas de valores diferentes. La modificación y el refuerzo de los valores son procesos que continúan durante toda la vida. Un valor es apreciado y protegido de forma consciente, escogido libremente entre alternativas, y aplicado de diversas formas. Las elecciones éticas también deben considerar los deseos, las necesidades y los derechos; las personas pueden desear lo que no necesitan. Alguien puede desear un postre, pero no necesitarlo; de hecho, puede serle perjudicial. Las personas necesitan con frecuencia lo mismo que otras personas. Un individuo que necesita comida para evitar la desnutrición puede tener derecho a recibirla de las personas que la tienen en abundancia, pero no de alguien que tendría que ayunar para dársela. Eso infringiría los derechos de la otra persona, y los deberes y los derechos están relacionados: nuestro deber es proteger los derechos. Una obligación legal está legislada, pero quizá no sea ética. Se produce un dilema moral cuando una decisión tiene alternativas igualmente insatisfactorias.

Teorías éticas

Las teorías *deontológicas* (del griego *deon*, deber) se centran en el intento de acción, y están basadas en los deberes y los derechos. Se destacan los derechos, los deberes y las obligaciones de los individuos, y la dignidad de los seres humanos. Se examina la intención de la acción en lugar de su finalidad. La intención se considera moral si se adapta a un principio imparcial y objetivo (Kay, 1997a). De las teorías *teleológicas* (del griego *telos*, fin) derivan las reglas y las normas de la conducta a partir de las consecuencias utilitarias de las acciones. Favorecen el bien común. Lo correcto tiene buenas consecuencias y lo incorrecto tiene malas consecuencias. Mayor cantidad de bondad y mayor cantidad de felicidad son buenas. El *principalismo* es una teoría deontológica que incluye principios éticos. Los principios éticos controlan la toma de decisiones éticas mejor que las teorías éticas. Los principios son normas morales, como autonomía, beneficencia, fidelidad, justicia, no maleficencia, paternalismo, respeto por los demás, utilidad y veracidad. Cada principio se puede usar de forma individual, pero muchas veces se utilizan varios en conjunto.

El *utilitarismo* es una teoría consecuencialista que considera un acto bueno si causa el menor daño y proporciona el mayor bien a la mayoría de las personas (Kay, 1997b). El *egoísmo* se basa en el interés propio y está centrado en sí mismo. Las decisiones se toman para comodidad personal. Se basa en el principio de que la decisión correcta es la que proporciona placer al que la toma (Kay, 1997c). El *relacionismo* es una teoría basada en el efecto que resalta la generosidad y la promoción del bien común para el bienestar del grupo, en vez de los derechos individuales. El *obligacionismo* intenta equilibrar la justicia distributiva (división por igual entre todos los ciudadanos con independencia de la edad, el sexo, la raza, la religión o el nivel socioeconómico) y la beneficencia (producir bien y no perjudicar). Uno debe hacer lo que es bueno y evitar el perjuicio y la maldad. Es útil para determinar la política pública. La teoría del contrato social se basa en un concepto de posición original favorable a la persona menos aventajada de la sociedad como norma. La determinación de lo que es correcto o incorrecto se toma desde la perspectiva de las personas más frágiles, como los niños o los discapacitados. Se basa en la justicia distributiva y pretende dar más a quien menos tiene (Friend, 2006). La ley natural se denomina como la virtud de la ética. Las acciones se consideran correctas cuando están de acuerdo con la naturaleza humana. Las personas deben ser buenas, evitar el mal y tener oportunidad de alcanzar su potencial. La felicidad se consigue cuando las personas piensan de forma racional y hacen elecciones conscientes en vez de responder a los instintos (Simms, Price y Ervin, 2000) (cuadro 3-7).

Cuadro 3-7 Teorías éticas

- Deontológica
- Teleológica
- Principalismo
- Utilitarismo
- Relaciones
- Egoísmo
- Obligacionismo
- Contrato social
- Ley natural

Principios éticos

La *autonomía* conlleva libertad personal, libertad de elección y responsabilidad por las propias elecciones. El consentimiento informado y la disciplina progresiva reconocen la autonomía.

La *beneficencia* indica que las acciones están dirigidas a favorecer el bien. Este principio puede apoyar el suministro de tratamientos extensos y dolorosos para aumentar la cantidad y calidad de vida, o puede permitir que una persona muera en paz sin soporte vital. Se puede utilizar para favorecer los atributos positivos de los empleados en lugar de sus defectos. El acto beneficia a otros.

La *confidencialidad* consiste en asegurar la privacidad de la persona a través del silencio.

La *fidelidad* es mantener los compromisos y promesas. No se debe prometer algo a un paciente o a un trabajador, que no se pueda cumplir.

La *justicia* es tratar a las personas con igualdad y equidad. Los iguales deben ser tratados igual y los desiguales deben ser tratados de acuerdo con sus diferencias. Es útil aplicar la justicia cuando se toman decisiones sobre la competencia por beneficios o recursos escasos. Los aumentos de sueldo deben reflejar la eficacia, así como el tiempo de servicio. Las vacaciones, los días de fiesta y la asistencia a conferencias deben reflejar el rendimiento y tener en cuenta al siguiente en la lista.

La *justicia distributiva* implica que los beneficios y las cargas se deben distribuir por igual con independencia del sexo, la raza, la religión o el nivel socioeconómico. Esto plantea el tema del conflicto entre la contención del coste y la distribución por igual de recursos escasos, con independencia de la capacidad para pagar.

La *no maleficencia* significa que si no se puede hacer el bien, por lo menos no se debe perjudicar. Las enfermeras pueden recordar que incluso el dolor y el sufrimiento pueden proporcionar bien al paciente cuando se realizan procedimientos dolorosos para beneficiarlo. Las alabanzas del rendimiento deben destacar las buenas cualidades del empleado y ofrecer una dirección positiva para mejorar el rendimiento, en vez de destruir la autoestima.

El *paternalismo* permite que alguien tome decisiones por otro, limita la libertad de elección y se considera un principio indeseable. La mayoría sólo lo encuentra justificado cuando pretende evitar el perjuicio de otra persona. No es apropiado que un director paternalista establezca los objetivos personales de los empleados.

El *respeto por los demás* se considera el principio más elevado que incorpora todos los demás principios. El respeto por los demás reconoce el derecho de las personas a tomar sus propias decisiones y a vivir de acuerdo con estas decisiones. Implica aspectos culturales, de género y raciales.

La *utilidad* indica que el beneficio común debe estar por encima del beneficio individual. Puede justificar el paternalismo. Al usar la utilidad se debe tener cuidado para no perder humanidad.

La *veracidad* indica que las personas deben ser honestas y decir la verdad. Implica decir a los pacientes y a los empleados la verdad para que puedan tomar decisiones informadas (Marquis y Huston, 2006; Sullivan y Decker, 2005; Wywialowski, 2004; Yoder-Wise y Kowalski, 2006) (cuadro 3-8).

Cuadro 3-8 Principios éticos

- Autonomía
- Beneficencia
- Confidencialidad
- Fidelidad
- Justicia
- Justicia distributiva
- No maleficencia
- Paternalismo
- Respeto
- Utilidad
- Veracidad

Posiciones éticas

Se plantea un dilema ético cuando no existe una decisión correcta, existe conflicto entre dos o más principios éticos o es necesario decidir entre dos opciones igualmente insatisfactorias. Existen varias posiciones éticas que no resuelven problemas. Sin embargo, proporcionan medios para estructurarlos y aclararlos.

Utilitarismo: es una posición orientada a la comunidad, que se centra en las consecuencias y prefiere la mayor cantidad de bondad y de felicidad para la mayoría de las personas, o la menor cantidad de perjuicio.

Por el contrario, el *egoísmo* busca las mejores soluciones paras uno mismo sin tener en cuenta a los demás. Lo que interesa es el placer propio.

Formalismo: considera la naturaleza del acto y los principios relacionados, sin tener en cuenta la postura personal ni las consecuencias de las acciones: ser honrado es la regla de oro que se debe recordar.

Las *normas éticas* imponen obediencia a las leyes, las reglas, los códigos profesionales y la autoridad.

Equidad: considera la distribución de los beneficios y las responsabilidades desde el punto de vista de la población menos favorecida. El beneficio del grupo menos favorecido es la norma en este tipo de toma de decisiones (cuadro 3-9).

Relaciones y decisiones éticas

También existen modelos para las relaciones éticas. En el *modelo clerical* el director es paternalista y toma las decisiones sin considerar los valores ni buscar la colaboración de otros. Aunque las enfermeras pueden tener una experiencia que las cualifica para tomar al-

Cuadro 3-9 Posiciones éticas

- Utilitarismo
- Egoísmo
- Formalismo
- Ética de las reglas
- Imparcialidad

gunas decisiones, no tienen derecho a tomar decisiones morales que afecten a otras personas. El liderazgo autocrático puede usar el modelo clerical. El *modelo técnico* sugiere que una persona presenta los hechos a otra y deja aparte su propio código de ética para hacer lo que el otro desea; el personal que trabaja para la autoridad de su campo proporciona un ejemplo de este modelo. El *modelo contractual* proporciona un contrato que identifica las obligaciones generales y los beneficios para dos o más personas. Tiene en cuenta la moral de ambas partes y es apropiado para las relaciones entre superior y subordinado. En el *modelo colegial* los individuos comparten objetivos mutuos y llegan a decisiones a través de la discusión y el consenso. Cuando existen valores compartidos, este modelo ayuda a construir equipos y minimiza el conflicto (Velch, 1980).

Para tomar una decisión ética se debe considerar primero lo que pretende ser un medio y un fin, y después determinar lo que existe de bueno o de malo en los medios y en el fin. La decisión no es ética si existe un mal mayor en el medio o en el fin.

Si las ramificaciones de la decisión son probables pero no deseadas como medio ni como fin, deben considerarse varios factores. Se debe evaluar la bondad o la maldad de cada alternativa: un bien necesario supera a un bien útil; la paga del sueldo de los empleados supera a la paga del reparto de beneficios. La urgencia aumenta la necesidad; por tanto, las necesidades físicas se deben cubrir antes que las necesidades de autoactualización. Una institución debe proporcionar sueldos apropiados para comida y casa antes que suministrar formación continuada. Se debe considerar la probabilidad de un resultado: un posible resultado negativo es compensado por un bien probable; una persona deseará trabajar para ganarse la vida a pesar de que el trabajo conlleve un ligero riesgo de dolor de espalda. Se considera la intensidad de la influencia propia, puesto que el impacto de uno sobre otra persona puede tener consecuencias indeseables; por ejemplo, el despido de un empleado por incompetencia puede tener consecuencias desastrosas para su familia. Si el director no informó al empleado de lo que debía hacer o como tenía que hacerlo, habrá representado un factor importante en el escaso rendimiento laboral del empleado. El despido del empleado podría parecer perverso. Sin embargo, si un miembro del personal llega tarde con frecuencia o falta al trabajo sin culpa del director, las consecuencias del despido del trabajador parecen justificadas. Si no existe una razón proporcional para permitir un mal, el acto no es ético. Si existe una alternativa que proporcione más bien y menos riesgo de mal, debe ser la elegida; si no existe esta alternativa, puede considerarse que existe una razón proporcional para arriesgarse al mal (Aroskar, 1980) (cuadro 3-10).

Cuadro 3-10 Modelo de relaciones éticas

Clerical
Técnico
Contractual
Colegial

RAZONAMIENTO MORAL

Los grados de desarrollo moral han sido identificados por Lawrence Kohlberg como: *a*) premoral o preconvencional, cuando el comportamiento es motivado por impulsos sociales o biológicos sin sentido de obligación hacia las reglas; *b*) convencional, cuando la persona acepta las normas del grupo con poca reflexión crítica, utiliza la obediencia literal a las reglas y se siente obligada, y *c*) autónomo, cuando la persona piensa o juzga por sí misma, considera los objetivos y las consecuencias de las reglas y no acepta las normas del grupo sin reflexión (Anders, 2007).

La elección moral conlleva la selección de uno entre dos o más valores conflictivos. Diez valores morales universales son: justicia distributiva, ley, libertad, vida, propiedad, castigo, papeles y problemas de afecto, papeles y problemas de autoridad, sexo y verdad.

El grado de desarrollo moral determina lo que la persona considera valioso, cómo define el valor y por qué le parece valioso. En primer lugar, una persona considera el poder del individuo participante. En segundo lugar, la persona procura satisfacer sus propias necesidades. En tercero, el individuo considera las relaciones con otros y, después, la vida como un valor intrínseco aparte de otras consideraciones. El juicio moral es necesario, pero no suficiente, para la acción moral madura. Las personas hacen cosas equivocadas aunque conozcan otras mejores (cuadro 3-11).

Cuadro 3-11 Niveles de desarrollo moral

Premoral
Convencional
Autónomo

LIDERAZGO MORAL Y ÉTICO

Los valores son el sentido, el mérito o la importancia que uno concede a algo. La moralidad consiste en elecciones deliberadas de acuerdo con los valores morales y las normas de la propia persona. Cuando elige deliberadamente algo que considera erróneo, la persona es inmoral. La ética guarda relación con un análisis de lo que es correcto o incorrecto. El individuo debe considerar lo que es importante para él mismo y para los demás. Así pues, la interdependencia humana es un aspecto importante para el comportamiento ético.

Las enfermeras emplean la justicia individual para cuidar a los pacientes individuales, pero ellas y los directores de enfermería necesitan aplicar la justicia distributiva para atender la responsabilidad profesional en la práctica colectiva de la enfermería en la unidad, en la institución, en el conjunto de la profesión y en todo el sistema sanitario. La dirección de enfermería en el cuidado sanitario conlleva muchos componentes éticos, ya que los directores se enfrentan a interacciones complejas entre ellos mismos, con la organización, con la comunidad y con la sociedad. El dilema ético principal para los directores de enfermería es el equilibrio entre cuidado de alta calidad y las responsabilidades financieras. Los directores de enfermería necesitan actuar como defensores del paciente mientras ayudan al personal de plantilla para crear un clima de comportamiento ético. Los directores deben ser capaces de hacer las preguntas éticas correctas, tomar las decisiones éticas correctas y hacer lo correcto mediante la aplicación de los principios éticos.

Las estrategias típicas para la justicia distributiva incluyen el suministro de la misma cosa o el mismo tratamiento a todo el mundo. Requiere que todas las personas sean tratadas de la misma forma, sin distinciones particulares. Esto no es muy práctico en el contexto de la atención sanitaria. Aplicar la justicia a cada individuo de acuerdo con su trabajo requiere la consideración de la utilidad profesional y social. No se considera necesario ni útil. Es inapropiado en casos de urgencia. La aplicación de la justicia de acuerdo con los méritos se basa en la excelencia personal y puede incluir premios, alabanzas y promociones. Aplicar la justicia de acuerdo con el rango no significa igualdad y es cuestionable. Puede ser apropiado el reconocimiento de la formación, la experiencia y la competencia. La justicia también se puede aplicar de acuerdo con el derecho legal, pero lo legal y lo ético no siempre son una misma cosa. La aplicación de la justicia de acuerdo con las necesidades es apropiado para el cuidado de los pacientes en un contexto de atención sanitaria, pero puede no ser apropiado en otras circunstancias. La justicia distributiva es importante para las enfermeras y, sobre todo, para los directores de enfermería, que tienen la obligación moral de suministrar cuidados y servicios competentes (Curtin, 2005).

PRINCIPIOS UNIVERSALES DE ÉTICA EN UN MUNDO MULTICULTURAL

Las leyes nos dicen lo que tenemos que hacer y la ética nos dice por qué tenemos que hacerlo. Los principios éticos incluyen las responsabilidades y los derechos humanos. La moralidad o la ética personal reflejan las expectaciones generales de una persona en sociedad. Estas expectaciones se inculcan a los niños a través de la cultura, la educación y la religión y se esperan en las demás personas. Incluyen valores y preocupaciones por el bienestar de los otros, respeto a la autonomía de los otros, franqueza, veracidad, cumplimiento de la ley, justicia, equidad, benevolencia, altruismo, estética, igualdad, dignidad, respeto a los derechos humanos y prevención del daño. La ética profesional tiene responsabilidades adicionales, como imparcialidad, objetividad, franqueza, confidencialidad, diligencia, fidelidad y evitar los conflictos de intereses. Los principios de la ética global están controvertidos, pero pueden incluir justicia global a través de las leyes internacionales, responsabilidad social, cuidado del medio ambiente, interdependencia, responsabilidad por el conjunto y respeto por el lugar. Los principios sólo proporcionan una guía y se deben considerar en el contexto de la universalidad. Existen violaciones selectivas de los principios que pueden considerarse aceptables por la sociedad. El homicidio es ilegal, pero puede ser considerado aceptable en tiempos de guerra. La mentira es mala, pero puede ser considerada aceptable para evitarle daño a alguien. La mayoría de las culturas parecen valorar la veracidad, pero tienen creencias diferentes sobre decir la verdad. Las culturas orientales valoran la armonía, mientras que las occidentales prefieren la franqueza. Por tanto, se pueden producir conflictos debido a que los principios subyacentes están embebidos de diversas formas que reflejan diferencias de los valores culturales. La moralidad es una cuestión de opinión, y las opiniones varían de unas culturas a otras. Sin embargo, los principios de ética que representan patrones recurrentes de comportamiento éticamente responsable pueden servir como puntos de referencia para nuestra conciencia (Sheik, 2003).

COMITÉS DE ÉTICA

Los temas complejos respecto al cuidado de los pacientes y el establecimiento de una política deben ser afrontados. Los comités de ética institucionales examinan cuestiones éticas que, muchas veces, requieren elecciones dolorosas para los pacientes, en particular para los niños y los ancianos que son incapaces de tomar sus propias decisiones.

Los temas siguientes se deben afrontar dentro de la filosofía de la institución cuando se forma un comité de ética institucional y a lo largo del estudio y la evaluación continuados del comité existente: responsabilidad; contabilidad; costes económicos; eficacia; papel del comité en las decisiones sobre el cuidado de los pacientes; privacidad para el paciente y para su familia, y composición, estructura, reuniones y acceso del comité. Además de la toma de decisiones éticas, el comité puede hacer revisiones de casos, consultas, establecimiento de políticas, suministro de instrucción y promulgación de políticas relacionadas con la Health Insurance Portability and Accountability Act (HIPAA). Se puede nombrar un defensor del paciente o un director de la comunidad como representante. La enfermería debe estar representada en el comité multidisciplinario. Es probable que los comités de ética se ocupen de temas éticos relacionados con la práctica de la enfermería, como las órdenes de no reanimar, los derechos de los pacientes, ciertos aspectos del ejercicio profesional, la muerte y la agonía, y la asignación de recursos. Los temas éticos comunes en el cuidado sanitario incluyen, entre otros, aborto, confidencialidad del paciente, contención de los costes, promulgación de políticas de la HIPAA, decisiones relacionadas con el final de la vida, control del dolor al final de la vida, consentimiento informado, trasplante de órganos y racionalización del cuidado (Yoder-Wise, 2007).

CÓDIGO ÉTICO DE ENFERMERÍA Y NORMAS DE PRÁCTICA

Código de ética de la American Nurses Association

La Cámara de Delegados de la American Nurses Association (ANA) aprobó el nuevo Código de ética para enfermeras en la reunión del 30 de junio de 2001 en Washington, DC. En julio de 2001, el Congress of Nursing Practice and Economics votó aceptar el nuevo lenguaje de las exposiciones interpretativas. El *Código de ética para enfermeras con exposiciones interpretativas* contiene las nueve disposiciones siguientes:

1. La enfermera, en todas las relaciones profesionales, practica la compasión y el respeto por la dignidad intrínseca, el valor y la singularidad de cada individuo, sin tener en cuenta consideraciones de nivel social o económico, atributos personales o naturaleza de los problemas sanitarios.
2. El compromiso primario de la enfermera es con el paciente, se trate de un individuo, una familia, un grupo o una comunidad.
3. La enfermera promociona, defiende y se esfuerza por proteger la salud, la seguridad y los derechos del paciente.
4. La enfermera es responsable y debe dar cuenta de la práctica individual, y determinar la delegación de tareas apropiadas de acuerdo con la obligación de proporcionar un cuidado óptimo al paciente.
5. La enfermera tiene consigo misma los mismos deberes que con los demás, lo que incluye la responsabilidad de conservar la integridad y la seguridad, mantener la competencia y continuar el crecimiento profesional y personal.
6. La enfermera participa en el establecimiento, el mantenimiento y la mejoría del medio ambiente en la atención sanitaria y las condiciones de trabajo que conduzcan a suministrar atención sanitaria de calidad de acuerdo con los valores de la profesión a través de la acción individual y colectiva.
7. La enfermera participa en los progresos de la profesión a través de contribuciones a la práctica, a la

institución, a la administración y al desarrollo de los conocimientos.

8. La enfermera colabora con otros profesionales sanitarios y con el público en la promoción de programas comunitarios, nacionales e internacionales para cubrir las necesidades sanitarias.
9. La profesión de Enfermería representada por las asociaciones y sus miembros es responsable de la articulación de los valores enfermeros para mantener la integridad de la profesión (American Nurses Association, 2003).

Código internacional de ética para enfermeras del International Council of Nurses

El International Council of Nurses (ICN) adoptó por primera vez en 1953 un código internacional de ética para enfermeras. El código ha sido revisado y confirmado varias veces desde entonces. Afirma que la necesidad de enfermería es universal, y que las enfermeras tienen cuatro responsabilidades fundamentales: promocionar la salud, prevenir la enfermedad, restaurar la salud y aliviar el sufrimiento. Confirma que las enfermeras proporcionan servicios y coordinan los servicios con grupos relacionados, sin tener en cuenta la edad, el color, el credo, la cultura, la discapacidad, el sexo, la nacionalidad, la política, la raza ni el nivel social. El *Código de ética para enfermeras* del ICN de 2006 contiene cuatro elementos principales que delinean las normas de conducta ética: enfermeras y personas, enfermeras y práctica, enfermeras y profesión, y enfermeras y compañeros de trabajo. Estos elementos son:

1. *Enfermeras y personas:*

   La responsabilidad profesional primaria de las enfermeras son las personas que necesitan cuidados de enfermería.

   Al proporcionar cuidados, la enfermera promociona un medio ambiente en el que se respetan los derechos humanos, los valores, las costumbres y las creencias espirituales del individuo, la familia y la comunidad.

   La enfermera se asegura de que el individuo reciba información suficiente como base para el consentimiento del cuidado y el tratamiento relacionado.

   La enfermera mantiene la confidencialidad de la información personal y utiliza su juicio para compartir esta información.

   La enfermera comparte con la sociedad la responsabilidad de iniciar y soportar acciones para cubrir las necesidades sanitarias y sociales del público, en particular las de las poblaciones vulnerables.

   La enfermera también comparte la responsabilidad de mantener y proteger el medio ambiente natural frente al agotamiento, la contaminación, la degradación y la destrucción.

2. *Enfermeras y práctica:*

   La enfermera tiene la responsabilidad personal y la obligación de responder por la práctica de la enfermería y por el mantenimiento de la competencia mediante la formación continuada. La enfermera mantiene unas normas de salud personal de forma que no se comprometa la capacidad para suministrar cuidados.

   La empresa utiliza su juicio respecto a la competencia individual para aceptar y delegar responsabilidades.

   La enfermera aplica en todo momento normas de conducta personal que reflejan su profesión y aumentan la confianza del público.

   Al suministrar cuidados, la enfermera se asegura de utilizar la tecnología y los avances científicos compatibles con la seguridad, la dignidad y los derechos de las personas.

3. *Enfermeras y profesión:*

   La enfermera asume el papel principal para determinar y aplicar normas aceptables de práctica de enfermería clínica, gestión, investigación y docencia.

   La enfermera participa de forma activa en el conocimiento profesional basado en la investigación.

   La enfermera, actuando a través de organizaciones profesionales, participa en la creación y el mantenimiento de condiciones de trabajo seguras y equitativas desde los puntos de vista social y económico.

4. *Enfermeras y compañeros de trabajo:*

   La enfermera mantiene una relación de colaboración con los colegas de enfermería y de otros campos.

   La enfermera adopta medidas apropiadas para la salvaguarda de los individuos, las familias y las comunidades cuando su cuidado se pone en peligro por una colega o por cualquier otra persona. (International Council of Nurses, 2006.)

INSTRUMENTOS PARA LA TOMA DE DECISIONES

«Las elecciones son la sal de la vida».
Anónimo

La mayoría de las decisiones conllevan grados variables de incertidumbre. Los instrumentos para tomar decisiones ayudan a visualizar las opciones con el fin de facilitar su evaluación. Los jefes y directivos utilizan varios tipos de investigación para minimizar la incertidumbre de sus decisiones. La teoría de probabilidades, que se aplica al riesgo y a la incertidumbre, la teoría de las colas, que se refiere a las líneas de espera o a los problemas de servicio intermitente, y la programación lineal, que aplica el álgebra de matrices o las ecuaciones matemáticas lineales, se salen del ámbito de este capítulo.

Simulación, modelos y juegos

La simulación es una forma de utilizar modelos y juegos para simplificar los problemas mediante la identificación de los componentes básicos y el empleo del ensayo y el error para conseguir una solución. A través de la simulación, el directivo puede comparar las alternativas y sus consecuencias. Se puede emplear el ordenador para contribuir a resolver las simulaciones. Estos métodos se pueden utilizar para estudiar cambios de organización, programas, gestión de la línea de montaje y secuencias de tiempo.

Un modelo representa algo, la mayoría de las veces objetos, acontecimientos, procesos o sistemas. Es una técnica de abstracción y simplificación para estudiar una cosa bajo condiciones variables. La manipulación se emplea para poner a prueba el impacto de los cambios propuestos sobre el sistema, sin alterar el sujeto del modelo. Casi todos los métodos cuantitativos empleados para guiar la toma de decisiones son modelos. Tienen utilidad particular debido a la conveniencia y el bajo coste en comparación con la manipulación de la realidad. Aunque los modelos varían de forma considerable respecto a la exactitud con que representan las situaciones reales, aumentan la capacidad de predicción en relación con métodos como las conjeturas y la intuición.

Los modelos se desarrollan para describir, explicar y predecir fenómenos. El elemento crucial es la conceptualización. Así pues, los modelos pueden proporcionar abstracciones que facilitan la comunicación. Los modelos varían en cuanto al grado de abstracción usado: un maniquí de tamaño natural es un modelo realista que utilizan las estudiantes de enfermería para aprender cómo se hace una cama ocupada; un modelo de un edificio o una pieza de equipo construida a escala son modelos concretos, mientras que los planos o las fotografías, las gráficas de organización y los modelos matemáticos son abstractos.

Cuantas más variables se añaden al modelo, más realista resulta, pero también más complicado. El objetivo del modelo es proporcionar una versión simplificada abstracta de la realidad. Los directivos deben esforzarse por conseguir el nivel apropiado de abstracción. Pueden basar sus decisiones en un modelo excesivamente simplificado si no intentan ampliar su conocimiento de la situación. Los modelos simplificados pueden ser útiles para análisis cuantitativos y predicciones, pero exigen precaución, puesto que una persona con poco conocimiento de la situación puede sentirse segura sobre la forma de resolver el problema. Cuando la descripción y la comprensión son importantes, se deben crear modelos más completos. La investigación continuada de un problema puede contribuir a un modelo más realista, pero también puede retrasar demasiado la decisión. El coste de la recogida de información adicional puede ser prohibitivo; por tanto, es necesario equilibrar el coste del perfeccionamiento del modelo con los beneficios obtenidos.

La teoría de juegos es una simulación de operaciones de sistemas. El jugador intenta desarrollar una estrategia que aumente al máximo las ganancias y disminuya al mínimo las pérdidas, con independencia de lo que haga el competidor. Los juegos de guerra se usan con frecuencia para entrenar al personal y poner a prueba los planes y el equipo bajo condiciones de campo. Los juegos de gestión se emplean sobre todo para entrenar al personal, más que para resolver problemas de competencia. Tienen utilidad particular para entrenar la toma de decisiones mediante simulación de operaciones de la vida real en un contexto de laboratorio. Algunos de estos ejemplos son juegos de simulación basados en el ordenador.

Gráfica de Gantt

«La suerte es el punto donde la preparación se encuentra con la oportunidad».
Anónimo

Las gráficas de Gantt, que deben su nombre a Henry Gantt, son programas altamente desarrollados que permiten visualizar múltiples tareas pendientes de realización. Una gráfica de Gantt (fig. 3-2) es una cuadrícula con filas para las tareas o responsabilidades asignadas, y columnas para el tiempo, que puede expresarse en minutos, horas, días, semanas, años o décadas, dependiendo de la duración del proyecto. Se dibuja una línea a través del marco de tiempo mientras progresa una tarea. Se anota una X en el punto donde esta tarea se completa. En casos típicos, se trabaja hacia atrás, desde los plazos previstos.

Se le dice a una persona el lunes que debe entregar un informe el viernes a las cuatro de la tarde. La persona necesita recoger información, teclear el informe en el ordenador, revisar el informe y enviarlo. Necesitará 3 días para recoger la información, y un día para escribir el texto; incubará las ideas durante la noche, hará cualquier modificación necesaria el viernes por la mañana y enviará el informe el viernes por la tarde. Las gráficas de Gantt se pueden crear en Excel (Huber, 2006; McConnell, 2006).

Árbol de decisión

Un árbol de decisión (fig. 3-3) es un método gráfico que ayuda a los directivos a visualizar las alternativas disponibles, los resultados, los riesgos y la información necesaria para un problema específico durante un de-

Tarea	Responsable	Lun	Mar	Mie	Jue	Vie
Recoger información	Yo	- - -	- - -	- - -		
Mecanografiar informe	Yo				X	
Revisar informe	Yo					X
Enviar informe	Yo					X

Figura 3-2 • Gráfica de Gantt.

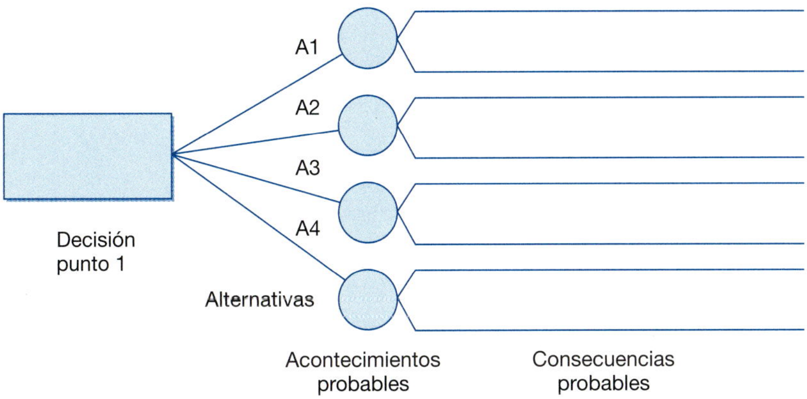

Figura 3-3 • Árbol de decisión.

terminado período de tiempo. Ayuda a visualizar las posibles direcciones que se pueden tomar desde cada punto de decisión, y a evaluar las consecuencias de una serie de decisiones. El proceso comienza con una decisión primaria que tiene por lo menos dos alternativas. Después se considera el resultado previsible de cada decisión y se contempla la necesidad de más decisiones. La matriz recuerda la forma de un árbol cuando los puntos de decisión se representan gráficamente.

Los resultados representados en el árbol se fundamentan en la experiencia y el juicio del directivo, pero pueden apoyarse con datos calculados. En el caso de problemas complejos, puede emplearse la estadística de probabilidades para explorar más factores a favor o en contra de los eventos esperados. Aunque el árbol de decisión no muestra una solución claramente correcta, permite al directivo basar su decisión en la consideración de varias alternativas y consecuencias probables. Ayuda a comprender que las decisiones posteriores pueden depender de eventos futuros. Los árboles de decisión son útiles para la planificación a plazos corto y medio, así como para la toma de decisiones. Por desgracia, un árbol de decisión que se extienda a más de 2-3 años resulta laborioso y especulativo.

En la figura 3-4 el personal de enfermería decide organizar una comida para los pacientes psiquiátricos. Las alternativas son celebrar la comida en el interior o al aire libre, y los eventos posibles son lluvia o ausencia de lluvia. Si la comida se organiza en el interior y llueve, los pacientes estarán apiñados, pero secos; no habrá insectos, y el personal se sentirá orgulloso de su decisión. Si la comida se organiza en el interior y no llueve, los pacientes pueden sentirse apiñados; la habitación puede parecer cargada; la reunión carecerá de una atmósfera de fiesta, y el personal puede arrepentirse de no haberla organizado al aire libre. Por otra parte, si la comida se organiza al aire libre y llueve, los participantes se mojarán; los alimentos se estropearán, y todos estarán de mal humor. Si la comida se organiza al aire libre y no llueve, será una experiencia agradable (Marquis y Huston, 2006). La American Nurses Association y el National Council of State Boards of Nursing han desarrollado un árbol de decisión para el personal auxiliar de enfermería (American Nurses Association, 2006).

Técnica de revisión y evaluación de programas

La técnica de revisión y evaluación de programas (PERT) es un modelo de sistema de red para la planificación y el control bajo ciertas condiciones. Conlleva la identificación de las actividades clave en un proyecto, la secuenciación de las actividades en un organigrama y la asignación de la duración de cada fase del trabajo. El modelo es particularmente apropiado para proyectos peculiares que requieren investigación y desarrollo extensos.

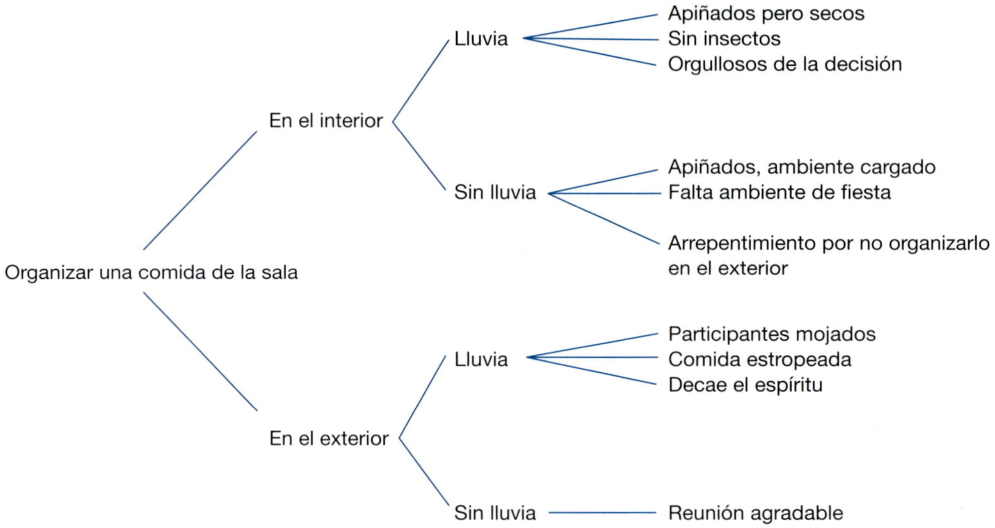

Figura 3-4 • Árbol de decisión para una comida de la sala psiquiátrica.

La PERT reconoce que ciertas tareas deben completarse antes que el proyecto en su totalidad y que, además, algunas subtareas deben completarse antes de iniciar otras. Los eventos clave se identifican, numeran y etiquetan en el organigrama. Las actividades que hacen progresar de un evento a otro se indican mediante flechas, de modo que la dirección de la flecha muestra la dirección del flujo de trabajo.

La PERT también afronta el problema de la incertidumbre respecto al tiempo mediante la estimación de las variaciones cronológicas asociadas con el intervalo esperado para completar las subtareas. Se determinan tres tiempos proyectados: *a*) tiempo optimista (t_o), que estima el tiempo para terminar la tarea sin complicaciones; *b*) tiempo más probable (t_m), que estima el tiempo para terminar si aparecen problemas normales, y *c*) tiempo pesimista (t_p), que estima el tiempo para terminar si aparecen numerosos problemas. De este modo, se calcula el tiempo más corto, el medio y el más largo para completar una actividad. El tiempo esperado (t_e) se calcula a partir de estas cifras por medio de la fórmula siguiente:

$$t_e = \frac{t_o + 4\,(t_m) + t_p}{6}$$

Si el tiempo optimista es de 2 semanas, el tiempo probable, de 4 semanas, y el tiempo pesimista, de 6 semanas, el tiempo esperado será:

$$t_e = \frac{2 \text{ semanas} + 4\ (4 \text{ semanas}) + 6 \text{ semanas}}{6} =$$

$$= \frac{24 \text{ semanas}}{6} = 4 \text{ semanas}$$

El modelo PERT ayuda al directivo a determinar las prioridades (fig. 3-5). El uso de recursos puede considerarse cuando se establecen las prioridades. Las asignaciones se pueden cambiar temporalmente, se puede conceder un tiempo adicional o se puede contratar ayuda temporal para facilitar el flujo de actividad y modificar el tiempo necesario para pasar de un evento al siguiente.

La técnica PERT proporciona un buen instrumento para los proyectos de construcción. Es necesario poner los cimientos antes de levantar las paredes. Las tuberías y la instalación eléctrica se tienen que colocar antes que el enlucido. Después, se pueden pintar las paredes e instalar los armarios, etc. La PERT ayuda a determinar cuándo se deben utilizar subcontratistas. Se puede emplear para planificar un movimiento, para renovar o para realizar un nuevo proyecto. Quizá sea necesario hacer un nuevo servicio. Puede ser necesario construir o renovar una instalación. Puede ser necesario nombrar un director, establecer normas, contratar y entrenar personal, etc. El director puede diseñar normas y entrevistar al personal mientras el edificio está siendo construido o renovado (McConnell, 2006; Yoder-Wise, 2007).

Método de la vía crítica

El método de la vía crítica (MVC), íntimamente relacionado con el PERT, calcula una sola estimación de tiempo para cada actividad, el tiempo más largo posible. Se estima un coste para condiciones de operación normales y de crisis. «Normales» significa el método de menor coste, y «crisis» se refiere a condiciones en un tiempo inferior al normal. Las secuencias más simples pueden elaborarse a mano, y las más complejas, mediante un

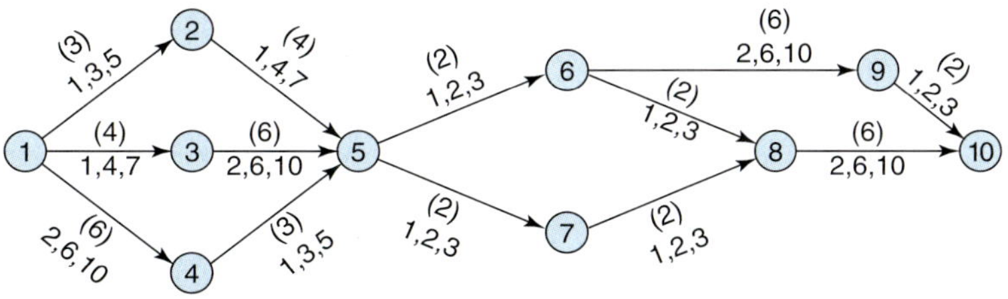

Figura 3-5 • Técnica de revisión y evaluación de programas (PERT). Este modelo indica que la subtarea 1 se debe completar antes de hacer la 2, la 3 y la 4; la 2, la 3 y la 4 antes que la 5; la 5 antes que la 6 y la 7; la 6 antes que la 9; la 6 y la 7 antes que la 8; y la 8, y la 9 antes que la 10. Se puede utilizar un sistema de codificación para determinar el significado de los números. Por ejemplo, 1 = programa planificado, 2 = personal informado. Las flechas muestran la dirección del flujo del trabajo. Se registran los tiempos optimista, más probable, pesimista y esperado para cada actividad. El tiempo esperado se indica entre paréntesis.

ordenador. El MVC es particularmente útil cuando el coste representa un factor significativo y la experiencia proporciona una base para estimar el tiempo y el coste. Los directivos pueden observar la vía crítica y comparar el progreso con las fechas previstas.

Las vías críticas se han utilizado para indicar prácticas de cuidado estándar. Se determinaron en el curso del progreso para pacientes con diagnósticos y tratamientos específicos. Pueden indicar la duración de la estancia o las intervenciones que pueden tener lugar en momentos específicos. Por ejemplo, un paciente puede ser ingresado el día de la cirugía un par de horas antes del momento de la intervención. Se debe pedir un ECG y análisis de sangre y orina. Se debe iniciar una perfusión intravenosa. El paciente debe estar un tiempo específico en el quirófano y en la sala de reanimación y ser dado de alta a su domicilio. Si se producen complicaciones, puede estar en cirugía o en reanimación más tiempo del previsto y se podrían emplear más medicamentos y suministros, o el paciente podría ser ingresado en otra institución. Estas variaciones aumentarían los costes. Las vías críticas son más útiles para condiciones que requieren períodos de recuperación más largos, como una fractura de cadera o la colocación de una prótesis. Las vías críticas han contribuido a la reducción de algunos costes al disminuir las pruebas de radiología y de laboratorio y la duración de la estancia en el hospital. Permiten realizar previsiones clínicas y económicas. Por desgracia, a veces existen diferencias justificables entre pacientes peculiares que causan más trabajo burocrático y necesitan más revisiones, con el aumento consiguiente de los costes administrativos.

Las técnicas de análisis de red facilitan la planificación y conducen a planes objetivos al hacer posible la identificación del camino crítico y mostrar las relaciones entre las partes, con lo que facilitan las mejoras de la estructura y las comunicaciones. Son particularmente útiles para tareas o proyectos de organización y para los proyectos en general (Huber, 2006; Marquis y Huston, 2006).

Ventajas y limitaciones de los instrumentos cuantitativos para la toma de decisiones

Los instrumentos cuantitativos conducen a una estrategia sistemática racional para la solución de problemas mediante decisiones que se pueden expresar matemáticamente. Favorecen el pensamiento disciplinado. No están limitados a las seis o siete variables que la mente humana puede considerar al mismo tiempo, y permiten evaluar miles de interrelaciones simultáneamente. Es probable que las decisiones tomadas mediante el uso de instrumentos cuantitativos sean superiores a las que se basan principalmente en el juicio. Por desgracia, muchos problemas de gestión conllevan factores no mensurables que reducen la efectividad de dichos instrumentos. Las expresiones matemáticas se basan en suposiciones; si estas asunciones no son ciertas en una determinada situación, el instrumento se convierte en inútil.

INFORMÁTICA

Los ordenadores pueden facilitar la toma de decisiones complejas. Proporcionan varias ventajas en comparación con los sistemas de registro en papel. La información puede almacenarse en espacios reducidos. Se pueden realizar tareas de búsqueda y análisis, y la información se puede obtener de forma rápida y eficiente. Por desgracia, si se emplean de forma incorrecta, los ordenadores pueden ampliar las debilidades de una organización.

Los ordenadores pueden aplicarse dentro del campo de la enfermería en tres sistemas principales: *a*) sistemas clínicos; *b*) sistemas de gestión de la información, y *c*) sistemas educativos. En los sistemas clínicos los ordenadores facilitan las historias de los pacientes y su monitorización. Los sistemas de registro computarizados pueden mejorar el uso de la información de los pacientes, puesto que los datos de las gráficas se pueden reordenar para ser utilizados por varios profesionales sanitarios. Los médicos pueden introducir sus diagnósticos, protocolos y notas directamente en el ordenador, lo que ahorra tiempo de transcripción a las enfermeras. Las instrucciones pueden imprimirse en el departamento apropiado. Las enfermeras también pueden registrar sus notas directamente en el ordenador, y dedicar menos tiempo y energía a la acumulación y el resumen de datos para desarrollar planes de cuidados. Los filtros estándar con elecciones estándar aumentan la eficiencia del registro de las observaciones y la realización de planes de cuidados. Las enfermeras perciben con rapidez los cambios que requiere su intervención, puesto que la información de los departamentos auxiliares puede ser enviada automáticamente al terminal de la estación de enfermería. El ordenador puede clasificar y analizar los datos y facilitar la comunicación sobre los pacientes entre los suministradores de la atención sanitaria.

Perspectiva de la INVESTIGACIÓN 3-2

Datos de Genrich SJ, Banks JC, Bufton K, Savage ME, Owens MU: *Group involvement in decision-making: A pilot study*. The Journal of Continuing Education in Nursing, 32(1):20-26, 2001.

Objetivo: El objetivo de este estudio fue determinar si el liderazgo se podía enseñar respecto al uso del nivel apropiado de participación del grupo en la toma de decisiones usando el modelo de liderazgo de Vroom-Yetton-Jago.

Métodos: Una muestra conveniente de 27 líderes de atención sanitaria que acudieron a una clase de 90 minutos ofrecida en una institución, fue elegible para la inclusión en el pretest y el postest sobre estudios de casos similares, para este estudio casi experimental. La prueba de la t emparejada condujo a observaciones estadísticamente significativas.

Resultados/conclusiones: Los resultados indican que la participación en una clase sobre el uso del modelo de liderazgo de Vroom-Yetton-Jago puede ayudar a los líderes a obtener la capacidad necesaria para delegar apropiadamente la toma de decisiones en grupos.

Un sistema clínico integrado permite a los suministradores de atención sanitaria disponer con rapidez de los datos de los pacientes. El sistema debe ser fácil de usar, ha de contar con elementos de datos estandarizados, disponer de sistemas de archivo para la información que ha de conservarse a largo plazo y permitir el acceso a la información de los pacientes en cada departamento.

Los sistemas del *servicio de urgencias* pueden clasificar a los pacientes sobre la base de criterios de evaluación. El sistema puede calcular el nivel de gravedad basado en la evaluación y los datos históricos introducidos por el operador. Los datos se encuentran disponibles con facilidad para todo el personal clínico, por ejemplo, en los departamentos de laboratorio, farmacia y radiología. Los departamentos comercial y de planificación pueden usar las estadísticas para evaluar la información sobre la cuota de participación en el mercado. El *sistema de laboratorio* permite revelar, recoger, analizar y almacenar la información de laboratorio, así como informar de los resultados. Los *sistemas de farmacia* se pueden usar para ordenar datos, comprobar alergias, calcular las dosis en función de la altura y el peso del paciente, confirmar las interacciones entre fármacos, detectar interacciones entre fármacos y alimentos, etiquetar los medicamentos, controlar el inventario, monitorizar la utilización de fármacos y dispensar los medicamentos. Permiten rellenar, actualizar y comprobar el carro de medicación; imprimir órdenes escritas; llevar un registro electrónico de la administración de medicamentos; e incluir un sistema de alerta para los medicamentos, caducados. Los *sistemas de radiología* permiten ordenar, programar, registrar los resultados y seguir los exámenes de radiología. El sistema puede generar notas de aviso para los pacientes y programar los exámenes repetidos. La transcripción se puede hacer electrónicamente con una firma electrónica añadida. Algunos sistemas de transcripción permiten rellenar los espacios en blanco para eliminar el exceso de escritura. Los sistemas también pueden seguir la localización de varios resultados de exámenes, y son capaces de almacenar las imágenes directamente en el sistema de radiología, lo que facilita la disponibilidad de las imágenes digitalizadas. Los *sistemas de cardiología* son similares a los de radiología, y pueden utilizarse para la colección, análisis y comunicación de los exámenes de cardiología. Son deseables las capacidades de transcripción, visualización y almacenamiento de imágenes digitalizadas y de telemedicina para la comunicación entre los médicos.

Los *sistemas dietéticos* pueden evaluar el estado de nutrición y facilitar la orden y la preparación de las dietas. Pueden crear, mantener e imprimir menús; introducir modificaciones sobre restricciones o limitaciones de las dietas básicas; suspender una dieta durante cierto tiempo; imprimir una hoja de instrucciones para el área de preparación de las bandejas e imprimir la información dietética para la instrucción del paciente y la familia.

Los sistemas de *terapia respiratoria* pueden utilizarse para ordenar el equipo y los tratamientos, programar los procedimientos, documentar la respuesta a los tratamientos y registrar las intervenciones. El sistema puede vigilar la limpieza y el mantenimiento habituales del equipo, y el consumo de equipos y suministros desechables y reutilizables.

Los sistemas informáticos se pueden usar también en *los quirófanos, las clínicas ambulatorias, las consultas de los médicos y los sistemas de gestión de casos*. Son útiles para las labores de programación y gestión de materiales. La transcripción y la facturación de los pacientes son funciones valiosas. Los sistemas pueden programar las citas con varios servicios diferentes mediante una llamada telefónica, y permiten obtener datos básicos, como información del seguro médico, que serán verificados más adelante. Pueden llevar un registro de las citas pasadas por alto.

Los *sistemas de documentación del cuidado de los pacientes* representan la mayor aplicación de los sistemas informáticos en la atención sanitaria. Los terminales en el punto de cuidado o a la cabecera de la cama documentan las evaluaciones de los pacientes, los tratamientos, la administración de medicación, la respuesta a los medicamentos y otros tratamientos y las notas de evolución. Se pueden usar en el contexto del cuidado domiciliario y en el de los cuidados críticos. Permiten, además, la integración del cuidado suministrado por varios profesionales sanitarios.

Los sistemas de monitorización registran las respuestas del paciente y pueden avisar a las enfermeras de los cambios ocurridos. Los ordenadores pueden registrar el progreso del paciente en una gráfica de papel o en la pantalla, con indicaciones sonoras y alarmas, y muchas veces transmiten la información desde la cabecera de la cama hasta los monitores en la estación de enfermería. Además de vigilar continuamente a los pacientes y detectar los cambios, el ordenador puede analizar e interpretar los datos recogidos. Gracias a la monitorización computarizada, las enfermeras pueden responder con rapidez a los cambios en la situación de los pacientes.

Los ordenadores tienen muchas aplicaciones en los sistemas de gestión de la información. Se pueden usar para vigilar la situación del paciente y calcular las necesidades de cuidados; para la clasificación de los pacientes, el control de inventario, la gestión de suministros y materiales, programación del personal, cambios y adopción de políticas y procedimientos, cargos al paciente, información y gestión del presupuesto, registros del personal, informes estadísticos, comunicaciones administrativas y memorandos, y para la localización y el seguimiento de los registros.

En los *sistemas educativos*, la instrucción facilitada por ordenador permite que los estudiantes avancen a su propio paso, proporciona retroalimentación inmediata y permite la divulgación de la información en áreas remotas. Cuando los ordenadores se usan como instrumentos para la toma de decisiones, las enfermeras deben aprovechar los excelentes programas comerciales disponibles y deben investigar la posibilidad de emplear los sistemas existentes. Es muy importante asegurar la confidencialidad de los registros de los pacientes y del personal mediante la protección de los datos almacenados (p. ej., en DVD, CD-ROM, disquetes) y la construcción de un sistema de palabras clave (Kreider y Hasselton, 1997).

El modelo de Vroom y Jago (1988) es una revisión apropiada para uso con el ordenador del modelo de Vroom y Yetton (1973) (cuadro 3-12). Proporciona un número adicional de atributos del problema, elimina las reglas de decisión, cambia las variables dicotómicas por variables continuas y proporciona fórmulas matemáticas para determinadas decisiones (Ratzburg, 2007).

> *«¡El único ejercicio que realizan algunas mentes es saltar a las conclusiones!».*
> *Pansy Torrance*

Cuadro 3-12 Modelo normativo de Vroom y Yetton

Vroom y Yetton encaran la toma de decisiones como un proceso social, y destacan el modo cómo los directores hacen, en vez de cómo deben comportarse en su modelo normativo. Identifican los siguientes procesos de decisiones alternativas: A = autocrático, C = consultivo, G = grupo, I = primera variante y II = segunda variante.

TIPOS DE ESTILOS DE GESTIÓN DE LAS DECISIONES

AI Usted resuelve el problema o toma la decisión utilizando la información disponible en ese momento.

AII Usted obtiene la información necesaria de sus subordinados y después decide usted mismo la solución para el problema. Puede informar o no a sus subordinados de cuál es el problema al obtener la información de ellos. El papel interpretado por los subordinados en la toma de decisiones es claramente el de proporcionarle información a usted, en vez de generar o evaluar soluciones alternativas.

Cuadro 3-12 Modelo normativo de Vroom y Yetton *(Cont.)*

CI Usted comparte el problema con los subordinados relevantes individualmente, obteniendo sus ideas y sugerencias sin reunirlos en grupo. Después, usted toma la decisión, que puede reflejar o no la influencia de sus subordinados.

CII Usted comparte el problema con sus subordinados en grupo, que aporta colectivamente ideas y sugerencias. Después, usted toma la decisión, que puede reflejar o no la influencia de sus subordinados.

GII Usted comparte un problema con sus subordinados en grupo. Juntos generan y evalúan alternativas e intentan alcanzar el consenso sobre una solución. Su papel es, en gran parte, de presidente del grupo. No intenta influenciar al grupo para que adopte su solución, y está dispuesto a aceptar y aplicar cualquier solución que cuente con el soporte del grupo completo.

(Se omite GI debido a que sólo tiene aplicación en modelos más completos que se salen del ámbito del artículo.)

REGLAS DE DECISIÓN

Vroom identifica siete reglas que constituyen la mayor parte del modelo. Tres reglas protegen la calidad de la decisión y cuatro protegen la aceptación*.

1. **Regla de la información**
   Si la calidad de la decisión es importante y si el líder no posee información o experiencia suficientes para resolver el problema solo, se elimina AI del conjunto posible. (Su uso conlleva el riesgo de una decisión de baja calidad.)
2. **Regla de la congruencia del objetivo**
   Si la calidad de la decisión es importante y si los subordinados no comparten los objetivos de la organización para resolver el problema, se elimina GII del conjunto posible. (Las alternativas que eliminan el control final del director sobre la decisión alcanzada pueden perjudicar la calidad de la decisión.)
3. **Regla del problema no estructurado**
   Para las decisiones en las que la calidad de la decisión es importante, si el líder carece de la información y la experiencia necesarias para resolver el problema solo, y si el problema no está estructurado (es decir, *si el líder no conoce con exactitud la información que necesita y dónde está localizada), el método usado debe permitir al líder no sólo recoger la información sino también hacerlo de una forma eficiente y efectiva. Los métodos que conllevan interacción entre todos los subordinados con conocimiento completo del problema serán, probablemente, más eficientes y con más probabilidad de generar una solución de alta calidad al problema. Bajo estas condiciones, se eliminan AI, AII y CI del conjunto posible. (AI no proporciona la información necesaria, y AII y CI representan medios más laboriosos, menos efectivos y menos eficientes para recoger la información necesaria y encontrar una solución del problema, en comparación con los métodos que permiten interactuar a los individuos con la información necesaria.)
4. **Regla de la aceptación**
   Si la aceptación de la decisión por los subordinados es crucial para su aplicación efectiva, y si no es seguro que una decisión autocrática tomada por el líder sea aceptada, se eliminan AI y AII del conjunto posible. (Ninguno de ellos proporciona la oportunidad de que los subordinados participen en la decisión, y ambos se arriesgan a perder la aceptación necesaria.)
5. **Regla del conflicto**
   Si la aceptación de la decisión es crucial y si no es seguro que una decisión autocrática sea aceptada, y si se cree que existirá conflicto o desacuerdo de los subordinados sobre la solución apropiada, se eliminan AI, AII y CI del conjunto posible. (El método utilizado para resolver el problema debe permitir que los individuos en desacuerdo resuelvan sus diferencias con un conocimiento completo del problema. Así pues, bajo estas condiciones se eliminan del conjunto posible AI, AII y CI, que no conllevan interacción o sólo relaciones de uno con uno y, por tanto, no proporcionan oportunidad para que los encargados del control resuelvan sus diferencias. Su uso conlleva el riesgo de dejar a alguno de los subordinados con menos compromiso del necesario hacia la decisión final.)
6. **Regla de la imparcialidad**
   Si la calidad de la decisión no es importante y si la aceptación es crucial y no es seguro que se consiga con una decisión autocrática, se eliminan del conjunto posible AI, AII, CI y CII. (El método usado debe aumentar al máximo la probabilidad de aceptación, puesto que ésta es la única consideración relevante para determinar

Continúa

Cuadro 3-12 Modelo normativo de Vroom y Yetton *(Cont.)*

la efectividad de la decisión. Bajo estas circunstancias, se eliminan del conjunto posible AI, AII, CI y CII, que crean menos aceptación o compromiso que GII. Su uso conlleva el riesgo de no obtener la aceptación necesaria de la decisión.

7. **Regla de prioridad de la aceptación**
Si la aceptación es crucial y no se asegura con una decisión autocrática, y si se confía en los subordinados, se eliminan AI, AII, CI y CII del conjunto posible. (Los métodos que proporcionan igual participación en el proceso de toma de decisiones pueden proporcionar mayor aceptación sin arriesgar la calidad de la decisión. El uso de cualquier método distinto de GII conduce a un riesgo innecesario de que la decisión no sea plenamente aceptada o no reciba el compromiso necesario por parte de los subordinados.)

Cuando uno hace las preguntas diagnósticas y aplica las reglas a situaciones específicas, se pueden eliminar todos los estilos de decisión menos uno del conjunto posible. Sin embargo, es más probable que se puedan utilizar varios estilos de decisión sin comprometer la calidad de la decisión ni los requisitos de aceptación. Entonces, se utiliza el factor tiempo para determinar cuál de las opciones posibles necesita menos tiempo.

Vroom y Yetton se centran en tres clases de resultados que influyen en la efectividad última de las decisiones: *a*) calidad de la decisión; *b*) aceptación de la decisión por parte de los subordinados, y *c*) tiempo disponible necesario para tomar la decisión. Según los autores, los directores pueden diagnosticar una situación con rapidez y exactitud si responden a las siete preguntas siguientes*:

ATRIBUTOS DEL PROBLEMA	PREGUNTAS DIAGNÓSTICAS
A. Importancia de la calidad de la decisión:	¿Existe un requisito de calidad como que una solución sea probablemente más racional que otra?
B. Cuantía en la que el líder posee información y experiencia suficiente para tomar por sí mismo una decisión de alta calidad:	¿Tiene usted información suficiente para tomar una decisión de alta calidad?
C. Cuantía en la que el problema, está estructurado:	¿Está estructurado el problema?
D. Cuantía en que la aceptación o el compromiso por parte de los subordinados es crucial para la aplicación efectiva de la solución:	¿Necesita la aceptación y el compromiso de otros para aplicar la decisión?
E. Probabilidad previa de que la decisión autocrática del líder sea aceptada por los subordinados:	Si toma la decisión por usted mismo, ¿está razonablemente seguro de que será aceptada por sus subordinados?
F. Cuantía en la que los subordinados están motivados para obtener los objetivos de la organización, según lo presentado en los objetivos explícitos de la exposición del problema:	¿Comparten los subordinados los objetivos de la organización para obtener la solución a este problema?
G. Cuantía del conflicto probable entre los subordinados sobre las soluciones preferidas:	¿Existirá probablemente conflicto entre los subordinados en cuanto a las soluciones preferidas?

*Reproducido de Organizational Dynamics, primavera 1973. Copyright 1973 por American Management Association International. Reproducido con permiso de American Management Association International, Nueva York. Reservados todos los derechos. http://www.amanet.org.

RESUMEN DEL CAPÍTULO

El proceso de toma de decisiones puede ayudar a evitar problemas, mientras que el proceso de solución de problemas sólo se aplica al proceso de toma de decisiones cuando ya existe un problema. El proceso de enfermería es la aplicación de la toma de decisiones y la solución de problemas en la enfermería. Todos ellos son procesos científicos. Existen varios componentes del pensamiento crítico para facilitar una toma de decisiones acertadas. El pensamiento divergente genera ideas, mientras que el pensamiento convergente identifica la mejor solución. El pensamiento creativo genera nuevas soluciones. No tomar una decisión también es una decisión. La consulta o asesoramiento puede ser útil, y los comités de ética pueden proporcionar dirección moral y ética. Los factores de grupo y los aspectos del comité en la toma de decisiones son similares. Se pueden utilizar ordenadores para facilitar la toma de decisiones complejas. Se dispone de numerosos instrumentos para la toma de decisiones, y los directores pueden usar los objetivos de la actividad para elegir el instrumento que emplearán.

ESTUDIO DE CASOS

Su organización cuenta con fondos limitados para aumentar el sueldo del personal. Usted representa a su unidad en el comité de presupuestos. ¿Debe conceder a todo el mundo la misma subida, con lo que aumentará un porcentaje menor a las personas con salarios más altos? ¿Debe subir el mismo porcentaje a toda la plantilla, con lo que recibirán más dinero las personas con salarios más altos? ¿Se debe estratificar la subida, concediendo a las diferentes categorías de empleados diferentes aumentos en cantidad o en porcentaje? ¿Existen otras opciones?

Actividades para la EVALUACIÓN CRÍTICA

Diario de reflexiones: Haga observaciones en un contexto clínico o refleje experiencias pasadas. Responda a las preguntas siguientes: ¿Qué técnicas de evaluación crítica se han utilizado? ¿Qué instrumentos para la toma de decisiones se han empleado? ¿Cómo se afrontan los temas éticos en una institución en la que esté usted familiarizada? ¿Qué departamentos están representados? ¿Existe una enfermera como miembro del comité de ética? ¿Cómo funciona el comité?

BIBLIOGRAFÍA

Alfaro-Lefevre R: *Critical thinking in nursing: A practical approach,* Philadelphia, 2003, Saunders.

American Nurses Association: *Code of ethics for nurses with interpretive statements,* Washington, DC, 2003, American Nurses Association.

American Nurses Association, National Council of State Boards of Nursing: *Joint statement on delegation,* 2006 (website): http://www.ncsbn.org/Joint_statement.pdf. Accessed July 24, 2007.

Anders MD: Kohlberg's ideas of moral reasoning, 2007 (website): http://web.cortland.edu/andersmd/KOHL/kidmoral.HTML. Accessed July 24, 2007.

Aroskar MA: Ethics of nurse-patient relationships, *Nurse Educ* 5:18, 1980.

Curtin LL: A framework for analysis: Part I, *NAQ* 29(2):183–187, 2005.

Finkelman AW: *Leadership and management in nursing*, Upper Saddle River, NJ, 2006, Pearson/Prentice Hall.

Franz M: *Organizational models of decision making,* 1998 (website): http://www.viterbo.edu/perspgs/Staff/MFranz/chap4_fast/tsld017.htm. Accessed July 24, 2007.

Friend C: *Social contract theory,* 2006 (website): http://www.iep.utm.edu/s/soc-cont.htm, Accessed July 24, 2007.

Genrich SJ, Banks JC, Bufton K et al: Group involvement in decision-making: A pilot study, *The Journal of Continuing Education in Nursing* 32(1):20-26, 2001.

Harris RA: *Creative problem solving: A step-by-step approach*, Los Angeles, 2002, Pyrczak.

Huber DL: *Leadership and nurisng care management,* ed 3, Philadelphia, 2006, Saunders/Elsevier.

Infinite Innovations Ltd: *SCAMPER technique training for lateral thinking,* 2006 (website): http://www.brainstorming.co.uk/tutorials/scampertutorial.html. Accessed July 24, 2007.

International Council of Nursing (ICN): *The ICN code of ethics for nurses*, 2006 (website): www.icn.ch/icncode.pdf. Accessed July 24, 2007.

Josephson B: *Right brain vs. left brain*, 2007 (website): http://coe.sdsu.edu/eet/articles/dominance/start.htm. Accessed July 24, 2007.

Kay CD: *Notes of deontology,* 1997a (website): http://webs.wofford.edu/kaycd/ethics/deon.htm. Accessed July 24, 2007.

Kay CD: *Notes on utilitarianism,* 1997b (website): http://webs.wofford.edu/kaycd/ethics/util.htm. Accessed January 23, 2007.

Kay CD: *Varieties of egoism,* 1997c (website): http://webs.wofford.edu/kaycd/ethics/egoism.htm. Accessed July 24, 2007.

Kramer M, Maguire P, Schmalenberg C, et al: Excellence through evidence: Structures enabling clinical autonomy, *JONA* 37(1):41-52, 2007.

Kreider NA, Hasselton BJ: *The systems challenge,* Chicago, 1997, American Hospital Association.

Labelle S: *Six thinking hats,* 2005 (website): http://members.optusnet.com.au/~charles57/Creative/Techniques/sixhats.htm. Accessed July 24, 2007.

Marquis BL, Huston CJ: *Leadership roles and management functions in nursing: Theory and application*, ed 5, Philadelphia, 2006, Lippincott.

McConnell CR: *Umiker's management skills for the new health care supervisor*, ed 4, Boston, 2006, Jones & Bartlett.

Mycoted: *Notebook,* 2006 (website): http://www.mycoted.com/Notebook. Accessed July 24, 2007.

Paul R: *Critical thinking*, Santa Rosa, CA, 1993, Foundation of Critical Thinking.

Paul R, Elder L: *Critical thinking: Learn the tools the best thinkers use,* Upper Saddle River, NJ, 2005, Prentice Hall.

Polit DF, Beck CT: *Nursing research: Generating and assessing evidence for nursing practice*, Philadelphia, 2007, Lippincott.

Ratzburg W: *The Vroom and Yetton's leadership model,* 2007 (website): http://www.geocities.com/Athens/forum/1650/qvroom.html?200713. Accessed July 28, 2007.

Roussel L, Swansburg RC, Swansburg RJ: *Management and leadership for nurse administrators,* ed 4, Boston, 2006, Jones & Bartlett.

Scriven M, Paul R: *Defining critical thinking,* 2004 (website): http://www.criticalthinking.org/aboutCT/definingCT.shtml. Accessed July 24, 2007.

Sheikk A: *Universal ethics: Dealing with ethics in a multicultural world,* 2003 (website): http://www.studentbmj.com/back_issues/1200/editorials/438.html. Accessed July, 2007.

Simms LM, Price SA, Ervin NE: *Professional practice of nursing administration*, ed 3, Albany, NY, 2000, Delmar.

Straker D: *Bisociation: Forced association,* 2007 (website), http://creatingminds.org/principles/forced_association.htm. Accessed July 24, 2007.

Sullivan EJ, Decker PJ: *Effective leadership and management in nursing*, ed 5, Upper Saddle River, NJ, 2005, Prentice Hall.

Swansburg RC, Swansburg RJ: *Introduction to management and leadership for nurse managers*, ed 3, Boston, 2002, Jones & Bartlett.

Treffinger DJ, Isaksen SG, Stead-Dorval KB: *Creative problem solving: An introduction*, ed 4, Waco, TX, 2006, Prufrock Press.

Velch R: Models for ethical medicine. In Aroskar MA: Ethics of nurse-patient relationships, *Nurse Educ* 5:18, 1980.

Vroom VH, Jago AG: *The new leadership: Managing participation in organizations*, Englewood Cliffs, NJ, 1988, Prentice Hall.

Vroom VH, Yetton PW: *Leadership and decision-making*, Pittsburgh, 1973, University of Pittsburgh.

Wenger W: *High thinktank,* 2004 (website): http://www.winwenger.com/htt.htm. Accessed July 24, 2007.

WriteDesign: *Sequence,* 2007a (website): http://www.writedesignonline.com/organizers/sequence.html. Accessed July 24, 2007.

WriteDesign: *Compare and contrast,* 2007b (website): http://writedesignonline.com/organizers/comparecontrast.html. Accessed July 24, 2007.

WriteDesign: *Evaluate graphic organizers,* 2007c (website): http://www.writedesignonline.com/organizers/evaluate.html. Accessed July 28, 2007.

Wywialowski EF: *Managing client care*, ed 3, St. Louis, 2004, Mosby.

Yoder-Wise PS: *Leading and managing in nursing*, ed 4, St. Louis, 2007, Mosby.

Yoder-Wise PS, Kowalski KE: *Beyond leading and managing in nursing*, St. Louis, 2006, Mosby.

Young AP, Cooke M: *Managing and implementing decisions in health care*, Edinburgh, 2002, Bailliere Tindall & Royal College of Nursing.

Motivación y moral

4

Descripción del capítulo

El capítulo 4 expone las teorías de la motivación, entre ellas la teoría de la motivación de Taylor, la teoría de la jerarquía de las necesidades de Maslow, la teoría de la jerarquía de las necesidades modificada de Alderfer, la teoría de las necesidades básicas de McClelland, la teoría de higiene y motivación de Herzberg (dos factores), la teoría de la energía psicológica de Argyris, la teoría de la expectativa de Vroom, la teoría del refuerzo positivo de Skinner, la teoría de la motivación intrínseca, la teoría X y la teoría Y de McGregor, la teoría de la gestión participativa de Likert, la teoría Z y la teoría del desarrollo histórico de la motivación. Se examinan la inteligencia emocional, la predisposición genética a la personalidad, la moral, el incivismo en el trabajo y la violencia horizontal, la violencia en el lugar de trabajo, el *burnout* y la satisfacción laboral.

Objetivos del capítulo

- Localizar las cinco necesidades de Maslow en las tres categorías de existencia, relación y necesidades de crecimiento de Alderfer.
- Identificar por lo menos tres factores de higiene y cinco factores de motivación en la teoría de Herzberg.
- Describir la teoría de la expectación de Vroom.
- Explicar el funcionamiento de la teoría del refuerzo positivo de Skinner.
- Describir la manera como las personan hacen frente a la percepción de falta de equidad.
- Enumerar por lo menos tres creencias para la teoría X y la teoría Y de McGregor.
- Describir la inteligencia emocional.
- Discutir la relación entre moral, *burnout* y satisfacción laboral.

Principales conceptos y definiciones

Burnout. *Un estado de agotamiento emocional.*
Clima. *Una actitud o atmósfera general.*
Insatisfacción. *Descontento.*
Motivación. *Ímpetu para incitar, impulsar o activar.*
Intrínseco. *Esencial, inherente, no dependiente de circunstancias externas.*
Extrínseco. *No inherente, no esencial, externo, extraño.*
Satisfacción laboral. *Contento con el trabajo y el clima de trabajo propio.*

MOTIVACIÓN

¿Por qué trabajan las personas? ¿Por qué algunos empleados consiguen una alta productividad mientras que otros se conforman con la mediocridad o menos? ¿Qué puede hacer un director para estimular la motivación intrínseca y extrínseca? Estas cuestiones son importantes para el líder y el gestor. Originan respuestas complejas e inciertas. Por desgracia, no existen reglas simples que un líder y un gestor pueda aplicar para estimular al personal.

Teoría de la motivación de Taylor

«Quien no tiene dinero es pobre, pero quien sólo tiene dinero es más pobre todavía».
Anónimo

Esta teoría deriva de los principios de la dirección científica. Frederick Taylor, un pionero en este campo, creía que si las personas enérgicas con una alta productividad se enteraban de que no ganaban más que un trabajador perezoso que hacía lo menos posible, perdían el interés por conseguir un rendimiento óptimo. Taylor argumentó que era necesario un incentivo para prevenir esta pérdida. Debe ser posible ganar más si se produce más, de forma que la ganancia dependa de la productividad. Los incentivos, como aumentos por mérito, sistemas de bonificación, reparto de beneficios, reparto de ahorros y pago por productividad son ejemplos de métodos motivacionales. Con la aplicación del pago por productividad, el patrón debe asegurarse de que el coste de los salarios no aumenta con más rapidez que la producción. Este sistema puede ejercer una presión considerable sobre el trabajador y crear tensiones que conducen a comportamientos indeseables. El pago por productividad puede aumentar la autoestima y servir como un símbolo de motivación, así como ayudar a cubrir las necesidades fisiológicas mediante la compra de comida, vestido y cobijo (Taylor, 1903, 1911) (v. capítulo 7).

Teoría de la jerarquía de las necesidades de Maslow

En contraste con la creencia de Taylor de que el dinero es un motivador primario, Abraham Maslow mantiene que las personas están motivadas por el deseo de satisfacer una jerarquía de necesidades. Maslow sugirió que la satisfacción de las necesidades fisiológicas básicas desencadena la emergencia de necesidades más abstractas, y que una necesidad satisfecha deja de ser un factor motivador. Identificó cinco necesidades básicas: fisiológicas, de seguridad, protección, sociales/de pertenencia, de estimación y de autorrealización. Más adelante, añadió las necesidades siguientes: comprender las necesidades cognitivas de tipo académico, belleza estética en el caso de las necesidades emocionales de los artistas y trascendencia más allá de comprender el potencial propio para ayudar a que otros consigan su potencial (Huber, 2006; Roussel, Swansburg y Swansburg, 2006; Sullivan y Decker, 2005; Maslow, 1987) (v. capítulo 7) (fig. 4-1).

Necesidades fisiológicas

El organismo necesita agua, alimento, oxígeno, eliminación, reposo, ejercicio, sexo, cobijo y protección frente a los elementos. Las personas tienen un impulso fuerte de autoconservación, y siempre que sus necesidades fisiológicas básicas son amenazadas, las necesidades se convierten en prepotentes. Estas necesidades son relativamente independientes y se deben cubrir repetidamente para que permanezcan atendidas. En una sociedad rica, las necesidades fisiológicas no son

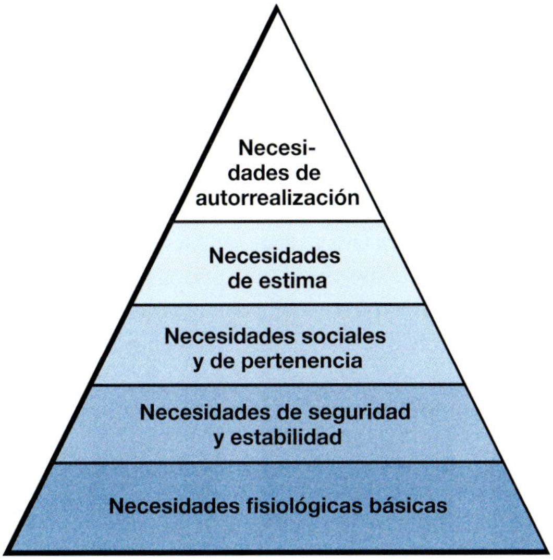

Figura 4-1 • Jerarquía de necesidades de Maslow. (Modificado de Maslow AH: Motivation and personality. Copyright 1954, 1970, 1987 por Abraham H. Maslow. Modificado con permiso de Prentice-Hall, Upper Saddle River, NJ.)

probablemente los motivadores más habituales. Sin embargo, el director de enfermería debe determinar si se están cubriendo las necesidades fisiológicas. El personal no debe trabajar demasiado. Se deben proporcionar pausas para comer y para descansar. La paga debe ser adecuada para cubrir las necesidades de alimento, cobijo, atención sanitaria y recreo.

Necesidades de seguridad/protección

Las personas necesitan seguridad física, emocional y económica. Necesitan un medio ambiente estable en el que estén protegidas contra las amenazas de peligro y privación. Las personas no desean preocuparse por ingresos inadecuados a causa de pérdida del trabajo, accidente o vejez. Las acciones de dirección arbitrarias, el favoritismo o la discriminación hacia los empleados y la administración impredecible son peligros para las necesidades de seguridad y deben evitarse.

Necesidades sociales/de pertenencia

Las necesidades sociales incluyen un sentimiento de pertenencia, aceptación por los compañeros, reconocimiento como miembro aceptado de un grupo, dar y recibir amistad y mantener relaciones afectuosas con otros. Un grupo de trabajo coherente probablemente resulte más efectivo que el mismo número de personas trabajando por separado. Sin embargo, la dirección, al temer la hostilidad hacia sus objetivos, puede controlar la situación para prevenir el espíritu de equipo. Pero la frustración de las necesidades sociales puede estimular la resistencia y el antagonismo, con aumento del rechazo a los objetivos de la dirección.

Necesidades de estima

El rendimiento, la competencia, el conocimiento, la independencia, la situación social, el reconocimiento, el prestigio, la apreciación, la reputación y el respeto contribuyen a la confianza en sí mismo y a la autoestima. La dirección puede ayudar a cubrir estas necesidades mediante la alabanza cuando está justificada, y a través de las evaluaciones constructivas, el aumento de sueldo y los títulos. A diferencia de las necesidades inferiores fisiológicas y de seguridad, las necesidades de estima no se satisfacen con facilidad.

Necesidades de autorrealización

Se puede dudar si la persona consigue alguna vez todo lo que es capaz. Los sentimientos de rendimiento, responsabilidad, importancia, desafío y avance, así como las nuevas experiencias y oportunidades para el crecimiento contribuyen a la autorrealización.

Teoría de la jerarquía de las necesidades modificada de Alderfer

Clayton Alderfer propone una teoría de jerarquía de las necesidades modificada, que reduce a tres los cinco niveles jerárquicos de Maslow (cuadro 4-1). Su teoría de existencia-relación-crecimiento (ERC) sugiere que, además, de un proceso de satisfacción-progresión, en el que las personas ven frustrados constantemente sus intentos de satisfacer un nivel de necesidades, también pue-

Cuadro 4-1 Jerarquía de necesidades modificada de Alderfer

Necesidades de existencia
Necesidades de relación
Necesidades de crecimiento

Tabla 4-1 Comparación entre la jerarquía de necesidades de Maslow y las necesidades de existencia, relación y crecimiento de Alderfer

Maslow	Alderfer
Necesidades de autorrealización	Necesidades de crecimiento
Necesidades de estima	Necesidades de relación
Necesidades sociales/de pertenencia	Necesidades existenciales
Necesidades de seguridad/estabilidad	
Necesidades fisiológicas	

den redirigir su energía hacia necesidades de nivel inferior. El modelo de Alderfer es menos rígido que el de Maslow, y sugiere la posible intervención de más de una necesidad (Huber, 2006; Roussel, Swansburg y Swansburg, 2006; Sullivan y Decker, 2005) (tabla 4-1).

Teoría de las necesidades básicas de McClelland

David McClelland ha identificado tres necesidades básicas que todas las personas comparten en grados variables: las necesidades de éxito, poder y asociación (cuadro 4-2). La necesidad de éxito conlleva el deseo de hacer una contribución, sobresalir y triunfar. Las personas con necesidad de tener un gran éxito, desean responsabilidades, aceptar riesgos calculados y recibir reconocimiento de su rendimiento. Las personas con necesidad alta de poder desean tener el control e influir en otros. Están más interesadas en el prestigio personal y el poder que en el rendimiento efectivo. En contraste, las personas con necesidad de asociación alta desean trabajar en un medio ambiente humano y buscan amistades significativas. Desean ser respetadas y evitan las decisiones o las acciones que se oponen a las normas del grupo. Están más interesadas en tener una moral alta que en la productividad. Los líderes y directores deben equilibrar las necesidades personales con el trabajo. Si un proyecto tiene objetivos bien definidos y tareas específicas, puede ser apropiada una persona con necesidad de tener un gran éxito. Si un proyecto conlleva tareas desagradables para el personal (como el recorte de gastos), una persona con necesidad alta de poder podrá realizar mejor el trabajo. Un individuo con necesidad alta de asociación no deseará tomar decisiones que puedan molestar a sus compañeros, pero podrían fortalecer la moral (Huber, 2006; Roussel, Swansburg y Swansburg, 2006).

Cuadro 4-2 Teoría de las necesidades básicas de McClelland

NECESIDAD DE:
Consecución
Afiliación
Poder

Teoría de la motivación e higiene (dos factores) de Herzberg

«Dame tanto tiempo para mejorarme a mí mismo, que no me quede tiempo para criticar a los demás».
Anónimo

Frederick Herzberg encontró que los factores motivadores del trabajo incluían éxito, crecimiento, responsabilidad, avance, reconocimiento y el trabajo en sí mismo. De acuerdo con Herzberg, si las personas están satisfechas con su trabajo y reciben retroalimentación positiva, desarrollan capacidades y mejoran su rendimiento. Herzberg mantiene que los empleados pueden ser motivados si se les proporciona un trabajo que suponga un reto y en el que puedan asumir responsabilidades (fig. 4-2 y cuadro 4-3).

Cuadro 4-3 Teoría de la higiene y la motivación de Herzberg

FACTORES DE MANTENIMIENTO
Motivos de insatisfacción
Factores de higiene
Competición en el trabajo
Factores extrínsecos

FACTORES MOTIVACIONALES
Motivos de satisfacción
Motivadores
Competición en el trabajo
Factores intrínsecos

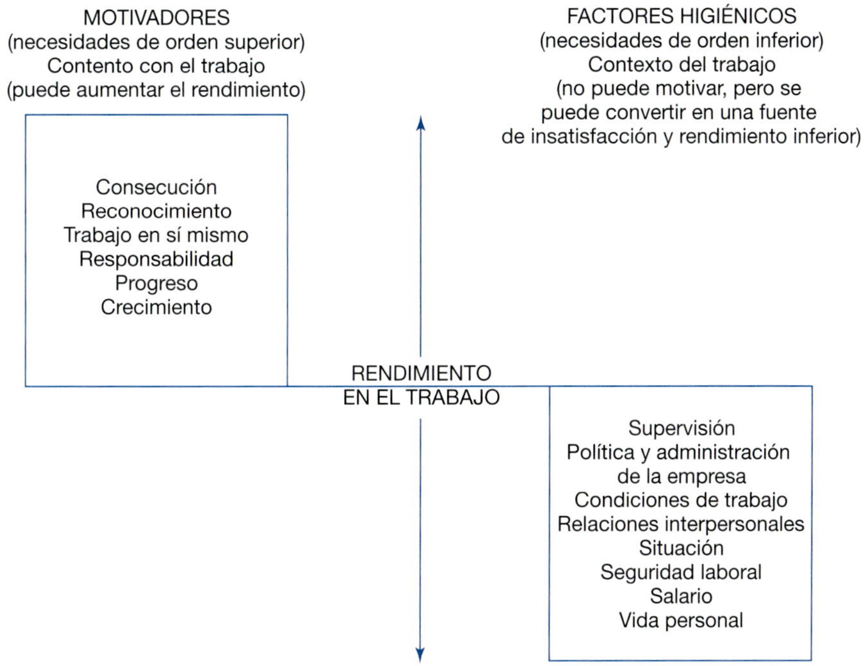

Figura 4-2 • Teoría de la higiene y la motivación (dos factores) de Herzberg. (Tomado de Claus KE, Bailey JT: Power and influence in health care, St. Louis, 1977, Mosby.)

La insatisfacción se produce cuando las personas perciben que están recibiendo un trato injusto en cuanto a salario, beneficios, seguridad, supervisión y relaciones interpersonales. Herzberg clasifica todo lo anterior como factores de higiene, y argumenta que no son motivadores puesto que no causan ninguna mejora de las actitudes o del rendimiento. Sólo pueden prevenir la insatisfacción y la moral deficiente. Los factores de higiene no convierten el trabajo en más interesante. Si las personas están muy motivadas y encuentran que su trabajo es interesante y estimulante, pueden tolerar la insatisfacción con los factores de higiene. Cuando existe higiene alta y motivación baja, es probable que los trabajadores consideren el trabajo como un medio para ganarse la vida. De acuerdo con Herzberg, cuando los factores motivadores, incluyendo éxito, reconocimiento de la labor realizada, responsabilidad, interés del trabajo, crecimiento y progreso son altos y los factores de higiene también lo son, es probable que los trabajadores estén muy motivados y formulen pocas quejas. Numerosas quejas y la falta de motivación acompañan a un nivel bajo de factores de higiene y de factores de motivación (Herzberg, Mausner y Snyderman, 1959; Herzberg 1977; Huber, 2006; Roussel, Swansburg y Swansburg, 2006; Sullivan y Decker, 2005) (v. capítulo 7) (figs. 4-3 y 4-4).

Teoría de la energía psicológica de Argyris

«Hay que observar el interior de las personas tanto como su exterior».
Anónimo

Chris Argyris cree que las personas dedicarán más energía a cubrir sus propias necesidades que las de la organización. De acuerdo con Argyris, cuanto mayor sea la disparidad entre los objetivos del individuo y los de la organización, mayor será la probabilidad de que los empleados sientan insatisfacción, tensión, conflicto, apatía o subversión. Argyris sugiere que el emparejamiento del personal con los trabajos aprovechando el talento y los intereses de las personas, convierte los tra-

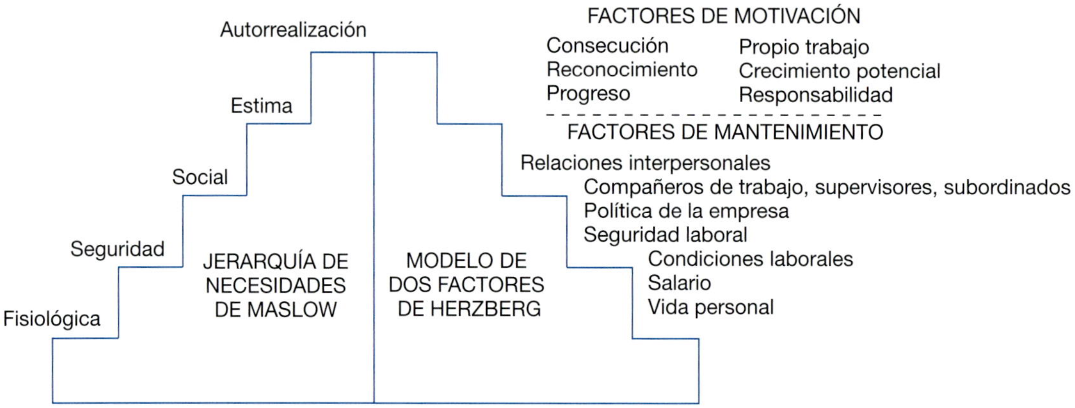

Figura 4-3 • Comparación entre los modelos de Maslow y de Herzberg. (Tomado de Donnelly JH Jr, Gibson JL, Ivancevich JM: Fundamentals of management: Functions, behavior, models, 4.ª edición, Dallas, 1990, *Business Publications*).

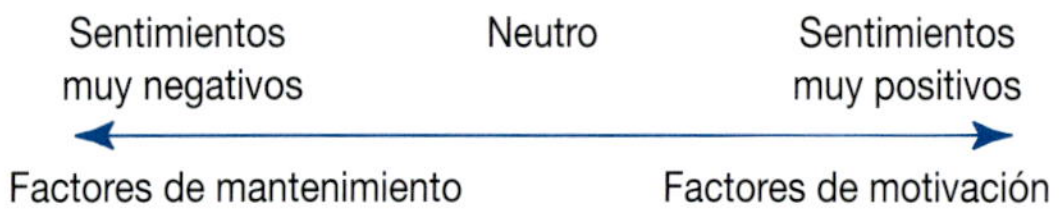

Figura 4-4 • Factores de mantenimiento y de motivación.

bajos en interesantes y estimulantes, ayuda a satisfacer las necesidades de actualización, mejora las relaciones interpersonales y utiliza un estilo de dirección consistente con la teoría Y de McGregor (que se describirá más adelante) (Argyris y Schon, 1974) (v. capítulo 7).

Teoría de la expectativa de Vroom

«Defienda sus limitaciones y asegúrese de que son suyas».
Richard Bach

Victor Vroom popularizó la teoría de la expectativa durante la década de 1960. Está basada en la teoría de campo de Kurt Lewin (1951) y ha sido ampliada por Lyman Porter (Porter, Bigley y Steers, 2003; Porter y Lawyer, 1968). La teoría de la expectativa afirma que la motivación depende de la intensidad con que las personas desean algo y de su estimación de la probabilidad de obtenerlo (fig. 4-5).

La valencia es la fuerza de la preferencia de una persona por algo. Puede ser negativa o positiva, desde –1 hasta +1. Si la persona no desea algo, existe una valencia negativa. La valencia positiva indica deseo de algo (fig. 4-6, A).

La expectativa es la probabilidad de obtener algo a través de acciones específicas. Si una persona cree que una acción originará un resultado, la expectativa tiene un valor 1. Si no percibe probabilidad, la expectativa es cero. La expectativa varía de una situación a otra (fig. 4-6, B).

Si alguien tiene una valencia alta y una expectativa alta, la motivación será alta. Si la valencia es baja y la expectativa baja, la motivación será baja. Si una es alta y la otra baja, la motivación será moderada.

La teoría de la expectativa se ha desarrollado para incluir la importancia del factor resultado. Para estar altamente motivada, una persona necesita encontrar atractivo un resultado, creer que ciertas acciones conducirán al resultado deseado y considerar que el resultado merece el esfuerzo. Para motivar al personal los directores deben aclarar las conexiones entre trabajo y

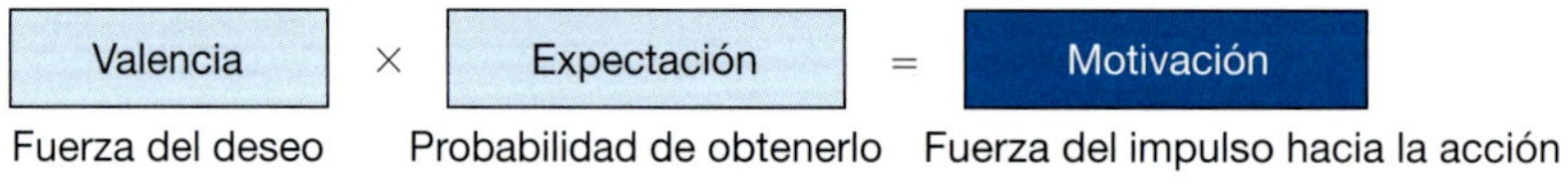

Figura 4-5 • Teoría de la expectación.

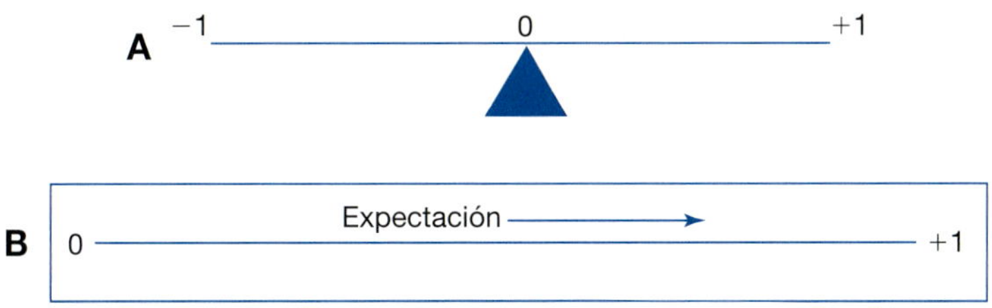

Figura 4-6 • Rangos de valencia (**A**) y de expectación (**B**).

$$M = EP \times PO \times V$$

M = motivación
EP = creencia de que el esfuerzo conducirá al rendimiento deseado
PO = anticipación de que el rendimiento conducirá a un resultado particular
V = valor de la recompensa

Figura 4-7 • Teoría de la expectación de Vroom respecto a la motivación. (Adaptado de Vroom VH: Work and motivation, Nueva York, 1964, John Willey & Sons.)

resultado, y deben recompensar el comportamiento deseable (Huber, 2006; Sullivan y Decker, 2005; Vroom, 1960, 1964) (v. capítulo 7) (fig. 4-7).

Teoría del refuerzo positivo de Skinner

«Para conseguir grandes cosas no sólo debemos actuar, sino también soñar; no sólo planificar, sino también creer».
Anónimo

«Condicionamiento operante» y «modificación conductual» son otros nombres para la teoría del refuerzo positivo de B.F. Skinner. De acuerdo con Skinner, el comportamiento puede fortalecerse o debilitarse en función de lo que le siga. El refuerzo positivo fortalece el comportamiento. La eliminación de los refuerzos positivos debilita el comportamiento, mientras que el refuerzo intermitente aumenta la resistencia a la extinción. El castigo ayudará a reducir el comportamiento, pero no puede enseñar nuevos comportamientos y puede condicionar la evitación (Huber, 2006; Skinner, 1974).

La acentuación de lo positivo mediante alabanzas y retroalimentación positiva puede aumentar la frecuencia del comportamiento deseado. Sin embargo, si un subordinado admite un comportamiento inferior al deseable, el director puede responder «Aprecio su franqueza», a la vez que recuerda al trabajador el objetivo.

Cuando no se obtienen los resultados deseados, los directores deben analizar la situación. En primer lugar, deben evaluar el medio ambiente de trabajo para evitar interferencias. ¿Tienen tiempo adecuado los empleados para completar la tarea? ¿Permite el sistema que las enfermeras aumenten al máximo su eficiencia, o tienen que dedicar la mayor parte de su tiempo corriendo a la central de suministros para recoger materiales que debían haber estado disponibles con facilidad? Si los directores no localizan la causa del problema en el medio ambiente, se deben preguntar a ellos mismos si los empleados han sido correctamente formados. ¿Tienen el conocimiento y la capacidad necesarios para realizar el trabajo? En caso negativo, ¿se les puede enseñar? Si no es posible enseñarles, ¿pueden ser sustituidos o asignados a otras labores?

Teoría de la equidad

«No existe límite para lo bueno que se puede hacer si no nos preocupa a quién se atribuirá el mérito».
Anónimo

Jo Stacy Adams (1965) estudió durante la década de 1960 las percepciones de equidad e iniquidad. Encontró que los empleados evaluaban la justicia al considerar su contribución y sus recompensas psicológicas, sociales y económicas en comparación con las de otros. La inequidad percibida causa tensión. Se encontró que la cantidad de tensión era proporcional a la magnitud de la falta de equidad percibida. La tensión motiva a las personas para reducir su causa. De acuerdo con ello, la fuerza de la motivación para reducir la inequidad percibida es proporcional a la disonancia cognitiva. Para reducir la falta de equidad, las personas pueden alterar la percepción o la contribución, distorsionar cognitivamente la percepción o la contribución, cambiar la base de comparación o abandonar la tarea. Si las personas se sienten sobrecargadas e insuficientemente remuneradas, es probable que disminuya su productividad. Con menor frecuencia, los empleados se sienten excesivamente recompensados y se esfuerzan por mejorar su rendimiento. Las personas se resisten a cambiar sus bases de comparación o a distorsionar sus percepciones. Las personas no suelen abandonar una organización a menos que la falta de equidad sea extrema. Si la comparación es igual, las personas sienten que son tratadas con justicia. En caso contrario, se sienten motivadas para aplicar acciones correctoras. Los directores deben permanecer atentos a la equidad percibida del sistema de recompensa (cuadro 4-4).

Motivación intrínseca

Deci ha estudiado la motivación intrínseca y la teoría de la autodeterminación. Encontró que algunas actividades eran fines en ellas mismas, no sólo medios para conseguir fines. No existe recompensa aparente, excepto la actividad misma. El comportamiento motivado intrínsecamente parece estar estimulado por las necesidades de la persona de sentirse competente y autodeterminante. Cuando no existe estimulación, las personas la buscan. Cuando son estimuladas en exceso, retroceden, se reagrupan y reafirman la competencia. Las personas participan en un proceso de búsqueda y conquista para sentirse competentes y autodeterminadas. Cuando se potencian los sentimientos de competencia y autodeterminación de las personas, aumenta su motivación intrínseca. Si disminuyen sus percepciones de competencia y autodeterminación, también disminuye la motivación intrínseca. Las recompensas extrínsecas tienen un aspecto de control que puede disminuir las recompensas intrínsecas. Las recompensas extrínsecas insuficientes tienden a incrementar la motivación intrínseca, puesto que las personas intentan reducir la disonancia cognitiva. Sobre la base de estas observaciones, los directores deben favorecer la estimulación a través de medios como la formación continuada y los proyectos especiales (Deci, Guardia, Moller et al, 2006; Gagné y Deci, 2005).

Cuadro 4-4 Teoría de la equidad

Una persona compara su entrada/salida con las de una persona de referencia y percibe la relación

$EP = EPR$ $SP = SPR$	Equidad
$EP < EPR$ $SP < SPR$	Iniquidad
$EP > EPR$ $SP > SPR$	Iniquidad

EP = entradas de la persona
SP = salidas de la persona
EPR = entradas de la persona de referencia
SPR = salidas de la persona de referencia

Teorías X e Y de McGregor

Douglas McGregor (1960) ha clasificado las teorías tradicionales de la dirección como la teoría X. Se basan en la suposición de que las personas evitarán el trabajo, si es posible debido a que no les gusta; en consecuencia, la mayoría de las personas deben ser dirigidas, controladas, coercitadas y amenazadas. La teoría X asume que las personas desean dirección, tienen poca ambición y evitan la responsabilidad, pero desean la seguridad. Un líder o director con la filosofía de la teoría X utilizará probablemente el miedo y las amenazas para motivar al personal, supervisará de cerca, delegará poca responsabilidad y no considerará la participación del personal en la planificación.

McGregor mantiene que si las personas se comportan según lo descrito en la teoría X, la causa radica en lo que el sistema les ha hecho, no en su naturaleza intrínseca. Cree que mientras las estrategias de liderazgo se basen en la teoría X, los directores no descubrirán ni usarán los potenciales del personal.

McGregor clasifica los nuevos avances en la dirección como la teoría Y. Con esta teoría, McGregor asume que a las personas les gusta el trabajo y lo disfrutan, son capaces de autodirección y buscan responsabilidad. Mantiene que la mayoría de las personas poseen imaginación, ingenio, creatividad y otras capacidades intelectuales utilizadas sólo parcialmente. Un director con la filosofía de la teoría Y utilizará incentivos positivos, como la alabanza y el reconocimiento, proporcionará supervisión general, ofrecerá oportunidades para el crecimiento individual, delegará responsabilidades y animará a la participación en la solución de los problemas. El enriquecimiento y la descentralización del trabajo son técnicas motivacionales adicionales que pueden estimular el rendimiento del personal hasta superar los requisitos especificados en la descripción del trabajo (Huber, 2006; McGregor, 1960; Roussel, Swansburg y Swansburg, 2006) (v. capítulo 7) (tabla 4-2).

Teoría de la dirección participativa de Likert

Rensis Likert cree que los directivos eficaces son altamente sensibles a sus asociados, utilizan la comunicación para conseguir que el grupo trabaje como una unidad y favorecen las relaciones de soporte entre todos los miembros del grupo. Su investigación indica que la supervisión centrada en el empleado es más productiva que la supervisión centrada en el trabajo, y que más supervisión conduce a menos productividad. La dirección participativa es una teoría de las relaciones humanas que puede utilizar la dirección por objetivos, los consejos de gobierno compartidos y las estrategias de enriquecimiento del trabajo (Huber, 2006; Likert, 1961) (v. capítulo 7).

Teoría Z

La forma japonesa de dirección participativa se conoce como teoría Z. Las grandes firmas de Japón están organizadas en *zaibatsu*, grupos pequeños de 20 a 30 firmas que representan cada sector industrial importante. Cada firma alberga compañías satélite que proporcionan un servicio o fabrican un subconjunto para la firma madre. Los empleados son contratados para trabajar con la firma madre hasta su jubilación. Después de una evaluación y promoción lenta en labores no especializadas, los empleados se retiran a los 55 años de edad. A partir de entonces, trabajan a tiempo parcial para una compañía satélite. Las mujeres trabajaban temporalmente y actuaban como un amortiguador para la seguridad laboral de los trabajadores varones. Sus horarios eran flexibles de forma que podían cuidar a sus familias, y eran despedidas en los periodos de inactividad. Estas prácticas están cambiando.

La preocupación por el trabajador es aparente. Las compañías japonesas incluyen al personal y las relaciones profesionales y proporcionan soporte social. Puesto que el personal anticipa relaciones durante toda la vida, son precavidos respecto a los conflictos interpersonales. Se destaca la colaboración. Se practica la toma de decisiones colectiva. A través del *ofringi* ritual, las ideas pasan de directivo a directivo para su aprobación. Esto ayuda a establecer confianza y cooperación. Los objetivos y los procedimientos para conseguirlos están descritos implícitamente. Se forman círculos de calidad cuando de dos a diez empleados se reúnen para identificar problemas, explorar opciones y tomar decisiones. Los círculos de calidad han aumentado la productividad del trabajador, han potenciado la satisfacción labo-

Tabla 4-2 Teorías X e Y de McGregor

X	Y
A las personas les disgusta trabajar	El trabajo es natural
Las personas deben ser dirigidas para hacer el trabajo	Las personas ejercerán su propio control
Las personas desean evitar la responsabilidad	A las personas les gusta la responsabilidad
Las personas creen que la consecución es irrelevante	Las personas valoran la consecución
Las personas son torpes y no creativas	Las personas tienen potencial, imaginación y creatividad
El dinero es la razón para trabajar	El dinero es sólo una razón para trabajar
Las personas carecen del deseo de mejorar la calidad	Las personas desean mejorar la calidad

ral y han disminuido la renovación de cargos, además de resolver los problemas identificados. Las decisiones se adoptan por consenso. Puesto que se tarda mucho tiempo en alcanzar un consenso, sólo se tratan los cambios de la política y el comportamiento. La responsabilidad también es colectiva. Se pone énfasis en el desarrollo de todos los aspectos de los empleados, que son recompensados de forma regular con pagas adicionales basadas en el rendimiento de la compañía.

La teoría Z japonesa se centra en las cuatro S «blandas» de la gestión: *staff* (personal), *skills* (capacidades), *style* (estilo) y *superordinate goals* (objetivos superiores). Personal se refiere a los trabajadores. Capacidades se refiere a las capacidades de la organización o del personal clave. Estilo se refiere al estilo cultural de la organización o a la forma como los directivos consiguen los objetivos. Los objetivos superiores son los indicadores determinados por el personal.

Se presta menos atención a las S «duras»: *system* (sistema), *structure* (estructura) y *strategy* (estrategia). El sistema es el mecanismo mediante el cual circula la información a través de la organización. Estructura es la organización, y estrategia es el plan de acción (Ochi, 1981) (v. capítulo 7).

Desarrollo histórico de la teoría de la motivación

La teoría de la gestión tradicional se basa en la teoría X de McGregor. La teoría tradicional se dirige a las necesidades fisiológicas primarias y de seguridad de Maslow y emplea la teoría de la motivación para el refuerzo de Taylor; de acuerdo con Herzberg, esta teoría ayuda a cubrir algunas necesidades de higiene, pero no proporciona motivación.

Los avances más nuevos en el campo de la dirección se basan en la teoría Y de McGregor. Las necesidades secundarias de Maslow (pertenencia, estima y autorrealización) son más poderosas que las necesidades primarias para la mayoría del personal. Puesto que una necesidad satisfecha deja de ser un factor motivador, los factores de higiene, como el dinero y las condiciones de trabajo, no actúan como factores motivadores. Las personas están más interesadas en la autonomía, la responsabilidad, el éxito, el reconocimiento, la variedad en el trabajo y los esfuerzos de autorrealización. Argyris ha sugerido que el personal se puede convertir en más autorrealizado si sus objetivos están de acuerdo con los objetivos de la organización. Las capacidades y los intereses se deben considerar cuando se asignan los trabajos. Y después, de acuerdo con Skinner, el refuerzo positivo aumenta todavía más los comportamientos deseados (cuadro 4-5).

La participación es un factor importante en las técnicas de gestión más nuevas. Se anima al personal para que contribuya en las decisiones, los objetivos y los planes. La descentralización se apoya hasta el punto de la dirección por objetivos, lo que permite al personal definir sus propios objetivos y determinar el modo de conseguirlos. El supervisor aprueba los objetivos, se asegura de que están de acuerdo con los objetivos de la organización y evalúa al personal utilizando como estándar sus propios objetivos. Los líderes modernos delegan las tareas y ayudan a que otros trabajen con más efectividad. Contribuyen a que cada persona desarrolle sus propias capacidades e intente mantener una relación estrecha entre los intereses y las capacidades del individuo y los requisitos del trabajo. Se pueden usar el enriquecimiento con el trabajo y la rotación de diversos trabajos para contribuir al desarrollo completo del personal. Cuando el personal se esfuerza de forma activa en la estima y la autorrealización, y cuando sus objetivos están de acuerdo con los de la organización, es probable que se produzca un

Cuadro 4-5 Teorías de la motivación

TEORÍAS DE LAS NECESIDADES HUMANAS
- Teoría de Taylor
- Jerarquía de las necesidades de Maslow
- Jerarquía de las necesidades modificada de Alderfer
- Teoría de las necesidades básicas de McClelland
- Teoría de la higiene y la motivación (dos factores) de Herzberg
- Teoría de la energía psicológica de Argyris
- Teoría de la expectación de Vroom
- Teoría de la inteligencia emocional
- Predisposición genética a la personalidad

TEORÍAS DE PROCESO
- Teoría del refuerzo positivo de Skinner
- Teoría de la equidad
- Teoría de la motivación intrínseca/extrínseca
- Teoría X y teoría Y de McGregor
- Teoría de la gestión participativa de Likert
- Teoría Z

efecto apreciable sobre la consecución de los objetivos y la productividad de la organización.

INTELIGENCIA EMOCIONAL

«Somos jóvenes sólo una vez, pero podemos seguir siendo inmaduros toda la vida».
Anónimo

Historia de la inteligencia emocional

Desde 1900 hasta 1969, la inteligencia y las emociones fueron consideradas como campos reducidos y separados. Sin embargo, el renombrado psicólogo E.L. Thorndike (1935) escribió sobre la inteligencia social. Wechsler (1955) continuó desarrollando su prueba de cociente intelectual (CI), pero consideró las capacidades afectivas como parte del repertorio de capacidades humanas. Las décadas desde 1970 hasta 1989 ofrecieron precursores de la inteligencia emocional al emerger el campo de la cognición y el afecto para examinar las interacciones entre las emociones y los pensamientos. Se desarrolló el campo de las comunicaciones no verbales. Gardner (1993) propuso una nueva teoría de inteligencias múltiples, entre ellas una inteligencia intrapersonal e interpersonal que incluía la capacidad para percibir y simbolizar las emociones. Las capacidades sociales y la empatía fueron estudiadas como inteligencia social. La investigación del encéfalo comenzó a separar las conexiones entre emoción y cognición. Bar-On (1988) desarrolló intentos de evaluar la inteligencia emocional como una medida del bienestar. La inteligencia emocional emergió durante 1990 a 1993, particularmente en las ciencias del encéfalo. Salovey y Mayer publicaron el artículo fundamental «*Emotional Intelligence*» en 1990. La popularización y la ampliación se produjeron desde 1994 hasta 1997, en especial con el libro de Goleman *Emotional Intelligence* publicado en 1995, que se convirtió en un éxito de ventas en todo el mundo. Bar-On (1997) identificó los cinco dominios principales en su modelo como: capacidades intrapersonales, capacidades interpersonales, adaptabilidad, gestión del estrés y humor general. Se crearon y publicaron varias escalas de personalidad bajo el nombre de inteligencia emocional. La investigación y la institucionalización de la inteligencia emocional han tenido lugar desde 1998 (Bar-On y Parker, 2000; Cherniss y Adler, 2000; Cherniss y Goleman, 2001).

Competencias de inteligencia emocional

Según Goleman (1995), la forma como nos manejamos unos a otros y cada uno a sí mismo todavía es más importante que el CI o el avance en la titulación para el éxito en las organizaciones. Afirma que los empleados estrella tienen la capacidad de trabajar bien con los individuos y con los equipos, así como de rendir personalmente a alto nivel, mientras que las personas aisladas o explosivas pueden tener un efecto tóxico o perjudicial para la organización. Etiqueta la capacidad de trabajar bien con los individuos y con los grupos como inteligencia emocional, e identifica los cinco componentes de la inteligencia emocional como: autopercepción, autorregulación, motivación, empatía y capacidades sociales. Estas cualidades se subdividen en competencia personal y competencia social (Goleman, 1998) (cuadro 4-6).

La competencia personal influye en la forma como nos controlamos a nosotros mismos. La autopercepción conlleva a hacer una autoevaluación exacta para conocer nuestros puntos fuertes y débiles, y una percepción emocional de nuestras emociones y sus efectos. De este modo, se asegura la autoconfianza en las capacidades y en el propio valor.

La autorregulación conlleva mantener el control de las emociones y los impulsos perjudiciales, conservar la honestidad y la integridad, aceptar la responsabilidad por nuestro trabajo, flexibilidad para adaptarse al cambio y sentirse cómodo con las nuevas estrategias e informaciones.

La motivación puede ayudarnos a alcanzar objetivos al esforzarnos por cumplir una norma de excelencia, alinear nuestros objetivos personales con los del grupo y la organización, aprovechar las oportunidades y mantener una actitud positiva respecto a la consecución de los objetivos a pesar de los obstáculos y los contratiempos.

La competencia social determina la forma como manejamos las relaciones. La empatía conlleva interés por la preocupación de los otros, comprenderlas y desarrollar las capacidades de los demás, anticipar y cubrir las necesidades de los pacientes, equilibrar la diversidad para cultivar las oportunidades y la conciencia política.

Las capacidades sociales son una adaptación para inducir a través de la influencia, respuestas deseables en las personas, la escucha y el envío de mensajes convincentes, resolución de desacuerdos, inspiración a otros, manejo del cambio, relaciones educativas, colaboración y cooperación

Cuadro 4-6 Inteligencia emocional

COMPETENCIA PERSONAL
Autopercepción
- Percepción emocional
- Autorrealización exacta
- Autoconfianza

Autorregulación
- Autocontrol
- Fiabilidad
- Escrupulosidad
- Adaptabilidad
- Innovación

Motivación
- Impulso de consecución
- Compromiso
- Iniciativa
- Optimismo

AUTOCOMPETENCIA
Empatía
- Comprensión de los otros
- Desarrollo de los otros
- Orientación al servicio
- Diversidad de influencia
- Percepción política

Capacidades sociales
- Influencia
- Comunicaciones
- Gestión de conflictos
- Liderazgo
- Catalizador del cambio
- Construye lazos
- Colaboración y cooperación
- Capacidades de equipo

Tomado de Goleman D: Working with emotional intelligence, Nueva York, 1998, Bantam Books.

de objetivos compartidos y creación de sinergia del grupo a través del desarrollo del equipo (Goleman, 1998).

Goleman (1998) comunica que existen más semejanzas que diferencias entre los grupos de hombres y mujeres. Aunque como media las mujeres pueden ser mejor que los hombres en algunas capacidades emocionales, algunos hombres son mejores que la mayoría de las mujeres. Las mujeres pueden ser capaces de detectar sentimientos fugaces en los demás mejor que los hombres, pero la diferencia entre sexos en la lectura de las emociones se acaba cuando los indicios emocionales son menos fáciles de controlar que las expresiones faciales, como el tono de voz o el lenguaje corporal. No parece existir diferencia entre sexos en cuanto a la capacidad de sentir los pensamientos específicos de alguien. La exactitud empática integra capacidades cognitivas y afectivas (Goleman, 1998).

Fomentar la inteligencia emocional

Cherniss y Adler (2000) describieron varios programas modelo para fomentar la inteligencia emocional, como el entrenamiento para la gestión de conflictos, autogestión, gestión del estrés, competencia emocional, empatía, relaciones humanas, motivación para el rendimiento, supervisión y proporción de un programa de soporte para el cuidador, entrenamiento ejecutivo y diseñar el liderazgo (cuadro 4-7). Bar-On y Parker (2000) identificaron los componentes clave que se debían enseñar como: *a*) percepción de uno mismo y de los otros; *b*) actitudes y valores positivos; *c*) toma de decisiones responsables; *d*) capacidades de comunicación, y *e*) capacidades sociales (cuadro 4-8). Segal (1997), Saarni (1997) y Ryback (1998) contribuyeron a la discusión de las capacidades relevantes, los principios y el currículo relacionado. Los temas fueron: cuidado del propio cuerpo, reducción del estrés a través de hábitos sanos, conocimiento de los sentimientos propios y de los demás, aceptación de los sentimientos, aprecio de uno mismo y de los otros, uso de comunicaciones asertivas y del humor, y empleo de la innovación creadora a través de la franqueza y la jovialidad.

Cuadro 4-7 Modelo de programas de entrenamiento para el desarrollo de la inteligencia emocional

- Gestión de conflictos
- Autogestión
- Gestión del estrés
- Competencia emocional
- Empatía
- Relaciones humanas
- Motivación para conseguir
- Entrenamiento de la supervisión
- Programa de soporte al cuidador
- Entrenamiento ejecutivo
- Desarrollo del liderazgo

Adaptado de Cherniss C, Adler M: Promoting emotional intelligence in organizations: Make training in emotional intelligence effective, Alexandria, VA, 2000, American Society for Training & Development.

Cuadro 4-8 Componentes clave para la enseñanza de la inteligencia emocional

1. Percepción de uno mismo y de los demás
2. Actitudes y valores positivos
3. Toma de decisiones responsables
4. Capacidades de comunicación
5. Capacidades sociales

Tomado de Bar-On R, Parker JDA, editores: The handbook of emotional intelligence: Theory, development, assessment and application at home, school and in the workplace. San Francisco, 2000, Jossey-Bass, p. 400.

Ciarrochi, Forgas y Mayer (2001) describieron la historia de la importancia del concepto de inteligencia emocional, y examinaron las aplicaciones de la investigación sobre inteligencia emocional en la vida diaria, mientras que Feldman (1999) proporcionó una guía práctica para comprender y aplicar las 10 capacidades del liderazgo emocional e inteligente y una autoevaluación con 50 preguntas. Cherniss y Adler (2000) identificaron un modelo de cuatro fases para promocionar el aprendizaje basado en la inteligencia emocional dentro de las organizaciones laborales.

PREDISPOSICIONES GENÉTICAS A LAS ACTITUDES Y LA PERSONALIDAD

Se ha escrito mucho sobre la predisposición genética a varias enfermedades. También se han realizado algunas investigaciones sobre la predisposición genética a las actitudes, la personalidad, las capacidades cognitivas y el liderazgo. Los estudios han demostrado influencias genéticas sobre la personalidad, pero menos sobre los factores cognitivos y las variables de liderazgo. Los factores medioambientales explicaron la mayoría de la varianza restante. Por tanto, la predisposición no es el destino. Podemos influir en la personalidad, la cognición y las variables de liderazgo (Burchum J, 2006, correspondencia personal).

MORAL

«No existe nada bueno ni malo, pero el pensamiento hace que lo sea».
William Shakespeare

La moral es un estado de la mente relacionado con la jovialidad, la confianza y la disciplina. Una persona que trabaja con confianza, con coraje y con disciplina muestra una moral alta. Una persona apática, cobarde, desordenada, taimada, miedosa, quejumbrosa y rebelde muestra una moral baja. La moral está relacionada con la productividad, la calidad, la satisfacción laboral y la motivación.

La moral está relacionada con el estilo de liderazgo y con las capacidades interpersonales y de comunicación del líder. La implicación de las personas en la toma de decisiones, mantenerlas informadas y ayudarlas a conocer el por qué y el cómo de sus trabajos es importante para la moral. Asegurar la aceptación social, tratar a las personas como ganadoras, instilar orgullo, proporcionar reconocimiento, recompensa y alabanza, y celebrar el éxito, contribuyen a una moral alta. El ser proactivo en vez de reactivo, promocionar las pautas de trabajo flexibles, asignar a trabajadores desanimados con trabajadores optimistas y librarse de los desmoralizadores y los creadores de problema ayudan a la moral.

Es útil sustituir la competencia por el esfuerzo para superar previamente el propio rendimiento. Esto conduce a una mejora continua. Uno considera a los demás como bancos de prueba mientras intenta mejorar el propio rendimiento y aprecia su propia importancia. Esto sustituye al antiguo paradigma del juego competitivo en el que el objetivo es ganar, los otros, enemigos, y yo estamos separados y soy mejor que ellos. El líder transformador ayuda a los otros a entusiasmarse con los éxitos compartidos y permite aceptar riesgos. Esto favorece la iniciativa, la confianza en uno mismo, la participación, la colaboración, la apreciación y el soporte para conseguir enfocar la energía.

Puesto que tanto el trabajador individual como el medio ambiente laboral están cambiando, los directores necesitan vigilar constantemente el medio ambiente laboral respecto a la moral y la satisfacción laboral. La moral de la organización es la actitud de los trabajadores hacia la calidad de su vida laboral. Cada medio ambiente laboral es único, y la opinión de cada trabajador sobre la calidad de vida guarda una relación única con la forma como satisface sus propias necesidades. El conflicto interpersonal aumentado; la crítica sobre las políticas, los procedimientos y las reglas, y la indiferencia hacia las reglas; la disminución de la productividad; la disminución de la calidad del trabajo; el aumento de los retrasos, el absentismo y los cambios de puestos son signos de una moral baja.

Perspectiva de la INVESTIGACIÓN 4-1

Datos de Yang KP, Huang CK: *The effects of staff nurses' morale on patient satisfaction*, J Nurs Res 13(2):141-151, 2005.

Objetivo: El objetivo de esta revisión fue examinar la moral de las enfermeras de plantilla y su efecto sobre la satisfacción de los pacientes.

Métodos: Se realizó un cuestionario estructurado a 332 enfermeras y a 265 pacientes ingresados en 21 unidades medicoquirúrgicas de un centro médico de Taiwán. En las enfermeras tituladas se empleó la Work Morale Scale de Litwin y Stringerm (1968). Se utilizó la Nursing-Sensitive Patient Satisfaction Scale de Yang (1997) para medir los resultados en los pacientes que habían permanecido ingresados por lo menos 3 días y estaban preparados para el alta.

Resultados/conclusiones: Los resultados demostraron que la posición laboral y el sueldo tuvieron un efecto significativo sobre la moral laboral de las enfermeras, que explicó el 66,7% de la potencia discriminativa para predecir la satisfacción del paciente sensible a la enfermera. Los investigadores recomendaron que los directores de enfermería se esforzasen por mejorar la participación de las enfermeras y la identificación con sus instituciones, puesto que ambos fueron factores significativos asociados con la moral de la unidad de enfermería.

El conocimiento de un problema moral es importante como primer paso para resolverlo. Los directores pueden observar, escuchar y preguntar para evaluar la moral. Deben revisar las percepciones por los trabajadores de la importancia de los factores laborales, y su satisfacción con estos factores, a través de medios como revisión de actitudes, grupos de enfoque de los empleados, buzones de sugerencias, líneas telefónicas de atención inmediata, un programa de defensor del trabajador y entrevistas. Incluso cuando no existen pruebas de baja moral, algunas organizaciones hacen una revisión periódica de actitudes (McConnell, 2006).

En general, existen diferencias en la moral relacionadas con la edad. Las personas más jóvenes se comprometen con el trabajo más lentamente que los mayores. Están más preocupadas por su carrera profesional que por el trabajo en sí mismo. Puesto que muchas veces se han criado bajo condiciones más permisivas que las personas mayores, responden bien a los estilos de liderazgo participativos en vez de a un medio autocrático. El desafío, la oportunidad de aprender y la participación son más importantes para el trabajador joven, mientras que la seguridad adquiere importancia cada vez mayor conforme el trabajador envejece. El dinero tiene importancia, pero no siempre es el factor más importante. La automatización ha eliminado la mayoría de las necesidades de trabajo físico y resistencia que eran importantes en el pasado.

Las personas jóvenes tienden a ser leales a su profesión, pero no necesariamente al trabajo ni al jefe. Tienden a desear ponerse a prueba, conseguir oportunidades y obtener reconocimiento.

Es natural que los trabajadores mayores hablen de cómo eran las cosas en el pasado. Necesitan retroalimentación consistente y frecuente para adaptarse al cambio. Han pasado a través de una variedad de estilos de liderazgo, pueden desconfiar del nuevo jefe, y necesitan comunicación franca y directa. Es preferible preguntarles si saben lo que el jefe desea y necesita específicamente. Parecen respetar las normas superiores. Responden favorablemente cuando se utilizan sus conocimientos y su experiencia. Les gusta saber que la antigüedad cuenta. Los hábitos, las rutinas y las pautas de trabajo pueden estar enraizados y ser difíciles de cambiar (Karp, Fuller y Sirias, 2002; Lancaster y Stillman, 2002; Raines, 2003; Raines y Hunt, 2000; Tulgan, 2000; Tulgan y Martin, 2001).

La moral del director también es importante. Los primeros 3 meses en un trabajo nuevo son muy importantes para obtener una impresión. Es importante proyectar confianza y entusiasmo, y construir relaciones. Cada trabajador debe ser respetado y tratado con justicia y equidad para desarrollar credibilidad y buenas relaciones laborales. Los directores deben actuar como amortiguadores frente a los estresores externos, dedicar tiempo a planificar y no introducir cambios demasiado rápidos. Los directores deben implicar a las personas en las decisiones e introducir las innovaciones con lentitud para mantener una buena moral. Deben aprender a conocer la empresa y las personas; comunicar con claridad los objetivos y las expectativas; aclarar los valores y las prioridades; motivar, delegar y recompensar a las personas. Es muy importante que los directores renueven su energía mediante una dieta equilibrada, ejercicio, descanso y relajación, para contribuir a conservar su moral.

INCIVISMO Y VIOLENCIA HORIZONTAL

El incivismo en el lugar de trabajo puede contribuir a la moral baja, y la moral baja puede contribuir a la violencia horizontal. Las consecuencias de la descortesía en el lugar de trabajo y la violencia horizontal forman una espiral que cuesta miles de millones de euros y ha originado cientos de muertes (Hutton, 2006). La violencia horizontal es un comportamiento disfuncional que incluye antagonismo, acoso, críticas, cotilleo, insinuaciones malintencionadas, insubordinación, intimidación, acciones pasivas-agresivas, agresión física, victimización y ocultación de información. Al parecer, las enfermeras están más preocupadas por la agresión por sus colegas que por la de otras fuentes. La violencia horizontal está relacionada con la disminución del rendimiento en el trabajo, la moral y la satisfacción (Baltimore, 2006). El comportamiento de abuso de poder está relacionado con sentimientos de descontento, inadecuación, inseguridad y envidia personal.

En los casos clásicos, las personas no se ven a ellas mismas del mismo modo que a los demás. Cuando uno actúa de forma agresiva tiende a etiquetarlo como pasión, y acusa a las circunstancias externas que no les han dejado otra opción. Muchas veces tenemos opiniones favorables sobre nosotros mismos y nos atribuimos los resultados positivos. En contraste, solemos acusar a otros, al medio ambiente y a factores fuera de nuestro control, de los resultados menos deseables.

Existe una espiral de incivismo. Un acto irreflexivo puede ser percibido como descortesía e injusticia, causar un efecto negativo, provocar un deseo de revancha y originar otro acto descortés. La cadena tiende a repetirse. Cuando uno ha sido la diana de una agresión, es más probable que participe en comportamientos agresivos futuros. Además, cuando existe un intento ambiguo de dañar, tiende a crear daño colateral cuando los colegas buscan castigo para el ofensor inicial. Este daño colateral crea un medio ambiente laboral tóxico. La descortesía del director es más perjudicial que la de un empleado con otro. Los directores son culpables de incivismo cuando no existe una acción disciplinaria para un comportamiento abusivo. La acusación de la organización y la victimización son barreras importantes para disminuir la descortesía. La violencia horizontal y el canibalismo insidioso (las enfermeras que se destruyen a ellas mismas) pueden ser más destructores para la profesión de enfermería que las fuerzas externas.

Se han recomendado muchas soluciones prácticas para reducir la violencia horizontal, entre ellas la socialización de los miembros nuevos del personal, conductas profesionales que sirven como modelos de rol, validación de las asunciones y percepciones antes de extraer conclusiones, uso de la comunicación franca, participación en la resolución de conflictos, recompensar a las enfermeras por proporcionarse soporte unas a otras, y promover una cultura de reconocimiento. Sin embargo, se necesitan investigaciones para definir las mejores prácticas destinadas a controlar el incivismo y disminuir el ambiente tóxico en el lugar de trabajo (Baltimore, 2006; Hutton, 2006; Peck, 2006).

BURNOUT

«Los obstáculos son estas cosas terribles que se ven al apartar los ojos de nuestro objetivo».
Henry Ford

El síndrome de desgaste profesional (*burnout*) es un estado de agotamiento emocional causado principalmente por estrés, que conduce a actitudes y comportamientos negativos. Se caracteriza por depleción de energías, desilusión, dudas, despersonalización y frustración, que conducen a la pérdida de objetivos, ideas y energía. Una persona con extenuación puede sentirse alienada, apática y agotada. La persona está en alto riesgo del desarrollo de síntomas de estrés, entre ellos dolor de espalda, cefaleas, indigestión y resistencia disminuida. Pueden aparecer dificultades familiares y problemas sociales. La extenuación conduce a moral baja, absentismo absoluto y cambios del personal.

Los factores que contribuyen al *burnout* incluyen, entre otros, un número excesivo de horas de trabajo, insatisfacción con la calidad del trabajo, exceso de trabajo burocrático, falta de apreciación, falta de soporte, sueldo bajo, sensación de impotencia y pocas oportunidades de progreso.

Son apropiadas la mejora del diseño del puesto de trabajo, las políticas personales y las relaciones con el personal. Se debe evaluar la situación, establecer prioridades y enfocarse en el trabajo que es necesario hacer. El cumplimiento de los objetivos puede reducir el estrés. Cuando una persona está ocupada haciendo lo que puede, consigue objetivos, se siente cómodo con lo que debe hacer y obtiene reconocimiento por el trabajo bien hecho, probablemente utilizará menos energía para hacer frente al estrés. Las comunicaciones francas, la identificación de los sentimientos negativos y el hablar de ellos, la buena nutrición, el ejercicio físico, el reposo, la relajación y el control del estrés deben contribuir a la prevención de la extenuación.

El director puede contribuir a: crear un medio ambiente laboral agradable; establecer objetivos realistas; imponer demandas realistas a sí mismo y a los demás; reconocer el buen trabajo de las personas; priorizar; identificar los sentimientos negativos y hablar sobre ellos; rotar las tareas indeseables, populares e impopulares y facilitar los buenos hábitos de salud. Puede prestar ayuda un taller de gestión del estrés, incluyendo delegación, gestión del tiempo, meditación, técnicas de relajación y yoga. Tiene utilidad un programa multifactorial de soporte del trabajador que incluya: programas de ejercicio; instrucciones sobre nutrición; gestión del estrés; educación sobre promoción de la salud como cribado de la hipertensión, actividades para dejar de fumar y planes para perder peso, y consejo individual (Smith, Jaffe-Gill, Segal y Segal, 2007).

La resistencia personal a través del compromiso, el control y el reto ayuda a prevenir la extenuación. El compromiso es una tendencia a involucrarse en lo que se hace para encontrar objetivos y significado en los eventos, las cosas y las personas. El control es la influencia sobre el entorno, los eventos y la persona. La persona cree que puede influir en los eventos vitales en vez de sentir impotencia. El reto es la anticipación del cambio como una oportunidad en vez de como una amenaza. Las técnicas de control del estrés pueden ayudar a prevenir la extenuación. Son útiles el ejercicio, la buena nutrición, el reposo y la relajación. Es importante establecer límites al compromiso de trabajar y prestar atención a las relaciones significativas y las actividades satisfactorias.

SATISFACCIÓN LABORAL

«Quien sólo busca el aplauso se siente feliz con la aprobación de los demás».
Oliver Goldsmith

La insatisfacción laboral contribuye al cambio de personal y a la disminución de la productividad. Se necesitan tiempo y dinero considerables para reclutar y seleccionar el sustituto de alguien que deja su cargo. Se tarda tiempo en familiarizar a los nuevos empleados con las normas de la organización. Este período de orientación es caro debido al gasto en la educación y en la disminución de la productividad. Otros empleados tienen que soportar una mayor carga, hasta que el nuevo empleado alcanza el rendimiento debido, y los grupos han de ser rediseñados con cada cambio de sus componentes. Por todas estas razones, la satisfacción con el trabajo es una preocupación para los administradores de enfermería.

Se ha demostrado que la insatisfacción laboral guarda relación con el absentismo y los cambios de personal. Herzberg mantiene que los factores causantes de satisfacción y de insatisfacción son mutuamente excluyentes. Clasifica el sentido de consecución, el reconocimiento del logro, el trabajo en sí mismo, la responsabilidad, el progreso potencial y la posibilidad de crecimiento como motivadores o causantes de satisfacción; los temas como condiciones laborales, políticas, supervisión, relaciones interpersonales, salario, situación y seguridad laboral se clasifican como factores de higiene o causas de insatisfacción. Herzberg concluye que los factores de higiene no pueden motivar a los empleados, sino sólo prevenir la insatisfacción. Los conceptos de Herzberg siguen siendo discutibles.

La teoría de Maslow aporta luz a las observaciones de Herzberg. Sugiere que los factores de higiene pueden ser motivadores, y que sólo cuando se cumplen los factores de higiene se convierten en motivadores los factores causantes de satisfacción, como la responsabilidad. Varios estudios de investigación han indicado que las personas de nivel educativo, socioeconómico y laboral más bajo y los miembros de las minorías tienden a poner más énfasis en los factores de higiene o extrínsecos, mientras que las personas con nivel educacional, socioeconómico y laboral más alto están más interesados por los motivadores o factores intrínsecos. De acuerdo con la teoría de Maslow, las necesidades fisiológicas y de seguridad parecen predominar en los grupos socioeconómicos inferiores, mientras que estas necesidades probablemente hayan sido satisfechas en personas de niveles educativos y laborales más altos, como las enfermeras, en las que predominan las necesidades de estima y autorrealización.

El deseo de influencia en la toma de decisiones se ve afectado por las diferencias individuales. Aunque las personas desean presumiblemente algún control sobre su medio ambiente, este deseo no es igual de fuerte en todos los individuos. Vroom (1960) encontró que las personas autoritarias resultan relativamente poco afectadas por la participación en la toma de decisiones, pero que esta participación tiene generalmente un efecto favorable sobre la satisfacción laboral. La ambigüedad del rol (resultado de no informar a un individuo de lo que tiene que hacer) es relativamente habitual. Aunque el rol esté claro, un empleado con este rol puede renunciar si se plantea y persiste un conflicto de rol. Los conflictos de rol pueden proceder de un número de factores y son afectados por las diferencias individuales. De modo similar, la satisfacción con el trabajo es multidimensional y está sometida a diferencias individuales.

Las mujeres parecen mostrar una mayor variación que los hombres en sus actitudes laborales. Las mujeres destacan las condiciones de trabajo, las horas y la facilidad del trabajo, la supervisión y los aspectos sociales del trabajo, mientras que los hombres destacan el salario, la oportunidad de progreso, la gestión y las políticas de la compañía y el interés de la tarea. Las mujeres con formación universitaria clasifican la importancia de los motivadores como consecución, reconocimiento y responsabilidad en un puesto significativamente más alto que las oficinistas sin titulación universitaria. Las personas tienden a tener más satisfacción laboral antes de los 20 años y después de los 35 años que durante el período intermedio. Las personas más jóvenes tienden a estar más interesadas en los ingresos, mientras que las mayores suelen interesarse más por la seguridad.

Perspectiva de la INVESTIGACIÓN 4-2

Datos de Best M, Thurston N: *Measuring nurse job satisfaction*. JONA 34(6):283-290, 2004.

Objetivo: El objetivo de esta investigación fue responder a las siguientes preguntas: *a)* ¿Cuál es el nivel de satisfacción del trabajo de las enfermeras tituladas empleadas en cuatro hospitales para casos agudos dentro de un distrito sanitario regional?, y *b)* ¿Existen relaciones significativas entre la satisfacción del trabajo y la agudeza de los pacientes, carga de trabajo y variedad de personal?

Métodos: Muestra estratificada del 20% de aproximadamente 4.000 enfermeras que trabajaban a tiempo completo, a tiempo parcial y de forma temporal en un hospital de cuidados agudos infantil y tres para adultos. Se usó el Index of Work Satisfaction (IWS) de Stamps y Piedmonte para medir la satisfacción laboral de las enfermeras. El IWS está organizado en dos partes para medir las expectativas (importancia) de las enfermeras y la satisfacción con cada uno de los seis componentes del trabajo: sueldo, autonomía, requisitos hacia la tarea, política de la institución, situación profesional e interacción. Dos preguntas adicionales de respuesta abierta interrogaban a las encuestadas sobre el aspecto más satisfactorio de su vida laboral y sobre qué les gustaría cambiar. Para la parte A se creó una matriz de frecuencias, y los componentes fueron ordenados de acuerdo con la importancia relativa. Para la parte B se calcularon los porcentajes de satisfacción correspondientes a cada opción de respuesta de cada exposición.

Resultados/conclusiones: Los factores que contribuyeron al nivel de satisfacción laboral por orden de importancia fueron: autonomía, sueldo, situación profesional, interacción, requisitos para la tarea y política de la institución. Las puntuaciones de satisfacción fueron elegidas en orden diferente según: situación profesional, interacción, autonomía, requisitos hacia la tarea y política de la institución. La autonomía fue el componente más importante para el nivel de satisfacción laboral, pero sólo el tercero para satisfacción. Aunque la situación profesional ocupó el primer lugar en satisfacción, fue menos importante que la autonomía y el sueldo. Los factores que las enfermeras consideraron importante no fueron necesariamente los que les produjeron más satisfacción. Las enfermeras deseaban mayor cantidad de personal, más tiempo para discutir el cuidado con las colegas, más reconocimiento de sus capacidades profesionales por parte de los médicos y más soporte por parte de los administradores, más tiempo y apoyo para acudir a las reuniones de trabajo y menos trabajo burocrático.

Las enfermeras entrevistadas sobre sus fuentes de satisfacción mencionan el sentido de consecución, el reconocimiento, el trabajo interesante, la responsabilidad, la posibilidad de progreso, la autonomía, la autoridad, el ambiente de trabajo agradable, el horario de trabajo y el personal adecuado como elementos causantes de satisfacción. Las enfermeras destacan la importancia de administradores hospitalarios respetados, directores de enfermería competentes, directores merecedores de confianza, evaluaciones justas y retroalimentación adecuada. La planificación deficiente, la mala comunicación, las explicaciones inadecuadas sobre las decisiones que afectan al trabajo, las reglas y normas confusas, la presión no razonable, el trabajo excesivo, la carga de trabajo con efecto negativo sobre la calidad de la tarea, la falta de personal, los médicos no colaboradores, las tareas distintas a las propias de la enfermería y los directores no cualificados son fuentes de insatisfacción. La disminución de la productividad, el aumento del absentismo y los cambios rápidos de personal son consecuencias caras de la insatisfacción laboral, pero se pueden reducir si los directores de enfermería favorecen la satisfacción en el trabajo a través de la organización y la gestión (Best y Thurston, 2004; Ingersoll, Olsan, Drew-Cates et al, 2002; Ruggiero, 2005).

RESUMEN DEL CAPÍTULO

Existen numerosas teorías sobre la motivación, entre ellas, la teoría de Taylor, la teoría de la jerarquía de necesidades de Maslow, la jerarquía de necesidades modificada de Alderfer, la teoría de las necesidades básicas de McClelland, la teoría de higiene de la motivación de Herzberg (dos factores) teoría de la energía psicológica de Argyris, la teoría de la expectación de Vroom, la teoría del refuerzo positivo de Skinner, la teoría de la equidad, la motivación intrínseca, la teoría X y la teoría Y de McGregor, la teoría de la gestión participativa de Likert y la teoría Z. El desarrollo histórico de las teorías de la motivación progresó desde la autocrática hasta la más participativa e interesada por las personas. La inteligencia emocional y social llamó la atención en la década de 1990. El incivismo en el lugar de trabajo, la violencia horizontal y la violencia en el lugar de trabajo afectan a la moral, el *burnout* y la insatisfacción laboral pueden contribuir al cambio de personal.

ESTUDIO DE **CASOS**

Usted ha determinado que Ana tiene una alta necesidad de rendimiento, Berta, de poder, y Carlos, de asociación. ¿Qué tareas les asignaría para cubrir estas necesidades y motivarlos?

Actividades para la **EVALUACIÓN CRÍTICA**

Diario de reflexiones: Reflexione sobre varias teorías de la motivación e identifique la que mejor explica sus motivaciones. Explique por qué. ¿Se aplica alguna a usted? Si es así, ¿cuál? Pregunte a un director de enfermería lo que hace para motivar a los trabajadores. Pregunte a algunas enfermeras de plantilla y colegas lo que les motiva.

BIBLIOGRAFÍA

Adams JS: Inequity in social exchange. In Berkowitz L, editor, *Advances in experimental social psychology*, New York, 1965, Academic Press.

Argyris C., Schon DA: *Theory in practice: Increasing professional effectiveness*, San Francisco, 1974, Jossey-Bass.

Baltimore JJ: Nurse collegiality: Fact or fiction, *Nursing Management* 37(5):28-36, 2006.

Bar-On R: *Development of a concept of psychological well-being*, Unpublished doctoral dissertation, 1988, Rhodes University, South Africa.

Bar-On R: *The emotional quotient inventory (RQ-I): Technical manual*, Toronto, 1997, Multi-Health Systems.

Bar-On R, Parker JDA, editors: *The handbook of emotional intelligence: Theory, development, assessment and application at home, school and in the workplace*, San Francisco, 2000, Jossey-Bass.

Best MF, Thurston NE: Measuring nurse job satisfaction, *JONA* 34(6):283-290, 2004.

Burchum J: Personal correspondence, 2006.

Cherniss C, Adler M: *Promoting emotional intelligence in organizations: Make training in emotional intelligence effective*, Alexandria, VA, 2000, American Society for Training & Development.

Cherniss C, Goleman D: *The emotionally intelligent workplace: How to select for, measure, and improve emotional intelligence in individuals, groups, and organizations*, San Francisco, 2001, Jossey-Bass.

Ciarrochi J, Forgas JP, Mayer JD, editors: *Emotional intelligence in everyday life: A scientific inquiry*, Philadelphia, 2001, Psychology Press.

Deci EL, La Guardia JG, Moller AC, et al: On the benefits of giving as well as receiving autonomy support:

Mutuality in close friendships, *Personality and Social Psychology Bulletin* 32:313-327, 2006.
Feldman DA: *The handbook of emotionally intelligent leadership: Inspiring others to achieve results,* 1999, Falls Church, VA: Leadership Performance Solutions Press.
Gagné M, Deci EL: Self-determination theory and work motivation, *Journal of Organizational Behavior* 26: 331-362, 2005.
Gardner H: *Frames of mind: The theory of multiple intelligences,* New York, 1993, Basic Books.
Goleman D: *Emotional intelligence: Why it can matter more than IQ,* New York, 1995, Bantam Books.
Goleman D: *Working with emotional intelligence,* New York, 1998, Bantam Books.
Herzberg F: One more time: How do you motivate employees? In Carroll L, Paine R, Miner A, editor: *The management process*, ed 2, New York, 1977, Macmillan.
Herzberg F, Mausner B, Snyderman BB: *The motivation to work,* ed 2, New York, 1959, John Wiley & Sons.
Huber DL: *Leadership and nursing care management,* ed 3, Philadelphia, 2006, Elsevier.
Hutton S: Workplace incivility: State of the science, *JONA* 36(1):22-27, 2006.
Ingersoll GL, Olsan T, Drew-Cates, et al: Nurses' job satisfaction, organizational commitment, and career intent, *JONA* 32(5):250-263, 2002.
Karp H, Fuller C, Sirias D: *Bridging the boomer Xer gap: Creating authentic teams for high performance at work,* Palo Alto, CA, 2002, Davies-Black Publishing.
Lancaster LC, Stillman D: *When generations collide: Who they are, why they clash, how to solve the generational puzzle at work,* New York, 2002, HarperCollins.
Lewin K: *Field theory in social sciences,* New York, 1951, Harper & Row.
Likert R: *New patterns of management,* New York, 1961, McGraw Hill.
Litwin GH, Stringerm, Jr RA: *Motivation and organizational climate,* Boston, 1968, Division of Research, Harvard University.
Maslow AH II: *Motivation and personality,* ed 3, Upper Saddle River, NJ, 1987, Prentice Hall.
McConnell CR: *Umiker's management skills for the new health care supervisor,* ed 4, Boston, 2006, Jones and Bartlett.
McGregor D: *The human side of enterprise,* New York, 1960, McGraw-Hill.
Ochi WG: *Theory Z: How American business can meet the Japanese challenge,* New York, 1981, Avon Books.
Peck M: Workplace incivility: A nurse executive responds, *JONA* 36(1):27-28, 2006.
Porter L, Bigley GA, Steers RM, editors: *Motivation and work behavior*, Boston, 2003, McGraw-Hill/Irwin.
Porter L, Lawyer E: *Managerial attitudes and performance,* Homewood, IL, 1968, Dorsey Press.
Raines C: *Connecting generations,* Menlo Park, CA, 2003, Crisp Learning.
Raines C, Hunt J: *The Xers & the boomers: From adversaries to allies—A diplomat's guide,* Menlo Park, CA, 2000, Crisp Publications.
Roussel L, Swansburg RC, Swansburg RJ: *Management and leadership for nurse administrators,* ed 4, Boston, 2006, Jones and Bartlett.
Ruggiero J: Health, work variables, and job satisfaction among nurses, *JONA* 35(5):254-263, May 2005.
Ryback D: *Putting emotional intelligence to work: Successful leadership is more than IQ,* Boston, 1998, Butterworth-Heinemann.
Saarni C: Emotional competence and self-regulation in childhood. In Salovey P, Sluyter DJ, editors: *Emotional development and emotional intelligence: Implications for educators*, New York, 1997, Basic Books.
Salovey P, Mayer JD: Emotional intelligence, *Imagination, Cognition, and Personality* 9:185-211, 1989-1990.
Segal J: *Raising your emotional intelligence: A practical guide,* New York, 1997, Henry Holt.
Skinner BF: *About behaviorism,* New York, 1974, Random House.
Smith M, Jaffe-Gill E, Segal J, Segal R: *Burnout: Signs, symptoms, and prevention,* 2007 (website): www.helpguide.org/mental/burnout_signs_symptoms.htm. Accessed January 23, 2007.
Sullivan EJ, Decker PJ: *Effective leadership and management in nursing,* ed 6, Upper Saddle River, NJ, 2005, Pearson/Prentice Hall.
Taylor FW: *Shop management,* New York, 1903, Harper & Bros.
Taylor FW: *The principles of scientific management,* New York, 1911, Harper & Bros.
Thorndike EL: *The psychology of wants, interests, and attitudes,* New York, 1935, Appleton-Century-Crofts.
Tulgan B: *Managing generation X: How to bring out the best in young talent,* New York, 2000, WW Norton.
Tulgan B, Martin CA: *Managing generation Y: Global citizens born in the late seventies and early eighties,* Amherst, MA, 2001, HRD Press.
Vroom VH: *Some personality determinants of the effects of participation,* Englewood Cliffs, NJ, 1960, Prentice-Hall.
Vroom V: *Work and motivation,* New York, 1964, John Wiley & Sons.
Wechsler D: *Wechsler adult intelligence scale,* St. Peters, Australia, 1955, Psychological Corporation.
Yang, KP: A study of correspondence with patient satisfaction between the measurement of magnitude estimation and interval scaling. In the Department of Research (Ed.), *The collective research report of Taichung Veterans General Hospital,* Taichung, Taiwan, 1997, Taichung Veterans General Hospital.
Yang KP, Huang C.K.: The effects of staff nurses' morale on patient satisfaction, *J Nurs Res* 113(2):141-151, 2005.

Poder, política y relaciones laborales

5

«La diplomacia es el arte de permitir al otro que se salga con la nuestra».
Daniele Vare

Descripción del capítulo

El capítulo 5 describe el poder, las fuentes de poder, la autoridad, la relación entre poder y sexo, la atribución de poder, la política, las relaciones laborales, las leyes laborales, el sindicalismo, el papel de los directores de enfermería en la negociación colectiva, y las ventajas y desventajas de la negociación colectiva.

Objetivos del capítulo

- Identificar por lo menos cinco fuentes de poder.
- Describir por lo menos dos formas de comunicarse con los legisladores.
- Describir el proceso mediante el cual un proyecto de ley se convierte en ley.
- Clarificar las cuatro fases de la sindicación.
- Explicar el proceso de descertificación.
- Identificar cuatro ventajas e inconvenientes de la negociación colectiva.

Principales conceptos y definiciones

Poder. *Capacidad para influenciar a otros.*
Poder formal. *Poder relacionado con la posición.*
Poder informal. *Poder relacionado con las cualidades personales.*
Recompensa. *Premio concedido a alguien por una buena acción.*
Coactivo. *De naturaleza moderadora, restrictiva o dominante.*
Legítimo. *Lógicamente correcto.*
Referente. *Un tipo de poder basado en la identificación con un líder y con lo que este líder significa.*
Experto. *Diestro, que tiene conocimiento y entrenamiento.*
Información. *Conocimiento o acceso al conocimiento.*
Conexión. *Relación.*
Autoridad. *Poder legítimo determinado por la estructura.*
Política. *Toma de decisiones en grupo.*
Relaciones laborales. *Relaciones entre los trabajadores y la dirección.*
Sindicalización. *Organización de los trabajadores.*
Negociación colectiva. *Negociación con la organización de trabajadores para establecer las condiciones laborales.*
Sinergia. *La suma es mayor que las partes individuales.*

PODER, AUTORIDAD Y POLÍTICA

El poder y la autoridad están íntimamente relacionados y, muchas veces, se confunden. Poder es la capacidad para influenciar a otros, mientras que autoridad es el derecho a dirigir a otros. El poder de una persona puede ser mayor o menor que la autoridad de su cargo. La autoridad se obtiene a través del poder legítimo de la posición, pero existen varias fuentes de poder (cuadro 5-1). La política es un proceso para la toma de decisiones en grupo que utiliza varias fuentes de poder.

Fuentes de poder

French y Raven (1959) identificaron una clasificación de las bases del poder como: de recompensa, de coerción, experto, referente y legítimo. La conexión y la información se añadieron más tarde a la lista. También se han considerado otras varias fuentes, como: poder de persuasión, carismático, personal, interpersonal y de posición (Finkelman 2006; Huber; 2006; Marquis y Huston, 2006; McConnell, 2006; Roussel, Swansburg y Swansburg, 2006; Sullivan y Decker, 2005; French y Raven, 1959) (cuadro 5-1).

Poder de recompensa

Buena parte del poder del líder o director procede de la capacidad de recompensar a otros por cumplir su misión. Cuando un miembro del personal percibe que el director tiene capacidad de proporcionar algo valioso, el director tiene poder de recompensa. Las fuentes de poder de recompensa incluyen dinero, pautas de trabajo deseadas, asignaciones deseadas, proporción de espacio personal o reconocimiento de los logros.

Poder de coerción

El poder coercitivo/de castigo es el opuesto al poder de recompensa, y se basa en el miedo al castigo si la persona no cumple su cometido. Las pautas de trabajo o la asignación de puestos no deseados, la reprimenda delante de otros, la supresión de los aumentos de sueldo, el traslado, el despido, el descenso de categoría y el cese son fuentes de poder coercitivo.

Poder legítimo

Su posición oficial en la jerarquía de la organización proporciona al director poder legítimo. El poder legítimo concede al director derecho a influir, y los miembros del personal tienen la obligación de aceptar esa influencia. El director ejecutivo de enferme-

Cuadro 5-1 Fuentes de poder

De recompensa
De coerción
Legítimo
Referente
De experto
De información
De conexión
De persuasión
Carismático
Personal
Interpersonal
De posición

ría, el vicepresidente o el director de enfermería tienen más poder legítimo que el director de división, y éste tiene más poder legítimo que el director de unidad. Los valores culturales que proporcionan a una persona el derecho a establecer la conducta apropiada de otros (como los padres respecto a los hijos), las estructuras sociales que conllevan una jerarquía de autoridad y los procesos de elección para legitimar el derecho de una persona a un cargo, son las bases para el poder legítimo.

Poder referente

El poder referente se basa en la identificación con un líder y con lo que este líder simboliza. El líder es admirado y ejerce influencia debido a que los seguidores desean parecerse a él. Se desarrollan sentimientos personales de aceptación y aprobación a través de la asociación con una persona poderosa. El poder referente no se puede forzar a través del poder de posición legítimo.

Poder de experto

Las personas obtienen poder de experto a través del conocimiento, las capacidades, la información, la experiencia y la competencia. Su pericia se gana el respeto y la obediencia de otras personas. El conocimiento de la organización y sus reglas, regulaciones y flujo de trabajo ayuda a adquirir poder sobre otros que necesitan estos conocimientos para cumplir sus responsabilidades. Este poder se limita a un área específica de pericia.

Poder de información

El poder de información procede del conocimiento, el acceso a la información y el compartir la información. Este poder es especialmente grande cuando los demás tienen necesidad de la información (Finkelman, 2006).

Poder de conexión

El poder de conexión procede de las coaliciones formales o informales, y de las relaciones y enlaces con personas prestigiosas e influyentes dentro y fuera de la organización (Sullivan y Decker, 2005).

Poder de persuasión

El poder de persuasión procede de la presentación efectiva de un punto de vista (Finkelman, 2006).

Poder carismático

El poder carismático es el generado por una persona dinámica, popular y poderosa. Tiene su fundamento en el atractivo personal.

Poder personal

Las fuentes informales de poder están relacionadas con el poder personal y no con el poder de la posición. Algunas personas tienen poder situacional debido a que se encuentran en el lugar correcto en el momento adecuado. Otras tienen poder personal a causas de sus características únicas.

La educación, la experiencia, el impulso y la decisión están consideradas positivamente y contribuyen a establecer la credibilidad a través del poder experto, de información y de persuasión. La persona con estas cualidades puede ser considerada fiable y, por tanto, otras personas están dispuestas a colaborar con ella. El atractivo obtiene el acceso del individuo a personas que contribuirán a promocionar una causa, puesto que a las personas les gusta rodearse de otros individuos con un temperamento optimista, que generen una sensación de bienestar y promuevan la buena voluntad en los demás. El aspecto personal, las buenas maneras, el lenguaje corporal, la postura, los gestos, el contacto ocular si es apropiado desde el punto de vista cultural y el habla con voz firme y confiada contribuyen al poder personal a través del poder de conexión.

La localización también tiene influencia en los otros, debido a que los individuos se comunican más con las personas situadas cerca en la organización, y la comunicación aumenta las oportunidades de ejercer influencia. Por ejemplo, la cualidad de miembro con derecho a voto en comités influyentes le sitúa a uno en proximidad íntima para persuadir a otros miembros, y proporciona la oportunidad de confrontar, negociar y resolver problemas. En general, las personas se sienten más cómodas junto con otros individuos con valores, creencias y costumbres similares. La presión social de personas que comparten normas sociales anima a cumplir estas normas. Así pues, las coaliciones fortalecen la base de poder del individuo. En consecuencia, la amistad y las asociaciones con otras personas pueden ser una fuente de poder de conexión.

El poder personal se obtiene al poseer lo que otros desean y resultar insustituible. Puede derivar de la capacidad de tomar decisiones a través del poder experto o del poder de información, y de la capacidad de suministrar recursos a través del poder de recompensa.

Existen varias formas de ampliar los recursos personales propios. Se comienza con el cuidado correcto de uno mismo, con una dieta equilibrada, reposo, relajación, ejercicio y desarrollo de relaciones para conservar la energía personal y proyectar una buena imagen a los demás. Desarrollo de aficiones e intereses. Diversión. Uso del sentido del humor. Desarrollo y enfoque en los objetivos propios. Reconocimiento de las oportunidades. Autoafirmación. Aprender a recoger y revisar información exacta. Toma activa de decisiones. Ampliación de los recursos personales mediante ensanchamiento de la base de capacidades y educación continuada. Habilidad para integrarse en redes y desarrollar alianzas y coaliciones políticas. El 90% del éxito puede depender del trabajo y la voluntad (Sullivan y Decker, 2005) (cuadro 5-2).

Cuadro 5-2 Fuentes de poder personal

- Educación
- Experiencia
- Impulso
- Decisión
- Atractivo
- Temperamento jovial
- Aspecto personal
- Modales
- Lenguaje corporal
- Postura
- Gestos
- Voz segura
- Localización
- Coaliciones

Poder interpersonal

El poder interpersonal procede de los poderes de conexión, de información y de toma de decisiones en grupo. Las relaciones proporcionan acceso a la red de comunicación informal. El hacer favores a otros de forma que ellos le deban a uno favores crea poder basado en la obligación. Se puede ganar poder por defecto, cuando no existe ningún otro disponible, o por autonomía, cuando uno decide actuar. El control de los recursos, como la información, los procedimientos, el equipo y el personal, también fortalece la base de poder. La religión, la política, la raza y el origen nacional son bases para el establecimiento de poder en algunas situaciones, mientras que interfieren con las bases de poder en otras. Por ejemplo, una enfermera de cierta religión puede tener prioridad al trabajo en una institución dirigida por esta religión, pero la fe puede actuar en contra de la persona que busca un puesto en un hospital afiliado a otra creencia.

El poder de conexión se basa en las conexiones con una o varias personas poderosas como un medio para obtener información segura y fiable. Es posible ampliar la red de contactos de comunicación para aumentar el poder de conexión mediante la unión a listas y organizaciones profesionales y comunitarias, y ofreciéndose voluntario para trabajos de comité. Se debe identificar a los líderes formales e informales y facilitar el poder de otros.

La información es poder si se usa de modo estratégico. Se puede aumentar el poder de información a través de conexiones, e intentar obtener listas de itinerarios. Aprender el idioma, los símbolos y la cultura de la organización. Buscar modelos de rol para consejo. La autoafirmación puede conseguir que los demás conozcan los puntos fuertes de uno. Colaborar con las prioridades de la organización.

El poder del grupo de toma de decisiones puede crear sinergia cuando las personas se reúnen para tomar decisiones y progresar como un frente unido. Se aumenta el poder de toma de decisiones mediante el ofrecimiento voluntario a los comités de solución de problemas y a las fuerzas de trabajo. La tutoría, el consejo, la delegación, el mentorado y la recompensa son conceptos claramente relacionados con el poder interpersonal (Huber, 2006) (cuadro 5-3).

Cuadro 5-3 Fuentes de poder interpersonal

Conexiones
Información
Capacidad para tomar decisiones en grupo

Cuadro 5-4 Fuentes de poder de posición

Centralidad
Posición crítica
Flexibilidad
Relevancia
Visibilidad

Poder de posición

El poder de posición aumenta con la centralización, el carácter crítico, la flexibilidad, la relevancia y la visibilidad. El poder informal de la organización aumenta con la experiencia, el establecimiento de objetivos de cuidado y las capacidades de comunicación, más la compresión de la organización, el sentido de unidad con los objetivos de la institución, el trabajo en red, la construcción de coaliciones, la negociación, la colaboración, la promoción de la colegialidad y el uso de actitudes de poder.

La centralización proporciona acceso a la información en una red de comunicación y aumenta el poder de posición. El poder de centralización puede aumentarse mediante la obtención de una localización central y dirigiendo la información a través de uno mismo.

El carácter crítico aumenta la posición de poder. Está determinado por: *a*) la dependencia de otros respecto al trabajo realizado por la posición; *b*) el número de otras personas que realizan la misma tarea, y *c*) el nivel de conocimiento y capacidades requeridos por la posición. Las posiciones de finalidad general tienen menos poder que las posiciones altamente técnicas y las especialidades que pueden ser realizadas por menos personas. La importancia del valor crítico se puede aumentar mediante el incremento de la complejidad técnica del trabajo, si se convierten parte de las responsabilidades propias en únicas y si se aceptan tareas que son críticas para el procesamiento del trabajo.

La flexibilidad o la discreción permiten ejercer el juicio. Se asocian con el ciclo de vida de una posición. Es más difícil convertir en rutinarias las tareas nuevas que las antiguas. El número de reglas que gobiernan una posición aumenta con el número de personas que ocupan la posición a lo largo del tiempo. La flexibilidad se asocia con la novedad y la variedad. Cuanto más rutinario es el trabajo y menos son las tareas asignadas a una persona, más fácil es establecer rutinas y menos poder tiene la posición. Se puede aumentar la potencia de flexibilidad mediante la participación en nuevos proyectos, la participación en procesos de toma de decisiones, la iniciación de nuevas ideas, la reducción del porcentaje de actividades rutinarias en un trabajo, la ampliación de la novedad y la variedad de la tarea, y la búsqueda de trabajos inusuales en vez de trabajos repetitivos orientados al mantenimiento.

La relevancia se refiere a posiciones relacionadas con objetivos y temas centrales de la organización, que contribuyen a un mayor poder de posición. El entrenador, mentor, evaluador, defensor o representante se encuentra en una posición de poder relevante. Los entrenadores reducen la incertidumbre de los nuevos empleados y suelen ser apreciados por los que se han beneficiado con el entrenamiento. Los evaluadores tienen poder en virtud de la dependencia de buenas evaluaciones para las recompensas de la organización. El defensor identifica a las personas con causas importantes. Se puede aumentar el poder de relevancia mediante la participación en actividades centrales para las prioridades de la organización y mediante la ampliación del ámbito de trabajo.

La visibilidad es una clave para el éxito. El rendimiento excelente resulta multiplicado por la visibilidad. El contacto directo, con comunicación cara a cara, es una forma de obtener visibilidad. La buena presentación oral de un informe obtendrá más visibilidad que el informe escrito. La participación en grupos de trabajo dedicados a la solución de problemas aumenta la visibilidad propia. El reconocimiento del nombre proporciona visibilidad, y se puede aumentar presentándose uno mismo a los demás, con el uso de tarjetas comerciales, envío de información con una nota firmada, el envío de notas de enhorabuena o aprecio a los colegas en circunstancias apropiadas, y compartir ideas personalmente con las partes apropiadas a través de un memorando de seguimiento (Huber, 2006) (cuadro 5-4).

Autoridad

La autoridad es poder legítimo y de posición, y en algunos casos puede ser poder de experto. Está determinada por la estructura de la organización, y conlleva reglas, roles y relaciones. Las reglas legitiman la autoridad y tienden a suspender el pensamiento crítico del subordinado. En las estructuras jerárquicas autocríticas, los subordinados suelen aceptar sin vacilaciones lo que el superior con autoridad legítima les dice que hagan. El rol es la posición o el oficio. La autoridad es inherente a la posición. Las relaciones guardan relación con la credibilidad, que se obtiene a través del conocimiento y la experiencia.

La autoridad se estructura de forma tradicional como autoridad de línea o autoridad de personal. La autoridad de línea se refiere a niveles de autoridad y relaciones superior-subordinado, y, por tanto, proporciona el entramado para la organización. La autoridad de personal no tiene privilegios de orden. Sólo tiene derecho a aconsejar o a ayudar a los directivos en la realización de sus tareas. Los miembros del personal proporcionan ayuda cuando se la piden, deben vender sus ideas al director, sobre el que no tienen autoridad, y a los directores y gestores que tienen autoridad de línea para aplicar sus ideas. Más recientemente, ha emergido la autoridad funcional o autoridad del especialista. La autoridad funcional se limita habitualmente a la realización de tareas definidas durante un período limitado.

Es preferible que el poder de un líder o director sea igual a la autoridad de la posición. El conocimiento de las fuentes de poder y autoridad del líder o director de enfermería puede ayudar a evaluarlos y a utilizarlos. Las enfermeras tiene autoridad para delegar, pero siguen siendo responsables de lo que delegan (v. capítulo 2 respecto a la delegación) (Finkelman, 2006; Huber, 2006; Marquis y Huston, 2006; McConnell, 2006; Sullivan y Decker, 2005).

Poder y sexo

Las diferencias entre sexos se notan en relación con el poder. Ha existido la tendencia a asociar a las mujeres en la familia y en papeles sociales destinados a facilitar el éxito de otro. Los hombres han sido asociados generalmente para relacionarse con el orden de rango jerárquico, el estado, los ingresos, los privilegios y la reputación. Las mujeres se interesan con mayor frecuencia por relacionarse con las personas. Algunas mujeres tienen opiniones negativas sobre el poder, y no aprenden a utilizarlo de forma constructiva. Las mujeres pueden considerar el poder como dominio y fuerza física, en lugar de como logros y capacidades. Hegyvary (2003) afirmó que el poder no es bueno ni malo, pero su objetivo determina que sea bueno o malo. Existen indicios de que las opiniones de los hombres y de las mujeres sobre el poder han cambiado de modo gradual durante la década de 1990 (Lips, 2000), por lo que es difícil saber si los hombres o las mujeres están estereotipados como más poderosos en las organizaciones (Leder y Henley, 2000).

Los hombres tuvieron oportunidades limitadas en enfermería hasta después de la Segunda Guerra Mundial. La educación en enfermería para los hombres fue facilitada a través del soporte financiero de las GI bills (legislación destinada a favorecer la integración de los veteranos de guerra en la vida civil). Los hombres han experimentado tensión de rol en enfermería. Las enfermeras han esperado a veces que los enfermeros funcionen como auxiliares, ayudando a levantar y trasladar a los pacientes y realizando procedimientos masculinos. El sexo es biológico y universal, mientras que el género es cultural y variable. El género define las expectaciones y las normas para los hombres y las mujeres. Conforme la sociedad ha comenzado a cuestionarse las ocupaciones específicas de sexo, son más los hombres que se incorporan al campo de la enfermería (Marquis y Huston, 2006; Roussel, Swansburg y Swansburg, 2006).

Atribución de poder

La atribución de poder es el proceso de obtener control. El poder coercitivo y de recompensa tiende a provocar resistencia. El poder legítimo tiende a causar cumplimiento. El poder de experiencia y el poder de referencia tienden a causar compromiso. Según Becker (2005) en el siglo XIX se decía a las mujeres que su virtud era su poder. Ahora se dice que el poder de la mujer reside en su capacidad para relacionarse con otros y cuidarse mejor a sí misma, de forma que pueda cuidar a otros. De acuerdo con Becker, esta creencia perpetúa el mito de que los problemas de las mujeres son más médicos que sociales, y más personales que políticos (Becker, 2005).

Existen diversas actividades que los hombres o las mujeres pueden realizar para potenciarse a ellos mismos. Pueden utilizarse recursos físicos, psicológicos y materiales para potenciarse. El mantenimiento de la salud física propia proporciona una base para el poder personal. La dieta equilibrada, el ejercicio, el reposo y la relajación ayudan a mantener la buena salud, lo que facilita la obtención de poder y de vigor para controlar el poder.

Perspectiva de la INVESTIGACIÓN 5-1

Datos de Finegan JE, Laschinger HKS: *The antecedents and consequences of empowerment*, JONA 31(10):489-497, 2001.

Objetivo: El objetivo de este estudio fue explorar la posibilidad de diferencias de sexo en la adquisición de poder.

Métodos: Se utilizó el concepto de Kanter de atribución de poder desde tres fuentes separadas (poder formal, poder informal, acceso a ciertas estructuras de la organización) como entramado teórico. Se empleó un diseño de revisión predictiva no experimental. Se envió por correo un cuestionario a 300 hombres y 300 mujeres; fueron útiles 412 cuestionarios devueltos, 195 (70,1%) de hombres y 217 (75,6%) de mujeres. Los ítems fueron sumados y promediados en una escala de cinco puntos de Likert. Se empleó el modelo de ecuación estructural para determinar si el modelo derivado del trabajo de Kanter funcionaba igual para los hombres que para las mujeres. Se usó el programa estadístico AMO dentro de un SPSS-PC. Se hicieron pruebas de la t independientes para todas las variables utilizadas en el modelo.

Resultados/conclusiones: La atribución de poder influyó indirectamente en el compromiso afectivo a través de su impacto sobre la confianza en la dirección. La cantidad de varianza explicada en el compromiso efectivo fue del 26%. Las respuestas de los hombres resultaron similares a las de las mujeres. La atribución de poder influyó en el compromiso afectivo tanto directa como indirectamente a través de la confianza. La atribución de poder no predijo con fuerza la continuación en los hombres ni en las mujeres. Esto sugiere que el impacto de las condiciones de trabajo sobre el compromiso de continuidad está mediado por la confianza en la dirección. La atribución de poder podría ser más importante para las personas que necesitan el éxito. Estas personas quizá tengan más probabilidad de desear y conseguir poder formal o informal. Tanto la confianza como la atribución de poder conducirán al compromiso afectivo.

Los recursos psicológicos personales también son importantes para obtener el control. Se deben programar las actividades para conservar la salud mental y el equilibrio emocional. Se necesita un concepto fuerte de sí mismo y una comprensión clara de los puntos fuertes y débiles propios. La toma de decisiones efectivas y la solución creativa de problemas demuestran poder de experto. Hay que ser capaces de admitir las equivocaciones y buscar soluciones en lugar de acusar a otro. La conservación de una actitud positiva es importante para el poder propio.

Los recursos materiales pueden incluir dinero, vestidos, suministros o personal. Gran parte del poder deriva del control de los recursos materiales. La percepción de los recursos materiales necesarios y de la forma de obtenerlos es importante para la potenciación.

Se puede ayudar a la potenciación propia mediante el desarrollo de pericia a través de la enseñanza formal, la educación continuada, las clases dentro del servicio y la lectura. La unión a una organización profesional, acudir a reuniones y la lectura de revistas profesionales ayudan a desarrollar poder de información y de relación. Se puede buscar poder legítimo a través de la posición actual o de la promoción a una posición con más autoridad.

Los líderes y los directores pueden facilitar la potenciación. Sin embargo, es necesario que las personas estén dispuestas a ser potenciadas. Algunas personas pueden resistirse a la potenciación. Las personas pueden considerar la delegación como ilegal, o creer que serán castigadas por realizar la tarea delegada. Los líderes y directores pueden facilitar la potenciación a través de la facilitación de las relaciones y de la delegación, al proporcionar la libertad que permite a las personas realizar con éxito lo que desean hacer, en vez de lo que los directores desean que hagan. Los resultados de la investigación muestran una relación positiva entre participación y aceptación del cambio, compromiso, deseo de más trabajo, productividad y satisfacción. La calidad de las decisiones se puede mejorar a través de potenciar la delegación, al usar más información próxima al problema que la poseída por el líder o solamente el director. Las dimensiones de potenciar la delegación incluyen elección, sentido de competencia, valor, impacto y seguridad (v. cap. 2 respecto a la delegación).

La selección y el entrenamiento de los empleados y la creación de políticas justas y públicas en la organización es un comienzo hacia la potenciación. Al eliminar obstáculos, controles y restricciones, los líderes y directores pueden diseñar situaciones de trabajo que aumenten la energía y estimulen la motivación intrínseca. De este modo, las personas rinden a causa de la motivación intrínseca, en lugar de hacerlo por recompensas externas. Los líderes y directores pueden facilitar la potenciación de los empleados situándolos más cerca de la toma de decisiones y mediante el establecimiento de objetivos significativos consistentes con los objetivos de la organización. Los líderes y directores pueden proporcionar acceso a los recursos y a la información, animar el crecimiento y los logros personales a través del desarrollo del personal, reconocer la excelencia y la pericia, y destacar la importancia de las contribuciones de los individuos. Pueden contribuir al desarrollo de autoconfianza y de una autoestima más alta.

Los empleados potenciados tienden a estar más satisfechos y a ser más productivos e innovadores. Es probable que produzcan productos y servicios de calidad más alta que los empleados no potenciados (v. capítulo 4 respecto a la motivación). A los clientes y a los pacientes se les puede proporcionar también control de decisión. Se les puede informar de lo que está sucediendo y de lo que sucederá en el futuro. Se les puede permitir que tomen decisiones basadas en la información y en sus objetivos (Finkelman, 2006; Huber, 2006; Lee, 2000; Marquis y Huston, 2006).

Los mejores métodos para articular una visión consisten en el uso de metáforas, ejemplos de la vida real, historietas e imágenes con palabras. Los objetivos SMART son específicos, medibles, alineados, alcanzables y unidos al tiempo (*specific, measurable, aligned, reachable, and time bound*). La visión y los objetivos deben asociarse con valores personales. El éxito engendra éxito, puesto que ayuda a desarrollar la autoestima.

Los líderes y directores pueden actuar como modelos de rol al mostrar un comportamiento correcto y deseable, y pueden ofrecer a los demás reconocimiento del éxito. La retroalimentación sobre el buen rendimiento por medio de alabanzas, notas de agradecimiento y ceremonias de reconocimiento proporciona soporte. También es importante ofrecer soporte social y emocional.

Los líderes y directores pueden ayudar a los empleados para que adquieran confianza y percepción en el éxito propio. El hallazgo de oportunidades para éxitos pequeños o una estrategia de ganadores menores pueden contribuir a la autoconfianza y conducir a éxitos mayores. Los líderes y directores pueden dividir los problemas grandes en otros menores, y delegar las tareas simples antes de que se hagan más complejas.

El consejo y el entrenamiento pueden ayudar a potenciar a las personas a través del cambio. También pueden ayudar a sustituir las emociones negativas, como la ansiedad, el miedo y las quejas, por otras positivas, como la anticipación, la excitación y la pasión.

La información es un instrumento de poder que ayuda a potenciar a las personas dotadas con autodeterminación, control personal y confianza para trabajar de modo productivo y en armonía con los objetivos de la organización. Si las personas reciben información relevante en lugar de información excesiva, es menos probable que se produzca sobrecarga.

Las personas necesitan información relacionada con la tarea y con los recursos necesarios para hacer su trabajo. La conexión del trabajo de un individuo con los resultados de la organización contribuye a desarrollar un sentido de eficacia propia, logro personal y autoconfianza. El comportamiento auténtico, honorable y franco contribuye a la confianza de los empleados y los directores.

Gobierno federal

Es útil para las enfermeras conocer sus derechos y deberes como ciudadanos. Los líderes de las organizaciones profesionales de enfermería usan su conocimiento de la estructura del gobierno federal y de las fechas en las que se producen los eventos para saber cuándo y dónde pueden ser políticamente activos. Existen tres ramas del gobierno federal: ejecutivo, legislativo y judicial. La rama ejecutiva incluye la oficina del presidente, las agencias ejecutivas, los departamentos y numerosos comités, comisiones y agencias interdependientes (Mason, Leavitt y Chaffee, 2006) (cuadro 5-5).

La Oficina Ejecutiva del Presidente incluye la Casa Blanca, el Gabinete, la Junta de Consejeros Económicos, el Consejo de Calidad Medioambiental, el Consejo

Cuadro 5-5 Ramas del Gobierno de Estados Unidos

Ejecutiva
Legislativa
Judicial

de Política Interior, el Consejo Económico Nacional, el Consejo de Seguridad Nacional, las Oficinas de Administración, Asuntos Religiosos e Iniciativas Comunitarias, la Seguridad Interior, Gestión y Presupuestos, Política Nacional sobre el SIDA, Política de Control Nacional de Fármacos, Política de Ciencia y Tecnología, Comité Consejero de Asuntos Extranjeros del Presidente y Oficina de Representantes Comerciales de Estados Unidos.

Las agencias del gabinete del Departamento Ejecutivo comprenden los Departamentos de Agricultura, Comercio, Defensa, Educación, Energía, Salud y Servicios Humanos, Vivienda y Desarrollo Urbano, Interior, Justicia, Trabajo, Estado, Transportes, Tesoro y Asuntos de los Veteranos.

La Oficina Ejecutiva incluye numerosos establecimientos y corporaciones gubernamentales independientes, entre ellos: Agencia Central de Inteligencia, Comisión de Derechos Civiles, Comisión de Seguridad de los Productos para los Consumidores, Agencia de Protección Medioambiental, Comisión de Igualdad de Oportunidades de Empleo, Comité Federal de Finanzas Internas, Comisión Federal de Comercio, Autoridad Federal de Relaciones Laborales, Servicio Federal de Mediación y Conciliación, Administración Nacional de Archivos y Registros, Panel Nacional de Objetivos de la Educación, Fundación Nacional de las Artes, Comité Nacional de Relaciones Laborales, Comité Nacional de Mediación, Fundación Nacional de las Ciencias, Oficina Gubernamental de Ética, Oficina de Gestión del Personal, Oficina del Consejo Especial, Cuerpos de Paz, Comisión de Seguridad e Intercambio, Sistema de Servicio Selectivo, Administración de Pequeñas Empresas, Administración de la Seguridad Social, Comisión de Comercio Internacional de Estados Unidos y Servicio Postal de Estados Unidos. Además, existen docenas de comités, comisiones, consejos y agencias semioficiales.

La rama legislativa está formada por el Congreso, compuesto por dos cámaras, el Senado y la Cámara de Representantes. El objetivo principal del Congreso es promulgar las leyes. El Senado se compone de dos senadores de cada estado, elegidos para un período de seis años, la tercera parte de ellos cada dos años. Los miembros de la Cámara de Representantes son elegidos para dos años. El número de representantes de cada estado depende de su población. El número de representantes se ajusta cada 10 años de acuerdo con los resultados del censo.

Las sesiones del Congreso comienzan poco después del 1 de enero. Los miembros del Senado y de la Cámara eligen sus propios líderes y constituyen comités. El Presidente y el Presidente Provisional del Senado y el Portavoz de la Cámara son elegidos de acuerdo con la Constitución. Tanto el Senado como la Cámara eligen a los líderes de la mayoría y de la minoría y a sus ayudantes, que no están definidos en la Constitución.

El Vicepresidente actúa como Presidente del Senado, pero tiene poco poder y no vota, excepto para deshacer empates. El Presidente Provisional es elegido por los miembros del Senado entre el partido de la mayoría, y es el tercero en la línea de la presidencia, después del Portavoz de la Cámara. Los líderes de la mayoría y de la minoría apoyan las posiciones de sus partidos.

El Portavoz de la Cámara preside la Cámara de Representantes y es el segundo en la línea de sucesión a la presidencia si el presidente y el vicepresidente son incapaces de realizar sus tareas. El Portavoz es nominado por el partido de la mayoría y votado por todos los miembros de la Cámara. El Portavoz tiene un poder considerable sobre las asignaciones de los comités, la decisión de la pauta de presentación de leyes y otras maniobras procesales en la Cámara.

El líder de la mayoría es elegido por votación del partido de la mayoría al comienzo de cada sesión del Congreso. El líder del partido de la mayoría ayuda al Portavoz, es el principal estratega y actúa como portavoz de las posiciones del partido. El líder de la minoría encabeza los esfuerzos del partido de la oposición contra las posiciones del partido de la mayoría. Los *whips* o asistentes de la mayoría y la minoría convocan a las votaciones y asisten a los miembros del partido de acuerdo con las posiciones del partido (cuadro 5-6).

Los deberes del Congreso incluyen realizar audiencias sobre temas que pueden requerir legislación, redactar los anteproyectos de las leyes, determinar el impacto de la legislación propuesta, promulgar o rechazar la legislación, regular los impuestos, determinar los niveles de presupuesto para los programas, revisar el éxito o el fracaso de los programas legislados, recaudar fondos para operaciones federales, confirmar o rechazar las nominaciones presidenciales para algunas posiciones federales y, en raras ocasiones, invalidar los vetos presidenciales.

Cuadro 5-6 Ramas legislativas

CONGRESO BICAMERAL (PROMULGA LAS LEYES)

Senado

Dos senadores por cada estado por períodos de seis años
El Presidente del Senado es el Vicepresidente de Estados Unidos
El Presidente Interino es elegido por el partido de la mayoría, y es el tercero en la línea de la presidencia de Estados Unidos, después del Presidente y el Vicepresidente
Líder de la mayoría
Líder de la minoría
Los diputados encargados de la disciplina del partido ayudan a los líderes de la mayoría y la minoría

Cámara de Representantes

Representan a cada estado; el número de representantes por estado depende de las cifras de población; por períodos de dos años
El Portavoz de la Cámara es nominado por el partido de la mayoría y ocupa el cuarto lugar en la línea de la presidencia de Estados Unidos
Líder de la mayoría
Líder de la minoría
Los diputados encargados de la disciplina del partido ayudan a los líderes de la mayoría y de la minoría

El Congreso se ha organizado en comités a causa de la complejidad y el volumen de trabajo. Cada comité tiene jurisdicción legislativa específica y está gobernado por reglas propias. Los miembros del comité estudian los temas, celebran audiencias y redactan proyectos de ley; también presentan los proyectos de ley al Senado o a la Cámara para votación, a menos que el proyecto sea rechazado en el comité (cuadro 5-7). Muchos de los comités son relevantes para las enfermeras y la atención sanitaria. Es importante para las enfermeras conocer los comités encargados de los temas que a ellas les interesan y a las personas que trabajan en estos comités (Mason, Leavitt y Chaffee, 2006).

La rama judicial está compuesta por el sistema de tribunales federales de Estados Unidos. De acuerdo con la Constitución, el Congreso establece el Tribunal Supremo y los tribunales inferiores. El Tribunal Supremo es el tribunal superior de Estados Unidos. Se compone

Cuadro 5-7 Comités del Congreso

Estudian los temas
Celebran audiencias
Redactan los proyectos de ley
Comunican los proyectos de ley a las cámaras

del presidente y ocho jueces asociados. El Tribunal Supremo se ocupa de casos que, en algún momento, tuvieron su origen en tribunales locales o estatales y que afectan a cuestiones sobre la Constitución y las leyes federales. Revisa las decisiones de los tribunales inferiores y tiene jurisdicción sobre los tratados. El sistema de tribunales se divide en tribunales federales y estatales.

Política

La política es la asignación de autoridad o el arte de influir en la asignación de los recursos escasos y el uso del poder de cambio. Requiere poder legítimo para distribuir bienes, servicios y otros recursos menos abundantes de lo deseable. Un sistema político es un sistema social que consigue que las personas hagan lo que de ordinario no desean hacer. Existen varias teorías que ayudan a explicar la dinámica de los sistemas políticos. De acuerdo con la *teoría del juego*, la política es un juego fascinante, con reglas, árbitros y jugadores en lados opuestos. La *teoría de la elite* propone que el poder político se concentra en personas que ocupan posiciones superiores en grandes instituciones, centralizadas, de tipo político, económico, legal, educativo, científico, cívico y cultural. De acuerdo con esta teoría, es una sola elite, y no múltiples grupos competitivos, la que toma las decisiones importantes. El nivel medio toma decisiones relativamente menores, y la persona común casi no tiene influencia. La *teoría pluralista* explica que la vida política se basa en la competencia entre grupos de interés. La influencia de los grupos políticos está determinada por su organización política, las estrategias y el liderazgo. Estas relaciones competitivas son inestables debido a que los grupos de interés y las alianzas relacionadas son de vida corta, y se desarrollan nuevos grupos de intereses y coaliciones conforme los antiguos desaparecen. El poder de los grupos de interés está limitado por la dependencia de otros grupos y la necesidad

Cuadro 5-8 Política

Teoría del juego
Teoría de la elite
Teoría pluralista
Teoría de intercambio

de compromisos. La *teoría del intercambio* afirma que el comportamiento político se basa en el intercambio de recursos. Las personas deciden lo que desean, lo que les costará y si tienen los recursos para cambiar la situación (Byrd, 2006; Finkelman, 2006; Huber, 2006; Sullivan y Decker, 2005) (cuadro 5-8).

Fases del desarrollo político

La actitud de las enfermeras varía desde la ausencia de interés por la política hasta las posiciones de liderazgo en organizaciones profesionales y en el gobierno. Existen fases de desarrollo político y activismo utilizadas por las enfermeras individualmente y por la profesión de enfermería (Mason, Leavitt y Chaffee, 2006; Yoder-Wise, 2007):

- Apatía. La enfermera tiene interés escaso o nulo en política y no pertenece a una organización profesional. Las enfermeras se mostraron muy poco activas en política antes de la década de 1970.
- Motivación. La enfermera reconoce la importancia del activismo dentro de las organizaciones profesionales, y puede unirse a una organización profesional, pero no es activa. Durante la década de 1980, los líderes de enfermería formaron el primer comité de acción política (Political Action Committee, PAC) y comenzaron a publicar artículos sobre actividad política.
- Interés propio. La enfermera utiliza las organizaciones profesionales para formar redes destinadas a promocionar la propia carrera y los intereses de la profesión. Los líderes de enfermería comienzan a centrarse en la educación y la investigación, y elaboran legislación para la práctica ampliada.
- Perfeccionamiento político. La enfermera avanza más allá del interés propio al activismo en nombre del público a través de cargos en organizaciones profesionales de nivel local y estatal. Hacia mediados de la década de 1990, los líderes de enfermería fueron reconocidos por su pericia en política sanitaria.
- Liderazgo. La enfermera proporciona liderazgo en amplios temas, muchas veces mediante el desempeño de cargos elegidos o nombrados en organizaciones profesionales y de otro tipo. Hacia el año 2000, los líderes de enfermería empezaron a conseguir nombramientos como presidentes de instituciones universitarias y del gobierno federal (Mason, Leavitt y Chaffee, 2006).

Niveles de participación política

Existen niveles de participación política que van desde los individuos apáticos que no desarrollan actividad política alguna hasta los activistas plenos que participan en numerosas actividades. Conforme las enfermeras participan en política, pueden ampliar su influencia más allá de su propio voto. Las actividades políticas como espectador incluyen recoger información política, mostrar pegatinas en el parachoques o llevar insignias, iniciar discusiones políticas, intentar persuadir a otros y votar. Al comprometerse cada vez más, pueden hacerse contribuciones económicas, acudir a reuniones políticas y establecer contacto con los líderes políticos. Los activistas se convierten en miembros activos de los partidos políticos, acuden a reuniones de los comités ejecutivos, dedican tiempo a las campañas políticas, solicitan fondos y se presentan como candidatos a cargos.

Mason, Leavitt y Chaffee (2006) identificaron cuatro esferas de la acción política en las que las enfermeras pueden introducir cambios: *a*) lugar de trabajo; *b*) gobierno; *c*) organizaciones profesionales, y *d*) comunidad. Las instituciones magnéticas incluyen enfermeras en todos los niveles de la organización y les conceden voz en la política de formación. Los manuales de políticas y procedimientos son habituales en las organizaciones de atención sanitaria. Los temas importantes de política en el lugar de trabajo incluyen, entre otros: condiciones laborales, exceso de tiempo obligatorio, sustitución de enfermeras tituladas por personal no titulado, liderazgo clínico, áreas para fumadores, privilegios de visita a las familias y proceso de envío para atención sanitaria domiciliaria (cuadro 5-9).

La esfera gubernamental es extensa, e incluye temas como lugares donde está permitido anunciar y consumir productos de alcohol y tabaco, derechos de reproducción, distribución de preservativos para prevenir la diseminación de enfermedades de transmisión sexual (ETS), suministro de agujas estériles a los consumidores de drogas

Cuadro 5-9 Esferas de la acción política

Lugar de trabajo
Gobierno
Organizaciones profesionales
Comunidad

Identificado por Mason DJ, Leavitt JK, Chaffee MW: *Policy & politics in nursing and health care*, 4.ª ed., St. Louis, 2006, Mosby.

para prevenir la diseminación de patógenos transmitidos por la sangre, tratamiento para la violencia, polución y vivienda de bajo nivel. Las organizaciones profesionales desarrollan normas de ejercicio profesional, defienden cambios en la atención sanitaria y facilitan la acción colectiva. La organización nacional debe estar presente en toda la nación, y la organización local debe ser visible en la comunidad local. Las organizaciones deben identificar temas que tengan importancia sanitaria, llamar la atención del público sobre estos temas y aceptar el liderazgo en el desarrollo de políticas relacionadas. La acción colectiva en una dirección específica aumenta el poder.

La comunidad puede ser el lugar de trabajo, el gobierno, la organización profesional, la vecindad, la unidad social o el grupo internacional en línea cuando exista un interés especial. Se producen interrelaciones entre las cuatro esferas. Se necesita tiempo y esfuerzo para desarrollar influencia en todas las esferas, y la formación de redes y la colaboración con otros individuos tienen una importancia crucial en este proceso.

Los directores de enfermería pueden ayudar a otros para desarrollar una mayor actividad política, educándoles en la recogida, presentación y circulación de información, y animando la discusión de temas políticos entre el personal. Pueden educar y animar a otras personas para que colaboren con los legisladores mediante clases formales sobre el proceso legislativo, una lista de los contactos fundamentales e información sobre los registros de votantes. El director de enfermería puede animar a la participación en organizaciones profesionales, grupos de consumidores, juntas, reuniones y audiencias de comités legislativos y funciones políticas. Los miembros del personal pueden testificar en audiencias y encargarse de actividades políticas. En general, el director puede apoyar la actividad política, dar ejemplo de participación, animar a otros para que voten y conceder tiempo para la participación política.

Comunicación con los legisladores

Los administradores de enfermería han comprobado que la comunicación con los legisladores mediante la formación de coaliciones, el conocimiento de los temas actuales, el suministro de testimonio, la solución de problemas, la educación y participación de otras enfermeras y el conocimiento del legislador antes de necesitar su ayuda, son las estrategias políticas con mayor éxito. Las estrategias políticas menos efectivas comprenden el correo masivo, las peticiones, las demostraciones y la confianza en otros para proteger los intereses de las enfermeras. Los factores que han contribuido al escaso éxito político incluyen emotividad, falta de preparación, falta de unidad entre las enfermeras, fracaso en la construcción de una base de poder apropiada, no acudir a las reuniones políticas, no establecer contactos con los políticos hasta que es demasiado tarde, falta de publicidad y falta de retroalimentación desde los políticos a las enfermeras y a los miembros de la comunidad.

Los legisladores dedican tanto tiempo a sesiones y reuniones de comités que quizá resulte difícil hablar con ellos por teléfono. La carta es un registro escrito que exige respuesta, y resulta más probable que llegue al legislador. Los mensajes deben ser breves, preferiblemente de una o como máximo dos páginas. Una carta personal es más efectiva que una carta formal. Debe incluir el título y el número de la ley a la que se refiere, y una breve interpretación de ella. La posición propia se debe exponer de modo sucinto. El nombre y la dirección del remitente deben ser legibles, y siempre que sea posible el remitente debe identificarse a sí mismo como enfermera y votante en el distrito del legislador. Se debe actuar con discreción en la selección del momento para tratar un asunto de interés con el legislador. Hay que conocer el partido al que pertenece el legislador, y dirigirse a él como representante o senador, según sea apropiado, para mostrar respeto. Se debe ser específico y razonable sobre lo que se desea, y sólo se deben pedir a los legisladores cosas que estén a su alcance.

El correo electrónico representa una opción. Es directo e inmediato, y el legislador tiene flexibilidad sobre el mejor momento para abrir el mensaje y ocuparse del asunto. Las guías para escribir cartas se pueden aplicar también al correo electrónico. Es posible enviar archivos. Sin embargo, puede existir temor a los virus informáticos, y los destinatarios quizá se nieguen a abrir los archivos.

La reunión cara a cara con los legisladores y su personal es generalmente una estrategia de presión efectiva. Las guías para escribir mensajes se pueden aplicar a las reuniones. Es preferible no hablar a los legisladores que están absortos en actividades relacionadas con otra ley; hay que esperar a que puedan conceder atención completa al asunto propuesto. Las citas se establecen con antelación. La enfermera debe preparar una exposición breve y bien redactada de la acción legislativa preferida y de sus razones, con especificación del impacto directo que tendrá sobre el electorado del legislador. Puede ser útil preparar una lista con los puntos que se desean comentar. Los puntos deben ser concisos y estar acompañados por soporte de documentos, informes de investigación y otra documentación. Es preferible tratar los temas de uno en uno, celebrar una reunión corta y terminar con una petición específica. El diálogo se puede continuar por escrito para expresar gratitud por la reunión y enviar nueva información, si se dispone de ella (Mason, Leavitt y Chaffee, 2006).

Organización de reuniones políticas

Las enfermeras pueden tomar la iniciativa de organizar reuniones políticas. La reunión política se puede organizar para reunirse con legisladores o para formar un grupo de presión. Es preferible comenzar con un grupo pequeño cuyos componentes tengan experiencia política y organizativa. El grupo debe incluir todas las organizaciones y personas importantes que deseen participar. Se deben reunir listas de miembros de organizaciones, directorios de agencias, funcionarios, títulos de artículos de periódicos, etc. Serán necesarios tiempo, personal y dinero para mecanografiar, copiar y enviar las invitaciones, así como para el refrigerio, el alquiler de la sala, los suministros, como etiquetas con el nombre y agendas, y la correspondencia de seguimiento.

La reunión se debe celebrar en un lugar neutral. Se debe incluir un mapa con la invitación. Se adjuntarán una tarjera de respuesta franqueada y la solicitud de corregir la dirección y el número de teléfono, si es necesario. Se prepararán por adelantado folletos breves y etiquetas con los nombres. Se debe servir un mínimo de alimentos. El ambiente de la reunión política se debe mantener confortable y profesional (Yoder-Wise, 2007).

El proceso legislativo

Puesto que el proceso legislativo es complejo y técnico, las enfermeras necesitan conocerlo para decidir cuándo deben intervenir. El proceso legislativo estatal es similar al proceso nacional que se describe a continuación. En primer lugar, se prepara el borrador del proyecto de ley y se presenta. Las propuestas legislativas se examinan de varias formas y pueden ser presentadas en el Senado o en la Cámara. La legislación puede ser presentada por individuos, como los miembros del Congreso, o por grupos con intereses especiales. Cualquier miembro del Congreso puede presentar un proyecto de ley en cualquier momento en el que esté reunida la Cámara, para lo cual se coloca el proyecto de ley en una caja de madera conocida como *la tolva*, que se sitúa en el lado de la tribuna en la Cámara o el Senado. El miembro que presenta el proyecto de ley es conocido como patrocinador primario. Un número ilimitado de congresistas pueden patrocinar un proyecto de ley.

A continuación, se produce el envío al comité. El proyecto de ley se considera leído por primera vez cuando es enviado a un comité. Sólo un miembro del Congreso puede introducir legislación en el comité. No existe límite para el número de proyectos de ley que puede presentar un miembro. En la Cámara de Representantes y en el Senado el proyecto de ley se numera de acuerdo con su lugar en el orden de presentación, se envía al comité, se etiqueta con el nombre del patrocinador y se imprime por la Imprenta del Gobierno. Los proyectos de ley llevan el prefijo HR cuando se presentan en la Cámara de Representante (*House of Representatives*), y S cuando se presentan en el Senado. Después del envío a un comité permanente, la mayoría de la legislación se envía a un subcomité. La mayoría de los proyectos de ley no avanzan más. Cada proyecto de ley debe ser aprobado por la Cámara de Representantes y el Senado de forma idéntica antes de dos años para convertirse en ley.

Los comités permanentes celebran reuniones periódicas por lo menos una vez al mes. Tres o más miembros del comité pueden rellenar una petición escrita al presidente para celebrar una reunión especial, o el presidente puede convocar reuniones adicionales. Todas las reuniones oficiales de los comités permanentes, excepto el Comité de Conducta Oficial, deben ser abiertas al público, a menos que la mayoría de los miembros del comité presentes determine por votación que toda la reunión o parte de ella se debe celebrar a puerta cerrada. Los comités no se reúnen durante una sesión conjunta de la Cámara y el Senado ni durante los descansos de estas reuniones. Los comités pueden reunirse durante un aplazamiento u otra interrupción hasta la finalización del plazo constitucional.

Después del envío a un comité permanente y a un subcomité, las audiencias son celebradas por el subcomité. El presidente del comité hace un anuncio público de la fecha, el lugar y el tema a discutir en las audiencias, por lo menos una semana antes, a menos que el presidente, en concurrencia con el miembro representante de la minoría, o el comité por mayoría, determinen que existe una razón para reunirse antes.

Muchas veces sólo participan en las audiencias unos pocos miembros del subcomité que tienen interés especial en el tema. El presidente utiliza la agenda, los fondos y el personal para acelerar, retrasar o modificar la legislación. El subcomité suele programar audiencias públicas, y requiere el testimonio de testigos privados y públicos. Los individuos interesados envían peticiones escritas para testificar. Una vez informados de cuándo testificarán, no se permite cambiar el programa. Si una persona no puede presentarse en el momento designado, puede enviar una exposición escrita al registro de la audiencia. A los testigos que comparten posiciones comunes se les pide que consoliden el testimonio y designen a un solo portavoz. Los grupos con intereses similares que no desean tener un solo portavoz pueden formar paneles. A los panelistas se les permite una presentación de seis minutos de los puntos clave en sus documentos escritos, y se les pide que eviten la repetición de otras presentaciones. Todos los testigos tienen que enviar una exposición escrita al comité por lo menos un día antes de la aparición programada, o el viernes previo si el testimonio se presta en lunes o martes. La exposición se debe mecanografiar en papel tamaño carta e incluir un resumen de los puntos principales. Los testigos no deben leer sus exposiciones escritas, sino que deben resumir los puntos clave en no más de seis minutos. Una vez prestado el testimonio, todos los miembros del subcomité pueden formular preguntas; después de la audiencia, los miembros del subcomité deciden que la legislación debe continuar su trámite, hacen una sesión de valoración y consideran lo expuesto línea por línea y sección por sección para determinar la redacción final del proyecto de ley, que después es recomendado favorablemente al comité completo con o sin enmiendas. Un proyecto de ley también puede recibir una recomendación desfavorable o quedar sin recomendación.

Cuando se presenta el proyecto de ley al conjunto de la Cámara o del Senado, el comité completo justifica sus acciones en un informe escrito que acompaña al proyecto de ley. Los proyectos votados por unanimidad por el comité tienen buenas probabilidades en la votación conjunta. Sin embargo, es probable que se produzcan disputas si la opinión del comité ha estado dividida.

Después de que un proyecto de ley ha sido aprobado por una cámara, es enviado a la otra, donde se repite el mismo proceso. Si la segunda cámara aprueba el proyecto conforme fue enviado por la primera, es remitido al presidente para su firma. Sin embargo, si el proyecto fue revisado o se añadieron enmiendas, debe ser devuelto a la cámara originaria para la aprobación de los cambios. Si este cuerpo se niega a aprobar el proyecto revisado, ambas versiones son enviadas a un comité de conferencia. El proyecto es enviado después al Presidente para firma o veto, una vez reconciliadas las diferencias y después de una votación final de aceptación por el comité de conferencia. En caso de veto presidencial, ambas cámaras pueden ignorar el veto para convertir el proyecto en ley.

El proceso es similar en cada legislatura bicameral estatal. Sin embargo, Nebraska tiene una legislatura unicameral. Los procedimientos específicos para cada estado pueden consultarse en Internet (Johnson, 2003) (cuadro 5-10).

RELACIONES LABORALES

Por qué los trabajadores se afilian a los sindicatos

Los empleados se afilian a un sindicato en esencia para aumentar su poder y obtener respuestas de la dirección. Las acciones u omisiones de la dirección han hecho, probablemente, que los empleados alcancen su límite de tolerancia. Las condiciones laborales deficientes y las injusticias en los incrementos salariales, y la promoción

Cuadro 5-10 Pasos de un proyecto para convertirse en ley

Redacción del borrador del proyecto
Presentación del proyecto
Envío del proyecto a un comité
Primera lectura
Muchas veces el proyecto es remitido a un subcomité
Audiencia pública
Modificación
Decisión final del comité
El proceso se repite desde la presentación hacia delante en la otra cámara

y los beneficios causan descontento. La calidad deficiente de la supervisión inmediata, el tratamiento arbitrario por la dirección y las malas comunicaciones entre patronos y empleados son las razones principales para la sindicación. En lugar de dejar el trabajo y renunciar a la antigüedad, la seguridad y los amigos para cambiar a un trabajo nuevo, los empleados forman un sindicato.

Legislación laboral (Estados Unidos)

En 1935 se aprobó la National Labor Relations Act (NLRA) o Wagner Act en un esfuerzo para terminar con la depresión. Evitaba que algunos patrones redujeran los sueldos, con la esperanza de que los ingresos más altos de los trabajadores y el aumento del consumo pudiesen disminuir la gravedad de la depresión económica. Por desgracia, algunos patrones fueron a la bancarrota debido a no poder rebajar los sueldos. Los patronos no podían despedir legalmente a los empleados que buscaban sindicarse. La NLRA creó el National Labor Relations Board (NLRB) para investigar e iniciar procedimientos administrativos contra los patrones que violasen una ley en la que sólo se enumeraban violaciones de patrones.

En 1887 se formó la Nurses' Associated Alumnae of the United States and Canada, que en 1911 se convirtió en la American Nurses Association (ANA). En 1946, la ANA inició el Economic Security Program para contribuir a la negociación colectiva de las asociaciones estatales.

Puesto que la NLRA estaba sesgada hacia los sindicatos, fue enmendada en 1947 por la Taft-Hartley Act o Labor Management Relations Act. Enumeraba las restricciones de los sindicatos para restaurar la igualdad entre patrones y empleados. Las instituciones de atención sanitaria no lucrativas, sin embargo, fueron eximidas de la ley. Los sindicatos plantearon problemas de relaciones públicas cuando algunos de ellos fueron a la huelga durante la guerra, y cuando fueron acusados de la inflación posterior a la guerra.

Las leyes fueron modificadas otra vez en 1959 por la Landrum-Griffin Act o Labor-Management Reporting and Disclosure Act, para la protección contra los procedimientos financieros y de elección corruptos empleados por algunos sindicatos. Así se originó la Union Members' Bill of Rights.

La Equal Pay Act de 1963 establece que los hombres y las mujeres que realizan el mismo trabajo debe percibir el mismo sueldo.

La Civil Rights Act de 1964 prohíbe la discriminación y favorece el empleo basado en la capacidad y el mérito. Menciona de forma específica la raza, el color, la religión, el sexo y el origen nacional. La legislación sobre igualdad de oportunidades para el empleo está destinada a prevenir la discriminación, mientras que los planes de acción positiva buscan la corrección activa de injusticias pasadas.

La Age Discrimination in Employment Act (ADEA) de 1967 promociona el empleo de las personas mayores basado en su capacidad, en vez de en la edad, y la enmienda de 1978 aumentó la edad protegida hasta los 70 años. Aunque las estadísticas muestran una tendencia a la jubilación más temprana, el Congreso votó eliminar la restricción de edad, excepto para ciertas categorías, en 1987.

La Rehabilitation Act de 1973 proporciona una acción positiva para reclutar, contratar y cualificar a las personas con minusvalías. El Congreso aprobó en 1990 la Americans With Disabilities Act (ADA) para eliminar la discriminación de las personas con afectaciones físicas o mentales, entre ellas discapacidades físicas, cáncer, diabetes e infección por el virus de la inmunodeficiencia humana, y de las que se están recuperando del alcoholismo y el consumo de drogas.

La Vietnam Veterans Act de 1973/1974 examina los derechos de empleo y los privilegios de los veteranos de guerra. También permitió que algunas enfermeras recuperasen el empleo después de servir en la Guerra del Golfo Pérsico, aunque existiese un exceso de enfermeras en este momento.

En 1974, la Public Law 93-360, la Nonprofit Health Care Amendments to the Taft-Hartley Act, amplió los derechos de negociación colectiva federal a los empleados del sector privado. Se crearon procedimientos de notificación que deben preceder a la huelga, y se aseguraron a los empleados los derechos de unirse o refrendar un sindicato. En 1974, las enmiendas de la NLRA originaron los cambios siguientes:

- Los sindicatos tienen que notificar 10 días antes de la huelga.
- No se permite la huelga ni el cierre patronal durante el período de notificación.
- Se exige a los sindicatos la notificación previa por escrito de la finalización o la modificación del contrato, al patrono y a un mediador federal, y al servicio de reconciliación.
- Se exige la mediación por un mediador federal y un servicio de conciliación.
- Se permite establecer un comité de investigación para resolver las disputas.
- Se permite a los empleados la exención de la obligación de afiliarse o proporcionar soporte financiero a un sindicato por razones de buena fe religiosa.

Estas disposiciones amplían la protección legal de las enfermeras para la negociación colectiva. Debido a un descenso de la afiliación a los sindicatos en la industria, los sindicatos dieron la bienvenida a la ampliación del mercado. El cambio desde la industria a los servicios aumentó el trabajo no estándar, mientras que el empleo a tiempo parcial, la tecnología, la globalización, la movilidad del capital, las actitudes de los trabajadores, la resistencia de los patrones y la legislación hostil han planteado dificultades a los sindicatos.

La Taft-Hartley Amendment concede al NLRB la responsabilidad de determinar la composición y el tamaño de las unidades de negociación. Sin embargo, todas las decisiones del NLRB están sometidas a revisión por varios tribunales de apelación federales que rechazaron las unidades de negociación separadas para las enfermeras tituladas. El NLRB tomó en 1984 una decisión fundamental al reconocer dos unidades de empleados profesionales y no profesionales (St. Francis Hospital II NLRB 948, 1984), que el tribunal federal de apelación revocó en 1987. El NLRB designó en 1987 ocho unidades de negociación: enfermeras tituladas, médicos empleados, todos los demás profesionales, empleados técnicos, empleados especialistas en mantenimiento, personal de administración, guardas de seguridad y todos los demás empleados no profesionales. Las residencias de ancianos, los hospitales psiquiátricos y los centros de rehabilitación fueron eximidos. El NLRB no había usado nunca antes su poder de legislación para establecer unidades de negociación. En mayo de 1989, el American Hospital obtuvo un mandamiento judicial contra la regla, y el Chicago Federal District Court promulgó un mandato permanente contra la regla en julio de 1989. Sin embargo, en abril de 1990 el U.S. Court of Appeals for the Seventh Circuit anuló la decisión del tribunal inferior. En 1991, el U.S. Supreme Court confirmó la regla del NLRB en el sentido de que los sindicatos pueden organizar ocho grupos separados de empleados hospitalarios. Esto abrió a los sindicatos el mercado de la industria de cuidados sanitarios, muy poco sindicada (Grohar-Murray y DiCroce, 2003; National Labor Relations Act, 1935).

La Family and Medical Leave Act (FMLA) de 1993 estaba destinada a cubrir la baja por embarazo y maternidad, pero se amplió mucho más. La ley exige que los patrones con 50 o más empleados proporcionen hasta 12 semanas por año de permiso no remunerado con el trabajo protegido. Los trabajadores elegibles deben estar empleados durante por lo menos 12 meses y haber completado 1.250 horas de servicio durante los 12 meses inmediatamente anteriores al permiso. El trabajador tiene derecho al permiso por las circunstancias siguientes: *a*) nacimiento de un hijo; *b*) adopción o acogida de un niño; *c*) suministrar cuidados a un hijo, cónyuge o padre con una enfermedad grave, y *d*) si el trabajador es incapaz de realizar las funciones de su puesto debido a una condición sanitaria grave. El trabajador tiene derecho a volver después al trabajo en el mismo puesto u otro similar con los mismos beneficios, compensación y condiciones de empleo, y a tomarse un permiso por tiempo reducido o de forma intermitente si es médicamente necesario por una situación sanitaria grave del trabajador, el hijo, el cónyuge o el padre. El patrono puede requerir al trabajador para que utilice las vacaciones pagadas y el tiempo de baja por enfermedad en lugar de parte del permiso no pagado de 12 semanas. El patrono debe seguir pagando los beneficios sanitarios durante la duración del permiso. Se deben llevar registros con la información médica, que se considerará confidencial y separada del archivo personal (Grohar-Murray y DiCroce, 2003).

En 1994, la decisión del U.S. Supreme Court en National Labor Relations Board (NLRB) v. Health Care and Retirement Corporation of America fue que las enfermeras prácticas autorizadas empleadas por Heartland Nursing Home en Urbana, Ohio, eran consideradas «supervisoras» que actuaban en interés de su patrono cuando realizaban tareas de cuidado de los pacientes, y en consecuencia, no eran elegibles para protección bajo la NLRA enmendada. En 1996, el NLRB reinterpretó la NLRA y emitió una decisión que contenía un análisis detallado de los deberes de las enfermeras y definía el verdadero trabajo de supervisión de acuerdo con la legislación laboral. En la decisión del NLRB (que no es una decisión del Tribunal Supremo), los empleados no supervisores siguen teniendo derecho a organizarse con fines de negociación colectiva.

La Sección 7 de la NLRA sobre derechos de los empleados afirma lo siguiente:

> Los empleados tendrán derecho a la autoorganización para formar, unirse o ayudar a organizaciones de trabajadores con el fin de negociar colectivamente a través de actividades para fines de negociación colectiva u otra ayuda mutua o protección, y también tendrán derecho a prescindir de cualquiera o de todas estas actividades, excepto por la extensión en que tal derecho pueda ser afectado por un acuerdo que requiera la afiliación a una organización laboral como condición de empleo, según lo autorizado en la sección 8(a)(3).

La Sección 2(11) de la NLRA define al supervisor del modo siguiente:

> El término «Supervisor» se aplica a cualquier individuo que tenga autoridad en interés del patrono para contratar, trasladar, suspender, despedir, volver a llamar, promocionar, dar de baja, asignar, recompensar o castigar a otros empleados, o responsabilidad de dirigirlos, aceptar sus quejas o recomendar con efectividad tal acción, si en conexión con lo expuesto el ejercicio de tal autoridad no es una rutina simple de naturaleza burocrática, sino que requiere el uso de juicio independiente.

Esta sección tiene implicaciones para la enfermería, debido sobre todo a que las enfermeras tituladas están supervisando cada vez más al personal no titulado. Esta definición de supervisión elimina a muchas enfermeras de las unidades de negociación.

El título VII prohíbe al patrono conductas que creen un medio ambiente de trabajo hostil u ofensivo por motivos de raza, religión, sexo u origen nacional. Para poner una denuncia por acoso o discriminación, el demandante debe demostrar que la conducta que ha soportado en su lugar de trabajo fue suficientemente intensa y extensa como para alterar las condiciones del empleo y crear un medio ambiente laboral insultante. La conducta descrita como de acoso o discriminación suele ser una acción u omisión por un supervisor. El Tribunal Supremo de Estados Unidos atribuyó responsabilidad indirecta a los patronos por las acciones u omisiones de sus supervisores en el contexto del acoso sexual. Si un empleado está siendo acosado por un supervisor, el patrono es responsable indirecto del acoso. Esto es cierto cuando el acoso adopta la forma de favores sexuales, bromas o perjuicio laboral directo, como disminución de la paga, despido o degradación. La única defensa del patrono será la aplicación de una política efectiva contra el acoso, y demostrar que los empleados no usaron esta política por temor a otra forma de daño. Estas reglas no han sido ampliadas más allá del área de la discriminación sexual en 1999. Los supervisores no son individualmente responsables de las violaciones del título VII, la ADA o la ADEA, puesto que no son considerados «patronos», según se define el término en el título VII, la ADA o la ADEA (McCrory, 2003).

La asamblea de delegados de la ANA de 1999 apoyó la afiliación a la American Federation of Labor Congress of Industrial Organizations (AFL-CIO), una federación de sindicatos de trabajadores y profesionales. La constitución de la AFL-CIO exige que los miembros de la federación no ataquen a otros sindicatos de la federación. Esto debe ofrecer alguna protección a las asociaciones de enfermeras estatales (SNA, state nurses associations) y proporcionar más tiempo y recursos para educación, organización y representación de las enfermeras, en lugar de rechazar otros sindicatos. La asamblea de delegados de la ANA de 1999 también recomendó el establecimiento y la financiación del Task Force on Workplace Advocacy (grupo de trabajo para la defensa laboral) con el fin de desarrollar y evaluar modelos con los que la ANA y las SNA pudiesen asegurar que las enfermeras no representadas por una unidad de negociación colectiva tuviesen alguna defensa en el lugar de trabajo (actas de la conferencia ANA House of Delegates, 1999). La American United Nurses sustituyó al Institute of Constituent Members Collective Bargaining Programs (Marquis y Huston, 2006; Roussel, Swansburg y Swansburg, 2006) (tabla 5-1).

Prácticas laborales desleales por parte de la dirección

Las prohibiciones impuestas a la dirección por la sección 8(a) de la NLRA se conocen como prácticas laborales desleales. Incluyen interferencia, 8(a)(1); dominación, 8(a)(2); discriminación, 8(a)(3) y 8(a)(4), y negativa a negociar, 8(a)(5). La restricción, la coerción u otra forma de interferencia con los empleados durante el ejercicio de su derecho a organizarse es una práctica laborar desleal. La dirección puede no contribuir económicamente o con otro soporte, o dominar o interferir de otro modo, durante el desarrollo o la administración de una organización laboral. El patrono no puede discriminar en la contratación u ocupación ni en otros términos del empleo para animar o desanimar la afiliación a una organización laboral. El patrono tampoco puede discriminar al empleado por presentar cargos o dar testimonio. El patrono tiene prohibido negarse a negociar con los representantes de los empleados.

Tabla 5-1 Legislación laboral

Fecha	Ley	Acción
1935	National Labor Relations Act (NLRA)/Wagner Act	Creó el National Labor Relation Board (NLRB) Sesgada hacia los sindicatos
1947	Taft-Harley Act/Labor Management Relations Act	Enmendó el NLRB Enumeró restricciones para los sindicatos Exención de las instituciones sanitarias sin fines de lucro
1959	Landrum-Griffin Act/Labor Management Reporting and Disclosure Act	Proyecto de derechos/salvaguardas de los miembros de los sindicatos contra procedimientos corruptos económicos y de elección
1963	Equal Pay Act	Establece que los hombres y las mujeres que desempeñan el mismo trabajo deben recibir el mismo sueldo
1964	Civil Rights Act	Prohíbe la discriminación y favorece el empleo basado en la capacidad
1967 1978 enmiendas 1987	Age Discrimination in Employment Act (ADEA)	Favorece el empleo de las personas de mayor edad basado en la capacidad y no en la edad (1967) Protección aumentada hasta los 70 años (1978) El Congreso votó eliminar la restricción de edad, excepto en ciertas categorías (1987)
1970 muchas enmiendas	Occupational Safety & Health Act (OSHA)	Exige a los patronos que proporcionen un lugar de trabajo seguro
1973	Rehabilitation Act	Proporciona acción afirmativa para reclutar, contratar y ascender a personas con minusvalías
1973/1974	Vietnam Veterans Act	Se refiere a los derechos y privilegios de empleo para los veteranos
1974	Nonprofit Health Care	Colectivo federal ampliado
1974	Enmiendas de la NLRA	Estableció muchos requisitos para la huelga
1993	Family and Medical Leave Act (FMLA)	Bajas por embarazo y maternidad y temas similares
1994	Decisión del Tribunal Supremo de Estados Unidos	Los supervisores que actúan en interés de sus patronos cuando realizan tareas de atención a los pacientes no son elegibles para protección bajo la NLRA; esto descalifica a muchas enfermeras para la negociación

Prácticas laborales desleales por parte de los sindicatos

El poder de la dirección tenía pocas limitaciones antes de 1935. Entre 1935 y 1947, los directores tuvieron que enfrentarse con limitaciones a las prácticas laborales desleales, pero no se definieron prácticas laborales desleales para las organizaciones de trabajadores. En 1947, la Labor Management Relations Act enmendó la NLRA y añadió restricciones para las organizaciones de trabajadores. Estas prácticas incluyen interferencia, 8(b)(1); discriminación inducida, 8(b)(2); negativa a negociar, 8(b)(3); huelgas y boicots, 8(b)(4); pago de iniciación, 8(b)(5); disminución de la producción, 8(b)(6), y formación de piquetes, 8(b)(7). Las organizaciones de trabajadores no pueden restringir ni ejercer coacción a un patrono en la selección de un representante para la negociación colectiva. El sindicato no puede hacer que el patrono discrimine contra un empleado que no esté afiliado al sindicato. El representante sindical de los empleados no se puede negar a negociar con el patrono. Si cumple los procedimientos de notificación establecidos, una organización de trabajadores puede declarar la huelga contra el patrono cuando fracasen las negociaciones. El boicot primario es una acción de huelga adoptada por los miembros del sindicato contra su patrono. La calificación de ilegal o protegida de las huelgas o los boicots depende de los objetivos del sindicato y de las tácticas usadas.

Los sindicatos de trabajadores no pueden forzar al patrono para que se afilie a una organización, cese de usar productos específicos o realice negocios con alguien, por lo que las cláusulas de «cargamento caliente» son ilegales. Los acuerdos de cargamento caliente son estipulaciones sobre el uso por el patrono de productos que otorgan al sindicato poder sobre otras organizaciones. También es ilegal el boicot dirigido a un cliente o suministrador del patrono. Un grupo de empleados no puede forzar al patrono a negociar con ellos si los patronos están representados por otro agente negociador. Las organizaciones de trabajadores no pueden forzar «a cualquier patrono a asignar un trabajo particular a los empleados de una organización laboral particular... en vez de a empleados pertenecientes a otra organización laboral» (National Labor Relations Act, 1935) y no pueden participar en huelgas contra otros patronos por negarse a obedecer a los piquetes. La formación de piquetes internacionales no está justificada, puesto que no altera la operación del patrono. La formación de piquetes para conseguir que un empleado reconozca a un grupo de empleados es legal, excepto cuando el patrono ha reconocido a otra organización laboral, cuando ocurre dentro de los 12 meses previos a una elección válida y cuando los piquetes se han formado sin una petición. El sindicato no puede cargar facturas de iniciación discriminatorias o excesivas ni obligar al patrono a pagar por servicios no realizados, una práctica conocida como disminución de la productividad para aumentar el número de empleados.

AFILIACIÓN SINDICAL

El sindicato laboral está formado por asalariados organizados para negociar con los patronos y servir los intereses de los miembros respecto a salarios y condiciones laborales. Las ventajas de la sindicalización comprenden la contribución a un alto nivel de vida y a asegurar la justicia en el lugar de trabajo, a través de la oportunidad de compartir el poder con los patronos. Los contratos han permitido a las enfermeras influir respecto a las políticas, los procedimientos y las normas de cuidado de enfermería. Las condiciones de trabajo que pueden ser negociadas incluyen, entre otras: dotación de personal, cobertura de vacantes, rotaciones de turnos, interinidad, personal flexible, distintas tareas de la enfermería, descansos para las comidas, interrupciones para descansar, educación continuada, reembolso por enseñanza, permisos para enseñanza, vacaciones, bajas por maternidad/paternidad, disciplina, revisión por colegas, escalafón profesional y comités conjuntos. Las desventajas son: los sindicatos cuestan dinero, pueden causar relaciones conflictivas entre los trabajadores y la dirección, y pueden favorecer la dependencia y desanimar el trabajo (Roussel, Swansburg y Swansburg, 2006). Las fases de la sindicalización se enumeran en el cuadro 5-11.

Cuadro 5-11 Fases de la sindicalización

Organización
Reconocimiento
Negociación del contrato
Aplicación del contrato
Descertificación

Cuadro 5-12 Preguntas para ayudar a determinar si el personal está en la fase de organización

Una respuesta afirmativa a las preguntas siguientes puede indicar que el personal está en fase de organización:

- ¿Ha visto usted tarjetas de autorización del sindicato en cualquier lugar de la empresa?
- ¿Ha oído hablar usted de cualquier reunión patrocinada por el sindicato fuera de los locales de la empresa?
- ¿Ha oído hablar usted de reuniones de empleados fuera de las horas de trabajo?
- ¿Ha existido un aumento en el número de actividades sociales de los compañeros de trabajo?
- ¿Ha notado usted la presencia repetida de extraños o no empleados mezclados con los empleados, cuando los empleados entran y salen del trabajo?
- ¿Han estado formando grupos los empleados, con inclusión de personas que, normalmente, no se reúnen unas con otras?
- ¿Ha visto usted a empleados en áreas de trabajo que no visitan normalmente?
- ¿Ha observado usted pequeños grupos de empleados hablando unos con otros, que se disuelven cuando se acerca alguien de la dirección?
- ¿Ha notado «frialdad» en el trato de empleados que normalmente se muestran amistosos hacia sus superiores?
- ¿Ha notado un aumento significativo del número de empleados que se quejan del sueldo o de las condiciones de empleo?
- ¿Han aumentado las quejas de los empleados respecto a los turnos, los niveles de personal, el contenido o la frecuencia de los programas educativos dentro del servicio o las clasificaciones laborales no claras y superpuestas?
- ¿Ha aumentado el número de preguntas con argumentos opuestos durante las reuniones?
- ¿Han proliferado las pintadas y carteles hostiles a la dirección?
- ¿Se incluyen noticias locales o nacionales sobre sindicatos o actividades sindicales en los tablones de anuncios?
- ¿Ha cambiado la frecuencia de renovación de los puestos?
- ¿Ha notado usted otros factores fuera de lo ordinario que parecen aumentar la separación entre la administración y los empleados?

Fase de organización

Para formar un sindicato, un organizador debe establecer contactos internos. En un hospital u otra institución de atención sanitaria, el organizador necesita, por lo menos, una enfermera en cada turno para ayudar a sindicarse. El organizador debe ser conocido por la mayoría de las enfermeras, conocer la legislación relacionada y estar dispuesto a usar el tiempo libre para la organización. Los organizadores clarifican el nivel de interés formalmente mediante escucha, preguntas y suministro de información. Después de un período de evaluación, los organizadores se reúnen, discuten el clima prevalente, identifican el nivel de frustración, enumeran las clases y la extensión de los problemas de empleo y valoran el interés de las enfermeras por sindicarse. Si el interés es mínimo, se deben posponer los intentos de organización. Si las enfermeras muestran interés por organizarse, se planea la campaña.

Debe existir el compromiso de las enfermeras antes de establecer una organización formal. Para conseguirlo, los organizadores realizan reuniones informativas. La coordinación de los esfuerzos, el desarrollo de unidad, la identificación de problemas y preocupaciones, la educación sobre la negociación colectiva y la participación activa de las enfermeras son las tareas que se deben realizar en las reuniones de organización. Los organizadores tienen que buscar tiempo fuera de sus horas de trabajo. Los organizadores establecen contactos con la organización laboral a la que desean representar para obtener información y autorización. Un comité de organización puede investigar las facetas de la institución, preparar un horario, anticipar las tácticas del patrono e identificarlas para afrontarlas, y desarrollar un sistema para la comunicación con las enfermeras. La organización de trabajadores puede enviar una carta al patrono para informarle de que las enfermeras de la institución se están organizando, y que dicha actividad está protegida por la ley. El sindicato pide al NLRB una elección. El cuadro 5-12 enumera las preguntas que puede plantear la dirección para contribuir a determinar si los miembros del personal se encuentran en la fase de organización.

Fase de reconocimiento

Los organizadores deben conseguir que por lo menos el 30% de las enfermeras a representar firmen cartas de autorización individuales, antes de que la organización laboral pueda actuar en nombre del grupo. La entrega de las cartas de autorización supone una invitación, pero no puede ser prohibida por la dirección en ningún lugar de la institución durante las horas libres. El reconocimiento de la organización laboral por el patrono es necesario antes de comenzar la negociación colectiva. Algunos patronos reconocerán voluntariamente la organización laboral si se les demuestra que representa realmente a la mayoría de los trabajadores. Sin embargo, es frecuente que los patronos se nieguen a reconocer voluntariamente la organización laboral por dudar de buena fe que realmente represente a la mayoría. En este caso, se hace necesario obtener la certificación del NLRB.

El NLRB no comienza una elección hasta que se lo solicita una organización de empleados. La *petición* de elección debe ir acompañada por cartas de designación firmadas por el 30% de los empleados del grupo de negociación, para indicar una muestra sustancial de interés. Las organizaciones laborales suelen obtener las firmas de por lo menos el 50% de los miembros potenciales antes de enviar una petición.

Se celebra una *audiencia preliminar* antes de programar una elección. Esto proporciona a los participantes la oportunidad de expresar sus opiniones. El director regional del NLRB comprueba que el patrono se encuentra bajo la jurisdicción del comité; determina si se cumplen otros criterios; determina la unidad de negociación y la elegibilidad de los votantes; y establece la fecha, la hora y el lugar para la *elección*, e informa de ello a los trabajadores. La elección suele tener lugar durante las horas de trabajo en los locales del patrono, aproximadamente un mes después de la audiencia. Pueden votar todos los empleados de la unidad de negociación incluidos en la nómina del patrono durante un determinado período de tiempo del pasado reciente. Esta regla evita la contratación de personas para votar en la elección.

El número de unidades de votación dentro de una institución se mantiene en un mínimo. Las unidades de negociación apropiadas incluyen las siguientes: *a*) empleados técnicos, como técnicos de rayos X, técnicos quirúrgicos y enfermeras prácticas tituladas; *b*) empleados de servicio y mantenimiento, como los encargados de la cocina, la lavandería y las labores domésticas; *c*) empleados de oficina, como recepcionistas, oficinistas y telefonistas, y *d*) empleados profesionales, como las enfermeras.

Los cónyuges y los hijos de los patronos, los empleados temporales y los directivos no pueden votar. Las personas con autoridad para contratar, despedir y dirigir son considerados directivos. Este concepto puede incluir a los directores de enfermería, las enfermeras jefe y las enfermeras encargadas. Como miembros de la dirección, el vicepresidente y el director de enfermería no son elegibles para votar.

Durante el período preelectoral, el patrono debe notificar la elección del NLRB y divulgar la fecha, la hora y el lugar de la elección. El día de la elección, el inspector de campo del comité regional prepara la maquinaria electoral, y no permite el electoralismo alrededor del lugar de votación. Los empleados elegibles depositan papeletas secretas. Las papeletas son contadas en la oficina regional. El recuento de votos es enviado a la oficina del General Counsel en Washington, DC, y el General Counsel decide la elección. Si los empleados no desean seguir siendo representados por la organización laboral, pueden iniciar una elección de descertificación, si el 30% de la plantilla muestra interés en ello. Si una unidad de negociación es denegada a causa del recuento de votos, no se permite que la organización laboral solicite la certificación entre las mismas personas hasta después de una moratoria de 12 meses, y el grupo directivo debe rectificar los problemas identificados durante la fase de organización. Si el sindicato gana la elección, ambas partes se preparan para negociar.

Fase de negociación del contrato

Para las negociaciones del contrato se pueden utilizar los métodos de fragmentación, aclaración total y combinación. La fragmentación es una estrategia punto por punto que intenta clarificar los temas uno por uno. La estrategia total considera que no hay nada clarificado hasta que se aclaran todos los puntos. Esto permite calcular los efectos de las variables interdependientes unas sobre otras. El método combinado usa ambas estrategias. El método punto por punto se emplea para avanzar desde los temas fáciles a los difíciles. Las decisiones no son irrevocables, se negocia y las decisiones se reelaboran hasta que resultan aceptables para ambas partes. Los representantes del sindicato presentan las soluciones a los miembros para que acepten o rechacen la oferta mediante un voto de ratificación. Si las soluciones son aceptadas, los representantes de los empleados y de la dirección firman el acuerdo y éste se convierte en vinculante. Si las solucione son rechazadas, los representantes vuelven a reunirse para continuar negociando el contrato.

Durante las negociaciones del contrato, el sindicato se coloca a la ofensiva y la dirección a la defensiva. El sindicato presenta la mayoría de las demandas, mientras que la dirección se defiende contra ellas y se prepara para una posible huelga. La amenaza de una huelga fortalece la posición de negociador del sindicato.

Las huelgas en el campo de la atención sanitaria requieren procedimientos de notificación más especiales y elaborados que las de otras industrias. Esto permite el retraso de los nuevos ingresos o el envío de pacientes a otras instituciones. Se establecen planes alternativos de atención sanitaria para los pacientes ambulatorios. Algunos pacientes hospitalizados pueden ser trasladados a otras instituciones, y el personal supervisor se programa para atender a los pacientes restantes.

El NLRB clasifica la negociación colectiva en tres grupos: ilegal, voluntaria y obligatoria. Los temas ilegales violan la NLRA y otras leyes. Los temas voluntarios no necesitan ser negociados a menos de que ambos lados consientan en hacerlo. Estos temas incluyen el tamaño del equipo de negociación, los deberes del sindicato, los salarios de la dirección y los cambios de pacientes. Los temas obligatorios están relacionados con las condiciones de empleo, las horas de trabajo y la remuneración.

Los contratos comienzan frecuentemente con un preámbulo que especifica los objetivos de ambas partes y solicita colaboración. Al comienzo, existe una exposición de reconocimiento del sindicato por parte del patrono como representante negociador para determinados empleados, con especificación de los empleados excluidos.

Una cláusula de seguridad del sindicato requiere que los nuevos trabajadores se unan al sindicato. La seguridad del sindicato está protegida mediante el establecimiento de una relación cerrada, relación de sindicación, relación de agencia o cláusula de mantenimiento de la unidad de los miembros en el contrato. La relación cerrada exige que el patrono sólo contrate y conserve a miembros del sindicato en activo. Sin embargo, la relación cerrada está prohibida por la Labor Management Relations Act de 1947 para los patronos y los empleados de industrias que afecten al comercio interestatal. La relación de sindicación exige que todos los empleados se hagan miembros del sindicato dentro de un período especificado después de su contratación (usualmente, 30 a 60 días) y que mantengan la calidad de miembros como una condición del empleo. La relación de agencia requiere que todos los empleados de la unidad de negociación que no se unan al sindicato paguen una cantidad fija equivalente a las cuotas de la organización sobre una base regular, como condición para el empleo. El dinero puede ir al fondo de bienestar de la organización o a la beneficencia. La cláusula de mantenimiento de la unión de los miembros exige que los miembros del sindicato la mantengan durante un período específico, como la duración del contrato.

La remuneración económica (que incluye sueldos y salarios, compensación por turnos, horas extra, paga de vacaciones, ajuste por el coste de la vida, antigüedad y aumentos por mérito) recibe una atención considerable. La remuneración no económica (que incluye seguro, planes de jubilación, servicios para los empleados, como comedor gratis y aparcamiento, vacaciones, días de fiesta, permisos y ayuda educativa) también recibe mucha atención. El sindicato suele esforzarse para conseguir beneficios por antigüedad. También se negocian las normas de disciplina, los procedimientos de queja y las normas profesionales. Tras la aceptación del contrato por los miembros del sindicato a través del voto de ratificación, el contrato es firmado por los representantes de los empleados y del patrono, y se convierte en vinculante (Roussel, Swansburg y Swansburg, 2006).

Aplicación del contrato

La aplicación del acuerdo, la fase final del proceso de sindicalización, interpreta y obliga a cumplir el acuerdo desarrollado durante las negociaciones. Cuando una de las partes afectadas no cumple los términos del contrato, se puede producir una queja. Las quejas suelen dirigirse contra la dirección, debido a que la dirección interpreta un papel más activo que el sindicato en la aplicación del contrato. El procedimiento de queja suele establecerse en el contrato.

Las causas subyacentes de las quejas deben ser identificadas y corregidas, de forma que se eviten quejas futuras. Los distintos tipos de quejas exigen reacciones diferentes por parte de los directivos y de los líderes del sindicato. Se produce una queja legítima cuando una parte viola el acuerdo entre las partes. La ignorancia del acuerdo y la falta de compromiso por parte de los directivos son las causas principales. No es infrecuente que los directivos de primera línea funcionen sin haber leído el contrato y con la actitud de que las relaciones laborales son una carga impuesta. Por otra parte, los administradores del sindicato están más motivados para comprender el acuerdo, y deben tener un interés por las relaciones laborales para mantener sus cargos. En consecuencia, la mayoría de las quejas legítimas se dirigen contra la dirección. Es aconsejable desarrollar programas de entrenamiento para familiarizar a los directivos con el contrato y para establecer los objetivos de las relaciones laborales como prioridades para los directivos.

Se producen quejas imaginarias cuando una parte cree incorrectamente que se ha producido una violación. Los empleados imaginan a veces una queja, debido a que no comprenden sus derechos. El administrador debe corregir el malentendido antes de que se convierta en una queja formal.

Las quejas políticas se producen por razones distintas del propio negocio. A la dirección le interesa parecer que protege a los directivos subordinados, y a los administradores les interesa aparecer como protectores de los miembros del sindicato, por lo que no aconsejan de forma adecuada al demandante sobre la información disponible. Una atmósfera de colaboración entre trabajadores y dirección constituye el mejor medio para evitar quejas políticas.

Las quejas por acoso se utilizan a veces para atacar a la otra parte. Se utilizan con mayor frecuencia por los sindicatos en relación con las negociaciones. La dirección suele negar las quejas, forzar al sindicato para que retire la queja o solicitar arbitrio. Si el contrato indica que ambas partes comparten los gastos del arbitrio, las quejas por acoso suelen retirarse.

Las empresas deben contar con un procedimiento de queja si no están sindicadas. Esto permite a los empleados acceder a la dirección respecto a temas de interés para ellos, y transmite la intención de la dirección de actuar con justicia. Las reclamaciones deben resolverse con rapidez a través del uso de un procedimiento de queja. Las reclamaciones pueden resolverse de una forma descentralizada o centralizada. En el proceso descentralizado, el supervisor inmediato intenta resolver el mayor número posible de problemas, y las quejas rara vez progresan más. Este método favorece una relación de trabajo íntima entre los directores y el personal. Por desgracia, se pueden producir decisiones inconsistentes debido al número de personas diferentes participantes en el proceso. En el procedimiento de queja centralizado, el director inmediato niega la validez de la queja, y ésta es examinada por el siguiente nivel de dirección o por el departamento de personal. Así pues, las decisiones se toman consistentemente entre unidades, debido al escaso número de personas participantes en la toma de decisiones. Por desgracia, no se favorece la colaboración entre el director y el personal asociado.

Arbitrio

La mayoría de los contratos permiten que una de las partes solicite arbitrio cuando una queja no se resuelve de forma satisfactoria, pero ambas partes deben acordar quién será el árbitro. La American Arbitration Association y el Federal Mediation and Conciliation Service son fuentes primarias de mediadores profesionales. El pago de los gastos ocasionados se especifica en el contrato. Habitualmente, ambas partes comparten los costes, pero algunos contratos especifican que debe pagar el perdedor.

En cualquier caso, el arbitrio no es automático y debe ser solicitado por la parte insatisfecha. Ambas partes seleccionan un representante, se revisa la queja, se aclaran los hechos y se interroga a los testigos. La preparación de un caso desde el punto de vista del oponente favorece la consideración de las razones de ambas partes y la preparación de una argumentación más fuerte. La presentación del caso a un amigo que actuará como abogado ayuda a identificar los puntos débiles propios y fortalece los argumentos. Los documentos para la audiencia deben prepararse por triplicado, de forma que puedan disponer de una copia el árbitro, el oponente y el presentador. Si se van a utilizar testigos durante la audiencia, se debe confirmar su disponibilidad. Los testigos también deben ser informados de dónde y cuándo se celebrará la audiencia y de lo que se espera de ellos.

La audiencia es similar al procedimiento empleado en los tribunales de justicia. El árbitro hace los comentarios iniciales y la parte demandante comenta los objetivos de la audiencia y los resultados deseados. La parte demandada puede responder entonces o hacerlo más tarde. Se presentan los testigos y son interrogados con un patrón alternante. Primero declara un testigo del demandante y después lo hace un testigo del demando, con interrogatorio cruzado. La parte demandante hace sus comentarios finales, y después los hace la parte demandada. Cada parte destaca los argumentos a favor de su postura. El árbitro estudia las pruebas aportadas y toma una decisión. El árbitro puede emitir un juicio resumido poco después del procedimiento, o enviar a las partes su decisión por escrito antes de un mes. La decisión del árbitro es ejecutable ante los tribunales (Cherry y Jacob, 2002; Roussel, Swansburg y Swansburg, 2006; Sullivan y Decker, 2005).

Descertificación

Cuando los empleados ya no desean ser representados por el sindicato actual pueden solicitar una elección de descertificación. La dirección también puede solicitar una elección de este tipo si duda de buena fe de que el sindicato esté representando a la mayoría de los empleados. La elección de descertificación es similar al proceso de certificación. Primero, la petición de descertificación debe ser firmada por al menos el 30% de la unidad de negociación para demostrar el interés. En realidad, es necesario que demuestren interés más del 50% de los miembros del sindicato y, probablemente, cerca del 75% para garantizar el éxito de la elección. La petición es enviada al NLRB por el patrono. Puede ser enviada en la fecha de finalización de un contrato o, de forma ideal, durante el período de 30 días anterior al período de 90 días previo a la finalización del contrato.

Después de recibir la petición de descertificación, el NLRB distribuye una notificación al sindicato, a los peticionarios y al patrono. Se pide al patrono que envíe los siguientes datos al NLRB: *a*) nombre y dirección de los sindicatos interesados; *b*) copias de los contratos actuales y recientes que cubren a los empleados que hacen la demanda de descertificación, y *c*) nombre y clasificaciones laborales de todos los empleados de la unidad que hará la votación.

Se puede programar una audiencia previa a la elección si existen dudas respecto a la representación. Si ni el sindicato ni el patrono lo solicitan, se establece la fecha y la hora de la elección. La selección de la fecha es extremadamente importante para el éxito de la elección. La campaña se limita a 24 horas antes de la elección, de forma que el proceso de descertificación no se vea alterado por un fin de semana. El miércoles, el jueves y el viernes son los días preferibles para la elección. Es deseable un día que asegure la máxima asistencia de votantes, como un día de paga. La elección debe celebrarse dentro de las tres semanas siguientes a la confirmación de la elección por el NLRB.

Las campañas de descertificación son similares a las de certificación. Los directivos deben organizar varias reuniones, entre ellas reuniones individuales, reuniones de grupos pequeños y reuniones con la unidad completa, para asegurar al personal que está en buenas manos con la dirección y que todo irá mejor sin el sindicato. Sin embargo, la descertificación no se puede obtener con sólo reuniones durante la campaña. Es necesario que la dirección se haya ganado la confianza durante largo tiempo, mediante el uso de buenas técnicas de gestión.

El NLRB realiza la elección en la fecha especificada. Si el sindicato pierde la elección, la directiva deja de negociar con él. En caso contrario, se negocia el siguiente contrato (Sullivan y Decker, 2005). Los términos clave utilizados en la negociación colectiva se definen en el cuadro 5-13.

HUELGA

La huelga es un paro laboral organizado por los miembros del sindicato o la interrupción del trabajo para aplicar presión económica a los patronos y obligarles a aceptar las demandas de los miembros del sindicato. El despido de los empleados en huelga es ilegal, pero es legal contratar sustitutos permanente. Después, los directivos sólo tienen que contratar a los antiguos huelguistas cuando se disponga de vacantes. Históricamente, las enfermeras no han hecho muchas huelgas. La ley les obliga a avisar con 10 días de antelación para que los centros tengan la posibilidad de prepararse para la ausencia de las enfermeras (Roussel, Swansburg y Swansburg, 2006; Sullivan y Decker, 2005).

FUNCIÓN DE LOS DIRECTORES Y SUPERVISORES DE ENFERMERÍA EN LA NEGOCIACIÓN COLECTIVA

Los directores de enfermería deben evaluar su capacidad de gestión y realizar cursos de formación continuada para mejorar estas capacidades. Las técnicas motivacionales son particularmente importantes para los administradores de enfermería, puesto que ellos trabajan a través de otros. Deben escuchar con atención las preocupaciones del personal, y presentar los deseos del personal asociado a la dirección superior. Los supervisores de enfermería también necesitan tener conocimientos sobre relaciones laborales.

Cuadro 5-13 Términos clave utilizados en la negociación colectiva

Empresa con afiliación obligatoria. Una empresa que exige afiliación al sindicato como condición para el empleo

Arbitrio. Procedimiento para emplear los servicios de una tercera parte con el fin de resolver conflictos laborales

Árbitro. Persona elegida por acuerdo de ambas partes para decidir la disputa entre ellas

Tarjetas de autorización. Tarjetas que firman los empleados para autorizar la representación por un sindicato específico

Agente negociador. Persona o grupo aceptado por el patrono y elegido por los miembros de la unidad de negociación para representarlos en la negociación colectiva

Unidad de negociación. Grupo de empleados reconocido por el estado o por el National Labor Relations Board como una división apropiada para la negociación colectiva

Certificación. Reconocimiento oficial de una organización laboral como agente negociador exclusivo para los empleados de una unidad de negociación específica

Negociación colectiva. Proceso legal utilizado por los empleados organizados para negociar con la empresa sobre sueldos y temas relacionados que conducen a un contrato de empleo

Violaciones del contrato. Quebrantamientos de los términos de un contrato

Punto muerto. Parada de las negociaciones cuando ninguna parte desea comprometerse respecto a algún tema

Descertificación. Retirada del reconocimiento oficial de un sindicato como agente negociador exclusivo para una unidad de negociación

Queja. Cualquier reivindicación por un empleado o sindicato respecto a un aspecto del empleo

Procedimientos de queja. Pasos acordados por ambas partes para solucionar las disputas

Mediación. Proceso para resolver disputas laborales en el que un mediador ayuda a que ambas partes lleguen a un acuerdo

Empresa con afiliación voluntaria. Una empresa en la que no se exige que los empleados pertenezcan a una unidad de negociación

Tomado de Foley M, Center for Labor Relations: *Key terms used in collective bargaining,* Washington, DC, nd, American Nurses Association.

Perspectiva de la INVESTIGACIÓN 5-2

Datos de Matthews S, Spencer Laschinger HK, Johnstone L: *Staff nurse empowerment in line and staff organizational structures for chief nurse executives,* JONA 36(11): 526-533, 2006.

Objetivo: Se emplearon los constructos teóricos de Kanter de la atribución de poder (acceso a la información, soporte, recursos y oportunidad, y poder formal e informal) para enlazar las estructuras de los ejecutivos de enfermería y la organización del personal con las percepciones por parte de las enfermeras de la atribución de poder en el lugar de trabajo.

Métodos: Fueron revisadas 256 enfermeras de plantilla en dos grandes hospitales docentes; uno tenía una estructura en línea y el otro una estructura jerárquica. Se empleó el análisis de regresión múltiple para poner a prueba el modelo propuesto.

Resultados/conclusiones: Las enfermeras de la estructura en línea se sintieron con significativamente más poder en su acceso a los recursos que las enfermeras de la estructura jerárquica. El acceso a la información, los recursos y el poder formal fueron predictores importantes de la atribución de poder global a las enfermeras en el hospital en línea. Sólo el acceso al soporte fue un predictor significativo en el hospital de estructura jerárquica. El soporte para el modelo probado sugiere la importancia de que el directivo de enfermería cree y mantenga un buen ambiente laboral para las enfermeras.

El vicepresidente o el director de enfermería no debe actuar como negociador jefe durante la negociación colectiva, debido a que esto podría colocar al director en un papel de adversario. El representante legal de la agencia suele ser el negociador. Durante las negociaciones, el vicepresidente o el director de enfermería define lo que es mejor para los cuidados de enfermería de los pacientes. Una vez negociado el contrato, los directores de enfermería deben aprenderse los términos del contrato o disponer de copias para consulta. Los problemas se deben resolver a través de téc-

Tabla 5-2 Ventajas y desventajas de la negociación colectiva

Ventajas	Desventajas
Equilibrio de poder	Relaciones de adversarios
Procedimientos de queja variables	No se pueden evitar las huelgas
Distribución equitativa del trabajo	Puede ser difícil obtener el liderazgo
Se favorece el profesionalismo	Comportamiento no profesional
Las enfermeras controlan el ejercicio profesional	Interferencia con la gestión

nicas apropiadas conforme se van planteando. Los directores de enfermería pueden motivar el interés sobre la base de la negociación, y ciertas estrategias como la gestión participativa y los consejos de gobierno estimulan relaciones más satisfactorias que la negociación colectiva.

VENTAJAS Y DESVENTAJAS DE LA NEGOCIACIÓN COLECTIVA

La negociación colectiva tiene ventajas e inconvenientes. Puede conseguirse cierto grado de igualdad de poder entre los administradores y el personal asociado debido a la fuerza que representa el número de individuos. Se puede favorecer el profesionalismo. Las enfermeras pueden obtener control de la práctica profesional. Los procedimientos de queja se hacen viables y se puede establecer el personal necesario para una distribución sistemática y equitativa del trabajo. Puede disminuir el tratamiento injusto de los empleados. Se influye sobre la calidad de los servicios y aumenta la seguridad económica.

Por desgracia, los sindicatos cuestan dinero; se puede desarrollar una relación de adversarios entre la administración y el personal, y no siempre pueden evitarse las huelgas. La sindicalización es considerada no profesional por muchas enfermeras, y muchas no participan de forma activa acudiendo a las reuniones y convenciones sindicales. Los sindicatos pueden interferir con la gestión de la organización. Puede ser difícil obtener el liderazgo de los sindicatos porque muchas enfermeras no tienen experiencia en puestos de autoridad. Muchas mujeres tienden a considerar el empleo como un trabajo en vez de como una profesión, lo que disminuye el interés por los puestos de liderazgo, y si la unidad de negociación y la asociación profesional son la misma cosa, los administradores superiores quizá tengan que abandonar la cualidad de miembros en la organización profesional, lo que disminuye todavía más el liderazgo (Roussel, Swansburg y Swansburg, 2006) (tabla 5-2).

RESUMEN DEL CAPÍTULO

Existen varias fuentes de poder personal, poder informal y poder en general. Se han observado diferencias entre sexos en relación con el poder. La autoridad es un poder de posición legítimo. La atribución de poder es el proceso de obtener control. El poder coercitivo y el de recompensa tienden a provocar resistencia. El poder legítimo tiende a producir cumplimiento. El poder del experto y el poder del referente tienden a proporcionar compromiso.

Existen fases de desarrollo político y niveles de participación política. Una persona puede comunicarse con los legisladores a través de encuentros cara a cara, carta, correo electrónico y llamada telefónica. Es útil que las enfermeras comprendan el proceso legislativo y tengan capacidad de negociación para poder intervenir en el momento oportuno y de forma apropiada. Los directores de enfermería tienen la responsabilidad de conocer y aplicar las leyes laborales. Los sindicatos son un último recurso para nivelar el poder entre los trabajadores y la dirección. Los líderes y directores de enfermería pueden usar la comunicación asertiva, la solución de problemas y la gestión participativa para disminuir la necesidad percibida de afiliación sindical.

ESTUDIO DE CASOS

En el hospital donde usted trabaja ha disminuido mucho la duración de la estancia de los pacientes y ha bajado el censo de pacientes. El tiempo de las enfermeras ha sido recortado. Las enfermeras están cada vez más insatisfechas y se habla de la posibilidad de sindicarse. Como directiva, ¿qué puede hacer usted para reducir la necesidad de sindicación percibida?

Actividades para la **EVALUACIÓN CRÍTICA**

Diario de reflexiones: Haga observaciones en un contexto clínico o refleje experiencias pasadas. ¿Cuál es su principal fuente de poder? ¿Cuál es la fuente principal de poder para alguien a quien usted conoce? ¿Se ha comunicado usted alguna vez con un legislador? Si la respuesta es afirmativa, ¿cómo? ¿Cómo podría participar usted más en política? ¿Ha observado usted los aspectos de la negociación colectiva? ¿Qué sucedió?

BIBLIOGRAFÍA

ANA House of Delegates conference materials, Washington, DC, June 1999.

Becker D: *Myth of empowerment: Women and the therapeutic culture in America,* New York, 2005, New York University Press.

Byrd ME: Social exchange as a framework for client-nurse interaction during public health nursing maternal-child home visits, *Public Health Nursing* 23(3):271, 2006.

Cherry B, Jacob SR: *Contemporary nursing issues, trends, & management,* ed 2, St. Louis, 2002, Mosby.

Finegan JE, Laschinger HKS: The antecedents and consequences of empowerment, *JONA* 31(10):489-497, 2001.

Finkelman AW: *Leadership and management in nursing*, Upper Saddle River, NJ, 2006, Pearson/Prentice Hall.

French J, Raven B: The bases of social power. In Cartwright D, editor: *Studies in social power, (150-167)* Ann Arbor, MI, 1959, University of Michigan. Institute for Social Research.

Grohar-Murray ME, DiCroce HR: *Leadership and management in nursing*, Stamford, CT, 2003, Appleton & Lange.

Hegyvary ST: Foundations of professional power, *Journal of Nursing Scholarship* 24(1):104, 2003.

Huber DL: *Leadership and nursing care management,* ed 3, St. Louis, 2006, Elsevier.

Johnson CW: *How our laws are made,* Washington, DC, 2003, U.S. Government Printing Office.

Leder LM, Henley TB: Perceptions of women's power as a function of position within an organization, *Journal of Psychology* 134(5):515-527, 2000.

Lee L: Buzzwords with a basis. Motivation, mentoring, and empowerment aren't just management jargon—they're resources you use every day, *Nursing Management* 31(10):25-27, 2000.

Lips HM: College students' visions of power and possibility as moderated by gender, *Psychology of Women Quarterly* 24(1):39-44, 2000.

Marquis BL, Huston CJ: *Leadership roles and management functions in nursing,* ed 5, Philadelphia, 2006, Lippincott Williams & Wilkins.

Mason DJ, Leavitt JK, Chaffee MW: *Policy & politics in nursing and health care,* ed 4, St. Louis, 2006, Mosby.

Matthews S, Spencer Laschinger HK, Johnstone L: Staff nurse empowerment in line and staff organizational structures for chief nurse executives, *JONA* 36(11):526-533, 2006.

McConnell CR: *Umiker's management skills for the new health care suprervisor,* ed 4, Boston, 2006, Jones and Bartlett.

McCrory JL, Ivers W of Steward and Irwin, PC in Indianapolis. Personal communication, 2003.

National Labor Relations Act, 1935, 29 U.S.C. §§ 151-169.

Roussel L, Swansburg RC, Swansburg RJ: *Management and leadership for nurse administrators,* ed 4, Boston, 2006, Jones & Bartlett.

St. Francis Hospital #NLRB 948, 1984.

Sullivan EJ, Decker PJ: *Effective leadership and management in nursing,* ed 6, Upper Saddle River, NJ, 2005, Prentice Hall.

Yoder-Wise PS: *Leading and managing in nursing,* ed 4, St. Louis, 2007, Mosby.

Gestión y negociación de los conflictos

6

«Construye un puente de oro a tu adversario por el que pueda retirarse».
Sun Tzu

Descripción del capítulo

En el capítulo 6 se describen las fuentes de conflicto, los tipos de conflicto, las reacciones al conflicto, las tácticas de intensificación, las fases del conflicto, las estrategias para la gestión de los conflictos, las tácticas de desaceleración, la mediación, el arbitrio y las estrategias para el control de conflictos intrapersonales, interpersonales, de grupo, entre grupos y de la organización. Se describen con detalle la técnica de grupo nominal, las negociaciones de funciones, la gráfica de decisiones y las negociaciones en general. También se examinan el acoso sexual, la violencia laboral y el afrontamiento de una situación con toma de rehenes.

Objetivos del capítulo

- Identificar por lo menos cinco fuentes de conflicto.
- Nombrar por lo menos cinco clases de conflictos.
- Describir por lo menos cinco reacciones al conflicto.
- Explicar cinco estrategias para la resolución de conflictos.
- Evaluar los momentos apropiados para el uso de cada estrategia de resolución de conflictos.
- Identificar por lo menos cinco técnicas de desaceleración.
- Describir la técnica de grupo nominal.
- Explicar las negociaciones de funciones.
- Describir las negociaciones basadas en principios.
- Comparar las tácticas de negociación dura y blanda.
- Describir el modo como se combate el acoso sexual.
- Describir lo que se debe hacer en una situación con toma de rehenes.

Principales conceptos y definiciones

Conflicto. *Enfrentamiento, lucha, batalla, confrontación.*
Ambigüedad de funciones. *La persona no conoce lo que se espera de ella.*
Sobrecarga de funciones. *La persona es incapaz de cumplir lo que se espera de ella dentro del marco de tiempo concedido.*
Técnica de grupo nominal. *Método de participación en grupo para la toma de decisiones.*
Negociaciones de funciones. *Proceso de prevención de los conflictos de funciones, las ambigüedades y la sobrecarga de las funciones.*
Negociación. *Proceso para el establecimiento de un trato o convenio.*
Acoso sexual. *Intimidación o molestia de naturaleza sexual.*
Situación con toma de rehenes. *Situación en la que se retiene a una o varias personas en contra de su voluntad.*

TEORÍA DEL CONFLICTO

El conflicto, que está íntimamente relacionado con los temas de poder y de política, es inevitable y puede tener carácter constructivo o destructivo. Puede ofrecer un beneficio personal, proporcionar prestigio al ganador, actuar como incentivo para la creatividad, aumentar el interés, servir como un motivador poderoso, mejorar la calidad de las decisiones y favorecer el cambio. También puede tener resultados destructivos por disminución de la comunicación y la cohesión, e implicar una lucha y dificultar el rendimiento. De hecho, parece existir un nivel óptimo de conflicto o ansiedad necesario para el funcionamiento efectivo. La escasez de conflicto disminuye el estímulo y la motivación, mientras que el exceso de conflicto tiene un efecto inmovilizador. Cierto grado de conflicto y ansiedad estimula el interés y la creatividad, puede mejorar la calidad de las decisiones y facilita el cambio. El conflicto se puede utilizar con efectividad si es controlado en vez de evitado, ignorado o suprimido. El conflicto que progresa más allá de la fase vigorizante se convierte en debilitante. Puede dificultar el rendimiento, retraer las comunicaciones, disminuir la cohesión y aumentar la lucha. El conflicto constituye una advertencia a la administración de que algo va mal, y debe estimular la búsqueda de nuevas soluciones a través de la solución de problemas, la clasificación de objetivos, el establecimiento de normas de grupo y la determinación de los límites de grupo. Sin embargo, no siempre es necesario eliminar el conflicto. Si los líderes y directores clarifican las fuentes y los tipos de conflictos y la forma de solucionarlos, pueden minimizar el estrés de los individuos y de la organización, y aumentar al máximo la efectividad (Huber, 2006) (cuadro 6-1).

Fuentes de conflicto

Las diferencias culturales pueden contribuir a diferentes actitudes, valores, creencias y comportamientos. El conflicto puede originarse debido a que los individuos participantes no perciben los mismos hechos. Definen el problema de modo distinto, tienen información diferente, conceden más o menos importancia a diferentes aspectos o tienen opiniones divergentes sobre su poder y autoridad. La variación de los fines y objetivos, o de las estrategias y procedimientos para conseguir objetivos mutuamente aceptables produce conflicto. Las variaciones de los sistemas de valores personales o de las percepciones de las responsabilidades éticas pueden conducir a divergencia en la elección de los objetivos y los métodos, y producir así conflictos.

Cuando las personas trabajan juntas en una organización compleja existen numerosas fuentes de conflicto. El conflicto aumenta con el número de niveles de organización y con el de disciplinas y especialidades. Es mayor conforme aumenta el grado de asociación y cuando algunas partes dependen de otras. Las jurisdicciones ambiguas, la competencia por recursos escasos y la necesidad de consenso contribuyen al conflicto. Los obstáculos a la comunicación impiden la comprensión, y las separaciones en el tiempo (trabajo en días o turnos diferentes) y en el espacio (trabajo en plantas o edificios diferentes) favorecen el enfrentamiento en vez de la cooperación mutua. Aunque las políticas, las reglas y los procedimientos estandarizados regulan el comportamiento, convierten las relaciones en más predecibles y disminuyen el número de decisiones arbitrarias, imponen controles adicionales a los individuos. Es probable que los hombres y las mujeres que valoran la autonomía no soporten este control. Está claro que las fuentes de conflicto parecen inagotables, y el número de conflictos aumenta con el número de diferencias no resueltas (Finkelman, 2006; Huber, 2006; McConnell, 2006; Roussel, Swansburg y Swansburg, 2006; Sullivan y Decker, 2005).

Cuadro 6-1 Modelo para la gestión del conflicto

Determinar la base del conflicto:
- Intrapersonal
- Interpersonal
- Grupo
- Intergrupo
- Organización

Analizar las fuentes del conflicto:
- Diferencias culturales
- Hechos diferentes
- Información fragmentada
- Percepciones diferentes del acontecimiento
- Definición diferente del problema
- Opiniones diferentes sobre el poder y la autoridad
- Conflictos de función
- Número de niveles dentro de la organización
- Grado de asociación
- Dependencia de unas partes respecto a otras
- Competencia por los recursos escasos
- Jurisdicciones ambiguas
- Necesidad de consenso
- Obstáculos para la comunicación
- Separación en tiempo y espacio
- Acumulación de conflictos sin resolver

Considerar métodos alternativos para la gestión del conflicto:
- Evitación
- Acomodación
- Compromiso
- Colaboración
- Competencia

Elegir el método más apropiado

Aplicar la estrategia para la gestión del conflicto

Evaluar los resultados

Tipos de conflicto

El conflicto de base estructural se puede considerar como de base vertical u horizontal según un modelo jerárquico. Las diferencias entre los directivos y los miembros del personal (conflicto vertical) guardan relación muchas veces con una comunicación inadecuada, intereses opuestos y falta de percepciones y actitudes compartidas. En las situaciones verticales, los directivos intentan con frecuencia controlar el comportamiento del personal asociado, y los asociados se resisten, lo que conduce a que los directivos apliquen el poder de posición a través de reglas burocráticas impersonales. El conflicto entre los directivos y el personal puede ser de ámbito intradepartamental. El conflicto del personal de plantilla, que es usualmente horizontal, se refiere habitualmente a temas relacionados con actividades, pericia y autoridad, y puede guardar relación con la tensión entre departamentos.

Las diferencias entre departamentos están relacionadas con el grado de dependencia de unos departamentos respecto a otros. La interdependencia requiere colaboración, y proporciona una ocasión para el conflicto. La necesidad de consenso, la secuencia del trabajo y el empleo de instalaciones o servicios compartidos son áreas potenciales de conflicto, agravado por los diferentes objetivos de los departamentos. Tanto la personalidad como el nivel de los individuos participantes afectan a la confianza y a la cooperación, que son tan importantes como la comunicación y las estructuras de interacción.

Existen varios tipos de conflicto de funciones (cuadro 6-2). El conflicto de los remitentes se origina en el propio remitente que suministra instrucciones conflictivas o espera respuestas conductuales conflictivas o mutuamente excluyentes. Por ejemplo, el mismo supervisor puede exigir una calidad más alta del cuidado de enfermería, negarse a per-

Cuadro 6-2 Tipos de conflicto

- Dentro del remitente
- Entre remitentes
- Entre funciones
- Persona-función
- Entre personas
- Dentro del grupo
- Entre grupos
- Ambigüedad de la función
- Sobrecarga de funciones

mitir que la enfermera jefe despida la ayuda incompetente y, en un esfuerzo para recortar los gastos, negarse al aumento del personal insuficiente o a permitir las horas extra.

El conflicto entre los remitentes nace cuando un individuo recibe mensajes conflictivos de dos o más fuentes. Por ejemplo, la dirección puede implementar un plan de incentivos para estimular la producción, mientras que la presión de los compañeros puede desanimar todo lo que sea hacer más de la norma aceptada. En contextos universitarios, el decano puede esperar que los jefes de departamento funcionen como administradores, mientras que los miembros de la facultad esperan que actúen como sus defensores. La organización matricial que impone la gestión del proyecto sobre una estructura funcional crea conflictos de funciones entre los remitentes. Los directores de proyecto pueden desear que el trabajador haga algo que está en conflicto con lo que desea el director funcional. Siempre que se es responsable ante más de una persona, se puede anticipar un conflicto de funciones.

El conflicto entre funciones puede ocurrir cuando un individuo pertenece a más de un grupo. Las funciones múltiples simultáneas dentro de la misma organización o las expectativas conflictivas originadas por la pertenencia a más de una organización son fuentes de dicho conflicto. Por ejemplo, no se puede esperar que una persona acuda a dos reuniones de comités diferentes al mismo tiempo. Las expectativas laborales pueden interferir fácilmente con la propia vida familiar. El individuo tiene que desarrollar un sistema de compensación para decidir su comportamiento en ciertas circunstancias.

El conflicto persona-función es el resultado de la disparidad entre funciones internas y externas. El individuo tiene funciones percibidas y expectativas basadas en los valores y percepciones de uno mismo. Cuando los valores, las necesidades o las capacidades de uno son incompatibles con el requerimiento de la función se crea el conflicto persona-función. Las expectativas conductuales que superan el nivel de conocimientos y la capacidad propios también provocan estrés. Si la enfermera cree que las personas son importantes, pero debe atender a los pacientes de una gran clínica de una forma relativamente impersonal, la enfermera puede experimentar conflicto persona-función.

El conflicto interpersonal es habitual entre las personas cuyas posiciones requieren interacción con otras personas que desempeñan diversas funciones en la misma organización o en otras organizaciones. El conflicto interpersonal no suele ser personal, sino resultado de la actuación de cada persona como protagonista para el departamento en el que actúa. Por ejemplo, el ejecutivo de enfermería compite con otros jefes de departamento por los recursos. En ocasiones, el conflicto procedente de la naturaleza de las funciones participantes, y se complica por la animosidad personal.

El conflicto intragrupo se produce cuando el grupo se enfrenta con un problema nuevo, cuando se imponen nuevos valores al grupo desde el exterior o cuando la función fuera del grupo entra en conflicto con la función dentro del grupo. En un contexto académico, las presiones para que los estudiantes de enfermería sean

Perspectiva de la INVESTIGACIÓN 6-1

Datos de Grzywacz JG, Frone MR, Brewer CS, Kover CT: *Quantifying work-family conflict among registered nurses,* Research in Nursing & Health 29(5):414-426, 2006.

Objetivo: El objetivo de este estudio consistió en identificar la frecuencia con que las enfermeras experimentan el conflicto trabajo-familia, y qué enfermeras lo experimentan con mayor frecuencia.

Métodos: Los investigadores documentaron la prevalencia y la frecuencia del conflicto trabajo-familia, y describieron los predictores demográficos de conflictos frecuentes entre el trabajo y la familia.

Resultados/conclusiones: Las enfermeras comunicaron mayor interferencia del trabajo con la familia que de la familia con el trabajo. El 50% de las enfermeras comunicaron interferencia crónica del trabajo con la familia producida por lo menos una vez por semana. El 41% comunicaron interferencia episódica del trabajo con la familia ocurrida menos de tres días por mes. El 52% de las enfermeras revisadas comunicaron interferencia episódica de la familia con el trabajo, y el 11% comunicaron interferencia crónica de la familia con el trabajo. Las variables demográficas no predijeron la interferencia del trabajo con la familia ni la interferencia de la familia con el trabajo.

preparados por facultativos con grados de master, y los graduados de enfermería sean preparados por facultativos con grados de doctor producen conflicto intragrupo. Los miembros de la facultad se ven implicados en un conflicto entre sus responsabilidades docentes, la continuación de su propia educación y el cumplimiento de las expectativas de servicio y de trabajo académico. Un grupo que se enfrenta a un problema nuevo puede necesitar un cambio de las relaciones entre funciones que exige negociaciones. Cuando el conflicto dentro del grupo se hace intenso, se pueden formar dos grupos y dar lugar a un conflicto entre grupos.

El conflicto intergrupos es habitual cuando dos grupos tienen objetivos diferentes y sólo pueden conseguir sus objetivos el uno a expensas del otro. El conflicto se puede plantear entre grupos del mismo nivel o entre grupos de niveles diferentes dentro de una misma organización. Estos niveles pueden incluir en potencia a dirección y personal, médicos y enfermeras, personal y pacientes o personal y miembros de la comunidad. La competencia entre grupos también produce conflictos. Por ejemplo, dos o más grupos pueden competir para ganar un concurso o para recibir algún recurso específico que sólo uno de ellos puede tener. La resolución puede alcanzarse por el dominio de un grupo sobre el otro, por un compromiso que rara vez satisface a los dos grupos o por la integración de los objetivos obtenidos cuando cada grupo reconoce el papel del otro grupo en el sistema. El conflicto intergrupo no es necesariamente disfuncional. Puede estimular la creatividad, la innovación y el progreso. Una organización carente de conflictos sugiere estancamiento, una situación que plantea poco desafío a los miembros del grupo. Es posible que la organización parezca libre de conflictos debido a que las personas no están identificando los problemas, o los ignoran en vez de tratar de resolverlos. Esta actitud disminuye la oportunidad para la mejora.

La ambigüedad de funciones, una condición en la que los individuos no saben lo que se espera de ellos, se observa con frecuencia en las organizaciones. La descripción inadecuada del trabajo, la explicación incompleta de las tareas asignadas, el cambio tecnológico rápido y la complejidad progresiva de las organizaciones contribuyen a la ambigüedad de funciones y producen incertidumbre y frustración.

Si los individuos no pueden cubrir las expectativas que se espera de ellos, experimentarán una sobrecarga de funciones. Esta situación no conlleva dudas sobre la legitimidad de lo requerido o lo esperado. Por el contrario, la persona es simplemente incapaz de conseguirlo todo dentro de un período de tiempo limitado. En consecuencia, se sacrifica la calidad por la cantidad, el ego se siente amenazado y se desarrolla frustración (Roussel, Swansburg y Swansburg, 2006).

Reacciones al conflicto

«Mejor doblado que roto». Refrán escocés

Hay muchos mecanismos psicológicos para enfrentarse al conflicto con reacciones conductuales propias, pero la tensión puede contribuir a reacciones somáticas, como enfermedades cardiovasculares (cuadro 6-3).

La sublimación es uno de los mecanismos psicológicos más constructivos, mediante el cual los sentimientos inaceptables son reprimidos y canalizados hacia actividades socialmente aceptables. La energía de la hostilidad y la ira que puede ser destructiva si se expresa directamente, es desviada con resultados positivos hacia otras actividades, como el ejercicio de correr, el tenis, el servicio a la comunidad, la ayuda a los enfermos o el cuidado de los niños. La actividad física vigorosa reduce con frecuencia la agresión interpersonal.

Las personas descontentas con los resultados de su comportamiento pueden aumentar sus esfuerzos. Es pro-

Cuadro 6-3 Reacciones al conflicto

- Sublimación
- Ejercicio físico vigoroso
- Aumento del esfuerzo
- Identificación
- Reinterpretación de los objetivos
- Sustitución de los objetivos
- Racionalización
- Obtención de la atención
- Formación de reacción
- Huida hacia la fantasía
- Proyección
- Desplazamiento
- Fijación
- Retirada
- Represión
- Regresión
- Conversión

bable que el trabajo más intenso y durante más tiempo aumente la productividad. La huida hacia la actividad, un mecanismo de defensa por el que la persona se mantiene ocupada para no pensar en los problemas, proporciona algún alivio temporal, pero no resuelve los problemas.

La identificación es la práctica de aumentar la autoestima mediante la imitación del comportamiento de otros. Los valores y las creencias de otra persona son internalizados, y tanto los logros como el sufrimiento se experimentan indirectamente. Esta situación ilustra el adagio: «Si no puedes vencerlos, únete a ellos». El individuo puede compensar una deficiencia real o imaginaria en un área, sustituyéndola por un alto grado de competencia en otra área. Por ejemplo, un individuo carente de capacidades sociales puede tener un rendimiento académico excelente.

Los objetivos pueden ser reinterpretados para obtener una meta no alcanzada, o el objetivo puede ser disminuido o sustituido por otro. Una persona nombrada vicepresidente con pocas esperanzas de llegar a presidente puede decidir que la vicepresidencia es un cargo satisfactorio. El aspirante a un trabajo rechazado puede encontrar otro trabajo que le guste más.

La racionalización proporcionar explicaciones aceptables para creencias o comportamientos indeseables. Los directivos pueden encontrar razones para despedir a alguien que no les gusta o inflar la cuenta de gastos debido a que «todo el mundo lo hace».

El deseo de llamar la atención puede conllevar la búsqueda de trabajos muy visibles, charla o risa excesiva, vestidos llamativos o un automóvil deslumbrante. Estas exhibiciones sólo son destructoras si distraen la atención respecto a la solución de los problemas.

Cuando el individuo reprime comportamientos y valores inaceptables y los sustituye por comportamientos y valores opuestos está usando un mecanismo de afrontamiento conocido como formación de reacción. Por ejemplo, un empleado al que se le negó un aumento de sueldo merecido puede defender al directivo y apoyar con vigor las normas relacionadas.

Otro mecanismo que usan las personas para enfrentarse al estrés es la huida hacia la fantasía. Por ejemplo, la ayudante de enfermería puede soñar despierta que es la enfermera jefe. Aunque la ensoñación, ver la televisión o ir al cine son formas constructivas de relajación, las fantasías excesivas interfieren con la productividad propia.

Las personas se pueden proteger a ellas mismas frente a sentimientos y rasgos indeseables atribuyéndolos a otros. Este mecanismo de defensa se conoce como proyección. Por ejemplo, un estudiante incapaz de responder a una pregunta del examen puede afirmar que la pregunta no está clara. Una persona sin éxito que desea impedir el éxito de un colega afirma que éste es hostil y no colaborador. La proyección constituye una forma destructiva de cubrir las necesidades.

El desplazamiento redirige las emociones hacia ideas, personas u objetos distintos de la fuente de las emociones. Por ejemplo, cuando el director corrige al encargado de enfermería, éste puede desplazar la agresión riñendo al personal. Algunos individuos que reaccionan al conflicto pueden recurrir al negativismo, para lo que separan cada idea y cada acción y lo miran todo bajo la peor perspectiva.

La fijación es mantener una cierta conducta mal adaptada aunque sea obvio que no es efectiva en esta situación. Quien utiliza este mecanismo de escape cometerá el mismo error repetidamente.

La retirada o el escape separan al individuo del área de frustración. Por ejemplo, una enfermera de plantilla frustrada por las condiciones laborales del hospital puede marcharse a la enseñanza. Este mecanismo puede ser constructivo si la persona escapa a una situación peligrosa.

La regresión o la negación empujan los recuerdos dolorosos al subconsciente, pero sin olvidarlos realmente. Algunas personas que han sufrido abuso sexual no lo recuerdan hasta épocas posteriores de la vida, cuando comienzan a desarrollar síntomas extraños.

Con la regresión, un individuo puede revertir a comportamientos más tempranos, incluso infantiles. Cuando experimentan regresión, los miembros del personal pueden transferir al director sus actitudes hacia los padres, y esperar que el director actúe como un padre. Algunas personas incluso pueden experimentar rabietas. La regresión le separa a uno del presente, y rara vez es constructiva.

El individuo puede convertir de forma inconsciente un conflicto emocional en síntomas físicos (somatización), como la frecuente cefalea tensional. La parálisis de un brazo para no poder escribir un informe o la pérdida de la voz para evitar la discusión de un tema desagradable son formas extremas del mecanismo de afrontamiento llamado conversión.

Todo el mundo utiliza mecanismos psicológicos; son las defensas inconscientes contra la autoestima alterada, la ansiedad, la culpabilidad y otros sentimientos amenazadores o incómodos. Los mecanismos de defensa tienen un propósito, y sólo se convierten en perjudiciales cuando son excesivos.

Además de los mecanismos de defensa, las personas pueden enmarcar o definir los problemas mediante confusión de intereses con principios, confusión de intereses materiales con necesidades humanas fundamentales, deshumanización de los oponentes y actuación muy competitiva. Las personas pueden dejar de identificar algunas de las otras partes, los problemas completos, las opciones del oponente o la historia del conflicto; recoger información inadecuada, y emplear definiciones diferentes de la justicia. Además, pueden existir diferencias de lenguaje, mala interpretación de los motivos y las comunicaciones, escucha deficiente, secreto, decepción y afirmaciones difamatorias. Entre otros problemas, pueden existir conflicto de intereses, incapacidad para hacer frente a la incertidumbre, o la complejidad y ausencia de análisis.

Tácticas de escalada del conflicto

La competencia puede intensificar el conflicto. Cada uno intenta superar al otro. Cuando uno siente que tiene razón puede dejar de escuchar, con lo que pierde la oportunidad de aprender. El empleo de etiquetas, como llamar a alguien perezoso, intensifica el conflicto. La identificación del comportamiento y de los resultados negativos puede ayudar a la solución de problemas; por ejemplo: «Usted se retrasa con frecuencia. Esto significa que no recibe el informe de cambio de turno en el momento oportuno, y los pacientes no reciben el cuidado que necesitan al comienzo del turno. Otras personas tienen que decirle a usted lo que queda por hacer y todos comenzamos mal.» El trato con personalismos intensifica el conflicto, y no es apropiado. Se debe separar la persona del conflicto. La expansión del tema incluye asuntos de otras ocasiones y recuerdos de antiguas rencillas. «Estoy enfadado por esto hoy. La semana pasada usted... Hace un mes hizo alguna otra cosa... y hace dos años...». Hay que centrarse en el problema actual. Las discusiones empeoran con frecuencia el conflicto, a menos que se identifique el problema causante de la discusión y se adopte una estrategia de solución del problema. La coalición involucra a otras personas y es una estrategia de poder. La restricción de otros y las amenazas intensifican el conflicto. La evitación y el efecto congelador de no hablar con alguien no son útiles y pueden conducir a una disminución del interés y a la terminación de una relación. Una de las situaciones más difíciles de manejar es el daño intencionado. Esta situación puede conducir a la venganza (McConnell, 2006) (cuadro 6-4).

Cuadro 6-4 Tácticas para la intensificación del conflicto

- Competición
- Rigidez
- Dejar de escuchar
- Etiquetar
- Tratar con las personalidades
- Expansión del tema
- Riña
- Formación de coalición
- Amenazas
- Constricción de los demás
- Evitación
- Daño intencionado

Fases del conflicto

El conflicto suele evolucionar a través de fases; puede comenzar como un conflicto latente que después aflora, se intensifica y, más adelante, puede disminuir hasta resolverse permanentemente; la resolución puede ser solo temporal para reaparecer y aumentar de nuevo. El conflicto se puede dividir en cuatro fases progresivas (cuadro 6-5): latente, percibido, sentido y manifiesto. El conflicto latente es una fase de anticipación en el que las condiciones antecedentes, como diferencias de valores y creencias, objetivos incompatibles, conflictos de funciones, conflictos estructurales y/o escasez de recursos pueden predecir la conducta de conflicto. Cuando es necesario un cambio, la dirección puede anticipar diferencias de opinión sobre el resultado del cambio, sobre cómo se debe aplicar y sobre cómo hay que hacer frente a las consecuencias.

El conflicto percibido, del que se puede hablar o no, indica la percepción cognitiva de una situación estresante. Las percepciones personales y las percepciones selectivas pueden conducir a una valoración exacta o

Cuadro 6-5 Fases del conflicto

Latente. Las condiciones antecedentes predicen el comportamiento de conflicto
Percibido. Existe percepción cognitiva de la situación estresante
Sentido. Existen sentimientos y actitudes que afectan al conflicto
Manifiesto. Las tres etapas previas conducen a la conducta franca
Resolución. Disminuye la tensión, se negocia y se aplica la solución del problema para encontrar soluciones beneficiosas y mutuamente aceptables
Secuelas. La negociación, la pacificación y la reconciliación pueden prevenir la recidiva del conflicto o evitar que el conflicto reaparezca y se intensifique otra vez

inexacta de la situación, y afectan a la cantidad de amenaza y pérdida potencial que prevé el individuo. Los conflictos pueden ser percibidos cuando no existen condiciones antecedentes, por ejemplo, cuando los individuos tienen un conocimiento limitado de los hechos o no conocen las opiniones ni los valores de los demás. Por ejemplo, un director puede pensar que existen recursos limitados o que algún otro desea usar los mismos materiales cuando en realidad existe abundancia para todos o nadie está interesado. Las percepciones personales también pueden ayudar a evitar el conflicto. Se puede emplear un mecanismo de supresión para ignorar el conflicto que conlleva una pérdida potencial escasa o una amenaza mínima. Alguien puede ignorar un insulto o incluso darle la vuelta y dar las gracias por el cumplido. Un mecanismo de fijación de la atención ayuda al individuo a seleccionar las condiciones que desea cambiar y las que prefiere ignorar.

Durante el conflicto sentido existen estados afectivos como estrés, tensión, ansiedad, miedo, desconfianza, ira y hostilidad. Los sentimientos y las actitudes pueden crear un conflicto o evitarlo. La confianza, por ejemplo, es un factor significativo en el desarrollo de un conflicto manifiesto. Si los individuos participantes tienen actitudes confiadas, comparten la información y controlan y reconocen su vulnerabilidad mutua. En ausencia de confianza, los individuos afectados pueden ocultar la información para que no pueda ser usada contra ellos, o distorsionan las comunicaciones para obtener ventajas. Intentan aumentar su control sobre los demás, y se esfuerzan para disminuir el control de los demás sobre ellos. Está claro que las actitudes confiadas pueden prevenir el conflicto potencial, y la falta de confianza puede ser el origen del conflicto. Dos individuos egocéntricos es más probable que tengan conflicto manifiesto, que si uno es dominante y el otro pasivo.

La personalización o despersonalización de la situación afecta a la evolución del conflicto. Cuando la situación está personalizada, el individuo se siente amenazado o juzgado de forma negativa. Con una metodología despersonalizada se identifica a la conducta, y no al individuo, como creadora del problema. «Usted está equivocado» es una opinión personalizada, mientras que «sus opiniones son muy diferentes de las mías» es una opinión despersonalizada. Los comentarios personalizados aumentan la ansiedad; una estrategia despersonalizada conduce a la solución del problema.

El conflicto manifiesto es un comportamiento franco originado por el conflicto latente, percibido y sentido. Es la intensificación del conflicto cuando las tensiones se convierten en conflicto activo. Puede ser constructivo o destructivo para la solución del problema. La intensificación del conflicto puede convertirse en una espiral cuando cada lado provoca al otro y busca revancha. Por desgracia, la agresión, la competencia y otras defensas se aprenden de forma casi inconsciente a través de ejemplos, mientras que la solución de problemas requiere un esfuerzo más deliberado y consciente.

La resolución puede producirse cuando disminuye la tensión y se emplean la negociación y la solución de problemas para encontrar soluciones beneficiosas y mutuamente aceptables. La consecuencia puede incluir negociación, pacificación o reconciliación, que impiden la reaparición del conflicto. También es posible que el conflicto reaparezca y se intensifique otra vez (Finkelman, 2006; Huber, 2006; Sullivan y Decker, 2005).

GESTIÓN DEL CONFLICTO

«La gema no se puede pulir sin fricción,
y el hombre no se puede perfeccionar sin ensayo».
Confucio

Estrategias para la gestión del conflicto

Algunas estrategias habituales para afrontar el conflicto incluyen evitación, acomodación, compromiso, colaboración y competencia (cuadro 6-6). La evitación consiste en no reconocer nunca el conflicto y, en consecuencia, no enfrentarse al problema para resolverlo. Se refleja en el comentario: «todo va bien sin intervención». La evitación crea situaciones de «perder o perder» a través de medios no afirmativos ni cooperativos. Puede ser apropiado no enfrentarse al conflicto cuando la otra parte tiene más poder, el tema carece de importancia, no se tiene probabilidad de conseguir los objetivos o el coste de enfrentarse al conflicto es mayor que el beneficio de la resolución. También puede emplearse la evitación cuando es más apropiado que el problema sea resuelto por otros, cuando se necesita más información o cuando se desea reducir la tensión y aumentar la calma. La retirada de un conflicto no lo resuelve, y el individuo que se retira puede albergar una ira insoportable sobre una situación que consume la energía necesaria para fines más constructivos.

La acomodación es cooperativa, pero débil. Conlleva autosacrificio, lo opuesto a la competencia. Uno olvida sus propias necesidades para adaptarse a los objetivos de la otra parte. La acomodación es apropiada cuando el oponente tiene razón o más poder, o cuando el tema es más importante para algún otro. Se puede utilizar cuando la conservación de la armonía es importante o cuando es necesario conseguir créditos sociales para temas posteriores más importantes. Al amoldarse al oponente y acentuar los puntos de acuerdo, se pueden suavizar las diferencias en temas menores, pero seguirá siendo necesario afrontar los problemas mayores. Se puede intentar «destruir al enemigo con amabilidad».

El compromiso modera tanto la firmeza como la cooperación. Se enfrenta al problema con más efectividad que la evitación, pero con menos efectividad que la colaboración. Los comprometidos están dispuestos a ceder menos que los acomodaticios, pero más que los competidores, ya que buscan respuestas expeditivas mutuamente aceptables. Puesto que ambas partes sienten que están sacrificando algo, sólo se sienten parcialmente satisfechas y se origina una atmósfera de «perder o perder». El compromiso es útil para alcanzar respuestas rápidas para períodos limitados, cuando los objetivos son sólo moderadamente importantes y las partes tienen un poder equivalente. Es una estrategia de «dividir la diferencia».

La colaboración es firme y cooperativa. Es una estrategia de «ganar o ganar», y contribuye a la solución efectiva del problema debido a que ambas partes intentan encontrar soluciones mutuamente satisfactorias. Este método integra la percepción de perspectivas diferentes con el desarrollo del compromiso a través de la participación y la resolución de sentimientos difíciles. Se identifican los problemas, se exploran alternativas y se consideran las ramificaciones hasta que se resuelven las dificultades. Por desgracia, puede tardar más tiempo en proporcionar resultados útiles. En general, es un método muy efectivo para la resolución de conflictos. Se debe aplicar a temas importantes, y se puede emplear para encontrar soluciones creativas a los problemas interpersonales, puesto que «dos cabezas piensan mejor que una».

La competencia es un modo orientado al poder, firme, pero no cooperativo. En la competencia se es agresivo y se persiguen los objetivos propios a expensas del otro. Esto crea una situación de «ganar o perder» que refleja el concepto de «la fuerza hace el derecho». A pesar de todo, la competencia es apropiada cuando se necesita una decisión rápida o impopular, cuando la persona conoce muy bien la situación y puede tomar una decisión correcta o cuando uno tiene que protegerse frente a personas agresivas. Si esta estrategia se utiliza con demasiada frecuencia, los contrarios pueden temer admitir los errores y decir simplemente lo que el agresor desea oír. Un director puede recurrir siempre a la autoridad y dar órdenes al personal, pero puesto que la resolución es forzada, casi siempre resultará insatisfactoria (Finkelman, 2006; Huber, 2006; Marquis y Huston, 2006; Roussel, Swansburg y Swansburg, 2006; Thomas y Kilmann, 1974, 2002).

Un fundamento de confianza mutua debe subyacer a cualquier intento de comprender opiniones alternati-

Cuadro 6-6 Estrategias para la resolución del conflicto

Evitación: falta de firmeza y de colaboración
Acomodación: colaboración, pero sin firmeza
Compromiso: firmeza y colaboración
Colaboración: firmeza y cooperación
Competencia: firmeza, pero falta de colaboración

vas, y buscar de modo activo soluciones que permitan a cada parte conseguir sus objetivos. Esta confianza crea una atmósfera que conduce a la resolución con éxito del conflicto.

Tácticas para reducir el conflicto

Escuchar es una buena forma de reducir los conflictos. Demuestra que uno se interesa por la persona al dedicarle tiempo para escucharla. La otra persona puede ser capaz de hablar del problema y resolverlo, en particular si uno formula preguntas que conducen a la solución del problema, como las siguientes: ¿En qué consiste el problema? ¿Cuáles son las opciones? ¿Qué sucederá si usted hace esto? ¿Cuál cree usted que es la mejor forma de afrontar la situación? ¿Qué va a hacer usted? Es importante demostrar tacto e interés por el otro. El reconocimiento del punto de vista de la otra persona con un tono de voz suave es reconfortante. Puede ser útil apoyar la desaceleración con frases como: «No deseo discutir por esto». Los gestos de buena voluntad como «Vamos a tomarnos una taza de café y hablaremos de esto» y permitir la expresión de los sentimientos son beneficiosos. Nuestros sentimientos se disipan muchas veces al hablar de ellos. Habitualmente, nos sentimos mejor después de hablar de lo que nos preocupa, aunque hablar también puede aumentar la ira y el estrés. El interrogatorio negativo es una técnica asertiva para solicitar más información e intentar resolver el problema. Si uno es criticado, tiende a ponerse a la defensiva, lo que intensifica el conflicto. Después, la otra persona tiene que esforzarse más para clarificar dónde se produjo el error. Cuando uno solicita más información, el crítico puede terminar defendiendo al acusado.

Con el uso de metacomunicaciones se intenta discutir la comunicación conforme de está produciendo. «Intento hablar con usted y usted se aleja de mí». Es importante responder a todos los niveles de las comunicaciones, a los hechos y a los sentimientos. «Sé que estamos en el fin de semana, pero me temo que tendré que trabajar». La expresión de los sentimientos ayuda a disipar la ira. Centrarse en los hechos ayuda a comprobar la realidad y a solucionar los problemas. El fraccionamiento descompone el problema en partes más manejables. La exposición por escrito del problema ayuda a conducir a las personas desde polos opuestos hasta una posición más centrada. Las personas suelen continuar las exposiciones neutras con calificadores. Las técnicas de solución de problemas proporcionan un desacelerador muy efectivo. Cuando fracasa todo esto, se puede recurrir al establecimiento de criterios externos (cuadro 6-7).

Cuadro 6-7 Tácticas para frenar el conflicto

Escuchar
Mostrar tacto e interés por los demás
Interés por frenar el conflicto
Gestos de buena voluntad
Expresar los sentimientos
Interrogación negativa
Metacomunicaciones
Responder a todos los niveles de comunicación
Fraccionamiento
Exposición por escrito de la postura propia
Tácticas para solución del problema
Establecimiento de criterios externos

Estrategias para la gestión del conflicto

De acuerdo con el modelo existen tres formas de afrontar el conflicto: las estrategias de «ganar o perder», «perder o perder» o «ganar o ganar» (cuadro 6-8). Los métodos de «ganar o perder» comprenden el uso de fuerza, competencia, poder de posición, poder mental o físico, falta de respuesta, regla de la mayoría y hacer que prevalezca una posición de la minoría sobre la mayoría. Las estrategias de «perder o perder» comprenden el soborno para la realización de tareas desagradables, el arbitrio por una tercera parte neutral y recurrir al uso de reglas generales en vez de considerar los detalles de los casos individuales. Ambas partes sienten con frecuencia que han perdido en el compromiso. En las estrategias de «ganar o perder» y «perder o perder» las partes personalizan con frecuencia los temas al centrarse en la otra parte y no en el problema. Interesadas por sus diferencias personales, las partes evitan el aspecto más importante: cómo resolver mutuamente el problema. Se destacan las soluciones en lugar de los objetivos y los valores. En vez de identificar necesidades mutuas, planear actividades para la resolución y resolver el problema, las partes afectadas examinan el tema desde sus propios puntos de vista, y se esfuerzan por conseguir la victoria completa.

En contraste, las estrategias de «ganar o ganar» se centran en los objetivos. Destacan el consenso y los

Cuadro 6-8 Estrategias para resolución del conflicto

GANAR-PERDER
Competencia
Poder de posición
Poder mental o físico
Falta de respuesta
Regla de la mayoría
Apremio

PERDER-PERDER
Compromiso
Soborno
Arbitraje
Reglas generales

GANAR-GANAR
Consenso
Solución de problemas
Colaboración

métodos integradores para la toma de decisiones. El proceso de consenso exige centrarse en el problema (en vez de analizar una parte y la otra), en la recogida de datos, en la aceptación de los aspectos útiles del conflicto y en la evitación de lo promediado y el comportamiento orientado a uno mismo. El objetivo es la colaboración aceptable para todas las partes. Así pues, la decisión en grupo es, con frecuencia, preferible a la mejor decisión individual (Huber, 2006; Sullivan y Decker, 2005).

Las estrategias de solución de problemas incluyen identificación del problema y de las necesidades de cada parte, exploración de alternativas, elección de la alternativa más aceptable, planificación, definición de funciones, aplicación y evaluación de la decisión.

Mediación

La mediación es una intervención amistosa por acuerdo e invitación para resolver las diferencias entre las partes. No tiene carácter vinculante. Es una forma de negociación que incluye a una tercera parte con experiencia en los procedimientos de negociación y que está capacitada para ayudar a encontrar una solución. El mediador interpreta varios papeles. Sirve como un administrador que revisa las reglas básicas y lleva los registros; actúa como un maestro de ceremonias que dirige la reunión, y determina cuándo se debe hacer un receso, cuándo es necesario un aplazamiento y cuándo se deben organizar reuniones separadas; y ayuda a las partes a definir los problemas, a identificar los temas y a priorizarlos. El mediador es un educador que facilita el proceso de negociación, y ayuda a las partes a considerar la forma de conseguir sus objetivos, al mismo tiempo que se adaptan los oponentes para crear una solución de «ganar o ganar». El mediador es un comunicador y un innovador. La innovación puede manifestarse en forma de sugerencias, pero las sugerencias se deben explorar en reuniones separadas, puesto que el mediador nunca debe plantear cuestiones en presencia de ambas partes que pudieran resultar embarazosas para cualquiera de ellas. Si una parte se opone a la sugerencia, se puede abandonar. El mediador es un explorador del problema que ayuda al análisis de los temas desde varios puntos de vista; un ampliador de recursos que enlaza a las partes con recursos externos; y un representante de la realidad, que ayuda a crear un acuerdo razonable y aplicable. El mediador ayuda a que ambas partes se centren en el problema y no la una en la otra, destaca los intereses compartidos, explora las opciones, aconseja una resolución pacífica y contribuye al consenso. El mediador es un líder que toma la iniciativa para avanzar en las negociaciones y, muchas veces, ofrece sugerencias para la consideración de las partes. También puede servir como cabeza de turco y aceptar la responsabilidad y la acusación por una decisión impopular (Finkelman, 2006; Kheel, 2001; Roussel, Swansburg y Swansburg, 2006; Sullivan y Decker, 2005) (cuadro 6-9).

El mediador comienza con: *a*) creación de un clima positivo y presentación del mediador y de las partes; *b*) elogio a las partes por su voluntad de cooperar en la búsqueda de solución para sus problemas; *c*) definición de la mediación y del papel imparcial del mediador; *d*) descripción del proceso de mediación; *e*) definición de los parámetros de confidencialidad; *f*) descripción de la logística; *g*) sugerencia de guías de comportamiento; *h*) respuesta a preguntas sobre el proceso, e *i*) obtención de un compromiso conjunto para comenzar (Mayer, 2000) (cuadro 6-10).

Después de reunir a los contendientes y crear una atmósfera efectiva, el mediador clarifica las percepciones para ayudar a que las partes se sientan escuchadas, se escuchen la una a la otra y se centren en las necesidades individuales y compartidas. El contendiente más

Cuadro 6-9 Intervenciones para el conflicto

MEDIADOR
Intervención amistosa por consentimiento
Administrador
Maestro de ceremonias
Educador
Comunicador
Innovador

EXPLORADOR DEL PROBLEMA
Ayuda a definir el problema
Identifica los problemas
Establece prioridades
Facilita el proceso de negociación
Ayuda a crear una situación de ganar-ganar
Hace sugerencias

ÁRBITRO
Emite una decisión vinculante

Cuadro 6-10 Acciones del mediador

Crea un clima positivo
Define el papel de mediador
Describe los procesos de mediación
Define los parámetros de confidencialidad
Describe la logística
Sugiere una guía de comportamiento
Responde a las preguntas
Obtiene un compromiso conjunto

peligroso debe sentarse en el sillón más profundo y blando disponible. El mediador intenta atraer la mirada de los contendientes, que hablan al mediador en vez de hacerlo el uno al otro. Si los contendientes pierden el control, el mediador puede colocarse entre ellos, mantenerlos separados con las manos y volver a mencionar la regla de hablar de uno en uno. El mediador puede mantener una mano en el contendiente que no está hablando mientras mira a la otra parte. El mediador comienza con un nivel bajo de fuerza, pero puede aumentarla hasta ponerse al nivel de los contendientes. Cada contendiente debe exponer sólo sus opiniones sobre la situación, y referirse a los problemas de uno en uno. El mediador formula y vuelve a formular los temas, las preocupaciones y las sugerencias, para crear poder positivo compartido y una atmósfera de seguridad. El mediador ayuda a las partes para que aprendan del pasado y se centren en el futuro, con el fin de generar opciones y acciones factibles y realistas. El mediador ayuda a controlar las comunicaciones y las emociones, y a superar las diferencias culturales, de sexo, de clase y de otro tipo, para llegar a un acuerdo mutuamente beneficioso. Las partes deciden lo que quieren hacer y cuándo quieren hacerlo, y establecen un tiempo para el seguimiento. Para terminar, el mediador completa toda la documentación, redacta una memorando por escrito para confirmar los acuerdos, dispone lo necesario para el seguimiento, hace responsable a cada uno de sus promesas y guarda sólo la información esencial (Mayer, 2000; Patterson, Grenny, McMillan et al, 2002).

Con el fin de llegar a una solución, se debe animar a las partes para que compartan los hechos, ya que los hechos son menos discutibles y más persuasivos. Después, cada parte puede exponer sus razones, hablando provisionalmente y favoreciendo las pruebas. Las partes deben definir el impacto y la intención; describir los sentimientos con cuidado en vez de airearlos; compartir su historia en vez de valorarla; describir los sentimientos sin juzgar, atribuir ni acusar, y reconocer los sentimientos de la otra persona. Deben evitarse las exageraciones con términos como «siempre» y «nunca». Se deben formular preguntas de respuesta abierta. La escucha transforma las conversaciones y anima a los otros para escuchar a su vez. Las partes deben compartir la procedencia de sus conclusiones y no presentarlas como la verdad absoluta. El mediador pregunta a las partes lo que piensan y sienten, ayuda a resolver sus diferencias mientras enseña el procedimiento de resolución de problemas y, después, revisa y resume (Patterson, Grenny, McMillan et al, 2002; Stone, Patton, Heen y Fisher 2000).

Arbitraje

El arbitraje es un método estructurado para la resolución de las disputas fuera del sistema de tribunales que, habitualmente, aunque no siempre, tiene carácter vinculante. El árbitro es una tercera parte imparcial que no suele interaccionar con las partes, pero llega a una decisión basada en la presentación formal de la información. El árbitro utiliza la ley, las provisiones de los contratos y las prácticas pasadas, para examinar los hechos y tomar una decisión. Los derechos del sindicato incluyen áreas de condiciones laborales, sueldo y beneficios. Los derechos de la dirección incluyen mando de la fuerza laboral y métodos de operación no cubiertos en los acuerdos. Las prácticas de larga duración que han sido aceptadas por ambas partes son tan vinculantes como los acuerdos escritos. Las costumbres y prácticas no cuestionadas se consideran aceptadas por ambas partes (Goodman, 2004; Huber, 2006; Roussel, Swansburg y Swansburg, 2006).

NEGOCIACIÓN

Se han identificado dos formas de negociación: «dura» y «blanda». El negociador duro desea ganar y cree que el lado que adopta una posición extrema y la mantiene más tiempo se beneficia más. Por desgracia, los negociadores duros se agotan con frecuencia a ellos mismos y a sus recursos y perjudican las relaciones. Por otra parte, el negociador blando evita conflictos y hace concesiones con rapidez para alcanzar un acuerdo. En último término, el negociador blando se siente explotado y amargado. El negociador duro siempre gana sobre el blando (cuadro 6-11).

La negociación dura y la blanda son similares a la negociación distributiva y la integradora. La negociación distributiva es comparable a la negociación dura, que intenta dividir algo y obtener el trozo más grande de la tarta. Puede usar trucos sucios, engaños, amenazas, ultimátum y apabullar y arrollar a la otra parte. En contraste, la negociación basada en el interés o integradora intenta aumentar el beneficio y compartir una tarta más grande. Es colaboradora y comienza por centrarse en los intereses en vez de en las posiciones. Después, usa técnicas de solución de problemas, como la lluvia de ideas y la toma de decisiones por consenso (Barrett y Dowd, 2005).

La negociación posicional es típica; cada lado adopta una posición y argumenta en su favor. Las negociaciones conllevan después la adopción y la concesión de posiciones, sucesivamente. Cuanto más se defiende una posición, más se compromete uno con ella y más difícil se hace revisarla. Participan los egos y adquiere importancia «salvar la cara». Además de producir acuerdos poco aconsejables, la negociación posicional es ineficiente. Cuanto más extrema es la posición inicial y menores las concesiones, más tiempo se tarda en llegar a un acuerdo. La negociación posicional también lesiona las relaciones continuadas.

Cuadro 6-11 Principios de negociación

- Separar las personas del problema
- Centrarse en los intereses en vez de hacerlo en las posiciones
- Separar una variedad de opciones antes de decidir lo que se va a hacer
- Insistir en que el resultado se basa en un objetivo estándar

La negociación de principios o negociación integradora basada en los intereses es una opción de «ganar o ganar» para una negociación que no se puede considerar dura ni blanda. Este método decide los temas por sus méritos, busca la ganancia mutua e insiste en las normas de justicia. Es dura para los méritos y blanda para las personas. Existen cuatro puntos básicos para la negociación de principios: *a*) separar a las personas del problema; *b*) centrarse en los intereses en lugar de en las posiciones; *c*) generar una variedad de opciones antes de decidir lo que se va a hacer, y *d*) insistir en que el resultado se debe basar en un objetivo (Fisher, Ury y Patton, 2004; Barrett y Dowd, 2005; Finkelman, 2006; Huber, 2006) (cuadro 6-11).

Durante la fase de análisis se intenta recoger y organizar los datos y diagnosticar la situación. Se anotan los problemas de las personas, las emociones hostiles, las comunicaciones confusas, los intereses y las opciones y normas ya identificadas. Durante la fase de planeamiento se consideran otra vez cada uno de los cuatro principios y se generan opciones y criterios adicionales. Durante las discusiones, se pueden identificar y resolver las diferencias en las percepciones, los sentimientos, como la frustración y la ira, y las dificultades para la comunicación. Puede existir una exploración mutua sobre la forma de atender a los intereses de cada parte mediante el empleo de normas objetivas. Es probable que las negociaciones centradas en los intereses, las opciones mutuamente satisfactorias y las normas justas alcancen acuerdos sólidos.

Para separar a las personas del problema tiene una importancia crucial comprender lo que piensan los otros, puesto que el problema radica en el pensamiento. Las actividades comprenden discusión de las percepciones de otros, intentar colocarse en el lugar del otro, evitar acusar a los demás de los problemas propios, obtener el interés y el compromiso a través de la participación, y hacer una propuesta consistente con los valores propios. También es importante comprendernos nosotros mismos y nuestras emociones; convertir las emociones en explícitas y reconocerlas como legítimas; dejar que se aireen; no reaccionar a las crisis emocionales, y utilizar gestos simbólicos de amistad como darse la mano, abrazarse, comer juntos, disculparse y enviar una nota de felicitación o simpatía.

La comunicación es crucial para las negociaciones. Escuche de forma activa y reconozca lo que se está diciendo. Hable con calma para ser comprendido. Hable sobre usted mismo en lugar de sobre ellos. Hable con una finalidad. Construya relaciones de trabajo y enfréntese al problema, no a las personas.

Céntrese en los intereses y no en las posiciones, puesto que el problema radica en los conflictos entre necesidades, deseos, preocupaciones y temores. Examine los intereses compartidos y compatibles, además de los conflictivos. Comprenda que cada lado tiene múltiples intereses, y que los intereses más poderosos son las necesidades humanas básicas de seguridad, pertenencia, reconocimiento y control.

A continuación, invente opciones para un beneficio mutuo. Separe la invención de opciones y su juicio. Durante la lluvia de ideas, genere tantas ideas como le sea posible, sin llegar a juzgarlas. Después de la lluvia de ideas, anote las más prometedoras y procure mejorarlas. Más tarde, evalúe las ideas y las ramificaciones de su aplicación. Después, decida cuáles son las mejores opciones. Cada lado puede desear cosas diferentes del mismo ítem, por lo que debe buscar formas de encajar los distintos intereses. Procure convertir la opción deseada en tan atractiva que la decisión resulte fácil.

Por último, insista en los criterios objetivos para alcanzar acuerdos acertados de modo amigable y eficiente. Busque normas y procedimientos justos, como el procedimiento parlamentario (Fisher, Ury y Patton, 2004).

Algunos jugadores no harán juego limpio. Se afirman en su posición, atacan las ideas e incluso atacan a las personas. En primer lugar, no ataque una idea; mire lo que hay detrás de ella para descubrir lo que le interesa a la persona. En segundo lugar, no defienda la idea; en su lugar invite a la crítica y al consejo. En tercer lugar, reconsidere el ataque como dirigido al problema. Cuando sea atacado, no contraataque. Rompa el círculo vicioso negándose a atacar. Evite el enfrentamiento directo. En vez de resistir a la fuerza, canalice la energía hacia la exploración de intereses, la generación de opciones mutuamente aceptables y el hallazgo de normas independientes. Algunas personas usan tretas sucias, como el engaño deliberado por presentación falsa de los hechos, uso ambiguo de la autoridad y búsqueda de intenciones dudosas. Emplean la guerra psicológica mediante el uso de situaciones estresantes, ataques personales y amenazas.

Las tácticas de presión posicional, como la negativa a negociar, las demandas extremas, las exigencias progresivas y el retraso calculado, también son estratagemas habituales. Otras tretas sucias incluyen el ridículo para socavar la confianza psicológica de los otros. Para contrarrestar el ridículo, intente mantener una postura corporal relajada, una sonrisa agradable y una mirada firme. La *cortina de humo* usa preguntas ambiguas o inapropiadas. Afirme simplemente que la pregunta es irrelevante para el tema tratado. *Con el agua al cuello* se intenta utilizar la debilidad del otro para forzar concesiones. Intente ocultar los puntos débiles y desensibilice las áreas de vulnerabilidad. La *seducción* implica promesas de que en el futuro sucederá algo bueno. El *halago* es una forma de seducción que causa pérdida de poder. Sin embargo, el intercambio de expresiones de saludo halagadoras antes de la negociación es aceptable. El sexo se usa a veces como un arma. La enfermedad y la desesperanza provocan una reacción de ayuda. La culpabilidad causa incomodidad. Una frase definitiva, como «Sé que usted es una persona inteligente», limita la libertad de la otra persona. La autodefinición, como «Soy una persona maltratada», es una excusa para no aceptar la responsabilidad por el comportamiento propio. El *paternalismo* es un intento de convencer a la otra parte de que la acción se aplicará por su bien. Los favores, la adulación y los regalos son formas de congraciarse. La *toma del poder agresiva* consiste en asumir la autoridad y tomar con rapidez una decisión. Decir «necesito tiempo para pensarlo» ayuda a detener una toma de poder agresiva. Los pacifistas ganan debido a que se niegan a luchar (Marquis y Huston, 2006).

Existen tres pasos en la negociación de las reglas cuando el otro lado usa trucos sucios: *a*) reconocer la táctica; *b*) plantear el tema de forma explícita, y *c*) cuestionar la legitimidad y la conveniencia de la táctica mediante el uso de la negociación por principios. También en este caso, separe a las personas del problema. Céntrese en los intereses en vez de en las posiciones. Invente opciones para el beneficio mutuo e insista en los criterios objetivos (Fisher y Ertel, 1995; Fisher, Ury y Patton, 2004).

Ury (1991) describió un método de cinco pasos para avanzar en la negociación. La estrategia de avance es contraria a la intuición, puesto que requiere hacer lo opuesto a lo que uno haría naturalmente en situaciones difíciles. Las reacciones naturales son devolver el golpe, ceder o romper la negociación. Los cinco pasos para el progreso de la negociación son: *a*) no reaccionar; *b*) desarmar al adversario; *c*) cambiar el juego; *d*) construir un puente de oro, y *e*) conseguir que resulte difícil negarse. El primer paso se dirige a controlar la conducta propia. Es necesario superar la actitud defensiva propia, el miedo, la sospecha y la hostilidad para poder escuchar a la otra parte y romper el círculo vicioso de acción y reacción. Es necesario identificar los intereses propios y «la mejor alternativa a un acuerdo negociado» (MAAN) sin acuerdo del otro. Esto se puede utilizar para la evaluación del cualquier acuerdo potencial. Si la MAAN de uno es mejor que cualquier cosa que pueda negociarse, quizá convenga no negociar. Permanezca centrado en el objetivo, reconozca la táctica usada y nómbrela. Los trucos sucios son, con frecuencia, obstructivos, similares a paredes de piedra que no se pueden mover; ofensivos, ya que el atacante usa tácticas de presión para intimidar; y engañosos, como la manipulación de los datos, la asunción de más poder legítimo del que realmente se posee, y la adición de otra demanda en el último minuto cuando ya se ha alcanzado un acuerdo. Conozca sus puntos fuertes, gane tiempo para pensar, haga una pausa y no diga nada, rebobine la cinta y revise la discusión, deje pasar intervalos para enfriar la situación, no tome decisiones importantes sobre la marcha y no se conforme hasta obtener lo que desea.

En el segundo paso, desarme a su oponente mediante la escucha, el parafraseo y la petición de correcciones; reconozca las razones y los sentimientos del oponente; ofrezca una disculpa cuando sea apropiado, y proyecte confianza. Acuerde lo que pueda sin ceder. Envíe un mensaje sutil de «Yo soy como usted» imitando la manera de comunicación del oponente: la rapidez del habla, el volumen de voz y la posición corporal. Reconozca la autoridad y la competencia del oponente para construir una relación efectiva. Exprese sus opiniones sin provocar, diciendo «sí y» en lugar de «pero» y con el uso de frases en primera persona. Y reconozca las diferencias con optimismo con el fin de crear un clima favorable a la negociación.

En el tercer paso, cambie el juego mediante la variación del enfoque, en lugar del rechazo. Pregunte por qué, por qué no y por qué sí, y solicite el consejo de su oponente para facilitar la solución del problema. Haga preguntas de respuesta abierta como «¿Por qué es bueno eso?». Cambien las tácticas. Usted puede pasar alrededor de una pared de piedra ignorándola (siga hablando como si no hubiese oído el comentario o cambie de tema), reinterpretándola (reinterprete un ultimátum como un objetivo) o poniéndola a prueba (haga preguntas para buscar flexibilidad o déle la vuelta para sacar ventaja: «Me gustaría hacerlo pero no lo puedo conseguir en este plazo de tiempo»). Desvíe los ataques ignorándolos (pretenda que no ha oído el ataque y continúe discutiendo el problema); interprete un ataque personal como un ataque al problema, por ejemplo «¿Cómo haría usted frente a la situación?». Muchas veces se puede reinterpretar un ataque personal de un modo amistoso con «Gracias por su interés». También es posible reinterpretar equivocaciones pasadas como remedios para el futuro, al cambiar la acusación en una responsabilidad conjunta para enfrentarse al problema: «Tenemos que asegurarnos de que no volverá a suceder». Es posible cambiar «usted» y «yo» por «nosotros».

La reinterpretación es difícil, pero se puede conseguir mediante preguntas aclaradoras sobre las aseveraciones del oponente; por ejemplo, «Supongo que tiene usted buenas razones para llegar a estas conclusiones. Me interesaría saber por qué lo cree usted». Cuando identifique una contradicción, puede mostrarse confuso y decir: «No lo entiendo. ¿Podría explicarme qué relación hay entre esto y lo que usted ha dicho?». Clarifique pronto la autoridad con la pregunta: «¿Tengo razón al suponer que usted tiene autoridad para tomar esta decisión?». Asegúrese de obtener una respuesta específica, y aclare quién debe estar de acuerdo y cuánto tiempo se tardará en tomar una decisión. Cuando le hagan una demanda en el último minuto, después de alcanzar un acuerdo, diga «¿Está usted sugiriendo que volvamos a comenzar la negociación? Si no es así creo que deberíamos limitarnos al acuerdo que hemos alcanzado». Haga una prueba razonable solicitando al oponente que cumpla su promesa de colaboración o deje de fingir. Uno también puede usar el fingimiento para ventaja propia si acepta las consecuencias. Es apropiado nombrar la treta o la impostura y negociar sobre las negociaciones. El punto de vuelta de la estrategia de avance se produce cuando los jugadores cambian desde la negociación de posiciones a la solución de problemas.

El cuarto paso consiste en facilitar el acuerdo. Algunos obstáculos al acuerdo incluyen la disconformidad con la idea del oponente, los intereses no cubiertos, el temor a no tener razón, y una decisión considerada imperiosa. Es importante que ambas partes desarrollen juntas un acuerdo en vez de que una de ellas anuncie el plan. Se pueden pedir ideas al oponente. Usted puede reconocer y aprovechar estas ideas, pedir críticas constructivas y ofrecer una recomendación. Intente identificar las necesidades no cubiertas de su oponente sin considerarlo irracional. No asuma que cuanto más obtiene una persona, menos queda para la otra. Busque soluciones de coste bajo y beneficio alto. Haga preguntas del tipo «si esto es así, ¿qué sucede con...?». Permita a su oponente salvar las apariencias cambiando de opinión sin contradecirse. Se puede indicar que las circunstancias han cambiado, pedir la recomendación de un mediador o señalar una norma de imparcialidad. Después, se puede ayudar a que el oponente escriba un discurso de victoria. Vaya lento para avanzar rápido. Si se trabaja a paso lento para pensar los temas y llegar al consenso, se pueden obtener resultados superiores en menos tiempo que con las prisas para alcanzar una meta no aceptada por ambas partes. Cuando la situación parezca insalvable, descomponga el acuerdo en partes más pequeñas y progrese paso a paso. No se acelere para llegar al final, y no pida un acuerdo final hasta que hayan terminado.

El quinto paso es conseguir que al contrario le resulte difícil negarse, apelando a su buen sentido. Usted utiliza su poder para educar al oponente sobre las consecuencias de las decisiones. Puede contribuir a que su oponente se eduque a sí mismo mediante preguntas orientadas a la realidad, como «¿Qué cree usted que sucederá si llegamos a un acuerdo?» «¿Qué cree usted que haré yo?» «¿Qué cree que hará usted?». Avise, pero no amenace. Cuanta más fuerza emplee usted, más resistencia encontrará probablemente. El poder legítimo despersonaliza el uso del poder y provoca menos resistencia. En vez de contraatacar al poder del oponente, intente neutralizar el ataque sin retroceder. Manténgase centrado en la elección de su oponente. Haga saber a su oponente que tienen una vía de escape. Deje que su oponente elija entre las opciones y las posibles consecuencias. Construya un acuerdo duradero, teniendo en cuenta su aplicación. Diseñe el acuerdo para minimizar los riesgos. Construya un procedimiento para la resolución de las disputas, reafirme la relación y busque la satisfacción mutua, no la victoria (Ury, 1991).

Fisher y Brown (1988) indican que un equilibrio entre razón y emoción, comprensión, buena comunicación, fiabilidad y persuasión, en vez de coerción, ayuda a que las partes resuelvan las diferencias. No son necesarios los valores compartidos ni la aprobación. Necesitamos desarrollar una comprensión de los otros y de nuestras emociones. Es aconsejable detenerse y contar hasta 10 antes de actuar. Es conveniente aceptar la responsabilidad de nuestras emociones, y disculparnos por ellas en vez de acusar a los otros. La comunicación afirmativa debe decir «Estoy enfadado» en vez de «Usted me saca de mis casillas». No podemos resolver las diferencias sin comprenderlas, por lo que es importante explorar las opiniones del oponente. ¿Qué desea el adversario? ¿Cuál es la elección del adversario? Antes de tomar una decisión, consulte para favorecer la comunicación bidireccional, para ser más fiable y para conseguir la aceptación en lugar de la coerción. Sea totalmente fiable, pero no por completo confiado.

Peter Block (1991) describe la negociación con aliados y adversarios. Presenta una matriz en la que el acuerdo aumenta a lo largo del eje vertical y la confianza aumenta a lo largo del eje horizontal (fig. 6-1). Los adversarios están representados por acuerdo bajo y confianza baja en el cuadrante inferior izquierdo; los oponentes están representados por acuerdo bajo y confianza alta en el cuadrante inferior derecho. Los aliados están indicados por acuerdo alto y confianza alta en el cuadrante superior derecho y los colegas están indicados por acuerdo alto y confianza baja en el cuadrante superior izquierdo. Los neutrales están representados por confianza baja y acuerdo medio, entre los adversarios y los colegas en el lado izquierdo de la cuadrícula.

Los adversarios con los que uno tiene acuerdo bajo y confianza baja, consumen mucho de nuestro tiempo y

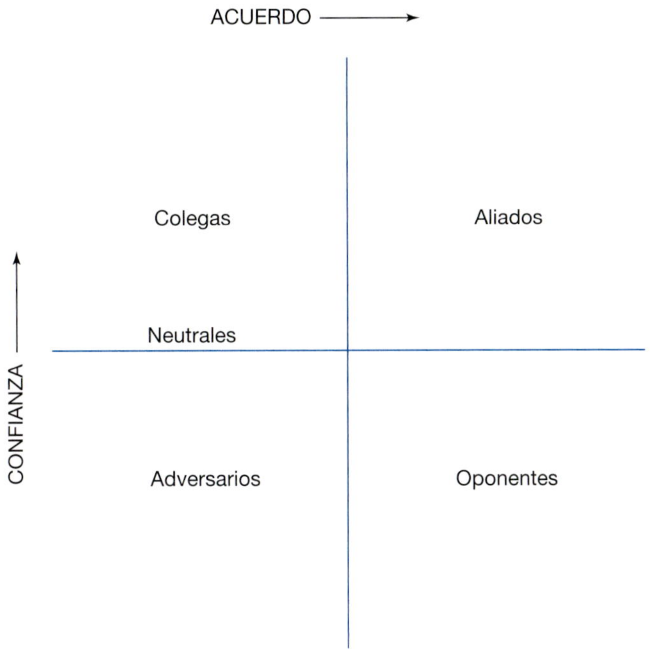

Figura 6-1 • Negociación con aliados y adversarios.

de nuestra energía física. Se convierten en adversarios sólo cuando se intenta negociar un acuerdo y ha fallado la confianza. Los pasos para tratar con los adversarios incluyen los siguientes: *a*) exponer la visión propia del proyecto; *b*) presentar de forma neutra nuestra comprensión de la postura del adversario; *c*) identificar la contribución propia al problema, como haber conspirado contra el adversario, rebajado la posición del adversario, esquivado al adversario o hablado con una autoridad superior, y *d*) terminar la reunión con los planes propios y sin demandas.

Los oponentes son personas en las que uno confía, pero que están en desacuerdo con los objetivos y los fines propios. Los oponentes pueden sacar a la luz lo mejor de uno mismo mediante el reto y al obligarnos a clarificar nuestras creencias y estrategias. Los pasos para tratar con los oponentes son los siguientes: *a*) reafirmar la calidad de la relación y la confianza mutua; *b*) exponer la posición propia; *c*) presentar de forma neutra lo que uno piensa sobre la posición del oponente, y *d*) proceder a la solución del problema.

La relación con el aliado es de acuerdo alto y confianza alta. Los aliados deben ser tratados como amigos; se pueden discutir con ellos las dudas y las vulnerabilidades. La estrategia básica cuando se negocia con aliados es traerlos a la organización y tratarlos como miembros. Los pasos incluyen los siguientes: *a*) afirmar el acuerdo; *b*) reafirmar la calidad de la relación de confianza; *c*) reconocer las dudas y vulnerabilidades relacionadas con el proyecto, y *d*) pedir consejo y soporte.

La relación con los colegas es de acuerdo alto y confianza baja. Un individuo se puede convertir en manipulador de las personas en las que confía poco. Se debe tener cuidado respecto a la cantidad de información compartida. El problema es la confianza, no el acuerdo. Para trabajar con colegas: *a*) reafirme el acuerdo; *b*) actúe con precaución; *c*) exponga con claridad lo que desea del colega, como que le mantenga informado; *d*) pregunte lo que el colega desea y espera, y *e*) intente ponerse de acuerdo en la forma de trabajar juntos.

Los individuos neutrales no adoptan una posición a favor ni en contra de uno; muestran duda, riesgo e incertidumbre. Para tratar con personas neutrales: *a*) exponga su posición; *b*) entérese de la posición del neutral; *c*) aplique una presión suave para obtener una decisión, y muestre frustración hacia la neutralidad, y *d*) pregunte lo que le costaría obtener el soporte del individuo neutral (Block, 1991). El uso del poder propio en las organizaciones y la política, a través de negociaciones con personas hacia las que uno siente más o menos acuerdo y confianza, puede ser beneficioso y hacer que progrese la enfermería.

«Hable cuando está enojado y dirá lo más apropiado para tener que arrepentirse».
Ambrose Bierce

Proceso de negociación

Las negociaciones pueden originarse alrededor de temas emocionales, como ansiedad, miedo al rechazo, necesidad de reconocimiento o situación y privación de las necesidades personales, así como de temas sustantivos, como políticas, normas y regulaciones. Para entablar negociaciones, las partes tienen que reconocer la existencia de un conflicto de intereses o de incompatibilidades. La relación debe ser voluntaria, y ambas partes deben desear un acuerdo que satisfaga a todos.

Las negociaciones comienzan con la creación de un diálogo. El intercambio de ideas y de información ayuda a convertir la negociación en un proceso de colaboración para resolver problemas, al permitir que las partes se comuniquen abiertamente, procuren comprenderse la una a la otra e identifiquen soluciones mutuamente aceptables. Aunque quizá sea imposible alcanzar un acuerdo total, el diálogo aumenta las probabilidades de hallar opciones productivas y viables. Para crear el diálogo es necesario sondear, ofrecer ideas, construir sobre las ideas y proporcionar una crítica constructiva. El sondeo se basa en preguntas para obtener información de la otra parte, aclarar las ideas y las necesidades de la otra parte, asegurar la comprensión y responder a sus preocupaciones. Al descubrir y comprender las necesidades del otro, se hace posible el progreso hacia soluciones mutuamente aceptables en lugar de enclavarse en una posición fija. El sondeo ayuda a evitar errores de comunicación, y es útil cuando se necesita verificar o descubrir información o tomar una decisión basada en lo que se ha dicho. Una sonda es una exposición o pregunta empleada para obtener más información. Las sondas abiertas animan a las personas a que hablen con libertad. Muchas veces son preguntas sobre quién, qué, cuándo, dónde, por qué o cómo, o frases como «explíqueme» o «dígame». Las sondas cerradas buscan una respuesta tipo sí o no, y muchas veces incluyen palabras como puede, son, es o quiere. Las sondas abiertas son mejores para identificar las necesidades y las ideas de los otros, y para clarificarlas cuando no se está seguro de lo que quiere decir la otra persona. Las sondas cerradas pueden utilizarse para confirmar la comprensión: se expone lo que uno ha entendido y después se emplea una sonda cerrada para solicitar confirmación.

Existen dos pasos para ofrecer las ideas de forma que aumente la probabilidad de que sean escuchadas. Primero indicar la intención y después presentar las razones antes de las conclusiones propias. La intención puede ser la idea que se desea presentar o apoyar. La indicación de la intención da tiempo para preparar lo que se desea decir, antes de decirlo, y prepara a la otra persona para que escuche lo que uno va a exponer. Se puede decir: «Tengo una pregunta» o «Me gustaría hacer una sugerencia». Sin embargo, no exponga una intención si planea ofrecer una crítica o una idea opuesta, puesto que podría reducir mucho las probabilidades de que la otra persona le escuche. Puesto que la mayoría de las personas dejan de escuchar cuando oyen lo fundamental, deben presentarse las razones antes que las conclusiones. De este modo es más probable que la otra persona escuche la base razonada de nuestras opiniones.

Existen dos pasos en la construcción de la idea de otra persona cuando se desea aumentar su utilidad. Primero reconocer la conexión, y después añadir el valor. Se puede decir: «Su comentario me ha hecho pensar...». Después se puede añadir valor mediante la sugerencia de una modificación o una estrategia diferente a la idea de la otra persona. Se conserva una parte significativa del contenido o la intención de la idea de la otra persona en vez de desecharla.

Cuando se está en desacuerdo con la idea o la opinión de la otra persona, quizá se desee hacer una crítica constructiva. En primer lugar, exponga los méritos de la idea. A continuación, presente las objeciones propias. Por último, busque formas de conservar los méritos y eliminar los inconvenientes. Por ejemplo, si va a negociar la redecoración de un ala de un edificio o de una habitación en su propia casa y le gustan las ideas del decorador, pero piensa que el coste es demasiado alto, puede decir: «Me gustan la gama de colores y el mobiliario. Sin embargo, el coste estimado supera en alrededor del 20% mi presupuesto. ¿Podría pensar en formas de recortar los gastos?».

No es infrecuente encontrar obstáculos, puntos muertos e incluso tácticas contraproducentes. Se debe romper un punto muerto con la exposición del deseo de continuar y la iniciación de un cambio de ritmo; por ejemplo, se puede decir: «Vamos a tomarnos un descanso de cinco minutos y después seguiremos intentando resolver este problema», o «Vamos a continuar la reunión después del almuerzo». Mantenga un tono positivo y colaborador.

Se debe hacer frente a las tácticas contraproducentes. Las tácticas contraproducentes o los trucos sucios son maniobras turbias contrarias a la negociación. Intentan fortalecer la posición propia mientras debilitan la posición de la otra persona. Socavan la relación entre las partes y el acuerdo. Estos trucos son numerosos y ya se han descrito. Al enfrentarse con tácticas contraproducentes, primero confirme la conducta y después exprese el impacto sobre usted o sobre la negociación. Asegúrese de confirmar la conducta de la persona, no el juicio propio sobre esta conducta. Manifieste cómo le hace sentir este comportamiento. Hable de cómo afecta al proceso de negociación. Exprese el impacto de modo que permita a la otra persona rectificar sin desprestigiarse.

Para planificar la estrategia, analice la situación. Identifique quién, qué, cuándo y dónde. Determine los hechos sobre el tema y considere la relación. A continuación, organice la información mediante la anticipación de las necesidades y la identificación del terreno común y de las opciones. Después, sintetice la estrategia mediante el examen de las consecuencias de las opciones y el planeamiento de la discusión.

Cuando negocie, exponga el objetivo y revise la situación. Examine las ideas desde ambos puntos de vista. Combine las ideas. Reconsidere las soluciones. Invierta las perspectivas. Descubra las insatisfacciones. Reafirme el deseo de satisfacer las necesidades. Determine la mejor alternativa. Establezca los términos y las condiciones. Resuma el acuerdo y confirme los pasos siguientes (Negotiating self-taught, 1984). Después, escriba una carta de seguimiento en la que especifique su comprensión del acuerdo.

Reglas esenciales de la negociación

Steinberg y D'Orso (1998, pág. 225) identificaron 12 reglas esenciales de la negociación:

1. Alinéese con las personas que comparten sus valores.
2. Aprenda lo que pueda sobre la otra parte.
3. Convenza a la otra parte de que usted tiene una opción.
4. Establezca sus límites antes de comenzar la negociación.
5. Establezca un clima de colaboración, no de conflicto.
6. En caso de intimidación, no muestre temor.
7. Aprenda a escuchar.
8. Sea agradable.
9. Evite el recurso de dividir la diferencia.
10. Destaque sus concesiones; minimice las concesiones de la otra parte.
11. Nunca persista con un mal argumento hasta el final.
12. Consiga relaciones, no conquistas.

Cleary (2001) nos recuerda que todas las cosas son negociables y que las negociaciones son un proceso. Se necesita paciencia y persistencia. Existen muchas interferencias en el proceso. «No» no significa «no», y «final» no quiere decir «final». Debemos tener en cuenta que nuestras acciones hablan en voz más alta que nuestras palabras, centrar el tema de la discusión y considerar a largo plazo la negociación como una relación continuada. Debemos sondear las prioridades de nuestro oponente, preguntar «¿Qué sucede si...?» y «¿Qué es lo que le interesa?»; clarifique los intereses y gane puntos haciendo concesiones.

«Sepa cuándo sujetarlo, sepa cuándo plegarlo, sepa cuándo alejarse y sepa cuándo correr».
Don Schlitz (cantado por Kenny Rogers)

Conflicto intrapersonal

El conflicto intrapersonal tiene lugar dentro de la persona y, usualmente, conlleva una lucha entre valores, deseos o actividades incompatibles. El conflicto es interiorizado. Deben establecerse objetivos y prioridades personales, y hay que resolver problemas. Darse cuenta de la presencia de los conflictos y trabajar para resolverlos lo antes posible son pasos importantes para el director que quiere conservar su bienestar físico y psicológico. El director debe ayudar a los empleados para que también se conozcan a ellos mismos y resuelvan sus problemas (Marquis y Huston, 2006; Wywialowski, 2004).

Conflicto interpersonal

El conflicto interpersonal es inevitable, pero el director puede disminuir su impacto enseñando a los empleados la comunicación firme y la lucha limpia. El empleo de la lucha limpia demanda que los individuos con una queja pidan primero una reunión con su oponente. Una vez que acuerdan el momento y el lugar, ambas partes deben decidir si el director estará presente. Además, una lucha limpia exige que ambas partes conozcan el objetivo de la reunión para poder prepararse. El encuentro debe comenzar con una exposición del problema. Si el director está presente, debe actuar como mediador y pedir al demandante que explique el problema al oponente. El oponente debe relatar después su concepto del modo como percibe el demandante el problema. A continuación, el oponente describe su percepción del problema; esta descripción debe ir seguida de la repetición del demandante de su opinión sobre el modo como el oponente percibe el problema. También conviene introducir una pausa para aclarar las ideas.

Una exposición clara del problema ayuda a definir los efectos negativos de la conducta de cada persona. Este proceso de retroalimentación que exige que cada parte repita lo que el otro acaba de decir, fuerza a ambas partes a escuchar con cuidado. Si no existe esta interacción, cada uno podría estar tan ocupado en pensar lo que va a decir a continuación que no oiría lo que se está diciendo. La retroalimentación no implica repetición literal, puesto que la comprensión del significado es más importante que la memorización exacta de las palabras. Las diferencias comienzan a desaparecer muchas veces cuando ambas partes se escuchan realmente una a otra por primera vez.

Al explorar las alternativas del problema y las ramificaciones de sus opciones, las partes pueden identificar y solicitar cambios en la conducta del otro y responder a sus peticiones. La discusión debe terminar con un acuerdo sobre si es necesario el cambio y el establecimiento de las condiciones acompañantes. Se debe establecer un compromiso de seguimiento para discutir el éxito o el fracaso del acuerdo.

Las estrategias útiles para la mediación en los conflictos interpersonales incluyen las siguientes (Loveridge y Cummings, 1996):

- No acuse a nadie del problema.
- Céntrese en los problemas, no en las personas.
- Proteja el respeto propio de cada parte.
- Facilite la discusión abierta y completa de los temas.
- Conceda el mismo tiempo a cada parte.
- Anime la expresión de los sentimientos tanto positivos como negativos.
- Procure que cada parte escuche de forma activa e intente comprender el punto de vista de la otra persona.
- Facilite el desarrollo de soluciones alternativas.
- Resuma los puntos clave y los planes.
- Más adelante, siga los planes y proporcione refuerzo positivo en los casos apropiados.
- Facilite más la solución de problemas si es necesario.

Acoso sexual

El conflicto interpersonal puede proceder del acoso sexual. Esta forma de acoso es una conducta no bien recibida, verbal, visual o física, de naturaleza sexual, que crea un medio ambiente hostil. El empleador es responsable indirecto del acoso. La única defensa para él es la aplicación de una política efectiva y obligatoria contra el acoso y un procedimiento de queja. Cuando existe una reclamación, los directores necesitan investigar y tomar medidas apropiadas, que pueden incluir el traslado o el cambio de puesto de alguien. Es conveniente establecer una política contra la discriminación y organizar formación específica sobre acoso sexual.

Cada año se archivan en Estados Unidos miles de denuncias por acoso sexual. Las mujeres parecen estar más expuestas al acoso sexual que los hombres, pero la víctima puede pertenecer a cualquier sexo y ser del mismo sexo o de sexo contrario que el acosador. Parece existir una prevalencia alta de acoso sexual en el contexto hospitalario. Las enfermeras son acosadas con frecuencia por médicos, pacientes y compañeros de trabajo, y pueden serlo por el patrono, el supervisor, un subordinado o un individuo no empleado, como el familiar de un paciente o el representante de una compañía farmacéutica o de un fabricante de equipo médico.

Perspectiva de la INVESTIGACIÓN 6-2

Datos de Fiedler A, Hamby E: *Sexual harassment in the workplace,* JONA 30(10):497-503, 2000.

Objetivo: El objetivo de este estudio fue examinar las percepciones de las enfermeras y los administradores de enfermería sobre varios tipos de acoso sexual.

Métodos: Se enviaron cuestionarios a una muestra aleatoria de 423 administradores de enfermería y 802 enfermeras tituladas en Florida. Los investigadores recibieron 303 respuestas correctas, 103 de administradores de enfermería y 200 de enfermeras tituladas. Se encontraron 24 guiones en total con orden aleatorio en la Sexual Harassment Scale. La escala incluyó cuatro subescalas: hombre-mujer, mujer-hombre, hombre-hombre y mujer-mujer. También existieron cuestiones demográficas.

Resultados/conclusiones: Algo más de la mitad de las enfermeras tituladas y administradores de enfermería de sexo femenino y casi la tercera parte de las enfermeras tituladas y los administradores de enfermería de sexo masculino consideraron haber sido víctimas de acoso sexual. Fueron significativamente más sensibles al acoso del sexo opuesto que al del mismo sexo. Resultaron más sensibles al acoso de los hombres por otros hombres que al acoso de las mujeres por otras mujeres. Los administradores de enfermería se mostraron significativamente más sensibles al acoso sexual que las enfermeras no administradoras. No existieron diferencias significativas entre las percepciones de los administradores de enfermería de sexo femenino y los de sexo masculino en la escala de acoso total. Las enfermeras que habían sido víctimas de acoso por individuos del sexo opuesto se mostraron más sensibles a todos los tipos de acoso. Las enfermeras que habían sido víctimas de acoso por individuos del mismo sexo no mostraron sensibilidad aumentada en ninguna de las escalas. Las enfermeras no encontraron igualmente perturbadores todos los tipos de acoso sexual.

El acoso puede ser verbal o escrito, como comentarios sobre el cuerpo, los vestidos o la conducta de la persona, petición repetida de citas, bromas, juegos o insinuaciones sexuales, divulgación de rumores sobre la persona o amenazas. El acoso también puede ser físico, con tocamientos, roces, caricias, besos, presiones, sujeción, apoyo sobre el trabajador y bloqueo del movimiento. El acoso sexual no verbal incluye miradas sugestivas, recorrer con la mirada el cuerpo de la persona, seguirla y hacer gestos o expresiones faciales despectivos. Los salvapantallas, los dibujos, las fotografías, los carteles o los mensajes de correo electrónico de naturaleza sexual también pueden constituir formas de acoso. El acoso sexual puede conducir a desánimo, ineficiencia y disminución de la productividad por turbación e ira a causa de los ataques.

Las mujeres han sido aconsejadas por otras mujeres para que confíen en sus instintos. Si se sienten acosadas, probablemente lo son. En este caso, tienen que evaluar su situación de riesgo/recompensa, decidir la forma de parar el acoso y decidir si actúan de modo informal o si hacen una denuncia formal. Se ha aconsejado a las mujeres que elijan la opción que consideren correcta para detener el acoso. El problema de acoso se puede resolver a veces en privado, tratándolo directamente con el ofensor, o puede ser necesario sacarlo a la luz. Se puede escribir una carta al acosador aunque nunca se llegue a enviar. Esto ayudará a organizar los pensamientos para una confrontación. La interpretación de papeles con un amigo que represente al acosador ayudará a aumentar la confianza. Si se desea ser menos directo, se puede enviar al acosador una versión subrayada del reglamento de la compañía sobre el acoso sexual. Se pueden colocar copias de la reglamentación en los tablones de anuncios. Se puede enviar un mensaje claro, genérico y anónimo, o pedir a un intermediario que ayude a enfrentarse directamente con el acosador.

Es aconsejable anotar las fechas y los detalles del acoso, tomando nota en particular de los incidentes que pueden ser confirmados por otras personas, aunque sólo sea para uso privado. Si el acoso continúa, las notas servirán como documentación histórica para tomar medidas formales. Por otra parte, la lectura de la relación más adelante puede tranquilizarnos en el sentido de que no hicimos nada para provocar el acoso, y contribuir a aliviar la sensación de vergüenza y autoacusación.

Si el riesgo no es demasiado alto, una estrategia directa puede resultar firme y enérgica. Permitir que el acosador salve las apariencias cuando se haya interrumpido el acoso disminuirá la probabilidad de dañar la carrera profesional propia. Si el ofensor acosa a las mujeres, hace amenazas explícitas si no se le conceden favores sexuales o usa el contacto físico, es apropiada la denuncia formal. Se aconseja tener planes de contingencia como el siguiente: «Si la confrontación con el acosador no funciona, discutiré la situación con mi jefe. Si mi jefe no se da por enterado, expondré la situación al jefe de personal o a otra autoridad apropiada». Se aconseja a las víctimas que hablen del acoso con un amigo. En otro caso, el acoso puede actuar como un sumidero emocional que disminuya la confianza en uno mismo.

Es frecuente que las mujeres se limiten a intentar evitar el acoso por temor a las represalias o por un sentido de culpabilidad al pensar que deben haber hecho algo para provocar la conducta del otro. El acoso sexual es un tema legal que debe ser afrontado inmediatamente. Puesto que el acoso sexual es una conducta indeseable, la persona acosada, sea hombre o mujer, necesita tener muy claro que la conducta es ofensiva. Sea firme, enfréntese al tema y afirme con claridad que la conducta de acoso le resulta desagradable: «Quiero dejar muy claro que no toleraré el acoso sexual. No me gusta que me cuente chistes obscenos, que se roce conmigo ni que me haga ofrecimientos amorosos». Después, escuche la respuesta del acosador, espere una disculpa y acéptela, pero dejando clara su posición. «Acepto sus disculpas, pero cumpliré las normas sobre el acoso sexual y lo comunicaré a mi supervisor. Actuaré en caso de cualquier nuevo acoso. El acoso sexual es ilegal». De este modo, queda clara la posición propia y se implica la posibilidad de acción legal. Escriba lo que ha sucedido e inicie la recogida de pruebas documentales. Presente un informe del acoso mediante el procedimiento de queja. Solicite la participación del sindicato, si es apropiado. Si la situación se produce otra vez, enfréntese a la conducta inmediatamente y aplique las normas de la institución (Equal Rights Advocates, 2007).

Conflicto de grupo

El desarrollo de un equipo puede ayudar a prevenir y resolver conflictos. La planificación, el establecimiento de objetivos y la calificación de los objetivos representan el primer paso en el desarrollo del equipo. La exposición de la misión central del equipo se diseña mediante lluvia de ideas y compartiendo las exposiciones individuales de la misión.

La *técnica de grupo nominal* es muy efectiva para desarrollar los objetivos y las prioridades en el rendimiento del equipo (cuadro 6-12). Primero, los miembros del grupo de forma individual listan en trozos de papel por separado lo que ellos piensan que deben ser los objetivos de rendimiento del equipo. El líder del grupo ayuda a mantenerlo centrado en el problema presentando la pregunta, y evita las interrupciones de los pensamientos pidiendo a los participantes que trabajen en silencio y de forma independiente. Este paso proporciona tiempo para pensar, evita las presiones de situación y de conformidad, impide centrarse en una idea particular a causa de una persona y ayuda a no elegir de forma prematura entre las ideas.

En segundo lugar, durante una sesión de «todos contra todos», cada persona expone por turno un objetivo del rendimiento del equipo, que después se escribe en una pizarra o en papel para que todos lo vean. Es probable que la igualdad de la participación y el compartir las ideas favorezcan la creatividad del grupo. Al citar un objetivo se anima a cada miembro a que participe por igual. En la segunda ronda han participado todos los miembros y se ha establecido el precedente; así pues, se minimiza la competencia de los miembros agresivos o de posición alta.

Si se han citado todos los objetivos enumerados por un individuo, este individuo pasa, y otros miembros continúan examinando objetivos por turno hasta que se agotan todos. Las ideas no se repiten. Sin embargo puede producirse un fenómeno de arrastre. Cualquier idea enumerada por un miembro puede

Cuadro 6-12 Técnica de grupo nominal

- Enumeración de las ideas en papel
- Sesión de todos contra todos
- Discusión seriada para la clarificación
- Votación preliminar
- Análisis de los votos
- Discusión de la votación preliminar
- Votación repetida

estimular a otro miembro para que presente una idea no listada previamente. La idea puede ser añadida a la lista del miembro y citada durante la sesión de todos contra todos.

Es habitual que muchas ideas de un individuo sobre un problema queden sin expresar por vergüenza y temor a descubrirse uno mismo. Cuando una persona expone varias ideas a la vez, estas ideas tienden a ser asociadas con el individuo que las expuso. Sin embargo, con el método de «todos contra todos» es difícil recordar quién presentó cada idea, y se facilita así la revelación completa.

La lista escrita puede ser la base de las actas registradas y servir como fuente de información para que continúe el trabajo del grupo. Durante este paso, el director del grupo debe comprobar que las ideas se han anotado con la mayor rapidez posible y con las palabras utilizadas por la persona que las propone. La lista completa debe ser visible para todos los miembros del grupo. Funciona bien arrancar hojas completas de un bloc de papel grande y fijarlas con cinta adhesiva en la pared, lo que permite al grupo ver la gama de ideas generadas. Las ideas escritas son más objetivas y menos personales que los comentarios orales, debido a que la personalidad y la posición de los que proponen están separadas en la exposición escrita. El director del grupo debe animar la enumeración simple de las ideas, al explicar que seguirá un período de discusión. Mientras se hace la lista, no se deben permitir la discusión de las ideas, los argumentos sobre ellas ni las conversaciones colaterales.

El tercer paso es una discusión seriada para aclaración. Durante este paso, se discuten por orden todas las ideas listadas. Esto proporciona una oportunidad para clarificar las ideas, exponer las diferencias de opinión, presentar el fundamento lógico de las ideas y evitar el enfoque excesivo en una idea. El director del grupo tiene la responsabilidad de aclarar el objetivo de este paso y marcar el ritmo al grupo. Las discusiones se pueden cortar si se afirma que se han anotado los dos puntos de vista, y se pasa después al punto siguiente. Es preferible no pedir a los contribuyentes que aclaren sus propias ideas, puesto que tal petición puede colocarlos en el punto de mira del grupo. Por el contrario, se puede preguntar a los miembros del grupo qué significan los ítems para ellos. El que propone puede aclarar algún punto cuando sea apropiado. Este método reduce también la identificación de los ítems con individuos específicos.

El voto preliminar sobre la importancia de cada ítem es el cuarto paso. En el proceso de grupo nominal los individuos hacen juicios independientes, expresan sus juicios cuantitativamente mediante la calificación de los ítems, usan el valor medio de los juicios independientes para la decisión del grupo, hablan sobre los resultados y vuelven a votar (Delbecq, Van de Ven y Gustafson, 1975).

Otros métodos para determinar la decisión del grupo son el consenso, la regla de la mayoría y el listado independiente. Cuando se utiliza el consenso, los miembros del grupo pueden distorsionar sus juicios para mantener la cohesión del grupo y, en consecuencia, se puede producir una regresión hacia la media. El hecho de levantar la mano para la regla de la mayoría está expuesto a presión social, y las posiciones de la minoría no se tienen en cuenta. En consecuencia, el resultado puede no reflejar realmente la preferencia del grupo. El listado independiente supera las presiones de posición, personalidad y conformidad, pero no indica el grado de importancia. Por ejemplo, la lista de ítems puede tener el aspecto que se muestra en la tabla 6-1. El análisis de los votos en la tabla 6-1 sugiere que los ítems 1, 4, 5 y 6 son considerados los más importantes por frecuencia. La información sobre el grado de importancia se puede obtener si se puntúan los ítems. La puntuación de la lista podría tener el aspecto mostrado en la tabla 6-2. Si se emplea una escala entre 5 (más importante) y 1 (menos importante), el análisis de los votos revela que los ítems 6, 4, 1, 5 y 8 son considerados más importantes en orden descendente desde el 6 hasta el 8. Este método tiene más probabilidad de reflejar la verdadera preferencia del grupo.

Tabla 6-1 Análisis de frecuencia

Ítem	Votos
1	5
2	1
3	2
4	5
5	5
6	5
7	1
8	2

Tabla 6-2 Análisis por clasificación

Ítem	Votos	Totales
1	1-2-5-5-1	14
2	2	2
3	3-2	5
4	4-3-2-4-2	15
5	1-2-1-3-1	8
6	5-5-4-5-4	23
7	1	1
8	3-3	6

El director del grupo pide a cada individuo que seleccione un número específico de los ítems más importantes de la lista; los individuos parecen ser más capaces de enumerar con exactitud entre cinco y nueve ítems. Se pide a cada miembro que tome este número específico de fichas de tamaño 3 × 5, identifique este número de ítems de la lista, coloque el número del ítem en la esquina superior izquierda y escriba algunas palabras de identificación en el centro de la ficha (fig. 6-2). Después, se pide a los participantes que extiendan las fichas, elijan el ítem que consideran más importante y anoten el número alto en la esquina inferior derecha de la tarjeta y lo subrayen. Si se están seleccionando cinco ítems, el número alto será 5. Para nueve ítems, el número alto será 9. Se le da la vuelta a esta tarjeta, se valoran las fichas restantes y se escribe 1 y se subraya en la esquina inferior derecha de la ficha menos importante. Se le da la vuelta a la tarjeta y el siguiente ítem más importante es seleccionado y calificado como el número más alto menos uno. Por ejemplo, ocho para nueve ítems o cuatro para cinco ítems. Después, se elige el siguiente ítem más bajo y se marca como dos, y así sucesivamente hasta que sólo queda y es numerado el ítem del centro. Este proceso favorece las decisiones cuidadosas.

Cuando se ha completado la ordenación de las tarjetas, el director del grupo las recoge y las baraja y anota los votos en la lista escrita de ítems.

El quinto paso es un análisis del voto preliminar. Se pueden examinar los patrones de votación inconsistentes, y se pueden discutir los ítems que reciben muchos o pocos votos. El sexto paso, la discusión, permitirá probablemente las correcciones de la información errónea, los malos entendidos y la información desigual, con lo que ofrecerá una indicación más exacta de las preferencias que la votación sola. El paso final es la votación repetida, que determina el resultado del proceso, documenta el juicio del grupo y cierra el procedimiento del grupo nominal (Delbecq, Van de Ven y Gustafson, 1975; Huber, 2006; Roussel, Swansburg y Swansburg, 2006).

Las *negociaciones de la función*, el proceso para evitar conflictos de función, ambigüedades y sobrecarga de funciones, adquieren importancia una vez que se han establecido las prioridades. Durante este proceso, los miembros del grupo clarifican la función de cada individuo en el equipo y contribuyen a resolver cualquier desacuerdo sobre las funciones de los miembros del equipo. Los miembros envían inicialmente un mensaje escrito a cada componente del equipo en el que indican que, para poder actuar, necesitan que los otros miembros del equipo hagan más, hagan menos o continúen con su rendimiento previo (fig. 6-3). A quien y de quien son partes esenciales del mensaje. Se debe limitar el número de mensajes de función enviados a cualquier individuo determinado para prevenir la sobrecarga de información. El mensaje debe exponer con claridad lo que el remitente desea recibir y cómo le ayudará un cambio. Cada mensaje de función debe indicar la necesidad de más, menos o la misma cantidad de una determinada actividad. Más de un mensaje en la categoría «la misma» indica apoyo a la otra persona.

La respuesta de los receptores indica lo que pueden o no pueden hacer, explica el por qué y ofrece soluciones alternativas. Por ejemplo, «No puede hacer X pero puede hacer Y, lo que creo que ayudará a resolver su problema», o «Si yo hago X me gustaría que usted hiciese Y». Los receptores analizan los mensajes de función que reciben en las categorías «hacer más, hacer menos y hacer lo mismo», de acuerdo con quien envió el mensaje y su respuesta a este mensaje. ¿Saben los receptores lo que se espera de ellos? ¿Desean diferentes personas que ellos hagan más y menos de la misma actividad al mismo tiempo? ¿Tienen tiempo los receptores para cubrir todas las demandas que se les solicitan? La definición de la función ayuda a identificar su ambigüedad, el conflicto y la sobrecarga de funciones. Después de negociar las funciones se escribe un contrato (fig. 6-4) que define el problema, identifica lo que hará cada persona afectada y establece una fecha para la comprobación de seguimiento.

6 (número de ítem en la lista original)

Establecimiento de objetivos
para la unidad (palabras de identificación)

2
(número del orden
de rango)

Figura 6-2 • Ficha que ilustra el orden de rango.

FORMULARIO DE MENSAJE DE FUNCIÓN

A:____________

De:____________

Con el fin de que yo ____________, necesito que usted haga

Menos de:

Lo mismo de:

Más de:

Figura 6-3 • Formulario de mensaje de función.

La negociación presupone buenas capacidades de comunicación. Es posible identificar las necesidades, las ideas y la información mediante sondas de extremo abierto para clarificar. Las sondas cerradas se pueden emplear para señalar especificaciones y confirmar la compresión. Se debe indicar la intención propia («Apoyo su idea») cuando se ofrecen ideas de información. Es preferible presentar las razones antes que las conclusiones, puesto que parece que se oyen mejor de esta forma, y el orador tiene más probabilidades de que le consideren razonable. Para edificar sobre ideas se debe reconocer la conexión («El comentario de Sánchez me ha hecho pensar en...») y después añadir valor. Para realizar una crítica constructiva se deben exponer los méritos antes que

CONTRATO DE FUNCIÓN

1. Problema:

2. La persona **X** acuerda:

3. La persona **Y** acuerda:

4. Otros acuerdan:

Acordamos que se hará una comprobación de vigilancia ______________.
(fecha)

Firmas

____
X

____
Y

____
Otros

Figura 6-4 • Contrato de función.

las preocupaciones. Después, se deben solicitar métodos para conservar los méritos y eliminar los problemas. Es necesario enfrentarse a las tácticas contraproducentes mediante la confirmación de la conducta y la expresión de su impacto. («Esto parece un ataque personal. ¿Es eso lo que usted pretendía? Me siento enojado cuando me tratan de esta forma».) Para superar un punto muerto se puede indicar el deseo de continuar, y después iniciar un cambio de ritmo («Vamos a tomarnos una taza de café y después intentaremos resolver este problema»).

Para llegar a un acuerdo se debe discutir el objetivo de la reunión y revisar la situación. Identifique las necesidades y restricciones, examine las ideas desde ambos puntos de vista y determine la mejor alternativa. La discusión se puede cerrar con el resumen del acuerdo y la confirmación de los pasos siguientes (Negotiating self-taught, 1984).

La *gráfica de decisión* es la siguiente fase importante en el desarrollo del equipo, y está relacionada con las personas que deben participar en la toma de decisiones y con la naturaleza de esta participación. Para determinar quienes deben participar en la toma de decisiones se debe evaluar quienes tienen la información necesaria para tomar una decisión acertada y quienes son responsables de aplicar esta decisión. La persona encargada de aplicar la decisión necesita comprender la decisión y estar comprometida con ella.

Las personas pueden intervenir de diferentes formas en la toma de decisiones. Algunos individuos participan directamente debido a que disponen de la información necesaria y son responsables de aplicar la decisión. La participación de algunos se puede limitar a proporcionar información o consulta. Otros deberán ser infor-

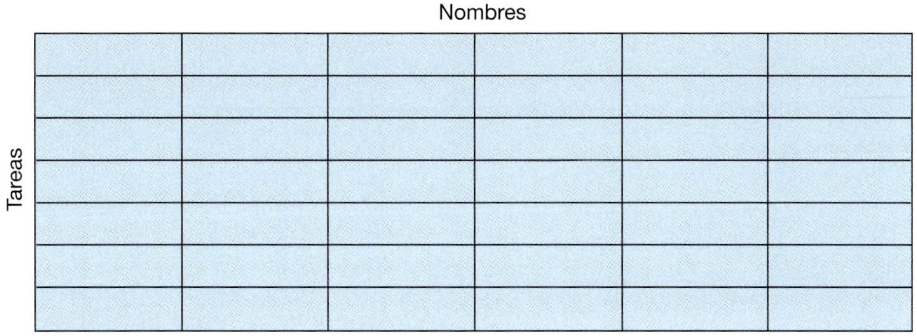

Figura 6-5 • Gráfica de decisión. G: dirige el proceso; C: consultado antes de la decisión; D: toma de decisión; I: informado de la decisión.

mados de la decisión, y algunos son responsables de controlar el proceso global de la toma de decisiones.

Una gráfica ayuda a visualizar el proceso de toma de decisiones (fig. 6-5). Las decisiones que se van a tomar se listan a un lado de la página, y las personas participantes se enumeran en la fila superior, en forma de cuadrícula. La colocación de una G en un cuadro indica quién gestiona el proceso; D indica quién participa directamente; C indica quién debe ser consultado, e I indica quién debe ser informado. Como es natural, cualquiera que vaya a poner en práctica la decisión deberá ser informado (Rubin, Plovnick y Fry, 1975, 1978).

Conflicto entre grupos

El conflicto entre grupos es habitual y puede ser disfuncional. Como en el conflicto entre personas, la resistencia entre grupos puede proceder de baja confianza, comunicaciones deficientes y suposiciones falsas. Las personas ofrecen resistencia a lo que perciben como una amenaza. Las acciones entre grupos pueden amenazar los derechos territoriales y contribuir a la sobrecarga de funciones y al conflicto. La prevención de las situaciones de ganador-perdedor, el énfasis en los objetivos y la efectividad de la organización, la rotación del personal entre los grupos para facilitar la comprensión, y el aumento de la interacción y la comunicación entre los grupos pueden ayudar a reducir el conflicto entre grupos.

Cuando un grupo reconoce la necesidad de resolver algún conflicto con otros grupos, se debe decidir primero la forma de comenzar. Un estudio de la gráfica de la organización determinará quienes deben participar. ¿Quién debe representar al grupo, una persona o un comité? ¿Alguien que ya tiene amistad con los miembros del otro grupo? ¿Alguien con sentimientos fuertes o moderados sobre la posición? ¿Cuál es la posición del grupo y qué grado de negociación se considera aceptable? Es útil destacar los objetivos comunes y discutir las restricciones. En las situaciones de conflicto de grupos deben emplearse los mismos procesos utilizados en el conflicto entre personas: establecimiento y calificación de las funciones, negociación de las mismas y toma de decisiones.

«Un enemigo franco es mejor que un amigo falso».
Refrán griego

Conflicto de la organización

Las organizaciones en conflicto muestran los síntomas colectivos de sus miembros. El personal siente frustración en el trabajo. Si los individuos creen que no se están usando sus capacidades, experimentan pérdida de autoestima y una sensación de impotencia, lo que conduce a una retirada desde la situación en vez del intento de resolver los problemas. Los miembros del grupo también incurren en la murmuración, y acusan a otros de los problemas. Es habitual la formación de subgrupos. Los miembros de la organización identifican las mismas tareas y los problemas de mantenimiento del grupo, pero actúan en contra de la información, lo que aumenta su frustración. Sin embargo, el personal no siente la misma frustración ni muestra la misma conducta disfuncional fuera de la organización.

Los factores de la organización capaces de aumentar el conflicto incluyen el número de niveles organizativos, el número de especialidades y el grado de asociación y dependencia entre unas partes y otras. Cuanto más alto es el número de niveles y de especialidades, más numerosas son las oportunidades de conflicto. Cuando existen más niveles y más especialidades, aumenta el número de personas que necesitan asociarse con otras, y la dependencia entre unos individuos y otros eleva el riesgo de conflicto. La competencia por los recursos justos, las jurisdicciones ambiguas y la necesidad de consenso aumentan el conflicto. Los obstáculos para la comunicación, entre ellos la separación en el tiempo y el espacio (como se ha indicado previamente) y los valores diferentes aumentan el conflicto. La acumulación de conflictos sin resolver dificulta cada vez más la solución.

Un director puede calmar a una parte durante el conflicto de la organización, para facilitar el proceso, y resolver más adelante el problema subyacente. Los directores deben animar a los empleados para que se enfrenten unos con otros y resuelvan sus problemas por ellos mismos. Se debe esperar un cambio de conducta apropiado, que puede requerir entrenamiento de la sensibilidad, desarrollo del equipo e instrumentos docentes. El director debe evaluar asuntos como la estructura de la organización, títulos, descripciones del puesto de trabajo, políticas y procedimientos relacionados con el conflicto aparente. La gráfica de responsabilidades puede ayudar a clarificar los conflictos de jurisdicción (Marquis y Huston, 2006).

Puede ser apropiada la intervención de un consultor para evaluar la situación y realizar recomendaciones. El consultor debe analizar la estructura de la organización, el liderazgo y la autoridad de la institución, los patrones de comunicación, el nivel de colaboración y competencia entre los grupos, las normas y los objetivos del grupo, los procesos de solución de problemas y de toma de decisiones del grupo y las varias responsabilidades y funciones individuales dentro del grupo. La investigación de la organización puede suministrar la información necesaria para resolver el problema.

Después de recoger los datos y analizarlos, el consultar ofrece su respuesta. Los miembros de la organización pueden realizar una votación e indicar si están de acuerdo con las opiniones del consultor. El voto público facilita asumir las ideas. Si existe desacuerdo, el consultor ayuda al grupo a clarificar las razones de las diferencias y modifica la exposición hasta que refleja el pensamiento del grupo.

El consultor pide después a todos los miembros que escriban unas pocas frases sobre cómo contribuyen a la situación, de forma que puedan reconocer su propia parte en el problema. Es probable que los individuos mantengan el *statu quo* por temor a consecuencias importantes si se enfrentan a los problemas. El consultor comparte su teoría con el grupo, ayuda a desarrollar una percepción de la conducta disfuncional, ayuda a los individuos a enfrentarse con sus sentimientos, anima la fantasía y la comprobación de la realidad y dirige a los miembros del grupo hacia nuevos comportamientos.

Violencia en el lugar de trabajo

Millones de personas son acosadas, amenazadas o atacadas en su lugar de trabajo cada año. Los comportamientos inaceptables incluyen:

- Ruido excesivo.
- Argumentos maliciosos.
- Gestos ofensivos.
- Abuso verbal en general.
- Abuso racial y sexual.
- Abuso de drogas y alcohol.
- Daño.
- Robo.
- Amenazas.
- Violencia.

Diversos factores pueden aumentar el riesgo de ataque en el lugar de trabajo. Los trabajadores sanitarios se enfrentan a riesgo aumentado en las zonas de aparcamiento mal iluminadas y en los lugares donde se manipulan con frecuencia pistolas u otras armas, fármacos o dinero. El trabajo solitario en lugares remotos, el trabajo aislado con pacientes durante exámenes y tratamientos, la escasez de personal durante los momentos de actividad aumentada, como las horas de visita y las de comida y movimiento del público sin restricciones aumentan la presencia de adictos a las drogas y al alcohol, miembros de bandas, pacientes con traumatismos y pacientes y familiares alterados y frustrados por las largas esperas. La falta de formación del personal para reconocer y controlar la conducta agresiva y hostil también aumenta el riesgo (Reich y Dean, 1996) (cuadro 6-13).

En el lugar de trabajo pueden observarse diversas conductas de abuso, como enemistad, manipulación de la reputación, aislamiento social, intimidación, acoso, agresividad, bromas ofensivas, persecución y asigna-

Cuadro 6-13 Riesgos de asalto en el lugar de trabajo

Áreas de aparcamiento mal iluminadas
Contacto con el público
Cambiar dinero
Movimiento de pasajeros, mercancías o servicios
Lugar de trabajo móvil
Trabajo con personas inestables o imprevisibles
Trabajo en solitario o con un grupo pequeño
Trabajo nocturno o durante las primeras horas de la mañana
Zonas con alta tasa de criminalidad
Custodia de propiedades o posesiones valiosas
Trabajo en ambientes comunitarios
Falta de entrenamiento para hacer frente al asalto

Cuadro 6-14 Signos de aviso de violencia

Problemas de asistencia
Descuido en el trabajo
Historia de violencia física
Problemas de rendimiento
Cambios de personalidad
Higiene deficiente
Abuso de sustancias
Aislamiento social
Cambio brusco de conducta
Contracción de las mandíbulas o los puños
Movimientos aumentados
Respiración aumentada
Agitación
Emisión de amenazas
Mirada fija o amenazante
Uso de blasfemias

ciones irrazonables. También se producen muchos signos de aviso de violencia inmediata (cuadro 6-14) (Gates y Kroeger, 2003).

El U.S. Department of Occupational Safety and Health Administration (Gates y Kroeger, 2003) ha recomendado ocho componentes esenciales de un plan de prevención de la violencia que se debe aplicar en todos los lugares de trabajo: *a*) compromiso de la dirección; *b*) participación de los empleados; *c*) análisis del lugar de trabajo; *d*) prevención de los peligros; *e*) formación y enseñanza; *f*) reconocimiento pronto, control y monitorización; *g*) utilización de un registro para el seguimiento de los casos, y *h*) evaluación.

En el cuadro 6-15 se enumeran los componentes del compromiso de la dirección, y en el cuadro 6-16 se describen los puntos incluidos en la participación de los empleados. El análisis del lugar de trabajo comprende: análisis del registro y seguimiento; monitorización de las tendencias y análisis de los incidentes; revisiones para la detección selectiva, y análisis de la seguridad en el lugar de trabajo. El cuadro 6-17 resume los controles de ingeniería para prevención del peligro, y el cuadro 6-18 describe los controles administrativo y la práctica laboral.

El entrenamiento debe cubrir los temas enumerados en el cuadro 6-19. La conservación de los registros es esencial para el éxito de un programa de prevención de la violencia en el lugar de trabajo. Los buenos registros ayudan a determinar la gravedad del problema, evaluar los métodos de control del peligro e identificar las necesidades de entrenamiento. Entre ellos se incluyen los siguientes: *a*) se debe llevar un U.S. Occupational Safety and Health Administration (OSHA) Log of Injury (diario de daños y perjuicios); *b*) informes médicos de daños laborales y un informe del supervisor para cada agresión registrada; *c*) los incidentes de abuso, ataques verbales o conducta agresiva deben formar parte de un informe de episodio de agresión; *d*) el historial de los pacientes debe incluir información sobre episodios de violencia, abuso de drogas o actividad delictiva; *e*) se documentarán las actas de las reuniones de seguridad, los registros del análisis de peligros y las intervenciones correctoras recomendadas, y *f*) se deben llevar registros de todos los programas de entrenamiento, participantes y calificaciones de los profesores. El cuadro 6-20 resume las funciones de los miembros del comité del programa de evaluación (Reich y Dean, 1996). Se dispone de servicios de consulta con la OSHA.

El National Institute for Occupational Safety and Health (NIOSH) es la agencia federal responsable de la investigación y las recomendaciones para la prevención de las enfermedades y lesiones relacionadas con el trabajo. El estrés laboral consiste en respuestas físicas y emocionales perjudiciales cuando las exigencias del trabajo no se equiparan con las capacidades, los recursos o las necesidades del trabajador. Puede conducir a salud deficiente, lesiones y violencia en el lugar de trabajo. Las intervenciones deben incluir lo siguiente: *a*) actuación sobre la fuente del estrés para cambiarla; *b*) pro-

Cuadro 6-15 Compromiso de la dirección

Respaldo y participación visible de la dirección superior
Responsabilidad asignada de varios aspectos del programa de prevención de la violencia en el lugar de trabajo
Asignación apropiada de autoridad y recursos para las partes responsables
Un sistema de responsabilidad
Un programa completo de consejo médico y psicológico
Informes de empleados que presencian incidentes violentos
Compromiso para proporcionar soporte y aplicar recomendaciones apropiadas para el departamento seguridad y salud

Cuadro 6-16 Participación de los empleados

Compresión y cumplimiento del programa de prevención de violencia en el lugar de trabajo y otras medidas de seguridad
Participación en el procedimiento de queja o sugerencia de los empleados
Comunicación pronta y exacta de los incidentes violentos
Participación en los comités de seguridad y salud
Participación en un programa de educación continuada

puesta y priorización de las estrategias de intervención; *c*) comunicación de las intervenciones planeadas a los empleados, y *d*) aplicación de las intervenciones. Para evaluar las intervenciones: *a*) realizar valoraciones a corto y a largo plazo; *b*) medir las percepciones de los empleados sobre las condiciones laborales, el estrés, la salud y la satisfacción; *c*) incluir medidas objetivas, y *d*) perfeccionar la estrategia de intervención.

Las condiciones siguientes pueden reducir los efectos de las condiciones laborales causantes de estrés:

- Equilibrio entre trabajo y vida familiar o personal.
- Red de apoyo formada por amigos y compañeros.
- Una actitud relajada y positiva.

(United States Department of Agriculture, 1998).

Cuadro 6-17 Controles de ingeniería para la prevención del peligro

Evaluar los planos de nuevas construcciones para eliminar peligros de seguridad
Instalar, conservar y mantener con regularidad los sistemas de alarma
Proporcionar un detector de metales
Usar un circuito cerrado de televisión para las áreas de alto riesgo
Colocar espejos curvos en las intersecciones de corredores
Cerrar la estación de enfermería e instalar ventanillas o cristales irrompibles resistentes a las balas
Proporcionar a los empleados «habitaciones de seguridad»
Establecer áreas de aislamiento o de «tiempo de espera»
Proporcionar a los pacientes salas de espera diseñadas para aumentar el confort y disminuir el estrés
Asegurar que las salas de consejo o de cuidado de los pacientes tengan dos salidas
Limitar el acceso a las salas de consejo y las salas de tratamiento mediante el uso de puertas con cierre
Disponer los muebles para prevenir accidentes del personal
Proporcionar cuartos de baño con cierre y seguros para los miembros del personal, separados de los cuartos de baño para los pacientes y visitantes
Cerrar todas las puertas no utilizadas para limitar el acceso
Instalar iluminación suficiente y efectiva dentro y fuera del edificio
Sustituir las luces fundidas y los cristales y cierres rotos
Mantener los automóviles en buen estado y cerrados

Toma de rehenes

Los individuos con trastornos mentales, los delincuentes, los presidiarios y los terroristas son categorías habituales de secuestradores. Las situaciones con rehenes pueden guardar relación con violencia en el lugar de trabajo, embriaguez de compañeros de trabajo, ira de paciente hacia empleado, de miembro de la familia hacia empleado, de un miembro de la familia hacia otro, violencia doméstica o ira de empleado hacia paciente.

Las opciones principales para los secuestrados son la inmolación, el asesinato de los rehenes y el suicidio; disminuir las exigencias y continuar negociando, y rendirse a la policía. Los dos objetivos principales al enfren-

Cuadro 6-18 Controles administrativos y de práctica laboral

- Exponer con claridad a los pacientes, los clientes y los empleados que no se permitirá ni tolerará la violencia
- Establecer contactos con la policía local y la fiscalía
- Comunicar todos los incidentes de violencia. Proporcionar planos de las instalaciones para acelerar las investigaciones
- Exigir a los empleados que comuniquen todas las agresiones o amenazas. Llevar archivos y registros de dichos incidentes
- Aconsejar y ayudar a los empleados para que soliciten ayuda de la policía en caso de agresión
- Suministrar soporte de la dirección durante las emergencias
- Formar un equipo de respuesta entrenado
- Utilizar guardas de seguridad bien entrenados
- Asegurar la presencia de personal adecuado y bien entrenado para la sujeción de los pacientes o clientes
- Asegurar la disponibilidad de personal adecuado y cualificado en todo momento
- Instituir un procedimiento de registro a la entrada para todas las personas, con pases adicionales para los visitantes
- Establecer una lista de visitantes restringidos para los pacientes con historia de violencia
- Supervisar el movimiento de los pacientes psiquiátricos dentro de la institución
- Controlar el acceso a instalaciones distintas de las salas de espera, sobre todo a la farmacia y a otras zonas donde se almacenen fármacos
- Prohibir a los empleados que trabajen solos
- Establecer tácticas y procedimientos para las áreas de seguridad.
- Clarificar la historia conductual de los pacientes nuevos y trasladados
- Tratar y/o entrevistar a los pacientes agresivos o agitados en áreas relativamente abiertas
- Organizar conferencias para la gestión de casos
- Preparar planes de contingencia para hacer frente a los pacientes con comportamiento impulsivo (*acting-out*)
- Trasladar los pacientes agresivos a unidades de cuidados agudos
- Asegurarse de que las enfermeras y/o los médicos no están solos cuando realizan exploraciones físicas íntimas
- Desaconsejar a los empleados el uso de collares para evitar el posible estrangulamiento
- Revisar periódicamente la institución para eliminar instrumentos u objetos abandonados por los visitantes
- Proporcionar al personal distintivos de identificación
- Desaconsejar a los empleados que lleven llaves, lápices u otros objetos que pudieran ser usados como armas
- Proporcionar a los miembros del personal escolta de seguridad hasta las áreas de aparcamiento
- Usar el sistema de acompañantes, sobre todo cuando el personal de seguridad pudiera ser amenazado
- Desarrollar estrategias y procedimientos que cubran la proporción de cuidado médico sanitario a domicilio
- Establecer un plan de trabajo diario
- Realizar una evaluación completa después de cada incidente

tarse a una situación con toma de rehenes son conservar la vida y recuperar la propiedad. El secuestro de una persona no tiene valor para el secuestrador excepto como instrumento para conseguir lo que desea. El rehén no puede negociar su propia supervivencia, pero un negociador experto sí puede hacerlo. Sólo el negociador experto debe hablar con la prensa.

El tiempo es el elemento más importante para determinar el resultado de una situación de secuestro. Cuanto más tiempo pasa, más probable es que la situación llegue a resolverse sin pérdida de vidas. El tiempo puede reducir la ansiedad y el estrés, y aumentar la racionalidad del secuestrador. También aumenta la necesidad de comida y bebida. El tiempo aumenta las oportunidades para que los rehenes se escapen. Por desgracia, también puede aumentar el agotamiento y el aburrimiento.

La «fase caótica» de la primera hora es el período más peligroso. Se pueden producir fuertes ruidos y lanzamiento de objetos para atemorizar a los rehenes. En estos momentos es mayor el peligro de ataque, disparo o herida con arma blanca. Procure estar callado y pasar desapercibido. No hable a menos que le pregunten. Mire al secuestrador si él le mira a usted para hacerle alguna pregunta; es más difícil agredir a la persona que nos mira a los ojos. No haga sugerencias. No discuta. Elimine cualquier cosa que pueda destacarle a los ojos del secuestrador. Tenga paciencia. Intente descansar. Permanezca atento. Tenga cuidado para hacer cualquier intento de escapar, ya que podría irritar al secuestrador. Otras personas pueden ser castigadas y el individuo que intenta huir puede ser asesinado. Si llegan rescatadores, esté preparado para el salvamento. Procure permanecer agachado.

Cuadro 6-19 Temas para la instrucción

- Política de prevención de la violencia en el lugar de trabajo
- Factores de riesgo que causan o contribuyen a las agresiones
- Reconocimiento temprano de la escalada de violencia y de los signos o las situaciones de alarma
- Formas de prevención o difusión de situaciones inestables o comportamientos agresivos, control de la ira y uso de medicamentos como restricciones químicas
- Información sobre la diversidad multicultural para desarrollar sensibilidad a los temas y las diferencias raciales y étnicas
- Plan de acción estándar para situaciones violentas, incluyendo disponibilidad de asistencia, sistemas de respuesta y procedimientos de comunicación
- Forma de tratar con las personas hostiles
- Métodos progresivos de control del comportamiento y métodos seguros de aplicación de restricción
- Localización y operación de dispositivos de seguridad, como sistemas de alarma, junto con pautas y procedimientos requeridos
- Formas de protegerse uno mismo y a los colaboradores, incluyendo el uso del sistema de acompañantes
- Estrategias y procedimientos para la comunicación y los registros
- Estrategias y procedimientos para la obtención del cuidado médico, el consejo, la compensación de trabajadores o la asistencia legal por una lesión o episodio de violencia

Cuadro 6-20 Componentes del programa de evaluación

- Establecimiento de un sistema uniforme para la comunicación de la violencia y la revisión periódica de los informes
- Revisión de los informes y las actas de las reuniones del personal sobre temas de seguridad
- Análisis de las tendencias y las tasas en las enfermedades/lesiones o fallecimientos causados por violencia en general o por violencia en el lugar de trabajo
- Registros actualizados de los cambios administrativos y las prácticas laborales para prevenir la violencia en el lugar de trabajo y evaluar su efectividad
- Revisión de los empleados antes y después de introducir cambios en el trabajo o en el lugar de trabajo o de instalar medidas de seguridad
- Mantenerse al corriente de nuevas estrategias disponibles para afrontar la violencia
- Revisión de los empleados que experimentan situaciones hostiles respecto al tratamiento médico recibido, varias semanas después y varios meses más tarde
- Solicitud de revisiones periódicas de la aplicación de la legislación o informes de consultores externos del lugar de trabajo, respecto a recomendaciones para mejorar la seguridad de los empleados

Cuando sea necesario hablar, hable en voz más baja y más lenta que el secuestrador. Adapte su conversación al nivel de educación y vocabulario del sospechoso. Esté atento a los indicios del estado emocional y la voluntad de negociar del secuestrador. Si entabla conversación con él, intente ganar tiempo con preguntas de respuesta abierta que no se puedan responder rápidamente con «sí» o «no». La elaboración de la respuesta tarda más tiempo, puede permitir que se disipen la ira y la frustración experimentadas y quizá proporcione información importante. Demuestre apoyo cuando el sujeto esté expresando pensamientos racionales, y transmita comprensión a través de las palabras y el tono de voz. Anime al sospechoso para que siga hablando por medio de comentarios como «¿Podría contarme más de esto?», «Me gustaría oír sus opiniones», «¿Y entonces?», «¡Ajá!», «Ya veo». Pida detalles. Repita las frases o los comentarios del secuestrador para confirmar que lo ha entendido bien. Esto puede animar al sospechoso y hacer que elabore más lo que ha dicho. Consiga que el sospechoso refleje sus sentimientos. Usted podría decir algo como «Comprendo que esté usted enfadado. ¿Le ha sucedido antes? ¿Cómo controló sus sentimientos en aquella ocasión? ¿Por qué cree usted que esto le ha trastornado tanto?». Mantenga al secuestrador en un modo de decisión constante. ¿Tiene hambre el secuestrador? ¿Le gustaría tener un bocadillo? ¿De qué quiere el bocadillo? ¿Qué clase de pan desea? No le interrumpa. Tenga cuidado de no molestarle. Cambie su táctica si el secuestrador se enfada. Observe y recoja información. ¿Dónde están ocurriendo cosas? ¿Qué ha sucedido? ¿Cuándo? ¿Quién ha participado? ¿Cuántos rehenes hay? ¿Cuánto tiempo han permanecido retenidos? ¿Cuáles son sus descripciones físicas? ¿En qué estado se encuentran? ¿Hay heridos? ¿Cuáles son las demandas del secuestrador? ¿Tiene armas el secuestrador? ¿De qué tipo? ¿Cuál es la distribución de la zona? ¿Existen rutas de escape? ¿Dónde están localizados los teléfonos? ¿Cuál es la información básica sobre el secuestrador: estado emocional, inteligencia, problemas con los que se enfrenta, objetivos? La comida, los líquidos, la cobertura de los medios de comunicación y la ayuda relacionada con los problemas del secuestrador son negociables. La introducción de armas, alcohol o drogas ilegales, la amnistía, la libertad, el dinero y el intercambio de rehenes no son negociables. Las concesiones refuerzan la conducta del secuestrador (Law enforcement exploring, 2003; Thompson Rivers University, 2005).

Prevención de conflictos

«El mejor general es el que nunca tiene que luchar».
Sun Tzu

El desarrollo cuidadoso de la estructura de una organización, la planificación estratégica y completa, la buena gestión y la selección cuidadosa del personal ayudan a prevenir los conflictos dentro de la organización. Las mismas estrategias previenen también los conflictos entre grupos, dentro de los grupos y entre las personas. Aunque el conflicto se puede reducir, no es posible evitarlo por completo. El conflicto puede ser constructivo o destructivo dependiendo de cómo se le haga frente. Mediante la capitalización de los aspectos positivos del conflicto pueden parecer más soportables sus características negativas.

RESUMEN DEL CAPÍTULO

Existen muchas fuentes de conflicto, y los individuos y los grupos pueden responder al conflicto de muchas maneras. También existen muchas formas de agravar el conflicto. Por fortuna, también se cuenta con numerosos medios para frenarlo. La comunicación firme y franca, y la solución de problemas, son métodos particularmente buenos para enfrentarse a los conflictos. La mediación se puede emplear cuando ambas partes desean llegar a un acuerdo, y el arbitraje puede utilizarse cuando una tercera parte neutral toma una decisión basada en las leyes y los contratos; el arbitraje suele ser vinculante. La técnica de grupo nominal, las negociaciones de función y la gráfica de decisiones son técnicas formales utilizadas para disminuir el conflicto. Los directores, los gestores y otros individuos también pueden verse obligados a enfrentarse con la violencia en el lugar de trabajo y con situaciones de secuestro.

ESTUDIO DE CASOS

Dos enfermeras del equipo desean librar el mismo fin de semana. Usted necesita a alguien para trabajar. ¿Cómo va a resolver el conflicto?

Actividades para la EVALUACIÓN CRÍTICA

Diario de reflexiones: Reflexione sobre un contexto de organización. ¿Cuáles son las fuentes de conflicto más habituales en este contexto? ¿Cómo responden las personas al conflicto? ¿Qué clase de conflicto tiene usted en su vida? ¿Cómo se enfrenta al conflicto? ¿Qué podría hacer para obtener resultados todavía mejores?

BIBLIOGRAFÍA

Barrett J, Dowd JO: *Interest-based bargaining: A user's guide,* Cheshire, UK, 2005, Trafford Publishing.

Block P: *The empowered manager,* rep ed, San Francisco, 1991, Jossey-Bass.

Cleary PJ: *The negotiation handbook,* Armonk, NY, 2001, ME Sharp.

Delbecq AL, Van de Ven AH, Gustafson DH: *Group techniques for program planning: A guide to nominal group and Delphi processes,* Glenview, IL, 1975, Scott Foresman.

Equal Rights Advocates: *Know your rights: Sexual harassment at work,* 2007 (website): www.equalrights.org/publications/kyr/shwork.asp. Accessed August 12, 2007.

Fiedler A, Hamby E: Sexual harassment in the workplace, JONA 30(10):497-503, 2000.

Finkelman AW: *Leadership and management in nursing,* Upper Saddle River, NJ, 2006, Pearson/Prentice Hall.

Fisher R, Brown S: *Getting together: Building relationships as we negotiate,* New York, 1988, Penguin Books.

Fisher R, Ertel D: *Getting ready to negotiate,* New York, 1995, Penguin Books.

Fisher R, Ury RY, Patton WY: *Getting to yes: Negotiating agreement without giving in,* Boston, 2004, Houghton Mifflin.

Gates DM, Kroeger D: Violence against nurses: The silent epidemic, ISNA Bulletin (1) 29:25-29, 2003.

Goodman AH: *Basic skills for the new mediator,* ed 2, Rockville, MD, 2004, Solomon Publications.

Grzywacz JG, Frone MR, Brewer CS, Kover CT: Quantifying work-family conflict among registered nurses, *Research in Nursing & Health* 29(5):414-426, 2006.

Huber DL: *Leadership and nursing care management,* ed 3, Philadelphia, 2006, Saunders/Elsevier.

Kheel TW: *The keys to conflict resolution,* New York, 2001, Four Walls Eight Windows.

Law enforcement exploring: *Hostage negotiation study guide,* 2003 (website): www.nicic.org/Library/019490. Accessed August 12, 2007.

Loveridge CE, Cummings SH: *Nursing management in the new paradigm*, Gaithersburg, MD, 1996, Aspen.

Marquis BL, Huston CJ: *Leadership roles and management functions in nursing,* Philadelphia, 2006, Lippincott.

Mayer B: *The dynamics of conflict resolution: A practitioner's guide,* San Francisco, 2000, Jossey-Bass.

McConnell CR: *Umiker's management skills for the new health care supervisor,* ed 4, Boston, 2006, Jones and Bartlett Publishers.

Negotiating self-taught, Stamford, CT, 1984, Learning International.

Patterson K, Grenny J, McMillan R, et al: *Crucial conversations: Tools for talking when stakes are high,* New York, 2002, McGraw-Hill.

Reich R, Dean J: Guidelines for preventing workplace violence for health care and social service workers, Washington, DC, 1996, U.S. Department of Labor.

Roussel L, Swansburg FC, Swansburg RJ: *Management and leadership for nurse administrators,* ed 4, Boston, 2006, Jones and Bartlett.

Rubin IM, Plovnick MS, Fry RE: *Improving the coordination of care: A program for health team development,* Cambridge, MA, 1975, Ballinger.

Rubin IM, Plovnick MS, Fry RE: *Managing human resources in health care organizations: An applied approach,* Reston, VA, 1978, Reston.

Steinberg L, D'Orso M: *Winning with integrity: Getting what you're worth without selling your soul,* New York, 1998, Villard.

Stone D, Patton B, Heen S, Fisher R: *Difficult conversations: How to discuss what matters most,* New York, 2000, Penguin Books.

Sullivan EJ, Decker PJ: *Effective leadership management in nursing,* ed 6, Upper Saddle River, NJ, 2005, Pearson/Prentice Hall.

Thomas KW, Kilmann RH: *Thomas-Kilmann conflict mode instrument,* Sterling Forest, Tuxedo, NY, 1974, XICOM.

Thomas KW, Kilmann RH: *Thomas-Kilmann conflict mode instrument,* Sterling Forest, Tuxedo, NY, 2002, XICOM.

Thompson Rivers University: *Hostage situations,* 2005 (website): www.tru.ca/hsafety/emergency/incident_response_procedures/hostage.html. Accessed August 12, 2007.

United States Department of Agriculture: *The USDA handbook on workplace violence prevention and response,* 1998 (website): www.usda.gov/news/pubs/violence/wpv.htm. Accessed August 12, 2007.

Ury W: *Getting past no: Negotiating with difficult people,* New York, 1991, Bantam Books.

Wywialowski EF: *Managing client care,* ed 3, St Louis, 2004, Mosby.

Desarrollo de las teorías sobre el liderazgo y la gestión

7

«Dirige, sigue o sal del camino». Anónimo

Descripción del capítulo

El capítulo 7 presenta varias teorías sobre el liderazgo, la dirección y el desarrollo de la gestión, las diferencias entre los líderes, los seguidores y el desarrollo del carácter.

Objetivos del capítulo

- Identificar las dos dimensiones del comportamiento del líder y, por lo menos, tres actividades en cada dimensión.
- Enumerar los tres aspectos de una situación que estructuran el papel del líder, según lo identificado por Fiedler en la teoría de la contingencia.
- Identificar la variable a partir de la cual la teoría del liderazgo situacional de Hersey y Blanchard predice el estilo de liderazgo más apropiado.
- Distinguir las diferencias entre liderazgo transaccional y transformacional.
- Seleccionar por lo menos dos teóricos en cada una de las áreas siguientes de la dirección: dirección científica, organización clásica, relaciones humanas y ciencia conductual.
- Indicar por lo menos tres de los conceptos destacados en la dirección científica, la organización clásica, las relaciones humanas y la ciencia conductual.
- Elegir por lo menos un pensador importante respecto al liderazgo transformador, el liderazgo servidor, las organizaciones con capacidad de aprendizaje, la inteligencia emocional y el liderazgo basado en los resultados.
- Seleccionar una idea importante respecto al liderazgo transformador, el liderazgo servidor, las organizaciones con capacidad de aprendizaje, la inteligencia emocional y el liderazgo basado en los resultados.
- Comparar las teorías de Maslow, Herzberg y McGregor.
- Describir cada uno de los cuatro tipos de sistemas de dirección de Likert.
- Clasificar por lo menos tres tipos de diferencias entre líderes.
- Identificar por lo menos cinco características del buen carácter.

Principales conceptos y definiciones

Dirigir. *Mostrar, marcar el camino, guiar el curso.*
Transacción. *Trato, convenio, negocio.*
Transformación. *Cambio en la naturaleza de alguien o de algo.*
Carisma. *Cualidad de inspiración que poseen algunos líderes.*
Situacional. *Apropiado para los requerimientos de diferentes situaciones.*
Contingencia. *Incertidumbre de la ocurrencia de un acontecimiento.*
Gestión. *Acto de planear, organizar, dotar de personal, dirigir y controlar.*
Dirección científica. *Centrada en la mejor forma de realizar una tarea.*
Organización clásica. *Centrada en la planificación, el ordenamiento y el control de la organización como un todo.*
Relaciones humanas. *Centradas en el efecto que tienen los individuos sobre el éxito de la organización.*
Ciencia conductual. *Centrada en la validación científica.*
Liderazgo servidor. *Orientado a las necesidades prioritarias de las personas.*
Organizaciones de aprendizaje. *Visión compartida, sistemas de pensamiento y aprendizaje en equipo.*
Inteligencia emocional. *Percepción de sí mismo y autorregulación.*
Diversidad. *Diferencias de sexo, raza, orientación sexual y discapacidad.*
Seguidor. *Alguien que suscribe los métodos de otra persona.*
Carácter. *Cualidades que distinguen a una persona de otra.*

TEORÍAS DEL LIDERAZGO

Las teorías sobre el liderazgo son numerosas. La siguiente revisión intenta cubrir todas las alternativas, por lo que comienza con la noción más antigua y avanza hasta las ideas actuales. Al familiarizarse con estas teorías, las enfermeras pueden seleccionar y adaptar la estrategia más adecuada para enfrentarse a las diferentes situaciones. Como un modelo de rol, el líder de enfermería puede reducir el ambiente autocrático y, por tanto, mejorar algunos conflictos de función (cuadro 7-1).

Los líderes necesitan hacer las cosas correctamente, tienen que enfrentarse al cambio, centrarse en los objetivos y su marco de tiempo es el futuro. Preguntan por qué y utilizan estrategias en su camino para desarrollar el potencial humano. Por otra parte, los directores hacen correctamente las cosas, tienen que enfrentarse con la continuidad y se centran en las estructuras y los procedimientos en un marco de tiempo presente. Preguntan quién, qué, cuándo, dónde y cómo, ya que usan pautas para llegar a destinos y evaluar el rendimiento humano (Bennis y Nanus, 1985, 2007) (tabla 7-1).

Cuadro 7-1 Teorías del liderazgo

- Teoría del gran hombre
- Teoría carismática
- Teoría del rasgo
- Teoría situacional
- Teoría de la contingencia
- Teoría de la trayectoria-objetivo
- Teoría del liderazgo situacional
- Liderazgo transaccional
- Liderazgo transformacional
- Modelo de liderazgo integrador

Drucker (2006) ha observado a lo largo de las últimas siete décadas las actitudes, las personalidades, los puntos fuertes y las debilidades de líderes que variaban desde casi solitarios hasta extrovertidos, desde controladores hasta de trato fácil, y desde excesivamente austeros hasta generosos. Sin embargo, observó prácticas comunes entre ellos, como centrarse en lo que se debía hacer, desarrollar planes de acción, aceptar la responsabilidad de comunicarse, escuchar antes de hablar, celebrar reuniones productivas, usar «nosotros» en lugar de «yo», acep-

Tabla 7-1 Comparación entre liderazgo y gestión

	Liderazgo	Gestión
Lema	Haz las cosas correctas	Haz bien las cosas
Reto	Cambio	Continuidad
Foco	Objetivos	Estructuras y procedimientos
Marco cronológico	Futuro	Presente
Métodos	Estrategias	Pautas
Preguntas	¿Por qué?	¿Quién, qué, cuándo, dónde y cómo?
Resultados	Viajes	Destinos
Factor humano	Potencial	Rendimiento

De Bennis W, Nanus B: *Leaders: The strategies for taking charge*, Nueva York, 1985, Harper y Row.

tar la responsabilidad de las decisiones y centrarse en las oportunidades y no en los problemas (Drucker, 2006).

Teoría del gran hombre

La teoría del gran hombre argumenta que unas pocas personas nacen con las características necesarias para ser grandes. La investigación temprana sobre el liderazgo se basó en el estudio de hombres que habían sido considerados grandes líderes y que, habitualmente, pertenecían a la aristocracia.

Los líderes pueden ser equilibrados y mostrar conducta de liderazgo simultáneamente instrumental y de soporte. Las actividades instrumentales incluyen planificación, organización y control de los subordinados para cumplir los objetivos de la organización. Tienen importancia particular la obtención y la asignación de recursos, como personal, equipo, materiales, fondos y espacio. El liderazgo de soporte tiene una orientación social, y permite la participación y la consulta de los subordinados para las decisiones que les afectan a ellos. Los hombres que mostraron conductas de liderazgo tanto instrumental como de soporte fueron considerados «grandes hombres» y se suponía que podían ser líderes en cualquier situación. Por el contrario, en la actualidad se piensa que las capacidades de liderazgo pueden adquirirse aunque no se haya nacido con ellas (Marquis y Huston, 2006).

Teoría carismática

Las personas pueden ser líderes gracias a su carisma, pero se conoce relativamente poco sobre esta característica intangible. ¿Qué constituye el carisma? La mayoría de los teóricos aceptan que es una cualidad de inspiración que poseen algunas personas, que hace que los demás se sientan mejor en su presencia. El líder carismático inspira a otros mediante la obtención del compromiso emocional de los seguidores, y provoca sentimientos fuertes de lealtad y entusiasmo. Bajo el liderazgo carismático el individuo puede salvar obstáculos considerados insuperables. Sin embargo, puesto que el carisma es tan inaprensible, algunas personas pueden sentirlo y otras no.

Los líderes carismáticos tienen una convicción fuerte en sus propias creencias, confianza elevada en ellos mismos y necesidad de poder. Es probable que establezcan un ejemplo con su conducta, comuniquen sus expectativas a los seguidores, expresen confianza en ellos y despierten entusiasmo por la misión del grupo.

El carisma suele atribuirse a un líder que defiende conceptos discrepantes de los generales, emerge durante una crisis, valora con exactitud la situación, comunica confianza en sí mismo, utiliza el poder personal, se sacrifica y emplea estrategias no convencionales. Los seguidores pueden idolatrar y rendir culto a los líderes carismáticos como figuras espirituales o superhombres. La obediencia ciega puede conducir a buenos o malos resultados, hasta al suicidio en grupo. Tanto Mahatma Gandhi como Adolfo Hitler pueden ser clasificados como líderes carismáticos. Los líderes transformadores usan el carisma para el bien (Bass, 1998; Conger y Kanungo, 1998; Sullivan y Decker, 2005; Yukl, 1994).

Teoría del rasgo

Hasta mediados de la década de 1940, la teoría del rasgo fue la base para la mayor parte de la investigación

Perspectiva de la INVESTIGACIÓN 7-1

Datos de Stanley D: *Role conflict: Leaders and managers,* Nursing Management 13(5):31-37, 2006.

Objetivo: El objetivo de este estudio fue identificar las diferencias entre liderazgo y gestión.

Métodos: Estudio cualitativo que utilizó la teoría establecida en tres fases: *a)* resultados de 830 cuestionarios con información general sobre liderazgo clínico; *b)* 42 entrevistas enfocadas en profundidad con una selección de enfermeras elegidas al azar, y *c)* ocho entrevistas más con enfermeras nominadas como líderes clínicas durante las 42 entrevistas iniciales.

Resultados/conclusiones: Los sujetos entrevistados indicaron que las responsabilidades directivas eran con frecuencia perjudiciales para el liderazgo clínico de las enfermeras.

sobre el liderazgo. Los primeros trabajos en este campo mantenían que los rasgos eran hereditarios, pero teorías posteriores sugirieron que los rasgos podían ser adquiridos a través del aprendizaje y la experiencia. Los investigadores identificaron los rasgos del liderazgo como energía, impulso, entusiasmo, ambición, agresividad, decisión, confianza en uno mismo, aplomo, amistad, afecto, honestidad, imparcialidad, lealtad, fiabilidad, maestría técnica y capacidad de enseñanza. Al preguntarse qué rasgos poseían los líderes, varios investigadores llegaron a conclusiones diferentes, pero identificaron algunos rasgos comunes del liderazgo: inteligencia, iniciativa, creatividad, madurez emocional, capacidades de comunicación, persuasión, percepción, sociabilidad y capacidades de visualización (Maxwell, 1999; Sullivan y Decker, 2005).

Tourangeau y McGilton (2004) estudiaron las prácticas de liderazgo en enfermería. Se basaron en el patrón de Kouzes y Posner (1995, revisión 2007) y de Posner y Kouzes (1988, 1994) que describen cinco prácticas de liderazgo y las estrategias de liderazgo asociadas; a partir de ellas derivaron un patrón de tres prácticas de liderazgo. Condensaron las ideas de Posner y Kouzes sobre: 1) desafío del proceso por: *a)* búsqueda de oportunidades, y *b)* experimentación y aceptación de riesgos, y 2) inspiración de una visión compartida mediante: *a)* previsión del futuro, y *b)* obtención del soporte de otros para su práctica de liderazgo cognitivo recién desarrollado. También condensaron otros conceptos de Posner y Kouzes: 3) permitir la actuación de otros mediante: *a)* promoción de la colaboración, y *b)* fortalecimiento de los demás; 4) actuar como modelos mediante: *a)* servir de ejemplo, y *b)* planificación de pequeñas victorias en la conducta de liderazgo conductual, y 5) fortalecer el ánimo mediante: *a)* reconocimiento de las contribuciones, y *b)* celebración de los éxitos.

El líder autoritario mantiene un control fuerte, no planifica, toma decisiones y da órdenes. Los líderes autocráticos tienden a ser directivos, críticos y punitivos. Pueden tomar decisiones no favorables para el interés del grupo. Se conceden a ellos mismos una posición más alta que la de los miembros del grupo, lo que reduce la comunicación franca y la confianza. Tienden a obtener buena cantidad y calidad de producción, pero con poca autonomía, creatividad o automotivación. Este tipo de liderazgo puede ser apropiado para una situación de urgencia, cuando el líder sabe lo que se debe hacer, pero no contribuye al desarrollo de las personas (tabla 7-2).

El líder democrático mantiene menos control; formula preguntas y hace sugerencias en vez de ordenar; y consigue que el grupo participe en la planificación, la solución de problemas y la toma de decisiones. La participación tiende a aumentar la motivación y la creatividad. Funciona cuando las personas poseen conocimientos y capacidades y saben trabajar juntas a lo largo del tiempo. El liderazgo democrático puede resultar incómodo, y muchas veces es menos eficiente que el control autocrático.

El liderazgo liberal («dejar hacer») es muy permisivo, no directivo, pasivo e inactivo. Los miembros del grupo pueden trabajar de forma independiente y, posiblemente, con fines cruzados debido a que no existen planificación ni coordinación, y se cuenta con poca cooperación. Es probable que se desarrolle el caos a menos que emerja un líder informal. El estilo liberal puede funcionar bien con trabajadores muy maduros y autónomos, pero con mayor frecuencia resulta ineficiente y poco productivo (Marquis y Huston, 2006).

Tabla 7-2 Comparación entre liderazgo autocrático, democrático y permisivo (*laissez-faire*)

Autocrático	Democrático	Permisivo
Control fuerte	Menos control	Ningún control
Da órdenes	Ofrece sugerencias	No directivo
Toma decisiones	Hace sugerencias	Abdica de la toma de decisiones
Planifica el líder	Planifica el grupo	Ninguna planificación
Directivo	Participativo	No participante
Favorece la dependencia	Favorece la independencia	Favorece el caos

El estilo burocrático es más característico de un gestor que de un líder. El líder o gestor usa reglas y normas con una estrategia autocrática para las instrucciones y espera que se cumplan. Este estilo funciona bien para personas con motivaciones externas (Finkelman, 2006; Sullivan y Decker, 2005).

La teoría del rasgo expande el conocimiento sobre el liderazgo, pero no carece de fallos. Se han identificado pocos o ningún rasgo en todas las investigaciones sobre esta teoría. Los rasgos no se excluyen entre ellos, y existe una superposición considerable entre las categorías o las definiciones de las características. No está claro cuáles son los rasgos más importantes, cuáles son necesarios para adquirir el liderazgo ni cuáles son necesarios para conservarlo. La teoría del rasgo no considera la personalidad como un todo integrado, no examina a los subordinados y no considera las influencias medioambientales ni los factores situacionales.

Los investigadores de los Ohio State Leadership Studies compilaron una lista con aproximadamente 1.800 ejemplos de conductas de liderazgo en las que destacaron dos dimensiones: consideración e iniciación de la estructura. La consideración presupone comportarse de una manera amistosa y de apoyo, con búsqueda del bienestar de los demás y demostración de interés, e incluye tratar a los demás como iguales, dedicar tiempo a escuchar, consultar a otros sobre temas importantes, estar dispuesto a aceptar las sugerencias y hacer favores personales. La iniciación de la estructura es el modo como el líder estructura los roles para obtener los objetivos. Comprende asignación de tareas, definición de procedimientos, establecimiento de plazos, mantenimiento de normas, sugestión de nuevas estrategias y coordinación de las actividades (Huber, 2006; Roussel, Swansburg y Swansburg, 2006).

Los investigadores de la Universidad de Michigan se centraron en la identificación de relaciones entre comportamiento del líder, proceso del grupo y rendimiento del grupo. Encontraron que la diferencia entre líderes efectivos e inefectivos estaba marcada por tres tipos de comportamiento de liderazgo: *a)* comportamiento orientado a la tarea; *b)* comportamiento orientado a la relación, y *c)* liderazgo participativo. El comportamiento orientado a la tarea incluye actividades de planificación, programación y coordinación. El comportamiento orientado a la relación comprende actuación amistosa y considerada, demostración de confianza, expresión de aprecio y provisión de reconocimiento. El liderazgo participativo utiliza reuniones de grupos para obtener participación en la toma de decisiones, mejoría de las comunicaciones, promoción de la cooperación y facilidad para la resolución de conflictos (Huber, 2006).

Maxwell (1999) describió 21 cualidades del líder, como: carácter, carisma, compromiso, comunicación, competencia, coraje, discernimiento, enfoque, generosidad, iniciativa, capacidad de escucha, pasión, actitud positiva, solución de problemas, relaciones, responsabilidad, seguridad, autodisciplina, espíritu de servicio, capacidad de enseñanza y visión, mientras que Blank (2001) proporcionó instrumentos de autoevaluación para 108 capacidades de liderazgo.

Teoría situacional

Las teorías situacionales se hicieron populares durante la década de 1950. Estas teorías sugieren que los rasgos requeridos en un líder difieren de acuerdo con las situaciones variables. Entre las variables que determinan la efectividad del estilo de liderazgo se incluyen factores como: la personalidad del líder; las exigencias de rendimiento tanto del líder como de los seguidores; las actitudes, necesidades y expectativas del líder y de los seguidores; el grado de contacto interpersonal posible; las

Cuadro 7-2 Escala del ambiente del grupo

Describa el ambiente de su grupo marcando los ítems siguientes:

	8	7	6	5	4	3	2	1	
1. Amistosa	:_____	:_____	:_____	:_____	:_____	:_____	:_____	:_____	: Antipática
2. De aceptación	:_____	:_____	:_____	:_____	:_____	:_____	:_____	:_____	: De rechazo
3. Satisfactoria	:_____	:_____	:_____	:_____	:_____	:_____	:_____	:_____	: Frustrante
4. Entusiasta	:_____	:_____	:_____	:_____	:_____	:_____	:_____	:_____	: Nada entusiasta
5. Productiva	:_____	:_____	:_____	:_____	:_____	:_____	:_____	:_____	: Nada productiva
6. Cálida	:_____	:_____	:_____	:_____	:_____	:_____	:_____	:_____	: Fría
7. De colaboración	:_____	:_____	:_____	:_____	:_____	:_____	:_____	:_____	: Ninguna colaboración
8. De soporte	:_____	:_____	:_____	:_____	:_____	:_____	:_____	:_____	: Hostil
9. Interesante	:_____	:_____	:_____	:_____	:_____	:_____	:_____	:_____	: Aburrida
10. Con éxito	:_____	:_____	:_____	:_____	:_____	:_____	:_____	:_____	: Sin éxito

De Fiedler FE: *A theory of leadership effectiveness*, Nueva York, 1967, McGraw-Hill, p. 269.

presiones de tiempo; el medio ambiente físico; la estructura organizativa; la naturaleza de la organización; el estado de desarrollo de la organización, y la influencia del líder fuera del grupo. Un individuo puede ser un líder en una situación y un seguidor en otra, o un líder en un momento y un seguidor en otros momentos, debido a que el tipo de líder necesario depende de la situación (Marquis y Huston, 2006).

Teoría de la contingencia

Fred Fiedler introdujo durante la década de 1960 el modelo de contingencia del liderazgo. Al refutar la teoría del estilo de liderazgo ideal, argumentó que un estilo de liderazgo podía ser efectivo o inefectivo según la situación. Identificó tres aspectos de una situación que estructuran la función de líder: *a)* relaciones líder-miembro; *b)* estructura de la tarea, y *c)* posición de poder.

Las relaciones líder-miembro incluyen el grado de confianza y de lealtad que tienen los seguidores en relación con su líder. El liderazgo se evalúa por una escala de ambiente de grupo (cuadro 7-2). Fiedler también utilizó un índice sociométrico, la puntuación de colaborador menos preferido (CMP). Se pide a los seguidores que piensen en alguien con el que hayan trabajado alguna vez y que califiquen al colaborador menos preferido en una escala adjetiva bipolar de ocho puntos, que incluye adjetivos como amistoso y colaborador. Una puntuación alta describe a la persona en términos favorables, y una puntuación baja se considera negativa. Aunque las puntuaciones CMP son de interpretación compleja y resulta difícil aclarar lo que miden, Fiedler sugiere que las puntuaciones altas están orientadas a la relación, mientras que las bajas están orientadas sobre todo a la tarea.

La estructura de la tarea es elevada si resulta fácil definir y medir una tarea. La estructura es baja si resulta difícil definir la tarea y medir el progreso hacia su conclusión. Fiedler utilizó cuatro criterios para determinar el grado de estructura de la tarea: *a)* claridad del objetivo: extensión en la que el objetivo es comprendido por los seguidores; *b)* extensión en la que una decisión puede ser verificada: saber quién es responsable de qué; *c)* multiplicidad de caminos para conseguir el objetivo: número de soluciones, y *d)* especificidad de la solución: número de respuestas correctas. La enfermería técnica, que se centra en procedimientos, puede tener una estructura alta de la tarea, pero las situaciones que afectan a las relaciones humanas y los juicios de valor pueden tener numerosas soluciones sin una respuesta correcta específica, y, en consecuencia, tienen una estructura baja de la tarea.

La posición de poder se refiere a la autoridad inherente a una posición, el poder de usar recompensas y castigos, y el soporte de la organización para las decisiones de la persona. Los directores de enfermería, los gerentes y, a veces, los coordinadores del cuidado de los pacientes tienen una posición de poder alta, con dere-

Tabla 7-3 Resumen de las investigaciones de Fiedler sobre la situación entre el líder y el grupo

Condición	Relaciones líder-miembros	Estructura de la tarea	Posición de poder	Relación entre estilo de liderazgo y productividad
1	Buenas	Estructurada	Fuerte	Directivo
2	Buenas	Estructurada	Débil	Directivo
3	Buenas	No estructurada	Fuerte	Directivo
4	Buenas	No estructurada	Débil	Permisivo
5	Algo deficientes	Estructurada	Fuerte	Permisivo
6	Algo deficientes	Estructurada	Débil	No hay datos
7	Algo deficientes	No estructurada	Fuerte	No relación
8	Algo deficientes	No estructurada	Débil	Directivo

De Donnelly JH Jr, Gibson JL, Ivancevich JM: *Fundamentals of management functions, behavior, models*, Dallas, 1981, Business Publications. Copyright 1981 por Business Publications, Inc.

cho a contratar y despedir, promocionar y ajustar los salarios. Las personas con posición de poder baja pueden ser elegidas, funcionar en una posición interina o ser eliminadas por los colegas o los subordinados. Los presidentes electos de comités tienen posición de poder bajo. Los jefes de equipo y las enfermeras de plantilla suelen tener una posición de poder baja. Dadas las condiciones críticas, Fiedler argumenta que se puede predecir el estilo de liderazgo más productivo (tabla 7-3).

Si una tarea está estructurada pero al líder no le gusta y, por tanto, necesita ser diplomático, o si la tarea es ambigua y al líder le gusta y, por tanto, busca la colaboración de los trabajadores, probablemente será más productiva la aceptación del estilo de liderazgo. Cuando un líder no aceptado se enfrenta con tareas ambiguas, es más productivo un estilo directivo. El estilo de liderazgo más productivo depende de las variables de la situación.

Las observaciones empíricas no han proporcionado una prueba concluyente para el modelo de contingencia. Es difícil saber lo que registran realmente las mediciones de director psicológicamente distante y director psicológicamente próximo. Se utilizaron correlaciones para la dirección prevista incluso cuando no fueron estadísticamente significativas. El modelo es primariamente académico en cuanto a que no ha sido empleado en el desarrollo de la gestión para mejorar el rendimiento del grupo y la efectividad de la organización. Sin embargo, el complejo de Fiedler, el modelo de contingencia tridimensional, ha contribuido a cierto desarrollo de la teoría del liderazgo (Fiedler, 1967; Fiedler y Chemers, 1974; Fiedler, Chemers y Mahar, 1976; Huber, 2006; Roussel, Swansburg y Swansburg, 2006; Sullivan y Decker, 2005).

Teoría de la trayectoria-objetivo

House derivó la teoría de la trayectoria-objetivo de la teoría de la expectativa. La teoría de la expectativa argumenta que las personas actúan como lo hacen porque esperan que su conducta produzca resultados satisfactorios. En la relación trayectoria-objetivo, el líder facilita la realización de la tarea al minimizar los obstáculos a los objetivos y recompensar a los seguidores por completar sus tareas. El líder ayuda al personal asociado a evaluar las necesidades, explora las alternativas, ayuda a los asociados a tomar las decisiones más beneficiosas, recompensa al personal por la realización de la tarea y proporciona oportunidades adicionales para satisfacer la obtención de objetivos.

House señaló que, según los estudios realizados durante la década de 1950, los líderes que estructuraban las actividades para el personal asociado tenían en general grupos de trabajo más productivos y obtenían evaluaciones del rendimiento más altas por parte de sus superiores. La estructura comprende planificación, organización, dirección y control a través de actividades como aclarar las expectativas del personal asociado, programar el trabajo, hacer asignaciones, determinar los procedimientos y establecer normas. La actividad estructurada puede aumentar la motivación al reducir la ambigüedad de funciones y permitir los controles externos impuestos. En contraste, los líderes amables tenían trabajadores más satisfechos. Crearon una atmósfera de amistad, calidez y soporte al atender al bienestar personal de sus subordinados. La consideración del líder parece particularmente importante para los trabajos rutinarios. Las personas que realizan una variedad de tareas pueden encontrar sus trabajos más satisfactorios y tener menos necesidad de soporte social.

House reconoció que las diferencias individuales afectaban a la percepción del comportamiento del líder por parte de los miembros del personal. Por ejemplo, los miembros del personal experimentados pueden preferir un estilo orientado a la tarea, mientras que los individuos menos maduros, con menor experiencia y en consecuencia menos seguros, pueden preferir un líder amable. Los miembros del personal con necesidad alta de éxito probablemente prefieran un líder orientado a la tarea, pero las personas con una necesidad alta de afiliación preferirán un líder amable. La teoría de la trayectoria-objetivo introdujo a los miembros del personal como una variable en el análisis del liderazgo (House, 1971; Sullivan y Decker, 2005; Yoder-Wise y Kowalski, 2006).

«La instrucción consigue mucho, pero el ánimo lo consigue todo». Johann Wolfgang von Goethe

Teoría del liderazgo situacional

En la teoría del liderazgo situacional, el líder examina las diferentes variables que rodean la situación para realizar la mejor elección en términos de estilo de liderazgo. Paul Hersey y Kenneth Blanchard desarrollaron el modelo de liderazgo situacional con cuatro cuadrantes que representan los estilos de liderazgo (fig. 7-1). El eje vertical indica el comportamiento de relación, desde el comportamiento de soporte bajo hasta el comportamiento de soporte alto; el eje horizontal muestra el comportamiento directivo, desde bajo (izquierda) hasta alto (derecha). El comportamiento de relación y el comportamiento directivo se utilizan como respuesta a la preparación de los seguidores, como se ilustra más adelante en el modelo de cuatro cuadrantes.

En el cuadrante inferior derecho (S1), el seguidor carece de la capacidad para realizar la tarea y de la voluntad de hacerla. En ese caso, el líder tiene que tomar las decisiones y supervisar de cerca al seguidor. En el cuadrante superior derecho (S2) el seguidor muestra cada vez más capacidad pero todavía no rinde a un nivel sostenido y aceptable. El seguidor también puede estar comprometido con el proyecto y/o realmente desea hacer un buen trabajo, y debe recibir mucho soporte y dirección por parte del líder. El líder toma las decisiones, pero incorpora sugerencias del seguidor en el proceso. El cuadrante superior izquierdo (S3) muestra al seguidor que tiene la capacidad y la habilidad requeridas por el proyecto, pero carece de confianza para realizarlo. Así pues, el seguidor necesita una cantidad alta de apoyo por parte del líder para reforzar la confianza. El cuadrante inferior izquierdo (S4) corresponde al estilo de delegación, en el que el seguidor tiene la capacidad y el compromiso para realizar el proyecto con dirección mínima por parte del líder. El líder participa todavía en el proceso de toma de decisiones, pero el seguidor es el encargado del proyecto. Para determinar el estilo de liderazgo más apropiado, el líder debe evaluar la preparación del seguidor para cada tarea, y adoptar el estilo que corresponda al nivel de preparación del seguidor.

El continuo inmadurez-madurez de Argyris indica que, al madurar, las personas progresan desde el estado pasivo al activo, y desde la dependencia a la independencia. Con la madurez pasan desde la necesidad de estructura y poca relación, a través de una disminución de la necesidad de estructura y una necesidad aumentada de relación, hasta poca necesidad de ambas. La progresión no es siempre uniforme. El estrés puede hacer que los miembros del grupo retrocedan, y los líderes deben modificar su comportamiento de acuerdo con ello. Así pues, las teorías situacionales destacan la importancia del nivel de madurez de los individuos o del grupo, y la necesidad de adaptar el estilo de liderazgo en consecuencia (Hersey, 1984; Hersey y Blanchard, 1969; Hersey, Blanchard y Johnson, 2007; Hersey y Duldt, 1989; Huber, 2006; Yoder-Wise y Kowalski, 2006).

Liderazgo transaccional

El liderazgo transaccional se centra en las tareas de gestión y en las compensaciones para cumplir los objetivos. Es una postura de intercambio que identifica las necesidades de los seguidores y proporciona recompensas para cubrir estas necesidades a cambio del rendimiento esperado. Es un contrato para beneficio mutuo que tiene recompensas contingentes. El líder o director es un vigilante que establece objetivos para los empleados, se centra en las operaciones del día a día y utiliza la dirección por excepción. Es una estrategia competitiva y centrada en la tarea, que se basa en una jerarquía. Tiende a mantener el *statu quo* a través de políticas, procedimientos, rutinas de rendimiento, intereses propios y dependencia interper-

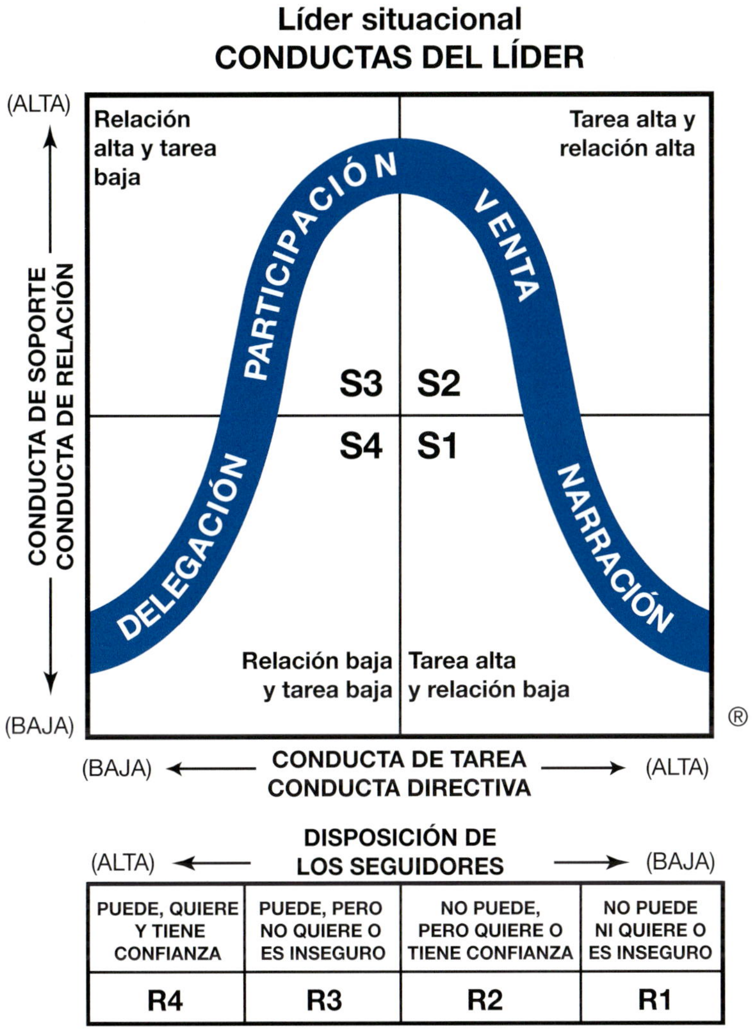

Figura 7-1 • Modelo de líder situacional. (Reproducido con permiso del *Center for Leadership Studies*, Inc., Escondido, CA 92025. Copyright 2006.)

sonal (Bass, 1990; Huber, 2006; Marquis y Huston, 2006; Sullivan y Decker, 2005; Yoder-Wise y Kowalski, 2006).

Liderazgo transformacional

El liderazgo transformacional es un liderazgo inspirador que favorece el desarrollo de los empleados, atiende a las necesidades y a los motivos de los seguidores, inspira optimismo, influencia cambios de percepción, proporciona estímulo intelectual y anima la creatividad del seguidor. El líder es un modelo de rol que utiliza la consideración individualizada, proporciona un sentido de dirección y anima la autogestión. El liderazgo transformacional es una red de colaboración enfocada en el proceso, dirigida mediante valoración, visión, dirección, apoderamiento, formación de equipo y promoción de la calidad. Los atributos esenciales para el liderazgo son identidad, independencia, autenticidad, responsabilidad, coraje e integridad. La tabla 7-4 resume los puntos clave de varios conceptos del liderazgo transaccional y transformacional (Bass, 1985; Bass,

Tabla 7-4 Comparación entre liderazgo transaccional y transformacional

Transaccional	Transformacional
Jerarquía	Red de contactos
Competitivo	Colaborador
Centrado en la tarea	Centrado en el proceso
Postura de intercambio	Promociona el desarrollo de los empleados
Identifica las necesidades de los seguidores	Atiende a las necesidades y motivos de los seguidores
Proporciona recompensas para cubrir las necesidades	Inspira a través del optimismo
Intercambio por el rendimiento esperado	Influencia el cambio de percepción
Contrato para beneficios mutuos	Proporciona estimulación intelectual
Recompensas contingentes	Anima la creatividad de los seguidores
Cuidador	Modelo de rol
Establece objetivos para los empleados	Individualiza la consideración
Foco en las operaciones de cada día	Proporciona sentido de dirección
Gestión por excepción	Anima la autogestión

Avolio, 1993; Burns, 1978; Kouzes y Posner, 2007; Posner y Kouzes, 1988; Huber, 2006; Marquis y Huston, 2006; Sullivan y Decker, 2005).

Modelo de liderazgo integrador

De acuerdo con una revisión de las teorías del liderazgo, evidentemente no existe un tipo de liderazgo superior a los demás. Los líderes están rara vez orientados por completo a las personas o a la tarea. Las perspectivas intrapersonal, interpersonal, organizativa, cultural, física, mental, emocional y espiritual son todas ellas importantes. El líder, el seguidor y la situación influyen en la efectividad del liderazgo. En consecuencia, parece apropiada una integración de las teorías del liderazgo. Los líderes tienen que conocer su propia conducta y su influencia sobre los demás, las diferencias individuales entre los seguidores, las características del grupo, la motivación, las estructuras de la tarea, los factores medioambientales y las variables situacionales, y ajustar su estilo de liderazgo de acuerdo con todos estos factores. El liderazgo integrador es una estrategia de conjunto hacia uno mismo y hacia los demás que requiere una conducta adaptativa.

DESARROLLO DEL PENSAMIENTO DE GESTIÓN

La familiaridad con el desarrollo del concepto de gestión puede ser útil para los directores de enfermería con el fin de crear sus propios estilos de dirección. Ninguna teoría de la gestión es suficiente por sí sola para guiar cada acción del líder de enfermería, pero a través de una estrategia ecléctica, utilizando las teorías mejores y más aplicables en cada situación, los administradores de enfermería pueden crear estilos de gestión individuales para cubrir sus necesidades particulares (tabla 7-5).

Gestión científica

Las teorías sobre la gestión no permanecen estáticas. Desde la introducción de los primeros principios de la gestión científica hace más de un siglo, el concepto de gestión se ha caracterizado por cambios constantes. La gestión científica comenzó hacia 1900 con estudios cronométricos para identificar la eficiencia. Los teóricos fundamentales fueron Taylor, Gilbreths y Gantt (Marquis y Huston, 2006; Roussel, Swansburg y Swansburg, 2006; Sullivan y Decker, 2005).

Taylor

Frederick Taylor (1856-1915) es reconocido, en general, como el padre de la gestión científica. Por medio de estudios con cronómetros aplicó los principios de observación, medición y comparación científica para determinar el modo más eficiente de llevar a cabo una tarea (Taylor, 1903, 1911).

Gilbreth

Frank Gilbreth (1868-1924) y Lillian Gilbreth (1878-1972) también realizaron trabajos pioneros en los estudios so-

Tabla 7-5 Desarrollo del pensamiento de gestión

Gestión científica 1900-	Organización clásica 1930-	Relaciones humanas 1940-	Ciencia conductual 1950-	Transformador 1980-	Liderazgo servidor 1990-	Organizaciones que aprenden 1990-	Inteligencia emocional 1995-	Liderazgo basado en los resultados 1995-	Caos o liderazgo cuántico 2000-
Taylor *Padre de la gestión científica* Gilbreths *Estudios de tiempo-movimiento* Gantt *Gráfica de Gantt*	Fayol *Padre del proceso de gestión* Weber *Padre de la teoría organizativa.* *Burocracia conceptualizada*	Estudios de Hawthorne *Trabajo* *Normas* Lewin *Dinámica de grupo* Moreno *Sociograma*	Maslow *Jerarquía de necesidades* Herzberg *Teoría de los dos factores* McGregor *Teoría X e Y* Ouchi, Pascale y Athos *Gestión japonesa, Teoría Z* Arygis *Necesidades personales y de la organización* Likert *Escala de Likert y gestión participativa, concepto de clavija de unión* Blake y Mouton *Cuadrícula de gestión* Fiedler *Teoría de contingencia* Hersey y Blanchard *Modelo de liderazgo situacional* Drucker *Gestión por objetivos* Peter *Ambigüedad en la gestión* Kotter *Liderazgo y cambio*	Bass *Liderazgo transformador* Bennis, Nanus y Goldsmith *Dirección frente a gestión*	Robert Greenleaf y otros	Sange y otros	Goleman y otros	Welch y otros	Porter-O'Grady Wheatley y otros

bre tiempo y movimiento. Destacaron los beneficios de la simplificación del trabajo y el establecimiento de normas, así como los efectos de los planes de incentivos y del cansancio sobre el rendimiento del trabajo.

Los Gilbreth desarrollaron también el organigrama y la gráfica del proceso para registrar sus observaciones. El proceso de trabajo se esquematizaba para indicar las operaciones, los retrasos, la inspección, el transporte y el almacenamiento; después, se estudiaba el proceso para acortar, combinar o eliminar algunos pasos. Los Gilbreths recomendaron las instrucciones escritas para evitar los errores de interpretación, e iniciaron un sistema de calificación del mérito para los trabajadores (Gilbreth, 1909, 1911; Gilbreth y Gilbreth, 1917).

Lillian Gilbreth es conocida como la primera dama de la gestión. Su disertación doctoral fue publicada bajo el nombre de L.M. Gilbreth, para ocultar que era una mujer. Fue una de las primeras contribuciones para la comprensión de los factores humanos en la industria. Su trabajo sobre los efectos del cansancio completó las aportaciones de su esposo (Gilbreth, 1914; Gilbreth y Gilbreth, 1919). Los Gilbreth y sus 12 hijos son los protagonistas de la popular obra *Cheaper by the Dozen* (Más barato por docenas) (Gilbreth, Carey y McKay, 1984).

Gantt

Henry Gantt (1861-1919), un discípulo de Taylor, también estaba interesado por los problemas de la eficiencia. Contribuyó a la gestión científica con el perfeccionamiento de trabajos previos, más que por la introducción de conceptos nuevos. La gráfica de Gantt, una precursora de la PERT (*Program Evaluation and Review Technique*, técnica de evaluación y revisión de programas), muestra la relación del trabajo planeado o completado en un eje, con la cantidad de tiempo necesario o empleado en el otro eje. Gantt desarrolló también un plan de remuneración de la tarea y la labor extra, con el que los trabajadores recibían el sueldo de un día más una bonificación por la producción superior a la norma, con el fin de estimular un rendimiento más alto. Gantt recomendó seleccionar científicamente los trabajadores y suministrarles instrucciones detalladas sobre sus tareas. Defendió una estrategia más humanitaria para la gestión, centró el interés más en los objetivos de servicio que en los de beneficio, reconocimiento de incentivos no monetarios útiles, como la seguridad laboral y el apoyo al desarrollo del personal (Gantt, 1916, 1919).

Organización clásica

El concepto clásico de administración-organización comenzó a recibir atención en 1930. Más deductivo que inductivo, este concepto considera la organización como un todo, en vez de centrarse únicamente en la producción. Las actividades directivas se clasifican como planificación, organización y control. Se pusieron de moda los conceptos de niveles numéricos, ámbito de control, equilibrio entre autoridad y responsabilidad, contabilidad, unidad de control, relaciones línea-personal, descentralización y departamentalización. Los teóricos fundamentales de la era de la organización clásica fueron Fayol y Weber (Marquis y Huston, 2006; Roussel, Swansburg y Swansburg, 2006; Sullivan y Decker, 2005).

Fayol

Henri Fayol (1841-1925) estudió las funciones de los gestores y concluyó que la gestión es universal. Todos los gestores, con independencia del tipo de organización y de su nivel dentro de la organización, tienen en esencia las mismas tareas: planificación, organización, suministro de órdenes, coordinación y control.

Fayol creía en la división del trabajo, y argumentó que la especialización aumentaba la eficacia. Recomendó la centralización a través del uso de una cadena numérica o niveles de autoridad, responsabilidad acompañada de autoridad, y unidad de mando y dirección, con el fin de que cada empleado recibiese órdenes sólo de un superior. Pensaba que si bien los intereses individuales debían subordinarse al interés de la organización, se debía permitir que los trabajadores ideasen y aplicasen planes, y debían ser adecuadamente remunerados por sus servicios. Fayol animó el desarrollo de la armonía del grupo a través del tratamiento igual y la estabilidad del personal. Partidario firme del orden, defendió «un lugar para cada cosa y cada cosa en su lugar». También recomendó la enseñanza de la dirección de empresas en las universidades (Fayol, 1925).

Weber

Max Weber (1864-1920) se ganó el título de «padre de la teoría de la organización» por sus conceptos sobre la burocracia, con más énfasis en las reglas que en los individuos, y en la competencia que en el favoritismo, como la base más eficiente para la organización. Concibió una estructura de autoridad que debía facilitar la obtención de los objetivos de la organización.

Relaciones humanas

«Existe algo mucho más escaso, más tenue y más raro que la capacidad: la capacidad de reconocer la capacidad». Anónimo

El movimiento de relaciones humanas comenzó durante la década de 1940, cuando se llamó la atención sobre el efecto que tienen los individuos en el éxito o el fracaso de una organización. La teoría clásica de la organización y la gestión se centra en el medio ambiente físico y no analiza el elemento humano; la teoría de las relaciones humanas destaca el medio ambiente social. Los principales intereses del movimiento de relaciones humanas son los individuos, el proceso del grupo, las relaciones interpersonales, el liderazgo y la comunicación. En lugar de concentrarse en la estructura de la organización, los gestores animan a los trabajadores para que desarrollen su potencial, y les ayudan a cubrir sus necesidades de reconocimiento, éxito y sentido de pertenencia. Mayo, Lewin y Moreno fueron los líderes en la era de las relaciones humanas (Marquis y Huston, 2006; Roussel, Swansburg y Swansburg, 2006; Sullivan y Decker, 2005).

Estudios de Hawthorne

Los estudios de Hawthorne se realizaron entre 1924 y 1932. Aunque criticados por unos métodos de investigación deficientes, estimularon un interés considerable por los problemas humanos en el trabajo. Llevados a cabo en la factoría de Western Electric en Chicago por Hawthorne, Elton Mayo y un grupo de investigadores de la Universidad de Harvard, estos estudios investigaron los efectos de los cambios en la iluminación sobre la productividad. La iluminación se cambió para el grupo experimental mientras que permaneció constante para los controles. Al aumentar la iluminación del grupo experimental, aumentó la producción de ambos grupos. Cuando se disminuyó en el grupo experimental, la producción siguió aumentando en ambos grupos hasta que la iluminación alcanzó el nivel de la luz lunar, momento en el que se produjo una disminución significativa de la producción de ambos grupos. Los investigadores concluyeron que la iluminación tenía poco efecto sobre la producción. Los efectos del número y la duración de las interrupciones en el trabajo, los descansos, la duración de los días laborales y de las semanas laborales, la temperatura y la humedad fueron observados en cinco voluntarios y resultaron escasos o nulos. Se estudió un plan de incentivos para el trabajo a destajo en un grupo. Los investigadores anticipaban que los trabajadores más rápidos presionarían a los más lentos para aumentar su producción. Sin embargo, encontraron que las normas del grupo estaban establecidas y los trabajadores no se sintieron presionados para producir más o menos de lo establecido. Los trabajadores frenaron el ritmo de producción cuando estaba claro que podían alcanzar el objetivo del día. Evidentemente, las normas de trabajo tenían más influencia que los planes de incentivo. Los estudios de Hawthorne supusieron un impulso para el movimiento de relaciones humanas (Mayo, 1953; Marquis y Huston, 2006; Roussel, Swansburg y Swansburg, 2006; Sullivan y Decker, 2005).

Lewin

Kurt Lewin (1890-1947) revivió el estudio de la dinámica de grupos a principios de la década de 1930. Mantenía que los grupos tenían personalidad propia formada por la personalidad de sus miembros. Demostró que las fuerzas del grupo pueden superar los intereses individuales. Confirmó la importancia del control del grupo sobre la producción, acuñó los términos *espacio vital, espacio de movimiento libre* y *fuerzas de campo* para describir las presiones del grupo sobre los individuos, y se dio a conocer como fundador de la psicología social moderna.

Lewin defendió la supervisión democrática. Su investigación indicó que los grupos democráticos, en los que los participantes resolvían sus propios problemas y tenían la oportunidad de consultar con el líder, eran más efectivos. El liderazgo autocrático, por otra parte, tiende a promover la hostilidad y la agresión o la apatía, y a disminuir la iniciativa. Mientras realizaba experimentos durante la Segunda Guerra Mundial para cambiar los hábitos de comida de las personas e incluir el consumo de más vísceras, encontró que sólo el 3% de las mujeres que habían acudido a las conferencias (método autocrático) cambiaron su comportamiento, mientras que el 32% de las mujeres participantes en una discusión después de la conferencia (método democrático) comenzaron a consumir más vísceras (Lewin, 1951; Sullivan y Decker, 2005).

Moreno

Jacob Moreno (1889-1974) desarrolló la sociometría para analizar el comportamiento de los grupos. Convencido de que las personas sienten atracción, repulsión o indiferencia hacia otras personas, desarrolló el sociograma para representar gráficamente las parejas y clasificar las preferencias hacia los demás. El proceso de clasificación se puede utilizar para calcular qué trabajadores son capaces de desarrollar relaciones interpersonales armoniosas. Con ese conocimiento, pueden organizarse grupos de trabajo con un mínimo predicho de tendencias disruptivas, con el fin de obtener la máxima eficacia y promocionar una moral alta. Moreno contribuyó también al psicodrama (terapia individual), el sociodrama (relacionado con las funciones sociales y culturales) y las técnicas de interpretación de roles para el análisis de las relaciones interpersonales.

Ciencia del comportamiento

Durante la década de 1950, los defensores de las ciencias del comportamiento advirtieron que gran parte de las teorías de la gestión conocidas como científica, clásica y de las relaciones humanas, habían sido aceptadas sin validación científica. La ciencia del comportamiento destaca el uso de procedimientos científicos para estudiar los aspectos psicológicos, sociológicos y antropológicos de la conducta humana en las organizaciones. Los científicos conductuales indican que la gestión no es un proceso técnico en sentido estricto, no puede ser aleatorizada y no debe ser ejecutada a través de la autoridad. Por el contrario, destacan la importancia de mantener una actitud positiva hacia las personas, formar a los directivos, adaptar las acciones de supervisión a la situación, cubrir las necesidades de los empleados, promocionar el sentido de éxito de los empleados y obtener el compromiso a través de la participación en el planteamiento y la toma de decisiones.

Maslow

Abraham Maslow (1908-1970) inició la escuela del comportamiento humano en 1943 con su teoría de la jerarquía de las necesidades. Describió una estructura jerárquica para las necesidades humanas, clasificadas en cinco categorías: *a)* fisiológicas; *b)* de seguridad; *c)* de pertenencia; *d)* de estima, y *e)* de autorrealización. Las necesidades fisiológicas son las más importantes y las imprescindibles para la supervivencia. Incluyen las necesidades de oxígeno, agua, alimento, sueño, sexo y actividad. La seguridad comprende la ausencia de varios tipos de peligros, amenazas y privaciones, como daño físico, privación económica, mala salud y sucesos inesperados e innecesarios. Las necesidades de pertenencia se componen de relaciones afectuosas con otros, aceptación por los colegas, reconocimiento como miembro del grupo y compañerismo. La estima comprende el respeto a uno mismo, la evaluación propia positiva y el aprecio por los demás. La autorrealización se compone del cumplimiento y obtención de toda la capacidad propia. Según la jerarquía de Maslow, las necesidades físicas se deben cubrir antes de que las otras necesidades se conviertan en prepotentes, y lo mismo sucede con las siguientes necesidades de la lista, hasta las de autorrealización, que sólo es posible cubrir cuando ya están cubiertas todas las anteriores. Cuando se ha satisfecho una necesidad, deja de ser un factor motivador, y la necesidad siguiente se convierte en predominante. Cuando una necesidad comienza a ser satisfecha, disminuye su importancia como motivador en relación con las otras necesidades, algunas de las cuales no se satisfacen nunca por completo y nunca dejan de motivar.

Los trabajos de Maslow han tenido una gran influencia en el campo de la gestión y han estimulado investigaciones posteriores. Aunque el esquema de Maslow se puede considerar correcto en general, las necesidades humanas son más complejas de lo que podría indicar una simple lista. Puesto que no existen dos personas iguales, el tipo y la intensidad de las necesidades varían en los distintos individuos. Las personas difieren en la cantidad de gratificación necesaria antes de que el objetivo siguiente se convierta en predominante. Por ejemplo, algunas personas funcionan bien con seis horas diarias de sueño mientras que otras necesitan diez horas. El grado de importancia atribuido a las necesidades puede variar en función de diferencias culturales e individuales. Una persona puede desear reconocimiento mientras que el sentido de pertenencia a un grupo puede ser más importante para otro individuo. Las personas suelen atribuir importancia a lo que no tienen. Desde el punto de vista social, es más aceptable pedir que se cubran las necesidades físicas que solicitar atención para los objetivos sociales o psicológicos. El proceso de motivación se ve complicado por el hecho de que las necesidades propias cambian. Cuando uno acepta un empleo puede prestar más atención a la paga, las horas de trabajo y la localización geográfica. Poco después pueden predominar las necesidades sociales y la necesidad de éxito y reconocimiento. Las personas también cubren sus necesidades de diferentes formas. Algunas personas pueden obtener reconocimiento de la cantidad y la calidad del trabajo que producen, mientras que otras pueden obtener todavía más atención a través de aspectos negativos, como el trabajo inferior y la lentitud. Existen algunas situaciones que parecen desafiar la teoría de Maslow. Aunque la mayoría de nosotros comemos cuando tenemos hambre, algunas personas ayunan para cubrir necesidades de nivel más alto, o puede parecer que la creatividad anula todas las demás necesidades durante algún tiempo. Los trabajos de Maslow marcaron el comienzo de la ciencia del comportamiento. Muchos estudios posteriores se han basado en su teoría (Maslow, 1970; Huber, 2006; Marquis y Huston, 2006; Roussel, Swansburg y Swansburg, 2006; Sullivan y Decker, 2005) (v. fig. 4-1).

Herzberg

Frederick Herzberg (1923-2000) y sus colaboradores utilizaron el método del incidente crítico en 1959 para entrevistar a 200 ingenieros y economistas del área de Pittsburgh sobre las situaciones laborales que les habían resultado satisfactorias o insatisfactorias. Las historias fueron analizadas en función de su contenido y clasificadas de acuerdo con los factores laborales relacionados. Los investigadores encontraron que los factores laborales en situaciones asociadas con la satisfacción eran diferentes de los relacionados con la insatisfacción. Los motivadores de satisfacción identificados incluyeron éxito, reconocimiento, el trabajo en sí mismo, responsabilidad, progreso y potencial de crecimiento. Estos factores contenidos en el trabajo pueden elevar el nivel de rendimiento y cubrir las necesidades de orden superior (v. fig. 4-2). En el modelo de jerarquía de necesidades de Maslow, los factores de insatisfacción identificados fueron supervisión, política de la compañía, condiciones laborales, relaciones interpersonales con superiores, compañeros y subordinados, situación, seguridad en el trabajo y efecto sobre la vida personal. Estos factores del contexto laboral (medio ambiente alrededor del trabajo) no pueden motivar, pero pueden disminuir el rendimiento y causar insatisfacción laboral. Cubren necesidades de orden inferior en el modelo de Maslow (v. fig. 4-3).

La teoría de Herzberg está muy controvertida, y ha estimulado numerosas investigaciones, algunas de las cuales la apoyan y otras no. El trabajo de Herzberg ha sido objeto de muchas críticas. Por ejemplo, sólo estudió dos profesiones, y sólo empleó una medida de la actitud laboral. No comunicó datos de validez o fiabilidad. Las descripciones de los incidentes críticos estuvieron expuestas a pérdida de memoria y percepción selectiva. El mero hecho de que el individuo tiende a acusar a otros en lugar de a sí mismo cuando se le pregunta sobre una experiencia desagradable, mientras que desea asumir la responsabilidad cuando sucede algo bueno, podría explicar los resultados de Herzberg. No se hicieron observaciones ni mediciones del comportamiento laboral, y es posible que Herzberg identificase categorías erróneas e historias mal clasificadas altamente subjetivas. Sin embargo, Herzberg desarrolló una taxonomía de situaciones laborales basada en la investigación, que ha contribuido a comprender mejor la motivación humana. Su trabajo complementa el de Maslow (Herzberg, 1977; Herzberg, Mausner y Snyderman, 1959; Huber, 2006; Marquis y Huston, 2006; Roussel, Swansburg y Swansburg, 2006; Sullivan y Decker, 2005).

McGregor

Douglas McGregor (1906-1964) desarrolló las implicaciones para la gestión de la teoría de Maslow. Señala que el estilo de gestión depende de la filosofía de los humanos, y clasifica estas asunciones como teoría X y teoría Y. En la teoría X el énfasis del gerente radica en el objetivo de la organización. La teoría X asume que a las personas les disgusta el trabajo y lo evitan; en consecuencia, los trabajadores deben ser dirigidos, controlados, coercidos y amenazados para que se puedan cumplir los objetivos de la organización. De acuerdo con la teoría X, la mayoría de las personas desean ser dirigidas y evitar la responsabilidad, puesto que tienen poca ambición. Desean seguridad. Los directores que aceptan las asunciones de la teoría X pensarán y planearán con poca aportación del personal. Delegan poco, supervisan de modo estrecho y motivan a los trabajadores a través del miedo y las amenazas, sin hacer uso de sus potenciales.

En la teoría Y se presta interés al objetivo del individuo. El director asume que a las personas no les disgusta intrínsecamente el trabajo, y que el trabajo puede ser una fuente de satisfacción. Los directores con la teoría Y asumen que los trabajadores tienen la autodirección y el autocontrol suficientes para cumplir sus objetivos, y que responderán a las recompensas por el cumplimiento de los objetivos. Creen que bajo condiciones favorables las personas buscan responsabilidad y demuestran imaginación, ingenio y creatividad. De acuerdo con la teoría Y, los potenciales humanos sólo se utilizan en parte. Los directores que creen en las asunciones de la teoría Y permitirán la participación. Delegarán, proporcionarán supervisión general en lugar de estrecha, apoyarán la ampliación del trabajo y usarán incentivos positivos, como alabanzas y reconocimiento (v. tabla 4-2).

McGregor sugiere que, cuando las personas no pueden satisfacer sus necesidades de nivel más alto, experimentan frustraciones que conducen a comportamientos negativos. Algunos directores han respondido a las consecuencias de la frustración personal con medidas punitivas, sin determinar la causa. Los directores con orientación a las relaciones humanas han conseguido condiciones de trabajo agradables y han proporcionado recompensas no relacionadas con el rendimiento laboral. McGregor cree que ambas estrategias son ineficaces, y recomienda estructurar la situación laboral de forma que los trabajadores puedan cubrir sus objetivos personales mientras trabajan para conseguir los objetivos de la organización. Sugiere la colaboración entre director y trabajador para integrar los objetivos. La tabla 7-6 muestra las relaciones entre las teorías de Maslow, Herzberg y McGregor (McGregor, 1960; Huber, 2006; Marquis y Huston, 2006; Roussel, Swansburg y Swansburg, 2006; Yoder-Wise y Kowalski, 2006).

Tabla 7-6 Relaciones entre las teorías de Maslow, Herzberg y McGregor

Maslow	Herzberg	McGregor
Necesidades fisiológicas	Factores de higiene	Teoría X
Necesidades de seguridad	Motivadores	Teoría Y
Necesidades de pertenencia		
Necesidades de estima		
Necesidades de autoactualización		

Modificado de: Kelly J: *Organizational behaviour.* Edición revisada. Hornewood, IL, 1980, Irwin, p. 220. Copyright por Richard D. Irwin.

Ouchi, Pascale y Athos

William Ouchi (1943-) contrasta las organizaciones japonesas con las de Estados Unidos. Las organizaciones de Japón tienen «empleo para toda la vida; evaluación y promoción bajas; carreras profesionales no especializadas; mecanismos de control implícitos; toma de decisiones colectiva; responsabilidad colectiva, e interés por el conjunto de la organización», mientras que las organizaciones de Estados Unidos tienen «empleo a corto plazo; evaluación y promoción rápidas; carreras profesionales especializadas; mecanismos de control explícitos; toma de decisiones individual; responsabilidad individual, e interés segmentados» (Ouchi, 1981, pp. 48-49; Marquis y Huston, 2006; Roussel, Swansburg y Swansburg, 2006). Pascale y Athos explican que las organizaciones de Estados Unidos tienden a favorecer la estrategia, la estructura y los sistemas, mientras que las organizaciones japonesas se centran en el personal, las capacidades, el estilo y los objetivos de orden superior (Pascale y Athos, 1981).

Argyris

Chris Argyris (1923-) centró su investigación en la coexistencia de necesidades personales y de la organización, y encontró que los individuos daban prioridad a la cobertura de las necesidades propias. Observó que cuanto mayor era la disparidad entre las necesidades individuales y las de la organización, más tensión, conflicto, insatisfacción y subversión se originaban. Argyris recomienda que los líderes ayuden a los trabajadores a conseguir la autorrealización mediante la aplicación de una filosofía de teoría Y, y mantiene que eso ayuda a que la personalidad propia crezca desde la pasividad y la dependencia hasta la actividad y la independencia. La incongruencia entre la personalidad madura y la gestión basada en principios clásicos convierte a los trabajadores en subordinados, dependientes y pasivos, lo que origina fracaso psicológico e insatisfacción laboral. Los directores pueden convertir los trabajos en más significativos si aprovechan los talentos de las personas y dejan que participen en la planificación, el establecimiento de objetivos y la solución de problemas, para crear así organizaciones con capacidad de aprendizaje (Argyris, 1953, 1957, 1964, 1993,

1999, 2006; Argyris, Putnam y Smith, 1985; Argyris y Schon, 1978; Marquis y Houston, 2006).

Likert

La teoría de la gestión de Rensis Likert (1903-1981) tiene como base sus trabajos en el Institute for Social Research de la Universidad de Michigan. Identificó tres tipos de variables en las organizaciones: *a)* causales; *b)* intermedias, y *c)* resultado final. Las variables causales incluyen conducta de liderazgo, estructura de la organización, políticas y controles. Las variables intermedias son percepciones, actitudes y motivaciones. Las variables del resultado final son medidas de beneficios, costes y productividad. Likert creía que los directores podían actuar de forma perjudicial para la organización cuando evalúan los resultados finales con exclusión de las variables intermedias. En consecuencia desarrolló un cuestionario (escala de Likert) que incluye mediciones de las variables causales e intermedias. La escala de Likert mide varios factores relacionados con la conducta de liderazgo, la motivación, la influencia de la dirección, la comunicación, los procesos de toma de decisiones, el establecimiento de objetivos y el desarrollo del personal.

Likert también identificó cuatro tipos de sistemas de dirección: *a)* explotador-autoritario; *b)* benevolente-autoritario; *c)* consultor, y *d)* participativo. Asoció el primer sistema con el rendimiento menos efectivo. Los directores muestran poca confianza en el personal e ignoran sus ideas. En consecuencia, el personal no se siente con libertad para discutir el trabajo con los directores. La responsabilidad por los objetivos de la organización ocupará el primer lugar; los objetivos se establecen a través de órdenes. La poca comunicación que se emplea es directamente descendente, muchas veces inexacta y aceptada con sospecha. Aunque los directores no conocen los problemas de su personal, toman decisiones sin información procedente de los niveles inferiores. La administración superior utiliza la vigilancia y el castigo como funciones de control. Puesto que no se permite la información ascendente, los trabajadores se resisten con fuerza a los objetivos de la organización y desarrollan por ellos mismos una organización informal.

En el sistema benevolente autoritario, el segundo tipo de sistema, el director es condescendiente con el personal. En ocasiones, se pide al personal que exponga sus ideas, pero los empleados no se sienten libres para discutir el trabajo con su director. La dirección superior y la intermedia son responsables del establecimiento de los objetivos. Existe poca comunicación y la mayor parte de ella tiene una dirección descendente, tras ser censurada por el director, por lo que es recibida con alguna sospecha. Las decisiones son tomadas por la superioridad con alguna delegación. Los directores tienen algún conocimiento de la situación del personal, y éste es consultado en ocasiones para la solución de problemas. Los objetivos se establecen a través de órdenes con solicitud de algún comentario, y son recibidos con resistencia moderada. La administración superior utiliza recompensas y castigos con funciones de control. Suele existir una organización informal que se resiste a la formal.

En el tercer sistema, el consultivo, el director tiene confianza sustancial en los miembros del personal. Se suelen solicitar sus ideas y ellos se sienten libres para discutir el trabajo con el director. La responsabilidad por el establecimiento de objetivos es bastante general. Aunque existe comunicación considerable tanto ascendente como descendente, tiene una exactitud limitada y es aceptada con cierta precaución. Los directores están bastante familiarizados con los problemas a los que se enfrentan los empleados. La política general se establece en el nivel superior, con delegación; los objetivos se establecen después de discusión, y las decisiones se toman en toda la organización. Las funciones de control son delegadas a niveles inferiores, donde se emplean la recompensa y la autoguía. A veces, una organización informal se resiste a los objetivos formales.

La gestión participativa, el cuarto sistema, se asocia con el rendimiento más efectivo. Los directores tienen confianza completa en su personal. Siempre se solicitan las ideas de los empleados y éstos se sienten por completo libres para discutir el trabajo con el director. Los objetivos se establecen en todos los niveles. Existe gran cantidad de comunicación (hacia arriba, hacia abajo y hacia los lados) que es exacta y se recibe sin prejuicios. Los directores están muy bien informados sobre los problemas a los que se enfrentan los empleados, y la toma de decisiones está bien integrada a través de la organización, con participación completa de los miembros del personal. Puesto que los objetivos se establecen a través de la acción del grupo, encuentran una resistencia escasa o nula. No existe una organización informal que se resista a los objetivos de la organización formal, puesto que los objetivos de ambas son los mismos. El control es ampliamente compartido a través del uso de autoguía y solución de problemas.

Likert fue un defensor convencido de la gestión participativa y las relaciones de apoyo. Su concepto fundamental se basó en estudios sobre las diferencias entre directores buenos y deficientes, medidas por el nivel de productividad. Se encontró que los directores buenos tenían más influencia sobre sus subordinados que los directores deficientes, y que sus procedimientos de gestión eran mejor recibidos por los miembros del personal. En consecuencia, Likert sugirió que los directores formaran grupos para favorecer las relaciones de apoyo y que estos grupos están enlazados por grupos superpuestos de directores. De este modo se facilitan las comunicaciones tridimensionales: ascendentes, descendentes y laterales. Cuando los directivos medios tienen oportunidad de interacción con su director superior, los trabajadores pueden recibir información, y existe la posibilidad de que los objetivos del individuo y los de la organización se conviertan en similares (Likert, 1961; Likert y Likert, 1976; Huber, 2006; Roussel, Swansburg y Swansburg, 2006) (fig. 7-2).

Blake y Mouton

Robert Blake (1918-) y Jane Mouton (1930-1987) mantienen la existencia de dos dimensiones críticas en el liderazgo: *a)* interés por las personas, y *b)* interés por la producción. Representan estas dimensiones en una cuadrícula gerencial de 9 × 9 u 81 cuadrados (fig. 7-3). Las dos dimensiones son independientes, de forma que un director puede ser grande en las dos dimensiones, pequeño en las dos dimensiones o grande en una y pequeño en la otra. El eje vertical representa el interés del director por las personas, y el eje horizontal representa el interés por la producción. Cada eje tiene una escala de 1 a 9, desde un interés mínimo por las personas o la producción hasta un interés máximo. Los cinco estilos básicos están localizados en cada esquina y en el centro de la cuadrícula.

El director situado en 9,1 tiene el interés más alto para la producción y el más bajo para las personas. Este director destaca la eficiencia operativa a través de los controles, y considera a las personas como instrumentos de producción. Los trabajadores cobran para hacer lo que se les dice, sin cuestionarlo.

Como se refleja en la cuadrícula, la gestión 1,1 está empobrecida. El director no tiene interés por la producción ni por las personas. Este estilo se puede encontrar en algunos directores que consideran que se les ha negado repetidamente la promoción o han sido maltratados de otra forma, y que, en consecuencia, han adoptado un nivel bajo de participación en el trabajo. La dirección del «hombre de empresa» situada en 5,5 representa un interés moderado tanto por las personas como por la organización, pero no necesariamente al mismo tiempo. El énfasis del director cambia. El director tipo «club de campo», en 1,9, es atento y amistoso, pero tiene poco interés por la producción.

Blake y Mouton consideran la dirección de equipo, en 9,9, como el estilo óptimo de gestión. Estos directores integran el interés por las personas y por la producción. Los problemas se afrontan directamente y se promueve la confianza mutua, el respeto y la interdependencia (Blake y Mouton, 1964, 1978; Blake y McCanse, 1991; Huber, 2006; Marquis y Huston, 2006; Roussel, Swansburg y Swansburg, 2006; Yoder-Wise y Kowalski, 2006).

Hersey y Blanchard

Paul Hersey (1930-) y Kenneth Blanchard (1939-) ampliaron la obra de Blake y Mouton al considerar con más detalle la buena disposición de los seguidores. A medida que aumenta la disposición de los seguidores, el estilo de liderazgo requiere menos estructura y soporte emocional. Los grupos con disposición por debajo de la media funcionan mejor con directores con orientación alta a la tarea y baja a la relación. Los grupos con disposición media funcionan mejor con directores con orientación alta a la tarea y a la relación, o alta a la relación y baja a la tarea. El estilo de liderazgo más efectivo depende de la buena disposición del grupo (Hersey, 1984; Hersey y Blanchard, 1969; Hersey, Blanchard y Johnson, 2007; Hersey y Duldt, 1989; Huber, 2006; Marquis y Huston, 2006; Roussel, Swansburg y Swansburg, 2006) (v. Teoría del liderazgo situacional, en este capítulo).

Drucker

En sus numerosos escritos sobre la gestión de empresas, Peter Drucker (1909-2005) mantiene que la única forma en que la dirección puede justificar su existencia es a través de los resultados económicos. Introdujo la gestión por objetivos como un modo de controlar a los directo-

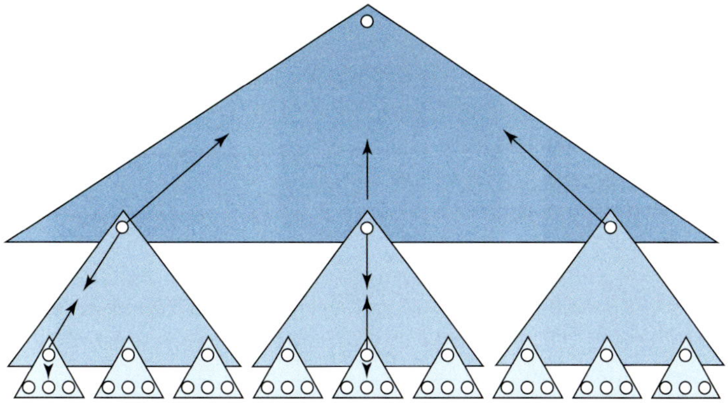

Figura 7-2 • Concepto de clavija de unión. Las flechas indican la función de clavija de unión. (De Likert R, Likert JG: *New ways of managing conflict.* Nueva York, 1976, McGraw-Hill.)

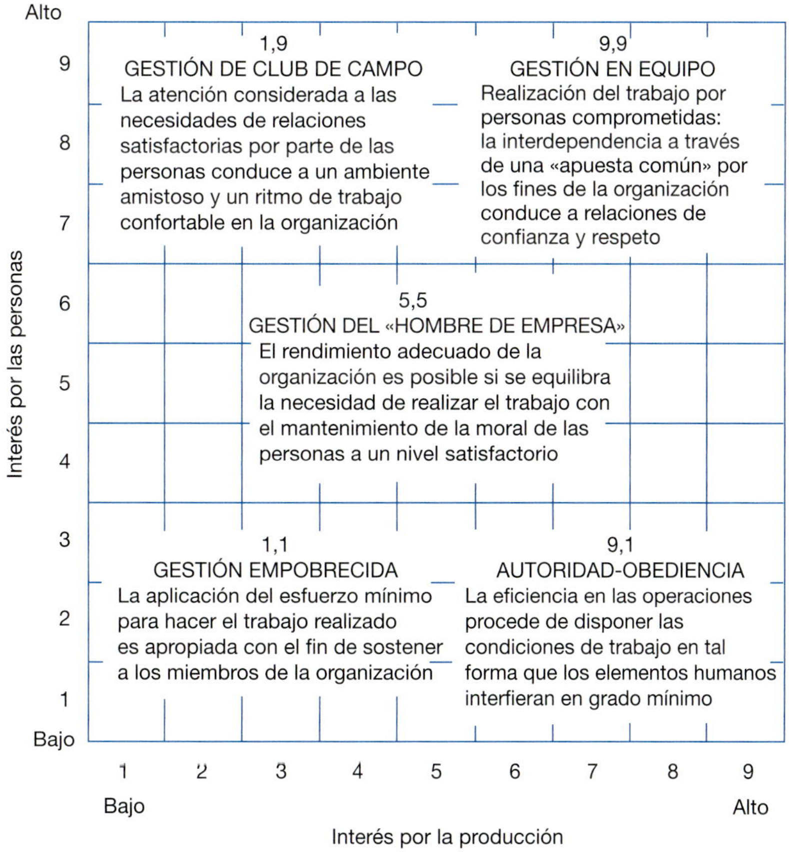

Figura 7-3 • Cuadrícula de gestión. (De Blake RR, Mouton JS: *The new managerial grid.* Houston, 1978, Scientific Methods, Inc.)

res. Sobre la base del autocontrol y no del control desde arriba, los gestores son dirigidos por objetivos de rendimiento en vez de por su director. Para la gestión por objetivos, el director desarrolla el marco, y el personal asociado suministra los objetivos, que son acordados por ambos. El personal suministra informes de progreso al director. Se desarrollan objetivos para cada nivel de dirección en la jerarquía y cada unidad de la organización. El director comprueba los objetivos respecto a su compatibilidad con otras unidades y su contribución a los objetivos en el nivel siguiente de jerarquía. Drucker mantiene que es más productivo para los trabajadores establecer sus propias normas y medir su propio rendimiento, que el establecimiento de normas mínimas.

Drucker recomienda diseñar los trabajos para ajustarlos al trabajador, que los trabajadores tengan más control sobre sus trabajos y que el trabajador sea considerado el recurso más vital en la empresa. Ha destacado la importancia de dirigir con vistas al futuro. Cree que no tiene sentido predecir el futuro. A finales de la década de 1990 indicó la importancia de gestionar los recursos de conocimientos de la sociedad (Drucker, 1964, 1974, 1980, 1985, 1986, 1992, 1995, 1998, 2001, 2003, 2005; Marquis y Huston, 2006; Roussel, Swansburg y Swansburg, 2006).

Peters

Tom Peters ha propuesto ideas interesantes durante las décadas de 1980 y 1990 a través de seminarios y en varios libros. Él y otros pensadores han destacado la importancia de gestionar la ambigüedad y la paradoja, estar predispuesto a la acción para conseguir que se hagan las cosas, permanecer cerca del cliente para conocer sus necesidades y anticipar sus deseos, promover la autonomía y el espíritu emprendedor, reforzar los valores compartidos mediante el homenaje a los héroes, obtener productividad a través de las personas, demostrar valores por medio de intervenciones directas, mantener lo que se sabe en lugar de buscar la diversificación, mantener una forma simple y un personal escaso y buscar la excelencia a través de innovaciones basadas en el equipo (Peters, 1987, 1992, 1994, 1997; Peters y Austin, 1985, Peters y Waterman, 1982).

Kotter

John Kotter ha publicado en varios libros sus investigaciones sobre temas relacionados con el liderazgo. Sus estudios se han centrado en los rasgos, la gestión empresarial, el cambio y temas transaccionales (Kotter, 1982, 1985, 1988, 1990, 1996, 2002).

Liderazgo transformacional

El liderazgo transformacional se hizo popular durante las décadas de 1980 y 1990, y resalta la necesidad de liderazgo frente a gestión, la importancia de los valores y el compromiso con el servicio (Huber, 2006; Marquis y Huston, 2006; Roussel, Swansburg y Swansburg, 2006; Sullivan y Decker, 2005).

Bass

Bernard Bass identificó la necesidad de carisma, liderazgo inspirador, consideración individualizada y estimulación intelectual para conseguir el liderazgo transformacional, en lugar de sólo transaccional o un liderazgo de refuerzo contingente. Indicó que las mujeres estaban más inclinadas que los hombres al liderazgo transformacional (Bass, 1985, 1998; Bass y Avolio, 1993).

Bennis, Nanus y Goldsmith

Warren Bennis ha destacado la importancia de liderar en vez de sólo gestionar, describió la forma como las personas se convertían en líderes y estudió las características de los grupos grandes. Junto con Burt Nanus, preconizó un cambio de paradigma hacia el liderazgo transformacional. Discutió la necesidad de controlarse a uno mismo para dirigir a otros, la atención a través de la visión, el significado a través de la comunicación, la confianza a través de la posición, el despliegue del yo y la atribución de poder (Bennis, 1989, 1997; Bennis y Goldsmith, 1997; Bennis y Nanus, 1985).

Liderazgo servidor

Greenleaf y otros

Robert Greenleaf escribió *Servant Leadership* (1977, 1991) (Liderazgo servidor). Conceptualizó la idea del servidor como líder presentada por Hermann Hesse en *The Journey to the East* (1956) (Viaje al Oriente), donde el servidor que realizaba las tareas domésticas también mantuvo el espíritu del grupo a través de su presencia extraordinaria. Cuando el servidor dejó el grupo, éste se desorganizó y se abandonó el viaje. El liderazgo del servidor coloca el servicio en primer lugar, adopta una estrategia holística, comparte la toma de decisiones y construye una comunidad.

> El líder servidor es primero servidor... Comienza con el sentimiento natural de desear servir, de servir en primer lugar. Después, la elección consciente le hace aspirar a dirigir... La diferencia se manifiesta por el cuidado que tiene el servidor en asegurarse de que se están cubriendo las necesidades más prioritarias de las demás personas (Greenleaf, 1991).

Larry Spears ha identificado diez características del líder servidor mediante el estudio de la obra de Greenleaf: *a)* saber escuchar; *b)* empatía; *c)* curación; *d)* percepción; *e)* persuasión; *f)* conceptualización; *g)* previsión; *h)* administración; *i)* interés por el crecimiento de las personas, y *j)* construcción de una comunidad. Spears ha publicado varias antologías sobre el liderazgo servidor (Spears, 1995, 1998a, 1998b, 2002; Huber, 2006; Marquis y Huston, 2006; Sullivan y Decker, 2005) (cuadro 7-3).

Greenleaf dice que la prueba del liderazgo servidor es «¿Crecen como personas los individuos servidos? ¿Mientras son servidos, se convierten en más sanos, más sabios, más libres, más autónomos, con más probabilidad de convertirse ellos mismos en servidores? ¿Cuál es el efecto sobre los menos privilegiados de la sociedad? ¿Se benefician o, por lo menos, no se perjudican más?» (Greenleaf, 1991, p. 7).

Cuadro 7-3 Características de los líderes servidores

Capacidad de escucha
Empatía
Capacidad de curación
Percepción
Persuasión
Conceptualización
Previsión
Administración
Compromiso por el crecimiento de las personas
Construcción de comunidad

Aprendizaje en las organizaciones

Con los mejores líderes, las personas no notan su existencia. A los siguientes mejores líderes, las personas los honran y alaban. A los siguientes, las personas los temen; y a los siguientes, las personas los odian. Cuando está hecho el trabajo de los mejores líderes, las personas dicen «Lo hemos hecho nosotras mismas». Lao tzu

Senge y otros

Peter Senge describe cinco disciplinas: *a)* teoría de los sistemas; *b)* dominio personal; *c)* modelos mentales; *d)* visión compartida, y *e)* aprendizaje en equipo e instrumentos y estrategias para construir una organización con capacidad de aprendizaje (Senge, 1990; Senge, Kleiner, Roberts et al, 1994; Marquis y Huston, 2006) (cuadro 7-4). Considera la participación como una base de aprendizaje para evitar las discapacidades de aprendizaje de la organización, en lugar de considerarla como un derecho. Las creencias de Senge sobre la teoría de los sistemas han sido influenciadas por muchas personas y numerosos libros.

Cuadro 7-4 Cinco disciplinas de una organización con capacidad de aprendizaje

Reflexión sobre los sistemas
Dominio personal
Modelos mentales
Visión compartida
Aprendizaje en equipo

Inteligencia emocional

Goleman y otros

El marco de competencia emocional de Daniel Goleman identifica la autopercepción, la autorregulación y la motivación como importantes para la competencia personal, y la empatía y las capacidades sociales como importantes para la competencia social. Goleman destaca la importancia de la enseñanza de la competencia emocional, y proporciona guías para el entrenamiento, incluyendo la forma de evaluar el trabajo, evaluar al individuo, suministrar evaluaciones con cuidado, calibrar la buena disposición, motivar, introducir cambios autodirigidos, centrarse en instrumentos claros y manejables, evitar la recidiva, proporcionar retroalimentación sobre el rendimiento, promocionar la práctica, tomar medidas para el soporte, suministrar modelos, animar, reforzar el cambio y evaluar (Goleman, 1995, 1998; Goleman, Boyatzis y McKee, 2002; Huber, 2006). La inteligencia emocional es más importante que el cociente de inteligencia (CI) o la pericia técnica para el éxito en las organizaciones (Ryback, 1998).

Goleman, Boyatzis y McKee (2002) identificaron las competencias necesarias de inteligencia emocional como: *a)* visionaria para movilizar a otros hacia una visión por medio de la confianza en uno mismo, la empatía, la capacidad para catalizar el cambio y el liderazgo visionario; *b)* de afiliación para crear armonía a través de la empatía, construir lazos y resolver conflictos; *c)* democrática, para construir compromiso a través de la participación; *d)* de tutoría, para construir fuerzas futuras a través del desarrollo de otros individuos, la empatía y la autopercepción emocional; *e)* coercitiva de cumplimiento inmediato para poner en marcha un ciclo de éxito, impulso, iniciativa y autocontrol emocional, y *f)* establecedora del ritmo, para realizar tareas de alto nivel a través del esfuerzo consciente, el impulso para la realización y la iniciativa (cuadro 7-5).

Feldman (1999) indicó que los líderes necesitaban capacidades centrales para la contribución individual efectiva, junto con capacidades de orden superior. Identificó cinco capacidades centrales: *a)* conocerse a uno mismo (reconocer las emociones, diferenciar entre emociones, conocer la razón subyacente de la emoción); *b)* mantener el control (resistirse o retrasar el impulso o la tentación de actuar; controlar la agresión, la hostilidad y el comportamiento irresponsable; controlar las emociones de una forma flexible y adaptable); *c)* comprender a los otros (percibir las emociones de los otros, apreciar esas emociones, comprender cómo y por qué sienten y actúan las personas como lo hacen); *d)* percibir con exactitud (evaluación exacta de la situación, visión clara, mantener una perspectiva clara, ser objetivo), y *e)* comunicarse con flexibilidad (poseer una gama completa de expresión emocional, ser auténtico, atender a las necesidades propias y a las de los demás) (cuadro 7-6). En la década de 1990, se centró la atención en el control de la acción, el liderazgo basado en los resultados y la revolución de la responsabilidad.

Cuadro 7-5 Competencias de la inteligencia emocional

Visionaria: Para movilizar a otros hacia una visión por medio de la confianza en uno mismo, empatía, capacidad para catalizar el cambio y liderazgo visionario
De afiliación: Para crear armonía a través de la empatía, la construcción de lazos y la resolución de conflictos
Democrática: Para la construcción de compromiso a través de la participación
De tutoría: Para construir fuerzas futuras a través del desarrollo de otros individuos, la empatía y la autopercepción emocional
Coercitiva: De cumplimiento inmediato para poner en marcha un ciclo de éxito, impulso, iniciativa y autocontrol emocional
Establecedora del ritmo: Para realizar tareas de alto nivel a través del esfuerzo consciente, el impulso de realización y la iniciativa

Liderazgo basado en los resultados

Welch y otros

Bajo el liderazgo de Jack Welch (1935-), la General Electric se convirtió en un patrón de referencia. Welch lo consiguió en tres fases: destrucción, creación y calidad. Durante la década de 1980 globalizó la compañía, especialmente en Europa y Japón. A finales de la década de 1980 introdujo «la preparación». Los trabajadores decían a los directivos lo que estaba mal y hacían sugerencias para mejorar. Los objetivos eran construir confianza, conceder poder a los empleados, eliminar el trabajo innecesario y crear una cultura sin límites derribando las paredes entre la dirección y los trabajadores y entre funciones como la comercialización y la producción. Comenzó con un cambio de duración relativamente corta en vez de un cambio progresivo. Para crear la ausencia de límites: *a)* escuchó a las personas más próximas a los clientes; *b)* dio a las personas que hacían el trabajo la oportunidad de decir cómo podía hacerse mejor; *c)* disminuyó las fronteras entre estructuras verticales (relaciones jerárquicas), horizontales (entre funciones), externas (suministradores y clientes) y geográficas (distintos países), aceptando que no todas las respuestas estaban dentro de las paredes de la com-

Cuadro 7-6 Capacidades centrales de la inteligencia emocional

Conocerse a sí mismo (reconocimiento de las emociones propias, diferenciación entre emociones, conocimiento de la razón subyacente a la emoción)
Mantener el control (resistir o retrasar un impulso, empuje o tentación de actuar; controlar la agresión, la hostilidad y el comportamiento irresponsable; controlar las emociones de una forma flexible y adaptable)
Conocer a los demás (percibir las emociones de otros, apreciar sus emociones, comprender cómo y por qué sienten y actúan las personas como lo hacen)
Percepción exacta (evaluar con exactitud la situación, tener una visión clara, mantener una perspectiva amplia, poseer objetividad)
Comunicación flexible (poseer una gama completa de expresiones emocionales, ser auténtico, atender a las necesidades tanto propias como de los demás)

pañía, y *d)* aplicó las mejores ideas sin tener en cuenta su procedencia. Contrató líderes «A» capaces de articular una visión y motivar a los trabajadores para aceptar la responsabilidad de convertir la visión en realidad. Esos líderes «A» poseían las «cuatro E»: energía positiva, entereza o capacidad de tomas decisiones difíciles, capacidad de infundir energía a los demás y ejecución o capacidad de realizar el trabajo. No toleraba a los directores que usaban la intimidación. Sólo apoyaba a los líderes que compartían la visión de la compañía y aprovechaban el poder del cambio. Buscaba directores seguros de ellos mismos, que pusieran al cliente en primer lugar. Utilizó el aprendizaje para construir confianza, movió la toma de decisiones hacia abajo en la jerarquía, e hizo saber a los empleados que sus ideas se tenían en cuenta. Se reunía con sus directores de forma regular. Usaba juntas de revisión para centrar la atención en las mejores prácticas. Cada año despedía al 10% de los trabajadores menos productivos. Recomendaba simplificar las prácticas y los procedimientos. La limitación del número de aprobaciones necesarias y del número de páginas en los formularios agilizó los procedimientos.

A mediados de la década de 1990, Welch comenzó a centrarse en los productos que generaban beneficios y puso en marcha Sigma Seis, un movimiento de calidad impulsado por los empleados. La calidad se convirtió en el objetivo de todos los miembros de la organización. Los seis ingredientes de Sigma Seis eran: *a)* interés genuino por los clientes; *b)* gestión impulsada por los datos; *c)* un proceso enfocado a la mejoría y la gestión; *d)* gestión activa; *e)* colaboración sin límites, y *f)* impulso a la perfección, pero con tolerancia para los fallos. El proceso de cuatro pasos incluía medición, análisis, mejoría y control riguroso de cada proceso y transacción después de mejorarlos. Las personas aprendieron que la estrategia no se podía reducir a una fórmula, y que los planes de largo alcance no se podían aplicar a ciegas. A finales de la década de 1990, después de observar que sus empleados encargaban los regalos de Navidad por Internet, Welch incorporó la compañía al movimiento del comercio electrónico.

Los temas recurrentes en el liderazgo de Welch incluyen lo siguiente: *a)* los líderes que viven los valores son más importantes que los que se dedican a hacer números; *b)* las órdenes y el control no son los mejores métodos para dirigir una empresa; *c)* las ideas se deben imponer sobre la tradición y la jerarquía; *d)* la participación de todas las personas es una clave para aumentar la productividad; *e)* el desarrollo de una comunidad con capacidad de aprendizaje crea una empresa competitiva, y *f)* el dominio del mercado puede asegurar el crecimiento a largo plazo (Crainer, 1999; Kramer, 2001; Pande, Neuman y Cavanaugh, 2002; Slater, 1999, 2000; Welch y Byrne, 2001; Welch y Welch, 2005). Otros autores expresaron ideas similares sobre los resultados basados en el liderazgo (cuadro 7-7).

Caos o liderazgo cuántico

Los defensores de la teoría del caos creen que el universo no está ordenado y que las cosas no progresan de forma lineal. Gran parte de la naturaleza se mueve de una forma circular o alternante. Los disturbios crean desequilibrios que pueden conducir al crecimiento. La naturaleza tiende a la autoorganización y la autorrenovación. Una característica distintiva de la organización autorrenovadora es que tiene elasticidad en lugar de estabilidad (Wheatley, 1992). La vida intenta encontrar lo que funciona, y usa el desorden para llegar a mejores soluciones, puesto que los enredos pueden crear oportunidades. Tenemos que ser auténticos, apoyarnos unos a otros y prosperar sobre nuestras diferencias (Wheatley y Keller-Rogers, 1996).

El liderazgo cuántico utiliza la curiosidad para plantear preguntas y descubrir el proceso. Requiere creatividad, flexibilidad y pensamiento original para resolver los problemas. El liderazgo representa un viaje y ayuda a los otros para hacer frente a los cambios. Los líderes necesitan un pensamiento horizontal y desarrollar las relaciones. Necesitamos crear fronteras más flexibles. El sistema funciona desde el punto de servicio hacia fuera. Cada trabajador debe añadir valor a las actividades. Los líderes deben tener en cuenta la posibilidad de error y afrontar los riesgos y las relaciones. Tienen que notar los cambios a través de las interacciones con otros. Es importante anticipar el paso siguiente y ayudar a otros a comprender (Porter-O'Grady y Malloch, 2003) (cuadro 7-8).

Cuadro 7-7 Temas recurrentes del liderazgo basado en los resultados

- Los líderes que viven los valores son más importantes que los que hacen los cálculos
- Las órdenes y el control no son los mejores modos de dirigir una organización
- Las ideas deben predominar sobre la tradición y la jerarquía
- La participación de todos es una clave para aumentar la productividad
- El desarrollo de una comunidad con capacidad de aprendizaje crea una empresa competitiva
- El dominio del mercado puede asegurar el crecimiento a largo plazo

Cuadro 7-8 Actividades de los líderes cuánticos

- Preguntan
- Descubren el proceso
- Tienen creatividad
- Poseen flexibilidad
- Utilizan el pensamiento innovador para resolver los problemas
- Aceptan la responsabilidad
- Ayudan a otros para afrontar los cambios
- Poseen pensamiento horizontal
- Desarrollan relaciones
- Crean límites más fluidos
- Trabajan desde el punto de servicio hacia fuera
- Añaden valor a las actividades
- Tienen en cuenta la posibilidad de error
- Controlan los riesgos y las relaciones
- Notan los cambios a través de la interacción con otros
- Anticipan el paso siguiente
- Ayudan a otros a comprender

DIVERSIDAD ENTRE LÍDERES

Diversidad

La diversidad debe definirse de una forma amplia e incluyente para evitar la oposición generalizada. Los empleados deben comprender que se valora la diversidad de cada uno. La diversidad puede afectar a los valores individuales, las percepciones de uno mismo y de los otros, y las oportunidades en el trabajo. Las dimensiones primarias incluyen edad, origen étnico, sexo, capacidades mentales y físicas, raza y orientación sexual. Las dimensiones secundarias comprenden estilo de comunicación, educación, situación familiar, idioma materno, localidad geográfica, ingresos, experiencia militar, papel en la organización, religión, experiencia laboral y estilo de trabajo. Las organizaciones deben valorar la diversidad primaria y la secundaria.

En principio, las organizaciones se centran en las expectativas, las normas y las asunciones operativas. Conforme la organización avanza en el continuo de la implementación de la diversidad, obtiene mayor aceptación la diversidad en los estilos, la comunicación y la solución de problemas. Marilyn Loden (1996) identificó cinco segmentos en una curva de adopción de la diversidad: innovadores, agentes de cambio, pragmáticos, escépticos y tradicionalistas. La adopción se acelera con la compatibilidad, la ventaja relativa alta, la observación, la simplicidad y la comprobación. La adopción se frena con la complejidad, la incompatibilidad, la ventaja relativa escasa o nula, la poca observación y la comprobación escasa o nula. Los diferentes intereses y las necesidades de todos los segmentos de la diversidad deben ser considerados en un plan para asegurar su adopción rápida y con éxito.

Parece ser la mente preparada para la diversidad la que separa a los facilitadores efectivos de aquellos que simplemente se prestan a la necesidad de aplicar la diversidad. La preparación mental para valorar la diversidad incluye el concepto de que la diversidad beneficia a todos y es buena tanto para los individuos como para la compañía.

La diversidad debe ser incluyente, requiere inversión de tiempo y recursos humanos, y necesita un cambio de cultura a largo plazo. La construcción de apoyo entre los que desean adoptar el cambio, al mismo tiempo que se minimiza la participación de las personas resistentes, ayuda a minimizar la reacción en contra. La construcción de una cobertura comercial de argumentos estratégicos y financieros para valorar la diversidad ayuda a fortalecer su adopción. Aunque el entrenamiento excelente no asegura el cambio cultural, el entrenamiento inapropiado puede perjudicar los intentos de diversidad. Centrarse en las necesidades comunes de inclusión, oportunidad y respeto puede ayudar a cerrar los huecos entre diversos grupos de empleados. El soporte administrativo es el factor más importante por sí solo para predecir el éxito de la aplicación (cuadro 7-9).

La segmentación ayuda a que la adopción se produzca con más rapidez, menos confusión y menor conflicto. En general, los innovadores buscan oportunidades de crear. Los inductores de cambios son los primeros que ensayan nuevas ideas y están interesados en el autoaprendizaje. Los pragmáticos desconfían de la posibilidad de cambio y tienden a esperar, en lugar de moverse con rapidez. Desean saber que algo es «bueno para las personas». Los escépticos están predispuestos a retrasar la aplicación del cambio. Comienzan a considerar el cambio cuando se encuentran fuera de sincronía con los valores generales. Los tradicionales tienden a evitar por completo la participación. Necesitan el respaldo repetido de los líderes sobre la importancia estratégica y la adopción del cambio como menos doloroso que la resistencia continuada (cuadro 7-10).

La cronología y el contenido del entrenamiento deben diferir para los diferentes segmentos. Loden identifica del modo siguiente las mejores prácticas en las organizaciones: *a)* establecer el contexto para el cambio; *b)* proporcionar comunicación continuada; *c)* enfocarse en el cambio impulsado por datos; *d)* suministrar entrenamiento basado en la percepción y la capacidad; *e)* animar el aprendizaje continuado; *f)* monitorización multicultural; *g)* proporcionar beneficios y pautas flexibles; *h)* relacionar las recompensas con la gestión efectiva de la diversidad, e *i)* construir un terreno común.

Cuadro 7-9 Necesidades comunes respecto a la diversidad

Inclusión
Oportunidad
Respeto

Cuadro 7-10 Segmentación para la adopción

Innovadores
Agentes productores del cambio
Pragmáticos
Escépticos
Tradicionalistas

Diferencias relacionadas con el sexo

En su clásica obra *The Managerial Woman* (La mujer directora), Hennig y Jardim (1966, 1977) analizaron por qué las mujeres se encuentran en desventaja comparativa con los hombres para el progreso en las empresas; por qué se las localiza como enfermeras, no como médicos, o como secretarias, no como jefes; y cómo las «abejas reina», las mujeres que han conseguido ascender hasta la cumbre, no desean compartir su poder con otras mujeres. Harragan (1977) describió conceptos que todavía existen y que dificultan el progreso de las mujeres en las empresas. Ashley (1976) habló específicamente de los hospitales, el paternalismo y el papel de la enfermera. Melia (1986) indicó que las mujeres mantenían a otras mujeres fuera de la sala de juntas debido a que los hombres se apuñalaban por la espalda para ganar, mientras que las mujeres lo hacían por el simple placer de hacerlo.

Con la ayuda de la legislación Equal Opportunity Employment (igualdad de oportunidades para el empleo), las mujeres han conseguido tener influencia en el mundo de los negocios. Morrison, White y Van Velsor (1987) hicieron un estudio durante 3 años para determinar los factores de éxito o fracaso en el derribo de obstáculos. Existen barreras invisibles que pocas mujeres han sido capaces de romper. Encontraron que las mujeres y los hombres obtenían puntuaciones similares en la mayoría de los factores medidos.

Existen diferencias en los estilos de liderazgo de los hombres y las mujeres. Las mujeres tienden a ser más democráticas y participativas al compartir el poder y la información, animar la consulta, crear conexiones, potenciar el valor propio de los miembros del grupo y reforzar el bienestar emocional. Usan sus capacidades interpersonales, autenticidad, carisma y relaciones para influenciar a otros hacia la obtención de objetivos (Coughlin, Wingard y Hollihan, 2005). Muchas mujeres prefieren discutir, mientras que la mayoría de los hombres prefieren tomar decisiones (Gray, 1992).

Una información anecdótica sugirió que las fases de la maternidad pueden enseñar a las personas sobre las cualidades del liderazgo. Los rasgos de liderazgo maternal mostrados por 50 empresarias con éxito incluyeron sensibilidad, calidez, paciencia, atención completa, adaptabilidad, tolerancia y actitud positiva (Grzelakowski, 2005).

Los hombres tienden a ser más directos y autocráticos. Usan la estructura de autoridad formal de la organización y sus posiciones como bases de poder. Con la tendencia de las organizaciones desde el individualismo competitivo, el secreto y el control hacia la confianza, el trabajo en equipo y la información compartida, las mujeres parecen bien equipadas para el liderazgo en el siglo XXI.

Para analizar las diferencias entre mujeres y hombres como directivos, Helgesen necesitaba conocer la forma de dirigir de los hombres. Se refirió a la disertación de 1968 de Mintzberg, publicada en 1973 como *The Nature of Managerial Work* (Naturaleza del trabajo directivo). Mintzberg siguió a cinco ejecutivos masculinos a lo largo de su día a día, y encontró que trabajaban a un ritmo incesante, sin descansos. Sus días estaban llenos de interrupciones, discontinuidad y fragmentación. Tenían poco tiempo para las actividades no relacionadas directamente con su trabajo. Preferían los encuentros personales y mantenían una red compleja de relaciones con personas fuera de la organización. Estaban inmersos en su trabajo, tenían poco tiempo para la reflexión, les resultaba difícil compartir la información y estaban identificados con el trabajo.

Helgesen (1990) hizo estudios diarios sobre cuatro mujeres, dos de las cuales eran empresarias. Encontró que las mujeres trabajan a un ritmo mantenido, con pequeños descansos a lo largo del día. El ritmo era mantenido y rápido, pero no frenético. Los sujetos no consideraban las tareas no programadas como interrupciones. Dedicaban tiempo a actividades no relacionadas directamente con el trabajo. No sacrificaban el tiempo familiar importante ni restringían el tiempo de lectura para temas relacionados con el trabajo. Preferían el contacto personal, pero dedicaban tiempo a leer el correo. También mantenían una red compleja de relaciones con personas fuera de la organización. Se centraban en la ecología del liderazgo, dedicaban tiempo a compartir la información y consideraban que sus identidades eran complejas y multifacéticas. Los hombres han sido socializados para trabajar de sol a sol, mientras que las mujeres saben que su trabajo no acaba nunca. El trabajo de las mujeres es cíclico e interminable. Están orientadas al proceso y obtienen placer al hacer el trabajo, en vez de al terminarlo. Las mujeres utilizaron repetidamente la metáfora de la voz. Dirigían con la voz. Helgesen encontró que las mujeres ejecutivas con más éxito sabían que tenían identidades complejas con varios papeles tanto en la vida pública como en la privada.

La entrada de la mujer en la vida pública se ha producido al mismo tiempo que un cambio económico y tecnológico rápido. La economía postindustrial ha sido influida por mujeres pioneras en las nuevas formas de aprendizaje, que improvisaron sus propias vidas en lugar de sólo adaptarse a las necesidades de las grandes empresas (Helgesen, 1998).

Rosener (1995) entrevistó por teléfono a ejecutivos masculinos de Estados Unidos. El análisis del contenido reveló cuatro tipos de relaciones laborales: supervisión de mujeres, trabajo con mujeres como compañeras, competencia con mujeres y trabajo para mujeres. Los principales temas de preocupación para los hombres fueron la pérdida de poder y de control, la pérdida de identidad masculina y de autoestima, y la incomodidad progresiva o interferencia sexual. Faludi (1991) narró el resentimiento por los éxitos de las mujeres, caracterizado por antagonismo y transferencia de la culpabilidad. Encontró que algunos hombres blancos airados creían que la presencia creciente de las mujeres en el mundo laboral les estaba privando a ellos de empleos bien pagados y de seguridad en el trabajo.

Según Faludi, las mujeres tienen algunas de las mismas aspiraciones profesionales y reciben asignaciones interesantes, pero el tiempo de baja por razones familiares sigue siendo un problema para ellas. Los hombres creen que las mujeres aportan atención al detalle, compasión, perspectivas diferentes, sensibilidad y una voluntad de trabajar duro. Los hombres negros piensan de forma diferente sobre el hecho de trabajar con mujeres. Aceptan que las mujeres están siendo subutilizadas en el mundo laboral, pero también creen que las mujeres les han quitado puestos de trabajo. Es necesario que las empresas aumenten el conocimiento entre sexos a través de la formación específica, incluyendo la interpretación de papeles, vídeos, estudios de casos y desarrollo de capacidades. La subutilización de las mujeres es un problema mundial. El número de mujeres japonesas con aspiraciones profesionales es muy pequeño, y está aumentando el número de japonesas que solicitan puestos en el extranjero. Las mujeres estadounidenses y británicas, en especial las casadas, se sienten subutilizadas. Algunos autores creen que las mujeres representan el mayor recurso natural subdesarrollado del mundo.

Es posible suministrar a los jefes lo que necesitan, estudiar a los líderes de la empresa, leer los perfiles y las biografías de los triunfadores, desarrollar los talentos propios y transformarlos en pericia, darse a conocer y trabajar en un medio ambiente seguro, uniéndose a las organizaciones profesionales y cívicas (Rosener, 1995). Según Brooks y Brooks (1997) las personas con éxito: *a)* comprenden la importancia de un mentor/defensor/animador/preparador; *b)* saben cómo aumentar su visibilidad; *c)* conocen cómo desarrollar una red efectiva; *d)* han aprendido a comunicarse con efectividad; *e)* saben equilibrar el trabajo y el hogar; *f)* saben cuándo deben aceptar riesgos inteligentes, y *g)* comprenden la política de la organización. O'Brien, O'Brien y Martin (1998) afirman que la clave del éxito radica en encontrar una cultura coincidente con nuestros valores.

Catalyst (1998) indica que los esfuerzos para maximizar los talentos de las mujeres sólo tendrán éxito, probablemente, si la organización adopta una estrategia integral para la solución de problemas. Se deben hacer comprobaciones internas y externas del progreso de las mujeres. La investigación interna permite a las empresas establecer la situación actual de las mujeres en la organización mediante revisión de los datos de reclutamiento, retención y progreso; desarrollar objetivos a corto y a largo plazo para mejorar después de haber determinado la línea de base, y evaluar la efectividad de las iniciativas generadas a partir de las comprobaciones, midiendo y comunicando el progreso hacia objetivos específicos.

Diferencias raciales

William Wilson (1994) identificó tres fases de las relaciones entre razas en Estados Unidos: *a)* economía de plantación y opresión de castas y razas; *b)* expansión industrial, conflicto de clases y opresión racial, y *c)* transición progresiva desde las desigualdades raciales hasta las irregularidades de clase. La diversidad racial es visible y objeto de estereotipado (la persona es considerada miembro de un grupo, y las imágenes que tienen los demás sobre este grupo son atribuidas a la persona) y de prejuicios (cuando las actitudes negativas predeterminadas hacia las personas se basan en una identidad de grupo).

Taylor Cox y Ruby Beale (1997) identificaron numerosas formas de desarrollar la competencia para afrontar la diversidad, entre ellas: el suministro de enseñanza; la proporción de oportunidades para el entrenamiento dentro de la empresa; la creación de relaciones entre organizaciones con diferentes grupos dominantes; la proporción de algún soporte para las reuniones de diálogo dentro y fuera de la organización; el ofrecimiento de una lista de lecturas sobre diversidad; el patrocinio de celebraciones sobre diversidad cultural; el patrocinio de eventos para facilitar los emparejamientos mentor-protegido; la proporción de misiones en el extranjero; conceder tiempo para viajes o patrocinar viajes para desarrollo profesional; proporcionar subvención económica para cursos universitarios sobre diversidad; cursos de idiomas extranjeros y conferencias nacionales sobre diversidad; patrocinio de acontecimientos sociales culturales; creación de diversidad en la mano de obra; patrocinio de actividades educativas y mesas redondas sobre diversidad; integración de los temas de diversidad cultural en las reuniones del personal, y ayudar a los empleados para que obtengan los puestos de trabajo solicitados.

El medio ambiente laboral es, con frecuencia, solitario y hostil para los directores no tradicionales. A veces las personas de color y las mujeres ocultan información para sabotearlos. Pueden experimentar problemas para encontrar modelos de rol y mentores. Pueden carecer de inteligencia organizadora, sentirse cómodos trabajando con personas en situaciones similares, experimentar dificultades para compaginar profesión y familia, encontrar la oposición de hombres blancos amenazados, originar luchas internas por el grupo oprimido y tener que enfrentarse a prejuicios. Las empresas deben proporcionar formación en gestión. Es importante ayudar a los directores nuevos para que se familiaricen con los trabajadores clave, de modo que se sientan cómodos al tratar con ellos más adelante (Morrison, 1992).

Diferencias de orientación sexual

Las orientaciones homosexual y bisexual son menos visibles respecto a la orientación heterosexual que algunas otras minorías. La ley protege contra la discriminación por orientación sexual en relación con el reclutamiento, la contratación, el entrenamiento, la promoción, la posición, el sueldo, los beneficios, las oportunidades de traslado y el despido. La discriminación indirecta, como el envío a una conferencia en un país donde la homosexualidad se considere delito, es ilegal aunque no se haga intencionadamente. El individuo también está protegido contra el hostigamiento por asociación con otra persona, como un amigo homosexual. En algunos estados, las parejas del mismo sexo pueden registrar una unión civil que les proporciona los mismos beneficios que a una pareja heterosexual casada, en temas como el seguro de enfermedad y la pensión de viudedad. Algunos patronos pueden solicitar información sobre orientación sexual para fines estadísticos o como parte de un cuestionario de igualdad de oportunidades, pero el individuo no está obligado a proporcionar esta información (Schwartz y Conley, 2001).

Discapacidades

Muchas discapacidades son visibles y afectan a personas con diferentes edades cronológicas y una variedad de anomalías físicas. La Rehabilitation Act de 1973 requería que todos los patronos contratados por el gobierno concediesen una subvención superior a 25.000 dólares para adoptar medidas positivas destinadas al reclutamiento, la contratación y el progreso de personas discapacitadas cualificadas. La contratación de personas discapacitadas por las compañías avanzó lentamente, pero se ha producido un progreso mantenido. En 1990 el Congreso promulgó la Americans with Disabilities Act para eliminar la discriminación contra las personas con discapacidades físicas o mentales en el lugar de trabajo. La ley está íntimamente relacionada con la Civil Right Act de 1964 e incorpora los principios contra la discriminación de la Rehabilitation Act de 1973. Esta ley incluye a las personas con cáncer, diabetes, infección por el virus de la inmunodeficiencia humana (VIH) y síndrome de inmunodeficiencia adquirida (SIDA), así como a las que se están recuperando del abuso de sustancias y a los individuos con minusvalías físicas obvias. La ley protege a las personas con discapacidades a menos que no estén cualificadas o no puedan realizar un trabajo.

La definición de la elegibilidad para discapacidad ha representado un problema y ha provocado varios pleitos. No se han considerado discapacidades las siguientes condiciones: *a)* embarazo, Jessie contra Carter Health Care Centers, Inc., 1996; *b)* comportamiento errático, Webb contra Mercy Hospital, 1996; *c)* incapacidad para levantar pesos, Thompson contra Holy Family Hospital, 1997; *d)* medicación para la depresión, Wilking contra County of Ramsey, 1997, y *e)* depresión y ansiedad, Cody contra Cigna Healthcare of St. Louis, Inc., 1998. El tribunal no requirió la reestructuración del trabajo para una persona cualificada para otros trabajos ni exigió adaptaciones (Mauro contra Borgess Medical Center, 1995). La persona debe ser capaz de cumplir los requisitos para el empleo, como la capacidad de trabajar en turnos rotatorios (Laurin contra Providence Hospital y Massachusetts Nurses Association, 1998), y la capacidad de sujetar a pacientes psiquiátricos (Jones contra Kerrville State Hospital, 1998). El patrono está obligado a informar a la persona discapacitada cuando una persona se considera calificada haciendo adaptaciones razonables, pero no tiene la obligación de contratar a la persona discapacitada antes que a una persona totalmente cualificada, no discapacitada (Zamudio contra Patia, 1997) (Finkelman, 2006; Marquis y Huston, 2006; Sullivan y Decker, 2006; Yoder-Wise y Kowalski, 2006).

La discapacidad es muy habitual y afecta a alrededor del 20% de los norteamericanos. Son frecuentes la ceguera, la sordera, la discapacidad de aprendizaje y los trastornos de movilidad. Aunque alrededor de las dos terceras partes de las personas desempleadas con discapacidades afirman que les gustaría trabajar, sólo aproximadamente la tercera parte de las personas discapacitadas con edades de entre 18 y 64 años trabajan a tiempo total o parcial. Más del 80% de las personas no discapacitadas de 18 a 64 años de edad están empleadas. Los solicitantes con discapacidades indican que han sido rechazados en entrevistas de empleo o que no han sido admitidos para trabajos para los que estaban cualificados, o que les concedieron menos responsabilidades que a otros, no los tuvieron en cuenta para las promociones o les negaron el seguro sanitario. Cuando las personas acuden a entrevistas en la empresa, se les debe preguntar si necesitan alguna adaptación, teniendo en cuenta que las manifestaciones de discapacidad no significan disminución de la capacidad humana. Las personas pueden realizar muchos trabajos a través conferencias por ordenador, mediante el correo electrónico o por teléfono, sin revelar sus discapacidades (Rothman, 2003; Schwartz y Conley, 2001; Szymanski y Parker, 2003).

SEGUIDORES

«Si crees que estás dirigiendo y nadie te sigue, sólo estás dando un bonito paseo».
John Maxwell

No se puede dirigir sin seguidores, y los seguidores necesitan líderes. Se necesitan tanto grandes seguidores como grandes líderes, y el trabajo en equipo suele estar muy valorado. Las personas pueden ser líderes en unas ocasiones y seguidores en otras. El líder consigue hacer el trabajo por medio de los demás, y puede ser mejor líder si también sabe seguir. Los líderes aportan sólo alrededor del 20% del éxito de las organizaciones; los seguidores aportan el 80% restante. Las personas dedican más tiempo a informar a otros que a conseguir que los otros las informen a ellas. Algunos líderes llegan a serlo por haber sido buenos seguidores que se ofrecían voluntarios para tareas, deseaban aceptar asignaciones, expresaban las diferencias de opinión y hacían sugerencias (pero apoyaban la decisión del grupo y mostraban lealtad al grupo), hasta el punto de que sus colegas les pidieron que aceptasen responsabilidades de liderazgo.

Los seguidores efectivos se consideran iguales a los líderes y trabajan por el bien común. Los seguidores conformistas creen que deben plegarse siempre al jefe, y los seguidores oponentes tienden a murmurar de los jefes. Los seguidores menos efectivos tienen una visión del mundo limitada, consideran principalmente sus propias necesidades, y rara vez consideran las presiones impuestas al líder. Los seguidores excelentes trabajan en colaboración con los líderes en vez de considerarlos sus adversarios (Frisina, 2005).

Los seguidores efectivos no siempre están de acuerdo con el líder, pero es probable que utilicen las guías siguientes: cuando están en desacuerdo con el líder, lo discuten en privado y no en una reunión pública; no interrumpen al líder durante una crisis o al final de un plazo; presentan la situación como un problema conjunto, no como una idea estúpida del jefe; acuden a las reuniones con posibles soluciones; tienen en cuenta el punto de vista del líder al considerar las alternativas en una sesión de lluvia de ideas; no acuden al líder cuando están enfadados, porque es posible que agraven el conflicto (cuadro 7-11).

Cuadro 7-11 Guías para los seguidores

- Discuta el desacuerdo en privado y no en un foro público
- No interrumpa al líder durante una crisis o al final de un plazo
- Presente la situación como un problema conjunto, no como una idea estúpida del líder
- Acuda a la reunión con posibles soluciones
- Tenga en cuenta el punto de vista del líder entre las alternativas de la lluvia de ideas
- No acuda al líder mientras está enfadado

Los seguidores se mantienen independientes y con pensamiento crítico. Pueden permanecer vigilantes respecto a los líderes no controlados mediante: *a)* mantener una actitud activa; *b)* recoger los hechos; *c)* buscar consejo sabio y escuchar antes de adoptar una actitud; *d)* aumentar la fortaleza propia mediante el enfoque; *e)* trabajar dentro del sistema siguiendo los canales de comunicaciones y responsabilidades, identificando las expectativas del líder y las responsabilidades y posiciones propias; *f)* presentar la posición propia de forma que pueda ser escuchada; *g)* educan a otros sobre la forma de servir a los demás; *h)* proporcionan soporte y estímulo al líder y al grupo; *i)* actúan de forma colectiva; si encuentran resistencia por parte del líder pueden buscar una autoridad superior, y *j)* cuentan con reservas económicas y emocionales para aplicar otras alternativas (Ellis y Hartley, 2004; Finkelman, 2006; Huber, 2006).

DESARROLLO DEL CARÁCTER

«Haz siempre lo correcto. Esto complacerá a algunas personas y asombrará al resto». Mark Twain

Está aumentando el interés por la ética y la necesidad de desarrollo del carácter, como consecuencia de: el incremento de la violencia; el crecimiento de la mentira, el engaño y el robo; la falta de respeto creciente por la autoridad; el aumento de la crueldad entre compañeros; la frecuencia de los prejuicios y los crímenes por odio; el deterioro del lenguaje; la pérdida de la ética laboral;

el declive de la responsabilidad personal y cívica; el aumento de las conductas autodestructoras, como la actividad sexual prematura, el abuso de sustancias y el suicidio, y el desconocimiento creciente de la ética (Center for the 4th and 5th Rs, 2007a).

Existe una variedad de enfoques de la educación moral y del carácter. En primer lugar, algunos la ignoran. En segundo lugar, algunos adoptan un enfoque de valor neutro y asumen que no existen valores ni rasgos del carácter más válidos que otros. En tercer lugar, algunos asumen que las decisiones morales y de carácter se toman racionalmente, y enseñan un proceso para la toma de decisiones. En cuarto lugar, algunos creen que el cambio de pensamiento conducirá a cambios en la conducta, y solicitan la participación de los estudiantes y los profesionales en las discusiones sobre temas morales. El cambio de conducta establece la diferencia entre educación de los valores y educación del carácter. En quinto lugar, algunos creen que los estudiantes y los profesionales reciben un conjunto de valores y acciones ejemplares apropiadas. En sexto lugar, algunos usan métodos de inculcación, educación de los valores, análisis y desarrollo moral, y piden que los estudiantes y los profesionales traduzcan sus pensamientos y sentimientos en acciones a través de una diversidad de intervenciones sociales. Esta estrategia conlleva el aprendizaje de la acción, el aprendizaje del servicio y el servicio a la comunidad. La combinación de métodos incluye aspectos de volición y de acción del desarrollo del carácter que no están presentes en la educación de los valores (Huitt, 2004).

Los 11 principios de educación efectiva del carácter propuestos por la Character Education Partnership puede adaptarse al cuidado sanitario del modo siguiente: *a)* el desarrollo del carácter promociona valores éticos centrales como base para el buen carácter; *b)* el carácter debe definirse de modo amplio para incluir pensamiento, sentimiento y comportamiento; *c)* el desarrollo efectivo del carácter exige una metodología intencionada, activa y completa que favorezca los valores centrales en todas las fases de la vida; *d)* la organización debe ser una comunidad de afecto; *e)* con el fin de desarrollar el carácter, el personal necesita oportunidades para la acción moral; *f)* el desarrollo efectivo del carácter comprende un programa de formación del personal significativo e interesante, que respete a todos los alumnos y les ayude a alcanzar el éxito; *g)* el desarrollo del carácter se debe esforzar por aumentar la motivación intrínseca de las personas; *h)* la organización debe convertirse en una comunidad moral y de aprendizaje, en la que todos compartan la responsabilidad por el desarrollo del carácter e intenten adoptar los mismos valores centrales que guían a la organización, *i)* el desarrollo del carácter requiere liderazgo moral por parte tanto de la dirección como del personal; *j)* la organización debe reclutar miembros de la comunidad y del personal como socios en el esfuerzo de construcción del carácter, y *k)* la evaluación del desarrollo del carácter debe valorar el carácter de la organización, el funcionamiento del personal como factor de carácter y la extensión en la que el personal manifiesta buen carácter (Character Education Partnership, 2005).

La Allen Elementary School es un colegio del área pobre del centro de Dayton, Ohio, donde más del 60% de los estudiantes vivían en familias monoparentales y más del 70% de las familias recibían asistencia pública. A los profesores les resultaba difícil enseñar a causa de la falta de disciplina. El profesorado propuso una palabra clave del programa para promocionar un valor diferente cada semana. Los valores promocionados incluyeron: alegría, ciudadanía, limpieza, valor, cortesía, utilidad, honestidad, amabilidad, lealtad, paciencia, puntualidad, respeto, responsabilidad, autocontrol, independencia, deportividad, frugalidad y tolerancia. Los estudiantes propusieron ejemplos de las conductas y mantuvieron discusiones cortas sobre la palabra clave de la semana. Los profesores intentaron conectar las actividades de la clase con la palabra. Los estudiantes fueron enviados al despacho del director para ser felicitados por sus contribuciones ejemplares. Se envió una carta a los padres con los temas de discusión y sugerencias para promocionar el valor de la semana. Al cabo de dos años había mejorado de forma notable el respeto y otras conductas de los estudiantes, disminuyeron los suspensos, bajó el absentismo de los profesores, aumentaron las subvenciones para la asociación de padres y maestros y mejoraron las relaciones del profesorado gracias al desarrollo del personal y el aumento de la confianza (Center for the 4th and 5th Rs, 2007b). Entre otras palabras que han sido asociadas con el desarrollo del carácter se incluyen: responsabilidad, afecto, compasión, cooperación, excelencia, integridad, perseverancia, cumplimiento de las promesas, lealtad, autodisciplina, veracidad, imparcialidad, fe, amistad, justicia y ciudadanía. Los ejemplos de la educación pueden ser adaptados a la enfermería. La misión, la filosofía, los valores y los objetivos de la organización ayudan a visualizar los valores, y pueden contribuir a un ambiente de desarrollo del carácter. Las reglas y los procedimientos ayudan a aclarar las conductas esperadas. Los miembros del personal pueden aprender juntos mediante la lluvia de ideas y la discusión periódica de las virtudes a través de reuniones y programas de desarrollo. *El libro de las virtudes* (Bennett, 1993) es una colección de historias morales. Se deben seleccionar y discutir fragmentos cortos. Se puede animar al personal para que preste servicios a la comunidad a través de los servicios sociales de la empresa (Yoder-Wise y Kowalski, 2006) (cuadro 7-12).

Cuadro 7-12 Características para el desarrollo moral

- Jovialidad
- Ciudadanía
- Limpieza
- Valor
- Cortesía
- Utilidad
- Honestidad
- Amabilidad
- Lealtad
- Paciencia
- Puntualidad
- Respeto
- Responsabilidad
- Autocontrol
- Confianza en uno mismo
- Deportividad
- Frugalidad
- Tolerancia

LA ADMINISTRACIÓN DE ENFERMERÍA EN LA ACTUALIDAD

Varios documentos tienen mucha influencia hoy día en la formación de administradores de enfermería. La Nursing's Social Policy Statement (Declaración de política social de enfermería) (American Nurses Association [ANA], 2003) examina el contexto social de la enfermería, los valores y las asunciones del contrato social de la enfermería, la base de conocimientos para la práctica de la enfermería y las regulaciones autoimpuestas, profesionales y legales de la práctica de la enfermería (Nursing Power. Net, 2007). El Code of Ethics for Nurses (Código de ética para las enfermeras) (ANA, 2001) presenta nueve estipulaciones relacionadas con el respeto a la dignidad humana, primacía del interés del paciente, confidencialidad, contabilidad y responsabilidad, conducta moral y responsabilidad, avance de la profesión, responsabilidades para el público y afirmación de valores. Deja claro que la responsabilidad primaria de la enfermera se dirige al paciente y, en segundo lugar, a la institución. Todas las enfermeras, pero especialmente los directores de enfermería, tienen la responsabilidad de mejorar el medio ambiente de la atención sanitaria y las condiciones de trabajo (American Nurses Association, 2001).

Los directores de la American Nurses Association (1996) identificaron el ámbito y las normas de los administradores de enfermería. La American Organization of Nurse Executives (AONE) presentó una lista de competencias necesarias para los líderes ejecutivos. El documento definió las competencias principales, incluyendo comunicación, construcción de relaciones, medio ambiente de atención sanitaria, capacidades empresariales y liderazgo (AONE, 2005). Los directores de la American Association of Colleges of Nursing (AACN) y de la AONE (1997) expusieron una posición conjunta que examinó el contexto educativo para los administradores de enfermería. Apoyó el trabajo interdisciplinario y el complemento de los cursos básicos de enfermería con cursos sobre otros temas, como gestión comercial, economía, sociología, psicología o administración de servicios sanitarios. Especificó la necesidad de información sobre sistemas informáticos, liderazgo, mercadotecnia, negociaciones, desarrollo político y planificación estratégica. El Council on Graduate Education for Administration in Nursing Education in Nursing's Essentials for Master's Education también examinó la preparación de posgraduados para la administración de enfermería.

Los directores de la AACN han publicado Hallmarks of the Professional Nursing Practice Environment (Características del medio ambiente de la práctica profesional de la enfermería), que describe las características del contexto para soporte de la práctica profesional de la enfermería (American Association of Colleges of Nursing, 2002). Los directores de la AACN, en colaboración con compañeros de profesión, expusieron la idea de un integrador del cuidado para la coordinación de un grupo de pacientes y el suministro de cuidado directo en situaciones complejas (American Association of Colleges of Nursing, 2007; Tornabeni, 2006). Muchas escuelas y facultades de enfermería han iniciado la formación de líderes de enfermería clínica en programas para posgraduados. Una institución ha aplicado una versión modificada del líder de enfermería clínica y ha evaluado el programa piloto mediante indicadores sensibles a la enfermería, como reclutamiento y retención de las enfermeras, satisfacción de las enfermeras con su trabajo, satisfacción de los pacientes y los médicos, y duración de la estancia de los pacientes. Los resultados mostraron tendencias positivas para todos los indicadores sensibles a la enfermería (Smith, Manfredi, Hagos, Drummong-Huth, Moore, 2006). Otra institución también ha organizado un proyecto piloto y ha realizado algunas adaptaciones para mejorar los resultados. Se ha considerado la ocupación de los puestos de liderazgo de enfermería clínica por enfermeras clínicas (Bowcutt, Wall y Goolsby, 2006).

Los directores de Sigma Theta Tau International han sugerido cuatro categorías diferentes para la educación y el ámbito de la práctica, que reflejan el nivel de educación y de práctica. El nivel A correspondería a los suministradores de cuidados no licenciados, el B a los licenciados con un internado, el C a una residencia, y el D a los posgraduados. Se recomienda que los niveles B y C tengan licenciaturas en enfermería claramente diferenciadas. Un individuo puede progresar desde el nivel C hasta el D si obtiene educación de posgrado (Robert Wood Johnson Foundation, 2002). Esta discusión todavía continúa. Las instituciones legislativas y los consejos estatales de enfermería influyen mucho en la educación y la práctica de la enfermería, y tienen que aprobar los cambios en la licenciatura y el ámbito de la práctica antes de que puedan aplicarse (Yoder-Wise y Kowalski, 2006).

El liderazgo y la gestión son componentes de la administración de enfermería. El liderazgo de enfermería es más amplio que la gestión, y comprende inspiración para hacer las cosas correctas. Se superpone algo con la gestión, que está más orientada al proceso para actuar correctamente. La gestión se está transformando desde una estrategia paso a paso hasta un tipo de liderazgo interactivo (Angelucci, 2005; Huber, 2006). George, Sims, McLean y Mayer (2007) han examinado la importancia del liderazgo auténtico que aparece cuando los líderes utilizan sus propias historias vitales y aplican sus propias ideas. Amcona, Malone, Orlikowski y Senge (2007) alaban a los líderes incompletos que compensan su propia debilidad rodeándose de personas que poseen las capacidades de las que ellos carecen. Ibarra y Hunter (2007) discuten la importancia de crear y utilizar redes, y de conocer a las personas y las cosas necesarias para obtener los resultados deseados. Los directores necesitan dedicar tiempo, aparte de las tareas analíticas, para desarrollar relaciones con las personas que pueden contribuir a la aplicación de las estrategias de la organización. La práctica basada en pruebas científicas y el uso de la intuición también son importantes para el liderazgo y la gestión (v. cap. 8). La economía de la atención sanitaria (cap. 9), la globalización (cap. 10), la innovación (cap. 11), la sucesión (cap. 12) y la seguridad relacionadas con la escasez de enfermeras y la obtención del galardón Magnet Status (v. caps. 13 y 15) serán temas de discusión importantes en el siglo XXI.

Perspectiva de la INVESTIGACIÓN 7-2

Datos de Sherman R: *Growing our future nursing leaders.* Nurs Admin Q 29(2):125-132, 2005.

Objetivo: El objetivo de este estudio fue identificar los factores que influyen en las enfermeras jóvenes para aceptar o rechazar cargos de liderazgo de enfermería. La aceptación es necesaria para la renovación de los líderes.

Métodos: El estudio de investigación cualitativa utilizó grupos de 48 enfermeras menores de 40 años que no ocupaban posiciones de líderes de enfermería. Se utilizó un proceso de consenso para la identificación y clasificación de los factores con influencia sobre la decisión de aceptar o rechazar cargos de liderazgo.

Resultados/conclusiones: La compensación adecuada y el poder de tomar decisiones fueron temas de interés para estas enfermeras jóvenes. La retroalimentación recibida desde los líderes de enfermería actuales no fue positiva. Es importante reclutar enfermeras jóvenes para los cargos de liderazgo, con el fin de sustituir a los líderes más antiguos que han de jubilarse.

RESUMEN DEL CAPÍTULO

Las teorías pueden ser muy prácticas, y una buena teoría puede ser universal y aplicable en numerosas situaciones. Parte de la investigación realizada por expertos en varias disciplinas durante las últimas décadas puede proporcionar todavía una base apoyada en pruebas científicas para el liderazgo y la gestión de enfermería. Al revisar la historia del pensamiento sobre el desarrollo de la gestión, se puede apreciar una tendencia desde la gestión autocrática hacia la democrática, y desde el interés por la eficiencia hasta una mayor consideración del bienestar del personal. Aunque el centro de atención ha cambiado, los elementos de cada época conservan su validez y pueden utilizarlos los administradores de enfermería. Los líderes no pueden dirigir sin seguidores. Las personas pueden ser líderes en unos momentos y seguidores en otros. Un líder puede ser mejor líder si sabe ser buen seguidor. Los líderes son diversos, pero todos ellos tienen la responsabilidad de crear condiciones de trabajo deseables. Las actividades de desarrollo del carácter se pueden emplear para facilitar un medio ambiente que proporcione soporte.

Mediante el estudio de las teorías del liderazgo y el desarrollo del concepto de gestión, el administrador de enfermería puede definir su papel de líder, desarrollar una filosofía propia de la gestión, aprender los instrumentos y las técnicas para la aplicación de las responsabilidades propias, y mejorar la comprensión del modo de trabajar con otros para conseguir objetivos a través de la práctica basada en pruebas científicas.

Actividades para la EVALUACIÓN CRÍTICA

Diario de reflexiones: Haga observaciones en un contexto clínico o refleje experiencias pasadas. Responda a las preguntas siguientes: ¿Cómo describiría usted su estilo de liderazgo? ¿Cuáles son algunos de los estilos de liderazgo que ha observado? ¿Le parecieron apropiados para la situación y por qué? ¿A qué estilo responde usted mejor? ¿Cómo podría usted llegar a ser un líder más transformador?

ESTUDIO DE CASOS

Usted es un nuevo coordinador del cuidado de los pacientes. El anterior era muy autocrático. ¿Cómo iniciará usted el cambio desde el ambiente autocrático hasta un estilo participativo?

BIBLIOGRAFÍA

Amcona D, Malone TW, Orlikowski WJ, Senge PM: In praise of the incomplete leader, *Harvard Business Review* 85(2):92-100, 2007.

American Nurses Association: *Code of ethics for nurses with interpretive statements*, 2001 (on-line publication): www.nursingworld.org/ethics/chcode.htm. Accessed February 2, 2007.

American Association of Colleges of Nursing: *Hallmarks of the professional nursing practice environment*, 2002 (website): www.aacn.nche.edu/Publications/positions/hallmarks.htm. Accessed August 12, 2007.

American Association of Colleges of Nursing: *The clinical nurse leader*, 2007 (website): www.aacn.nche.edu/CNL. Accessed August 12, 2007.

American Association of Colleges of Nursing, American Organization of Nurse Executives: *Joint position statement on nursing administration education*, Washington, DC, 1997, AACN.

American Nurses Association: *Scope and standards for nurse administrators*, Washington, DC, 1996, The Association.

American Nurses Association: *Code of ethics for nurses with interpretative statements*, Washington, DC, 2001, The Association.

American Nurses Association: *Nursing's social policy statement*, ed 2, Washington, DC, 2003, The Association.

American Organization of Nurse Executives: AONE nurse executive competencies, *Nurse Leader* 3(1):15-21, 2005.

Angelucci P: For leadership effectiveness, look inside, *Nursing Management* 36(11):12-15, 2005.

Argyris C: *Executive leadership*, New York, 1953, Harper & Bros.

Argyris C: *Personality and organization*, New York, 1957, Harper & Bros.

Argyris C: *Integrating the individual and the organization*, New York, 1964, John Wiley & Sons.

Argyris C: *Knowledge for action*, San Francisco, 1993, Jossey-Bass.

Argyris C: *On organizational learning*, Malden, MA, 1999, Blackwell Publishers.

Argyris C: *Reasons and rationalizations: The limits to organizational knowledge*, United Kingdom, 2006, Oxford Press.

Argyris C, Putnam R, Smith DM: *Action science*, San Francisco, 1985, Jossey-Bass.

Argyris C, Schon DA: *Organizational learning: A theory of action perspective*, Reading, MA, 1978, Addison-Wesley.

Ashley JA: *Hospitals, paternalism, and the role of the nurse*, New York, 1976, Teachers College Press.

Bass BM: *Leadership and performance beyond expectations*, New York, 1985, Free Press.

Bass BM: From transactional to transformational leadership: Learning to share the vision, *Organizational Dynamics Winter:*19-31, 1990.

Bass BM: *Transformational leadership: Industry, military, and educational impact*, Mahwah, NJ, 1998, Lawrence Erlbaum Associates, Publishers.

Bass BM, Avolio BJ: Transformational leadership and organizational culture, *Publ Admin Q* 17:112-121. Spring, 1993.

Bennett WG: *The book of virtues*, NY, 1993, Simon & Schuster.

Bennis W: *On becoming a leader*, Reading, MA, 1989, Addison-Wesley.

Bennis W: *Organizing genius*, Reading, MA, 1997, Perseus Books.

Bennis W, Goldsmith J: *Learning to lead: A workbook on becoming a leader*, Reading, MA, 1997, Perseus Books.

Bennis W, Nanus B: *Leaders: The strategies for taking charge*, New York, 1985, Harper & Row.

Bennis W, Nanus B: *Leaders: The strategies for taking charge*, London, 2007, Collins.

Blake RR, McCanse AA: *Leadership dilemmas—Good solutions*, Houston, 1991, Gulf.

Blake RR, Mouton JS: *The new managerial grid*, Houston, 1964, Gulf.

Blake RR, Mouton JS: *The new managerial grid*, Houston, 1978, Gulf.

Blank W: *The 108 skills of natural born leaders*, New York, 2001, AMACOM.

Bowcutt M, Wall J, Goolsby MJ: The clinical nurse leader: Promoting patient-centered outcomes, *Nursing Administration Quarterly* 30(2):156-161, 2006.

Brooks DL, Brooks LM: *Seven secrets of successful women*, New York, 1997, McGraw Hill.

Burns J: *Leadership*, New York, 1978, Harper & Row.

Burns JM: *Transforming leadership: A new pursuit of happiness*, New York, 2004, reprint, Grove Press.

Catalyst: *Advancing women in business—The catalyst guide*, San Francisco, 1998, Jossey-Bass.

Center for the 4th and 5th Rs, 2007a (website): www.cortland.edu. Accessed August 12, 2007.

Center for the 4th and 5th Rs: *Word of the week*, 2007b (website): www.cortland.edu/character/success/success04.htm. Accessed June 6, 2007.

Character Education Partnership: *Eleven Principles of Effective Character Education*, 2005 (website): www.character.org. Accessed August 12, 2007.

Cody v. Cigna Healthcare of St. Louis, Inc, 139F. 3d 595 (8th Cir. 1998).

Conger J, Kanungo R: *Charismatic leadership in organizations*, Newbury Park, CA, 1998, Sage.

Coughlin L, Wingard E, Hollihan K, editors: *Enlightened power: How women are transforming the practice of leadership*, San Francisco, 2005, Jossey-Bass.

Cox T, Beale RL: *Developing competency to manage diversity*, San Francisco, 1997, Berrett-Koehler.

Crainer S: *Business the Jack Welch way: 10 secrets of the world's greatest turnaround king*, New York, 1999, AMACOM.

Donnelly JH Jr, Gibson JL, Ivancevich JM: *Fundamentals of management functions, behavior, models*, Dallas, 1981, Business Publications.

Drucker P: *Managing for results: Economic tasks and risk-taking decisions*, New York, 1964, Harper & Row.

Drucker P: *Innovation and entrepreneurship: Practice and principles*, New York, 1985, Harper & Row.

Drucker P: *The frontiers of management*, New York, 1986, EP Dutton.

Drucker P: *The essential Drucker: The best of sixty years of Peter Drucker's essential wrining on management*, New York, 2003, Collins.

Drucker P: *The daily Drucker: 336 days of insight and motivation for getting the right things done*, New York, 2005, Collins.

Drucker PF: *The essential Drucker: Selections from the management works of Peter F. Drucker*, New York, 2001, Harper Business.

Drucker PF: *Management: Tasks, responsibilities, practices*, New York, 1974, Harper & Row.

Drucker PF: *Managing in turbulent times*, New York, 1980, Harper & Row.

Drucker PF: *Managing for the future: The 1990s and beyond*, New York, 1992, Truman Talley Books/Plume.

Drucker PF: *Managing in a time of great change*, New York, 1995, Truman Talley Books/Dutton.

Drucker PF: *On the profession of management*, Boston, 1998, Harvard Business.

Drucker PF: What executives should remember, *Harvard Business Review* 84(2):144–152, 2006.

Ellis JR, Hartley CL: *Managing and coordinating nursing care*, Philadelphia, 2004, JB Lippincott.

Faludi S: *Backlash: The undeclared war against women*, New York, 1991, Anchor Books/Doubleday.

Fayol H: *Administration industrielle et generale*, Paris, 1925, Dunod.

Feldman D: *The handbook of emotional intelligent leadership: Inspiring others to achieve results*, Falls Church, VA, 1999, Leadership Performance Solutions Press.

Fiedler FE: *A theory of leadership effectiveness*, New York, 1967, McGraw-Hill.
Fiedler FE, Chemers MM: *Leadership and effective management*, Glenview, IL, 1974, Scott, Foresman.
Fiedler FE, Chemers MM, Mahar L: *Improving leadership effectiveness: The leader match concept*, New York, 1976, John Wiley & Sons.
Finkelman AW: *Leadership and management in nursing*, Upper Saddle River, NJ, 2006, Pearson/Prentice Hall.
Frisina M: Learn to lead by following, *Nursing Management* 36(3):13, 2005.
Gantt HL: *Industrial leadership*, New Haven, CT, 1916, Yale University Press.
Gantt HL: *Organizing for work*, New York, 1919, Harcourt, Brace and Howe.
George B, Sims P, McLean AN, Mayer D: Discovering your authentic leadership, *Harvard Business Review* 85(2):129-138, 2007.
Gilbreth FB: *Bricklaying system*, New York, 1909, Myron C Clark.
Gilbreth FB: *Motion study*, New York, 1911, D Van Nostrand.
Gilbreth FB, Carey EG, McKay D: *Cheaper by the dozen*, New York, 1984, Bantam Books.
Gilbreth FB, Gilbreth LM: *Applied motion study*, New York, 1917, Sturgis and Walton.
Gilbreth FB, Gilbreth LM: *Fatigue study*, ed 2, New York, 1919, Macmillan.
Gilbreth LM: *The psychology of management*, New York, 1914, Sturgis and Walton.
Goleman D: *Emotional intelligence*, New York, 1995, Bantam Books.
Goleman D: *Working with emotional intelligence*, New York, 1998, Bantam Books.
Goleman D, Boyatzis R, McKee A: *Primal leadership: Realizing the power of emotional intelligence*, Boston, 2002, Harvard Business School Press.
Gray J: *Men are from Mars, women are from Venus*, New York, 1992, Harper Collins.
Greenleaf RK: *Servant leadership*, New York, 1977, Paulist Press.
Greenleaf RK: *Servant leadership*, New York, 1991, Paulist Press.
Grzelakowski M: *Mothers lead best: 50 women who are changing the way organizations define leadership*, Chicago, 2005, Kaplan Business.
Harragan BL: *Games Mother never taught you: Corporate gamesmanship for women*, New York, 1977, Warner Books.
Helgesen S: *Everyday revolutionaries*, New York, 1998, Doubleday.
Helgesen S: *The female advantage: Women's ways of leadership*, New York, 1990, Bantam Doubleday Dell.
Hennig MM, Jardim A: *The managerial woman*, Garden City, NY, 1966, Anchor Press/Doubleday.
Hennig MM, Jardim A: *The managerial woman*, Garden City, NY, 1977, Anchor Press/Doubleday.
Hersey P: *The situational leader*, New York, 1984, Warner Books.
Hersey P, Blanchard KH: *Management of organizational behavior: Utilizing human resources*, Paramus, NJ, 1969, PrenticeHall.
Hersey P, Blanchard KH, Johnson DE: *Management of organizational behavior,* ed 9, Upper Saddle River, NJ, 2007, Prentice Hall.
Hersey P, Duldt BW: *Situational leadership in nursing*, Norwalk, CT, 1989, Appleton & Lange.
Herzberg F: One more time: How do you motivate employees? In Carroll L, Paine R, Miner A, editors: *The management process*, ed 2, New York, 1977, Macmillan.
Herzberg F, Mausner B, Snyderman BB: *The motivation to work*, ed 2, New York, 1959, John Wiley & Sons.
Hesse H: *The journey to the east*, New York, 1956, Noonday Press.
House RJ: A path-goal theory of leader effectiveness, *Adm Sci Q* 16:321-339, 1971.
Huber DL: *Leadership and nursing care management*, ed 3, St. Louis, 2006, Elsevier.
Huitt WL: *Moral and character development*, Educational Psychology Interactive, Valdosta State University, 2004 (website): http://chiron.valdosta.edu/whuitt/col/morchr/morchr.html. Accessed August 12, 2007.
Ibarra H, Hunter M: How leaders create and use networks, *Harvard Business Review* 859(1):40-47, 2007.
Jessie v. Carter Health Care Center Inc. 926 F. Supp. 613 (E.D. Ken., 1996).
Jones v Kerrville State Hospital, 142 F. 3d 263 (5th Cir., 1998).
Kotter JP: *The general managers*, New York, 1982, Free Press.
Kotter JP: *Power and influence*, New York, 1985, Free Press.
Kotter JP: *The leadership factor*, New York, 1988, Free Press.
Kotter JP: *A force for change*, New York, 1990, Free Press.
Kotter JP: *Leading change*, Boston, 1996, Harvard Business School Press.
Kotter JP: *The heart of change: Real-life stories of how people change their organizations*, Boston, 2002, Harvard Business School Press.
Kramer JA: *The Jack Welch lexicon of leadership*, New York, 2001, McGraw-Hill.
Kouzes JM, Posner BZ: *The leadership challenge,* ed 4, San Francisco, 2007, Jossey-Bass.
Laurin v. Providence Hospital and Massachusetts Nurses Association, 150 F. 3d 52 (1st Cir., 1998).
Lewin K: *Field theory in social sciences ed n/a*, New York, 1951, Harper & Row.
Likert R: *New patterns of management*, New York, 1961, McGraw-Hill.

Likert R, Likert JG: *New ways of managinag conflict*, New York, 1976, McGraw-Hill.

Loden M: *Implementing diversity*, Chicago, 1996, Irwin.

Marquis BL, Huston CJ: *Leadership roles and management functions in nursing*, ed 5, Philadelphia, 2006, Lippincott Williams & Wilkins.

Maslow A: *Motivation and personality*, ed 2, New York, 1970, Harper & Row.

Mauro v. Borgess Medical Center, 494 CV 05 (Michigan, 1995).

Maxwell JC: *The 21 indispensable qualities of a leader: Becoming the person others will want to follow*, Nashville, 1999, Thomas Nelson Publishers.

Mayo E: *The human problems of an industrialized civilization*, New York, 1953, Macmillan.

McGregor D: *The human side of enterprise*, New York, 1960, McGraw-Hill.

Melia J: *Breaking into the boardroom: What every woman needs to know*, New York, 1986, GP Putnam's Sons.

Mintzberg H: *The nature of managerial work*, New York, 1973, Harper & Row.

Morrison AM: *The new leaders*, San Francisco, 1992, Jossey-Bass.

Morrison AM, White R, Van Velsor E: *Breaking the glass ceiling: Can women reach the top of America's largest corporations?* Reading, MA, 1987, Addison-Wesley.

Nursing Power: *Nursing's social policy statement* (summary outline), 2007 (website): www.nursingpower.net/nursing/sps.html. Accessed February 2, 2007.

O'Brien V, O'Brien V, Martin L: *Success on our own terms*, New York, 1998, John Wiley & Sons.

Ouchi WG: *Theory Z: How American business can meet the Japanese challenge*, New York, 1981, Avon Books.

Pande PS, Neuman RP, Cavanaugh RR: *The six sigma way team fieldbook: An implementation guide for project improvement teams*, New York, 2002, McGraw-Hill.

Pascale RT, Athos AG: *The art of Japanese management: Applications for American executives*, New York, 1981, Warner Books.

Peters T: *Thriving on chaos*, New York, 1987, Harper & Row.

Peters T: *Liberation management*, New York, 1992, Fawcett Columbine.

Peters T: *The Tom Peters Seminar*, New York, 1994, Vintage Books.

Peters T: *The circle of innovation*, New York, 1997, Alfred A Knopf.

Peters T, Austin N: *A passion for excellence*, New York, 1985, Warner Books.

Peters T, Waterman RH: *In search of excellence*, New York, 1982, Harper & Row.

Porter-O'Grady T, Malloch K: *Quantum leadership: A textbook of new leadership*, Boston, 2003, Jones and Bartlett.

Posner BZ, Kouzes JM: Development and validation of the leadership practices inventory, *Educational and Psychological Measurement* 53:483-496, 1988.

Posner BZ, Kouzes JM: An extension of the leadership practices inventory to individual contributors, *Educational and psychological measurement* 54: 959-966, 1994.

Robert Wood Johnson Foundation: Radical changes proposed for nursing profession, from licensing to scope of practice, 2002 (website): www.rwjf.org/reports/grr/038622.htm. Accessed August 12, 2007.

Rosener JB: *America's competitive secret: Utilizing women as a management strategy*, New York, 1995, Oxford University Press.

Rothman JC: *Social work practice across disabilty*, Boston, 2003, Allyn & Bacon.

Roussel L, Swansburg FC, Swansburg RJ: *Management and leadership for Nurse Administrators*, ed 4, Boston, 2006, Jones and Bartlett Publishers.

Ryback D: *Putting emotional intelligence to work: Successful leadership is more than IQ*, Boston, 1998, Butterworth-Heinemann.

Schwartz S, Conley C: *Human diversity: A guide for understanding*, New York, 2001, McGraw-Hill Primis Custom Publishing.

Senge PM: *The fifth discipline: The art and practice of the learning organization*, New York, 1990, Doubleday.

Senge PM, Kleiner A, Roberts C, et al: *The fifth discipline fieldbook*, New York, 1994, Doubleday.

Sherman R: Growing our future nursing leaders, *Nursing Admin Q* 29(2):125-132, 2005.

Slater R: *Jack Welch and the GE way: Management insights and leadership secrets of the legendary CEO*, New York, 1999, McGraw-Hill.

Slater R: *The GE way fieldbook: Jack Welch's battle plan for corporate revolution*, New York, 2000, McGraw-Hill.

Smith SL, Manfredi T, Hagos O, Drummond-Huth B, Moore P: Application of the clinical nurse leader role in an acute care delivery model, *Journal of Nursing Administration* 36(1):29-33, 2006.

Spears LC, editor: *Insights on leadership: Service, stewardship, spirit, and servant leadership*, New York, 1998a, John Wiley & Sons.

Spears LC, editor: *The power of servant leadership*, San Francisco, 1998b, Berrett Koehler.

Spears LC, editor: *Reflections on leadership: How Robert K. Greenleaf's theory on servant leadership influenced today's top management thinkers*, New York, 1995, John Wiley & Sons.

Spears LC, Lawrence M, editors: *Focus on leadership: Servant leadership for the 21st century*, New York, 2002, John Wiley & Sons.

Stanley D: Role conflict: Leaders and managers, *Nursing Management* 13(5):31-37, 2006.

Sullivan EJ, Decker PJ: *Effective leadership management in nursing*, ed 6, Upper Saddle River, NJ, 2005, Pearson/Prentice Hall.

Szymanski EM, Parker RM: *Work and disability: Issues and strategies in career development and job placement*, ed 2, Austin, TX, 2003, pro-Ed.

Taylor FW: *Shop management*, New York, 1903, Harper & Bros.

Taylor FW: *The principles of scientific management*, New York, 1911, Harper & Bros.

Thompson v. Holy Family Hospital, 122 F. 3d 357 (9th Cir., 1997).

Tornabeni J: The evolution of a revolution in nursing, *JONA* 36(1):3-6, 2006.

Tourangeau AE, McGilton K: Measuring leadership practices of nurses using the leadership practices inventory, *Nursing Research* 53(3):182-189, 2004.

Webb v. Mercy Hospital, 102 F. 3d 958 (8th Cir., 1996).

Welch J, Byrne JA: *Jack: Straight from the gut*, New York, 2001, Warner Books.

Welch J, Welch S: *Winning*, Scranton, PA, 2005, Collins.

Wheatley M: *Leadership and the new science*, San Francisco, 1992, Berrett-Koehler.

Wheatley MJ, Keller-Rogers M: *A simpler way*, San Francisco, 1996, Berrett-Koehler.

Wilking v. County of Ramsey, 983 F. Supp. 848 (D. Kan., 1997).

Wilson WJ: *The declining significance of race: Blacks and changing American institutions. In Grusky DB: Social stratification*, Boulder, CO, 1994, Westview Press.

Yoder-Wise PS, Kowalski KE: *Beyond leading and managing: Nursing administration for the future*, St. Louis, 2006, Mosby/Elsevier.

Yukl GA: *Leadership in organizations*, ed 3, Gaithersburg, MD, 1994, Aspen.

Zamudio v. Patia, 956 T. Supp. 803 (N.D. Ill., 1997).

SEGUNDA

PARTE

GESTIÓN

El gestor es una persona que se ocupa de las estructuras, procedimientos, programas, planes, rendimiento y mantenimiento del funcionamiento de una organización. Asimismo, puede encargarse del presupuesto, de la selección y formación del personal, de la programación y organización del trabajo y de la evaluación y régimen disciplinario de las personas que trabajan en la organización. También puede colaborar en el proceso continuo de mejora de la calidad y en la práctica basada en la evidencia. Los gestores de nivel inferior trabajan con personas de la organización que no tienen responsabilidades directivas, y se ocupan del funcionamiento diario de ésta y de la planificación operativa. Los gestores de nivel intermedio supervisan la actividad de varios gestores de nivel inferior, y representan el nexo entre éstos y los gestores de nivel superior. Los gestores de nivel superior son los ejecutivos responsables de establecer los planes y objetivos estratégicos de la organización. Entre los cometidos de los gestores cabe destacar la supervisión del cumplimiento de las leyes y normas administrativas, incluyendo aquellas que regulan los procedimientos de la organización. Un gestor siempre debe orientarse por los resultados obtenidos, y basarse en estrategias para la resolución de problemas y para el desarrollo del equipo.

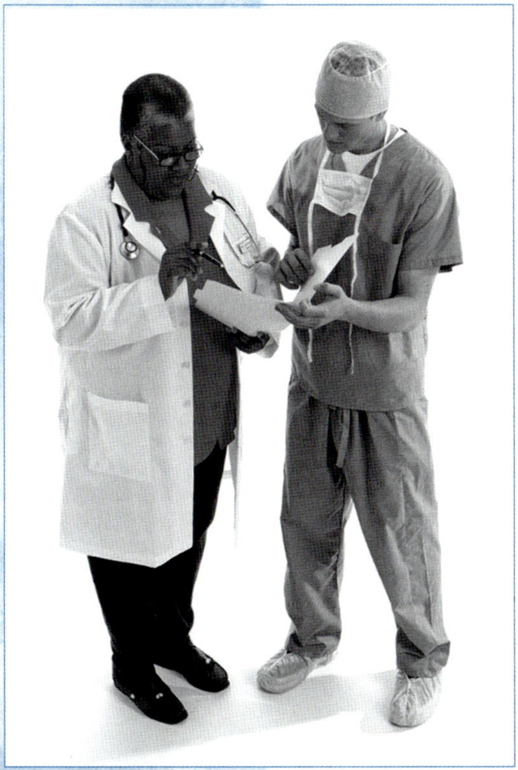

Planificación estratégica y operativa

8

«Lo importante en la vida no es dónde estamos, sino hacia dónde nos dirigimos».
Oliver Wendell Holmes

Descripción del capítulo

El capítulo 8 trata de los procesos de planificación, historia y estrategia de los planes estratégicos, visión, valores, misión, filosofía, metas, objetivos, estrategias, políticas, procedimientos y de la práctica basada en la evidencia.

Objetivos del capítulo

- Identificar por lo menos dos de las diferencias existentes entre planificación estratégica y planificación operativa.
- Describir por lo menos cinco cambios en los sistemas de prestación de servicios sanitarios que deben tenerse en cuenta a la hora de proceder a la planificación estratégica.
- Identificar por lo menos cinco ventajas de la planificación estratégica.
- Explicar la relación existente entre el propósito, la filosofía, las metas y los objetivos.
- Explicar la relación existente entre las políticas y los procedimientos.
- Resumir el desarrollo (o la evaluación) de la práctica basada en la evidencia.

Principales conceptos y definiciones

Planificación estratégica. *Planificación a largo plazo que generalmente abarca entre 3 y 5 años.*
Planificación operativa. *Planificación a corto plazo que se ocupa de las actividades del día a día.*
Creencias. *Convicción de que ciertas cosas son verdaderas.*
Visión. *Imagen mental de algo que no es visible.*
Valores. *Es el atractivo, mérito, utilidad o importancia de algo.*
Misión/propósito. *Ser lo que ha de aspirar a alcanzar la organización.*
Filosofía. *Creencias y valores que orientan la actividad de la organización.*
Meta. *Punto al que se dirige la organización y que ha de ser conseguido.*
Objetivo. *Forma parte de cada meta que, una vez logrado, puede decirse que la organización ha alcanzado la meta que se había propuesto.*
Políticas. *Planes para lograr las metas y los objetivos.*
Procedimientos. *Secuencia cronológica de los distintos pasos de los que se compone un proceso.*
Protocolos. *Documentos de consenso mediante los cuales se acuerda hacer algo de una determinada manera.*
Negocio. *Plan mediante el cual la organización se implica en nuevos proyectos, como el lanzamiento y la introducción en el mercado de un nuevo producto o servicio.*
Práctica basada en la evidencia. *Integración de los valores del paciente, de la experiencia clínica y de los datos e información (evidencia) provenientes de la investigación aplicada a la práctica.*

PROCESO DE PLANIFICACIÓN

Los dos tipos más importantes de planificación organizativa son: la planificación a largo plazo, denominada también planificación estratégica, y la planificación a corto plazo o planificación operativa. La planificación estratégica abarca un período de entre 3 y 5 años. Comienza con un análisis en profundidad de los puntos fuertes y débiles del entorno interno de la organización, así como de las oportunidades y amenazas externas.

Es habitual que los directivos de enfermería intervengan más en la planificación operativa. La planificación operativa se realiza en consonancia con la elaboración del presupuesto anual, generalmente unos meses antes del comienzo del año fiscal. Establece las necesidades para el funcionamiento de cada departamento, servicio o unidad y los objetivos para mejorar la calidad del año que está a punto de empezar.

Historia de la planificación estratégica

«Mantén siempre los ojos en las estrellas y los pies en la tierra». Anónimo

Las empresas privadas empezaron a utilizar la planificación estratégica a mediados de la década de 1950 cuando la demanda de productos comenzó a estabilizarse y, luego, a bajar. Además, en esta época empezaron a llegar productos competitivos procedentes de otros países. Las empresas de servicios sanitarios comenzaron a utilizar la planificación estratégica a mediados de la década de 1970 cuando el gobierno federal de Estados Unidos estableció regulaciones legales que restringían los pagos con fondos públicos. Asimismo, empezaron a proliferar los sistemas alternativos de prestación de servicios sanitarios.

Las altas tecnologías respondieron desde el punto de vista económico a este entorno cada vez más competitivo. Al mismo tiempo que la población iba envejeciendo más y más, aumentaron los sectores sociales que no disponían de un seguro médico o disponían de un seguro que no cubría todas las necesidades. La ética y la calidad de vida pasaron a ser temas importantes. Como consecuencia, durante la década de 1980 la planificación estratégica se convirtió en un aspecto muy importante en todos los contextos de la prestación de servicios sanitarios (tabla 8-1).

A principios del siglo XXI, continuaron las tendencias que ya se observaban en la década anterior.

Propósito de la planificación estratégica

El propósito de la planificación estratégica consiste en clarificar las ideas y los valores: ¿Cuáles son los puntos fuertes y débiles de la organización? ¿Qué oportunidades y amenazas existen? ¿Hacía dónde se dirige la organización? ¿Cómo se conseguirá alcanzar el objetivo propuesto? Los ejecutivos que utilizan el proceso de planificación estratégica orientan a la organización en una determinada dirección: mejoran la eficiencia, eliminan los programas que apenas se utilizan o que han demostrado no ser suficientemente eficaces, y evitan la duplicación de esfuerzos, concentran los recursos disponibles en los servicios más importantes para la organización, mejoran la comunicación y la coordinación de la actividad, ayudan a todas las personas que trabajan en la organización a cambiar y ampliar su forma de pensar, colaboran en la adaptación a un entorno siempre cambiante, establecen metas y objetivos realistas y alcanzables, pero ambiciosos, y colaboran en la consecución de las metas que la organización se ha propuesto.

Tabla 8-1 Tendencias durante las década de 1990

Tendencias anteriores	Tendencias posteriores
Proveedores de servicios sanitarios individuales	Proveedores de los sanitarios en equipo
Necesidades del médico	Necesidades del pagador/paciente/familiares del paciente (cliente)
Especialidades médicas	Atención primaria
Papel exclusivo del médico	Importancia de otros profesionales de la sanidad
Atención puntual en el hospital	Atención ambulatoria continuada
Asistencia institucional	Cuidados alternativos
Tratamiento basado en el individuo	Tratamiento basado en la población
Medicina curativa	Medicina preventiva
Asistencia a pacientes agudos	Asistencia a pacientes crónicos
Orientación a las tecnologías	Asistencia basada en concepciones humanísticas
Población más joven	Población envejecida
Conocimientos y habilidades sobre el contenido	Conocimientos y habilidades relacionados con los procesos
Gestionado por profesionales de la sanidad	Gestionado por profesionales de la administración y de la gestión
Competitivo	Cooperativo
Se da poca importancia a los costes	Se da mucha importancia a los costes
Pago por servicio	Pago mensual a un seguro médico
Documentos, historia clínica en papel	Documentos médicos informatizados
Sin datos sobre la mejor práctica	Empiezan a aparecer datos sobre la mejora de la práctica asistencial

Los líderes necesitan tener una visión realista y factible. El desarrollo de una visión estratégica implica el análisis del entorno de la organización, de las capacidades y recursos de la que ésta dispone y del desarrollo y articulación de la imagen conceptual de la organización. Exige asimismo clarificar los valores, elaborar un punto de vista claro sobre la misión de la organización e identificar las metas, los objetivos y las estrategias para alcanzarlos. La visión estratégica debe ser clara, consistente, coherente y flexible (Huber, 2006; Marquis y Huston, 2006; McConnell, 2006; Roussel, Swansburg y Swansburg, 2006; Sullivan y Decker, 2005).

El proceso de planificación estratégica

«Las personas que tienen el poder de tomar decisiones son las que pueden convertir las oportunidades en realidades».
Anónimo

Es importante que los administradores de más alto nivel se comprometan con la planificación estratégica. Si no es así, este tipo de planificación puede ser percibida por los miembros de la organización simplemente como una carga de trabajo más. Los gestores deben comprender la importancia de la planificación estratégica y la forma en la que ésta funciona. El proceso debe implicar a un gran número de personas, y dar a las personas encargadas de la planificación la sensación de que son ellas las que controlan el proceso. Se trata de un proceso durante el cual pueden aparecer crisis o situaciones difíciles o imprevistas. Asimismo, durante el proceso pueden aparecer oportunidades no conocidas hasta entonces, y estas oportunidades deben ser aprovechadas (Roussel, Swansburg y Swansburg, 2006) (cuadro 8-1).

Cuadro 8-1 Proceso de planificación estratégica

Evaluación externa
- Oportunidades y amenazas

Evaluación interna
- Puntos fuertes y débiles de la organización

Prioridad de temas y programas estratégicos:
Visión
Valores
Misión
Filosofía
Metas
- Estratégicas
  - De organización
- Operativas
  - De división/departamento
    - De unidad

Objetivos
Estrategias
- Fechas y responsabilidades concretas de cada persona
- Planes

Políticas
Procedimientos
Puesta en práctica
Evaluación
- Producción/operativa
- Economía/finanzas
- Marketing

El objetivo de la evaluación del entorno externo es identificar las oportunidades y las amenazas, mientras que la evaluación del entorno interno de la organización pretende identificar los puntos fuertes y débiles de ésta. Se tienen en cuenta las expectativas de los grupos de intereses internos, como los médicos, el personal asistencial y administrativo y los pacientes (David, 2006; Hitt, Ireland y Hoskisson, 2006).

El equipo directivo puede utilizar un gráfico para visualizar la auditoría de la situación. El pasado, el presente y el futuro se representan en el eje horizontal. Los criterios para cuestiones como clientes, competencia, cuota de mercado, entorno, características sociodemográficas, variables económicas, legislación, política, tecnología y recursos materiales, financieros y humanos se representan en el eje vertical.

También se puede hacer el análisis con la hoja de trabajo SWOT (siglas en inglés de puntos fuertes, puntos débiles, oportunidades y amenazas). Cada cuadrante de la hoja sirve para cada una de las cuatro categorías (es decir, puntos fuertes, puntos débiles, oportunidades y amenazas), y en cada uno de los cuadrantes aparece una serie de factores relevantes para cada categoría, con el fin de que el usuario pueda tener una visión de conjunto de la auditoría de la situación (cuadro 8-2). Los

Perspectiva de la INVESTIGACIÓN 8-1

Datos de Arnold L, Drenkard K, Ela S, et al: *Strategic positioning for nursing excellence in health systems: Insights from chief nurse executives*, Nursing Administration Quarterly 30(1):11, 2006.

Objetivo: El propósito de esta investigación fue responder a las siguientes preguntas: *a*) ¿Cuáles son las principales estrategias de integración utilizadas por una muestra de gestores de los servicios de enfermería procedentes de diferentes centros sanitarios? *b*) Cuál es la prioridad más importante en lo que se refiere a las áreas de interés estratégico según una muestra de gestores de los servicios de enfermería de diferentes centros sanitarios? *c*) ¿Cuáles son los factores más importantes indicativos del rol de las direcciones de enfermería percibido según los criterios de una muestra de gestores de los servicios de enfermería de diferentes centros sanitarios?

Método: Se hizo una encuesta a un total de 35 directores de enfermería. Todos pertenecían a la Health Management Academy. Las respuestas fueron no estructuradas y se revisaron durante una entrevista personal. Se registró la información obtenida, y los datos fueron organizados en categorías. Todos los investigadores y directores de enfermería hicieron una exposición del tema, y se reunieron para identificar posibles interpretaciones erróneas de los resultados.

Resultados/conclusiones: Los directores de enfermería de distintos centros sanitarios informaron de que las estrategias iniciales de integración se establecían teniendo en cuenta las estrategias de integración ya establecidas en el sistema sanitario. Asimismo, informaron de que los sistemas de salud daban la máxima prioridad a la estabilidad económica a través de la reducción de costes mediante la mejora de la eficiencia. Según las personas encuestadas, los sistemas sanitarios dan también una gran importancia a la estandarización e integración de la práctica clínica. Las estrategias de los directores de enfermería entrevistados se dividieron en cuatro categorías: *a*) eficiencia económica; *b*) integración clínica; *c*) calidad, seguridad del paciente y cumplimiento de las obligaciones contraídas, y *d*) profesionalización de la práctica enfermera.

puntos fuertes y débiles internos pueden ser la estructura de gestión, la cualificación profesional y laboral del personal, la experiencia del personal médico, la abundancia o escasez de personal, la situación financiera, el «*cash flow*» positivo o negativo.

Las amenazas pueden ser la escasez de enfermeras, la disminución en el grado de satisfacción de los pacientes y el aumento del número de facturas impagadas entre otras (Yoder-Wise y Kowalski, 2006).

Una vez que se ha realizado la auditoría, el equipo directivo revisa la filosofía, identifica la visión y los valores y redacta la declaración en la que se especifica el propósito o misión (Huber, 2006; Marquis y Huston, 2006; McConnell, 2006; Roussel, Swansburg y Swansburg, 2006; Sullivan y Decker, 2005; Yoder-Wise, 2007).

Los *business plans* (planes de negocio) son documentos en los que se describen los planes referidos a nuevas posibilidades de crecimiento de la organización, como nuevos productos o servicios. Pueden cumplir muchos de los requisitos de los planes estratégicos y son parecidos a los propósitos de gran alcance de la organización (cuadro 8-3). Estos documentos integran la planificación estratégica, operativa y económica/financiera. En la portada aparece el nombre de la empresa, el título del plan de negocios y el año al que corresponde, así como el nombre y el número de teléfono de la persona o personas de contacto. El resumen ejecutivo, que tiene una extensión de unas dos páginas, es una perspectiva general de la totalidad del plan. En el índice deben aparecer por lo menos los títulos de los apartados o epígrafes principales del informe. La introducción describe la naturaleza de la organización y la filosofía y los planes de negocio, las metas y los objetivos del plan, así como los resultados que se desean obtener. En el apartado titulado análisis de mercado, se describen el producto, los precios y el lugar y la forma en la que se va a promocionar el nuevo producto o servicio. En el plan de marketing se describe: la misión, las metas, las estrategias, la dotación de personal, los planes económicos y financieros para la introducción en el mercado del nuevo producto o ser-

Cuadro 8-2 Análisis SWOT

FORTALEZAS
Desarrollo de la gestión
Cualificación profesional del personal
Experiencia del personal médico
Las instalaciones (propiedades)
Lugar en el que se encuentra situada la organización
Calidad de los servicios

DEBILIDADES
Escasez de personal
Situación económica
Posición del *cash flow*
Esfuerzos para realizar el marketing
Compartir el marketing

OPORTUNIDADES
Posibilidad de contratar a nuevas enfermeras
Posibilidad de contratar a nuevos médicos
Normas para referir a los pacientes
Nuevos programas
Nuevos mercados
Diversificación
Crecimiento de la población
Mejora de las tecnologías
Nuevas instalaciones y propiedades

AMENAZAS
Escasez de enfermeras
Disminución del grado de satisfacción de los pacientes
Aumento de las facturas impagadas
Disminución de la demanda de servicios
Competencia
Leyes y normas administrativas
Demandas judiciales
Actividad de los sindicatos
Pérdida de la acreditación

Cuadro 8-3 Plan de negocios

Portada
Resumen ejecutivo
Índice
Introducción
Descripción del negocio
Análisis del mercado
Análisis de los consumidores
Análisis de la competencia
Desarrollo del producto o servicio
Estrategia
Plan operativo
Planificación del marketing
Plan organizativo
Programación (temporal)
Plan económico y financiero
Planes de contingencia

vicio y para realizar las gestiones pertinentes encaminadas a registrar la marca. En el plan organizativo se presenta un esquema de la organización en el cual se describen los diferentes puestos de trabajo y se establece el perfil profesional del personal. En la programación se indican las diferentes tareas, las actividades de formación y entrenamiento del personal y los objetivos parciales que deben alcanzarse en cada momento, acompañado de las fechas de consecución de cada objetivo. En el plan económico y financiero se identifican los costes asociados al desarrollo del nuevo producto o servicio y las expectativas de ingresos y de gastos. Los planes de contingencia sirven para identificar los supuestos y las estrategias alternativas (Fralic y Morjikian, 2006; Roussel, Swansburg y Swansburg, 2006). Existen programas de software para elaborar el plan de negocios, y en Internet hay diferentes ejemplos que explican cómo deben elaborarse estos planes (Austin y Boxerman, 2002).

Los gestores de nivel superior, como el director ejecutivo, el director de enfermería y el director del departamento económico y financiero de la organización, elaboran la programación estratégica para un período de entre 3 y 5 años.

Los gestores de nivel intermedio, como directores de unidades, supervisores, jefes de departamento y jefes clínicos, se encargan de la programación para un período de entre 6 meses y 2 años. Su responsabilidad consiste en integrar la planificación en las unidades o departamentos que están a su cargo. Pueden desarrollar y supervisar la táctica y los planes de control, y desarrollar y controlar los programas de evaluación.

Los gestores de nivel inferior, como los coordinadores de unidades de enfermería, gestores de pacientes, gestores de casos y personal de enfermería de atención primaria, se encargan de los planes operativos que afectan a la actividad diaria, semanal y mensual, teniendo siempre en cuenta los planes más amplios en los que se basa esta actividad. Estos gestores se encargan de la evaluación inicial, la planificación, la ejecución y la evaluación de los resultados en el campo de la atención prestada al paciente (Huber, 2006; Marquis, Huston, 2006 (tabla 8-2).

«Considera el presente como el pasado de tu futuro».
Anónimo

VISIÓN

Una visión es una imagen mental o la capacidad que tiene la imaginación para «ver» algo que en este momento no es visible. Cuando se lleva a cabo la planificación estratégica o se elaboran los planes de negocios, la imagen mental que podemos conseguir con la visión debe ser el futuro que consideramos más adecuado para la organización (Sullivan y Decker, 2005; McConnell, 2006) (cuadros 8-4 y 8-5).

«Una visión es una imagen poco concreta y detallada. Actúa igual que una bandera alrededor de la cual se concentran las tropas».
Michael Hammer

VALORES

Un valor es el atractivo, el mérito, la utilidad o la importancia de una cosa. Los valores básicos no cambian, porque son el fundamento de la misión, y no cambian incluso aunque cambien las estrategias operativas de la organización. Los directivos, los gestores y el personal deben determinar cuáles son sus valores, y hacer que los planes y las acciones de la organización sean coherentes con estos valores. La declaración de los valores de la organización es una herramienta para la planificación (Huber, 2006) (cuadro 8-6).

«El buen servicio que se presta al cliente tiene su origen en las personas que forman la organización. Requiere empatía y compasión, así como la rara habilidad de entender que sólo poniendo en la actividad de cada día las necesidades del cliente en primer plano se puede esperar ser los primeros como organización».
Autor desconocido

ESTABLECER UN PROPÓSITO O MISIÓN

Las organizaciones existen para cumplir un propósito. La clarificación de la misión o propósito es una prioridad muy importante para la planificación. Cada área específica y cada departamento con sus propósitos específicos, contribuyen al cumplimiento general del propósito de la organización. La misión o propósito influye en la filosofía, las metas y los objetivos. Por ejemplo, si en la organización existe una unidad de cuidados pro-

Tabla 8-2. Papel que desempeñan los gestores

Director	Gestor
Planificación estratégica	Planificación operativa
Los gestores de nivel superior pueden ser:	Los gestores de nivel intermedio pueden ser:
El director ejecutivo (gerencia)	El director
	El supervisor de la unidad
El director de enfermería	El jefe del departamento
El director económico/financiero	El especialista clínico
	Los gestores de nivel inferior pueden ser:
	El coordinador de la asistencia al paciente
	El coordinador de unidad
	Otros coordinadores de equipo
	El gestor de casos
	La enfermera de atención primaria
	El personal de enfermería
Son responsables de la totalidad de la organización y son conscientes de la influencia que tienen los factores externos	Los gestores de nivel intermedio son los responsables de la integración organizativa
	Los gestores de nivel inferior son responsables de la planificación a corto plazo (diaria y semanal)
Su responsabilidad principal es la planificación estratégica	Los gestores de nivel intermedio participan en la planificación a largo y a corto plazo
Crear productos y servicios innovadores	Instruir y desarrollar tácticas
Analizar el mercado	Desarrollar, instruir y control de los planes
Establecer las prioridades	
Prever qué recursos serán necesarios	Desarrollar los planes de evaluación
	Los gestores de nivel inferior se encargan de la planificación operativa a corto plazo
	Valoran, planifican, ejecutan y evalúan la asistencia que se presta a los pacientes

gresivos para ayudar a los pacientes a adaptarse a su enfermedad, en ella deben trabajar enfermeras que sean profesionales y que tengan habilidades especiales para educar y aconsejar a los pacientes. Sin embargo, si el propósito de esta unidad es reducir los gastos hospitalarios y el coste por paciente, puede convertirse en una

Cuadro 8-4 Herramientas para la planificación

Visión
Valores
Misión
Filosofía
Metas
Objetivos
Políticas
Procedimientos

Cuadro 8-5 Ejemplo de una declaración de visión

DECLARACIÓN DE LA VISIÓN DEL HOSPITAL GENERAL

La visión del Hospital General es ser el lugar preeminente en el que se prestan los servicios sanitarios en la región en la que está situado. Para ello:

Debe ser el principal centro de servicios sanitarios integrales, configurándose como una red integrada de servicios de salud que proporciona una continuidad asistencial a la totalidad y diversidad de la población

Debe configurarse como un entorno en el que las expectativas de los usuarios se vean más que satisfechas

Debe elaborar y poner en marcha soluciones creativas a los retos y dificultades a los que tiene que hacer frente en el día a día

Debe proporcionar servicios a los usuarios que sean económicamente viables con una buena relación coste-efectividad

Debe trabajar en colaboración con otras organizaciones e individuos líderes en el sector de los servicios sanitarios

Debe promover el bienestar y los hábitos de vida saludables mediante la puesta en práctica de programas de educación para la salud en colaboración con las instituciones públicas

Cuadro 8-6 Ejemplo de una declaración de valores

Los valores que deben guiar el funcionamiento del Hospital General son los siguientes:

Calldad
Compasión
Imparcialidad
Integridad
Innovación
Responsabilidad fiscal

unidad pequeña con servicios mínimos prestados por personal no cualificado. La relación que existe entre misión, filosofía, metas y objetivos de la organización debe revisarse cada cierto tiempo para comprobar el grado de coherencia que existe entre estos factores (Ingersoll, Widzel y Smith, 2005) (cuadro 8-7).

«Otorgar la debida importancia a la determinación de la misión centrándose en la contribución de todo el personal y en propósitos que valen la pena crea un profundo sentimiento colectivo que lleva a la gente a decir "¡Sí!" Este "sí" tiene su origen en el corazón y en la mente de todas las personas implicadas en la misión, algo que no ocurriría si se tratase de un decreto exclusivo promulgado por el Olimpo donde habitan los dioses».
Stephen Covey

Cuadro 8-7 Ejemplo de una declaración de misión

La misión del Hospital General es proporcionar servicios sanitarios integrales con el fin de promover la salud física y mental, prevenir las enfermedades, las lesiones, las discapacidades y facilitar la curación del cuerpo, de la mente y del espíritu. La docencia, los programas de atención a la población y la investigación son factores que contribuyen a lograr una asistencia sanitaria de máxima calidad.

FILOSOFÍA

La filosofía sirve para articular la misión y proporcionar una determinación clara de las ideas y valores que dirigen la acción de las personas. La filosofía debe anotarse por escrito e incluirse en los documentos apropiados, como los manuales que se entregan al personal y los informes anuales.

Cuando se desarrolla o revalúa una filosofía, el gestor debe considerar la teoría, la formación, la práctica y la investigación del rol que desempeña el personal de enfermería en la totalidad de la organización. Entre los enfoques que se pueden utilizar para incorporar la teoría de enfermería en la filosofía de la organización está un enfoque ecléctico que aprovecha diferentes ideas provenientes de distintas teorías de enfermería y las incorpora a la filosofía tal como ésta ha sido elaborada por escrito por la organización. También cabe la posibilidad de adaptar e integrar dentro de la filosofía una determinada teoría de enfermería. Sería útil también enriquecer la filosofía con una explicación de esta teoría. Las fuentes secundarias dan una visión de conjunto de los trabajos de diferentes teóricos que trabajan en el campo de la enfermería, así como extensas bibliografías sobre estos teóricos, que, en definitiva, ayudan a orientarnos en el campo de la teoría y a comprender mejor las diferentes teorías (Marriner Tomey y Alligood, 2006).

Levine y Orem han centrado su atención en la terapéutica enfermera. La totalidad, la holística, la integración y la conservación son los conceptos principales de los principios de conservación de Levine. Las teorías de Orem sobre el autocuidado y las deficiencias del autocuidado son especialmente útiles en los contextos de la salud pública y en la promoción de la salud. Johnson y Roy centran su teoría en el paciente. Johnson utiliza un modelo conductual que le sirve para identificar seis subsistemas: *a*) apego-afiliación; *b*) logro; *c*) sexualidad; *d*) ingesta-eliminación; *e*) agresividad, y *f*) dependencia. El modelo de adaptación de la Hermana Callista Roy es especialmente útil en los contextos de atención en Urgencias.

King, Newman, Orlando, Patterson, Zderad, Travelbee y Wiedebach se han centrado en el concepto de interacción. El marco conceptual de King se centra en las interacciones entre lo personal, lo interpersonal y lo relacionado con el sistema social. Su teoría de la consecución de la meta es especialmente útil para la atención de enfermería y la administración y gestión de los servicios de enfermería.

Rogers se centra en esencia en las interacciones entre el entorno y los seres humanos. Su modelo conceptual se basa en el ser humano unitario, y es muy abstracto, aunque aporta muchas ideas y lleva a la reflexión a quien conoce este modelo. Las teorías de medio alcance que se centran en un aspecto específico de la práctica de la enfermería pueden ser útiles para algunas unidades o departamentos concretos. Este tipo de teorías sobre la práctica de la enfermería son muy numerosas (Marriner Tomey y Alligood, 2006).

Es conveniente incluir un comentario sobre los siguientes temas: nivel necesario de habilidades y de formación, elaboración por adelantado del perfil profesional y laboral para los diferentes puestos de trabajo, necesidad de programar cursos y actividades de formación continuada y dar oportunidades para formarse, incluyendo la formación práctica, que se ofrecerá a los estudiantes (cuadro 8-8).

METAS Y OBJETIVOS

«Desear consume tanta energía como planificar».
Anónimo

Las metas y los objetivos sirven para establecer las acciones que han de realizarse para conseguir la misión y la filosofía. De hecho, si se quiere que la misión o el propósito y la filosofía sean algo más que buenas intenciones, deben traducirse en metas explícitas. Cuanto más cuantificable sea la meta, más probabilidades hay de que el personal de la organización quiera llegar a su consecución, y existen menos probabilidades de que sea distorsionada o mal interpretada. Las metas constituyen un elemento central en el proceso de gestión (planificación, organización, política de personal, dirección y control/evaluación). La planificación sirve para definir las metas, y la institución se organiza y se dota de personal con el objetivo de alcanzar las metas fijadas. La dirección estimula al personal hacia la consecución de los objetivos, y mediante las actividades de control se comparan los resultados con los objetivos fijados para evaluar el grado de cumplimiento de éstos.

Las metas y los objetivos pueden referirse a la prestación de servicios, a cuestiones económicas, al uso de los recursos (humanos, económicos, materiales), a la innovación y a la responsabilidad social de la organización. Los objetivos están seleccionados de forma global. Son múltiples y cubren un espectro muy amplio de actividades.

La teoría clásica sostiene que deben ser los comités de dirección y los ejecutivos de alto nivel quienes fijen las metas de la organización. Sin embargo, actualmente los expertos en ciencias de la conducta están interesados en conseguir que los trabajadores se impliquen en las actividades encaminadas a establecer las metas de la organización para la que trabajan. La estrategia consistente en dar más poder y capacidad de decisión al personal, centrándose en muchos casos en las metas que están relacionadas con su entorno de trabajo o con cuestiones asociadas con la asistencia al paciente, temas muy relevantes para dicho personal. Es más probable que el personal se implique en este tipo de metas que en otras que han sido establecidas sin su participación. Los datos externos o procedentes de la competencia deben servir para establecer metas estratégicas que contribuyan al éxito de la organización.

El comité de dirección y los ejecutivos de máximo nivel, como la dirección de enfermería, deben establecer las metas y los objetivos de la organización. Por su parte, los subdirectores de enfermería, supervisores y coordinadores de los cuidados al paciente deben establecer las metas y objetivos relacionados con los servicios de enfermería, mientras que el personal debe encargarse de establecer las metas y objetivos de la unidad en la que trabaja. Cada miembro del personal de enfermería debe determinar sus propias metas y objetivos de acuerdo con su superior inmediato. El solapamiento que se crea entre las metas de la dirección de enfermería, los subdirectores o adjuntos, los supervisores o coordinadores de las unidades asistenciales facilita la continuidad y compatibilidad de las mismas.

Perspectiva de la INVESTIGACIÓN 8-2

Datos de Tuck, I, Harris LH, Baliko B: *Values expressed in philosophies of nursing services*. JONA 30(4):180-184, 2000.

Objetivo: El propósito de este estudio fue identificar los valores que sustentan las filosofías de los servicios de enfermería.

Método: Diez comunidades hospitalarias y centros médicos situados en los estados del sureste de Estados Unidos enviaron el documento que describía las filosofías de enfermería para su análisis, a los servicios de enfermería de estos centros de referencia.

Resultados/conclusiones: El valor citado con mayor frecuencia fue la atención al paciente. A continuación, el valor más citado fue la profesionalidad. El tercero fue el trato individualizado. Otras categorías fueron: satisfacer las necesidades, culturales, el bienestar y la adaptación, se distribuyeron, a través de la filosofía de referencia de forma selectiva.

Cuadro 8-8 Ejemplo de una declaración de filosofía

FILOSOFÍA DEL HOSPITAL GENERAL

El Hospital General ha adquirido el compromiso de evaluar y satisfacer las necesidades relacionadas con la salud física, psicológica, espiritual y social de la rehabilitación de las personas que viven en la región en la que el Hospital está ubicado. Se reconoce y respeta el valor, la dignidad y la autonomía personal de los individuos (usuarios, trabajadores del hospital y otros). Asimismo, se reconoce y respeta el derecho que asiste a cada persona a tomar sus propias decisiones y a responsabilizarse de todo lo concerniente a su existencia. Se tendrá en cuenta el carácter único e irrepetible de cada persona a la hora de evaluar y satisfacer las necesidades del paciente mediante la prestación de una asistencia de calidad. La docencia, la investigación y los programas de atención comunitaria servirán para innovar y mejorar la asistencia sanitaria que se presta en la región. El personal que presta sus servicios en el Hospital General trabajará en colaboración con los usuarios, y en colaboración con otras organizaciones e instituciones para una provisión de servicios con una buena relación coste-efectividad

Dado que las metas son dinámicas, van cambiando a lo largo del tiempo. Deben revisarse y, si es necesario, modificarse periódicamente para que los cambios no sean radicales, sino progresivos (cuadro 8-9).

Las metas se definen de forma más amplia que los objetivos, y contribuyen a que todos los miembros de la organización presten atención a lo que es realmente importante. Los objetivos son una forma más concreta y específica de alcanzar las metas. Junto a cada objetivo, se debe establecer una fecha de consecución y criterios concretos para poder evaluar los resultados. La estrategia sirve para identificar la forma en la que la organización conseguirá hacer realidad la visión. Es recomendable disponer de objetivos tanto a corto como a largo plazo. Una herramienta útil para la planificación es un formulario compuesto de cuatro columnas (una para las metas/objetivos, otra para las estrategias/acciones, otra para las fechas y para las personas responsables y otra para ver el grado de cumplimiento en relación a la planificación realizada) (tabla 8-3).

Cuadro 8-9 Ejemplo de una declaración de metas y objetivos

META

Desarrollar e implementar programas para mejorar los conocimientos del personal en relación con sus necesidades para aumentar sus conocimientos

OBJETIVO

Desarrollar e implementar por lo menos 12 programas para la mejora de los conocimientos del personal antes de que finalice el año en curso

ESTRATEGIAS

Continuar desarrollando, implementando y evaluando los programas de formación continuada para el personal

Evaluar, revisar e implementar programas de orientación para el personal de nueva incorporación

Elaborar, implementar y evaluar los programas para el conocimiento de nuevos productos en cada servicio

Evaluar la viabilidad de un programa para asignar tutores a las enfermeras con poca experiencia

Políticas

«La honradez tiene que ver con lo que está bien y con lo que está mal. No se trata de una cuestión política». Anónimo

Las políticas y los procedimientos son los medios que se utilizan para conseguir las metas y los objetivos establecidos. Sirven como base para futuras decisiones y acciones, ayudan a coordinar los planes, a controlar las actuaciones y a incrementar la continuidad y coherencia de las acciones, aumentando así la probabilidad de que los diferentes ejecutivos que dirigen la organización tomen decisiones similares cuando tienen que enfrentarse solos a situaciones o problemas parecidos.

Las políticas deben tener un alcance exhaustivo y deben ser estables y flexibles con el fin de que puedan aplicarse en situaciones que, si bien son distintas, no son tan diferentes como para requerir una política específica. La coherencia es importante porque las incoherencias contribuyen a la incertidumbre y a la sensación de que se están produciendo sesgos, imparcialidades y excepciones indebidas (p. ej., tratamiento favorable a algunos miembros del personal e injusticias). La imparcialidad y la igualdad de trato son características im-

Tabla 8-3 Herramienta para la planificación

Metas/Objetivos	Estrategias/acciones	Fecha/persona(s) responsable(s)	Cumplimiento de tareas
1. Elaborar y poner en práctica por lo menos 12 programas para la mejora de los conocimientos y habilidades del personal antes de que termine el año	A. Realizar clases sobre el desarrollo, ejecución y evaluación del rendimiento, dirigidas a gestores de nivel intermedio	Enero 2008/educador en gestión de los servicios de enfermería	Recoger material primera semana; redactar el programa de los temas que se van a dar en las clases segunda semana; elaborar los instrumentos didácticos tercera semana; imprimir el material para los alumnos cuarta semana
	B. Realizar prácticas de evaluación del rendimiento para gestores de nivel intermedio	Febrero 2008/educador en gestión de los servicios de enfermería	Clase dada en febrero
	C. Evaluar las clases sobre evaluación del rendimiento	Febrero 2008/educador en gestión de los servicios de enfermería	Repartir los formularios de evaluación al final de la clase; tabular los datos antes del fin de semana

portantes que están relacionadas con la aplicación coherente de las políticas establecidas.

Una política puede ser implícita o explícita. Las políticas implícitas no han sido expresadas de viva voz ni redactadas por escrito, pero han quedado establecidas por una serie de pautas de decisión. Pueden tener efectos tanto favorables como desfavorables, y constituyen una interpretación del comportamiento observado. Tratar con educación a los pacientes y a sus familiares puede ser un ejemplo de política implícita. A veces, las políticas son implícitas simplemente porque nadie se ha molestado en ponerlas por escrito o expresarlas verbalmente de una forma clara y explícita. La presencia o ausencia de trabajadores de más de 50 años, de miembros de los grupos sociales minoritarios, de mujeres o de mujeres embarazadas, puede llevarnos a hacer una interpretación de una política implícita que consistiría en contratar o no contratar a diferentes tipos de personas. A veces, las políticas pueden ser deliberadamente implícitas porque son ilegales o reflejan un comportamiento cuestionable desde el punto de vista ético.

Las políticas se pueden expresar formulándose de manera oral o escrita.

Durante el proceso de redacción de las políticas aparecen discrepancias y omisiones, lo cual puede llevar a los gestores a tener una visión crítica sobre dicha política. Esto es positivo, porque contribuye a clarificar todo lo referente a esta política. Una vez escrita y explícita, es fácilmente accesible a todos los miembros de la organización, con la misma forma y el mismo formato. Al estar escritas, el significado de estas políticas ya no puede ser cambiado de viva voz, las interpretaciones incorrectas se pueden resolver atendiendo a lo que está escrito, la probabilidad de que se produzca una interpretación errónea disminuye, el texto se puede enviar a cualquier persona o institución a la que la política en cuestión afecte o pueda afectar, y, además, dicho texto puede ser accesible a cualquier persona que desee revisarlo y pueda utilizarlo con propósitos de orientación. Las políticas por escrito reflejan el deseo de la organización de hacer públicas sus intenciones y de demostrar que no hay nada que ocultar, lo cual genera confianza por parte de los pacientes y familiares, y del personal y las diferentes direcciones de la organización.

Una desventaja de las políticas redactadas por escrito es la dificultad para modificarlas cuando se han vuelto obsoletas.

Las políticas pueden aparecer de diferentes formas: originales, solicitadas o impuestas (cuadro 8-10).

A veces las políticas se generan en los niveles operativos y en los gestores de nivel inferior y son impuestas por éstos a los niveles superiores. El grado en el cual se produce este fenómeno depende del clima que exista en la organización, y de la pertinencia y corrección de las políticas originales elaboradas por los gestores de nivel superior. En algunas ocasiones, las políticas pueden ser

Cuadro 8-10 Políticas emergentes

Originales
Solicitadas
Impuestas

formuladas simultáneamente en ambas direcciones (de arriba abajo y de abajo arriba) o por un comité de políticas y procedimientos.

Cuando el personal no sabe cómo resolver un problema, está en desacuerdo con una decisión o, por la razón que fuere, quiere que se revise un asunto concreto, pide a los gestores que tomen una decisión.

Es probable que las políticas que se han elaborado sobre la base de una solicitud del personal de base sean incompletas, poco claras y carezcan de coordinación. De una forma no deliberada, se pueden utilizar precedentes inapropiados para la toma de decisiones sobre una situación determinada, sin tener en cuenta los posibles efectos que estas decisiones pueden tener sobre otros aspectos de la organización. Esta formulación de la política sin tener objetivos claros puede hacer difícil saber qué políticas están en vigor en la organización en un momento determinado. A veces, a los gestores no les gusta tener que hacer frente a determinadas cuestiones, y, de hecho, no lo hacen hasta que se ven obligados a ello, lo cual lleva a retrasos indebidos, ya que la política sólo se elabora cuando ya han aparecido precedentes. Las políticas que se han establecido a solicitud del personal pueden ser previsoras y coherentes, especialmente cuando el gestor es consciente de que la decisión que toma constituye una verdadera política para la organización. Sin embargo, cuando en una organización existe una cantidad importante de políticas que son cuestionadas por el personal, los gestores deben evaluar las políticas vigentes para ver si hay cuestiones que estas políticas no contemplan, no son claras o se han quedado obsoletas. El objetivo de este proceso de revisión debe ser conseguir que las políticas originales sean las prevalentes en la organización, y puedan ser comprendidas y aceptadas por el personal. Es lógico suponer que las organizaciones e instituciones que prestan servicios sanitarios cuentan con políticas sobre cómo los pacientes han de ser atendidos, sobre la forma de asignar a los pacientes a cada departamento, servicio o unidad, sobre la forma de elaborar y manejar la documentación médica, sobre la prescripción y administración de los medicamentos, sobre la seguridad del paciente, sobre la gestión de las historias clínicas y sobre el control de las infecciones que se puedan producir en la institución.

Las políticas impuestas, también denominadas externas, son imposiciones realizadas sobre la organización por fuerzas externas, como el gobierno o los sindicatos. Las políticas de la organización deben adaptarse a las leyes y a las distintas normas y disposiciones administrativas de diferente nivel (local, provincial, regional, nacional, organismos internacionales). Los convenios colectivos y los contratos de trabajo supervisados por los sindicatos orientan la política laboral de la organización.

El proceso de planificación consiste en definir, comunicar, aplicar y mantener las políticas de la organización. La elaboración de una determinada política puede hacerse en cualquier lugar o nivel de la organización, y debe asegurarse la participación del personal que resultará afectado por dicha política. El personal afectado dispone de una información muy valiosa y puede desempeñar un papel de gran importancia en la elaboración de la política, lo que hará que aumenten las posibilidades de que esta política se ponga realmente en práctica. Antes de redactar una política, es necesario considerar si existen o no problemas específicos y recurrentes en relación a este tema, así como pensar en la frecuencia con la cual se producen, si son de naturaleza temporal o permanente y si la política que se va a elaborar servirá para clarificar las cosas, resolver los posibles problemas y aumentar la eficiencia de la organización.

Las políticas no sirven para nada si nadie conoce su existencia. La comunicación oral es necesaria para presentar y explicar las nuevas políticas.

Una vez que una política ha sido formulada y aprobada, el siguiente paso es aplicarla. La elaboración, aprobación y puesta en práctica de las políticas de la organización es un proceso continuo. Esto se debe a que hay que revaluarlas y actualizarlas continuamente según las necesidades (fig. 8-1). Es importante realizar un seguimiento de cada una de las políticas con el fin de asegurarse de que es correctamente comprendida y aplicada. El análisis y la evaluación periódica de las políticas existentes pueden decirnos si es necesario o no modificarlas. Hay que motivar y estimular al personal para que ayude a revisar, reformular y, si es necesario, cambiar las políticas de la organización. En los cuadros

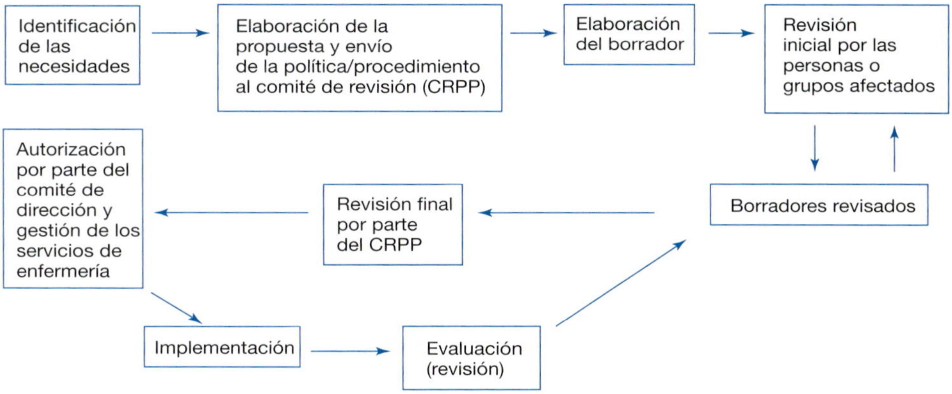

Figura 8-1 • Organigrama para la elaboración de políticas/procedimientos/protocolos

8-11 a 8-15 se presentan ejemplos de cómo se pueden formular políticas, protocolos y procedimientos de enfermería.

Procedimientos

Los procedimientos constituyen una guía para la acción más específica que las políticas. Ayudan a conseguir un mayor grado de regularidad, ya que sirven para describir la secuencia cronológica de los pasos a seguir. Los procedimientos pueden ser intradepartamentales o interdepartamentales y, por tanto, al contrario que las políticas, no afectan a toda la organización.

Los manuales de procedimientos sirven como referencia a la orientación del personal y para mejorar la calidad de su trabajo. En el cuadro 8-16 se presenta un ejemplo de un procedimiento para conseguir que un paciente deambule con la ayuda de una sola persona.

La mejora de los procedimientos operativos produce un incremento de la productividad y reduce los costes. Se puede reducir la cantidad de trabajo innecesario aplicando técnicas de simplificación de las tareas para hacer que cada parte del procedimiento resulte más productiva. En primer lugar, es necesario ver qué tarea hay que simplificar, para lo cual hay que identificar las áreas problemáticas. A continuación, se analiza cuidadosamente y en detalle la tarea en cuestión.

Una actitud crítica ayuda a determinar por qué se realiza una tarea determinada, quién la hace y cuándo, cómo y dónde se realiza. ¿Cuál es el propósito del procedimiento? ¿Es realmente necesario llevarlo a cabo? ¿Puede suprimirse? Por ejemplo, ¿son realmente necesarias las camas con barandilla y las camas quirúrgicas? ¿Se podrían utilizar camas sin barandillas («abiertas») en todos los procedimientos? ¿Quién realiza la tarea? ¿Podría hacerla mejor otra persona? ¿Puede asignarse a una persona con menos habilidades y cualificación profesional? ¿Hay duplicación de esfuerzos? ¿Pueden combinarse dos o más tareas? ¿Mejoraría el procedimiento si se cambiase la secuencia temporal en la que se realiza? ¿Se puede reducir la necesidad de transporte si se cambia el lugar en el que se realiza la tarea? Una vez que se ha respondido a todas estas preguntas, combinar, reestructurar o eliminar uno o más componentes del procedimiento puede contribuir a simplificar el trabajo. Si esto es así, las mejoras introducidas deben ser notificadas con el fin de que el nuevo método se implemente en la práctica.

En los procedimientos elaborados por escrito se debe utilizar un mismo formato. Por ejemplo: definición, propósito, recursos materiales y humanos, lugar donde se realizará, posición del paciente, pasos a seguir para la realización del procedimiento, resultados que cabe esperar, precauciones que hay que tomar, cuestiones legales, responsabilidades del personal de enfermería, del médico de referencia y del paciente, forma de registrar gráficamente el procedimiento o la evolución del paciente, y forma de incorporar la información sobre el mismo a la historia clínica. Cada paso del procedimiento que conduce a la consecución de un objetivo debe ser necesario y mantener una relación lógica y adecuada con los pasos precedentes y siguientes. Debe mantenerse un equilibrio entre la flexibilidad y la estabilidad.

Cuadro 8-11 Proceso de elaboración de políticas/procedimientos/protocolos

Fecha de expedición Julio 1989		**Política n.º** A/O QA.08
Fecha de las revisiones Anualmente		**Asunto** Garantía de calidad

POLÍTICA

Las políticas, procedimientos y protocolos redactados por escrito que determinen cuáles son los estándares óptimos en la práctica de enfermería servirán para guiar los cuidados de enfermería

APLICACIÓN

Esta política se aplicará a todos los servicios de enfermería

PROPÓSITO

Ofrecer un formato coherente para la redacción y desarrollo de políticas/procedimientos/protocolos (P/P/P), identificando los recursos necesarios para crear, revisar y cambiar las P/P/P de los servicios de enfermería del Hospital; eliminará la duplicación de esfuerzos y asegurará una práctica coherente y actualizada

PROCESO

1. Cualquier enfermera con la autorización del director o del director adjunto de la unidad puede, cuando sea el caso, redactar un P/P/P. Para ayudar en la elaboración del proceso existe un paquete de material de estudio.
2. La propuesta para cualquier P/P/P nuevo se enviará al Comité de Políticas de Enfermería/Procedimientos y revisiones (CRPP) (v. el formulario adjunto). La propuesta incluirá lo siguiente: asunto/título, pacientes afectados por el nuevo procedimiento, explicación de por qué es necesario el nuevo procedimiento, recursos personales que se utilizarán para redactar el procedimiento o para consulta y asesoramiento y firmas de la(s) persona(s) que hace(n) la propuesta. En algunos casos, puede que la propuesta no sea necesaria; no obstante la intención de redactar una P/P/P debe notificarse al CRPP. Una vez hecha la notificación, el CRPP facilitará a la persona interesada toda la información necesaria sobre el formato, sobre los recursos disponibles para redactar la propuesta y sobre la forma de distribuirla. Excepciones a estas normas pueden ser las propuestas provenientes del Consejo Ejecutivo de Enfermería o de los órganos de dirección del Hospital
3. El CRPP comunicará la autorización o no autorización para redactar la propuesta a la persona o grupo de personas que han solicitado la autorización. El CRPP tomará la decisión después de examinar las necesidades existentes, las P/P/P ya existentes y los recursos disponibles. Si el CRPP autoriza la redacción de una propuesta de P/P/P, este mismo comité elegirá a uno de sus miembros para que realice un seguimiento de todo el proceso. Este miembro del CRPP debe garantizar la coherencia del formato (v. las directrices que se adjuntan con respecto al formato como guidelines)

Firmado:
Joy Plesant (Directora Adjunta de los Hospitales para los Servicios de Enfermería) Fecha: 10/10/07

A veces, hay formas mejores de hacer algo. Los procedimientos que aparecen en el manual deben ser fácilmente sustituibles cuando se revisan, enmiendan o han quedado obsoletos. Dado que existe una tendencia a añadir nuevos procedimientos en lugar de modificar los ya existentes, es importante revisar periódicamente estos procedimientos y, si es necesario, realizar modificaciones para que el manual esté siempre actualizado. Al revisar un procedimiento, se debe comprobar su efectividad, factibilidad y facilidad para su realización por parte del personal encargado, así como el grado en el cual ha sido seguido. Los procedimientos deben ser siempre realistas, y deben elaborarse por escrito utilizando un lenguaje fácil de entender. Cuando se realiza un cambio en un procedimiento o éste se sustituye por otro, debe hacerse constar la fecha, y los cambios deben ser notificados al personal afectado.

Antes de utilizar un tiempo muy valioso en redactar procedimientos, se debe reflexionar sobre si el procedimiento es realmente necesario. Dada la existencia de recursos materiales ya preparados o listos para usar antes de realizar el procedimiento, ¿es realmente necesario contar en cada unidad con procedimientos sobre cómo dar de comer a los pacientes o sobre cómo hacer

Cuadro 8-12 Propuesta de políticas/procedimientos

PROPUESTA DE POLÍTICAS/PROCEDIMIENTOS

Este formulario se envía al Comité de Políticas y Procedimientos de los Servicios de Enfermería con el fin de solicitar la redacción de una política/procedimiento dirigida a mantener y mejorar los estándares con respecto a la práctica clínica de la enfermería:

Asunto:__________

Pacientes afectados por la política/procedimiento:__________

Explicación de la política/procedimiento: __________

Problemas que se plantean por no disponer de la redacción de la política/procedimiento que se propone:__________

Recursos que serán necesarios para redactar y documentar la validez de la política/procedimiento que se propone: __________

Nombre y apellidos:__________

Director de la unidad: __________

Director asociado: __________

****

Para uso exclusivo del Comité de Políticas y Procedimientos

Fecha en la que se recibió la propuesta:__________

Autorización para la redacción por escrito de la política/procedimiento: Sí No

Personas de los servicios de enfermería y medicina con las que se debe contactar para coordinar la redacción del procedimiento:__________

Miembro del Comité de Políticas y Procedimientos encargado de supervisar el proyecto:__________

Directrices sobre el formato

Título
Política/procedimiento
Aplicación (alcance)
Propósito (opcional)
Valoración y planificación:
  Consideraciones de enfermería
  Precauciones
  Recursos
Implementación:
  Secuencia de las intervenciones/explicación (razón por la que se hace)
  Precauciones
Evaluación
Documentación
Firma autorizada
Referencia:
Redactado por:
Fecha de las revisiones:
Fecha de la evaluación:

una cama? Existen libros de texto en los que se explican los procedimientos de enfermería con el paciente encamado. No todos los componentes del formato en el que se deben redactar los procedimientos son necesarios en todos los procedimientos. El personal nuevo de enfermería y/o con contrato temporal que no pertenecen a la plantilla de la organización pueden ser fuentes de información muy valiosas para los directivos encargados de los servicios de enfermería cuando éstos tienen que decidir sobre los contenidos del manual de procedi-

Cuadro 8-13 Proceso de revisión de políticas/procedimientos/protocolos

Fecha de expedición Noviembre 2007		**Política n.º** A/O QA.07
Fecha de las revisiones Anualmente		**Asunto** Garantía de calidad

POLÍTICA

Todas las políticas, procedimientos y protocolos (P/P/P) serán evaluados anualmente y modificados cuando se considere necesario

APLICACIÓN

Esta política se aplicará a todas las políticas, procedimientos y protocolos de los servicios de enfermería

PROCESO

1. Las revisiones de las P/P/P se realizará trimestralmente (enero-marzo, abril-junio, julio-septiembre, octubre-diciembre)
2. Antes de que comience el siguiente trimestre, se notificará al Comité de Revisión de Políticas y Procedimientos (CRPP) cuáles son las P/P/P que deben revisarse. Se nombrarán miembros del CRPP encargados de revisar cada una de las P/P/P
3. El miembro del CRPP encargado de revisar la P/P/P solicitará la colaboración de los expertos en el tema que considere oportuno, utilizando para ello el correspondiente Cuestionario para la Revisión de Políticas/Procedimientos (v. el cuestionario adjunto)
4. Los expertos rellenarán el Cuestionario para la Revisión de Políticas/Procedimientos después de haber recogido la información y los datos pertinentes de las personas o grupos más afectados por la política o procedimiento que se va a revisar. Una vez cumplimentado el cuestionario, se enviará junto con un borrador con la modificación que se propone de la P/P/P al miembro encargado del CRPP dentro del plazo máximo que se haya establecido
5. Cuando reciba el cuestionario cumplimentado y el borrador, el miembro encargado del P/P/P enviará el borrador final de la modificación que se propone en la P/P/P al CRPP
6. Una vez aprobado por el CRPP, el borrador final se enviará al Consejo Ejecutivo de Enfermería para su aprobación, si es el caso, y firma
7. La P/P/P modificada se distribuirá a todos los servicios de enfermería que tengan en su poder el Manual de Política/Procedimientos
8. En cualquier momento, se puede proponer al CRPP la revisión de una P/P/P*

Fecha de la(s) modificación(es): 06/07
Fecha de la revisión(es): 09/07/07

Firmado:
(Director adjunto de los Servicios de Enfermería del Hospital) Fecha: 10/10/07

*Véase la figura 8-1.

mientos. En las organizaciones en las que exista un comité compuesto por ejecutivos y personal sanitario, se puede encargar de elaborar, revisar y actualizar las políticas y los procedimientos (Hudson, 2006).

El proceso de planificación es un elemento esencial en la dirección de la organización.

Práctica basada en la evidencia

La información proveniente de la práctica basada en la evidencia es útil para la elaboración de las políticas y procedimientos, así como para la toma de otras decisiones por parte de los gestores (Boswell, 2007). Se sabe que el personal de enfermería puede tener conocimientos e información obsoletos aprendidos en las escuelas de enfermería hace largo tiempo. Muchas enfermeras se sienten cómodas y seguras con este tipo de métodos aprendidos no sólo en las escuelas de enfermería, sino también en su práctica clínica diaria. El interés por la práctica basada en la evidencia data de la década de 1970, cuando aparecieron muchos avances médicos y la opinión pública empezó a estar mejor informada y,

Cuadro 8-14 Cuestionario para la Revisión de Procedimientos

CUESTIONARIO PARA LA REVISIÓN DE PROCEDIMIENTOS

Nombre del procedimiento: ____________________
Fecha de la revisión: ____________________
Revisor(es): ____________________
(Nombre y apellidos) (Cargo o responsabilidad) (Servicio/Unidad)

____
(Nombre y apellidos) (Cargo o responsabilidad) (Servicio/Unidad)

(Nota: Es posible que el revisor quiera poner en práctica el procedimiento exactamente como se describe antes de contestar a las preguntas de este cuestionario.)

Por favor, rodee con un círculo el número que mejor refleja su respuesta.

Cuando el procedimiento tal como se describe difiera de la práctica, explique las discrepancias en una hoja aparte. Le rogamos que redacte las modificaciones que propone en una hoja de papel aparte y la envíe a ____________ a través de ____________

	SÍ	NO	NO ESTOY SEGURO	COMENTARIOS
1. ¿Se hace constar con claridad y precisión en el procedimiento todo el equipamiento/materiales necesario para ponerlo en práctica?				
a. ¿Seguramente?	1	2	3	
b. ¿Perfectamente?	1	2	3	
2. ¿En el procedimiento se hace constar el equipo necesario?	1	2	3	
3. ¿Es correcta la secuencia de pasos a dar para realizar el procedimiento?	1	2	3	
4. ¿Está completa la secuencia de pasos a dar para realizar el procedimiento?	1	2	3	
5. ¿Se especifica claramente cuáles son las contraindicaciones?	1	2	3	
6. ¿Existe una razón importante demostrada científicamente para fundamentar cada una de las intervenciones que recoge el procedimiento?	1	2	3	
7. ¿Tiene en cuenta el procedimiento los resultados de la investigación más reciente y las normas y estándares de la práctica de enfermería actualmente aceptados?	1	2	3	
8. ¿Tiene en cuenta el procedimiento la práctica clínica actualmente aceptada en los Hospitales Generales?	1	2	3	
9. ¿Es el procedimiento contrario a o difiere de las políticas/procedimientos de enfermería de cualquier otro hospital? Si responde «Sí», por favor, explique en qué difiere	1	2	3	

Otros comentarios que desea hacer:

RECOMENDACIONES

___ El procedimiento es correcto tal como está redactado. Recomiendo la adopción del procedimiento.	___ Se observan discrepancias. Se recomienda modificar el procedimiento tal como se explica en la hoja adjunta.	___ Recomiendo que no se adopte este procedimiento.

12/07

como consecuencia, comenzó a tener expectativas más elevadas sobre lo que el sistema sanitario podía ofrecerles. Algunas organizaciones británicas y canadienses, como la Best Evidence Database, la Cochrane Library y Bandolier, crearon bases de datos para la realización de revisiones sistemáticas y metaanálisis y la elaboración de guías clínicas (*guidelines*) para establecer cuál es la mejor práctica clínica en cada situación (Malloch y Porter-O'Grady, 2006; Pfeffer y Sutton, 2006).

En la década de 1980 apareció el movimiento hacia la gestión de la calidad total y la mejora continua de la calidad, lo que dio lugar a un debate sobre la diferencia entre investigación y evaluación. Se consideró que la investigación era más generalizable, mientras que la

Cuadro 8-15 Formulario para la Revisión de Políticas

FORMULARIO PARA LA REVISIÓN DE POLÍTICAS

Denominación de la política____________________________________

Fecha de la revisión ____________________________________

Revisor____

(Nombre y apellidos) (Servicio)

INSTRUCCIONES: Por favor, rodee con un círculo el número que mejor refleja su respuesta. En la parte de abajo del formulario, marque la acción que recomienda.

	Sí	No	Comentarios
1. ¿Es necesaria esta política?	1	2	
2. ¿Es importante para la institución y para el personal?	1	2	
3. ¿Está en consonancia y es coherente con la filosofía del Servicio de Enfermería del Hospital General?	1	2	
4. ¿Es contraria a o entra en conflicto con las políticas de otros hospitales o con alguna política actualmente en vigor en el Servicio de Enfermería?	1	2	
5. ¿Genera esta política algún tipo de desigualdad entre el personal del Hospital o entre los pacientes?	1	2	
6. ¿Es razonable? (es decir, ¿puede ponerse en práctica con un margen de seguridad razonable de que va a ser aplicada?	1	2	
7. ¿Está redactada con claridad, de tal forma que cualquier persona que no sea un especialista en el tema puede comprenderla sin dificultad?	1	2	
8. ¿Es correcta la información que se da?	1	2	
9. ¿Está completa? (es decir, ¿se incluye el alcance, el propósito y otro tipo de información relevante?)	1	2	

Otros comentarios que desea hacer:

RECOMENDACIONES:

___ La política es correcta tal como está redactada. No se recomienda hacer cambios.

___ Es necesario hacer algunos cambios. Requiere revisión

___ Se recomienda eliminar está política del manual

evaluación era más específica y se refería a una situación concreta. La práctica basada en la evidencia apareció por primera vez en la literatura médica a mediados de la década de 1990, y desde entonces se asocia con los métodos de investigación cualitativos y cuantitativos (Dawes, Davies y Grey, 2005; Meinyk y Fineout-Overholt, 2004, Smith, James, Lorentzon y Pope, 2004) (v. capítulo 15 en lo que respecta al proceso de investigación). Aparecen algunos problemas cuando se intenta utilizar la investigación para crear un conjunto de directrices que sirvan para orientar la práctica clínica: puede ser difícil localizar la investigación relacionada con el tema que interesa, los hallazgos de las investigaciones podrían no ser aplicables a una situación o caso concreto, pueden existir varias investigaciones sobre un mismo tema con resultados no coincidentes o confusos, a veces los profesionales implicados en la práctica clínica no comprenden las implicaciones que los resultados de una determinada investigación puede tener en la práctica diaria de estos profesionales, leer críticamente los resultados de la investigación y sacar conclusiones prácticas a partir de ellos lleva tiempo y consume energía. Hay que tener en cuenta que el modelo tradicional de investigación es claramente diferente del modelo de investigación basado en la evaluación de prácticas concretas para obtener una serie de datos que constituyen lo que se denomina evidencia (Malloch y Porter-O'Grady, 2006; Pfeffer y Sutton, 2006).

Un informe del Institute of Medicine (IOM, 2001) define la práctica basada en la evidencia como la integración de los valores del paciente, de la experiencia clínica y de la evidencia proveniente de la investigación de mayor calidad. Un sistema clínico basado en la evidencia incluye datos electrónicos, investigación clínica, historias clínicas, datos procedentes de congresos, informes médicos, protocolos oficiales de obli-

Cuadro 8-16 Procedimiento

PROCEDIMIENTO

Deambular con la ayuda de una única persona:

1. Definición del procedimiento: Andar o moverse con la ayuda de una única persona
2. Propósito:
   a. Prevenir las complicaciones asociadas con la inmovilidad
   b. Mejorar el equilibrio y el tono muscular
   c. Aumentar el bienestar físico y psicológico
   d. Progresar desde la necesidad de ayuda a la deambulación independiente
3. Material necesario:
   a. Salto de cama o bata de hospital para evitar la exposición de la espalda del paciente
   b. Zapatillas o zapatos con suela antideslizantes y que se ajusten bien al pie
   c. Cinturón de seguridad, si está indicado
4. Pasos del procedimiento:
   a. Consultar en la historia clínica del paciente todo lo referente a la deambulación
   b. Lavarse las manos
   c. Explicar al paciente el procedimiento y las razones del mismo
   d. Colocar la cama en posición baja y ayudar al paciente a sentarse en el borde
   e. Observar si el paciente se marea o siente vértigo
      (1) Explicación: Sentar al paciente en el borde de la cama antes de que se ponga de pie disminuye el riesgo de mareo o vértigo, lo cual, a su vez, contribuye a prevenir las caídas
   f. Ponerle el cinturón de seguridad si se observa inestabilidad en el paciente
      (1) Explicación: El cinturón de seguridad hace que el paciente se sienta más seguro y, además, contribuye a prevenir las caídas y, por tanto, las lesiones
   g. Ayudar al paciente a ponerse de pie y observar si mantiene el equilibrio
   h. Coger al paciente por la cintura para ayudarle a estabilizarse. Coger con la otra mano el brazo del paciente que queda más cerca de usted para guiarle
   i. Colocarse del lado más débil del paciente (excepto si ha sufrido un accidente cerebrovascular). A continuación, haga que apoye el lado no afectado
      (1) Explicación: Los músculos flácidos del lado afectado no proporcionan suficiente fuerza muscular para que el cuidador coja y sujete al paciente
   j. Diga al paciente que debe mirar hacia delante, y ayúdele a mantener una postura correcta
      (1) Explicación: Los pacientes tienen tendencia a mirar hacia abajo, lo que aumenta el riesgo de que aparezca vértigo
   k. Explique al paciente que debe levantar el pie antes de dar un paso y que no debe arrastrar los pies
   l. Recuerde que el paciente tiene que volver a la cama, por lo que no debe ir demasiado lejos (la distancia a recorrer dependerá de la capacidad funcional de cada paciente)
   m. Registre el procedimiento que ha realizado y especifique cuál ha sido la tolerancia del paciente. Una vez fechada y firmada e incorpórela a la historia clínica

Modificado de Smith SF, Duell DJ, Martin BC: *Clinical nursing skills: Basic to advanced skills*, ed 5, Upper Saddle River, NJ, 2004, Prentice Hall Health.

gado cumplimiento, información sobre cuestiones legales, éticas y deontológicas, protocolos de actuación, la práctica, la experiencia y los pacientes (Craig y Smyth, 2002; Malloch, Porter-O'Grady, 2006, Meinyk y Fineout-Overholt, 2006; Pearson, Field y Jordan, 2007). Malloch y Porter-O'Grady (2006) describen el sistema clínico basado en la evidencia como un proceso que consta de las siguientes fases: recogida de datos y de la información ya existente sobre el asunto que se va a investigar, creación de protocolos, realización de las pruebas, análisis de los resultados, evaluación del resultado final e identificación de las oportunidades de mejora. El modelo articulado de investigación clínica de Malloch y Porter-O'Grady consta de cinco fases: *a*) evaluación de las necesidades y exploración del entorno; *b*) generación de los conocimientos; *c*) asimilación de los conocimientos; *d*) aplicación de los conocimientos, y *e*) valoración/evaluación.

Malloch y Porter-O'Grady (2006) han presentado un modelo articulado de investigación clínica y un modelo explicativo de la práctica de la enfermería basada en la evidencia.

Incluso así, hay ocasiones en las que no se dispone de datos procedentes de la investigación ni de información basada en la evidencia. Martelli (2006) señala que los dirigentes, gestores y directivos rara vez toman una decisión basada en la evidencia que satisfaga las normas clásicas de la investigación. Se trata, por tanto, de un conocimiento instintivo basado en una percepción inmediata y no reflexiva de nuestro interior o de nuestro entorno. Hosszu (2006) indica que hay ocasiones en la vida en las que tenemos que tomar una decisión sobre la marcha porque no tenemos la oportunidad de analizar la información disponible. En estos casos, la intuición puede servirnos para tomar la decisión correcta. Este autor sostiene que los seres humanos tenemos un conocimiento adquirido a partir de las decisiones que hemos ido tomando en la vida, y que estas decisiones pueden utilizarse para tomar nuevas decisiones. Humer (2007), por su parte, sostiene que los ejecutivos, gestores y directivos acostumbran a formular juicios y a tomar decisiones debido a que son «hiperconscientes» del entorno que les rodea.

Benner (2001) indicó la existencia de cinco niveles diferentes de competencia en la práctica clínica en enfermería: principiante, principiante avanzado, competente, muy competente y experto. La fase del proceso de adquisición de habilidades que Benner denomina principiante es la de aquellas enfermeras que no tienen ningún tipo de experiencia para hacer frente a la situación en la que se encuentran ahora en su práctica profesional. Puede tratarse de un estudiante de enfermería o de una enfermera que, por las razones que fuere, está trabajando en un área que no es la de su especialidad. La fase de principiante avanzado es aquella en la que el profesional puede realizar en ocasiones un trabajo aceptable y dispone de experiencia suficiente para hacer frente a algunos aspectos de la situación en la que se encuentra. Se trata generalmente de enfermeras que se guían habitualmente por el reglamento y las normas que han aprendido y sobre todo se dirigen hacia las tareas. El principiante avanzado pasa a la siguiente fase (competente) cuando ha adquirido un conocimiento a partir de una serie de situaciones prácticas y observando las acciones de sus compañeros. En el nivel competente, la enfermera percibe la situación como un todo y tiene una comprensión intuitiva de ésta basada en sus experiencias anteriores. El experto tiene un conocimiento intuitivo de la situación y es capaz de emprender una acción sin necesidad de considerar soluciones alternativas (Benner, 1998).

Es necesario que los gestores de enfermería contribuyan a crear una infraestructura y un entorno en el que sea posible la práctica basada en la evidencia (Simpson, 2006). Los gestores de los servicios de enfermería, los profesores y educadores de enfermería, y los investigadores pueden promover y promocionar el liderazgo que contribuya a motivar a las enfermeras para que practiquen la enfermería basada en la evidencia ofreciendo el tiempo suficiente (Penz y Bassendowski, 2006).

La tecnología con la que cuenta la organización es importante para identificar las fuentes de información disponibles, así como para analizar los datos y generar hallazgos basados en la evidencia. Entre estos instrumentos destacan, por su utilidad, las hojas para la recogida de información factual en el lugar mismo en el que tiene lugar la práctica clínica (Matter, 2006). Las hojas de información práctica, las guías clínicas y las auditorías para evaluar la práctica basada en la evidencia son instrumentos que contribuyen a la consecución de los objetivos fijados (Craig y Smyth, 2002). Las reuniones para comentar y discutir los resultados que aparecen en los artículos de investigación publicados en las revistas especializadas y determinar la factibilidad de su aplicación a la práctica clínica concreta y evaluar su viabilidad económica también pueden contribuir a la difusión de la práctica basada en la evidencia (Shirey, 2006; Stone, Curran y Bakken, 2002). Por otro lado, la evidencia recogida en más de una institución o departamento, servicio o unidad puede contribuir aún más a lograr la excelencia en la práctica clínica (Kramer, Maguire y Schmalenberg, 2006). Por último, la información proveniente de distintos centros y/o instituciones diversas situadas en diferentes países está adquiriendo cada vez mayor importancia.

RESUMEN DEL CAPÍTULO

La planificación estratégica consiste en un proceso de planificación a largo plazo. Incluye el desarrollo de la visión, los valores, la misión, la filosofía, las metas, los objetivos, las estrategias, las políticas y los procedimientos. La filosofía sirve para articular la visión y los valores directamente en la misión y la práctica. Los ejecutivos (o gestores) de nivel superior establecen las metas a largo plazo de la organización. Los ejecutivos (o gestores) de nivel intermedio establecen las metas y objetivos de los servicios de enfermería, mientras que el personal que trabaja en staff, coordinando servicios y/o unidades se encarga de las metas y objetivos de la unidad en la que presta sus servicios. Es importante contar con una gestión económica y financiera que permita poner en práctica la planificación que se ha realizado.

Actividades para la EVALUACIÓN CRÍTICA

Diario de reflexiones: Anote lo que considere más importante de la práctica clínica de cada día. Conteste a las siguientes preguntas ¿Cuál es la visión de la organización para la que trabaja? ¿Dispone la organización de un documento escrito para que los empleados y los visitantes puedan saber cuál es la visión? ¿Cuáles son los valores de la organización? ¿Cuál es la filosofía de la organización? ¿Dispone la organización de un plan estratégico?

ESTUDIO DE CASOS

El Hospital Lake View es un hospital general de 98 camas. Es uno de los dos hospitales que prestan servicio en una zona industrial que cuenta con una población de 90.000 habitantes. Actualmente, se está dando antes el alta a los pacientes, por lo que ha aumentado el número de camas libres en los servicios medicoquirúrgicos. Al mismo tiempo, se ha producido un aumento de la demanda en los servicios geriátricos y de cuidados ambulatorios. Y ha aumentado también la demanda de asistencia domiciliaria. Reflexione sobre estas nuevas tendencias. Considere la necesidad de crear una nueva unidad en el hospital para dar respuesta a las nuevas necesidades que se observan en esta población. Redacte una hoja explicando cuáles deberían ser las metas y objetivos de la nueva unidad.

BIBLIOGRAFÍA

Arnold L, Drenkard K, Ela S, et al: Strategic positioning for nursing excellence in health systems: Insights from executives, *Nursing Administration Quarterly* 30(1):11, 2006.

Austin C, Boxerman SB: *Information systems for healthcare management*, ed 6, Chicago, 2002, Health Administration Press.

Benner P: *From novice to expert*, Upper Saddle River, NJ, 2001, Prentice Hall.

Benner P: *Experience in nursing practice: Caring, clinical judgment, and ethics*, New York, 1998, Springer.

Boswell C: *Introduction to nursing research: Incorporating evidence-based practice*, Sudbury, NJ, 2007, Jones and Bartlett Publishers.

Craig JV, Smyth RL: *The evidence-based practice manual for nurses*, St. Louis, 2002, Churchill Livingstone.

David E: *Strategic management: Concepts and cases*, Upper Saddle River, NJ, 2006, Prentice Hall.

Dawes M, Davies P, Gray A: *Evidence-based practice: A primer for health care professionals,* St. Louis, 2005, Churchill Livingstone.

Fralic M, Morjikian R: *The RWJ executive nurse fellows program*, Part 3: Making the business case, *JONA* 36(2):96-102, 2006.

Hitt MA, Ireland RD, Hoskisson RE: *Strategic management: Concepts and Cases*, ed 7, Lakeland, CO, 2006, South-Western College Pub.

Hosszu T: *Evidence-based management*, Harvard Business Review 84(4):142-143, 2006.

Huber DL: *Leadership and nursing care management*, ed 3, Philadelphia, 2006, Saunders/Elsevier.

Hudson K: *Policy and procedure management*, Nursing Management 37(6):34-38, 2006.

Humer F: *Intuition*, Harvard Business Review 85(1):17-18, 2007.

Ingersoll G, Widzel P, Smith T: *Using organizational mission, vision and values to guide professional practice model of development and measurement of nurse performance*, *JONA* 35(2):86-93, February 2005.

Institute of Medicine (IOM): *Crossing the quality chasm: A new health system for the 21st century*, Washington, DC, 2001, National Academy Press.

Kramer M, Maguire P, Schmalenberg CE: *Excellence through evidence: The what, when, and where of clinical autonomy*, *JONA* 36(10):479, 2006.

Malloch K, Porter-O'Grady T: *Introduction to evidence-based practice in nursing and health care*, Boston, 2006, Jones and Bartlett Publishers.

Marquis BL, Huston CJ: *Leadership roles and management functions in nursing*, ed 5, Philadelphia, 2006, Lippincott Williams & Wilkins.

Marriner Tomey A, Alligood MR: *Nursing theorists and their work*, St. Louis, 2006, Mosby.

Martelli P: *Evidence based management,* Harvard Business Review 84(7/8):184, 2006.

Matter S: Empower nurses with evidence-based knowledge, *Nursing Management* 37(12):34, 2006.

McConnell CR: *Umiker's management skills for the new health care supervisor*, Boston, 2006, Jones and Bartlett Publishers.

Meinyk BM, Fineout-Overholt E: Consumer preferences and values as an integral key to evidence-based practice, *JONA* 30(2):123-127, 2006.

Meinyk BM, Fineout-Overholt E: *Evidence-based practice in nursing and healthcare: A guide to best practice*, Philadelphia, 2004, Lippincott Williams & Wilkins.

Pearson A, Field J, Jordon A: *Evidence-based clinical practice in nursing and healthcare: Assimilating research, experience and expertise*, Ames, IA, 2007, Blackwell Publishing Professional.

Penz KL, Bassendowski SL: Evidence-based nursing in clinical practice: Implication for nurse educators, *The Journal of Continuing Education in Nursing* 37(6):250-255, 2006.

Pfeffer J, Sutton R: Evidence-based management, *Harvard Business Review* 84(1):62-74, 2006.

Roussel L, Swansburg RC, Swansburg RJ: *Introductory management and leadership for nurses*, ed 4, Boston, 2006, Jones & Bartlett.

Shirey MR: Evidence-based practice: How nurse leaders can facilitate innovation, *Nursing Administration Quarterly* 30(3):252, 2006.

Simpson RL: Evidence-based practice: How nursing administration makes it happen, *Nursing Administration Quarterly* 30(3):291, 2006.

Smith P, James T, Lorentzon M, Pope R: *Shaping the facts: Evidence-based nursing and health care*, St. Louis, 2004, Churchill Livingstone.

Smith SF, Duell DJ, Martin BC: *Clinical nursing skills: Basic to advanced skills*, ed 5, Upper Saddle River, NJ, 2004, Prentice Hall.

Stone PW, Curran CR, Bakken S: Economic evidence for evidence-based practice, *Journal of Nursing Scholarship* 34(3):277-282, 2002.

Sullivan EJ, Decker PJ: *Effective leadership management in nursing*, ed 6, Upper Saddle River, NJ, 2005, Pearson/Prentice Hall.

Tuck L, Harris LH, Baliko B: Values expressed in philosophies of nursing service, *JONA* 30(4):180-184, 2000.

Yoder-Wise PS, Kowalski KE: *Beyond leading and managing: Nursing administration for the future*, St. Louis, 2006, Mosby/Elsevier.RESEARCH Perspective 8-1

Yoder-Wise PS: *Leading and managing in nursing*, ed 4, St. Louis, 2007, Mosby.

Gestión económica, contención del coste y marketing

9

«El dinero es un amo terrible, pero un sirviente excelente».
Anónimo

Descripción del capítulo

El capítulo 9 trata de la historia de la economía de la salud, la elaboración y gestión del presupuesto, los diferentes tipos de presupuesto, la contención del coste, el cálculo de los costes de los servicios de enfermería, las cuestiones económicas relacionadas con la política de personal y el marketing.

Objetivos del capítulo

- Definir el concepto de capitación.
- Identificar por lo menos tres requisitos necesarios para poder elaborar y ejecutar el presupuesto.
- Comparar por lo menos cuatro tipos de presupuesto.
- Diferenciar por lo menos tres ventajas y tres desventajas de la elaboración del presupuesto.
- Seleccionar por lo menos cinco estrategias para la contención de costes.
- Explicar los conceptos de costes fijos y variables, y su relación con el umbral de rentabilidad.
- Citar por lo menos tres factores que deben tenerse en cuenta cuando se calcula el coste de los servicios de enfermería.
- Describir las cuatro *P* del *marketing mix*.
- Describir la matriz del Boston Consulting Group para el análisis de las posibilidades de crecimiento y de rentabilidad cuando se utiliza para identificar las estrategias de marketing.
- Citar las cuatro fases del ciclo de vida de un producto.
- Explicar por lo menos tres sistemas para establecer los precios.
- Citar por lo menos cuatro instrumentos de promoción.

Principales conceptos y definiciones

Contabilidad. *Sistema para informar de las transacciones comerciales y preparar los balances e informes sobre el estado de las cuentas.*

Presupuesto. *Plan redactado para la asignación y el control de los recursos con la finalidad de conseguir que los resultados obtenidos estén en consonancia con los planes establecidos de antemano.*

Capitación. *Cantidad fija mensual que pagan los asegurados por recibir servicios sanitarios.*

Contención del coste. *Limitación del coste dentro de unos límites preestablecidos.*

Economía. *Producción, distribución y consumo de la riqueza.*

Previsión de costes. *Cálculo de los costes de un producto o servicio.*

Marketing. *Actividad que consiste en la promoción y venta de bienes y servicios, así como en el análisis, planificación, ejecución y control de los programas de bienes y servicios en función de los objetivos de mercado establecidos en los planes de la organización.*

Intercambio. *Dar y recibir recursos.*

Público. *Conjunto de personas u organizaciones que están o pueden estar zinteresadas en la organización o que influyen o pueden influir sobre ésta.*

Mercado. *Lugar en el que se venden y adquieren los bienes y servicios.*

Imagen. *Conjunto de creencias, ideas e impresiones que tienen las personas sobre una persona u objeto.*

Auditoría. *Análisis y corrección de la contabilidad económica/financiera; identificación, recogida y evaluación de la información necesaria para examinar y evaluar las relaciones existentes en el mercado.*

Segmentación. *Subconjuntos existentes en el mercado.*

Marketing mix. *Producto, precio, distribución y publicidad.*

Ciclo de vida. *Fases por las que pasa un producto cuando se encuentra en el mercado: introducción, crecimiento y madurez.*

Cálculo del umbral de rentabilidad. *Cálculos que se realizan para establecer el punto en el cual la suma de los costes directos e indirecto es igual a los ingresos.*

Costes directos. *Costes específicos de un programa.*

Costes indirectos. *Costes generales, como los derivados del mantenimiento y administración asignados a un programa.*

Costes variables. *Costes que varían en proporción directa al volumen de ventas.*

Costes fijos. *Costes que no están relacionados con el volumen de ventas.*

Costes semifijos. *Costes fijos cuando la actividad se mantiene en un determinado nivel.*

Costes semivariables. *Costes que son fijos cuando la actividad es cero y aumentan en relación directamente proporcional a la actividad.*

HISTORIA DE LA ECONOMÍA DE LA SALUD

Durante la década de 1930, la mayor parte de la asistencia sanitaria era proporcionada por empresas privadas. Los planes de los seguros sanitarios privados crecieron considerablemente durante la década de 1950. Entonces, los precios se fijaban en función de los costes, tanto directos como indirectos. Cuantos más tratamientos y servicios sanitarios de todo tipo se prestaban, más dinero obtenía la empresa sanitaria.

Medicare se creó en la década de 1960 e introdujo en el mercado de los servicios sanitarios el concepto de promedio en los precios. Esto dio lugar a la política de precios basada en la competencia.

Desde entonces, los costes sanitarios no han dejado de aumentar debido al envejecimiento de la población y al consiguiente aumento del número de personas que padecen enfermedades crónicas o presentan una mayor necesidad de asistencia sanitaria, además de otros factores. Durante las décadas de 1980 y 1990, y principios del siglo XXI, las empresas aseguradoras aumentaron drásticamente la prima de los seguros médicos para poder hacer frente al aumento cada vez mayor de los costes. Esto, a su vez, hizo que los usuarios tuvieran cada vez más conciencia de lo caros que eran los servicios sanitarios.

Los *sistemas de reembolso prospectivo* contribuyen a que las empresas sanitarias proporcionen servicios sanitarios basados en la relación coste-efectividad. En Estados Unidos, la Ley de Equidad y Responsabilidad Fiscal de 1982 introdujo el concepto de *case mix* en los cálculos que realiza Medicare para proceder a reembolsar el dinero a los centros sanitarios privados. En el sistema de *case mix* el reembolso no se basa en los servicios que recibe el paciente, sino en el tipo de paciente de que se trata. Por esta razón, adquiere gran importancia el concepto de grupos relacionados con el diagnóstico (GRD). El presidente Ronald Reagan, en la década de 1980, puso en vigor una ley (HR 1900, Ley 98-21) que establecía un sistema de pago prospectivo basado en 467 categorías de GRD, que se correspondían con otras tantas categorías de facturación según el diagnóstico establecido antes de empezar el tratamiento. Este sistema se utilizó en la mayoría de los hospitales de Estados Unidos para los reembolsos realizados por Medicare. En este sistema se utiliza un marco temporal prospectivo, en vez del tradicional marco temporal retrospectivo. El reembolso se basa en el caso o costes relacionados con el tratamiento de GRD específicos, en vez de en los costes por día de hospitalización o por el tiempo total de ocupación del hospital dividido por paciente y día. Las tasas se fijan teniendo en cuenta los costes de los hospitales locales, provinciales, regionales, nacionales, urbanos y rurales. Hay pagos extra a modo de incentivo cuando la estancia en el hospital de un paciente es inferior a la estancia promedio, y, por el contrario, se aplican penalizaciones cuando los costes exceden del promedio, con el fin de que los hospitales se esfuercen en poner en marcha políticas de contención del gasto sanitario. El sistema de pago prospectivo se aplica a todos los hospitales adheridos a la red de Medicare, excepto cuando se trata de hospitales de larga estancia, centros de rehabilitación, hospitales psiquiátricos y hospitales pediátricos.

El concepto de *asistencia gestionada* se extendió durante la década de 1980. La coordinación de los servicios sanitarios de alto coste se convirtió en un objetivo fundamental para los seguros médicos. Desde 1988, se ha producido un rápido crecimiento de las empresas dedicadas a la gestión de casos o a la revisión de la utilización de recursos, que se encargan de realizar un seguimiento de la asistencia sanitaria que recibe el paciente, convirtiéndose en una especie de «guardianes» de las empresas que prestan servicios sanitarios. Las *guías clínicas* son herramientas organizativas multidisciplinarias para la gestión de los procesos asistenciales en los que el curso clínico es previsible. Aquí, los criterios para evaluar la calidad son los resultados obtenidos. A finales de la década de 1990 se generalizaron las capitaciones y los pagos globales.

Las empresas aseguradoras han desarrollado estrategias para controlar los costes. En el año 2000, las aseguradoras solicitaban servicios con descuentos y precios reducidos, y contrataban las empresas de servicios sanitarios que se comprometían a hacer descuentos o deducciones en las facturas correspondientes a los servicios que recibían los pacientes. Los acuerdos exclusivos con una empresa sanitaria hicieron que los asegurados sólo pudieran recibir servicios sanitarios del profesional o de la institución con la que se había firmado el acuerdo, excepto en caso de urgencia o cuando el asegurado se encontraba fuera de una determinada área geográfica.

Las *organizaciones para el mantenimiento integral de la salud* (OMIS) proporcionan servicios integrales a los socios a cambio de un pago fijo periódico. La *capitación de servicios sanitarios* consiste en el pago de una cantidad mensual que se abona directamente al proveedor de los servicios sanitarios a cambio de recibir una serie de servicios previamente establecidos. Los *servicios actuariales* son empresas dedicadas a realizar análisis estadísticos de las variables sociodemográficas y económicas, así como de las tendencias de utilización de los servicios sanitarios, para ayudar a las empresas aseguradoras a establecer las primas y predecir los costes. Los usuarios eligen un médico a partir de una lista. El médico de atención primaria actúa como un coordinador o controlador El objetivo consiste en mantener la salud de los pacientes y, al mismo tiempo, reducir los costes asociados con el trabajo del médico, el diagnóstico y la hospitalización. Las visitas al médico y el uso de los servicios sanitarios no representan ingresos, sino gastos, para la institución que presta la asistencia. Los hospitales reciben incentivos para reducir el número de hospitalizaciones, y disminuir la duración de la estancia en el hospital y las variaciones en el tiempo de hospitalización en pacientes que tienen el mismo o parecido diagnóstico. Como consecuencia, la utilización de los hospitales ha disminuido drásticamente, por lo que existen ahora muchas camas vacías. Por otro lado, los hospitales han subcontratado muchos servicios (p. ej., la diálisis) con otros centros médicos, lo que les permite ahorrar dinero. Dado que los hospitales tienen grandes costes fijos relacionados con los edificios y otras instalaciones, es posible que se revierta la tendencia que se extendió durante las décadas de 1980 y 1990 consistente en la prestación de servicios sanitarios fuera del hospital.

Los *seguros médicos abiertos* (PPO, según sus siglas en inglés) se basan en la libre elección de médico (de ahí su nombre en inglés *Preferred Provider Organization;* es decir, *seguro en el que se elige al médico que se prefiere*) y en la posibilidad de acceder al especialista sin necesidad de consultar previamente con el médico de atención primaria. En estos seguros médicos se acuerda con el usuario una prima fija, generalmente reducida, que luego se ve aumentada por los servicios que realmente utiliza. En muchos casos, se ofrece al usuario la posibilidad de beneficiarse de un incentivo cuando acude exclusivamente al médico que le han asignado. Los *acuerdos con un profesional sanitario* (APS) permiten a los profesionales sanitarios prestar servicios médicos en su consulta mediante asistencia gestionada o planes de prepago. Éste fue uno de los primeros planes de prepago alternativos ofrecidos por un grupo de profesionales que ejercían su actividad profesional dentro de un área geográfica específica. Durante la década de 1940, Kaiser Permanente fue una de las primeras empresas que ofrecieron este tipo de plan.

Actualmente, los diferentes sistemas, como las OMIS, los PPO y los APS, compiten entre sí, lo que ha desembocado en el hecho de que a los pacientes se les da el alta antes, así como en la jubilación anticipada de las enfermeras senior, que recibían salarios más elevados que las enfermeras licenciadas asociadas, o master que tienen mayor formación universitaria, la sustitución de estas enfermeras con buena formación académica por profesionales con menos cualificación y experiencia, con salarios más bajos, personal sin formación universitaria, y el incremento en la contratación de enfermeras con buena cualificación académica y profesional para sustituir a médicos y psicólogos, para realizar la valoración y la anamnesis por sistemas, y en la fusión y redimensionamiento de las organizaciones sanitarias. En 2000, el gobierno federal de Estados Unidos introdujo las clasificaciones para el pago de los servicios ambulatorios, que dejó de ser una tarifa fija y uniforme asociada con cada uno de los servicios para convertirse en un reembolso fijo para un conjunto de servicios.

La interacción entre oferta y demanda ha conducido a un sistema de precios basado en la demanda. Si un producto o servicio tiene poca demanda, los precios son bajos. Esto hace que la actividad empresarial cobre gran importancia tanto dentro de la organización como en los mercados externos. La planificación estratégica es necesaria para determinar qué servicios serán los más demandados y, por tanto, producirán los máximos beneficios. Así, por ejemplo, un hospital puede encargarse él mismo de llevar la cafetería, en vez de exteriorizar el servicio contratando con otra empresa.

Las empresas sanitarias desempeñan un papel muy importante en la fijación de los precios en los sistemas basados en los costes y en las tarifas. Los cambios en los costes realizados por los aseguradores que intentan controlar sus gastos y por las empresas sanitarias que intentan repercutir los costes no pagados por un asegurador a otros aseguradores ha provocado un importante incremento en los costes del sector privado. Como consecuencia, los empresarios de los servicios sanitarios y de las aseguradoras están cada vez más interesados en la asistencia gestionada.

La *globalización* conlleva nuevos retos en la primera década del siglo XXI. La comunicación electrónica hace posible el contacto instantáneo y la colaboración académica en todo el mundo, lo que ayuda a encontrar soluciones a los problemas biológicos y tecnológicos que plantea la asistencia sanitaria en el nuevo siglo. Internet permite a los ciudadanos conocer las modalidades diagnósticas y terapéuticas más recientes, así como los «centros de excelencia» que disponen de dichas modalidades. Por otro lado, el transporte aéreo con tarifas más baratas al alcance de un gran número de personas configura una sociedad dotada de mucha movilidad, en la que la rapidez y los intercambios se han convertido en un valor muy im-

Perspectiva de la INVESTIGACIÓN 9-1

Datos de Cowan MJ, Shapiro M, Hayes R, et al. *The effect of a multidisciplinary hospitalist/physician and advanced practice nurse colaboration on hospital costs*, J Nurs Adm 36(2):79-85, 2006.

Objetivo: El propósito de este estudio fue comparar la gestión de la asistencia sanitaria de médicos y enfermeras, la planificación basada en el trabajo en equipo, las altas precoces y la evaluación después del alta.

Método: Se utilizó un diseño cuasi-experimental, comparativo, de dos grupos. Participaron un total de 1.207 pacientes de medicina general. El grupo experimental estaba formado por 581 pacientes, y el grupo control, por 626. La unidad de atención médica y de enfermería del grupo control realizó la asistencia habitual, mientras que la unidad de atención médica y de enfermería del grupo experimental estaba formada por tres personas: una enfermera experimentada que realizó un seguimiento de los pacientes durante todo el tiempo que duró la hospitalización, un médico especialista en medicina interna con responsabilidades directivas, y otro médico especialista en medicina interna. Además, en este segundo grupo, los pacientes fueron visitados en sus habitaciones todos los días por los diferentes especialistas. Las variables independientes que se analizaron fueron: duración de la estancia en el hospital, coste de la hospitalización, mortalidad y reingreso en el hospital.

Resultados/conclusiones: La duración promedio de la estancia en el hospital fue significativamente menor en los pacientes del grupo experimental en comparación con la de los pacientes del grupo control. El tratamiento experimental fue más rentable para el hospital. No hubo diferencias estadísticamente significativas entre los dos grupos en las variables de mortalidad y reingreso en el hospital.

portante. Como consecuencia, muchas enfermedades que antes estaban confinadas a lugares remotos pueden ahora extenderse como epidemias o pandemias. La investigación sobre nuevos fármacos y su introducción en el mercado conlleva un coste económico considerable y, además, exige mucho tiempo. Esto es así también en lo que respecta a la tecnología médica, especialmente a la tecnología diagnóstica. Mientras nuevos fármacos y soluciones tecnológicas aparecen en el mercado, las enfermedades pueden estar extendiéndose por todo el mundo en magnitudes epidémicas o pandémicas.

El problema económico de las epidemias y pandemias es muy preocupante. La Organización Mundial de la Salud (OMS) está considerada como la institución más adecuada para administrar un programa de este tipo. El personal que trabaja para la OMS puede recoger fondos procedentes de numerosos países y facilitar la colaboración entre investigadores. Los fondos gestionados por la OMS podrían servir para reembolsar el coste que supone movilizar equipos de investigación, expertos y recursos materiales y tecnológicos en todo el mundo. Sin embargo, los costes normales de la investigación y el desarrollo de fármacos y de tecnologías médicas, así como los derivados de la asistencia médica habitual, deben ser sufragados por cada país. En este contexto, muchos países podrían llegar a acuerdos para compartir los costes derivados de la prevención y tratamiento de las epidemias y pandemias.

Mientras tanto, los gestores de los servicios de enfermería y de otros departamentos, tienen que prepararse para hacer frente a los brotes a gran escala de enfermedades infecciosas. Es necesario elaborar protocolos clínicos, planificar la utilización de espacios alternativos, elaborar procedimientos estandarizados para el personal de emergencias, formar y entrenar al personal mediante la simulación de emergencias y disponer del equipamiento necesario para la realización de pruebas diagnósticas (Institute for the Future, 2003; Nosek, 2004).

ELABORACIÓN Y GESTIÓN DEL PRESUPUESTO

Durante la década de 1990, 440 hospitales de Estados Unidos cerraron. El 58% de estos hospitales se encontraban en áreas urbanas, y el 42% en zonas rurales (Office of Inspector General, 2001). Esta situación económica hace que sea de la máxima importancia que el personal de enfermería tenga conocimientos sobre la economía y el marketing de la salud, y entienda y hable el mismo lenguaje.

Los *gestores encargados de la elaboración del presupuesto* son las personas que tienen la responsabilidad de realizar la planificación económica prospectiva, determinar

Tabla 9-1 Dirección y gestión del presupuesto

Director	Gestor
Actúa con anticipación, en vez de reaccionar cuando ya han ocurrido los hechos, en todo lo relacionado con la planificación económica Establece los recursos y las necesidades Dirige el proceso de formulación y justificación de los recursos Negocia los recursos con cada servicio, departamento o unidad Localiza nueva fuentes de recursos Analiza los gastos Se anticipa a, e identifica y se ocupa de los problemas presupuestarios Crea un ambiente de trabajo en la organización que se caracteriza por el sentido común en todo lo que se refiere a la economía Implica a todos los miembros de la organización en la planificación económica Ayuda a los miembros de la organización a encontrar formas innovadoras de mejorar la relación coste-efectividad	Coordina la planificación económica para que sea coherente con las metas y objetivos de la organización Planifica el presupuesto Organiza el proceso de justificación del presupuesto Ejecuta el proceso presupuestario Determina las necesidades de recursos dentro de las restricciones existentes Coordina los gastos y el control presupuestario Documenta las necesidades y presenta los correspondientes informes a los otros niveles administrativos de la organización Organiza la obtención y adquisición de los recursos necesarios Explica el presupuesto a los miembros de la organización Evalúa los recursos y la tecnología

Modificado de Huber D: *Leadership and nursing case management*, Philadelphia, 2006, Saunders; Marquis BL, Huston CJ: *Leadership roles and management functions in nursing: Theory and application*, ed 5, Philadelphia, 2006, Lippincott Williams & Wilkins.

los recursos necesarios, justificar los recursos que se van a utilizar, negociar la asignación de recursos, analizar los costes, prever, identificar e intentar solucionar de forma creativa los problemas presupuestarios, crear un entorno de trabajo sensato desde el punto de vista económico, implicar a los miembros de la organización en la planificación económica y ayudar a los diferentes grupos que forman la organización a encontrar y desarrollar métodos y procedimientos que tengan una mejor relación coste-efectividad (tabla 9-1).

El *gestor económico/financiero* es el encargado de coordinar la planificación económica y el presupuesto, organizar la justificación de los costes y recursos, vigilar la ejecución del presupuesto, identificar los recursos necesarios teniendo en cuenta las restricciones impuestas por el presupuesto, etc. (Huber, 2006; Marquis y Huston, 2006).

PRESUPUESTO

«Gasta según lo que tienes, no según lo que esperas tener». Proverbio inglés

Un *presupuesto* es un plan redactado para la asignación de los recursos disponibles y para el control de los costes con el fin de que los resultados obtenidos se ajusten a lo previsto. Los resultados se expresan en términos cuantitativos. Si bien los presupuestos están generalmente asociados con términos de tipo económico, como ingresos y gastos, también se pueden utilizar términos que no son estrictamente económicos, como los que se emplean para referirse a la producción, al rendimiento, a los materiales o al equipamiento.

La planificación se realiza para un período de tiempo específico, generalmente para un año fiscal (ejercicio), pero puede hacerse también para períodos de tiempo más cortos (mensual, trimestral, semestral).

Debe tenerse en cuenta hasta qué punto es posible hacer previsiones ajustadas. Si en el presupuesto se hacen previsiones a un plazo demasiado largo, disminuye su utilidad. Por tanto, los directores, ejecutivos y gestores se ven obligados a modificar algunos aspectos del presupuesto conforme van disponiendo de más información. Los directores de nivel superior y sus colaboradores también pueden elaborar presupuestos a muy largo plazo (3, 5 o más años) (Huber, 2206, Yoder-Wise y Kowalski, 2006).

REQUISITOS PARA LA ELABORACIÓN DEL PRESUPUESTO

Es necesario que se cumplan una serie de requisitos para poder elaborar y ejecutar un presupuesto. En primer lugar, debe existir una estructura organizativa sólida. Todos los empleados conocen perfectamente cuáles son sus responsabilidades, tienen autoridad para llevar a cabo aquello de lo se han responsabilizado y deben dar cuenta a sus superiores de lo que han hecho y de cómo lo han hecho. Además, la organización dispone de un organigrama claro en el que aparece una descripción de las diferentes funciones y responsabilidades asociadas con cada puesto de trabajo. Las metas y objetivos se establecen por áreas de responsabilidad.

Los datos estadísticos de tipo no monetario, como número de ingresos hospitalarios, duración promedio de la estancia hospitalaria, porcentaje de camas ocupadas y número de pacientes por día, se utilizan para planificar y controlar el proceso presupuestario. Es necesario que una persona se encargue de recoger los datos estadísticos y elaborar un informe.

Los gráficos se diseñan en función de la planificación que ha realizado la organización. Se notifican los ingresos y los gastos por áreas de responsabilidad. Los gestores de enfermería se basan en el principio de gestión de «lo anómalo», que consiste en observar aquello que no está funcionando de la forma en la que se ha planificado.

Las técnicas de gestión son fundamentales para el proceso de elaboración del presupuesto. Aunque el presupuesto se establece a nivel de cada departamento, debe ser examinado y aprobado por los directivos de más alto nivel.

Debe existir en la organización un manual que recoja de manera formal las estrategias y procedimientos presupuestarios. En este manual debe figurar una definición de los objetivos del presupuesto, y debe definir la autoridad y responsabilidad del mismo, y proporcionar en detalle las instrucciones para su elaboración. El manual debe incluir, asimismo, ejemplos de formularios estandarizados, un calendario de las distintas actividades relacionadas con la elaboración del presupuesto en el que se deben especificar las distintas fases y pasos del proceso, y los procedimientos que se van a emplear para la aprobación, revisión y modificación de presupuesto.

CONCEPTOS BÁSICOS DE ECONOMÍA

Nos encontramos en una economía globalizada en la cual las decisiones se han ido haciendo cada vez más complicadas. Por esta razón, los gestores de los servicios de enfermería deben tener más conocimientos de economía de lo que hasta no hace mucho era habitual. Los *bienes económicos* son los productos o servicios que adquieren los consumidores, que pagan a los proveedores por proporcionarles tales productos o servicios. Los bienes o servicios se adquieren a través de un intercambio, que generalmente se basa en el dinero. Por *patrimonio* se entiende el valor de todo lo que posee el consumidor. Los *ingresos* son los recursos monetarios que el consumidor va ganando a lo largo del tiempo, generalmente gracias a su trabajo. Los consumidores no tienen patrimonio ni ingresos suficientes para adquirir todo lo que desean; por tanto, deben tomar decisiones sobre qué compran y qué no compran.

La *utilidad* (también llamada *valor de uso*) es el beneficio que el consumidor obtiene de los bienes y servicios que adquiere, y contribuye a determinar qué cantidad está dispuesto a pagar. La *utilidad marginal* es la utilidad que brinda al consumidor la adquisición de una unidad más de un determinado bien. La utilidad marginal no es la misma para todos los consumidores ni para todas las unidades de más que se adquieren. Una persona a la que le gusta mucho el chocolate está más dispuesta a pagar por una chocolatina que otra a la que no le gusta el chocolate, pero la persona a la que le gusta el chocolate puede que no esté dispuesta a comprar una segunda o tercera chocolatina. Los consumidores intentan maximizar la *utilidad total*, lo cual se consigue cuando se consume una mezcla de bienes de tal forma que la última unidad tiene la misma utilidad marginal por euro gastado que la primera unidad.

La oferta y la demanda influyen en los costes. La *oferta* es la cantidad de bienes o servicios que los proveedores están dispuestos a proporcionar a los consumidores a un precio determinado. La *demanda* es la cantidad de bienes o servicios que los consumidores están dispuestos a comprar a ese precio. Para que se produzca el *equilibrio de los precios* es necesario que la cantidad ofrecida y la cantidad demandada coincidan. Cuando la oferta aumenta y la demanda disminuye, lo habitual es que los precios bajen. Por el contrario, cuando la oferta disminuye y la demanda aumenta, lo más probable es que los precios suban.

La *elasticidad de la demanda* es el grado en el que la demanda de un bien o servicio disminuye en respuesta al aumento del precio y aumenta en respuesta a la disminución del precio. La demanda de servicios sanitarios no suele ser elástica. Esto quiere decir que una persona se someterá a una intervención quirúrgica de urgencia con independencia de que el precio haya subido o haya bajado.

Las *economías de escala* se producen cuando disminuye el coste asociado con la producción de los bienes y servicios, lo cual permite a la empresa vender los bienes o productos a un precio más bajo.

Los *incentivos* son elementos que estimulan a la acción. Los gestores, directivos y ejecutivos pueden utilizar los incentivos para fomentar el buen uso de los recursos escasos.

La *eficiencia del mercado* es la asignación y el uso óptimo de los bienes y servicios en función de la relación entre la oferta y la demanda. Los gestores deben siempre intentar disponer de los bienes y servicios sobre los que existe demanda y evitar tener abundancia de bienes o servicios que nadie quiere adquirir.

La *redistribución de los recursos* se realiza para mejorar la igualdad, y consiste en llevar los recursos a zonas o sectores sociales en los que existe una demanda elevada.

El *fallo del mercado* se produce cuando el funcionamiento del mercado libre no es eficiente (Finkler y McHugh, 2007; Samuelson, 2006).

CONTABILIDAD

La *contabilidad* es un sistema que consiste en llevar al día los libros de contabilidad. En estos libros, se apuntan las entradas (ingresos) y las salidas (gastos), de tal forma que, al mirar estos libros, es posible hacerse una idea de la situación económica de la organización. Estos apuntes se denominan *asientos*. La ecuación fundamental en la que se basa la contabilidad es la siguiente:

Activos = pasivo + patrimonio neto

El *activo* es el conjunto de recursos que posee la organización. El *pasivo* es lo que la organización debe, y el *patrimonio neto* son los beneficios no distribuidos. El *balance contable* es una hoja en la que se informa de la situación económica de la organización en un momento determinado. La *cuenta de resultados* (también denominada estado de gastos e ingresos) muestra los resultados económicos de la actividad de la organización durante un período de tiempo determinado. La *amortización* es la asignación de una porción del coste de un activo que tiene una vida de varios años para el período de años durante el cual se va a utilizar dicho activo. Un *libro de contabilidad* puede ser un libro en el sentido estricto de la palabra o un archivo informático en el que se van registrando las operaciones y demás acontecimientos económicos de la empresa en orden cronológico. Los *libros de caja* son conjuntos de asientos contables a los cuales se transfiere la información que consta en el libro de contabilidad de tal forma que puede verse el balance de cualquier actividad económica de la organización. El *registro de fondos* es un sistema alternativo de contabilidad utilizado por las organizaciones no lucrativas en el que se establece un conjunto de entradas por separado para las diferentes actividades de la organización (Finkler, 2004).

Una *entidad* es cada una de las unidades en las que se divide la organización. El contable tiene en cuenta únicamente las transacciones que se realizan entre una entidad y otra. Las transacciones que tienen lugar dentro de una misma unidad y no implican a tal unidad no se tienen en cuenta. Cada entidad (unidad) puede ser un departamento, una sección, etc. Si en una organización las entidades son departamentos, la contabilidad permite comparar el rendimiento económico de cada departamento. Sin embargo, si se considera a la organización en su conjunto como una entidad, las transferencias de recursos de un departamento a otro no se tendrán en cuenta a efectos contables. Los contables se interesan sólo en las *transacciones* o cambios definibles que se producen en la situación económica de una entidad: ingresos, gastos, amortización. La *valoración de los costes* consiste en establecer los costes teniendo en cuenta su coste teórico y restándole la amortización. En la *doble entrada* se comparan los activos (es decir, lo que la organización posee o lo que le deben) con las obligaciones (es decir, el pasivo, que es lo que la organización debe a otras personas físicas o jurídicas). En el balance contable se hace constar el total del activo, el total del pasivo y el patrimonio neto. El sistema de doble entrada permite saber en cualquier momento cuál es la situación económica de la organización. El *devengo* permite determinar los activos y los pasivos globales mediante el asiento de las transacciones en los libros de contabilidad en el momento en el que se adquiere un compromiso, sin esperar a que se produzca el pago (de entrada o de salida). El *ajuste* consiste en establecer una correspondencia de equivalencia entre los ingresos y los gastos durante el período de vigencia del presupuesto.

Existen varias normas o convenciones que deben ser respetadas por los contables. La *coherencia* significa que no se pueden cambiar las categorías de las transacciones entre o durante los períodos contables. Si se hace, hay que dejar constancia de ello por escrito, y deben utilizarse cifras que puedan compararse. La *materialidad* significa que las transacciones pueden combinarse a efectos contables a no ser que una transacción tenga un significado importante por sí misma. El *conservadurismo* consiste en subestimar los ingresos y sobreestimar los gastos, para, de esta forma, dejar un margen de seguridad (Young, 2004).

TIPOS DE PRESUPUESTO

Presupuesto operativo (gastos e ingresos)

«Conseguir dinero es difícil, conservarlo es aún más difícil, pero gastarlo de forma juiciosa es lo más difícil de todo». Anónimo

El *presupuesto operativo* (también denominado *presupuesto de explotación* o de *ingresos y gastos*) proporciona una visión de conjunto de las actividades de la organización, reflejando las operaciones que se han planificado, generalmente, para el año próximo. La *tabla operativa* muestra el análisis de entradas y salidas, de los ingresos y gastos previstos. Algunos de los apartados que los gestores de los servicios de enfermería pueden incluir en el presupuesto operativo son: los salarios del personal, los gastos en seguros y prestaciones sociales de los que es beneficiario el personal, las pólizas de seguros, el material médico-quirúrgico, el material de tipo administrativo, los alquileres, los gastos de calefacción, los gastos de luz, los gastos de mantenimiento de los edificios y dependencias, los servicios de lavandería, los gastos de farmacia, las reparaciones, la amortización y depreciación de los bienes adquiridos, los cursos de formación teórica y práctica que se organizan en el lugar de trabajo, los libros, las publicaciones, las suscripciones, los folletos y hojas informativas, etc.

En este tipo de presupuesto, se reflejan los gastos tanto controlables como no controlables. El gestor determina el número de personas que van a componer la plantilla de la organización y el nivel de formación académica y profesional que se requiere, lo cual supone un gasto controlable. El nivel de los salarios y la calidad de los productos que se van a utilizar son otro ejemplo de gastos controlables. Los gastos indirectos, como los alquileres, la luz y la pérdida de valor (depreciación) del instrumental y de otros equipamientos, son ejemplos de gastos no controlables. El hecho de que existan gastos no controlables y la posibilidad de que se produzca un aumento de los precios de los productos, servicios y equipamientos que adquiere la organización, así como de que tenga lugar un aumento de los costes laborales durante el período de vigencia del presupuesto, hace necesario incluir en los presupuestos operativos una serie de fondos de protección para hacer frente a los cambios que se produzcan durante el período presupuestario que escapan al control de la organización.

El presupuesto operativo se ocupa fundamentalmente de los salarios, suministros y servicios contractuales. Los factores no económicos, como el tiempo, los materiales y el espacio, pueden traducirse en términos económicos (es decir, contables; p. ej., en dólares). Las horas de trabajo, las horas que dedican las enfermeras a interactuar con los pacientes, las unidades de los materiales, las horas en que se encuentran funcionando los equipamientos y el espacio de suelo ocupado también pueden traducirse en términos contables (Huber, 2006; Marquis y Huston, 2006; Roussel, Swansburg y Swansburg, 2006; Yoder-Wise, 2007; Yoder-Wise y Kowalski, 2006 (tabla 9-2).

Presupuesto de costes laborales

El *presupuesto de costes laborales* sirve para calcular los costes laborales directos necesarios para que la organización pueda cumplir sus objetivos. En este tipo de presupuesto se determina la forma de captación del personal, los contratos laborales, la asignación de los puestos de trabajo, los despidos y las prestaciones por desempleo. El gestor de los servicios de enfermería decide el tipo de currículo académico y profesional que deben tener las enfermeras para satisfacer las necesidades de enfermería de la población de pacientes a la que la organización ofrece sus servicios. Decide, asimismo, qué tipo de personal de enfermería, en función de su cualificación profesional y experiencia, se necesita para cada unidad, departamento, sección, turno de trabajo o época del año. Los presupuestos de costes laborales también están afectados por factores como el nivel salarial de cada puesto de trabajo y el número total de días al año que se dedican a vacaciones, festivos, permisos y actividades formativas. Los costes

Tabla 9-2 Presupuesto operativo para una unidad médica de treinta camas (diciembre 2007)

Concepto	Real	Presupuestado	Variación
Paciente/día	870	720	(150)
Equivalentes a tiempo completo (*full-time*)	79,2	71,4	/7,8)
Ingresos			
Ingresos procedentes de los pacientes hospitalizados	1.287.000 $	1.085.700 $	201.300 $
Gastos operativos			
Salarios, seguridad social, desempleo	372.780 $	246.450 $	(126.330 $)
Empleados con contrato	3.720	2.000	(1.720)
Horas extra	7.712	8.640	928
Suministros	17.200	14.700	(2500)
Reparaciones	1.000	1.200	200
Desplazamientos	650	600	(50)
Formación continuada	1.750	2.000	250
Total gastos	404.812 $	275.590 $	(129.222 $)

originados por las horas extra deben compararse con los que supondría la contratación de más personal. Asimismo, deben tenerse en cuenta los costes asociados con la renovación de la plantilla (parcial o general), con las entrevistas de trabajo, los contratos y los cursos y actividades de orientación para el personal de nueva incorporación (Finkler y McHugh, 2007; Marquis y Huston, 2006; Roussel, Swansburg y Swansburg, 2006).

Por *puesto de trabajo* se entiende la tarea que una persona realiza, con independencia de cuántas horas trabaje. Los informes de personal generalmente describen los puestos de trabajo en términos de categorías laborales y del número de horas que normalmente trabajan las personas que ocupan cada uno de los puestos de trabajo p. ej., puesto de trabajo de jornada completa o de media jornada). Los *informes de sustituciones y vacantes* también se basan en el concepto de puesto de trabajo. Sin embargo, los *equivalentes a tiempo completo* (ETC) son más útiles para los informes sobre las nóminas y la plantilla. Los ETC son el resultado de convertir las horas en una base estándar de una persona que trabaja tantas horas al día, tantos días a la semana y tantas semanas al año (tabla 9-3).

Los ETC ayudan a interpretar los informes sobre nóminas y sobre la plantilla, así como a identificar las tendencias y a comparar los niveles de utilización del personal en diferentes períodos. Asimismo, debe tenerse en cuenta el tiempo productivo y el tiempo no productivo. El *tiempo de trabajo productivo* incluye las horas normales de trabajo habituales y las horas extra. El *tiempo de trabajo no productivo pagado* incluye los festivos, las vacaciones, las bajas por enfermedad y otras horas que se pagan al personal, pero durante las cuales no está trabajando (p. ej., los cursos de formación continuada). Los factores más importantes que influyen en los ETC pagados son las fluctuaciones que se producen en el tiempo no productivo. Las variaciones en el número de personas que trabajan a tiempo completo y a tiempo parcial se pueden determinar mediante los ETC (Finkler y McHugh, 2007; Huber, 2006; Roussel, Swansburg y Swansburg, 2006; Sullivan y Decker, 2005).

Tabla 9-3 Ejemplo de equivalente a tiempo completo* (*full-time*)

Ámbito temporal	Total horas	Turnos de 8 horas
Por semana	40	5
Nómina por un período de 2 semanas	80	10
Nómina por un período de 4 semanas	160	20
Por mes	173,33	21,66
Por año	2.080	260

*Equivalente a tiempo completo de una persona que trabaja 8 horas al día, 5 días a la semana y 52 semanas al año.

Presupuesto de costes en bienes inmuebles

El *presupuesto de costes en bienes inmuebles* (también denominado *presupuesto de costes en capital fijo*) está relacionado con la planificación a largo plazo. Los *costes en bienes*

Tabla 9-4 Presupuesto de gastos en bienes inmuebles en un centro médico

Concepto	Cantidad	Descripción	Coste por unidad	Total	Grado de prioridad
Sustitución	10	Bombas para administración intravenosa	5.000 $	50.000 $	1
Sustitución	10	Camas	6.000 $	60.000 $	2

Plan de 3 años para la sustitución de 30 bombas de administración intravenosa y de 30 camas. El presupuesto incluye 10 bombas y 10 camas cada año, hasta un total de 3 años.

inmuebles incluyen gastos en relación con cambios físicos. Las partidas suelen ser inversiones importantes, y este tipo de presupuesto es poco flexible, ya que se tarda mucho tiempo en recuperar el dinero invertido (tabla 9-4).

El administrador del hospital suele ser la persona encargada de establecer el límite para los gastos en bienes inmuebles. En el caso de este tipo de presupuesto, el gestor de los servicios de enfermería tiene que determinar cuáles son las prioridades cuando las necesidades superan los fondos disponibles para inversión.

Los inventarios son una herramienta muy útil para la elaboración de los presupuestos de gastos en bienes inmuebles. La creación de un servicio central de suministros también ayuda a la elaboración y control de este tipo de presupuesto. La buena organización de los almacenes, con asignación precisa y documentada del espacio asignado a cada recurso material, facilita la elaboración del inventario. Es de gran importancia evaluar si los materiales y equipos desechables son más económicos que los no desechables (Huber, 2006; Marquis y Huston, 2006; Roussel, Swansburg y Swansburg, 2006; Sullivan y Decker, 2005; Yoder-Wise, 2007). También pueden hacerse proyecciones del valor de reposición del capital (Grohar-Murray y DiCroce, 2003) (v. tabla 9-4).

Cuadro 9-1 Tipos de presupuesto

- Presupuesto operativo (ingresos y gastos diarios)
  - Ingresos (retorno económico conseguido gracias a la inversión y a las propiedades)
  - Gastos (costes)
    - Personal (empleados)
    - Suministros (recursos materiales: material de oficina, medicamentos, material médico-quirúrgico)
    - Otros gastos (desplazamientos, cursos de formación, luz, agua, teléfono, alquileres, etc.)
- Presupuesto de gastos en bienes inmuebles (el capital suele definirse como todo aquello que cuesta más de 500 € y puede utilizarse más de una vez)
- Presupuesto de tesorería (para el dinero que está disponible para uso inmediato)

Presupuesto de tesorería

El *presupuesto de tesorería* sirve para tener en todo momento fondos disponibles (es decir, *liquidez*) para hacer frente a los gastos habituales o a cualquier imprevisto que pueda surgir. Se trata de asegurar que la organización cuenta con suficiente, pero no demasiada, liquidez durante el período que cubre el presupuesto. El gestor debe prever las fluctuaciones que se pueden producir en las necesidades de recursos. Por otro lado, si hubiese demasiada liquidez en caja, se perderían los intereses u otras ganancias (p. ej., las plusvalías) que el dinero podría generar. Los requerimientos de la elaboración del presupuesto de tesorería puede que no afecten de forma significativa a los beneficios, pero sirven para garantizar la existencia en todo momento de suficiente liquidez, y, por tanto, son un signo indicativo de prudencia en la gestión. Mediante el presupuesto de tesorería, el gestor de los servicios de enfermería puede calcular la cantidad de dinero que se va a obtener mediante el pago realizado por los pacientes y procedente de otras fuentes (Yoder-Wise, 2007) (cuadro 9-1).

Presupuestos flexibles

Algunos costes son fijos mientras que otros cambian dependiendo del volumen de negocio. Algunos gastos de naturaleza variable son impredecibles y sólo pueden establecerse una vez que el cambio ya se ha producido. Por todas estas razones, es necesario disponer de *presupuestos flexibles*, que sirven para mostrar el efecto que tienen los cambios en el volumen de negocios sobre las partidas de gastos. La revisión periódica y regular del presupuesto ayuda a los gestores a realizar los cambios pertinentes para compensar los cambios que se hubieran producido (Roussel, Swansburg y Swansburg, 2006).

El enfoque histórico

El enfoque histórico representa el método más eficaz para calcular la relación existente entre el volumen de negocio y los costes variables. Si utiliza el enfoque histórico, el gestor de los servicios de enfermería puede observar, por ejemplo, que se producen más fracturas durante la temporada de esquí, Por tanto, durante dicha temporada se utilizará una cantidad mayor de yeso para las escayolas, y, además, se necesitará más personal de enfermería en el servicio de traumatología y cirugía ortopédica. Otro ejemplo podría ser el de una supervisora de los servicios de enfermería de un centro médico situado en una pequeña ciudad de provincias que contara con universidad. Observaría que durante los meses de verano hay menos demanda de servicios de planificación familiar, y que, luego, al llegar septiembre, cuando vuelven los estudiantes, esta demanda aumenta. En consecuencia, durante los meses de verano se necesitará menos personal de enfermería en los servicios de planificación familiar, y, también, claro está, menos anticonceptivos. Asimismo, puede haber un aumento de la demanda de vacunación justo antes de empezar el colegio en septiembre. Si el gestor de los servicios de enfermería realiza una gráfica que refleje los aumentos y las disminuciones del volumen, podrá predecir los costes para los diferentes niveles situados entre los dos extremos. La perspectiva histórica contribuye a determinar la cantidad de recursos materiales y de personal que se necesitará en cada época del año (Sullivan y Decker, 2005).

Coste estándar

La determinación del *coste estándar* (denominado también *coste predeterminado*) sirve para predecir cuál debe ser el coste laboral y el de los suministros. Multiplicar el coste estándar por el volumen sirve para predecir el coste variable.

PRESUPUESTO BASE CERO

Existen muchos procedimientos para la asignación presupuestaria en los distintos servicios, departamentos y unidades, sobre la base de los gastos que se han producido durante el ejercicio presupuestario anterior. Una vez realizada la asignación, los gestores de los distintos servicios, departamentos y unidades deciden de qué forma se van a utilizar los fondos asignados.

Por el contrario, en los presupuestos de base cero se analizan todos los programas, y nunca se parte del supuesto de que todos los programas del ejercicio presupuestario anterior son válidos. Debe justificarse cada servicio o programa antes de proceder a la asignación de los fondos correspondientes. Los gestores deciden lo que se va a hacer, lo que no se va a hacer y qué cantidad o proporción de un servicio o programa se pondrá en práctica. Para ello, se prepara un paquete de decisiones que incluye una lista de las actividades que, en su conjunto, forman el programa en cuestión, así como el coste total, una descripción de los niveles de servicio que se pueden realizar con diferentes niveles de asignación de fondos, y las implicaciones que puede tener el incluir o excluir del presupuesto estos niveles. El gestor puede identificar la actividad, los propósitos, la lista de actividades y las posibles alternativas para la realización de estas actividades, y, de esta forma, puede determinar el coste de los recursos materiales y humanos necesarios.

Una vez que se han elaborado los paquetes de decisiones, se colocan en orden teniendo en cuenta los beneficios que cada actividad podría reportar a la organización.

Una ventaja importante de los presupuestos base cero es que contribuyen a desarrollar los conocimientos y habilidades de las personas encargadas de la gestión. Es posible que con este tipo de presupuesto los supuestos de partida estén actualizados y sean relevantes. Además, obliga a los gestores a justificar prioridades y a justificar cada uno de los programas y actividades que serán objeto de una asignación presupuestaria. Por desgracia, este procedimiento presupuestario consume mucho tiempo, si bien en algunas organizaciones los programas y actividades pueden ser fácilmente predecibles porque apenas varían a lo largo del tiempo. En lugar de generar la información correspondiente de todos los programas y actividades, puede ser más conveniente prestar atención únicamente a las áreas en las que existen más dificultades para proceder a la asignación presupuestaria (Huber, 2006; Nowicki, 2004; Roussel, Swansburg y Swansburg, 2006).

REVISIÓN PERIÓDICA DEL PRESUPUESTO

Los gestores deben revisar el presupuesto de forma periódica y regular. La *variación presupuestaria* es la diferencia entre el presupuesto y los resultados realmente conseguidos. Puede tratarse de un beneficio (variación positiva) o de una pérdida (variación negativa). El *análisis de la variación* sirve para investigar las causas de la variación presupuestaria. Si se observa que los cambios son demasiado grandes o se producen con demasiada frecuencia, el presupuesto tal como se había elaborado se convierte en un instrumento inútil. Una forma de minimizar la variación existente entre el presupuesto anual y el presupuesto modificado consiste en prever algunos factores. Cuando se encuentran discrepancias entre la realidad presente en un momento dado, por un lado, y el presupuesto, por otro, los gestores deben proceder a determinar la causa de esta variación presupuestaria para poder realizar los ajustes necesarios en la planificación que se realice en el futuro. Puede que la variación no sea una razón suficiente para cambiar el presupuesto (Baker y Baker, 2003; Berkowitz, 2006).

En la tabla 9-2 se muestra un ejemplo de variación en un presupuesto anual. El análisis de la variación presupuestaria (Baker y Baker, 2003; Berkowitz, 2006; Sullivan y Decker, 2005) permite comparar los resultados realmente obtenidos con los objetivos preestablecidos. En este caso, se puede observar que el aumento de la relación paciente-días de estancia ha provocado un aumento en los gastos de personal y en suministros. El análisis mensual de la variación puede ser muy útil para el gestor. Por tanto, es necesario determinar las causas o razones de la variación. Estas causas pueden ser estacionales, o la variación puede deberse a tendencias temporales. Cuando la variación presupuestaria supera un nivel preestablecido, es posible que el gestor tenga que investigar las razones y explicar o justificar la variación. El nivel de la variación puede expresarse en términos monetarios (p. ej., en dólares) o como un porcentaje de la partida presupuestaria. Para expresar la variación en términos porcentuales se divide la variación expresada en términos monetarios entre la cantidad presupuestada, y el resultado obtenido se multiplica por 100. Por ejemplo:

Varianza de 200 $ en reparaciones ÷
1.200 $ (cantidad presupuestada para reparaciones) =
0,16666
$0{,}16666 \times 100 = 16{,}6666\%$, que es el porcentaje de variación presupuestaria en la partida de reparaciones.

VENTAJAS Y DESVENTAJAS

Ventajas

El presupuesto constituye un programa de actividades detallado y planificado. Contribuye a establecer un sistema claro de responsabilidades porque asigna a cada órgano o persona unas competencias y responsabilidades concretas. Establece las metas de los diferentes servicios, departamentos y unidades, proporciona una serie de normas estándares de rendimiento, y subraya la naturaleza continua del proceso de planificación y control. Además, el presupuesto motiva a los gestores a realizar un análisis detallado de las diferentes operaciones que lleva a cabo la organización y a tomar decisiones basadas en un examen cuidadoso de la situación y de las circunstancias concretas. En consecuencia, se reduce el número de decisiones apresuradas o poco meditadas. Por otro lado, el presupuesto puede contribuir a aclarar las debilidades de la organización. Se puede hacer una previsión de las necesidades de personal, de equipamientos y de suministros, lo que redundará en una reducción del despilfarro.

Desventajas

El presupuesto tiene el inconveniente de que convierte toda la actividad de la organización en un asunto monetario, ya que se tiende a conseguir una sola unidad de medida que permita comparar todos los aspectos de la organización. Como consecuencia, sólo se tienen en cuenta los aspectos que son fáciles de medir, y factores igualmente importantes, como el desarrollo de la organización y los esfuerzos realizados en el campo de la investigación, pueden recibir poca o ninguna atención. Cabe el riesgo de que los síntomas sean tratados como si fuesen la causa de la enfermedad. El hecho de que la investigación a fondo de los síntomas pueda resultar económicamente costosa, el descenso en los ingresos provenientes de la consulta de planificación familiar, la aparición de un nuevo servicio ofrecido por la competencia en un centro médico cercano y otros factores pueden contribuir a olvidar qué es lo realmente importante. Las metas presupuestarias pueden sustituir a las metas de la organización, y convertirse en el único elemento a partir del cual se controla la organización. Se trata del peligro que podría denominar «exceso de presupuesto».

EL PROCESO PRESUPUESTARIO

Antes de comenzar a elaborar el presupuesto, es necesario establecer claramente las responsabilidades de cada persona y órgano de la organización. La dirección, el administrador, el director del presupuesto, el comité de elaboración de los presupuestos y los jefes de los servicios, departamentos y unidades suelen ser los encargados de la elaboración presupuestaria. La dirección de la organización se encarga de la planificación general. Además, elige al comité de elaboración de los presupuestos y establece los objetivos presupuestarios, y revisa y aprueba el borrador del presupuesto. El administrador es el responsable de la formulación y ejecución del presupuesto. El director del presupuesto tiene la responsabilidad de coordinar todos los procedimientos presupuestarios y elaborar los correspondientes informes, así como de establecer un calendario con fechas límite para cada una de las fases del proceso presupuestario, preparar los formularios y supervisar el proceso de recogida de datos y, en general, la preparación del presupuesto. El director del presupuesto ejerce como presidente del comité de elaboración de los presupuestos. Por su parte, los jefes de los servicios, departamentos y unidades elaboran y revisan las metas y objetivos y preparan el presupuesto de su servicio, departamento o unidad.

El primer paso del proceso presupuestario consiste en establecer las metas y las estrategias operativas para toda la organización. La dirección de la organización debe aprobar un plan a largo plazo (entre 3 y 5 años) teniendo en cuenta las necesidades en el campo de la salud de la población a la que la organización presta servicios sanitarios y las actividades de las otras organizaciones proveedoras de servicios sanitarios que actúan en la misma área. A continuación, hay que traducir las metas operativas de la organización en objetivos cuantificables y controlables para cada uno de los servicios, departamentos y unidades. A continuación, debe elaborarse un plan formal para la preparación y revisión del presupuesto. Este plan debe incluir la asignación de responsabilidades a cada órgano y persona implicada en el proceso y un calendario con fechas y plazos. Deben recogerse datos históricos, estadísticos, financieros y económicos por meses, con el fin de poder observar las variaciones estacionales. La preparación y coordinación de los presupuestos de cada servicio, departamento y unidad son importantes. Durante esta fase del proceso, es necesario realizar una previsión sobre las necesidades de servicios, personal, gastos salariales y no salariales e ingresos, de tal forma que sea posible establecer unas cifras preliminares. A continuación, se revisan y, si es necesario se modifican, las previsiones presupuestarias de cada servicio, departamento o unidad, y se elabora el borrador del presupuesto. En este momento se deben incorporar al borrador del presupuesto las partidas presupuestarias relacionadas con el presupuesto de costes laborales, gastos en bienes inmuebles y tesorería. El siguiente paso consiste en comprobar la viabilidad económica del presupuesto. A continuación, se aprueba el borrador, y, por tanto, se cuenta ya con la versión final del presupuesto. Esta versión final se distribuye a todas las partes implicadas.

CONTENCIÓN DE COSTES

La contención del gasto sanitario implica las siguientes fases: toma de conciencia sobre los costes, control de los costes, gestión de los costes e incentivo de las conductas y procedimientos que permiten prevenir, reducir y controlar los costes.

Toma de conciencia sobre los costes

La toma de conciencia sobre los costes es un proceso a lo largo del cual el personal de la organización va prestando cada vez más atención a los costes. El resultado es que la totalidad de la organización alcanza una mayor conciencia sobre cuáles son los costes, sobre los métodos y procedimientos que existen para contenerlos, sobre quién debe gestionarlos y sobre cómo se deben gestionar.

Señalización del coste por unidad

Para aumentar la conciencia del personal, es útil colocar en áreas frecuentadas, como la cafetería, un listado con el coste de los recursos materiales más utilizados o de aquellos cuyo coste suele pasarse por alto o tiende a perderse con facilidad. Los programas de formación continuada dirigidos al personal, las conferencias que tienen lugar en un determinado servicio, departamento o unidad y los concursos de pósters son ocasiones muy útiles para aumentar la conciencia sobre los costes. Poner una etiqueta a los objetos suministrados por los proveedores en los que figure su coste y colocar un listado en el servicio, departamento o unidad en el que figuren los precios que tienen los diferentes recursos materiales que se utilizan en cada lugar son métodos muy útiles para incrementar la conciencia del personal.

Control de los costes

El control de los costes se centra en las siguientes preguntas: ¿Cuánto se va a gastar? ¿En qué se va a gastar? ¿Dónde se va a gastar? ¿Cuándo se va a gastar? y ¿Por qué se va a gastar? El control sirve, por tanto, para identificar, informar y hacer un seguimiento de los costes. Se deben identificar los costes laborales, y analizar los criterios de contratación, las sustituciones, el absentismo laboral y las bajas por enfermedad. Asimismo, se deben controlar los inventarios de suministros. Disponer de un inventario centralizado es muy útil, ya que permite identificar suministros escondidos cuya existencia se desconocía.

Gestión de costes

La gestión de los costes se basa en dos preguntas: ¿Qué se puede hacer para contener el gasto? y ¿Quién puede hacerlo? Los programas, planes, objetivos y estrategias para la contención de los costes son importantes. Debe establecerse qué personas u órganos de la organización son responsables del control del gasto. Puede formarse un comité que se encargue de identificar los planes y estrategias a corto y a largo plazo para la contención del gasto. Se puede utilizar un buzón de sugerencias y convocar concursos de ideas entre el personal sobre cómo ahorrar dinero.

Ciertamente, hay muchas formas de ahorrar dinero, como formar un *pool* de personal para maximizar la flexibilidad en la política de personal cuando se producen fluctuaciones en el censo de la población del área a la que la organización presta servicios sanitarios, formar y entrenar al personal de forma que pueda realizar varias funciones, reducir la cantidad de tiempo durante el cual las enfermeras realizan tareas que no están relacionadas con la enfermería y disponer de personal de relaciones públicas para atender a los visitantes, así como disponer de un área en la que el paciente pueda esperar mientras recibe el alta, de un área de consultas externas, de un servicio de cuidados progresivos y de un área de atención ambulatoria.

Incentivos para la contención de los costes

Los incentivos para ahorrar contribuyen a la contención del gasto y sirven para recompensar la conducta deseada.

Evitación del gasto

Evitación del gasto significa no comprar suministros, tecnología y servicios. Los costes de los suministros y de los equipamientos deben ser analizados en detalle. Asimismo, se deben determinar los costes y la eficacia del material reutilizable para compararlos con los del material desechable. Los costes que acarrean la recepción, almacenamiento y distribución de los materiales desechables y los asociados con el procesamiento del material reutilizable deben formar parte de este análisis.

Reducción de costes

Reducción de costes significa gastar menos en bienes y servicios. Los programas de seguridad en el trabajo para reducir el coste de las bajas laborales por enfermedad y accidente, y las consiguientes indemnizaciones, y los programas para disminuir el absentismo laboral y las sustituciones, y reducir el tiempo medio de las bajas laborales por enfermedad sirven para reducir costes. Los programas de mejora de la salud y de hábitos saludables, como los dirigidos a fomentar el ejercicio físico, el consumo de productos cardiosaludables en la cafetería y a abandonar el hábito tabáquico, reducen el tiempo medio de las bajas laborales por enfermedad, el absentismo y los gastos asociados con la atención sanitaria al personal de la organización.

Control de las existencias

Los gestores deben determinar cuál es el nivel de existencias más económico, dado que los suministros representan una parte importante del coste total. Deben analizarse los costes asociados con la adquisición y el almacenamiento de las cantidades de suministros grandes y pequeñas con el fin de determinar cuál es el nivel de existencias más rentable. El coste de adquisición es la cantidad que se paga por cada unidad. Es igual a *PD,* donde *P* es el coste o precio por unidad y *D* es el número de unidades adquiridas.

El *coste del pedido* es el coste total asociado con las siguientes tareas: escribir el pedido, incluyendo las especificaciones técnicas, solicitar y analizar las distintas ofertas existentes en el mercado, recibir los suministros, contar el material recibido y pagar las facturas. El coste del pedido puede ser relativamente grande cada vez que se pide por primera vez un determinado producto. Este coste varía en función del número de pedidos realizados. Cuantos más pedidos se hagan al año, mayor será el coste anual. El coste anual del pedido es igual a *(D/Q)O*, donde *D* es el número de unidades adquiridas, *Q* es el tamaño del pedido y *O* es el coste promedio de realizar un único pedido.

El *coste de almacenamiento* es el coste asociado con el mantenimiento de las existencias. Incluye los gastos que conlleva el almacenamiento, el pago de las pólizas de seguro para proteger la mercancía y las medidas de seguridad. Para mantener bajo el coste de almacenamiento es necesario hacer pedidos pequeños, pero frecuentes. El coste de almacenamiento se calcula mediante la siguiente ecuación:

$$HQ + \frac{IPQ}{2}$$

donde *H* es el coste de almacenamiento por unidad, y *Q* es el tamaño del pedido.

El coste de almacenamiento más favorable se calcula de la siguiente manera:

$$\frac{IPQ}{2}$$

donde *I* representa la tasa más elevada de retorno a la tasa de interés actual, *P* es el precio o coste por unidad y *Q* es el tamaño del pedido.

Asimismo, es importante tener en cuenta el *coste asociado con el almacenamiento de una cantidad insuficiente de existencias* y el *coste asociado con quedarse sin existencias.* Se incurre en estos costes cuando la cantidad almacenada de un determinado producto se ha terminado o es insuficiente.

El coste total se determina con la siguiente ecuación:

$$TC = PD + \frac{DO}{Q} + \left\{ \frac{HQ + IPQ}{2} \right\} + L + S$$

donde

$$TC = \text{coste total}$$

$$PD = \text{coste de adquisición}$$

$$\frac{DO}{Q} = \text{coste del pedido}$$

$$HQ + \frac{IPQ}{2} = \text{coste de almacenamiento}$$

$$L = \text{coste del exceso de almacenamiento}$$

$$S = \text{coste de quedarse sin existencias}$$

La cantidad más económica del pedido se expresa:

$$EOQ = \sqrt{\frac{2DP}{C}}$$

donde

$$EOQ = \text{cantidad más económica del pedido}$$

$$D = \text{utilización en unidades o demanda}$$

$$P = \text{coste del pedido}$$

$$C = \text{coste anual de almacenamiento de una unidad}$$

Es aconsejable hacer un pedido grande cuando la demanda de este producto es elevada, el coste del pedido es elevado y el coste de almacenamiento es bajo. Por el contrario, es preferible hacer un pedido pequeño cuando hay poca demanda de este producto, el coste del pedido es pequeño y el coste de almacenamiento es grande.

Es deseable que la tasa de renovación de las existencias sea elevada. Cuando la tasa de renovación es baja puede deberse a una mala política de compras, a un exceso de almacenamiento o a una disminución de la demanda del producto en cuestión. La renovación de las existencias se calcula mediante la siguiente fórmula:

$$\text{Renovación de las existencias} = \frac{\text{Coste total de los suministros}}{\text{Existencias}}$$

Para determinar cuándo se debe hacer un pedido para renovar las existencias, el gestor debe conocer el uso promedio diario del producto y el tiempo que se tarda en recibir el pedido. Asimismo, es necesario que el gestor tenga a mano el siguiente dato: número promedio de unidades que se utilizan diariamente, multiplicado por el número de días que se tarda en recibir el pedido. Todos estos parámetros son necesarios para evitar quedarse sin un determinado producto.

Algunos gestores utilizan el método ABC para el mantenimiento de las existencias. *A* se refiere a un número pequeño de productos que representan un porcentaje importante del total del presupuesto y, por tanto, se controlan detalladamente. *B* se refiere a los productos que representan un porcentaje moderado del total del presupuesto, y, en consecuencia, se controlan con menos detalle. Por último, *C* representa toda una serie de productos baratos y prescindibles, como gomas elásticas, que, por tanto, apenas son objeto de control (Roussel, Swansburg y Swansburg, 2006).

Control de costes

El *control de costes* se refiere al uso eficaz de los recursos disponibles mediante la previsión, la planificación, la elaboración y la ejecución del presupuesto, la recogida de datos y la monitorización. Se puede utilizar un sistema de clasificación de los pacientes para predecir la cantidad y el tipo de personal que se va a necesitar. La gestión del tiempo también puede ayudar a controlar los costes. Las actividades dirigidas a evitar que el personal se vaya a trabajar a otras organizaciones, como buenos programas de orientación laboral, tutorías para el personal que se acaba de incorporar, análisis detallado del puesto de trabajo que mejor se adapta a las características de cada persona y hacer todo lo posible para que los empleados se sientan aceptados por los demás y satisfechos de su trabajo, pueden reducir los costes asociados con la contratación y con los programas de formación y orientación. Encargar determinadas tareas a los estudiantes en prácticas puede ahorrar mucho tiempo al personal de enfermería. Enseñar al personal a delegar, supervisar y trabajar en equipo puede ahorrar muchos gastos a largo plazo.

Análisis coste-efectividad y análisis coste-beneficio

El *análisis coste-efectividad* es un método para la evaluación en términos económicos que sirve para calificar los programas en función de los costes que conlleva conseguir el objetivo. En este tipo de análisis se comparan los costes y se identifican los resultados más beneficiosos que se pueden obtener con dichos costes. Para ello, se concretan los programas, se identifican las metas, se analizan las alternativas, se comparan los costes de cada programa, las unidades de servicio y la cantidad de servicios necesarios, y se determina el coste de los resultados y la relación entre el coste y la efectividad. El coste-efectividad se mide en términos no monetarios (p. ej., menos hospitalizaciones, menos partos con niños prematuros). El *análisis coste-beneficio* sirve para determinar el coste de elaborar y poner en marcha un programa en términos monetarios. El hecho de que el análisis coste-beneficio se lleve a cabo en unidades monetarias permite llegar a una conclusión con respecto a si el beneficio que se obtiene con el programa compensa los costes. Si la razón beneficio/coste es igual a o mayor de 1, se considera que la inversión es buena. Por el contrario, si la razón beneficio/coste es inferior a 1, no merece la pena embarcarse en la aventura, ya que el retorno económico medido en unidades monetarias será menor que la cantidad invertida. Este tipo de análisis exige, en muchos casos, calcular el valor que tiene salvar una vida humana, así como ajustar los resultados en función de la variable calidad de vida, es decir, tener en cuenta la variable años de vida ajustados para calidad de vida. Puede ocurrir que los incrementos de los costes variables no redunden en un incremento comparable en el rendimiento. El *análisis del umbral de rentabilidad* sirve para calcular el umbral de rentabilidad de cada programa (Huber, 2006).

Cálculo del umbral de rentabilidad

El *informe anticipado de ingresos* (denominado también *informe o estado pro forma*) es un pronóstico de las operaciones y actividades de una empresa. El informe anticipado de ingresos y el informe anticipado del flujo de tesorería se utilizan para elaborar el *balance anticipado*. Este balance anticipado refleja los ingresos que se tendrán y los costes en los que se incurrirá durante un período de tiempo determinado. Se puede utilizar para calcular los umbrales de rentabilidad. Los *costes totales* equivalen a todos los costes directos que pueden identificarse para una determinada actividad o programa, más los costes indirectos, como los costes asociados con los trabajos de mantenimiento y administrativos, y el edificio o edificios que se han asignado a dicha actividad o programa. El *cálculo de los costes* es un intento de determinar los costes totales y de asignar los costes indirectos.

La relación coste volumen-beneficio puede visualizarse en la *gráfica del umbral de rentabilidad*. Los gestores tienen en cuenta los costes variables, fijos, semifijos y semivariables cuando llevan a cabo el análisis del umbral de rentabilidad. Los *costes variables* varían de forma directamente proporcional al volumen (fig. 9-1). Proba-

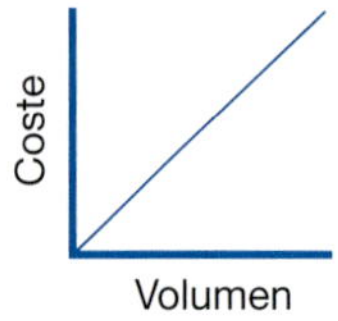

Figura 9-1 • Costes variables.

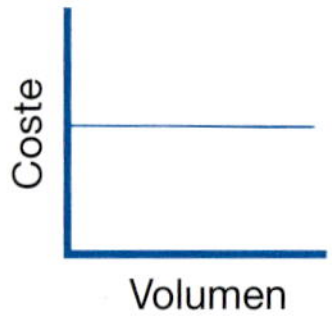

Figura 9-2 • Costes fijos.

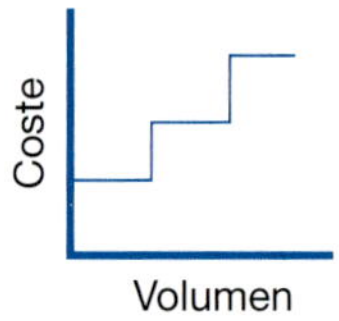

Figura 9-3 • Costes semifijos.

blemente, dos jeringuillas desechables cuestan dos veces más que una sola jeringuilla desechable. Los *costes fijos* son relativamente fijos con respecto a los cambios que se producen en el volumen (fig. 9-2). Así, por ejemplo, una enfermera gana lo mismo todos los meses con independencia del número de inyecciones que pone. Los *costes irrecuperables*, como su nombre indica, son costes fijos que no pueden recuperarse ni siquiera cuando el servicio no se presta. Los *costes semifijos* son fijos dentro de un determinado nivel de actividad (fig. 9-3). Una enfermera puede poner un número determinado de inyecciones en el turno de trabajo que le corresponde. Si se necesita poner más inyecciones, habrá que contratar a otra enfermera. Los *costes semivariables* son fijos cuando el rendimiento es igual a cero, y aumentan conforme se incrementa el volumen (fig. 9-4). El *umbral de rentabilidad* se muestra en una gráfica en la que los ingresos son iguales a los gastos (fig. 9-5). La fórmula para calcular el umbral de rentabilidad es la siguiente:

$$R = FC + VC + P$$

donde

R = total de ingresos
FC = costes fijos
VC = costes variables
P = beneficio

Otra forma de calcular el umbral de rentabilidad es:

$$Q = \frac{FC}{P\text{-}VC}$$

donde

Q = cantidad
FC = costes fijos
VC = costes variables
P = precio

Los *costes directos* son únicos para cada servicio, departamento o unidad, y pueden identificarse con relativa seguridad. Estos costes no se producirían si se cerrase el servicio, departamento o unidad. Los *costes indirectos* o costes generales son los gastos procedentes de los recursos compartidos, como administración general, mantenimiento y reparación de los edificios y sistemas de información, y son más difíciles de calcular que los costes directos. El *coste promedio* es el coste total dividido entre el volumen de unidades de servicio. Este coste disminuye conforme aumenta el volumen de pacientes, dado que los costes fijos se distribuyen entre un número mayor de pacientes. Los *costes mixtos* contienen elementos tanto de los costes variables como de los costes fijos. Los *costes marginales* son los costes extra que tienen su origen en proporcionar atención sanitaria en una unidad de servicio más.

La *estimación de los costes* es la predicción de los costes. Se trata de un proceso complicado en el que hay que dividir los costes históricos en componentes fijos y variables, y ajustar los costes históricos teniendo en cuenta la inflación para predecir los costes en los que se incurrirá en el futuro. Para ajustar los costes teniendo en cuenta la inflación, se multiplican los costes históricos por el valor actual del índice de precios correspondiente, dividido por el valor de ese índice cuando se produjo el coste. En el *análisis de regresión* los costes se consideran la variable dependiente, y las unidades de servicio se consideran la variable independiente. El coeficiente de la variable independiente representa los costes variables, y el elemento constante de la regresión representa los costes fijos. El *margen de contribución* es la diferencia entre el precio de venta menos los costes variables por unidad de servicio, y representa el beneficio económico adicional por cada unidad de servicio

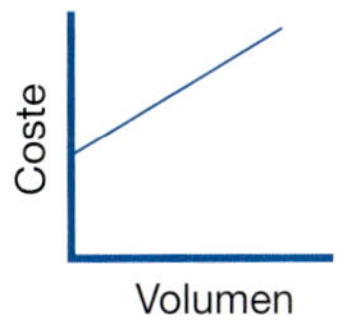

Figura 9-4 • Costes semivariables.

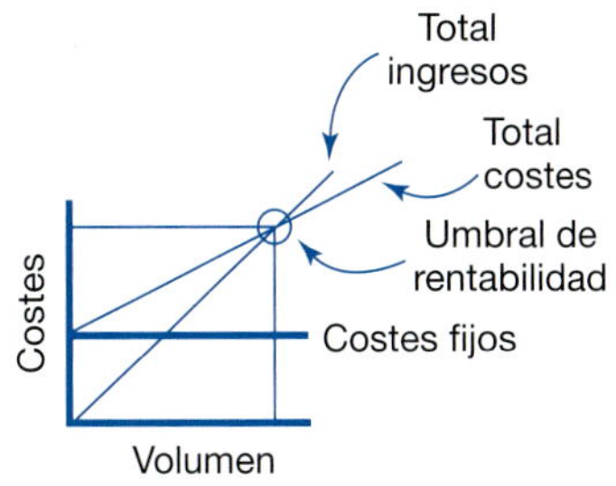

Figura 9-5 • Costes del umbral de rentabilidad.

adicional (Finkler y McHugh, 2007; Gapenski, 2004; Huber, 2006; Roussel, Swansburg y Swansburg, 2006).

Decisiones estratégicas sobre los costes

«No todo lo que se cuenta puede contarse y no todo lo que se puede contar se cuenta».
Albert Einstein

Adoptar un procedimiento estratégico para la contención del gasto exige tener una visión exhaustiva de los costes de la organización que no se limite a los costes directos y mensurables. En este procedimiento se utiliza una perspectiva de los costes totales que incluye una serie muy amplia de costes estratégicos y operativos tangibles y no tangibles. Es importante llevar a cabo una auditoría de los costes antes de elaborar la estrategia de gestión de los costes. Gracias a la auditoría, se puede disponer de una evaluación de la posición de la organización con respecto a los costes.

Es posible que el personal que trabaja en el departamento de contabilidad necesite saber qué información tienen que conocer los gestores. Es importante tener claro qué tipos de informe hay que elaborar. En los esfuerzos por contener el gasto, los gestores y otros directivos necesitan basarse en datos concretos, y no es necesario ni conveniente que se les inunde con datos que, al final, sólo sirven para ocultar la información realmente importante.

Los gestores tienen que pasar de un punto de vista negativo sobre la contención del gasto a otro en el que la reducción del gasto sea percibida como algo creativo y, por tanto, interesante. Asimismo, es importante que los gestores sean capaces de implicar a los empleados en este proceso. Cuantos más empleados estén implicados en la tarea, mayores serán las posibilidades de éxito. Se pueden celebrar reuniones con el personal a todos los niveles para contar con nuevas ideas sobre la reducción de los costes. Las presentaciones de poca duración sobre qué acciones deben realizarse y qué empleados pueden llevarlas a cabo y las recompensas en función de los resultados son elementos clave.

Muchas ideas no tienen por qué ser elaboradas y ejecutadas de forma simultánea. Lo que se puede hacer rápidamente, sin apenas gastos y con mayor probabilidad de obtener los mejores resultados, debe tenerse en cuenta en primer lugar. Está bien que la organización pueda celebrar la consecución de unos buenos resultados a corto plazo mientras sigue trabajando en la mejora de la gestión y de los costes a más largo plazo. Toda mejora en el proceso de reducción de gastos debe ser recompensado. El reconocimiento supone ya una recompensa para la mayoría de las personas que trabajan en una empresa. Este reconocimiento puede ser formal, como ocurre en el caso de las empresas u organizaciones que han establecido el sistema de nombra al «empleado del mes» o cuando en el periódico o boletín interno se insertan los nombres y las fotografías de las personas que más han contribuido en el último mes a reducir los gastos. También puede tratarse de un reconocimiento informal, como ocurre cuando simplemente se le da una palmada en el hombro a alguien o se le dice «Gracias». Los empleados pueden olvidar rápidamente los comentarios positivos, pero se acuerdan siempre de los negativos. Por tanto, regalar ciertas cosas, como bolígrafos u otros objetos con el logotipo de la organización, que los empleados luego pueden regalar a los pacientes, sirve al personal como recordatorio de que los directivos de la organización están satisfechos con el trabajo que está realizando esta persona. Las recompensas formales, como el «empleado del mes», pueden servir para crear modelos de roles y héroes. También se puede recompensar con dinero a aquellos empleados que tengan la mejor idea sobre cómo reducir los costes.

La reducción de los costes exige, en muchas ocasiones, ajustar la plantilla. Aumentar el número de recortes puede llegar a ser, con el tiempo, menos eficaz. Las bajas incentivadas y las jubilaciones anticipadas pueden ser más eficaces que los despidos. Por desgracia, los efectos colaterales de estas medidas a veces pueden oscurecer el ahorro que cabría esperar. Algunos empleados que tienen un rendimiento extraordinario, al saber que se van a tomar medidas para ajustar la plantilla, pueden sentir inseguridad y aceptar trabajar en otro puesto de trabajo que quizás, se adapta peor a sus conocimientos, experiencia y habilidades. El personal puede desmoralizarse, con la consiguiente caída en la productividad, y puede dejar de aportar ideas sobre cómo reducir los costes. Incluso se puede producir un incremento de los actos de sabotaje, como los pequeños robos. Los empleados pueden empezar a reunirse a escondidas en horas de trabajo para discutir su situación, o pueden comenzar a contar en público chismes y asuntos negativos de la organización. Asimismo, los empleados pueden perder mucho tiempo de trabajo charlando entre ellos sobre lo que podría ocurrir, en base generalmente a meros rumores que, al pasar de una persona a otra, se van exagerando más y más. Esto, a su vez, puede llevar al síndrome de «estar ahí sin hacer nada», en el cual los empleados pierden la motivación y se dedican a dejar pasar las horas haciendo sólo lo imprescindible. También puede producirse el síndrome de «desvío de trabajo hacia la competencia», en el que los empleados deliberadamente no proporcionan a los pacientes y a sus familiares buenos servicios y éstos acaban yéndose a un centro médico de la competencia.

Los recortes en el gasto realizados en todas las partidas presupuestarias a la vez pueden dar lugar a quejas de los pacientes, así como a dificultades para que los empleados realicen su trabajo y a pérdidas de tiempo debido a la escasez de suministros y equipamientos y a la falta de servicios de mantenimiento, todo lo cual, al final, desemboca en un aumento de los costes: es mucho mejor realizar recortes concretos. Algunos gestores se centran en controlar los gastos directos y recortan los gastos pequeños, como los cafés que los empleados pueden tomar gratis durante las horas de trabajo. Esto puede conducir a un coste mayor, dado que los empleados perderán mucho tiempo de la jornada laboral en quejarse del pequeño privilegio que han perdido por culpa de este tipo de recortes.

Los gastos asociados con partidas presupuestarias «blandas» son a veces los primeros que se recortan para contener el gasto.

Los enfoques basados en el capital o la tecnología intensiva pueden conducir a una reducción de los costes, pero también pueden dar lugar a un aumento del coste global. Además, la ejecución de este tipo de planes puede ser difícil y dolorosa. La gestión de los costes basada en la actividad debe utilizarse con cautela, ya que un porcentaje muy elevado del coste de las organizaciones proveedoras de servicios sanitarios corresponde a los costes indirectos, y este tipo de costes no se distribuye uniformemente entre las diferentes unidades de gasto. Los programas de software para la gestión de los costes basada en la actividad convierten los datos económicos en una herramienta de gestión, alineando los costes con las diferentes actividades y asignando costes directamente a cada una de las actividades del personal de enfermería.

CÁLCULO DEL COSTE DE LOS SERVICIOS DE ENFERMERÍA

La ecuación del modelo tradicional es la siguiente:

$$NT \times (ANH\,S + BAI + ICA) = TNC \times GRD$$

donde

NT = tiempo dedicado a las tareas de enfermería por nivel de intensidad para un GRD determinado
ANHS = salario promedio por hora de trabajo del personal de enfermería
BAI = rendimiento que obtiene la organización
ICA = total de los costes indirectos
TNC = total de los costes de los servicios de enfermería

La ecuación en el modelo de McCloskey (Huber, 2006; McCloskey, 1989) es la siguiente:

$$NT/NI \times (ANHS + BAI + EC + ICA) = TNC$$

donde

NT = Tiempo empleado en las tareas de enfermería
NI = Nivel de intervención del personal de enfermería (en vez de nivel de intensidad para cada GRD)
ANHS = salario promedio por hora de trabajo del personal de enfermería
BAI = rendimiento que obtiene la organización
EC = coste de los equipamientos (esta variable no figura en el modelo tradicional)
ICA = total de los costes indirectos
TNC = total de los costes de los servicios de enfermería (en vez de coste por GRD)

En general, los principales problemas son la imposibilidad de comparar los datos utilizados, la existencia de una gran cantidad de definiciones de coste, y no tener en cuenta todas las variables que afectan a los servicios de enfermería. Es necesario constituir un foro de debate permanente. Asimismo, se necesitan modelos que sirvan para describir las relaciones existentes entre los costes, la calidad y el precio de los servicios de enfermería. El personal de enfermería debe implicarse en todo lo que esté relacionado con el mantenimiento de una asistencia sanitaria de alta calidad y, a la vez, rentable.

MARKETING

El *marketing* es el análisis, la planificación, la ejecución y el control de programas cuidadosamente elaborados, diseñados para provocar los intercambios voluntarios de productos y servicios en mercados diana, con el fin de conseguir los objetivos de la organización. Se basa principalmente en el diseño de la oferta que hace la organización en términos de las necesidades y deseos de los mercados diana, y en la utilización eficaz de las políticas de precios, de comunicación y de distribución con el fin de informar, motivar y prestar servicios en los mercados (Kotler y Keller, 2006).

Marketing social

El *marketing social* es un segmento del marketing no lucrativo que está creciendo rápidamente en los últimos años debido al incremento de la población y a la aparición de graves problemas económicos, sociales y medioambientales. Las empresas deben tener en cuenta los deseos a corto plazo y el bienestar a largo plazo de los consumidores, y tomar aquellas decisiones que sean las mejores a largo plazo para los consumidores y para la sociedad. El marketing social consiste en la aplicación del marketing general con el fin de cambiar los comportamientos sociales de un grupo de personas o de un sector de la sociedad o con el fin de mejorar el bienestar de la sociedad en su conjunto. Así, por ejemplo, las autoridades sanitarias, y a veces también las organizaciones privadas proveedoras de servicios sanitarios, llevan a cabo campañas antitabaco, programas de educación en nutrición, programas para fomentar el ejercicio físico, campañas de vacunación, programas para el diagnóstico precoz del cáncer, campañas para una vida cardiosaludable, programas para fomentar las relaciones sexuales seguras y campañas de prevención de los accidentes laborales. El marketing puede estar dirigido a una conducta puntal o a conductas que persisten a lo largo del tiempo. Todas las empresas tienen cuatro responsabilidades básicas: *a*) la económica; es decir, ser rentable y obtener beneficios; *b*) la legal; esto es, cumplir las leyes y las normas administrativas y hacer sólo aquello que permite la ley; *c*) la ética; es decir, hacer lo que es correcto y justo, y *d*) la solidaria; esto es, ser buenos ciudadanos y contribuir a mejorar la calidad de vida de la sociedad (Andreasen y Kotler, 2002; Kotler y Armstrong, 2007; Pride y Ferrell, 2006; Yoder-Wise, 2007).

Tendencias del marketing

Los avances tecnológicos han producido muchos cambios en el marketing. Antes de la revolución industrial, los vendedores ambulantes llevaban los productos a las casas. Llevaban cazuelas, pucheros y sartenes grandes a los pueblos en los que vivían familias con muchos hijos, y cacharros pequeños a los pueblos en los que vivían muchas personas mayores. Hoy día se puede utilizar la tecnología para entrar a gran escala en grandes mercados de forma individualizada. Los productos producidos en masa durante la revolución industrial crearon una sociedad sin rostro, y dieron lugar al surgimiento de un marketing basado en las ciencias económicas y en modelos del consumidor que se basaban en el concepto de comportamiento racional. A efectos de marketing, los grupos diana se definían como grupos de personas que querían lo mismo.

En las culturas que valoran la realización personal y el gozar de la vida y consideran que estos valores son más importantes que la mera pertenencia a un grupo, la presión consumista dirigida a las masas puede no ser eficaz. Las nuevas tendencias del marketing se basan en el hecho comprobado de que cada persona quiere una cosa diferente y de que ha disminuido la fidelidad a un producto o a una marca. Una gama de productos modulares permite a los consumidores elegir entre muchas opciones, aunque esto requiere la producción de sólo un número limitado de variantes. Puede haber sólo unos pocos colores, estilos y tallas, pero esto permite ofrecer una gama muy amplia de combinaciones. Estos medios han permitido crear una forma rápida e interactiva de conseguir durante las 24 horas del día servicios y productos adaptados a los gustos y exigencias del consumidor.

Tabla 9-5 Tendencias del marketing

Antes	Ahora
Masivo	Individual
Genérico	Específico
Poca posibilidad de elegir	Abundante
Impreso	Electrónico
Pasivo	Interactivo
Mucho tiempo	Rápido, más rápido, cada vez más rápido
9 mañana-5 tarde	Servicio durante las 24 horas
Las empresas hacían un llamamiento a los consumidores	Las empresas escuchan y reaccionan
Bombardeo unilateral	Diálogo
Investigación de mercados	Marketing que utiliza las bases de datos
Modelos genéricos	Marketing que utiliza las bases de datos
Publicidad genérica, temática	Medios de comunicación
Comportamientos informados por los consumidores	Comportamientos reales de los consumidores
Gestión de los grupos diana	Gestión de las relaciones entre el personal y los clientes

No es fácil que la gente cambie de hábitos, por lo que los medios de comunicación de masas no pretende cambiarlo todo, sino simplemente ofrecer otras opciones. Las agencias de publicidad utilizaban antes estrategias publicitarias genéricas y temáticas, basadas en el bombardeo masivo. Esta forma de publicidad se basaba en los estudios de mercado, en los modelos genéricos y en las conductas informadas por los propios consumidores a través de encuestas (conductas que podían no coincidir con las conductas reales de la gente). Hoy día, las agencias de publicidad se basan más en el diálogo con el consumidor y se centran en tener en cuenta y reaccionar frente a los comportamientos reales de la gente (tabla 9-5).

Cuadro 9-2 Dirección y gestión de la planificación estratégica del marketing

DIRECCIÓN (DIRECTIVOS DE NIVEL SUPERIOR)
Definir la misión de la organización
Establecer las metas y objetivos de la organización
Diseñar la cartera de servicios de la organización

GESTIÓN (DIRECTOR DEL DEPARTAMENTO DE MARKETING)
Elaborar los planes de marketing a partir del plan estratégico de la organización
Ejecutar los planes presupuestarios
Evaluar los resultados
Tomar las medidas correctoras oportunas en función de los resultados obtenidos

Dirección y gestión de la planificación estratégica del marketing

Los directivos de nivel superior son los encargados de definir la misión de la organización. Después, las metas y objetivos se concretan para cada servicio, departamento o unidad. Los administradores de nivel superior también se encargan de diseñar la cartera de servicios, que es el conjunto de productos y servicios que la organización puede ofrecer. El director del departamento de marketing se encarga de elaborar los planes de marketing sobre la base del plan estratégico de la organización, así como de ejecutar los planes, controlarlos, evaluar los resultados y tomar las medidas correctivas oportunas en función de los resultados obtenidos (Kotler y Armstrong, 2007; Pride y Ferrell, 2006) (cuadro 9-2). Las oportunidades del mercado pueden analizarse mediante la parrilla de ampliación de mercados.

Las empresas tienen las siguientes oportunidades de mercado: *a*) penetrar en el mercado utilizando productos y servicios ya existentes en mercados ya existentes; *b*) desarrollar el mercado llevando productos y servicios ya existentes a nuevos mercados; *c*) desarrollar los productos y servicios llevando productos y servicios nuevos a mercados ya existentes, y *d*) diversificarse llevando productos y servicios nuevos a mercados nuevos.

Conceptos fundamentales de marketing

Intercambio

El mercado se basa en la dependencia de los recursos, que obliga a los seres humanos a cambiar lo que tienen y no necesitan por aquello que no tienen y necesitan o desean. Ésta es la base del *intercambio*. Es necesario que se cumplan cuatro requisitos: *a*) que haya dos partes; *b*) que cada una de las partes ofrezca a la otra algo que considere valioso; *c*) que cada una de las partes sea capaz de comunicarse y de entregar a la otra lo que desea, y *d*) que cada una de las partes tenga libertad para aceptar o rechazar lo que la otra le ofrece (Pride y Ferrell, 2006).

Público

Por *público* se entiende un grupo de personas, de organizaciones, organismos o empresas que están o pueden estar interesados en lo que la organización ofrece o que influyen o pueden influir en la organización. Existen diferentes tipos de público en función de cuál sea su relación con la organización. El *público externo* proporciona recursos a la organización, como suministros y equipamientos pero también pueden poner trabas y limitaciones a la organización, como la competencia y los organismos públicos. El *público interno* son los directivos, administrativos, gestores, ejecutivos, empleados y voluntarios que trabajan en la organización. El *público intermediario* es aquel que la organización utiliza para promover y distribuir los productos y servicios que ofrece a los consumidores y usuarios. El *público consumidor* (p. ej., los pacientes y sus familiares y los estudiantes que hacen prácticas de enfermería en la organización) son los consumidores o usuarios de los productos y servicios que ofrece la organización. El *público recíproco* está formado por las personas y empresas que están interesadas en la organización y en las que la organización está también interesada. Los pacientes son el ejemplo más claro de público recíproco. El *público deseado* son las personas y empresas en las que la organización está interesada, pero que pueden no estar interesadas en la organización. Por ejemplo, las personas que tienen mucho dinero son un ejemplo de público deseado, porque podrán donar fondos a la organización. El *público indeseado* es aquel que está interesado en la organización, pero en el que la organización no está interesada.

Mercado

El *mercado* es un espacio potencial para la explotación de recursos. Está formado por una serie de personas, organizaciones y empresas que tienen recursos que quieren intercambiar o que podrían querer intercambiar para obtener un beneficio. Por tanto, el mercado se compone de compradores reales o potenciales, y es un lugar en el que los seres humanos negocian para transferir bienes (productos, servicios o dinero). En el mercado financiero, las empresas proveedoras de servicios sanitarios pueden encontrar dinero para formar o aumentar el capital de la empresa.

Imagen

Una *imagen* es la suma de las impresiones, creencias e ideas que los seres humanos forman en su mente cuando entran en relación con algo o con alguien. La gente que tiene una imagen positiva de una organización se siente atraída por ésta. Por el contrario, quienes tengan una imagen negativa de esa organización se alejarán de ella o la menospreciarán.

Existen dos teorías opuestas sobre el proceso mediante el cual se forma la imagen. La *teoría del objeto como determinante* sostiene que los seres humanos percibimos la realidad del objeto tal como éste es. Percibimos el objeto y procesamos los datos sensoriales de forma similar. Por lo tanto, según esta teoría, cuando vemos un edificio en un lugar bonito, lo que percibimos es un hospital bonito. Por el contrario, la *teoría del sujeto como determinante* sostiene que los seres humanos tenemos diferentes grados de contacto con los objetos, y que percibimos de forma selectiva los distintos aspectos o partes del objeto.

Proceso de decisión del comprador

Tanto los individuos como las organizaciones siguen procesos similares cuando están tomando la decisión de comprar o no. En primer lugar, se identifica el problema o la necesidad. En segundo lugar, se identifican las características que debe tener el producto o servicio para resolver el problema o satisfacer la necesidad. A continuación, se buscan los productos o servicios que tienen las características especificadas en el paso anterior. Una vez que se ha encontrado lo que se buscaba, se hace una valoración de las posibles alternativas, se toma una decisión de compra y, luego, se vuelve a evaluar el producto o servicio teniendo en cuenta su rendimiento (Kotler y Armstrong, 2005; Pride y Ferrell, 2006) (fig. 9-6).

Proceso de marketing

El proceso de marketing tiene dos fases: *a*) informar al mercado de que existe un producto o servicio, y *b*) ajustar el producto o servicio a las necesidades del mercado. Se han elaborado diferentes métodos para llevar a cabo

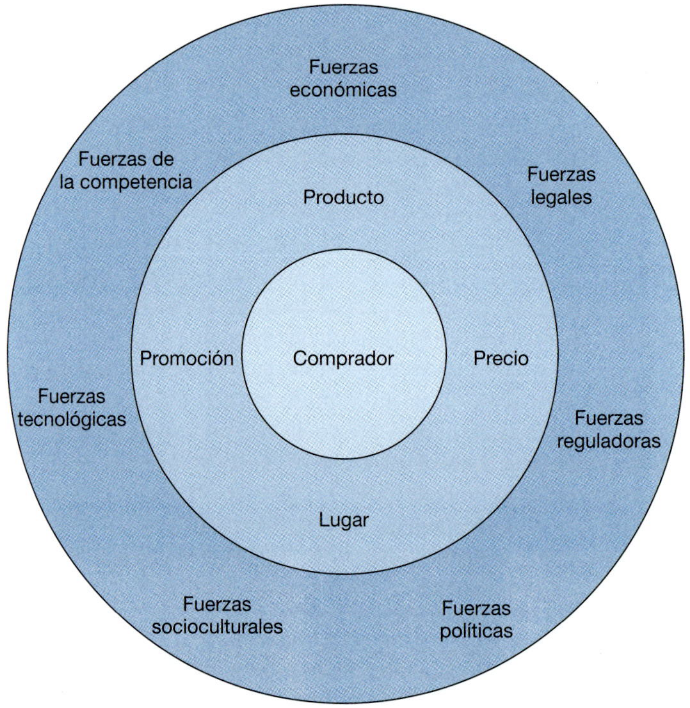

Figura 9-6 • Modelo del entorno del marketing.

estas dos operaciones. El *marketing de masas* se utiliza cuando el vendedor fabrica un producto en grandes cantidades y distribuye y promociona el producto entre todos los consumidores. El *marketing de variedad de productos* se utiliza cuando el vendedor ofrece a los consumidores distintos productos, introduciendo en el mercado dos o más productos con diferentes características. El *marketing diana* se utiliza cuando el vendedor identifica un determinado segmento del mercado o selecciona uno o más mercados diana. En el cuadro 9-3 se presentan las diferentes fases del proceso de marketing.

Segmentación del mercado

Se pueden utilizar los estudios de mercado para identificar las bases a partir de las cuales es posible segmentar el mercado y elaborar los perfiles de cada uno de los segmentos. El marketing consiste en informar al mercado de los productos o servicios que se quieren vender, y en ajustar estos productos y servicios a las necesidades del mercado. Se trata, por tanto, de un proceso complejo que, generalmente, incluye una serie de tareas: el estudio de mercado, la segmentación del mercado, el *marketing mix*, la ejecución, el control y la evaluación.

El *estudio de mercado o de marketing* es un proceso mediante el cual se identifica, se recoge y se evalúa la información necesaria para analizar las relaciones existentes en el mercado. Es necesario, en primer lugar, identificar el mercado y los segmentos de mercado. ¿Qué extensión tiene el área en la que se va a vender un producto o servicio? ¿Se trata de un área urbana o rural, o el producto o servicio se va a vender en ambos tipos de área? ¿Cuántos consumidores potenciales hay en el área? ¿Qué edad tienen estas personas? ¿Cuál es su profesión, nivel de ingresos e intereses?

También debe realizarse una evaluación de la organización. ¿Cuál es la misión de la organización? ¿Cuál es su filosofía? ¿Cuáles son sus metas, objetivos y prioridades? ¿Qué servicios presta? ¿Cuáles son sus puntos fuertes y débiles? ¿Qué calidad tienen sus servicios en comparación con los de la competencia? ¿Qué factores afectan positiva y negativamente a la organización? ¿Qué controles externos e internos existen que pueden afectar a la organización?

Cuadro 9-3 Proceso de marketing

- Definir el problema y las cuestiones a investigar
- Diseñar el proyecto de investigación
  - Fiabilidad
  - Validez
  - Hipótesis
  - Estudios exploratorios
  - Estudios descriptivos
  - Estudios causales
- Recogida de datos
  - Datos primarios
  - Datos secundarios
  - Métodos para la recogida de datos
  - Entrevistas
    - A través del correo (*mailing*)
    - A través del teléfono
    - Por e-mail
    - Entrevistas cara a cara
    - A través del ordenador
  - Cuestionarios
  - Estudios de campo (observacionales)
- Muestreo
  - Aleatorio
  - Estratificado
  - Área
  - Cuotas
- Análisis de los datos
- Interpretación de los datos y elaboración del informe final

Datos de Kotler P, Armstrong G: *Principles of marketing*, ed 12, Upper Saddle River, NJ, 2007, Prentice Hall.

Una vez que se avanza en el proceso de análisis de los servicios que ofrece la organización, es necesario concretar más la información. ¿Cuáles son los servicios más utilizados? ¿Por qué? ¿Qué servicios son los menos utilizados? ¿Por qué? ¿Hay servicios que no se están prestando y deberían prestarse?, y, si es así, ¿Se pueden ofrecer estos servicios? ¿Cómo se pueden conseguir los recursos materiales y personales que se necesitan? ¿Quién financia los servicios que presta las organización?

¿Quiénes forman la competencia de la organización? ¿Cuántos son? ¿Han aumentado o disminuido? ¿Quiénes son los principales competidores? ¿En qué áreas geográficas prestan servicio? ¿Cuál es su fuerza y tamaño en comparación con los de la organización? ¿Cómo son sus precios en comparación con los de la organización?

¿Cuál es el perfil de los usuarios de los servicios que ahora presta la organización? ¿Cuál es el perfil de los usuarios a los que se dirigen los nuevos servicios? ¿Es el perfil del usuario diferente dependiendo del servicio? ¿Con qué frecuencia utilizan los usuarios los servicios que presta la organización?

¿Qué percepción existe en el mercado de la enfermería? ¿Qué percepción existe en el interior de la organización sobre la política y el proceso de contratación de enfermeras por parte del personal de enfermería? También se puede preguntar hasta qué punto influyen en la decisión del personal de enfermería de trabajar en un lugar o en otro las personas que ya trabajan en esta organización.

¿Dónde está situado el servicio que ahora se ofrece al público? ¿Hasta qué punto es accesible a los posibles usuarios? ¿Cuántos kilómetros tendrán que recorrer los posibles usuarios para acceder al servicio? ¿Tendrá que viajar el personal de la organización para prestar el servicio? Si es así, ¿cuántos kilómetros tendría que recorrer? ¿Cobrará la organización a los usuarios los gastos de desplazamiento del personal?

¿Cuál es el propósito de la promoción que se pretende llevar a cabo? ¿Llegará esta promoción a las personas que pueden estar interesadas en el nuevo servicio? ¿Es eficaz la promoción? ¿Qué medios de comunicación se utilizarán? ¿A qué personas se llega a través de cada uno de los medios de comunicación que se van a utilizar?

Se pueden utilizar muchos instrumentos para recoger los datos necesarios para realizar la auditoría. Los cuestionarios enviados por correo o cumplimentados a través del teléfono o mediante una entrevista, las entrevistas en profundidad y las observaciones de campo son algunos de los instrumentos utilizados con mayor frecuencia.

Es importante decidir cómo se va a realizar el muestreo. ¿A quién se va a entrevistar o a administrar el cuestionario? ¿Cuál va a ser el tamaño de la muestra? Cuanto mayor sea el tamaño, más representativa será la muestra. ¿Cómo se va a elegir la muestra? Para asegurarse de que sea representativa, lo mejor es obtener una muestra aleatoria.

Se pueden desarrollar perfiles sobre la base de las variables sociodemográficas, geográficas, psicográficas y relacionadas con el producto. Las variables sociodemográficas son la edad, el sexo, el nivel educativo, el nivel de ingresos, la profesión y la ocupación laboral, la raza, el país de origen, la religión, el tamaño de la familia y el ciclo de la vida familiar. Las variables demográficas son: región, provincia, municipio, área rural, área urbana, área semiurbana, número de habitantes y superficie de la región, provincia o municipio, densidad de población y características climatológicas. Las variables psicográficas son: tipo de personalidad, clase social, hábitos, preferencias, intereses, aficiones, conocimiento y actitud ante el producto o servicio (no lo conoce, lo conoce, está informado, está interesado, está muy interesado, está pensando en adquirirlo, está dispuesto a adquirirlo), actitud ante las novedades (innovador, se interesa rápidamente, se interesa rápidamente pero sólo cuando ya le interesa a mucha gente, le interesa pero sólo cuando ya le interesa a todo el mundo, no se interesa por las novedades), tipo de usuario (no usuario, ex usuario, posible usuario, lo utiliza por primera vez, lo utiliza de forma regular), frecuencia de uso (con poca frecuencia, frecuencia intermedia, con mucha frecuencia), fidelidad al producto o servicio (ninguna, intermedia, fuerte, absoluta), y actitud hacia el producto o servicio (entusiasta, positiva, indiferente, negativa, hostil). Las variables relacionadas con el producto son: el beneficio que se espera obtener al utilizar el producto o servicio, la sensibilidad frente al precio, la fidelidad a la marca y el volumen utilizado (o consumido) (Kotler y Armstrong, 2005; Pride y Ferrell, 2006).

Mercado diana

El *mercado diana* es el mercado o el segmento de mercado en el cual la empresa quiere ofrecer el producto o servicio. Puede ser un grupo de personas o un área geográfica. La *segmentación* permite identificar los subconjuntos del mercado que tienen características similares.

Las principales estrategias de marketing:

- Marketing diferenciado dirigido directa y diferencialmente a varios segmentos específicos.
- Marketing dirigido a un segmento específico.
- Marketing indiferenciado, que no tiene en cuenta los segmentos y se dirige a la totalidad del mercado.

Posicionamiento del producto

El *posicionamiento del producto* es la forma en la que los consumidores o usuarios describen las principales características del producto o servicio. Las empresas tienen que poner en práctica una estrategia de posicionamiento para conseguir ventaja con respecto a sus competidores, y esto, en muchos casos, exige ofrecer a los consumidores más valor por menos precio o justificar un precio más elevado explicando que, de esta forma, el producto ofrece más beneficios al consumidor.

Marketing mix

Para cada segmento del mercado (mercado diana) se establece un *marketing mix*, que consiste en las denominadas cuatro P: *product* (producto), *price* (precio), *place* (distribución) y *promotion* (publicidad) (cuadro 9-4). El *producto* es el objeto que la empresa u organización ofrece a los consumidores para satisfacer una necesidad o un deseo. Esta información se utiliza para la elaborar el *mix* apropiado de productos o servicios.

Una *línea de productos* es un conjunto de productos o servicios con características similares que se agrupan con el fin de que la gestión, la calidad, los costes y el marketing sean más eficaces. El *análisis de la línea de productos* es un método que consiste en el análisis de los productos en términos de *inputs* y *outputs*, y se basa en los principios de la contabilidad del coste total. Dado que es importante determinar el coste real por paciente, se registran todos los costes asociados con cada una de las hospitalizaciones. Todos los gastos fijos generales del hospital son asignados a los pacientes y a las líneas de productos. Se determinan todos los costes en los que se incurre desde el ingreso en el hospital hasta el alta, y se comparan con el reembolso que se ha obtenido en cada caso.

El análisis de la línea de productos muestra la relación entre los *inputs* y los *outputs*, facilita información sobre los beneficios y las pérdidas para cada línea de productos, relaciona todos los costes con una línea de productos determinada, produce un aumento de la conciencia que tiene el personal sobre los costes, facilita la planificación, mejora la eficiencia y los procesos de revisión y el control de los recursos, y mejora los procesos de toma de decisiones (Huber, 2006; Roussel, Swansburg y Swansburg, 2006; Sullivan y Decker, 2005; Yoder-Wise y Kowalski, 2006).

El Boston Consulting Group ha elaborado un sistema de clasificación que sirve para determinar el potencial de crecimiento y la rentabilidad con el fin de identificar las estrategias de marketing (fig. 9-7). Esta empresa ha creado una parrilla en la cual el potencial de creci-

Cuadro 9-4 Marketing mix

Producto
Precio
Distribución
Publicidad

Datos de Pride WM, Ferrell OC: *Marketing: Concepts and strategies*, Boston, 2006, Houghton Mifflin.

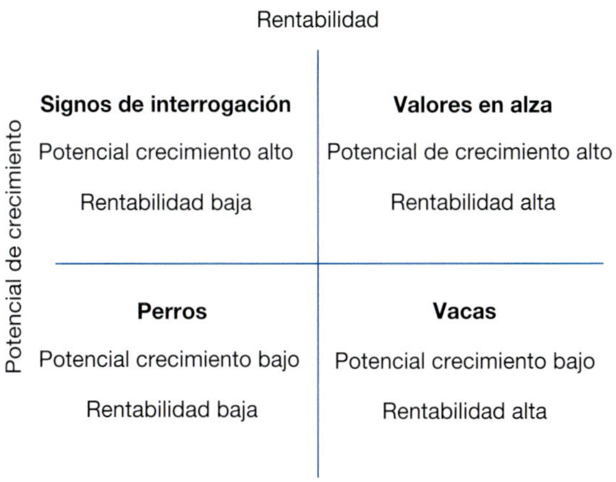

Figura 9-7 • Parrilla del Boston Consulting Group para la clasificación del potencial de crecimiento y de la rentabilidad de los productos y servicios.

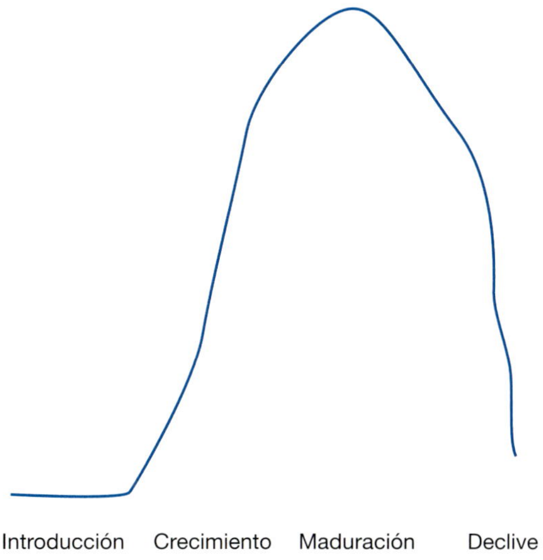

Figura 9-8 • Ciclo de vida de un producto.

miento se coloca en el eje vertical y la rentabilidad en el eje horizontal. El potencial de crecimiento y la rentabilidad bajas se representan en la esquina inferior izquierda. Los niveles de estos factores van subiendo hacia la parte superior y la parte derecha de la parrilla. Los productos con potencial de crecimiento y rentabilidad bajas se denominan «*perros*». Estos productos perjudican a la organización. Los productos del cuadrante superior izquierdo tienen una rentabilidad baja pero un potencial de crecimiento alto, y se denominan *signos de interrogación*. Los productos con alta rentabilidad pero potencial de crecimiento bajo se denominan «*vacas*», y se colocan en el cuadrante inferior derecho. Estos productos deben mantenerse, de tal forma que los beneficios que generan pueden utilizarse para financiar otros proyectos. En el cuadrante superior derecho se colocan los *valores en alza*, que son productos que presentan un potencial de crecimiento alto y una rentabilidad elevada. Merece la pena invertir en el marketing de estos productos para aumentar así el volumen de ventas y la rentabilidad. Una vez que ha aumentado el crecimiento, los valores en alza se convierten en «vacas».

Los productos tienen un *ciclo de vida*. Las fases del ciclo de vida de un producto son las siguientes (fig. 9-8): la *fase de introducción* tiene lugar cuando se comienza a ofrecer el nuevo producto. En esta primera fase la respuesta del consumidor y el potencial de crecimiento son relativamente desconocidos. La *fase de crecimiento* tiene lugar cuando aumenta el número de compradores y el tamaño del mercado. La *fase de madurez* se produce cuando el producto alcanza el nivel máximo de mercado. La *fase de declive* se produce cuando el mercado para el producto disminuye debido a la introducción de nuevas ideas, productos o tecnología, o a los cambios que se producen en las necesidades de los consumidores (Berkowitz, 2006).

Los signos de interrogación aparecen durante la fase de introducción del producto, momento en el cual existe riesgo con respecto al futuro, pero el potencial de crecimiento es alto. Los valores en alza aparecen en la fase de crecimiento, momento en el cual tanto el potencial de crecimiento como la rentabilidad son elevados. Las «vacas» se observan durante la fase de madurez, cuando la rentabilidad es alta, pero el potencial de crecimiento es bajo. Por último, los «perros» aparecen durante la fase de declive, momento en el cual disminuyen tanto el potencial de crecimiento como la rentabilidad.

Una *moda pasajera* es un producto que alcanza rápidamente su máximo de mercado y entra en la fase de declive muy pronto (fig. 9-9, *A*). Una *moda* es un estilo muy popular (fig. 9-9, *B*). Un *estilo* es una forma básica de expresión característica de una persona o de un grupo (fig. 9-9, *C*). Por ejemplo, la forma de vestir puede ser informal o formal, el arte puede ser abstracto o figurativo. Un estilo puede durar décadas, y puede ponerse de moda, luego pasar de moda y volver a estar de moda al cabo de un tiempo (Kotler y Armstrong, 2007).

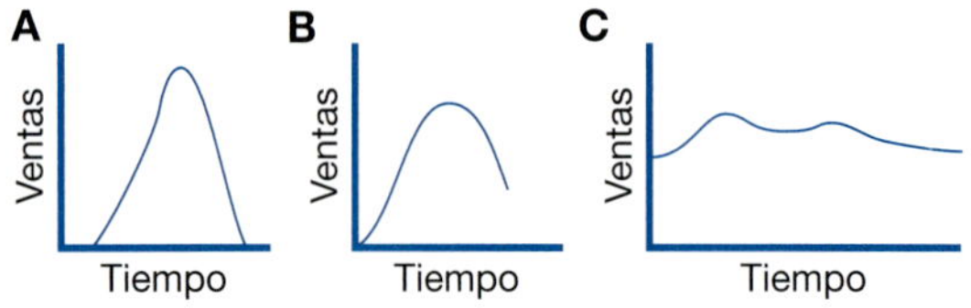

Figura 9-9 • *A*, Modas pasajeras; *B*, Modas; *C*, Estilos.

El *precio* es otro factor importante. Dado que son los proveedores de servicios sanitarios y no los pacientes los que generalmente deciden qué servicios se van a prestar, y dado que la factura correspondiente a estos servicios no la paga el paciente sino un tercero, deben tenerse en cuenta los costes no monetarios.

Existen diferentes políticas de precios:

- *Política de precios que maximiza el beneficio:* Esta política intenta fijar y mantener el precio más alto que la demanda del producto o servicio puede soportar.
- *Política de precios dirigida a mantener la cuota de mercado:* Esta política sacrifica el beneficio a corto plazo para dominar el mercado a largo plazo.
- *Política de precios basada en la demanda:* Consiste en fijar un precio elevado para asegurar el beneficio cuando la demanda es alta y la empresa no tiene competidores.
- *Política de precios basada en los ingresos actuales*: Consiste en intentar maximizar los ingresos actuales.
- *Política de precios basada en un objetivo:* Se fija el precio con el fin de conseguir un nivel de beneficios.
- *Política de precios promocionales:* Con esta política, se fijan precios por debajo del coste o por debajo de los precios de la competencia con el fin de dar a conocer e introducir en el mercado el nuevo producto o servicio. Los beneficios se obtienen cuando el consumidor o usuario adquiere otros productos o servicios de la misma empresa.
- *Política de precios basada en el prestigio:* Consiste en fijar un precio inusualmente alto para transmitir una imagen de calidad o exclusividad.

Hay varios factores que influyen en la política de precios, como el coste del producto, la demanda y la competencia. Cuando se analiza el coste del producto o servicio para fijar el precio, se puede utilizar un *precio basado en el margen de beneficio* añadiendo al coste un cierto porcentaje. Asimismo, se puede usar un *precio prefijado* que sea tal que con él se consiga un determinado beneficio a un nivel de demanda determinado. Cuando se considera el factor demanda del producto o servicio, se puede utilizar el *precio según el valor percibido*, que consiste en fijar el precio en función de la percepción que tiene el consumidor sobre el valor del producto o servicio, o el *precio discriminativo*, una estrategia que consiste en variar el precio de un consumidor o de un lugar a otro. En este caso, se puede recurrir a una *escala móvil de pago* según los ingresos del paciente. Cuando se tiene en cuenta la variable competencia, se puede utilizar *el precio dominante*, que consiste en fijar un precio fiándose del conocimiento y de la prudencia de los competidores. En el caso del *precio de puja cerrada*, se fija el precio más bajo de los existentes en este momento, para dominar el mercado.

El *lugar* se refiere a la localización física y a sus características.

La *promoción a través del marketing* sirve para informar a los consumidores y usuarios potenciales de la existencia y disponibilidad del producto o servicio y para persuadirles de los beneficios que obtendrán si adquieren el producto o utilizan el servicio.

Los instrumentos que se utilizan para la promoción son los siguientes: *a*) la *publicidad pagada*, que es cualquier forma de promoción por la cual la empresa tiene que pagar dinero; *b*) la *venta personal*, en la que un vendedor hace una presentación oral del producto o servicio al comprador; *c*) las *ofertas promocionales*, que consisten en ofrecer incentivos a los posibles compradores durante un período de tiempo corto para que compren el producto, y *d*) la *publicidad no pagada*, que es cualquier forma de promoción por la cual la empresa no tiene que pagar dinero. La *publicidad pagada* incluye los anuncios en periódicos, revistas generales, revistas especializadas, televisión, radio, Internet, guías telefónicas y vallas publicitarias y otros soportes para publicidad estática, así como el buzoneo, las cartas personalizadas dirigidas a los posibles consumidores y los folletos. La *venta personal* consiste en la recaudación de fondos, las visitas a determinados clientes potenciales importantes y las ventas cara a cara, como las presentaciones del producto o servicio a personas o a grupos interesados en temas relacionados con la salud. En estas presentaciones suelen hacerse ofertas promocionales para introducir el producto o servicio, y se regalan muestras gratuitas, cupones de descuento y otros incentivos, y tarjetas de crédito especiales. Otras formas de promoción son los anuncios en lugares públicos, las campañas de relaciones públicas, la creación de una oficina del portavoz a la se puede acudir o llamar por teléfono para informarse, la presencia en las ferias de muestras relacionadas con la salud, y los servicios sanitarios y los programas de *screening* (p. ej., para la detección del cáncer de mama).

La tecnología ha provocado una verdadera revolución en el mundo de la promoción de servicios y productos. Los *cuadernos multimedia* son ordenadores compactos portátiles que son tan pequeños que se pueden llevar a cualquier parte y, además, no necesitan cable de conexión. El *asistente digital personal* (PDA) está equipado con un dispositivo óptico que permite escribir y dibujar sobre una pizarra electrónica, por lo que no es necesario utilizar un teclado. La *televisión*, por su parte, facilita la comunicación visual. El *teletexto* es una forma de comunicación muy conocida que permite elegir lo que se quiere leer mediante una operación numérica muy sencilla que se realiza con un mando a distancia convencional. Por tanto, el teletexto puede ser una forma eficaz de publicidad, ya que, junto con la información propiamente dicha, se pueden insertar anuncios en determinadas páginas que estén relacionadas con el terma del anuncio. Además, el teletexto no sirve sólo para obtener información, ya que permite realizar una serie de gestiones, como apuntarse a una oferta turística realizada por una agencia. La *televisión interactiva* es una forma de promoción en la cual existen determinados programas a los que el espectador puede llamar para hacer preguntas u obtener una información más precisa. En los *anuncios televisivos de respuesta directa* aparece un número en pantalla al que el telespectador puede llamar. La mayoría de las llamadas se reciben dentro de los primeros 10 minutos después de la emisión del anuncio. El *videotex* es un servicio de información electrónico al que se puede acceder a través del monitor de televisión. Permite al usuario elegir una página de teletexto a partir de un menú. Hay que marcar un número de teléfono para acceder a una página específica en la que aparece una lista de servicios. Por su parte, el *vídeo casi a demanda* (también denominado *pago por visión* y *vídeo a la carta*) permite al usuario ver la película que desee eligiendo entre una serie de películas que se van repitiendo de forma periódica, y, al final del mes, paga según el número de películas que haya visto.

Los ordenadores facilitan el acceso a, y la recuperación de, las bases de datos. Estas bases de datos pueden utilizarse para tomar decisiones en el proceso del marketing. Los *boletines electrónicos* son sistemas de redes informáticas que permiten la conexión de un gran número de ordenadores mediante una línea telefónica o vía satélite. Sirven para que los consumidores y usuarios intercambien ideas entre ellos para resolver problemas, aprender unos de otros y dar a la empresa nuevas ideas sobre distintos aspectos del marketing del producto o servicio. *Internet* es un enorme conjunto de ordenadores conectados a través de la línea telefónica que permite a la gente comunicarse desde un extremo al otro del mundo a través del correo electrónico, los gru-

Perspectiva de la INVESTIGACIÓN 9-2

Datos de Findorff MJ, Wyman JF, Crogham CF, et al: *Use of time studies for determining intervention costs*, Nurs Res 54(4):280-284, 2005.

Objetivo: El propósito de este estudio de investigación fue analizar el uso del tiempo empleado para calcular los costes del programa en lo que respecta al personal, para su utilización en futuros análisis de la relación coste-efectividad de las intervenciones en el campo de la salud.

Método: Se realizó un estudio del tiempo empleado para determinar los costes de personal en los que se incurre al realizar una intervención sanitaria. Se llevó a cabo un estudio del tiempo paso a paso para determinar el modo en que los costes de personal asociados con la intervención podían distinguirse de los costes asociados con la puesta en práctica de los procesos de investigación, con el fin de determinar los costes de la investigación.

Resultados/conclusiones: Con el estudio del tiempo empleado se pudo realizar una estimación del tiempo empleado por el personal. En el diseño de un estudio de tiempo empleado para la recogida de los datos se deben tener en cuenta los distintos componentes de la intervención, el personal que realiza la intervención o participa en ella de alguna forma y el tiempo empleado.

pos de discusión, los chats y otros servicios. Permite asimismo que las empresas se mantengan en contacto con los clientes, consumidores y usuarios, con independencia de en qué país vivan. Aunque Internet existe desde hace varias décadas, la *World Wide Web*, más conocida por sus siglas www, no apareció hasta 1992. La información está perfectamente organizada mediante páginas interconectadas en las que se puede encontrar texto, gráficos, sonido y vídeos. Los programas informáticos que facilitan la navegación por la red han convertido Internet en un instrumento multimedia de comunicación de gran utilidad (Pride y Ferrell, 2006).

Ejecución

Un programa de marketing se puede llevar a cabo de forma progresiva o como un solo paquete. Si la organización no dispone de personal con conocimientos en este campo, puede recurrir a los servicios de los expertos. Tener que vérselas con los conflictos políticos, llegar a grupos de personas que están fuera del alcance de la organización, identificar las verdaderas necesidades y demandas de estas personas y determinar qué quiere o necesita la gente de verdad.

El *marketing nacional* se centra en el mercado del país en el que opera la empresa. El *marketing internacional* consiste en la elaboración y ejecución de planes de marketing para uno o más países extranjeros. El *marketing global* se ocupa de los planes de marketing que se aplican en todo el mundo.

Ocuparse del mercado internacional y global es aún más complicado que hacerlo con el mercado nacional. Estos mercados están situados en países en los que existen diferentes situaciones políticas, tienen una cultura diferente, una historia diferente, una forma de entender los negocios diferente, leyes diferentes, sistemas legales diferentes, regulaciones diferentes, una capacidad tecnológica diferente, se encuentran en una fase diferente de desarrollo económico, fuerzas económicas diferentes y una geografía diferente (Cateora y Graham, 2004; Pride y Ferrell, 2006).

Evaluación y control

La última fase del proceso de marketing es la *evaluación* y el *control*. Consiste en identificar las metas y los objetivos, comparar los resultados obtenidos con los planificados, determinar la razón de que exista una variación entre los resultados planificados y los resultados realmente obtenidos, corregir las acciones teniendo en cuenta los resultados del análisis causal y revisar los objetivos. La evaluación se puede realizar con mayor o menor frecuencia para determinar si los planes de marketing se están poniendo en práctica de la forma deseada.

Marketing y ética

A lo largo de la historia, han sido muchos los profesionales que han sostenido que el marketing de los servicios sanitarios podía poner en riesgo la calidad de los servicios, ya que únicamente se pretende conseguir el máximo volumen de negocio. Asimismo, estos profesionales han planteado que se corría el riesgo de dejar el proceso de toma de decisiones en manos de la gente, así como de disminuir la calidad de la práctica profesional de los médicos y enfermeras y, por tanto, de dañar la imagen de estos profesionales. En la actualidad, muchos grupos profesionales utilizan el marketing con una conciencia cada vez mayor de que no debe sacrificarse la calidad de los servicios. La American Marketing Association's Academy for Health Services Marketing ha elaborado una serie de directrices éticas para los profesionales que trabajan en este campo. Estas directrices incluyen el respeto a la prioridad que deben tener el bienestar y la intimidad del paciente, la necesidad de informar al paciente y a sus familiares en todo momento y de prestar especial atención a la comunicación. Las relaciones públicas han contribuido al éxito de los programas de marketing (Sullivan y Decker, 2005).

RESUMEN DEL CAPÍTULO

En este nuevo siglo, la globalización desempeña un papel cada vez más importante en la economía de la salud. Sin embargo, al mismo tiempo, crece la preocupación por los problemas económicos que plantean las epidemias y pandemias. Los directivos y gestores de los servicios de enfermería deben tener conocimientos de economía, contabilidad, política presupuestaria y contención de costes debido a que es necesario ofrecer a los pacientes unos servicios sanitarios de calidad que, además, sean rentables, es decir tengan una buena relación coste-efectividad. El personal de enfermería también debe estar familiarizado con estos temas, incluyendo el marketing.

Actividades para la EVALUACIÓN CRÍTICA

Diario de reflexiones: Realice observaciones en un contexto clínico o piense en experiencias que haya tenido en el pasado. A continuación, responda a las siguientes preguntas: ¿Cuáles son las fuentes de ingresos de la organización en la que trabaja? ¿Cuál es la unidad de medida que se utiliza para facturar al paciente en concepto de servicios de enfermería (p. ej., por hora, según el lugar en el que se realiza la atención de enfermería, etc). ¿Cuál es el coste en el que se incurre al atender a un paciente durante 24 horas, o el coste por visita a las consultas externas, o en relación con cualquier otra unidad de facturación? ¿Varía el coste según la cantidad y el tipo de servicios de enfermería (p. ej., servicios de enfermería en la unidad de cuidados intensivos)? ¿Realiza Medicare, Medicaid y los seguros médicos privados reembolsos al hospital? ¿Son los reembolsos siempre iguales o dependen de los servicios que se han proporcionado al paciente? ¿Qué diferencias hay en el reembolso? ¿Cómo se gestiona el déficit entre los costes de la atención al paciente y el reembolso obtenido? ¿Dispone la organización de un plan de marketing? Si existe, ¿quién es responsable del plan?

ESTUDIO DE CASOS

En un hospital se ha producido un cambio: Ahora la exploración física de los pacientes ya no la realizan los médicos, sino las enfermeras. Como consecuencia, se ha reducido el uso de guantes de látex grandes y ha aumentado el uso de guantes de látex pequeños, debido a la diferencia en el tamaño de la mano de los médicos y las enfermeras. ¿Qué factores se deben tener en cuenta a la hora de decidir cuántos guantes de látex hay que pedir y con qué frecuencia hay que pedirlos?

BIBLIOGRAFÍA

Andreasen A, Kotler P: *Strategic marketing for nonprofit organizations*, Upper Saddle River, NJ, 2002, Prentice Hall.

Baker JJ, Baker RW: *Health care finance: Basic tools for nonfinancial managers*, Sudbury, Md, 2003, Jones & Bartlett.

Berkowitz EN: *Essentials of health care marketing,* ed 2, Sudbury, Md, 2006, Jones & Bartlett.

Cateora PR, Graham JL: *International marketing,* ed 12, Boston, 2004, Irwin.

Cowan MJ, Shapiro M, Hayes R, et al: The effect of a multidisciplinary hospitalist/physician and advanced practice nurse collaboration on hospital costs, *J Nurs Adm* 36(2):79-85, 2006.

Findorff MJ, Wyman JF, Crogham CF, et al: Use of time studies for determining intervention costs, *Nurs Res* 54(4):280-284, 2005.

Finkler SA: *Financial management for public, health, and not-for-profit organizations,* ed 2, Upper Saddle River, NJ, 2004, Prentice Hall.

Finkler SA, McHugh M: *Budgeting concepts for nurse managers,* ed 4, Philadelphia, 2007, Saunders.

Gapenski LC: *Healthcare finance: an introduction to accounting and financial management*, Washington, DC, 2004, Aupha Press.

Grohar-Murray ME, DiCroce HR: *Leadership and management in nursing,* ed 3, Upper Saddle River, NJ, 2003, Prentice Hall.

Huber D: *Leadership and nursing care management,* ed 3, Philadelphia, 2006, Elsevier.

Institute for the Future: *Health and health care 2010: the forecast, the challenge,* ed 2, Boston, 2003, Jossey-Bass.

Kotler P, Armstrong G: *Principles of marketing,* ed 12, Upper Saddle River, NJ, 2007, Prentice Hall.

Kotler P, Keller KL: *Framework for marketing management,* ed 3, Upper Saddle River, NJ, 2006, Prentice Hall.

Marquis BL, Huston CJ: *Leadership roles and management functions in nursing: Theory and application,* ed 5, Philadelphia, 2006, Lippincott Williams & Wilkins.

McCloskey JC: Implications of costing out nursing for reimbursement, *Nurs Manage* 20(1):245-253, 1989.

Nosek LJ: Globalization's costs to healthcare: How can we pay the bill? *Nurs Adm Q* 28(2):116-128, 2004.

Nowicki M: *The financial management of hospitals and healthcare organizations,* ed 3, Chicago, 2004, Health Administration Press.

Office of Inspector General: *Hospital closures: 1990-1999*, Atlanta, December 2001, Office of Evaluation and Inspections.

Pride WM, Ferrell OC: *Marketing: concepts and strategies*, Boston, 2006, Houghton Mifflin.

Roussel L, Swansburg RC, Swansburg RJ: *Management and leadership for nurse administrators,* ed 4, Boston, 2006, Jones & Bartlett.

Samuelson WF: *Managerial economics,* ed 5, Hoboken, NJ, 2006, John Wiley & Sons.

Sullivan EJ, Decker PJ: *Effective leadership and management in nursing,* ed 6, Upper Saddle River, NJ, 2005, Pearson/Prentice Hall.

Yoder-Wise PS: *Leading and managing in nursing,* ed 4, St Louis, 2007, Mosby.

Yoder-Wise PS, Kowalski KE: *Beyond leading and managing: Nursing administration for the future*, St Louis, 2006, Mosby/Elsevier.

Young DW: *Management accounting in health care organizations*, Boston, 2004, Jossey-Bass.

Estructuras y conceptos organizativos

10

«Cuando te encuentres con dificultades y contradicciones, no intentes pasar de largo. Hazte flexible y, con tiempo y delicadeza, adáptate a ellas».
Anónimo

Descripción del capítulo

El capítulo 10 trata de los factores que afectan a las estructuras organizativas. Se explican los conceptos organizativos, se describen los diferentes tipos de estructuras organizativas, como las redes de asistencia sanitaria, y se analizan los efectos de la globalización.

Objetivos del capítulo

- Describir la relación entre el número de personas a cargo de un mismo gestor, la estructura horizontal, la estructura vertical, la centralización y la descentralización.
- Citar las distintas formas en las que los gestores pueden contribuir a realizar los ajustes necesarios para las fusiones y adquisiciones.
- Distinguir entre las competencias de los directivos y las competencias de la plantilla.
- Identificar por lo menos tres principios organizativos.
- Describir las ventajas y desventajas de la estructura burocrática.
- Identificar por lo menos tres modelos organizativos de adhocracia.
- Hacer un resumen del modelo corporativo.
- Describir por lo menos tres factores que afectan a la globalización.

Principales conceptos y definiciones

Organigrama organizativo. *Diagrama que muestra la forma en la que se relacionan los distintos componentes de una organización.*

Número de personas a cargo de un gestor. *Número y diversidad de personas que tiene que dar cuenta ante una misma persona que ocupa un cargo superior.*

Centralizar. *Concentrar el poder o la autoridad.*

Descentralizar. *Distribuir el poder y la autoridad entre diferentes lugares.*

Fusión *Unión de dos o más empresas para formar una sola.*

Cadena de mando. *Línea escalonada de personas o instituciones que tienen autoridad sobre la inmediatamente inferior.*

Competencias de la plantilla. *Lo que se espera de la plantilla en relación a su servicio en área de influencia.*

Organización. *Grupos de personas o elementos que funcionan de forma coordinada; un todo sistematizado.*

Estructura. *La forma en la que están organizados los diferentes grupos de personas o elementos que forman una organización.*

Jerarquía. *Grupo de personas organizado en función del rango, grado o clase.*

Burocracia. *Administración a través de departamentos, secciones, unidades, oficinas, etc., dirigidos por personas con autoridad que siguen una rutina inflexible.*

Flexible. *Capaz de cambiar para hacer mejor las cosas o adaptarse a las nuevas circunstancias.*

Matriz. *Diseño organizativo en el que se combina la gestión de los proyectos y las estructuras burocráticas.*

Empresa. *Entidad legal dirigida por un grupo de directivos o por los accionistas.*

FACTORES QUE AFECTAN A LAS ESTRUCTURAS ORGANIZATIVAS

«El caos aparece cuando el mundo cambia más deprisa que las personas». Anónimo

Las estructuras organizativas se ven afectadas por factores económicos, políticos, sociales, legales, relacionados con la competencia. La estructura organizativa debe servir para facilitar la ejecución de la visión, los valores, la misión, la filosofía, las metas, los objetivos, las estrategias, las políticas y los procedimientos de la organización (Galbraith, 2002).

Las estructuras organizativas evolucionan desde estructuras jerárquicas sencillas con canales formales de comunicación, los feudos funcionales y la división del trabajo dirigida a la simplificación de las tareas. Las organizaciones horizontales y complejas formadas por equipos interdisciplinarios y con libre acceso a la información son cada vez más habituales. La globalización es una realidad. El centro de atención se ha desplazado del producto al cliente (Galbraith, 2005; Roussel, Swansburg y Swansburg, 2006) (tabla 10-1).

Algunas de las respuestas que se han dado a los nuevos retos que han ido apareciendo en el campo de los servicios sanitarios son la gestión de la asistencia, la integración de los planes de salud, hospitales y médicos, la unificación de hospitales, la integración vertical con la gestión de la enfermedad y la integración horizontal para la coordinación de la asistencia sanitaria. Se ha producido un aumento de los servicios de atención primaria, de la asistencia ambulatoria y del autocuidado por parte de los pacientes con enfermedades crónicas. Asimismo, ha habido un aumento del número de personas que no disponen de un seguro médico y del número de personas mayores que utilizan Medicare. Por otro lado, han aparecido nuevos fármacos, tratamientos médicos, sistemas tecnológicos y sistemas de información. Los costes de la asistencia sanitaria se están desplazando desde las organizaciones proveedoras de servicios sanitarios y los seguros a los médicos, hospitales y usuarios (Coddington, Fischer, Moore et al, 2000; Institute for the Future, 2000).

Tabla 10-1 Tendencias que afectan a las estructuras organizativas

Antes	Ahora
Estructuras de dirección jerárquicas	Organizaciones horizontales con equipos multifuncionales
Canales formales de comunicación	Libre acceso a la información
Feudos funcionales	Ausencia de líneas divisorias
División del trabajo	Capacidad de decisión de los empleados
División y simplificación de las tareas	Enriquecimiento del trabajo gracias a la realización de múltiples tareas y a la ampliación de los conocimientos
Simplicidad	Complejidad

Los directivos se encargan de evaluar la estructura de la organización, los modelos de descentralización del poder y de la toma de decisiones; las responsabilidades y las cadenas de mando y de comunicación.

Los gestores, por su parte, elaboran el organigrama de la organización, son buenos conocedores de la estructura de ésta, establecen una cadena de comunicación, y mantienen y clarifican las cadenas de comunicación existentes. Los gestores, además, supervisan la responsabilidad de los distintos componentes de la organización, del organigrama, siguen la cadena de comunicación, se relacionan con los grupos informales, son buenos conocedores de la cultura de la organización, utilizan al personal consultivo y evalúan la estructura de la organización (tabla 10-2).

ORGANIGRAMAS

Un organigrama es un diagrama que muestra la forma en la que se relacionan y están conectados los diferentes componentes de una organización. Describe las relaciones formales existentes dentro de la organización, las áreas de responsabilidad, las personas de las que depende cada empleado y los canales de comunicación con los que cuenta la organización. El organigrama no suele describir la organización informal. Las relaciones que aparecen en un organigrama son las que tienen una gran influencia en lo que sucede en la organización.

Cuando se va a elaborar un nuevo organigrama, los gestores deben tener muy en cuenta las relaciones funcionales reales que existen en la organización. Puede ocurrir que el funcionamiento real de la organización no se parezca ya en nada al que se describe en el organigrama antiguo. Puede haber aparecido una estructura alternativa que opera muy eficazmente. Por tanto, es esencial que los gestores conozcan bien lo que está ocurriendo en la práctica real de la organización. El proceso de elaboración del organigrama de la organización requiere una revisión de las prácticas actuales, una identificación de las relaciones que, hasta este momento, no se habían analizado y una clarificación de las asociaciones poco claras entre dos o más componentes de la organización.

El organigrama se puede utilizar para establecer el control de la administración para elaborar políticas y para la planificación (incluyendo los cambios organizativos), evaluar los puntos fuertes y débiles de la estructura existente en este momento y mostrar las relaciones que existen con otras organizaciones o instituciones. También se puede utilizar para orientar al personal nuevo y para presentar a terceros el diseño estructural de la organización.

El organigrama se queda obsoleto cuando se hacen cambios en la organización. Habitualmente, la estructura informal no aparece en el organigrama, a pesar de que esta estructura suele tener una gran influencia en la organización. A veces, la estructura formal es difícil de definir, y puede que los deberes y las responsabilidades no estén claramente especificados. El organigrama puede fomentar la rigidez en las relaciones y en la comunicación. Hay personas que pueden tener problemas con la posición que ocupan dentro de la organización y prefieren que no se conozca cuál es esta posición. Por otro lado, puede resultar económicamente costoso elaborar, distribuir y guardar el organigrama. Los organigramas más utilizados son los verticales, en los que la máxima autoridad de la organización aparece en la parte de arriba, y en sentido descendente, se trazan las diferentes líneas (líneas de trazo continuo) que reflejan la estructura jerárquica existente; pero también existen otros tipos de organigramas.

La estructura informal se puede superponer a la estructura formal, pero también puede representarse gráficamente utilizando sociogramas. Los sociogramas

Tabla 10-2 Dirección y gestión en la estructura organizativa

Dirección	Gestión
Evalúa la estructura organizativa	Elabora el organigrama organizativo
Utiliza los modelos de procesos descentralizados	Conoce bien la estructura de la organización
Utiliza los modelos de responsabilidad	Establece la cadena de comunicación
Anima a los empleados a seguir la cadena de comunicación	Mantiene la cadena de comunicación
Aconseja a los empleados que no utilizan la cadena de comunicación	Resuelve las dudas sobre todo lo relacionado con la cadena de comunicación
Permite a los que siguen la cadena de comunicación funcionar dentro de la estructura	Evalúa la responsabilidad de las personas que forman parte de la organización
Ayuda al personal a comprender de qué forma los roles y funciones de cada persona se adaptan a la estructura de la organización	Reparte el organigrama organizativo entre el personal
Incentiva la comunicación ascendente	Sigue la cadena de comunicación
Facilita la creación de grupos informales	Utiliza la organización informal
Moldea la cultura organizativa	Conoce bien la cultura de la organización
Apoya al personal asesor	Se vale del personal asesor
Genera un ambiente propicio a la participación y a la colaboración en la toma de decisiones	Evalúa las estructuras

Modificado de Huber DL: *Leadership and nursing care management*, ed 3, Philadelphia, 2006, Elsevier; Marquis BL, Huston CJ: *Leadership roles and management functions in nursing*, ed 5, Philadelphia, 2006, Lippincott Williams & Wilkins.

sirven para definir los datos procedentes de las variables quién elige a quién, quién se comunica con quién y qué tipo de interacción se produce entre los miembros de grupos pequeños. Para elaborar los sociogramas se pregunta al personal, por ejemplo, con quién prefiere trabajar, o se observan las interacciones que realmente tienen lugar entre las distintas personas y grupos. La persona que elige la mayoría o que, de hecho, tiene un mayor número de relaciones con los demás, suele ser el líder.

Las principales ventajas de los organigramas son: pueden contribuir a hacer más sólidas las estructuras de la organización, sirven para definir con claridad quién es la autoridad responsable de tomar las decisiones, muestran la cadena formal de comunicación, ayudan a los empleados a entender mejor el cometido que se les ha asignado (sobre todo en lo que se refiere a su relación con los demás) y pueden servir para evaluar hasta qué punto las personas que trabajan en la organización se ajustan bien al puesto de trabajo que se les ha asignado (cuadro 10-1). Por desgracia, el organigrama puede quedar obsoleto rápidamente. Además, suele mostrar únicamente las relaciones formales y, habitualmente, no muestra los procesos de comunicación de carácter informal (Marquis y Huston, 2006).

Cadena de mando

«Una persona es sabia mientras busca la sabiduría. Se vuelve idiota en el momento en que piensa que ya ha encontrado lo que buscaba».
Anónimo

La cadena de mando es la línea formal a través de la cual se manifiesta la autoridad y la comunicación. En las organizaciones jerárquicas, la autoridad y la comunicación parten de la zona superior del organigrama y existe una correspondencia entre autoridad y responsabilidad. En las estructuras organizativas más innovadoras, la cadena de mando no es tan vertical.

Centralidad

La centralidad se refiere a una determinada posición que ocupa una persona o grupo en los procesos comunicacionales que tienen lugar en la organización. Desde la posición de centralidad se mide la distancia a la que está situado cada empleado. Los empleados que están situados cerca de la posición de centralidad reciben más información que los que están alejados. Los gestores de nivel intermedio suelen tener una visión muy amplia de la organización debido a la centralidad de la posi-

Cuadro 10-1 Ventajas e inconvenientes de los organigramas

VENTAJAS

- Contribuyen a desarrollar una estructura organizativa sólida
- Muestran las líneas de autoridad y la estructura de la toma de decisiones
- Muestran la cadena formal de comunicación
- Muestran la forma en la que cada persona encaja en la organización
- Contribuyen a que los empleados comprendan cuál es su función

INCONVENIENTES

- Se vuelven obsoletos rápidamente
- Muestran únicamente las relaciones formales
- No muestran las comunicaciones informales
- Muestran cómo se supone que son las cosas, no cómo son las cosas realmente
- Pueden contribuir a la confusión entre la autoridad y el estatus

ción que ocupan, ya que reciben información desde arriba y desde abajo, y también de carácter horizontal.

Unidad de mando

La unidad de mando viene representada por la línea vertical (línea de trazo continuo) que une las diferentes posiciones existentes en el organigrama de la organización. Esta línea indica que una persona que trabaja en la organización tiene un jefe.

Autoridad y responsabilidad

La *autoridad* es la capacidad que se tiene para actuar en tanto ha sido otorgada o concedida por otro. También es el poder que se tiene para tomar decisiones que afectan a otras personas o para actuar sobre los demás.

La *responsabilidad funcional* es la obligación o tarea que se nos ha asignado. Las personas necesitan tener la autoridad necesaria para poder cumplir la tarea que tienen asignada.

La *responsabilidad moral* es la obligación de hacer bien las cosas que asumimos ante los demás y ante nosotros mismos. Un gestor, directivo o ejecutivo puede delegar su responsabilidad funcional en otra persona, pero seguirá siendo moralmente responsable de la tarea que ha delegado.

Tabla 10-3 Número de personas dependientes de un directivo y número de relaciones resultantes

Número de personas dependientes	Número de relaciones resultantes
1	1
6	222
12	24.708
18	2.359.602

Área de administración de personal

Los primeros trabajos que se realizaron sobre este concepto eran de carácter cuantitativo. El general Hamilton, un oficial del ejército británico que sirvió a su país en la Primera Guerra Mundial, llegó a la conclusión de que las personas con autoridad de los niveles inferiores podían dirigir a más subordinados que las personas con autoridad de los niveles más elevados. Pensaba que el número ideal de subordinados que debían rendir cuentas a una misma persona era de entre tres y seis, especialmente en los niveles superiores.

Este principio se conoce como «principio de Hamilton», y ha sido estudiado y desarrollado por un experto lituano en organización y gestión llamado A. V. Graicunas que ha demostrado que, mientras que el número de personas que tienen que responder directamente ante un mismo gestor o directivo aumenta en progresión aritmética, el número de posibles interacciones lo hace en progresión geométrica.

La fórmula de Graicunas es la siguiente:

$$R = n\left(\frac{2^n}{2} + n - 1\right)$$

en la que R es igual a todos los tipos de relaciones y n es el número de subordinados (tabla 10-3). La fórmula de Graicunas muestra lo compleja que puede volverse una situación simplemente por el hecho de añadir un solo subordinado más. Cuanto mayor sea el número de personas a cargo de un mismo superior, más complicadas serán las relaciones.

El número óptimo de personas que tienen que rendir cuentas a un mismo superior depende del tiempo del que dispone el superior para las tareas de gestión y/o dirección. Los conocimientos y habilidades tanto del gestor o directivo como de sus subordinados afectan al tiempo.

El gestor o directivo se pasa gran parte del tiempo explicando proyectos, dando instrucciones y recibiendo información sobre los progresos realizados y los problemas que van surgiendo. Los procesos comunicacionales claros y concisos sirven para transmitir la información de forma rápida y precisa. Gran parte de la información se puede transmitir por escrito.

Si los planes son claros, los subordinados que dependen de un mismo gestor o directivo sabrán lo que se espera de ellos sin necesidad de tener que consultar constantemente con el superior. Si los subordinados hacen su propia planificación, necesitarán más supervisión. Las políticas redactadas por escrito de forma clara y completa también pueden servir para simplificar los procesos de toma de decisión de los gestores y directivos.

Las exigencias sobre el personal varían de acuerdo con la complejidad de las funciones. La estandarización reduce el tiempo empleado, porque las personas que trabajan para la organización saben lo que se espera que hagan y cómo se espera que lo hagan. El trabajo rutinario requiere menos tiempo que el trabajo innovador. Cabe esperar que, conforme aumenta el grado de dificultad para realizar una tarea de forma satisfactoria, aumenta también la exigencia sobre el gestor o directivo. Conforme se va incrementando la variabilidad de las funciones, más tiempo debe emplear el gestor o directivo, ya que es mayor el número de factores e interrelaciones que debe tener en cuenta. Los gestores y directivos tienen que dedicar más tiempo a las funciones interdependientes que a las independientes, debido a que las primeras exigen mayor coordinación. Cuanto mayor sea la separación geográfica existente entre los subordinados que dependen de un mismo superior, más difícil será para éste controlar a los subordinados. Cuanto mayor sea el número de tareas no relacionadas con la gestión o la dirección de las que sea responsable el superior, menos tiempo tendrá para las tareas específicamente de gestión o de dirección. Los gestores y directivos de las organizaciones horizontales tienen a su cargo un mayor número de personas que los que trabajan en organizaciones verticales, y los gestores y directivos de nivel inferior son responsables de más subordinados que los de nivel superior (Huber, 2006; Marquis y Huston, 2006; Sullivan y Decker, 2005).

Niveles de administración

Los gestores y directivos de nivel superior suelen tomar las decisiones con la ayuda de unas cuantas guías o directrices estructurales, coordinan los factores externos e internos que influyen sobre las decisiones y consideran la organización como un todo. Entre estos directivos se encuentran el director gerente, los miembros del comité de dirección de más alto nivel en la organización y los gestores de alto nivel de los servicios de enfermería. Los gestores y directivos de nivel intermedio se encargan del día a día del funcionamiento de la organización, y tienen algunas responsabilidades en la planificación a largo plazo y en la elaboración de la política. Por último, los gestores y directivos de nivel inferior (o primer nivel) se encargan de dirigir el trabajo que se realiza en las unidades, servicios o departamentos concretos. En este nivel se encuentra el gestor de casos, el coordinador de enfermería del servicio, departamento o unidad, la enfermera primaria, la líder del equipo, la enfermera responsable de los auxiliares de enfermería y los auxiliares de clínica (Marquis y Huston, 2006). Actualmente, hay una tendencia a ampliar el campo de acción de los gestores y directivos de nivel superior a distintas organizaciones y a las relaciones internacionales, el campo de acción de los gestores y directivos de nivel intermedio a varios servicios, departamentos y unidades, y el de los gestores de nivel inferior a pacientes concretos con independencia de en qué lugar o lugares de la organización sean atendidos.

Estructura horizontal frente a vertical

La estructura horizontal se desarrolla a lo largo de una serie de dimensiones horizontales dependiendo del número de funciones organizativas que ejerza la organización. En este tipo de estructura hay pocos niveles de gestión y dirección. Por el contrario, la estructura vertical se desarrolla a lo largo de una serie de dimensiones verticales mediante la puesta en marcha de un proceso escalar, que es la línea de la cadena de mando que va desde la parte superior del organigrama hasta los niveles inferiores de éste (línea de trazo continuo). Esta línea define las relaciones existentes entre los diferentes niveles de la organización. El proceso escalar se extiende verticalmente, repartiendo las funciones entre un gran número de personas, lo que exige contar con más personal y delegar las funciones en un número mayor de personas. Tanto la estructura horizontal como la estructura vertical tienen ventajas y desventajas, por lo que lo mejor es mantener un equilibrio razonable entre ambos modelos. Los cambios que se producen en la organización producen un desequilibrio a lo largo del tiempo.

La estructura horizontal acorta la distancia administrativa existente entre los niveles superiores y los inferiores de la organización, por lo que se reducen al máximo las distorsiones, dado que las líneas de comunicación son más cortas. La comunicación es directa, sencilla, rápida y clara para los empleados. Otra ventaja de la estructura horizontal es que los grupos más grandes tienen una mayor variedad de conocimientos y habilidades. Se considera que este tipo de estructura contribuye a mantener alta la motivación y el grado de satisfacción de los empleados y a desarrollar las habilidades y la autoconfianza del personal que trabaja en la organización. Se basa en un enfoque democrático, que es el preferido por muchas personas. Esta estratificación social mínima es coherente con una filosofía social y política basada en el igualitarismo.

Sin embargo, en las grandes organizaciones puede ser imposible poner en práctica una estructura horizontal. Pueden tener dificultades para tomar decisiones y para comunicarlas a las personas que trabajan en la organización (Yoder-Wise, 2007).

Las estructuras verticales, por su parte, tienden al autoritarismo, que es muy eficaz en las situaciones en las que se requiere una coordinación muy precisa y cuando es necesario realizar cambios rápidos. En este tipo de estructura, se presta más atención a los mensajes provenientes de los gestores y directivos que a los mensajes de los iguales. En el caso de grupos pequeños, se tarda menos tiempo en tomar las decisiones, y los miembros del grupo tienen más oportunidades de participar y de comprender las metas fijadas.

La existencia de múltiples niveles de gestión resulta cara para la organización, debido a que se necesita un número mayor de ejecutivos. Cuanto mayor sea el número de niveles por los que tiene que pasar la comunicación, mayor será la distorsión que se produce en la misma. Por tanto, la estructura vertical disminuye el nivel de entendimiento existente entre los niveles superiores e inferiores y provoca un aumento de la sensación de anonimato (Sullivan y Decker, 2005).

Perspectiva de la INVESTIGACIÓN 10-1

Datos de Adams CE, Michel Y, DeFrates D et al: *Effect of locale on health status and direct care time of rural versus urban home health patients*, J Nurs Adm 31(5):244-251, 2001.

Objetivo: El propósito de este estudio fue determinar si había diferencias en el estado de salud entre los pacientes en tratamiento domiciliario de áreas urbanas y rurales, y si el medio era un predictor importante de la duración del tiempo dedicado directamente al tratamiento.

Métodos: La investigación consistió en un análisis secundario en el que se comparó el desenlace clínico y la utilización de recursos en el domicilio del paciente. Los datos fueron recogidos retrospectivamente en cuatro centros de salud a domicilio, adscritos a Medicare. La muestra fue de 2.788 tratamientos. El estado de salud de los pacientes se evaluó mediante los ítems de dos instrumentos de medida: el Outcome Assessment y el Information Set. El tiempo dedicado directamente al tratamiento fue el tiempo que los profesionales sanitarios pasaban en el domicilio del paciente, y se obtuvo a partir de los registros de los itinerarios de estos profesionales.

Resultados/conclusiones: Había más pacientes del sexo femenino en la zona urbana que en la zona rural, siendo esta diferencia estadísticamente significativa. Los pacientes de las zonas urbanas tenían más edad que los de la zona rural, siendo esta diferencia de 2 años como promedio, y alcanzando también significado estadístico. Un número mayor (diferencia estadísticamente significativa) de pacientes de la zona urbana habían sido dados de alta de un centro hospitalario en los 14 días anteriores a la realización del estudio, tenían un buen pronóstico con respecto a la rehabilitación y un buen pronóstico general. Cuando concluyó la asistencia domiciliaria, un número significativamente mayor de pacientes urbanos siguió viviendo en casa. Como promedio, los pacientes rurales recibieron más tratamiento directo (medido en tiempo) por parte de enfermeras graduadas que los pacientes de la zona urbana. El tiempo total de tratamiento directo aumentó un promedio de 150 minutos en el caso de los pacientes que vivían en zona rural. Los pacientes del medio urbano tenían mejor estado de salud que los del medio rural.

Centralización frente a descentralización

Cuando hay centralización, las decisiones se toman en los niveles superiores. Por el contrario, cuando hay descentralización, el proceso de toma de decisiones se difunde a través de toda la organización. Esto es relativo, ya que el grado de descentralización es mayor cuando las decisiones importantes que afectan a un número mayor de funciones se toman en los niveles más bajos y con un grado menor de supervisión. Se deben tener en cuenta varios factores a la hora de determinar cuál es el grado óptimo de descentralización en una organización determinada.

Debe tenerse en cuenta cuál es el número óptimo de personas que tienen que interactuar para resolver un problema. En general, cuanto mayor sea la organización, mayor será el número de decisiones complejas que hay que tomar, y esto puede sobrecargar a los gestores y directivos de los niveles superiores y, como consecuencia, retrasar la toma de decisiones. En las unidades más pequeñas y descentralizadas, se reduce el número de decisiones que toma cada gestor o directivo y, por tanto, aumenta el tiempo que éste puede dedicar a cada problema. Las organizaciones tienden a estar más centralizadas durante los primeros años. Si, después, la organización se va ampliando de forma gradual a partir de ella misma, lo más probable es que siga estando centralizada. Si la organización crece rápidamente a través de las adquisiciones que va realizando en el exterior, tendrá tendencia a descentralizarse. La descentralización se observa con mayor frecuencia cuando funciona de una forma geográficamente dispersa. Algunas funciones se prestan mejor a la descentralización que otras. La producción, el marketing, la política y gestión de los recursos humanos y algunas compras pueden descentralizarse fácilmente. Por el contrario, la política económica y financiera, la contabilidad, el tratamiento de los datos estadísticos y la adquisición de bienes de capital son más difíciles de descentralizar.

La descentralización parece tener más ventajas que inconvenientes. Aumenta la motivación y el grado de satisfacción de las personas que trabajan en la organización, y contribuye a generar un mayor grado de relaciones interpersonales. Cuando las personas tienen voz y voto y participan en la toma de decisiones, se sienten importantes y están más dispuestas a contribuir con su trabajo a la buena marcha de la organización. Esto, a su vez, incrementa la motivación y proporciona una sensación de confianza y de libertad, lo cual redunda en un aumento de la creatividad y del compromiso de todos y cada uno con el grupo. La descentralización, además, introduce elementos de informalidad y democracia en la gestión, y contribuye a que se produzca un acercamiento entre la toma de decisiones y la puesta en práctica de tales decisiones. Esto hace que las decisiones sean más eficaces, ya que las personas que conocen la situación y tienen que poner en práctica la decisión son precisamente las que han tomado dicha decisión. Dado que los gestores y directivos no tienen que esperar la autorización de sus superiores, aumenta la flexibilidad y disminuye el tiempo de reacción. Se reduce el número de personas que tienen que intercambiar información, por lo que la comunicación se hace más rápida, fluida y eficaz. Mejora la coordinación, sobre todo la coordinación entre los distintos servicios, entre la producción y las ventas y entre los costes y los ingresos. Los productos, servicios y operaciones que representan un porcentaje pequeño con respecto al total de la producción reciben una atención más adecuada.

La descentralización contribuye a determinar las responsabilidades. Hace que la gestión poco sólida salga a la luz, porque cada uno de los servicios, departamentos y unidades son semiindependientes y, en muchos casos, compiten entre sí. Basándose en la premisa de que la gente aprende a hacer cosas haciéndolas, la descentralización crea gestores permitiéndoles gestionar. Se puede crear un equipo de gestión, y esto contribuirá a resolver el problema de la sucesión. La descentralización libera a los gestores y directivos del trabajo de tener que hacerse cargo de la administración de los asuntos del día a día de la organización, lo cual hace que dispongan de más tiempo para la planificación a largo plazo y para la determinación de las metas y políticas, y para ocuparse de los sistemas de integración.

No obstante, la descentralización no está exenta de problemas. Puede ocurrir que la organización no sea lo suficientemente grande como para llevar a cabo un proceso de descentralización. También puede ocurrir que, debido a sus características, resulte difícil dividir la organización en unidades operativas. Además, los directivos y gestores de los niveles superiores pueden no estar interesados en la descentralización, debido a que temen que ésta reduzca el estatus del que gozan o a que no confían en la capacidad de las personas en las que tendrían que delegar parte de su autoridad. Puede aparecer, asimismo, una conciencia cada vez mayor de división, acompañada de una conciencia cada vez menor de la organización como un todo. Las divisiones pueden degenerar en individualismo y rivalidad. Dado los conflictos que pueden surgir entre los distintos servicios, unidades y departamentos, puede ser difícil conseguir el consenso sobre asuntos importantes, y, si el acuerdo se retrasa, puede que las decisiones se tomen demasiado tarde, por lo que no serán eficaces.

La descentralización conlleva un aumento de los costes. Requiere más gestores y, por tanto, un incremento de la plantilla. Por otro lado, los gestores y directivos pueden ser infrautilizados. Incluso, en las organizaciones que han adoptado la descentralización, siguen persistiendo algunas restricciones sobre la autonomía, pues los directivos y gestores de los niveles superiores continúan siendo los responsables de establecer las metas y objetivos a largo plazo y las políticas de carácter general, así como de seleccionar a los ejecutivos clave y de aprobar las mayores partidas del presupuesto, aunque sea sobre la base de las recomendaciones realizadas por los diferentes comités (Huber, 2006; Roussel, Swansburg y Swansburg, 2006).

Departamentalización

La división en departamentos o departamentalización tiene su origen en las limitaciones derivadas de la existencia de un número demasiado amplio de personas a cargo de un mismo superior jerárquico, en la división del trabajo y en la necesidad de que exista cooperación en el interior de la organización. El propósito fundamental de la departamentalización es subdividir la estructura de la organización de tal forma que los directivos y gestores puedan especializarse en determinados ámbitos y tareas. La forma en la que se estructura una organización influye en el comportamiento grupal y en la eficacia del grupo. Los objetivos de la organización pueden alcanzarse más fácilmente si el grupo se organiza de forma adecuada. Existen dos tipos principales de departamentalización: la departamentalización basada en los procesos y la departamentalización basada en las metas. En el primer caso, las variables que se tienen en cuenta son las funciones, el tiempo y el número de empleados, mientras que en el segundo, las variables clave son el producto, el territorio y las divisiones impuestas por los clientes.

Departamentalización basada en los procesos

La estructura de la organización basada en los procesos pone el acento en la especialización de los diferentes conocimientos y habilidades. Refuerza la capacidad profesional de cada uno de los miembros de la organización reuniendo en un mismo departamento a aquellos que tienen un nivel similar de conocimientos, habilidades y experiencia. Por ejemplo, el personal de enfermería puede agruparse en áreas como cardiología, neumología o trasplantes, dependiendo de cuál sea el esquema de departamentalización que se haya elegido. En este caso, los profesionales pueden progresar dentro del campo en el cual son expertos, en vez de progresar en la jerarquía administrativa. Por desgracia, este tipo de departamentalización hace demasiado hincapié en los conocimientos y habilidades profesionales, en detrimento de las metas de la organización. Conforme disminuye la comunicación y la cooperación, aumentan los conflictos. Además, este tipo de estructura organizativa es menos favorable a la formación de los administradores, gestores, directivos y ejecutivos, que la departamentalización basada en las metas.

En el caso de la departamentalización basada en las funciones, las actividades se agrupan según los conocimientos y habilidades o en función de un conjunto de tareas que están interrelacionadas y son necesarias para la consecución de un fin. Se trata de un método sencillo, lógico y muy utilizado, que facilita la especialización, lo cual, a su vez, contribuye a mejorar la eficacia de las operaciones económicas. Se agrupan funciones que pueden ser realizadas por los mismos especialistas y con el mismo tipo de equipamientos y de recursos materiales. La menor demanda de un producto o servicio se puede contrarrestar con la mayor demanda existente de otro producto o servicio. En consecuencia, se consigue un aprovechamiento óptimo del equipamiento y de los recursos humanos y materiales. Combinar las actividades administrativas también resulta más económico. Las organizaciones obtienen mayor beneficio cuando disponen de unas cuantas personas con conocimientos y habilidades excelentes, ya que se necesita un sólo gestor de nivel superior para coordinar las funciones principales. Así, por ejemplo, un hospital puede organizarse en sólo tres unidades operativas: Medicina, Cirugía y Pediatría.

La departamentalización funcional también tiene inconvenientes. Conforme va aumentando el tamaño de la organización, el grado de centralización puede ser excesivo. Los niveles que se van añadiendo a la organización pueden hacer que los procesos de comunicación se vuelvan más lentos, lo que, a su vez, puede retrasar la toma de decisiones.

Los factores relacionados con el tiempo son otra de las bases en función de la cual se puede estructurar una organización. Los servicios de atención a pacientes agudos requieren 24 horas de trabajo al día 7 días a la semana, mientras que los servicios de medicina preventiva pueden requerir como máximo entre 8 y 12 horas diarias, 5 o 6 días a la semana.

Departamentalización basada en las metas

La departamentalización basada en las metas hace hincapié en las características y necesidades de los pacientes. Se agrupan todas las tareas y actividades necesarias para llevar a cabo un proyecto bajo la supervisión de un solo gestor, y disminuye la dependencia con respecto a los recursos humanos y materiales con los que cuentan otras unidades. Esto permite que cada grupo tenga una considerable autonomía, y se puedan identificar fácilmente a los pacientes, los empleados y las metas. Los sistemas y procedimientos tienen un grado elevado de estandarización.

Un grupo de productos o servicios estrechamente relacionados entre sí puede ser la base sobre la cual se estructure la organización para formar departamentos autónomos. En este caso, se hace hincapié en el producto o servicio en vez de en el proceso. La mejoría, la ampliación y la diversificación del producto o servicio son posibles porque un solo gestor es responsable de todas las actividades que tienen que ver con este producto o servicio. La organización basada en los productos o servicios se ha convertido en un método cada vez más apreciado por las organizaciones. Hoy día, es habitual que las escuelas de enfermería se organicen en función de los «productos» (enfermería médica, enfermería quirúrgica, enfermería obstétrica, enfermería pediátrica, enfermería en salud mental, enfermería geriátrica y enfermería de medicina preventiva y de promoción de la salud).

La departamentalización en función del territorio es especialmente útil en los casos en los que las actividades de la organización abarcan un ámbito geográfico disperso y cada una de las sucursales ofrece servicios parecidos en todas las zonas. Este método de organización sirve para aumentar el grado de eficiencia y el nivel de satisfacción de los pacientes. Los gestores deben tener en cuenta las características y circunstancias específicas del lugar en el que opera la organización. Estas características y circunstancias podrían pasarse por alto si hubiese un solo gestor a nivel central. La departamentalización por territorios permite a la organización recurrir a empleados que viven en el lugar y, por tanto, conocen mejor los problemas, las características y las circunstancias del mismo.

La departamentalización en función de los pacientes (o de los clientes, cuando no se trata de una organización proveedora de servicios sanitarios) tiene sentido cuando el servicio que se presta es importante y el bienestar del paciente se convierte en una cuestión de máxima prioridad. Las escuelas de enfermería pueden ofrecer clases nocturnas para los alumnos que trabajan durante el día. Esto permite una mejor utilización de las instalaciones, y resulta más satisfactorio para los pacientes o los estudiantes. No obstante, puede existir una excesiva presión para que se dé una consideración especial y un tratamiento especial a determinados grupos, lo cual puede provocar un aumento de los problemas de coordinación (Galbraith, 2002; Galbraith, Downey y Kates, 2002; Roussel, Swansburg y Swansburg, 2006).

Agrupamientos

Un agrupamiento consiste en dos o tres unidades clínicamente similares que comparten recursos. Los agrupamientos fomentan la colaboración y la interconsulta entre el personal de enfermería, y disminuyen el aislamiento asociado con la descentralización. Además, promueven la mejora de los conocimientos y habilidades profesionales.

Las unidades que forman el agrupamiento deben elaborar acuerdos por escrito en los que se establezca la forma en la que va a funcionar el agrupamiento, los recursos que se van a compartir y la organización de reuniones y otras actividades para que el personal adscrito a las distintas unidades se conozca e intercambien conocimientos y experiencias. El nuevo personal debe ser orientado para que pueda integrarse en una unidad y un agrupamiento concreto. Conviene que, durante un tiempo, el personal nuevo trabaje únicamente en la unidad que le corresponde, y que pase a trabajar en el agrupamiento en un momento en el que no haya mucho trabajo, para evitar que la integración se realice en condiciones estresantes.

Relaciones entre la dirección y la plantilla

Competencias de los directivos

La estructura jerarquizada es la forma más antigua de organización. Se trata de una cadena de mando que sirve para establecer las relaciones entre los gestores, directivos y ejecutivos, por un lado, y el personal, por otro. Los directivos delegan autoridad en el personal que está inmediatamente por debajo de ellos. Esta progresión constituye la *estructura jerarquizada* de la organización, que se representa en el organigrama como una línea continua que une directamente a los directivos con el personal (relaciones verticales). Cada posición en esta línea está directamente relacionada con el logro de los objetivos de la organización. La estructura jerarquizada permite tomar decisiones rápidamente, ya que los directivos y gestores tienen competencias exclusivas en su área, y, como mucho, lo único que tienen que hacer, si lo consideran necesario, es consultar con sus inferiores inmediatos antes de tomar una decisión. De esta forma, disminuyen los comportamientos a los que nos referimos con la expresión «pasar la pelota» (o «la patata caliente»), y las relaciones de autoridad quedan claramente definidas. Los directivos tienen derecho a dar órdenes, a exigir responsabilidad a sus subordinados y a castigar a los que no cumplen las órdenes (fig. 10-1).

Competencias de la plantilla

La plantilla debe respetar la autoridad de los directivos y la estructura jerarquizada de la organización. Realizan su trabajo siguiendo las directrices y orientaciones de los niveles superiores. Las relaciones entre la plantilla (relaciones horizontales) se representan en el organigrama mediante una línea discontinua. La plantilla realiza el trabajo del día a día, localiza y reúne los datos que se le solicitan y aconseja a los directivos y gestores cuando es necesario. Ejerce sus competencias a través de las órdenes de sus superiores, ya que como tal no tiene autoridad directa para aceptar, utilizar, modificar o rechazar los planes de la organización.

Las dos categorías principales dentro de la plantilla son el personal y los especialistas. El personal incluye al personal auxiliar y al personal general. Los especialistas son el personal que trabaja realizando funciones de asesoramiento, servicio, control y funcionales.

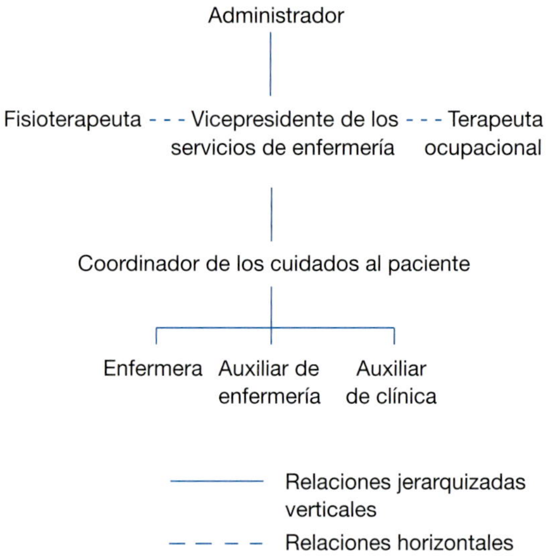

Figura 10-1 • Relaciones dirección-personal.

Personal auxiliar

Algunos miembros del personal pueden denominarse *auxiliares, personal auxiliar* o *auxiliares administrativos*, y son responsables ante un gestor concreto. Su función consiste en ampliar la capacidad de gestión realizando una gran cantidad de tareas de carácter rutinario que, de otra forma, tendría que realizar el gestor personalmente. Las funciones varían mucho dependiendo del área o departamento en el que trabajen, pero suelen consistir en responder al correo, recopilar datos para la toma de decisiones, sintetizar la información procedente de los diferentes informes presentados, redactar documentos, elaborar los presupuestos, explicar los planes al resto de la plantilla y sustituir o representar al gestor cuando sea necesario.

El personal auxiliar no tiene ninguna función específica. Todo depende de lo que le encargue el gestor del cual depende. No actúan en nombre propio sino más bien en representación del gestor. Las únicas competencias específicas que tiene provienen de un gestor y son siempre limitadas, generalmente referidas a un asunto específico y sólo durante un período corto de tiempo. Dado que el gestor ha delegado autoridad en el personal auxiliar, éste puede dar instrucciones en nombre del gestor y tomar decisiones que afectan a la organización. Es importante que el personal auxiliar y las personas con las que trabaja sepan hasta dónde llegan sus competencias. Cuando el personal auxiliar se otorga competencias que no le corresponden, se producen conflictos y falta de cooperación en la organización. Algunos miembros del personal auxiliar dan la impresión de que son gestores, en vez de limitarse a actuar en nombre y representación de la persona de la que dependen.

Personal general

El personal general está compuesto por los administradores de nivel superior. Estos administradores toman decisiones después de haber recibido la información y el asesoramiento necesario por parte de personas clave que, en su conjunto, tienen los suficientes conocimientos y experiencia para garantizar que las decisiones que se toman son beneficiosas para la organización. Se trata de un grupo coordinado que trabaja para conseguir los mejores resultados. Actúan como asesores, recogiendo e intercambiando la información disponible, y desempeñan, además, tareas de supervisión.

Personal asesor

La función del personal asesor es aconsejar a los gestores y directivos. Estudian los problemas, recopilan y analizan los datos, plantean alternativas y redactan los planes. Sus conclusiones pueden ser aceptadas, rechazadas o modificadas por el gestor al que asesoran. Si bien siempre se les escucha, no todas sus ideas son puestas en práctica. Esto hace que el personal asesor esté a la defensiva, ya que tienen que vender sus ideas de la mejor manera posible. Es importante que aconsejen y no se limiten a confirmar o a aplaudir aquello que el gestor quiere hacer. Las posibilidades de que una idea sea aceptada aumentan cuando el personal asesor ha discutido previamente con el gestor que se verá afectado por la decisión las propuestas que se van a elevar para su aprobación por parte de los administradores de los niveles superiores. Es importante evaluar en profundidad el plan que se va a proponer.

Personal de servicio

El personal de servicio no desempeña funciones de asesoramiento. Trabaja en los servicios centralizados que han sido separados de los distintos servicios, departamentos y unidades para evitar la duplicación de funciones, mejorar el control y ahorrar recursos. A esta categoría pertenece, por ejemplo, el personal de los servicios de cocina y lavandería de los hospitales.

Personal de control

El personal de control tampoco desempeña funciones de asesoramiento. Controlan directa o indirectamente ciertos aspectos de la organización. Directamente, actúan como agentes que supervisan el funcionamiento de la organización, e indirectamente interpretan las políticas y los informes y evalúan el grado de cumplimiento de las decisiones. Son ejemplo de personal de control los encargados del control de calidad y los responsables de los programas de discriminación positiva.

Personal funcional

Se habla de competencias funcionales cuando a un especialista se le atribuyen competencias en un proceso de toma de decisiones referido a un asunto concreto fuera de la cadena normal de mando. Esta autoridad se puede delegar a diferentes personas, con independencia de cuál sea la posición que ocupan en el organigrama de la organización, y puede ejercerse sobre cualquier tipo de personal. El personal funcional tiene autoridad limitada, con capacidad para establecer normas y hacerlas cumplir en el área de su especialidad. Esta autoridad suele ser de naturaleza impersonal y adopta la forma de programas, informes de inspecciones y órdenes escritas. Se trata de una autoridad que rompe el escalafón y no respeta la norma según la cual las personas que trabajan en la organización son responsables ante un solo superior.

Conflictos entre la dirección y el personal

En cualquier situación en la que interactúan dos o más personas puede surgir un conflicto. En las organizaciones jerarquizadas, el conflicto aparece cuando alguien no conoce o no comprende los roles y funciones de los demás o cuando no están claras las responsabilidades (en el sentido de las tareas que cada uno debe realizar), la responsabilidad (en el sentido de qué y ante quién debe dar cuenta cada persona), y cuando las competencias no están claramente definidas. La dirección y el personal tienen distintas responsabilidades y también diferentes competencias. La dirección tiene competencias y responsabilidades generalizadas, mientras que las del personal son especializadas. Puede que algunas de las personas que forman parte de la dirección no tengan un nivel muy elevado de educación formal. Los gestores y ejecutivos que no forman parte de la dirección sino de los niveles más cualificados de la plantilla, seguramente son expertos o especialistas en un área determinada en virtud de la educación formal que han recibido en dicha área o de la experiencia que tienen en todo lo que se refiere a los asuntos de los que se ocupan. Además de estas diferencias en lo que respecta a las responsabilidades y a la educación formal, unos y otros tienen diferentes lealtades.

Mejorar las relaciones entre la dirección y el personal

En ciertas circunstancias, pueden mejorarse las relaciones existentes entre la dirección y el personal. En primer lugar, es conveniente que tanto los miembros de la dirección como el personal participen en el proceso de elaboración de los objetivos y los planes de la organización, así como en la determinación de los métodos para poner en práctica los planes y conseguir los objetivos. La participación aumenta el grado de conciencia sobre las metas de la organización. Todas las personas que trabajan en la organización deben ser instruidas sobre los roles y funciones de los demás. Deben establecerse claramente las tareas, responsabilidades y competencias.

ESTRUCTURA ORGANIZATIVA

Rediseño, reestructuración y reingeniería organizativa

Dado que la posición en el mercado se puede mantener reduciendo los costes de la asistencia sanitaria, actualmente asistimos a un proceso en el cual los puestos de trabajo se están rediseñando, las organizaciones están siendo reestructuradas y los sistemas se reorganizan. Se analiza la distribución poco eficaz de las actividades, el exceso de especialización, el solapamiento de funciones y la pérdida de tiempo, de tal forma que el puesto de trabajo puede rediseñarse para que abarque las tareas que realmente le corresponden y puede ser ocupado por una persona con la cualificación necesaria para conseguir eficacia y eficiencia. A la hora de rediseñar el puesto de trabajo, también se tienen en cuenta los siguientes objetivos: aumentar la motivación, conseguir un trabajo de mayor calidad, mejorar el grado de satisfacción del trabajador y reducir el absentismo laboral y los cambios continuos de personal. Por desgracia, los intentos de reducir la plantilla y reestructurar la organización, como la diferenciación de las prácticas y la dirección compartida, pueden producir, por lo menos inicialmente, resistencias, falta de satisfacción en el trabajo y disminución de la motivación. Puede haber personas que no deseen que se hagan cambios en su puesto

Perspectiva de la INVESTIGACIÓN 10-2

Datos de Milisen K, Abraham I, Siebens K et al: *Work environment and workforce: A cross-sectional questionnaire survey of hospital nurses in Belgium*, Int J Nurs Stud 43(6):745-754, 2006.

Objetivo: El objetivo de este estudio fue investigar la percepción que tenían las enfermeras de los hospitales belgas del entorno de trabajo, de los asuntos relacionados con los recursos humanos, de la calidad de la asistencia que recibían los pacientes, del grado de satisfacción laboral y del proceso de toma de decisiones sobre asuntos profesionales.

Método: Las 13.958 enfermeras elegibles de los 22 hospitales seleccionados fueron entrevistadas mediante el cuestionario BELIMAGE, y 9.638 cuestionarios fueron cumplimentados y pudieron utilizarse para el análisis estadístico.

Resultados/conclusiones: Las enfermeras consideraban las preocupaciones sobre la calidad de la dirección y gestión, sobre la escasez de personal, sobre la falta de tiempo suficiente y sobre el entorno laboral estresante, que eran un obstáculo para proporcionar un servicio de enfermería de calidad al paciente. Cuatro de cada diez enfermeras dijeron que no volverían a elegir la enfermería como carrera, y el 54,3% se había planteado alguna vez la posibilidad de dejar la profesión. Para solucionar o mejorar los problemas más importantes relacionados con los servicios de enfermería, las enfermeras pensaban que las inversiones debían centrarse en rediseñar el entorno de trabajo para que el personal de enfermería pudiera prestar a los pacientes un servicio más profesional e integral.

de trabajo, incluso cuando estos cambios tienen como finalidad mejorar (Hall, 2006).

La reestructuración y la reorganización afectan a toda la estructura de la organización, y tienen como objetivo mejorar el funcionamiento y la productividad. La reestructuración cambia la estructura de la organización. A veces es el resultado lógico de la política de alianzas, de las uniones temporales, de las fusiones y de las absorciones por otras organizaciones. La reducción o el aumento de la plantilla para alcanzar el número óptimo de empleados también es una forma de reestructuración que requiere el rediseño de la misma.

La reorganización comienza con una evaluación de los procesos mediante los cuales se presta la asistencia sanitaria a los pacientes, con el objeto de mejorarlos.

Entre las funciones que corresponden al gestor de los servicios de enfermería en el rediseño, reestructuración y reorganización están la construcción del equipo (Sullivan y Decker, 2005). Después de la reestructuración, se ha observado en ocasiones un aumento sustancial de los costes relacionados con los servicios de enfermería, las horas extra y las actividades de orientación y de formación continuada (Hall, 2006).

Formal

Si bien la planificación es el aspecto más importante de la gestión eficaz, la estructura de la organización constituye el marco formal dentro del cual tiene lugar el proceso de gestión. La estructura organizativa debe proporcionar un sistema de trabajo eficaz, una red de comunicaciones y una identidad a las personas y a la organización en su conjunto, y, por tanto, debe contribuir a la satisfacción laboral y profesional de la plantilla.

Informal

La organización informal comprende el conjunto de relaciones personales y sociales que no aparecen en el organigrama. Un ejemplo de organización informal es el de un grupo de empleados que toman café juntos durante los descansos, trabajan juntos en una determinada unidad o departamento o asisten a las clases de formación continuada. La organización informal se basa en las relaciones personales, más que en el respeto a la autoridad y a la jerarquía. Sirve para satisfacer las necesidades de relaciones interpersonales y sociales del personal. Las personas que tienen un estatus bajo en la organización pueden ser reconocidas por los demás gracias a la estructura informal de la organización. La autoridad informal no tiene su origen en un nombramiento formal realizado de acuerdo con las normas de la organización, sino que procede del respeto que la plantilla tiene a un determinado compañero debido a sus conocimientos y capacidad.

La estructura informal funciona como un control social del comportamiento de las personas que interactúan en la organización. Este control puede ser interno o externo. Si existe presión para que un miembro se comporte de acuerdo con lo que el grupo espera, estamos ante un control interno. Un ejemplo sería bromear con un compañero que tiene los cordones de los zapatos sucios. El control externo se produce cuando el intento de controlar la conducta de una persona procede del exterior del grupo; por ejemplo, de un gestor o de un directivo.

La estructura informal dispone de sus propios canales de comunicación. En algunos casos, estos canales pueden extender la información con más rapidez y amplitud que el sistema formal de comunicación. Por desgracia, este sistema basado en «me lo dijo un pajarito» puede hacer circular rumores y falsedades por toda la organización. La mejor forma de corregir un rumor consiste en que los directivos proporcionen al personal información precisa y verdadera. Es preferible que los directivos no digan que, al dar tal información precisa y veraz, están intentando corregir el rumor que ha aparecido, ya que de esta forma pueden fortalecer aún más el rumor, y la información que están aportando puede ser percibida por los empleados fundamentalmente como un subterfugio para refutar el rumor.

Principios organizativos

Existen ciertos principios organizativos que contribuyen a aumentar al máximo la eficacia de una estructura burocrática. En primer lugar, la organización debe tener una cadena de mando clara y bien definida, lo cual quiere decir que las órdenes van desde los niveles superiores hasta el empleado con menos responsabilidad y sin autoridad sobre ningún otro. Además, la cadena de mando debe estar organizada según el principio de que nadie tiene más de un jefe. Todas las personas que trabajan en la organización deben saber a quién tienen que dar cuentas de su trabajo. La autoridad, la responsabilidad y las competencias de cada persona deben estar bien definidas y explicitadas por escrito, ya que esto sirve para reducir la ambigüedad de los roles y funciones. Todos los empleados deben saber qué se espera de ellos y cuáles son sus límites. Aunque mucha gente piensa que no es necesario que se le explique por escrito cuáles son sus responsabilidades, puede ser interesante pedirles que pongan ellos por escrito cuáles son, a su entender, sus responsabilidades, y que expliquen de este modo qué problemas de solapamiento, de duplicación de esfuerzos o de conflictos de competencias se encuentran en el trabajo. Cuando alguien deja de trabajar en una organización, no es infrecuente encontrarse con que nadie es capaz de explicar qué hacía exactamente esta persona. En estas circunstancias, puede ser difícil justificar la sustitución.

Una definición clara de los roles y funciones es una condición necesaria, pero no suficiente, para que pueda delegarse la autoridad de forma eficaz. La descripción clara y precisa de cada puesto de trabajo redunda en un aumento de la productividad y del grado de satisfacción de las personas que trabajan en la organización.

Generalmente, delegar la autoridad y la supervisión en vez de practicar una supervisión agobiante mejora la eficacia, la productividad y el grado de satisfacción de los empleados. Es necesario dar formalmente a cada empleado competencias formales, y estas competencias deben ser acordes con la responsabilidad que cada uno ha asumido. No es infrecuente que los gestores y directivos deleguen autoridad o competencias en sus subordinados, y, acto seguido, se dediquen a debilitar esta autoridad tomando decisiones sobre asuntos que, supuestamente, habían delegado. Por ejemplo, si los coordinadores de la asistencia al paciente son responsables del control de calidad de la asistencia sanitaria que se presta a los pacientes en sus servicios, departamentos o unidades, no deben aceptar que en su equipo se integren personas contratadas directamente por los directivos sin consultarles antes. A su vez, los coordinadores de la asistencia al paciente no pueden decirle a éste que puede bañarse a determinada hora sin consultar antes con el auxiliar de clínica encargado de este asunto. Lo ideal es que el paciente y el auxiliar de clínica decidan de común acuerdo qué actividades diarias puede realizar el enfermo, cada cuánto tiempo y a qué hora, de acuerdo siempre con las órdenes del médico y con las normas de la organización.

La delegación de competencias o funciones debe ir siempre acompañada de la correspondiente delegación de responsabilidades. Los sistemas de control más eficaces son probablemente los que proporcionan directamente retroalimentación a la persona responsable. La delegación de funciones, junto con la correspondiente delegación de responsabilidades, es un asunto especialmente difícil para los directivos y gestores, porque no dejan de ser responsables de las acciones que llevan a cabo las personas en las cuales han delegado. Son tan responsables de lo que se haga como las personas que realizan la acción. En consecuencia, el principio de la amplitud del control adquiere gran importancia.

Generalmente, se utilizan tres tipos de categorías para definir la amplitud del control: *a*) función o proceso; *b*) producto o servicio, y *c*) zona geográfica. La función está asociada con la especialización. La especialización, a su vez, puede aplicarse tanto a los individuos como a los servicios, departamentos o unidades. Así, por ejemplo, una enfermera puede administrar la medicación a los pacientes y encargarse de determinados tratamientos, otra puede únicamente coger la vía intravenosa, y los auxiliares de clínica pueden bañar al paciente (o ayudarle a bañarse) y cambiar las sábanas de la cama. En algunos hospitales, puede existir una unidad de enfermería quirúrgica, que, a su vez, puede dividirse en varios departamentos en función de las distintas especialidades quirúrgicas. Es preferible que, si una persona es responsable de más de un tipo de tarea, estas tareas sean parecidas. La eficacia aumenta cuando los empleados ocupan la mayor parte del tiempo en realizar las tareas que mejor hacen.

Contar con personas que realizan siempre una misma tarea o un mismo grupo de tareas relacionadas entre sí y disponer de unidades u otras divisiones operativas a las que se les ha asignado una serie de funciones específicas puede contribuir a aumentar la amplitud del control. Asimismo, disponer de departamentos o unidades que proporcionen servicios específicos, como la unidad de cuidados intensivos de cardiología, o que fabriquen ciertos productos, puede influir en la estructura. La organización en función de la localización geográfica es más viable cuanto más extendidas estén las operaciones de la organización. Muchas organizaciones utilizan una combinación de todos estos métodos. Así, por ejemplo, una escuela de enfermería puede estar organizada en diferentes campus (división en función de la localización geográfica), atendiendo al nivel de estudios (primer ciclo, segundo ciclo y estudios de posgraduado) (división en función del producto) o según la especialidad (enfermería hospitalaria, enfermería ambulatoria, enfermería maternoinfantil, etc.) o puede nombrar a miembros concretos del claustro de profesores para enseñar según su especialidad (división funcional).

La estructura organizativa debe ser lo suficientemente flexible para permitir su ampliación o disminución en respuesta a las circunstancias cambiantes, sin alterar por ello el diseño básico. Asimismo, la estructura organizativa debe ser en todo momento lo más sencilla posible, ya que añadir nuevos niveles de autoridad redunda en una complicación de las comunicaciones en el interior de la organización, y la proliferación de comités puede entorpecer el funcionamiento de ésta (Galbraith, 2002).

La estructura organizativa formal se establece por decisión de la dirección y viene determinada por la planificación. Puede representarse en un diagrama para que todos puedan ver qué posición ocupan en la organización y qué relaciones existen entre unos y otros. La estructura formal define las posiciones, las tareas y las relaciones entre los miembros de la organización. Los dos modelos básicos de estructura organizativa formal son el modelo jerárquico o burocrático y el modelo adaptativo u orgánico (adhocracia).

Estructura burocrática

Una jerarquía burocrática es una estructura organizativa pensada para facilitar la administración a gran escala mediante la coordinación del trabajo de muchas personas. Está asociada con las subdivisiones, las especializaciones, la necesidad de cualificación técnica, las reglas y las normas, el anonimato y la eficacia técnica. En la figura 10-2 se muestra un ejemplo de una jerarquía burocrática clásica en la que los directivos son responsables del director y del vicepresidente de los servicios de enfermería, y éstos, a su vez, responden ante el administrador del hospital, el cual debe responder ante los directivos de nivel superior. Los directivos también tienen autoridad sobre el personal administrativo que trabaja para ellos, y, por tanto, este personal debe dar cuentas a los directivos (Sullivan y Decker, 2005).

Gestión doble

En el método conocido como gestión doble, se separan las responsabilidades técnicas de las responsabilidades administrativas. Hay una jerarquía en la que los técnicos toman las decisiones de carácter técnico, y otra jerarquía en la que los gestores toman las decisiones sobre asuntos como la política de recursos humanos y el presupuesto. Según esta jerarquía doble, los gestores tienen el mismo estatus que los técnicos, y existe una descripción detallada de los puestos y posiciones para cada jerarquía.

Ventajas de la estructura burocrática

La estructura burocrática es adecuada para los trabajos que requieren un gran número de personas con un nivel educativo y una cualificación profesional media-baja para que realicen tareas rutinarias. La orientación es fácil, ya que los trabajadores realizan pocas tareas y ocupan un puesto de trabajo cuya definición no plantea

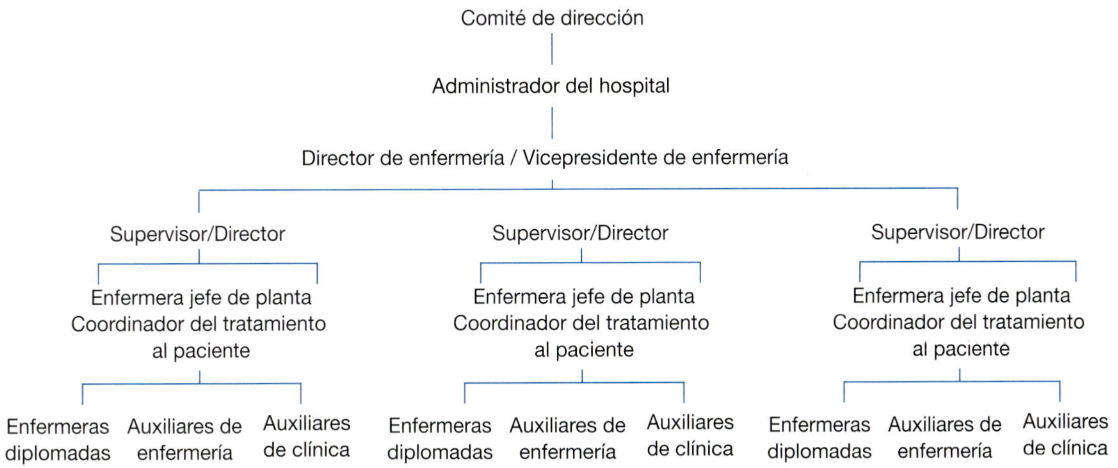

Figura 10-2 • Jerarquía burocrática.

ninguna dificultad. Las órdenes pueden transmitirse de un nivel a otro con rapidez.

Desventajas de la estructura burocrática

El modelo burocrático también presenta algunos inconvenientes. Puede ser perjudicial para la personalidad de los individuos que trabajan en la organización, porque predispone a la gente a obedecer en función de un liderazgo de tipo autoritario que hace hincapié en los derechos ligados a la autoridad y al estatus. Además, contribuye a que las personas desarrollen una necesidad patológica de ser controlados. Si los directivos no tienen la misma competencia técnica que el personal administrativo, pueden sentirse inseguros y temerosos del poder que este personal puede alcanzar. Pueden aparecer comportamientos egoístas e individualistas para lograr las recompensas o evitar los castigos, lo que, a su vez, puede degenerar en una competencia extrema entre las personas que trabajan en la organización, dirigida únicamente a defender sus intereses personales. La especialización puede desembocar en una actitud distante, lo que conduce al anonimato. El personal puede desarrollar un comportamiento ritualístico dedicándose únicamente a realizar siempre las mismas tareas y siempre de la misma forma. Esto, a su vez, lleva a la monotonía, al aburrimiento a la falta de interés, a centrarse únicamente en metas parciales y a resistirse a los cambios.

Estructura dirección-plantilla

En este tipo de estructura, se altera la línea de mando simple de arriba abajo para conseguir que los directivos cuenten con una ayuda adicional por parte de la plantilla. Las funciones de la dirección son mandar y controlar. Las funciones de la plantilla se separan de las de la cadena de mando con el fin de aumentar la especialización y permitir que la dirección cuente con un apoyo adicional (v. fig. 10-1). La ventaja de esta estructura es que los directivos pueden delegar tareas que no pueden realizar por falta de tiempo o por carecer de conocimientos y competencia. Las desventajas son que los directivos pueden caer en la tentación de aceptar demasiado rápidamente las recomendaciones de la plantilla.

Modelos adhocráticos de la estructura organizativa

La adhocracia, denominada también modelo orgánico o adaptativo, es una estructura organizativa sin forma, abierta, flexible y más fluida que los modelos burocráticos tradicionales. Las líneas de demarcación que separan las relaciones internas de las externas son permeables, y aparecen formas de relación de carácter temporal, como la consultoría.

Los supuestos de base, las metas y las estructuras del modelo adhocrático son diferentes de las del modelo burocrático. Tiene su origen en las investigaciones realizadas en el campo de las ciencias de la conducta encaminadas a buscar una mayor satisfacción, creatividad y eficacia en la actividad laboral. Se concede mucha importancia a la estructura informal y a la motivación grupal para mejorar las normas del grupo. Los modelos adaptativos parten de la existencia de una serie de problemas a los que intentan dar solución. En este tipo de organizaciones no suelen utilizarse los organigramas organizativos, ya que las relaciones son flexibles. La descripción de los puestos de trabajo tiene menos importancia que en las organizaciones burocráticas. Los modelos son ambiguos y, en consecuencia, las organizaciones que siguen estos modelos deben estar formadas por personas independientes, con mucha confianza en sí mismas y buena tolerancia frente a la ambigüedad. Estos modelos fomentan la gestión participativa. La motivación deriva de las necesidades del sistema, de los factores relacionados con las tareas y de la presión de los iguales, en vez de derivar de la supervisión por parte de los superiores. Las recompensas se basan en los resultados grupales e individuales en vez de en la evaluación subjetiva realizada por los directivos. El término *adhocracia* deriva de la expresión «comité *ad hoc*». En definitiva, las adhocracias son organizaciones con un proyecto flexible (Marquis y Huston, 2006).

Grupos de trabajo

En ocasiones, se crean grupos de trabajo para elaborar o llevar a cabo un proyecto especial. Los grupos de trabajo tienen una misión, un líder y una fecha preestablecida para terminar su trabajo. Para que el grupo tenga más posibilidades de realizar su tarea con éxito, el proyecto debe ser de alcance limitado. La organización debe contar con un conjunto amplio de personas con talento, conocimientos y habilidades a partir del cual sea posible elegir a los miembros del grupo de trabajo, y éstos deben tener la posibilidad de reincorporarse a sus funciones habituales cuando haya terminado la misión del grupo de trabajo. A las personas elegidas para formar parte del grupo de trabajo se les dispensa temporalmente de parte de sus funciones, y se les asigna una tarea concreta que, generalmente, consiste en investigar, recopilar información, analizar o planificar. Los grupos de trabajo pueden ser un método muy útil para la resolución de problemas y, en lo que respecta a los gestores y directivos, pueden servirles como método de entrenamiento en determinadas habilidades. Estos grupos pueden desencadenar la energía creativa de algunos miembros de la organización e introducir innovaciones.

Sin embargo, hay que tener en cuenta que los grupos de trabajo pueden generar problemas a la organización. Se corre el peligro de alejar a personas clave de sus tareas habituales durante un tiempo indefinido. Dado que la capacidad de supervisión de los miembros de la organización cambia cuando pasan de un equipo de trabajo a otro, pueden volverse más críticos con los gestores o directivos menos capacitados. El hecho de ser nombrado para formar parte de un grupo de trabajo puede hacer que algunas personas se crean superiores a sus iguales. Y esto puede producir ansiedad en el empleado que, después de haber formado parte de un grupo de trabajo, le cuesta trabajo volver a desempeñar las funciones que venía realizando. Asimismo, puede ocurrir que lo que empezó siendo un grupo de trabajo a corto plazo nombrado para resolver un problema concreto se convierta en una estructura permanente dentro de la organización, lo cual no es conveniente (Huber, 2006; Roussel, Swansburg y Swansburg, 2006).

Gestión de proyectos

El diseño organizativo de los proyectos se utiliza en el caso de los proyectos importantes a largo plazo. En estos casos, se crea una serie de grupos, y el proyecto se va gestionando a través de las diferentes fases por las que éste va pasando. Este método es útil en el caso de los proyectos que se diseñan por primera vez y, por tanto, se trata de tareas en las que la organización no tiene experiencia y son, además, complejas. Asimismo, el método de la gestión de proyectos resulta útil cuando es necesario realizar una planificación, coordinación e investigación de riesgo considerable, cuando el proyecto debe ser ejecutado en diferentes fases o si va a transcurrir mucho tiempo entre la planificación y la ejecución.

Existen varios tipos de unidades organizativas para la gestión de los proyectos. Las más habituales son las unidades funcionales o generales. Las actividades relacionadas con el proyecto las realizan grupos funcionales dirigidos por el jefe del departamento. El gestor general se encarga de coordinar las actividades. En este tipo de organización, no existe una autoridad central fuerte encargada del proyecto, y, por tanto, es probable que las decisiones que se tomen favorezcan al grupo funcional que más poder o capacidad tenga, en vez de favorecer al proyecto como tal.

En la gestión unificada de los proyectos se nombra a una serie de gestores que disponen de su propio personal y tienen plena autoridad sobre el proyecto. Estos gestores disponen, asimismo, de fondos y otros recursos específicos que no tienen que compartir con los gestores encargados de otros proyectos ni tampoco con los gestores funcionales. Todas las personas implicadas en el proyecto tienen que rendir cuentas directamente al gestor, lo que da a éste un grado muy elevado de control sobre el proyecto del que es responsable. Esto hace que las decisiones se tomen en menos tiempo y, en general, se reduce el tiempo dedicado al proyecto.

No obstante, la gestión unificada de los proyectos tiene algunos inconvenientes. En esta forma de organización, los recursos no son compartidos con otros proyectos, por lo que tiene lugar una duplicación de las actividades funcionales entre un proyecto y otro, además, los gestores no pueden utilizar todos los recursos constantemente. También se produce una cierta distorsión en el desarrollo profesional, ya que las personas que participan en el proyecto no saben qué tarea se les va a asignar una vez concluido éste. Ello genera cierta ansiedad en todos.

La gestión de proyectos tiene algunas ventajas. Sirve para tener una visión de conjunto del proyecto y se centra en los resultados. Permite controlar el proyecto, disminuye el tiempo de ejecución, mejora la calidad y reduce los costes. Todo esto hace que el margen de beneficio sea más elevado, y permite establecer una mejor relación con los clientes.

Sin embargo, la gestión de proyectos presenta algunos inconvenientes. Conlleva realizar cambios en los patrones de interacción, y altera la organización jerárquica establecida, el número de personas que deben rendir cuentas a cada gestor o directivo, la unidad de las funciones de control, la asignación de recursos, la departamentalización, las prioridades y los incentivos. Se altera el funcionamiento de los grupos de trabajos y aparecen grupos interfuncionales. La duplicación es frecuente. Aparece el consenso interdepartamental, y aumenta el temor a que se produzca una invasión de las competencias de los otros departamentos.

En lo que respecta a los recursos, la gestión de proyectos tiende a depender de los gestores funcionales. Esta dependencia puede dar lugar a un conflicto por el control de los recursos. Por esta razón, el proyecto puede dejar al departamento funcional sin profesionales de talento, y la competencia por conseguir la participación de los profesionales más competentes puede, a su vez, poner en riesgo la estabilidad de la organización e interferir en los intereses a largo plazo de ésta, ya que altera el modelo de negocios que hasta este momento se venía siguiendo. Algunos profesionales se quejan de que las necesidades personales de nivel más elevado no quedan satisfechas. El personal que trabaja en el proyecto tiene más tendencia que el resto a sentir temor o ansiedad con respecto a la posibilidad de perder su trabajo. Están preocupados por los contratiempos que pueden producirse en su carrera profesional, y contrariados por la aparente falta de interés que muestra la organización por su desarrollo como personas. Aparecen conflictos que pueden socavar la lealtad a la organización. El cambio en la asignación de tareas o en el lugar de trabajo puede alterar la formación continuada del personal. Puede ocurrir que lo que se ha aprendido en un proyecto no sea aplicable a otro. La planificación a largo plazo puede resentirse cuando el personal está más preocupado por los proyectos temporales que por el funcionamiento general de la organización (Huber, 2006; Roussel, Swansburg y Swansburg, 2006).

Matriz

Con la organización denominada matriz se intenta combinar las ventajas de la gestión de proyectos con las de las estructuras burocráticas (funcionales). La estructura funcional basada en la organización jerárquica proporciona apoyo a la gestión del proyecto. En una organización funcional, el gestor funcional tiene autoridad para determinar las metas, establecer las prioridades de éstas, seleccionar al personal, establecer los incentivos económicos, asignar las diferentes tareas y evaluar el proyecto, y el trabajo del personal. Los gestores deben responder ante sus superiores, pero trabajan de forma independiente. En una organización matricial, el gestor funcional comparte responsabilidades con el gestor del proyecto, dado que la gestión en función de los objetivos del proyecto es importante para la organización matricial. El gestor del proyecto utiliza a las personas asignadas a las áreas funcionales para llevar a cabo el proyecto sin que éstas abandonen las áreas funcionales en las que venían trabajando hasta este momento. Por tanto, los trabajadores tienen dos jefes, y pueden producirse conflictos entre el gestor funcional y el gestor del proyecto (Yoder-Wise, 2007). Inicialmente, el gestor funcional puede tener la sensación de que ha perdido estatus, autoridad y control. En consecuencia, es importante que los gestores sean capaces de persuadir a los demás utilizando tanto sus cualidades personales como su conocimiento del programa. El gestor funcional y el gestor del proyecto tienen que colaborar el uno con el otro. La mayoría de las decisiones se toman en los niveles de gestión intermedios, lo que libera a los gestores y directivos de los niveles superiores de determinadas tareas, permitiéndoles así dedicarse a la planificación a largo plazo. Las organizaciones matriciales están más descentralizadas, tienen menos niveles de decisión y las normas formales de funcionamiento no son tan rígidas como las de las estructuras funcionalizadas o jerarquizadas (fig. 10-3).

La organización matricial produce un aumento de los contactos entre las personas, y su complejidad hace que los conflictos sean inevitables. Aumentar la comunicación es esencial. Es importante detectar y tratar las diferencias, dado que son necesarias las conductas de colaboración. Se fomenta el trabajo en equipo entre los diferentes departamentos, y los especialistas encargados de la interconsulta actúan como nexos de conexión entre las partes.

La organización matricial promueve la flexibilidad para hacer frente a los cambios y a la incertidumbre. Por otro lado, permite a los gestores equilibrar los objetivos opuestos o contradictorios entre sí mediante el recurso de aumentar al máximo la excelencia técnica a través del uso eficiente de los recursos. Dado que el proceso de toma de decisiones se desplaza hacia abajo en la estructura de la organización, el personal tiene la oportunidad de aumentar su motivación y de desarrollar su carrera profesional.

Dado que la gente está más familiarizada con las estructuras burocráticas, es necesario orientar al personal con respecto a la estructura matricial y su filosofía. Las relaciones rígidas de autoridad, las líneas de demarcación inflexibles que separan unos puestos de trabajo de otros, así como los diferentes servicios, departamentos y unidades, la asignación de recursos clara y sin ambigüedades y las lealtades específicas que caracterizan a las organizaciones burocráticas no son apropiadas para las organizaciones dinámicas en las que existen intereses y metas que se

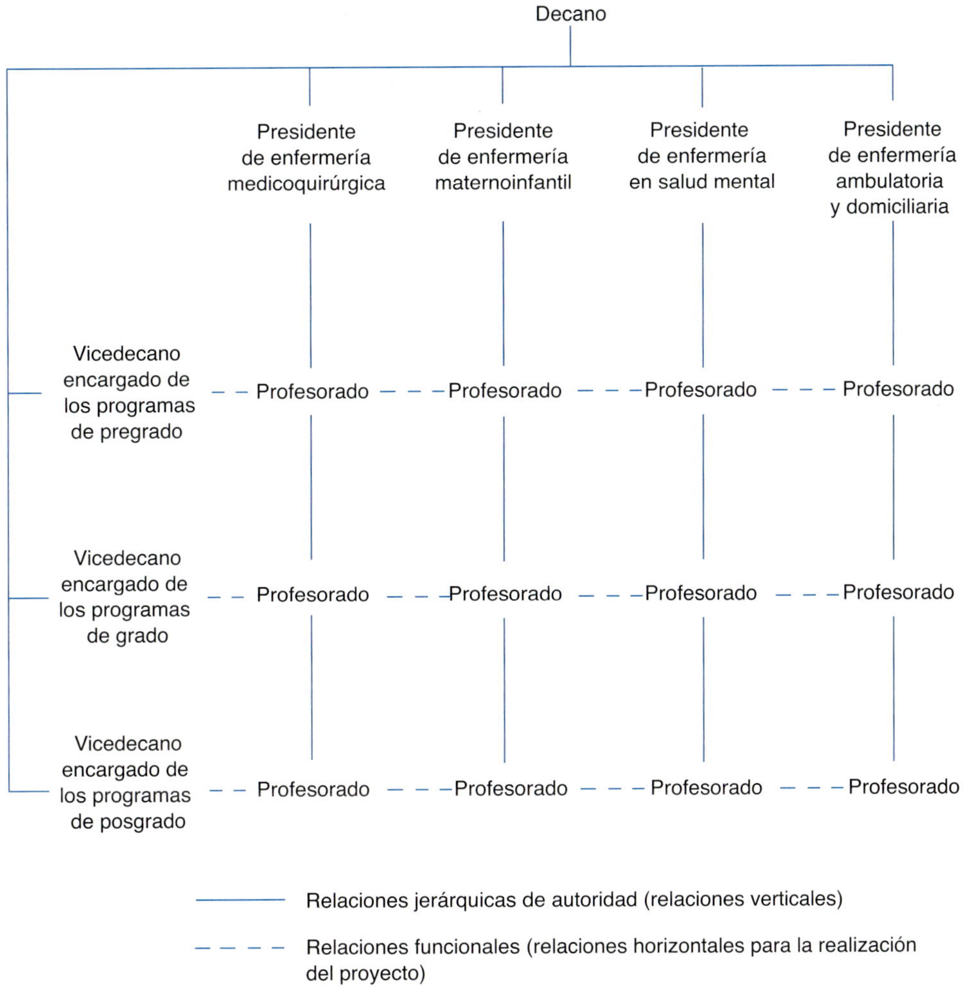

Figura 10-3 • Modelo adaptativo. Matriz de una escuela de enfermería.

solapan y, a veces, incluso entran en conflicto. Las estructuras matriciales son cada vez más frecuentes en los sistemas sanitarios. Teniendo en cuenta el nivel educativo y de cualificación profesional de las enfermeras y el tiempo que pasan con los pacientes, estas profesionales se hallan en una posición excelente para coordinar la atención clínica y no clínica que se presta a los pacientes. Esto puede requerir la integración del trabajo de los especialistas en nutrición, los terapeutas ocupacionales, los farmacéuticos, los médicos, los fisioterapeutas y los trabajadores sociales (Galbraith, Downey y Kates, 2002; Huber, 2006; Marquis y Huston 2006; Roussel, Swansburg y Swansburg, 2006; Westphal, 2005) (cuadro 10-2).

Dirección colegiada

La dirección colegiada restringe la autoridad monocrática y mantiene la división y el equilibrio del poder en el grupo de los gestores y directivos de nivel superior a través de la responsabilidad colectiva. Es la forma de organización, se utiliza con mayor frecuencia en Alemania y Holanda, aunque también se emplea en Austria, Suiza y Francia, por lo que a veces se conoce con el nombre de *gestión al estilo europeo*. Los directivos generalmente se ocupan de las áreas funcionales de la organización. Puede haber o no un presidente. Si hay un presidente, puede ser un *primus inter pares* y, simplemente, hablar en nombre de los directivos. También puede coordinar el

Cuadro 10-2 Ventajas e inconvenientes de la estructura organizativa matricial

VENTAJAS	INCONVENIENTES
Permite gestionar las dobles demandas	Doble autoridad (autoridad vertical jerárquica y autoridad horizontal funcional para la realización del proyecto)
Es buena cuando el trabajo es complejo	Es complicada
Se centra en los productos y en las funciones	Puede ser confusa para algunas personas
Es buena para los entornos en los que hay incertidumbre	Tiene una estructura compleja
Es buena para las tecnologías nuevas o poco conocidas	Es necesario que el personal sea competente y tenga una buena cualificación profesional
Conlleva una interdependencia elevada entre las distintas funciones	Las comunicaciones son complejas
Permite colaborar en la gestión de la organización	Requiere habilidades importantes para las relaciones interpersonales
Permite hacer un uso flexible y eficiente de los recursos cuando éstos son escasos	Requiere habilidades importantes para desenvolverse en grupos y trabajar en equipo
Es adaptativa	Genera conflictos de roles
Es innovadora	Provoca ambigüedad en los roles
Permite tomar las decisiones cerca del lugar en el que se van a poner en práctica	Requiere reunirse con frecuencia
Proporciona fluidez a la organización	Consume tiempo
Incentiva la mejora de las habilidades sociales, las relaciones interpersonales y la resolución de conflictos, lo que incrementa la posibilidad de lograr los objetivos y aumentar la satisfacción laboral	Requiere un aprendizaje especial para la gestión de los conflictos
	Puede producir estrés en las relaciones interpersonales

Datos de Grohar-Murray ME, DiCroce HR: *Leadership and management in nursing*, ed 3, Stamford, CT, 2003, Appleton & Lange; Sullivan EJ, Decker PJ: *Effective leadership and management in nursing*, Upper Saddle River, NJ, 2005, Prentice Hall.

trabajo de los demás, y puede recibir la denominación de director general o director ejecutivo. Los directivos pueden tener a su cargo un vicedirector.

El proceso de toma de decisiones varía de un país a otro, pero en todos los casos es el comité el que toma las decisiones que afectan a la política de la organización. Los directivos tienen que convencerse unos a otros. Si bien es posible que el presidente no tenga demasiada capacidad de decisión, suele tener derecho a veto.

La gestión colegiada tiene varias ventajas. Limita el liderazgo autocrático, contribuye a la gestión democrática y asegura la representación de todas las áreas funcionales. Debido a la responsabilidad colectiva, los directivos están mejor informados sobre las áreas de funcionamiento que no son de su responsabilidad, lo cual contribuye a mejorar la capacidad para la resolución de problemas. La dirección colegiada impide que se tomen decisiones de forma precipitada, fomenta la planificación a largo plazo y contribuye a la evaluación objetiva de las distintas funciones.

No obstante, este sistema también tiene limitaciones. La necesidad de alcanzar un consenso puede retrasar la toma de decisiones. El consenso basado en compromisos puede no ser una solución adecuada. El amiguismo puede hacer que los directivos den su aprobación a programas que no son viables. La dirección colegiada requiere gastar mucho tiempo en discusiones y deliberaciones, incluso cuando se trata de asuntos de poca importancia, lo cual puede distraer la atención sobre otras funciones más importantes. Además, se pueden difuminar las responsabilidades. A veces, el proceso de dirección puede incluso quedar en suspenso, especialmente cuando se trata de determinar las políticas y los programas. Es más probable que la comunicación sea más vertical que horizontal, por lo que la coordinación puede ser un problema. La presión grupal puede cortar las alas a los directivos más creativos y con más talento.

Dirección compartida

La dirección compartida fue uno de los cambios más radicales que se produjeron en la década de 1980. Se trata de un sistema de dirección basado en la responsabilidad de los profesionales. Las comunicaciones en el grupo de los profesionales adoptan una estructura igualitaria cuando se ponen en práctica los comités conjuntos de consenso sobre la práctica, con el fin de que asuman mayor poder y responsabilidad en la toma de decisiones. Un modelo característico de dirección compartida es una estructura formada por comités en la cual los representantes del personal de enfermería pertenecen a comités de enfermeras a los que se les asigna funciones específicas clínicas o de gestión. Habitualmente, los comités están formados por representantes del personal de enfermería nombradas por un administrador y representantes del personal y de la dirección. Los presidentes de los comités de enfermería y los administradores de los servicios de enfermería forman el consejo o gabinete de enfermería que toma la decisión definitiva sobre las recomendaciones realizadas por los diversos comités. Schryer (2004) observó que el exceso de delegación en las enfermeras más nuevas no contribuía a crear un entorno favorable al éxito. La resistencia provenía de los gestores de los servicios de enfermería, que eran remisos a dejar de ejercer el rol de personas que toman las decisiones de forma autocrática, y cambiarlo por el de formadores, especialistas, profesores, asesores y colaboradores. Una vez creados los comités de gobierno compartido, se produjo un aumento en el número de personas que abandonaron la organización.

Dirección participativa

La dirección participativa es la base del gobierno compartido. Sin embargo, este modelo organizativo permite únicamente la participación en la toma de decisiones en las que otra persona tiene la última palabra. Hay un comité ejecutivo formado por representantes del personal y de la dirección que analiza las recomendaciones provenientes de estos foros o comités. Finalmente, los directivos de los servicios de enfermería tienen autoridad para tomar la decisión definitiva y, por tanto, pueden aceptar o rechazar las recomendaciones.

Autogestión

La autogestión va más allá de la dirección participativa y del gobierno compartido. Se trata de un modelo organizativo basado en estructuras que permiten al personal de enfermería gobernarse a sí mismos. Estos modelos de práctica profesional establecen un nexo entre la autonomía, la autoridad y el control de los servicios que se prestan a los pacientes, por un lado, y los profesionales que se encargan de estos servicios, por otro. Los representantes del personal de enfermería forman parte de consejos que tienen autoridad con respecto a determinadas funciones. La dirección de los consejos está formada por un comité de dirección, que es responsable de tomar la decisión operativa final para la organización. Se elaboran una serie de reglamentos en los que se especifica todo lo referente a la autoridad, las competencias, las responsabilidades, los canales de comunicación y la coordinación de la estructura de autogestión. Los consejos tienen competencias para tomar decisiones y son responsables de los resultados. Es importante determinar claramente qué decisiones pueden tomar los consejos, cuáles el personal y los directivos y gestores, y cuáles la administración. Los consejos suelen tener responsabilidad funcional en lo que se refiere a la práctica de la enfermería, al desarrollo profesional de las enfermeras, a las relaciones entre iguales y a la gestión conjunta con un consejo coordinador.

Diseño por sistemas

El diseño por sistemas es un modelo organizativo adaptativo. Ha sido posible gracias a los ordenadores. Se trata de un modelo que puede aplicarse a los modelos burocráticos, que se consideran modelos cerrados, pero también a los modelos adaptativos, que se consideran modelos abiertos.

Modelo mixto

A veces, lo más adecuado puede ser utilizar un modelo mixto. El diseño burocrático puede funcionar muy bien cuando se trata de funciones rutinarias. Los diseños adaptativos pueden ser más útiles para la investigación y el desarrollo. No obstante, el hecho de que un diseño organizativo tenga o no éxito depende fundamentalmente de las habilidades de los directivos y gestores, y de la capacidad de adaptación del personal.

Modelo corporativo

Una corporación o empresa es un grupo de personas que actúan como un organismo. Las empresas tienen que constituirse legalmente, para lo cual tienen que presentar ante las autoridades competentes unos estatutos, en los que se establecen los propósitos y funciones de la empresa. Las empresas pueden ser privadas o públicas, y con ánimo de lucro o sin ánimo de lucro. Las empresas públicas están sujetas a las leyes y normas administrativas aprobadas por el Parlamento o por el Gobierno.

Pueden emitir y vender acciones y repartir dividendos entre los accionistas. En Estados Unidos, la mayoría de los hospitales que se financian mediante la emisión de acciones que venden a los accionistas son empresas con ánimo de lucro, pero no son empresas públicas sino privadas. Sin embargo, muchas empresas privadas propietarias de hospitales son empresas sostenidas con fondos públicos que funcionan con y sin ánimo lucrativo.

El crecimiento de las empresas lleva a fusiones, adquisiciones y acuerdos con otras empresas para aumentar los beneficios. En los últimos años, han aparecido en el campo de los servicios sanitarios grandes empresas que son propietarias de varios hospitales. Las enfermeras tienen la posibilidad de llegar a ser directivos o gestores de estas empresas.

La parte de los beneficios que corresponde a los médicos ha aumentado con los nuevos sistemas de atención sanitaria, ya que ha disminuido la parte de los beneficios correspondiente a los hospitales y muchos servicios se han desplazado fuera de los centros hospitalarios. Los servicios sanitarios todavía suelen estar basados en la enfermedad, están dominados por los médicos y son intervencionistas y caros. Actualmente, la tendencia es hacia la descentralización mediante el uso de grupos empresariales (*holding*) formados por muchas empresas filiales de menor tamaño. Esto hace necesario reestructurar los servicios de enfermería.

Para que los servicios de enfermería tengan suficiente entidad corporativa deben mantener sus propias actividades sin depender de otras unidades operativas. La práctica de la enfermería debe estar claramente definida y, asimismo, se debe identificar con claridad su aportación a la rentabilidad general de la empresa. La misión y los propósitos de los *holding* empresariales deben quedar reflejados en la filosofía, el propósito y los objetivos de los servicios de enfermería. Las relaciones entre el mercado y los planes, deben determinarse para satisfacer las demandas. La remuneración de las enfermeras debe estar en consonancia con el valor real que tiene su trabajo en el mercado.

Conforme los servicios de enfermería se van descentralizando más y más e incorporándose a la estructura empresarial, va siendo cada vez más importante crear una estructura en red para sustituir a la estructura tradicional en forma de pirámide. Se puede crear un consejo coordinador que centralice las actividades de los diferentes consejos en lo que respecta a la práctica de la enfermería, la formación continuada, la investigación y el control de calidad.

El personal de enfermería de la empresa debe reunirse por lo menos una vez al año para: *a*) revisar las normas y reglamentos, hacer los cambios que sean necesarios y aprobar dichos cambios; *b*) revisar y discutir el proceso de planificación, las metas y los objetivos a corto y a largo plazo de la organización, y hacer los cambios que sean necesarios; *c*) debatir temas de interés general y votar cuando sea necesario; *d*) revisar, discutir y aprobar las actividades del consejo coordinador; *e*) tener la oportunidad de establecer redes de relación informales, y *f*) mejorar la formación continuada del personal de enfermería.

Relaciones entre organizaciones

Las organizaciones dedicadas a la asistencia sanitaria, desde hace tiempo llevan estableciendo relaciones con otras organizaciones para poder sobrevivir a la intensificación que se ha producido en la competitividad por los recursos. Se habla de integración horizontal cuando las dos organizaciones proporcionan servicios idénticos o parecidos, como servicios de hostelería o de lavandería. Una de las organizaciones proporciona a la otra servicios de hostelería, mientras que ésta proporciona a la otra servicios de lavandería. Se habla de integración vertical cuando el acuerdo se establece entre organizaciones diferentes, pero relacionadas, con el fin de obtener una serie continua de servicios. La integración vertical puede contribuir a mejorar la coordinación de los servicios, la calidad, la eficacia y la relación coste-efectividad (Sullivan y Decker, 2005). Brown, Alikhan y Seeman (2006) realizaron una encuesta para identificar las prioridades comunes a los hospitales de la provincia canadienses de Ontario.

Continuo de disposiciones multiorganizativas

Rakich, Longest y Darr (2001) describen las diferentes formas de colaboración entre organizaciones:

1. Colaboración informal. Consiste en la colaboración entre organizaciones sin que exista un contrato por escrito.
2. Colaboración formal. Consiste en la colaboración entre dos o más organizaciones mediante un contrato formalizado por escrito.
3. Servicios compartidos o cooperativos. Servicios gestionados en común por dos o más organizaciones (p. ej., compras, servicios de lavandería).

4. Consorcios y alianzas. Son asociaciones voluntarias y de duración limitada, que tienen un propósito determinado (p. ej., la gestión de los sistemas de información y las relaciones laborales).
5. Contratos de gestión. Una organización presta sus servicios de gestión a otra.
6. Organizaciones paraguas. Son empresas nuevas que trabajan para otra de mayor tamaño.
7. Absorción. Ocurre cuando una organización sigue manteniendo su nombre e identidad y la otra se disuelve y es absorbida por la primera.
8. Fusión. Ocurre cuando dos o más organizaciones se disuelven y se unen para formar una nueva organización. Los contratos de gestión, las empresas paraguas y las fusiones son sistemas multiorganizacionales.

Fusiones

Las fusiones entre empresas pueden deberse a una adquisición o a una absorción. La adquisición se produce cuando una empresa adquiere otra que tiene más o menos el mismo tamaño. Existen algunas relaciones multiinstitucionales para compartir recursos, como los servicios de lavandería, el departamento de compras o los servicios de asistencia domiciliaria. Sin embargo, la adquisición generalmente reestructura las relaciones existentes hasta este momento entre las dos organizaciones. Se habla de absorción cuando la empresa compradora es considerablemente mayor que la otra. Tanto la adquisición como la absorción sirven para que una empresa adquiera nuevos productos o servicios. Al aumentar el tamaño de la organización, aumenta también su poder e influencia. Esto se debe a que se amplía el número de productos o servicios que ofrece la organización resultante de la fusión. Existen también más facilidades para acceder a la economía de escala, a las tecnologías, a los profesionales y a los recursos de gestión. Lógicamente, también mejora la diversificación y el nombre y reputación de la empresa. Hay que tener en cuenta que este proceso de regulación de empleo genera muchos problemas. Los empleados están nerviosos, la cultura organizativa se resiente, y, en muchos casos, se generan comportamientos muy conflictivos. Los gestores y directivos de los servicios de enfermería deben superar sus propios sentimientos negativos y ayudar a los empleados a entender los cambios y a adaptarse a ellos (figs. 10-4 y 10-5).

Es conveniente que los directivos de los servicios de enfermería evalúen la actitud que tiene el personal con respecto a la fusión. Para ello, pueden utilizar un cuestionario o realizar entrevistas personales o grupos de discusión. Únicamente se deben asignar responsabilidades de dirección al personal que está de acuerdo con la fusión. Es importante que los directivos mantengan informado en todo momento al personal sobre los cambios realicen cada cierto tiempo una evaluación de la forma en la que el personal está respondiendo a la fusión. Esto sirve para identificar los problemas e intentar resolverlos de la mejor forma posible (Roussel, Swansburg y Swansburg, 2006).

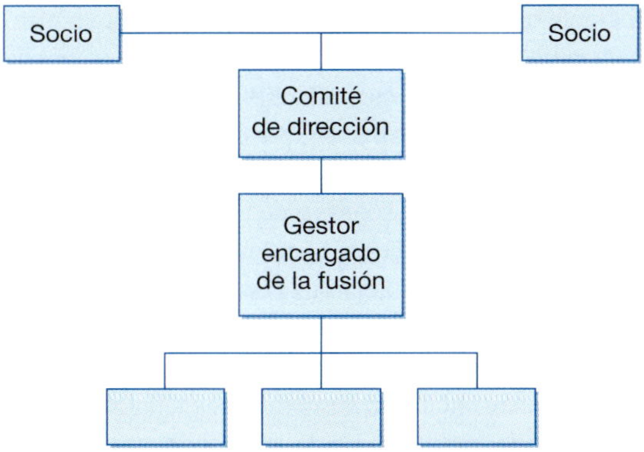

Figura 10-4 • Estructura de colaboración mediante fusión entre organizaciones. (Modificado de Nadler DA, Gerstein MS, Shaw RB, et al: *Organizational architecture: Designs for changing organizations*, San Francisco, 1992, Jossey-Bass, p 94.)

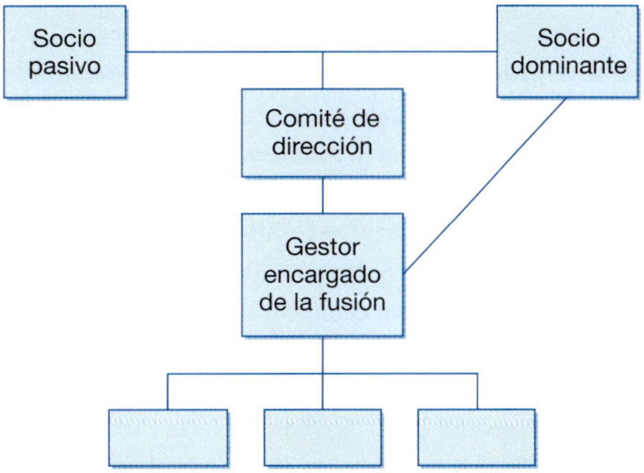

Figura 10-5 • Estructura organizativa en la adquisición instrumental de una organización por otra. (Modificado de Nadler DA, Gerstein MS, Shaw RB, et al: *Organizational architecture: Designs for changing organizations*, San Francisco, 1992, Jossey-Bass, p 96.)

Redes de asistencia sanitaria

Las Organizaciones para el Mantenimiento Integral de la Salud (OMIS) son empresas que ofrecen un paquete de servicios a cambio de una cierta cantidad de dinero que el usuario paga por adelantado durante un período específico de tiempo. Las OMIS firman acuerdos con los profesionales sanitarios o con otras empresas que disponen de centros médicos y otros recursos materiales para poder prestar los servicios a los usuarios. Los clientes (usuarios) pueden buscar asistencia sanitaria fuera de esta red de servicio, pero, en tal caso, deberán abonar los servicios aparte de lo que pagan periódicamente a la OMIS. Es decir, el plan de salud que el usuario suscribe con la OMIS no cubre los gastos originados por la asistencia sanitaria obtenida fuera de la red, a no ser que previamente se haya acordado la posibilidad de cubrir ciertos gastos que, en todo caso, deben estar claramente especificados. Generalmente, el médico de atención primaria es el profesional que atiende al usuario al principio, y decide si es necesario o no derivarlo al especialista. Los especialistas son profesionales que han llegado a un acuerdo con la OMIS, y el plan de salud suscrito por el usuario puede contemplar o no la posibilidad de que éste acuda directamente al especialista sin pasar antes por el médico de atención primaria. Por tanto, es posible que los pacientes no tengan derecho a consultar directamente con el especialista o a recibir asistencia de éste. En tal caso, el médico de atención primaria actúa como una especie de «controlador».

Los Seguros Médicos Abiertos (SMA) son grupos de profesionales de la salud y hospitales que firman acuerdos con los empresarios, las compañías de seguros y otros pagadores para proporcionar servicios sanitarios a un grupo de personas (p. ej., a los empleados de una empresa). No existe el prepago, y los servicios no son fijos. Además, el usuario tiene más opciones que en las OMIS, por lo que los SMA son más caros, y los usuarios pagan una tarifa más elevada que la que pagan los usuarios de las OMIS cuando utilizan servicios sanitarios externos al SMA. La práctica individual de un médico o un grupo de médicos consiste en pagar a un profesional una cantidad fija o por servicios, cantidad que puede ser reembolsada al paciente por un seguro.

Las organizaciones médico-hospital (AMH) permiten al hospital y a los médicos llegar a acuerdos de asistencia gestionada conjuntamente. Varían en función de los acuerdos a los que se llegue sobre administración, referencias y cualificaciones exigidas a los médicos especialistas, dirección, tipo de contrato para la gestión conjunta y estructura. La iniciativa procede generalmente del hospital cuando incorpora una organización de fines no lucrativos que cuenta con un hospital y una plantilla de médicos. La buena gestión y la infraestructura son de gran importancia para la supervivencia de las AMH. Estas organizaciones tienen que desarrollar redes de asistencia sanitaria para ofrecer un mayor número de servicios con el fin de ser competitivas. Deben tener en cuenta las características y necesidades de los usuarios y estar muy atentos a los cambios que se producen en el mercado, factores clave para el éxito de estas organizaciones. La gestión de la asistencia sanitaria, la gestión de riesgos, la gestión de la información y la gestión de las relaciones son componentes muy importantes que las AMH deben tener en cuenta si quieren proporcionar a los usuarios una asistencia sanitaria de calidad con una buena relación coste-efectividad. Las organizaciones de servicios de gestión ofrecen, entre otros, los siguientes servicios: gestión de la práctica médica, selección del personal, sistemas de información, servicios de facturación y de recogida de datos, y control de calidad.

GESTIÓN DE LA ENFERMEDAD

La gestión de la enfermedad (*disease management*), es una estrategia sanitaria dirigida a la población que se basa en la atención a una enfermedad o síntoma concreto y facilita la asistencia sanitaria a grupos que necesitan servicios sanitarios especializados. Los programas de gestión de la enfermedad aparecieron principalmente como parte integrante de los planes de asistencia gestionada. La atención médica integral puede formar parte de los planes de asistencia de los seguros médicos privados, pero también pueden ser puestos en práctica por centros médicos independientes no relacionados con los seguros médicos. El objetivo fundamental son las enfermedades crónicas.

La gestión de la enfermedad, como su propio nombre indica, incluye todas las fases de la asistencia sanitaria entendida en sentido amplio, empezando por la identificación de los riesgos. La prevención primaria y el cambio conductual (cambio con respecto a los hábitos) son los dos componentes fundamentales del primer nivel de la atención médica integral. La coordinación para la atención a las personas en riesgo y para la gestión de los casos es necesaria para, aproximadamente, el 20% de la población que necesita gestión económica y asistencial. La atención médica integral ofrece mayor autonomía y capacidad de decisión a los pacientes y a los médicos y otros profesionales sanitarios en el tratamiento de las enfermedades crónicas, como el asma (Huber, 2006).

GESTIÓN DE LA DEMANDA

El sistema de pago por terceros ha tenido mucho éxito, principalmente debido a los incentivos en forma de deducciones fiscales contemplados en la legislación fiscal. Esto ha hecho que la asistencia sanitaria a cargo del empresario se haya impuesto como el modelo dominante, y ha provocado un aumento de los reembolsos realizados por Medicaid. Los usuarios se sienten frustrados por el número tan reducido de opciones que se les ofrece, por la burocracia, por el papeleo que exigen los seguros médicos privados, la falta de atención personalizada y las pocas posibilidades que se les ofrece de hacerse cargo de todo lo referido a su propia salud (Gingrich, Pavey y Woodbury, 2006). Herzlinger (2004) afirma que esta situación mejoraría si se terminase con el sistema de pago por terceros actualmente vigente y se dejase que el mercado de la asistencia sanitaria se regulase exclusivamente por la demanda. También sostiene que el dinero gastado en el pago de las pólizas de seguros podría ser utilizado por los consumidores para pagar la asistencia sanitaria o para abrir una cartilla de ahorro para hacer frente a las contingencias en materia de salud. Lo que esta autora propone es que la asistencia sanitaria funcione de la misma forma que cualquier otro mercado.

Burns (2006) sostiene que la biotecnología, la tecnología de la información, la genómica y la proteómica, los dispositivos médicos y las empresas farmacéuticas suministrarán la mayoría de los productos innovadores que utilizarán los médicos y los hospitales, y que estos productos serán cada vez más solicitados por los usuarios del sistema de salud.

Porter (2006) piensa que lo mejor es que se cree una competencia basada en los resultados. Argumenta que lo que se ha hecho hasta ahora es desplazar los costes y restringir cada vez más los servicios, lo cual, en vez de mejorar la situación, ha dado como resultado un aumento de los costes, una menor calidad, más ineficacia y mayor grado de insatisfacción de los usuarios. Se ha producido una situación de suma cero en lo que respecta a los planes de salud, a las redes de asistencia sanitaria y a los hospitales en vez de un aumento del valor añadido para el diagnóstico, el tratamiento y la prevención.

La calidad es siempre más eficaz, eficiente y económica. Generalmente, las mejores organizaciones de asistencia sanitaria son las que consiguen mayor valor añadido con menores costes. Esto se debe a que los diagnósticos son más acertados, hay menos errores de tratamiento y menos complicaciones, los pacientes se recuperan con mayor rapidez, los tratamientos son menos invasivos y se disminuye la necesidad de tener que recurrir al retratamiento. La buena salud es menos cara que la enfermedad. Paradójicamente, si las organizaciones dedicadas a la asistencia sanitaria compitiesen entre sí por conseguir el mayor valor añadido, todas conseguirían un mayor beneficio.

La gestión de la demanda se centra en las expectativas de los usuarios. La previsión de la demanda consiste en la evaluación de las tendencias y en la capacidad de prever los cambios que pueden producirse en la demanda. Esto contribuye a aumentar los ingresos y a disminuir los costes Se utilizan métodos de investigación para la adquisición y tratamientos de los datos provenientes de la información sobre los deseos y preferencias de los usuarios (Shillito, 2001). Se pueden utilizar medios tecnológicos para identificar los mercados, los grupos de atención preferente, los posibles usuarios e, incluso, para realizar un marketing personalizado (Sharp, 2003). Spector (2001) describe las lecciones que hemos aprendido de Nordstrom, la principal empresa de servicios, en lo que respecta a las ventajas de ofrecer a los usuarios diferentes opciones, crear lugares agradables, contratar a empleados amables, prestar atención a las relaciones, dar poder y capacidad de decisión a los empleados, ser innovadores, promover la competitividad y comprometerse al máximo con el servicio al usuario. Timm (2001) hace hincapié en la importancia que en el futuro tendrá el contacto personalizado.

A principios del siglo XXI, se hicieron habituales las empresas privadas dedicadas a la gestión de casos. Los gestores de casos tienen acceso a más de 100.000 empresas y profesionales dedicados a la asistencia domiciliaria, centros de rehabilitación, instituciones para la atención a enfermos crónicos, centros especializados en el tratamiento de las adicciones, especialistas en salud mental y clínicas especializadas en enfermedades concretas. De esta forma, fue adquiriendo importancia la figura de la enfermera gestora clínica, un puesto al que puede acceder una enfermera con suficiente cualificación con un máster y que actúa como integrador de la atención al usuario. Este profesional actúa como defensor del paciente a lo largo de las diferentes fases del proceso integral de atención al usuario, y como gestor de la información para los muchos especialistas que intervienen a lo largo de este proceso (Wiggins, 2006).

CONTINUO DE LA ASISTENCIA

En Estados Unidos, tradicionalmente, ha habido dos modalidades o niveles en el sistema sanitario: la asistencia ambulatoria y la asistencia hospitalaria. En muchos casos, el tratamiento era muy caro. La necesidad cada vez mayor de contener el gasto sanitario y la aparición de programas de salud más flexibles condujo a la creación del concepto de proceso continuo en la atención al usuario de los servicios sanitarios. Esto permitió dar garantías a los pagadores de que los pacientes podían ser dirigidos a los servicios con mejor relación coste-efectividad y más apropiados desde el punto de vista clínico. Los contextos más frecuentes en los que tiene lugar el proceso continuo de la atención al usuario son los siguientes (Huber, 2006):

- Servicios de prevención e intervención precoz. Pruebas de detección sistemática (*screening*) en atención primaria o en contextos no sanitarios, como el lugar de estudio o de trabajo.
- Consultas o clínicas ambulatorias. Son lugares en los que los pacientes son atendidos por uno o más profesionales sanitarios, y pueden ser tratados de forma individual y como familia o grupo.
- Programas de asistencia a los trabajadores. Son programas que se llevan a cabo en el lugar de trabajo.
- Programas ambulatorios intensivos. Proporcionan asistencia individual o en grupo por lo menos tres veces por semana.
- Gestión intensiva de cada caso. Se coordinan los servicios médicos, económicos y legales que el paciente necesita para poder vivir en casa sin necesidad de hospitalización o institucionalización.
- Atención domiciliaria. Incluye la realización de tratamientos intensivos para el paciente o la familia por parte de un profesional o de un equipo de profesionales que visitan al paciente en su casa.
- Servicios de apoyo a la familia. Servicios dirigidos a apoyar a los familiares y a enseñarles cómo tratar al paciente.
- Hospitalización parcial. Ingreso durante un día o una semana en el hospital de día. Se trata de programas de tratamiento para un individuo o grupo (p. ej., una familia) que se realiza en el hospital durante el día y, por la noche, el paciente vuelve a su casa.
- Familias de acogida. Son familias que acogen al paciente para proporcionarle tratamiento y supervisar su evolución.
- Casas de acogida. Son casas tipo residencia en las que hay un ambiente familiar para ayudar al paciente durante el tratamiento. Pueden constituir un primer paso antes de poner en marcha un nivel de tratamiento más intensivo.
- Servicios de rehabilitación. Se encargan de tratar los problemas, secuelas o déficit funcionales que afectan negativamente a la capacidad del paciente para llevar una vida normal.
- Residencias. Son lugares en los que se lleva a cabo un tratamiento intensivo y exhaustivo a largo plazo durante 24 horas por parte de un equipo multidisciplinario de profesionales.
- Ayuda para personas dependientes. Se trata de servicios como comida, lavandería, limpieza de la casa, etc., para personas que no pueden valerse por sí mismas en casa.
- Descanso para los cuidadores. Sirve para que las personas que cuidan habitualmente al paciente puedan descansar. Se puede hacer de forma planificada o en una situación de urgencia.
- Cuidados paliativos. Pueden realizarse en el domicilio del paciente o mediante ingreso en una unidad o centro médico especializado, una vez que el paciente está de acuerdo en recibir cuidados paliativos.
- Programas de intervención en crisis. Ingreso del paciente en una residencia para recibir tratamiento en momentos de crisis, generalmente durante menos de 15 días, de forma individualizada y con supervisión durante las 24 horas.
- Sistemas de respuesta a situaciones de urgencia. Son sistemas electrónicos de comunicación instalados en la casa del paciente mediante los cuales éste puede conseguir asistencia de urgencia inmediata durante 24 horas al día. El paciente únicamente tienen que pulsar un botón en un dispositivo instalado al lado del teléfono o portátil (colgado del cuello o situado en la muñeca). Al pulsar el botón, se genera una señal en el servicio de urgencias.
- Servicios de urgencias o de intervención en emergencias. Proporciona tratamiento de urgencia, bien a través del servicio de urgencias de un centro médico o bien a través de ambulancias medicalizadas.
- Hospitalización de pacientes agudos. Tratamiento medicalizado, interdisciplinario, en un hospital, que incluye servicios de enfermería las 24 horas del día.

- Consultas externas del hospital. Pruebas diagnósticas, revisiones, seguimiento y control de paciente de forma ambulatoria.
- Programas dirigidos a la sociedad. Programas de información y educación.

SISTEMAS INTEGRADOS DE ASISTENCIA SANITARIA

El objetivo de los sistemas integrados de asistencia sanitaria es mantener la salud de los usuarios y, en caso de enfermedad, tratarles con el menor coste posible (fig. 10-6). Los objetivos son mantener o mejorar la salud del usuario a un bajo coste y asegurarse de que éste queda satisfecho. Esto requiere disponer de nuevas formas de sistemas de asistencia sanitaria. La tendencia actual es la disminución del número de directivos y gestores, la reducción en el número de niveles de gestión, la fidelización y formación continuada del personal con el objetivo de que se especialicen en más de una tarea, la toma de decisiones basadas en la evidencia y la mejora continuada de la calidad asistencial. Los hospitales se unen, y se fusionan los programas de promoción de la salud, se integran las clínicas, los ambulatorios, las unidades de agudos, la asistencia domiciliaria y la atención a largo plazo de las enfermedades crónicas, en un sistema integrado de asistencia sanitaria (Grohar-Murray y DiCroce, 2003). Lo deseable es que la integración se realice a una velocidad moderada. Si la integración tiene lugar de una forma demasiado lenta, se produce un nivel de estrés elevado porque los directivos, los gestores y el personal no saben qué es lo que va a pasar. Esto puede dar lugar a comportamientos indeseables, y las personas más competentes pueden aceptar las ofertas que reciben para trabajar en otra empresa.

Cuando no hay integración, la organización principal puede lavarse las manos y dejar que las organizaciones más pequeñas que ha adquirido funcionen independientemente como si se tratase de un *holding* de empresas. Excepto, probablemente, en lo que se refiere al control económico y financiero y a la evaluación de la productividad que se realizan en los niveles directivos superiores, las instituciones que han sido adquiridas por la organización principal siguen siendo autónomas. En el caso de la integración asociada, algunas de las actividades o funciones de la o las organizaciones adquiridas se integran en las de la organización principal, mientras que otras siguen funcionando de forma independiente. En las adquisiciones apenas basadas en la integración asociada se integra sólo una parte mínima de las actividades, y la mayoría siguen siendo independientes y funcionando por separado. La mayoría de las funciones de las organizaciones que han sido adquiridas son fundamentalmente independientes. En el caso de las integraciones moderadamente asociadas, el grado de integración es mayor. Las organizaciones funcionalmente integradas todavía pueden considerarse entidades separadas, pero los procedimientos y operaciones clave están estrechamente ligados a los de la organización principal. Cuando la integración es completa, la unión de las diferentes entidades es total (cuadro 10-3). La integración de los sistemas de asistencia sanitaria se realiza en diferentes fases: evaluación, planificación y diseño, implementación y desarrollo.

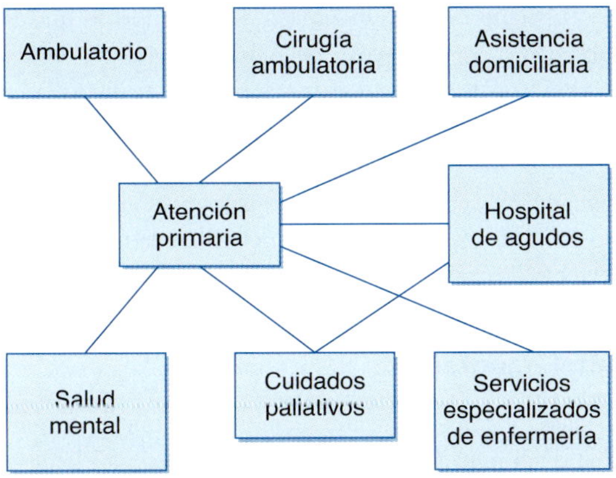

Figura 10-6 • Sistema integrado de asistencia sanitaria. (Modificado de Grohar-Murray ME, DiCroce HR: Leadership and management in nursing, Stamford, CT,1997, Appleton & Lange, p. 144.)

Cuadro 10-3 Grados de integración de las organizaciones

NINGUNA
Organizaciones independientes que forman un *holding*
Colaboración débil

MODERADA
Asociación
Integración operativa

COMPLETA
Consolidada

Evaluación

Durante la fase de evaluación, la organización debe valorar su plan estratégico, su capacidad para hacerse cargo de una operación de esta envergadura y su disposición y preparación para hacer frente a los cambios que se avecinan. ¿Es la colaboración con otra empresa una acción estratégica adecuada para intentar resolver el problema, o hay otras opciones menos complicadas? ¿El problema es temporal, por lo que no merece la pena embarcarse en una operación conjunta con otra organización?

Todas las organizaciones implicadas en el proceso de integración deben estar de acuerdo en lo que respecta a los objetivos a largo plazo y en la idea de que la integración es compatible con las metas de cada una de las organizaciones. Los objetivos convergentes son aquellos que las organizaciones comparten, y, probablemente, son la razón principal que ha motivado que se plantee la colaboración entre ellas. Los objetivos compatibles son específicos de cada organización, pero no entran en colisión con los de las otras organizaciones. Los objetivos potencialmente conflictivos, por el contrario, requieren una evaluación más detallada.

Se deben considerar detenidamente los requerimientos operativos y de gestión de la operación que se va a realizar. Algunas personas pueden resistirse a los cambios. Contar con un plan específico para realizar los cambios puede facilitar las cosas. ¿Está la organización preparada para los cambios que se avecinan? ¿Existe un plan de acción específico para reducir al máximo las alteraciones que se producirán durante la ejecución del cambio? ¿Comprende la organización la relación existente entre la operación de integración y el plan estratégico? ¿Hay una compresión clara de lo que se busca con esta operación? ¿Pueden proporcionar las otras organizaciones los recursos, conocimientos, habilidades, etc., que se necesitan? ¿Son las otras organizaciones económicamente sólidas, fiables y respetadas en el sector? ¿Son compatibles los estilos de gestión y dirección? ¿Está el personal de la otra organización dispuesto a colaborar en todo momento? ¿Son flexibles, competentes en lo que se refiere a la resolución de conflictos y tienen experiencia en acuerdos de colaboración con otras empresas? ¿Está todo el mundo dispuesto a comprometerse, aprender y contribuir en todo lo que esté en su mano? ¿Es esta disponibilidad la misma en todas las organizaciones que se van a integrar? ¿Comprende todo el mundo en qué consiste la colaboración y qué consecuencias puede tener?

Planificación y diseño

Una vez acordada la integración, las organizaciones deben disponer de un plan y de un diseño para llevar a cabo la integración. En esta segunda fase, la tarea principal consiste en planificar la estructura, la plantilla, el estilo de dirección y los sistemas de apoyo. ¿Hasta qué punto estará implicada en las operaciones cada una de las organizaciones? ¿Quién tomará los diferentes tipos de decisiones? ¿Quién debe dar cuenta a quién? ¿Cómo se formará la nueva plantilla? ¿Cómo será la relación entre las organizaciones una vez que se haya producido la integración? Las posibilidades de éxito aumentan cuando una sola de las organizaciones que se van a integrar gestiona el proceso de integración. El gestor principal encargado de la integración necesita autonomía. Cuando todos los socios están igualmente implicados en la gestión de este proceso, la toma de decisiones se hace más lenta. Las organizaciones que se van a integrar deben tener estilos y orientaciones compatibles. Conseguir una relación adecuada exige mucho compromiso, tiempo y esfuerzo. Los directivos deben ser capaces de manejar las ambigüedades y las incertidumbres. La participación del personal solicitada por todas las organizaciones que se van a integrar contribuye a aumentar el compromiso con los planes en mayor medida que el estilo autocrático. Tanto el gestor general como el personal tienen que ser capaces de encontrar una nueva identidad y una nueva lealtad para la integración. Es conveniente que la nueva plantilla se estructure y se desarrolle mediante la colaboración de las organizaciones. No obstante, generalmente no es conveniente que la plantilla se forme a partir de la organización que es absorbida, ya que esto puede crear problemas de lealtad e interferencias en la dirección y gestión por parte de la organización más pequeña. El personal de la nueva organización debe estar suficientemente cualificado para realizar las tareas requeridas, debe demostrar su competencia en todo momento y hacerse respetar.

Implementación

La fase de implementación se centra en la puesta en marcha de la nueva organización. En esta fase, se plantean las cuestiones más importantes relacionadas con la cultura de la organización y los cambios organizativos. Estas cuestiones suelen estar relacionadas con el poder, la autoridad, la ansiedad y el control. El cambio pone en riesgo el equilibrio del poder tanto formal como informal. La competencia por el poder aumenta. Si se espera que la nueva organización tenga éxito, es posible que los gestores y directivos compitan por conseguir mejores cargos y, para ello, prometan a sus subordinados que van a ascender basándose en sus propias necesidades de establecer alianzas en vez de en las necesidades de la organización. Si, por el contrario, se espera que la nueva organización fracase, es posible que los gestores y directivos reserven sus conocimientos y habilidades para sus propios intereses, detrayéndolos de la organización. Además, esta expectativa de fracaso puede actuar como una profecía autocumplida. Cuando se producen cambios en una organización, la gente suele estar preocupada por cuál va a ser su suerte, manifiestan ansiedad y aparece el estrés. La redistribución del personal, de los recursos materiales, de las tareas y de los sistemas que tiene lugar en los momentos de cambio suele desembocar en cierta pérdida del control por parte de los directivos y algún grado de deterioro del rendimiento de la organización. Los directivos pueden contribuir a moldear la dinámica política asociada con el cambio, apoyando dicho cambio y consiguiendo el apoyo de ciertos grupos clave.

Desarrollo

A continuación, toda la atención debe centrarse en el desarrollo profesional y laboral de las personas que están trabajando a favor de la integración. Es importante que se sientan identificadas con la integración e independientes con respecto a las organizaciones que la forman. Deben percibir la integración como algo sustancialmente diferente de las organizaciones que se han unido. Es necesario desarrollar la lealtad a la nueva organización y fortalecer los lazos entre las organizaciones que la forman. Es importante que todo el mundo tenga claro que, si la nueva organización fracasa o las cosas no van como se esperaba, no se trata simplemente de volver a las organizaciones que la forman sin más.

El personal necesita formación para adaptarse a las características de la organización resultante de la integración. Cabe esperar que las organizaciones formen redes y cooperen unas con otras para sobrevivir en un mercado cada vez más competitivo. Los sistemas técnicos y sociales sirven para crear sistemas laborales de alto rendimiento. Se debe hacer hincapié en el aprendizaje y la preparación sistema-nivel de la gente, lo que servirá para que comprendan en toda su amplitud los asuntos estratégicos y las tareas específicas necesarias para cumplir el plan estratégico. La ley de Pareto indica que, en la mayoría de casos, aproximadamente el 20% de los factores causales explica en torno al 80% de los efectos, lo cual indica que se debe prestar atención a este 20% de factores que verdaderamente importan, a la hora de moldear el futuro, y centrarse en el 20% del personal que será el que, finalmente, contribuirá a que se produzca el 80% de lo que va a ocurrir.

«Peor que abandonar es no atreverse a empezar».
Anónimo

GLOBALIZACIÓN

Cada vez existe más interés por la globalización y sus posibles efectos en la salud y en la asistencia sanitaria. La extensión mundial de las enfermedades, la velocidad de los cambios que se están produciendo, y el número, la facilidad y la complejidad de las conexiones están conduciendo al mundo a una nueva fase: la globalización. El rápido movimiento de los capitales, los productos y los servicios, así como de las enfermedades infecciosas resistentes a los medicamentos de los que hoy disponemos, de los alimentos contaminados, de las sustancias tóxicas tanto legales como ilegales y del terrorismo, representa una amenaza para la salud en todos los países (Pappas, Hyder y Akhter, 2003). La Organización Mundial de la Salud (OMS) informa de que los siguientes factores contribuyeron, aproximadamente, a un tercio de las muertes que se produjeron en todo el mundo en 2003: bajo peso corporal y desnutrición en los niños, consecuencias negativas de las relaciones sexuales sin protección, hipertensión arterial e hipercolesterolemia, consumo de tabaco y alcohol, agua no potable o contaminada, malas condiciones de salubridad e higiene, humo procedente de las cocinas y sistemas de calefacción en el interior de las casas, la deficiencia de hierro y la obesidad. La OMS consideró que en 2004 y 2005 las prioridades debían ser las siguientes: cáncer, enfermedades cardiovasculares, diabetes, seguridad de los alimentos, contaminación y otros factores medioambientales negativos, sistemas sanitarios, VIH/sida, malaria, educación para la salud durante el embarazo, el parto y el puerperio, salud mental, control de la sangre destinada a las transfusiones, tabaquismo y tuberculosis (Dickenson-Hazard, 2004). Las enfermedades infecciosas están asociadas con el riesgo de epidemias y pandemias. Las tecnologías de la comunicación contribuyen a la colaboración mundial entre los expertos para encontrar soluciones a los retos biológicos y tecnológicos a los que, cada vez más, tendrá que hacer frente la asistencia sanitaria, pero es necesario movilizar más esfuerzos de investigación, más recursos humanos y más medios materiales y tecnológicos. La OMS podría desempeñar el papel principal en lo que respecta a los retos de la globalización (v. capítulo 9).

Las interconexión sin precedentes de los servicios de asistencia sanitaria en todo el mundo gracias a las telecomunicaciones y el transporte aéreo está dando lugar a una nueva era en la asistencia sanitaria, y estos nuevos sistemas globales deben contribuir a la aparición de nuevos talentos en el campo de la enfermería (Nash y Gremillion, 2004). La centralización de la enfermería en la asistencia sanitaria global ofrece la oportunidad de generar nuevos conocimientos a través de la investigación sobre la asistencia sanitaria (Schultz, 2004). La capacidad de conducir diálogos entre equipos de enfermería a nivel global ayuda a que se generen nuevas ideas y fomenta la sinergia (Rantz, Zazworsky, Zerull et al, 2004). Los directivos y gestores de enfermería deben ser conscientes de las áreas reales y potenciales en las que pueden surgir conflictos de intereses, y estar preparados para prevenir y hacer frente a estos conflictos (Willers, 2004). El personal de enfermería de diferentes culturas debe trabajar junto, y hay que tener en cuenta que, a pesar de sus diferencias culturales, las enfermeras de todo el mundo tienen muchas cosas en común (Thompson, 2004). La gestión de casos y las vías clínicas constituyen el trabajo preliminar para la gestión de los resultados en la atención global al paciente (Bower, 2004). La tecnología de la información es la base de la asistencia sanitaria globalizada y del marketing de los servicios sanitarios (Simpson, 2004). La globalización representa un reto y, a la vez, una oportunidad para los gestores y directivos de los servicios de enfermería.

RESUMEN DEL CAPÍTULO

En respuesta a los cambios tan rápidos que se están produciendo en el entorno de la asistencia sanitaria, estamos asistiendo a procesos de reestructuración e integración. Por esta razón, es importante que los gestores y directores de los servicios de enfermería conozcan los factores que afectan a las estructuras y a los conceptos organizativos, así como las ventajas e inconvenientes que presentan los diferentes tipos de estructura organizativa. Las enfermeras deben saber cómo actuar a lo largo del continuo de la asistencia al paciente, tanto en los sistemas de asistencia sanitaria integrados como fuera de ellos.

Actividades para la EVALUACIÓN CRÍTICA

Diario de reflexiones: Haga observaciones en un contexto clínico o reflexione sobre experiencias del pasado. Responda a las siguientes preguntas: ¿Cuál es la estructura organizativa del lugar en que trabaja? ¿De qué forma esta estructura sirve para conseguir los propósitos de la organización? ¿Cuál es el cargo jerárquicamente más alto en referencia a los servicios de enfermería? Compare los cargos jerárquicos de las enfermeras con los de los médicos y los de otros profesionales. Describa las similitudes y diferencias que existen en las responsabilidades de los gestores y directivos de enfermería de nivel superior, intermedio e inferior del lugar en que trabaja.

ESTUDIO DE CASOS

Elabore el organigrama de un Hospital General. Piense de qué forma se pueden reestructurar las unidades con el fin de maximizar los beneficios que obtiene el hospital prestando atención a las necesidades cambiantes de la población del área a la que atiende el hospital. Piense cómo se podrían cambiar las unidades medicoquirúrgicas del hospital poco utilizadas para adaptarlas a la creciente demanda de servicios de geriatría y de asistencia domiciliaria y ambulatoria. Elabore un nuevo organigrama de la organización. Fíjese en el número de personas que tienen que dar cuenta ante un mismo gestor o directivo, en si la estructura es vertical u horizontal, en si se trata de una organización centralizada o descentralizada, y en la cadena de mando y de comunicación. Haga un listado con las ventajas e inconvenientes de la nueva organización que ha creado con este organigrama, y discuta el listado con sus compañeros de clase.

BIBLIOGRAFÍA

Adams CE, Michel Y, DeFrates D, et al: The effect of locale on health status and direct care time of rural versus urban home patient, *J Nurs Adm* 35(1): 244-251, 2001.

Bower KA: Patient care management as a global nursing concern, *Nurs Adm Q* 28(1):39-43, 2004.

Brown AD, Alikhan LM, Seeman NL: Crossing the strategic synapse: Aligning hospital strategy with shared system priorities in Ontario, Canada, *Health Care Manage Rev* 31(1):34-44, 2006.

Burns LR: *The business of healthcare innovation*, Cambridge, UK, 2006, Cambridge University Press.

Coddington DC, Fischer EA, Moore KD, et al: *Beyond managed care: how consumers and technology are changing the future of health care*, San Francisco, 2000, Jossey-Bass.

Dickenson-Hazard N: Global health issues and challenges, *J Nurs Scholarsh* 36(1):6-10, 2004.

Galbraith JR: *Designing organizations: An executive guide to strategy, structure, and process revised*, San Francisco, 2002, Jossey-Bass.

Galbraith JR: *Designing the customer centric organization: A guide to strategy, structure, and process*, San Francisco, 2005, Jossey-Bass.

Galbraith JR, Downey D, Kates A: *Designing dynamic organizations*, New York, 2002, American Management Association.

Gingrich N, Pavey D, Woodbury A: *Saving lives and saving money*, Washington, DC, 2006, Alexis de Tocqueville Institution.

Grohar-Murray ME, DiCroce HR: *Leadership and management in nursing,* ed 3, Stamford, CT, 2003, Appleton & Lange.

Hall LM: Examining the human capital costs of nursing following restructuring, *J Nurs Adm* 36(5):231, 2006.

Herzlinger RE: *Consumer-driven health care: Implications for providers, payers, and policy-makers*, San Francisco, 2004, Jossey-Bass.

Huber DL: *Leadership and nursing care management,* ed 3, Philadelphia, 2006, Elsevier.

Institute for the Future: *Health and health care 2010*, San Francisco, 2000, Jossey-Bass.

Marquis BL, Huston CJ: *Leadership roles and management functions in nursing: Theory and application,* ed 5, Philadelphia, 2006, Lippincott Williams & Wilkins.

Milisen K, Abraham I, Siebens K, et al: Work environment and workforce problems: A cross-sectional questionnaire survey of hospital nurses in Belgium, *Int J Nurs Stud* 43(6):745-754, 2006.

Nash MG, Gremillion C: Globalization impacts the healthcare organization of the 21st century: demanding new ways to market product lines successfully, *Nurs Adm Q* 28(2):86-92, 2004.

Pappas G, Hyder AA, Akhter M: Globalization: Toward a new framework for public Health, *Soc Theory Health* 1(2):91-100, 2003.

Porter ME: *Redefining health care: Creating value-based competition on results*, Boston, 2006, Harvard Business School Press.

Rakich JS, Longest BB, Darr K: *Managing health services organizations,* ed 3, Baltimore, 2001, Health Professions Press.

Rantz M, Zazworsky D, Zerull LM, et al: The power of dialogue with the global nursing exchange, *Nurs Adm Q* 28(1):19-26, 2004.

Roussel L, Swansburg RC, Swansburg RJ: *Management and leadership for nurse administrators*, Boston, 2006, Jones & Bartlett.

Schryer N: Implementing organizational redesign to support practice: the Tulane model, *J Nurs Adm* 34(9):400-406, 2004.

Schultz AA: Role of research in reconstructing global healthcare for the 21st century, *Nurs Adm Q* 28(2):133-135, 2004.

Sharp DE: *Customer relationship management systems handbook*, Boca Raton, Fl, 2003, Auerbach Publications.

Shillito ML: *Acquiring, processing, and deploying the voice of the customer*, Boca Raton, Fl, 2001, St. Lucie Press.

Simpson RL: Global informing: impact and implications of technology in a global marketplace, *Nurs Adm Q* 28(2):144-150, 2004.

Spector R: *Lessons from the Nordstrom way: How companies are emulating the #1 customer service company*, New York, 2001, John Wiley & Sons.

Sullivan EJ, Decker PJ: *Effective leadership and management in nursing*, Upper Saddle River, NJ, 2005, Prentice Hall.

Thompson PA: Leadership from an international perspective, *Nurs Adm Q* 28(3):191-199, 2004.

Timm PR: *Customer service: career success through customer satisfaction*, Upper Saddle River, NJ, 2001, Prentice Hall.

Westphal J: Resilient organizations: Matrix model and service line management, *J Nurs Adm* 35(9):414-419, 2005.

Wiggins MS: The partnership care delivery model, *J Nurs Adm* 36(7-8):341-345, 2006.

Willers L: Global nursing management: Avoiding conflicts of interest, *Nurs Adm Q* 28(1):44-51, 2004.

Yoder-Wise PS: *Leading and managing in nursing,* ed 4, St Louis, 2007, Mosby.

Cultura organizativa, cambio e innovación

11

«No podemos cambiar la dirección del viento, pero podemos ajustar las velas».
Anónimo

Descripción del capítulo

El capítulo 11 trata de la cultura individual y organizativa, de la diversidad, del proceso de cambio, del cambio cultural, de los aspectos conductuales del cambio organizativo, de las resistencias al cambio, de la oscilación, de las estrategias para el cambio y de la innovación.

Objetivos del capítulo

- Describir la interrelación existente entre los valores, las actitudes, la percepción, la personalidad y los roles.
- Identificar cuatro factores implicados en la cultura organizativa.
- Explicar la forma en la que los directivos pueden servirse de los héroes.
- Describir una red cultural.
- Citar por lo menos dos rituales.
- Definir tres estrategias para llevar a cabo el cambio.
- Describir los cinco elementos que, según Kilmann, hay que planificar detalladamente para hacer más fácil los cambios organizativos complejos.
- Discutir qué ocurre en las tres fases de desarrollo de una organización.
- Comparar creatividad e innovación.

Principales conceptos y definiciones

Valores. *Convicciones y creencias básicas sobre lo que es deseable o importante.*
Actitudes. *Estados mentales que predisponen a actuar de una forma determinada.*
Percepción. *Conciencia del entorno que se obtiene a través de los órganos de los sentidos.*
Personalidad. *Conjunto relativamente estable de características y temperamentos.*
Papeles. *Conducta esperada en determinadas situaciones.*
Tipos psicológicos de Myers-Briggs. *Instrumento de medida autoadministrado para evaluar los puntos fuertes y débiles de una persona y determinar cómo un individuo difiere de otro.*
Suposiciones. *Ideas ya existentes en nosotros, que utilizamos como punto de partida para nuestro comportamiento y nuestros razonamientos.*
Símbolo. *Objeto o acto que representa otra cosa.*
Lenguaje. *Determinados sonidos y palabras que se utilizan para expresar pensamientos y sentimientos.*
Conducta. *Conjunto de acciones y gestos que realiza una persona.*
Cultura organizativa. *Forma habitual de pensar y de actuar, compartida por los miembros de una organización.*
Héroe. *Persona que recibe el reconocimiento de los demás por sus cualidades.*
Red cultural. *Conjunto de contactos informales a través de los cuales se comunican los miembros de una organización.*
Ritual. *Comportamiento habitual de una persona que se realiza de forma constante y sin reparar en él.*
Cambio. *Alteración en lo que venía siendo habitual.*
Agente del cambio. *Persona que colabora a que se produzca el cambio.*
Desarrollo de la organización. *Fases evolutivas por las que pasa una organización: nacimiento, juventud y madurez.*
Innovación. *Utilización del cambio para introducir un nuevo producto o servicio.*

CULTURA DE LOS INDIVIDUOS

La cultura de una persona está formada por los valores, las actitudes, las percepciones, la necesidad de establecer relaciones interpersonales, los roles o funciones y los estilos cognitivos. A la hora de planificar el cambio, los directivos y gestores deben tener en cuenta todos estos factores. También es importante tener en cuenta la cultura colectiva y la cultura de los expertos. Para llegar a ser un experto, hay que competir con otros para conseguir la mejor cualificación (académica y profesional), así como para obtener una plaza en las mejores universidades y el mejor empleo posible. El éxito no se obtiene trabajando en equipo sino haciendo las cosas mejor que los demás. El trabajo en equipo, el consenso, la interdependencia y seguir órdenes o instrucciones son elementos que no forman parte de la cultura de los expertos. Si comprendemos la cultura de los expertos, podremos comprender mejor a los médicos y a otros profesionales que trabajan en el campo de la asistencia sanitaria (Atchinson y Bujak, 2001). Actualmente, existe una tendencia hacia la formación interdisciplinaria y el trabajo en equipo de los profesionales.

Valores

Los valores son convicciones básicas que todos tenemos sobre los que es correcto, bueno o deseable. Los sistemas de valores expresan el conjunto de valores que posee un individuo, ordenados en función de su importancia relativa. El sistema de valores, a su vez, es la base sobre la que se sustentan las actitudes, las percepciones y la personalidad de un individuo, así como las funciones que desempeña. Los valores son relativamente estables y duraderos y, generalmente, influyen en las decisiones y en el comportamiento (Sullivan y Decker, 2005).

Actitudes

«Hay personas que se aguantan. Otras sonríen y cambian lo que no les gusta».
Anónimo

Las actitudes son estados mentales que predisponen a actuar de una determinada manera. Tienen su origen en las experiencias que ha tenido el individuo, y ejercen una influencia específica sobre la respuesta que damos a los demás, a los objetos y a las situaciones.

A finales de la década de 1950, Leon Festinger propuso la teoría de la disonancia cognitiva para explicar el nexo que existe entre las actitudes y la conducta. El término *disonancia cognitiva* se refiere a la incoherencia o incompatibilidad percibida por el sujeto entre sus actitudes y su conducta. Festinger sostenía que la incoherencia es incómoda, por lo que la gente intenta resolver o por lo menos reducir al máximo la disonancia y, por tanto, acabar con el malestar que provoca dicha disonancia (Festinger, 1957).

La tolerancia hacia la ambigüedad y la posición percibida de control influye en la actitud de los individuos hacia el cambio. Los entornos en los que nos movemos son cada vez más caóticos, complejos y transitorios y, además, están cada vez más saturados de información. La habilidad para procesar la información que proviene del entorno está afectada por la actitud que el individuo tiene hacia el cambio. El concepto de *tolerancia hacia la ambigüedad* se refiere al grado en el cual una persona se siente amenazada ante lo impredecible o el grado en el cual tiene dificultades para hacer frente a las situaciones complejas. Las personas que tienen tolerancia hacia la ambigüedad y la complejidad poseen más capacidad de adaptación. La tolerancia hacia la ambigüedad depende de, por lo menos, tres factores: tolerancia hacia la novedad, tolerancia hacia la complejidad y tolerancia hacia lo irresoluble. La *tolerancia hacia la novedad* es la tolerancia hacia la información y las situaciones nuevas o poco familiares. La *tolerancia hacia la complejidad* es la tolerancia hacia las situaciones en las que hay muchas cosas implicadas y relacionadas entre sí. La *tolerancia hacia lo irresoluble* es la tolerancia hacia las situaciones que son difíciles de resolver debido a que no hay suficiente información disponible o a que no se puede identificar ninguna solución alternativa que sea satisfactoria.

La posición percibida de control puede ser interna o externa. Percibir una *posición interna de control* significa que el sujeto se percibe a sí mismo como responsable del éxito o del fracaso de su acción en una situación determinada. Por el contrario, percibir una *posición de control externa* significa que el sujeto percibe que otra persona u otra cosa es la responsable de lo que sucede.

«El hombre sabio cambia de opinión, el idiota nunca».
Anónimo

Percepciones

La *percepción* es el proceso psicológico mediante el cual las cosas que captamos a través del sentido de la vista, el oído, el olfato, el gusto y el tacto cobran sentido para nosotros. Las experiencias anteriores que ha tenido el sujeto y su sistema de valores afectan a la percepción. Ésta es lo que explica por qué en una misma situación, diferentes personas perciben cosas diferentes. Por otro lado, existen diferencias en la capacidad que tienen las personas para procesar la información, recordar los datos y analizar las alternativas existentes. La percepción consiste en recibir, organizar e interpretar los estímulos. La percepción que tenemos de las cosas influye, a su vez, en las actitudes y en la conducta.

La *percepción selectiva* se produce cuando seleccionamos sólo la información que está de acuerdo con nuestros puntos de vista. Conocerse a sí mismo nos ayuda a percibir a los demás de forma menos sesgada. La gente tiende a percibir sus propias características en los demás.

Un *estereotipo* es un juicio realizado sobre los demás tomando en consideración el sexo, la raza o cualquier otra característica grupal. Los estereotipos contribuyen a una percepción selectiva. Se habla de *profecía autocumplida* cuando esperamos que una persona se comporte de determinada manera; a continuación, utilizamos la percepción selectiva para percibir únicamente el comportamiento que esperamos, y tratamos a esta persona como si se comportase únicamente de esta manera. Por ejemplo, si un directivo de los servicios de enfermería piensa que las personas pertenecientes a una raza determinada son perezosas e irresponsables, probablemente no asignará a las enfermeras de esta raza tareas importantes, lo cual puede hacer que estas personas se aburran de hacer siempre las mismas cosas de forma mecánica y sin tener que esforzarse mucho. El aburrimiento, a su vez, podría desmotivarlas, y, al estar desmotivadas, se comportarían como personas perezosas e irresponsables, lo cual confirmaría el estereotipo y daría lugar a una profecía autocumplida.

Necesidades interpersonales

La necesidad de establecer relaciones interpersonales no es realmente un comportamiento, sino más bien una tendencia a comportarse de determinada manera. En esta necesidad influyen las necesidades básicas que todos tenemos con respecto a la interacción con los demás. Los seres humanos tenemos como mínimo tres necesidades básicas: inclusión, control y afecto. La inclusión tiene que ver con la extroversión, la introversión, la afiliación, la tendencia a incorporar a otras personas a nuestro grupo de referencia y el deseo de ser incluidos por otros en su grupo de referencia. El control tiene que ver con la necesidad de equilibrar las influencias y el poder que los demás ejercen sobre nosotros y nosotros sobre los demás.

Personalidad

La personalidad es un conjunto relativamente estable de características, temperamentos y tendencias. La personalidad está moldeada de forma significativa por dos factores: la herencia y los factores sociales, culturales y del entorno.

Estilos cognitivos y tipos psicológicos de Myers-Briggs

Los seres humanos percibimos y procesamos la información de forma diferente. Los tipos psicológicos de Myers-Briggs constituyen un instrumento de autoevaluación basado en el modelo de los estilos cognitivos. Este modelo teórico parte de la premisa de que la gente percibe la información mediante las sensaciones y la intuición, y procesa o evalúa la información mediante el pensamiento y los sentimientos. Las sensaciones se centran en los detalles o atributos específicos, más que en las relaciones existentes entre los distintos factores. Con la intuición se hace hincapié en las relaciones entre los factores, centrándose en las generalizaciones y en lo que los factores presentes en la situación tienen en común. El pensamiento sistemático evalúa la información, mientras que el sentimiento da sentido a la acción.

Los tipos psicológicos de Myers-Briggs son un método muy útil para realizar una autoevaluación de nuestros puntos fuertes y débiles, y entender la forma en la que diferimos de los demás. Isabel Briggs-Myers (1995) identificó cuatro dimensiones psicológicas: *a*) actitud ante la vida; *b*) función perceptiva; *c*) función judicativa, y *d*) orientación hacia el mundo exterior. Cada una de estas cuatro dimensiones tiene, a su vez, dos categorías. Por tanto, es posible distinguir 16 tipos psicológicos diferentes, como se muestra en la tabla 11-1.

Al tipo *introvertido* le gusta trabajar solo, pensar antes de actuar y estar en un ambiente tranquilo y silencioso. No le gustan las interrupciones, y puede trabajar en un mismo proyecto durante mucho tiempo. Está interesado en las ideas, es cuidadoso con los detalles. Al tipo *extrovertido* le gusta estar rodeado de gente, la variedad y la acción. Se comunica con libertad, puede actuar sin pensar y puede impacientarse cuando se trata de un trabajo que hay que hacer lentamente. El tipo *sensitivo* suele ser bueno en los trabajos que exigen prestar atención al detalle. Antes de actuar, le gusta decidir la forma en la que va a hacer las cosas, y va paso a paso hasta alcanzar el objetivo que se ha fijado. Al tipo *intuitivo* le gusta resolver problemas nuevos, disfruta aprendiendo cosas nuevas y adquiriendo nuevas habilidades, se guía por la inspiración, y trabaja a ratos y sólo cuando se siente lleno de energía. Llega a una conclusión rápidamente. El tipo *racional* valora la lógica, organiza las ideas en secuencias lógicas, tiende a ser breve y se comporta como un hombre de negocios que estuviese siempre muy ocupado. Puede parecer impersonal. El tipo *sentimental* da mucha importancia a los sentimientos, tiende a ser simpático y agradable. Puede subestimar la importancia del pensamiento racional y tienen tendencia a divagar. Al tipo *juicioso* le gusta planificar el trabajo y seguir siempre un plan, toma las decisiones con rapidez y siempre hace aquello que se le encarga. El tipo *perceptivo* es curioso. Puede implicarse en demasiados proyectos a la vez y puede que tenga problemas para terminarlos o para llegar a una conclusión.

Es importante que los directivos y gestores sepan a qué tipo pertenecen ellos mismos y las personas con las que trabajan (Barr y Barr, 1989; Briggs-Myers, 1995).

Tabla 11-1 Tipos psicológicos de Myers-Briggs

Dimensiones	Categoría (pares opuestos)	
Actitud hacia la vida	Introvertido	Extrovertido
Percepción	Sensitivo	Intuitivo
Juicio	Racional	Sentimental
Orientación hacia el mundo exterior	Juicioso	Perceptivo

Perspectiva de la INVESTIGACIÓN 11-1

De Dunham-Taylor J: *Nurse executive transformational leadership found in participative organizations,* J Nurs Adm 30(5):241-250, 2000.

Objetivo: El objetivo de este estudio fue analizar el liderazgo transformacional, la etapa en el ejercicio del poder y el clima organizativo.

Método: Un total de 396 ejecutivos encargados de los servicios de enfermería de los hospitales elegidos al azar y 1.115 empleados que estaban bajo las órdenes de estos ejecutivos cumplimentaron un instrumento de medida sobre las siguientes variables: estilo de liderazgo de los ejecutivos de los servicios de enfermería, esfuerzos extra del personal, grado de satisfacción del personal y eficacia del trabajo en equipo. El instrumento de medida utilizado fue el Bass and Avolio's Multifactor Leadership Questionnaire. Los superiores de los ejecutivos (n = 360) puntuaron la eficacia del trabajo en grupo de los ejecutivos. Los ejecutivos cumplimentaron el Hagberg's Personal Power Profile y dieron una puntuación al clima existente en su organización mediante el Likert's Profile of Organizational Characteristics.

Resultados/conclusiones: Los ejecutivos de los servicios de enfermería utilizaban el liderazgo transformacional con bastante frecuencia, dirigían a un personal que tenía un grado de satisfacción bastante elevado, eran muy eficaces según la opinión de sus jefes, la mayoría estaba en la etapa 3 (ejercicio del poder basado en el logro) o en la etapa 4 (ejercicio del poder basado en la reflexión) y daban a su hospital una puntuación de 3 (organización consultiva). La satisfacción del personal y la eficacia del trabajo en grupo disminuía cuando los ejecutivos eran más transaccionales (se centraban en las tareas de dirección y gestión, y en el equilibrio y la compensación). Las puntuaciones en liderazgo transformacional (cambios inducidos en la percepción) tenían tendencia a ser más elevadas en el caso de los ejecutivos de los servicios de enfermería que tenían un nivel educativo superior y trabajaban en las organizaciones más participativas.

Roles

La *teoría del rol* es un conjunto de conceptos, definiciones e hipótesis que pretenden servir para predecir la forma en la que las personas desempeñarán un determinado rol y bajo qué circunstancias cabe esperar que se produzca un determinado comportamiento. Los roles son los actos o conductas que cabe esperar de una persona en función del rol que desempeña, el cual, a su vez, está relacionado con la posición social que ocupa. Las posiciones son los lugares que cada persona ocupa en el sistema social (p. ej., profesora o enfermero). Las personas que ocupan una misma posición comparten los mismos comportamientos. Las conductas (comportamientos) específicas asociadas con las posiciones constituyen los roles. Las posiciones y los roles correspondientes tiene sus posiciones y roles correlativos (p. ej., enfermera-paciente, profesor-alumno, líder-seguidor).

La *estructura de roles* está formada por individuos, conductas y posiciones. El individuo (actor, yo, referente o *self*) posee una serie de atributos que pueden describirse desde diferentes puntos de vista. Un interaccionista prestaría atención a la interacción que tiene lugar entre los roles; un psiquiatra se fijaría fundamentalmente en la personalidad, y el estructuralista estaría interesado especialmente en las funciones adscritas a cada posición. Las conductas son las acciones realizadas en el desempeño del rol. En muchas ocasiones, se trata de conductas voluntarias y dirigidas a la consecución de un objetivo. El término *prescripción* se refiere a lo que una persona debe hacer en función de la posición que ocupa en la estructura de roles.

Los roles y las conductas asociadas con cada rol, es decir, los comportamientos que cabe esperar de cada persona en función del rol que desempeña, se adquieren a través del proceso de *socialización de los roles*. Las *expectativas del rol* son las creencias que los demás tienen sobre qué debe hacer una persona teniendo en cuenta la posición que ocupa. Estas expectativas pueden ser específicas o generales, formales o informales y extensas o restringidas. Las expectativas generales dan más libertad a las personas sobre las cuales proyectamos las expectativas asociadas con el desempeño del rol que las expectativas específicas. Algunas expectativas formales constan por escrito, como los códigos éticos y deontológicos, mientras que, por el contrario, las expectativas informales se comunican de forma indirecta. Las expectativas relacionadas con la edad y el sexo son expectativas de carácter extenso debido a que transcienden a otros roles. Las expectativas que se aplican sólo a unas cuantas posiciones son expectativas restringidas.

El *aprendizaje del rol* consiste en localizarse a sí mismo correctamente en la estructura social. Empieza durante el primer año de vida, continúa en la primera infancia y termina cuando, ya en la vida adulta, aceptamos la posición que nos corresponde y asumimos las responsabilidades asociadas con esta posición. El aprendizaje del rol implica el desarrollo de una serie de habilidades básicas, como el lenguaje, la capacidad para establecer relaciones interpersonales y la habilidad para ponernos en el lugar del otro. *Ponerse en el lugar del otro* consiste en poder imaginarse cómo se perciben, piensan y se sienten los demás y cómo actuaríamos nosotros si ocupásemos la posición que ellos ocupan. «Jugar a las enfermeras» es un ejemplo de ponerse en el lugar del otro.

El *desempeño del rol* se refiere a las conductas, y está relacionado con las posiciones que cada persona tiene en la estructura social, así como con el grado de implicación que una persona tiene en cada una de estas posiciones y con el grado de dedicación. Una enfermera profesional que se inscribe en un curso de formación continuada tendrá menos tiempo para cuidar de sus hijos. El *grado de implicación* es la intensidad del esfuerzo que cada persona hace para desempeñar un determinado rol. Puede variar desde la falta absoluta o casi absoluta de implicación hasta una implicación de máxima intensidad. Así, por ejemplo, una enfermera puede limitarse a pagar la cuota mensual de la organización profesional a la que pertenece o, por el contrario, puede ocupar un cargo directivo en esta organización y participar en varios comités. El *grado de dedicación* es el tiempo que una persona invierte en desempeñar un determinado rol, en comparación con el que invierte en el desempeño de otros roles.

La *disonancia del rol* o estrés asociado con el desempeño del rol es la diferencia existente entre las expectativas asociadas al rol y el desempeño del mismo. Cuanto mayor sea esta diferencia mayor será el estrés asociado al desempeño del rol. La *ambigüedad del rol* es la falta de claridad en las expectativas asociadas al mismo. La *sorpresa del rol* se produce cuando surgen discrepancias entre el rol que uno prevé que va a desempeñar una persona y el rol que realmente desempeña. El *conflicto de roles* surge como consecuencia de la existencia de roles contradictorios o mutuamente excluyentes.

DIVERSIDAD

«Está muy bien ser diferente».
Anónimo

La diversidad consiste en el hecho de que las personas somos diferentes unas de otras, y en la existencia de variaciones en el comportamiento humano. La diversidad es algo positivo. En el centro de la diversidad está la personalidad del individuo. Otros factores internos son la edad, el sexo, la raza, el país en el que se ha nacido, la capacidad física y la orientación sexual. Los factores externos son la educación, la experiencia laboral, los ingresos económicos, la religión, el estado civil, tener o no hijos, los hábitos personales, los hábitos con respecto al ocio y al tiempo libre, el lugar geográfico, el entorno en el que vivimos y el aspecto físico. Los factores organizativos son el campo o área en la que trabajamos, la clasificación funcional o roles relacionados con el trabajo, el servicio, departamento o unidad en la que trabajamos, el grado de experiencia laboral en el puesto que desempeñamos, el estatus jerárquico, el lugar en el que se encuentra el puesto de trabajo y la pertenencia a uno u otro sindicato u organización profesional.

El respeto a la diversidad se fundamenta en el reconocimiento de las cosas positivas que derivan del hecho de que los seres humanos seamos diferentes unos de otros.

El término *multiculturalismo* se refiere a la convivencia en un mismo espacio geográfico de culturas diferentes. Es justo lo contrario del *uniculturalismo*, denominado también *asimilación*, que consiste en la prescripción de una sola cultura homogénea con independencia de la procedencia de los distintos grupos que componen la sociedad. El *interculturalismo* se refiere a la mediación entre las culturas. El *transculturalismo* consiste en el acercamiento entre prácticas culturales notablemente diferentes (Grunitzky, 2004).

Las *diferencias culturales* se observan en distintas áreas:

Valores y normas. En Estados Unidos la gente suele valorar el individualismo, la independencia y la confrontación directa en los conflictos; mientras que, en otras culturas, la gente puede preferir el comunitarismo, la acción grupal, la conformidad y la armonía.

Creencias y actitudes. En Estados Unidos la gente suele creer en la igualdad ante la ley, en la igualdad entre los sexos y en el control de cada individuo sobre su propio destino; mientras que, en otras culturas, la gente puede tolerar una estructura social más jerarquizada y creer en el respecto a la autoridad.

Procesos mentales y estilos de aprendizaje. En Estados Unidos, generalmente, la gente tiene una forma de pensar lineal, lógica y secuencial basada en la resolución de problemas, mientras que, en otras culturas, la gente puede pensar de forma lateral, holística y simultánea y aceptar resignadamente los problemas y dificultades que surgen en el día a día.

Sentido de sí mismo y del espacio. En Estados Unidos la gente puede relacionarse de manera informal y saludarse con un apretón de manos; mientras que, en otras culturas, la gente puede ser más formal y utilizar las reverencias y los abrazos, además del apretón de manos.

Relaciones con los familiares y amigos. La gente en Estados Unidos da prioridad a la familia nuclear, valora la juventud y subraya la importancia de la responsabilidad ante sí mismo; mientras que, en otras culturas, la gente puede dar prioridad a la familia extensa, sentir un gran respeto por las personas mayores, y ser leales a y sentirse responsables ante la familia más que ante sí mismo.

Tiempo y conciencia del tiempo. En Estados Unidos la gente suele valorar que las cosas se hagan puntualmente y con rapidez y es lineal y exacta con respecto a la conciencia del tiempo; mientras que, en otras culturas, la gente puede utilizar el tiempo para disfrutar de las relaciones y puede ser elástica con respecto al tiempo y relativamente menos conscientes de éste.

Comunicación y lenguaje. En Estados Unidos la gente se comunica de forma directa y explícita, y da mucha importancia a lo que se dice; es decir, al contenido; mientras que, en otras culturas, como la asiática y la de los indios nativos de Norteamérica, la gente puede utilizar un tipo de comunicación más implícita e indirecta, en la que se da más importancia al contexto en el que aparecen las palabras.

Alimentos y hábitos alimentarios. En Estados Unidos la gente suele percibir la comida como algo necesario, y come rápidamente con el solo fin de saciar el apetito; mientras que, en otras culturas, la gente puede percibir el acto de comer como una experiencia social o religiosa.

Vestido y apariencia. En Estados Unidos la gente puede vestirse de una u otra forma para conseguir el éxito y, además, acepta una amplia variedad de códigos con respecto a la forma de vestir; mientras que, en otras culturas, la gente puede percibir el vestido como un signo de posición y de prestigio y, además, pueden basarse en normas religiosas a la hora de vestirse.

Hábitos y prácticas laborales. En Estados Unidos la gente suele hacer hincapié en la tarea, valora intrínsecamente el trabajo y recompensa a los trabajadores en función de sus logros individuales; mientras que, en otras culturas, la gente puede hacer hincapié en las relaciones interpersonales, considerar que el trabajo es una necesidad para poder vivir, y recompensar a los trabajadores por su antigüedad, jerarquía y experiencia o por su capacidad en las relaciones interpersonales.

Los sociólogos han creado el término *cultura de la pobreza*. En esta cultura, los individuos tienen un riesgo más elevado de pertenecer a los estratos sociales más bajos, tener menos cobertura sanitaria y padecer enfermedades. La cultura de la pobreza afecta principalmente a los inmigrantes y a las minorías raciales de los países desarrollados.

En Estados Unidos, los blancos no hispanos y los asiáticos tienen un nivel medio de ingresos más elevado que los afroamericanos, los hispanos y los indios nativos de Norteamérica.

Las condiciones económicas y sociales contribuyen a elevar el nivel de violencia. El desempleo está asociado con la violencia, porque las personas que no tienen trabajo están más tiempo sin hacer nada y, además, pueden sentirse frustradas, culpables o fracasadas. Los lugares públicos, como los centros comerciales, las iglesias, los parques, los restaurantes y los centros educativos, se han convertido en lugares en los que se produce una violencia de tipo casual o aleatorio. El homicidio es la principal causa de muerte entre los hombres afroamericanos. Las mujeres, los niños y las personas mayores son los grupos sociales más vulnerables a la violencia. El riesgo de muchas enfermedades es más elevado para las personas que viven en la pobreza. Los problemas sociales, económicos y de salud influyen en la asistencia sanitaria y en la cultura de las organizaciones proveedoras de servicios sanitarios (Cherry y Jacob, 2002).

La *imposición cultural* se produce cuando una cultura obliga a otra cultura o subcultura a aceptar sus valores y creencias. El *imperialismo cultural* es una situación en la cual un país controla a otros países a los que les impone su propia cultura. En muchos casos, el imperialismo cultural se manifiesta en la lucha por controlar las materias primas y los mercados de productos y servicios. El *etnocentrismo* consiste en la creencia de que una cultura o los valores de una raza son superiores a los de las otras. Constituye el nivel más bajo de sensibilidad intercultural. La sensibilidad intercultural pasa por varias fases o estadios: *a*) negación de las diferencias, que es la incapacidad de reconocer las diferencias que existen entre las distintas culturas. El aislamiento en el interior de un grupo homogéneo no permite a los seres humanos darse cuenta ni interpretar las diferencias culturales; *b*) separación, que permite que algunas personas tomen conciencia de las diferencias culturales, pero esto, generalmente, lleva a la utilización de etiquetas muy amplias, como «los asiáticos» o «los negros». Esta categorización tan superficial se basa en la ignorancia, pero tiene un efecto relativamente positivo; *c*) defensa contra la diferencia, que es el reconocimiento de las diferencias culturales, acompañado de una evaluación negativa de las variaciones que cada cultura presenta con respecto a la cultura dominante (cuanto más importantes sean estas variaciones, más negativa será la evaluación). Esta fase puede caracterizarse por el planteamiento dualista de «nosotros» frente a «ellos», acompañado de una gran cantidad de estereotipos negativos hacia «ellos» y un intento de asimilar la cultura más débil a la cultura dominante; *d*) minimización de las diferencias, que es el reconocimiento y la aceptación de las diferencias culturales superficiales, como las costumbres con respecto a la comida. El supuesto de partida es que todos los seres humanos somos básicamente iguales. Se hace hincapié en lo que todos tenemos en común y en los valores básicos; *e*) aceptación de las diferencias, que es el reconocimiento y el aprecio de las diferencias culturales en lo referente tanto a los valores como a los comportamientos. Se hace hincapié en la importancia de conocer otras culturas y en la necesidad de un mayor conocimiento de la cultura propia; *f*) adaptación a la diferencia, que comporta un cambio del marco de referencia para comprender y ser comprendido en las diferentes culturas, y *g*) integración de la diferencia, que consiste en la internalización de los marcos de referencia multiculturales. Se trata de la aceptación de una identidad que ya no se basa únicamente ni en su totalidad en la cultura propia (Gardenswartz y Rowe, 2003).

GESTIÓN DE LA DIVERSIDAD CULTURAL

Los directivos y gestores deben ayudar al personal a tratar la diversidad cultural a través de la toma de conciencia, del control de la discriminación y de la disminución de los prejuicios. Los directivos de nivel superior deben estar familiarizados con las creencias y las prácticas más importantes de cada cultura. La redacción por escrito de la misión y de la metas de la organización debe incluir el tema de la diversidad. Las personas que quieran tratar los asuntos relacionados con la diversidad deben recibir apoyo. La elaboración y ejecución de las auditorías sobre temas culturales, incluyendo los grupos de discusión, las entrevistas personales y los cuestionarios, es importante. Los grupos homogéneos a los que se proporciona un ambiente de trabajo adecuado para la resolución de problemas pueden hacer recomendaciones para solucionar los problemas de interculturalidad que surjan en la organización. El contacto a largo plazo entre personas de diferentes razas y culturas puede aumentar la conciencia de la organización sobre estos temas. Los programas de orientación, los seminarios, el *role playing*, el desarrollo de habilidades de comunicación y de relación interpersonal y los grupos de trabajo pueden ser instrumentos muy valiosos para promover la sensibilidad intercultural. Los directivos y jefes de servicio, departamento, sección y unidad deben actuar como modelos en lo que respecta a la integración de las diferencias. La responsabilidad con la diversidad debe ser visible en la contratación, la promoción y las acciones encaminadas a ayudar al personal de la organización. Los directivos deben cumplir íntegramente las leyes y las disposiciones administrativas en materia laboral. En la organización deben existir servicios de traducción e interpretación. La gente debe ser consciente de que no siempre los extranjeros y las personas pertenecientes a las minorías raciales se sienten inferiores y que, por el contrario, puede haber personas pertenecientes a la mayoría racial o cultural que pueden sentirse discriminadas u oprimidas en algún momento. Las personas que tienen hábitos de vida diferentes no deben ser tratadas como si necesitasen ayuda, ya que pueden ser felices y sentirse satisfechos con su forma de vida. A veces, los brotes emocionales no tienen nada que ver con el odio o el enfado sino que, simplemente, constituyen una forma de comunicación. Los directivos deben invertir tiempo para conocer a la plantilla y ayudar a los empleados a que, en todo momento, se sientan dignos y valiosos. Asimismo, deben reconocer y valorar la diversidad y proporcionar incentivos para que el personal tenga en cuenta en su práctica diaria la integración de los valores culturales (Green-Hermandez, Quinn, Denman-Vitale et al, 2004; Raso, 2006; Scalzi, 2006).

Todos los directivos y gestores deben participar en el control de la discriminación. La discriminación consiste en dar un trato inadecuado a las personas sobre la base de cuestiones que son irrelevantes para la calidad del trabajo que realizan, como la raza, el sexo, la edad o la discapacidad. La contratación, la selección, la promoción y la motivación laboral de las mujeres y de las personas pertenecientes a las minorías, el seguimiento del progreso de estas personas, la creación de comités de discriminación positiva para realizar un seguimiento de la ejecución de las políticas de las organizaciones a favor de las mujeres y de las minorías, y la creación de grupos consultivos formados por representantes de las minorías pueden contribuir a controlar la discriminación. Deben existir normas y políticas claramente redactadas por escrito que digan que todos los miembros de la organización tienen el mismo derecho a la promoción en su carrera profesional y al acceso a los medios que la organización pone a su alcance para mejorar y superarse. Esto contribuirá a evitar los riesgos que conlleva la discriminación positiva, concretamente el riesgo de discriminación inversa. La discriminación inversa se produce cuando se elige para un puesto de responsabilidad a una persona perteneciente a una minoría, en vez de elegir a alguien perteneciente al grupo mayoritario cuando este último es más competente y está mejor preparado.

Disminuir los prejuicios es más difícil que tomar conciencia de la discriminación y controlarla. El prejuicio es una percepción interna y abstracta. Las organizaciones pueden intentar controlar las manifestaciones de los prejuicios. Se pueden controlar los prejuicios si en la organización hay personas encargadas de vigilar y de informar a los superiores. Aconsejar que, durante las horas de trabajo, no se hagan comentarios sobre el sexo o la raza, por lo general, contribuye a disminuir el número de dichos comentarios entre los compañeros.

CULTURA DE LA ORGANIZACIÓN

La *cultura de la organización* es la forma habitual de pensar y de actuar compartida por todos los miembros de una organización. Tiene que ser aprendida y adoptada por las personas que se incorporan a la organización, si quieren ser aceptados como miembros de pleno derecho. La cultura se aprende, se comparte y se transmite. Es una combinación de supuestos que sirven de punto de partida, valores, símbolos, lenguaje y comportamientos, a través de los cuales se expresan las normas y los valores de la organización. Los aspectos objetivos de la cultura organizativa son aquellos que existen fuera de la mente de los miembros de la organización, e incluyen elementos como cuadros, monumentos y esculturas de los fundadores o de los directivos, historias, ceremonias y rituales. Los aspectos subjetivos están relacionados con los supuestos básicos de partida y el modo de pensar.

Los *valores* son las creencias básicas de la organización. Las organizaciones que poseen una cultura fuerte tienen un sistema complejo de valores que los miembros aceptan y sobre el cual los directivos discuten abiertamente. Estos valores sirven para establecer las normas a través de las cuales se establece si la organización ha alcanzado o no las metas y los objetivos propuestos. Son la esencia de la organización, proporcionan a sus miembros la sensación de que la organización se dirige en una determinada dirección, orientan el comportamiento de sus miembros en el día a día, actúan como sistema informal de control y contribuyen a establecer las prioridades y a planificar las estrategias.

Los *héroes* personifican los valores de la cultura de la organización. Demuestran que se puede alcanzar el éxito, establecen las normas de actuación, preservan lo que es esencial para la organización, motivan a los empleados, sirven como modelo para el desempeño de los roles y representan simbólicamente a la organización en el exterior (Shani y Lau, 2000).

La *red cultural* es el medio fundamental de carácter informal para la comunicación en el interior de la organización. Los directivos deben utilizar esta red para entender lo que pasa en la organización y conseguir que se haga lo que es preciso hacer en cada momento (Deal y Kennedy, 2000).

Los *artefactos* o artículos son todo aquello creado o fabricado por los seres humanos. Entre otros elementos, incluye un conjunto muy amplio de símbolos físicos y verbales, como los relatos, los mitos, el humor verbal o visual, los rituales, las ceremonias, las analogías, las metáforas, las imágenes, los logotipos, la decoración y el

Perspectiva de la INVESTIGACIÓN 11-2

De King T, Byers JF: *A review of organizational culture instruments for nurse executives,* J Nurs Adm 37(1):21-31, 2007.

Objetivo: El objetivo de este estudio fue revisar los instrumentos de medida que se utilizan para evaluar la cultura organizativa.

Método: Se realizó una revisión de más de 100.000 artículos sobre cultura organizativa, mejora de la calidad, seguridad de los pacientes y eficacia de la organización, utilizando para la búsqueda la palabra clave *eficacia de la organización*, y se identificaron 3.824 artículos que trataban este tema. A continuación, se revisaron los artículos y se identificaron los instrumentos de medida utilizados para evaluar la cultura organizativa en el entorno de trabajo.

Resultados/conclusiones: Un total de ocho instrumentos de medida cumplían los criterios de inclusión: el instrumento elaborado por la Agency for Healthcare Research and Quality, el Hospital Survey on Patient Safety Culture, la Nursing Unit Cultural Assessment Tool, el Organizational Beliefs Questionnaire, el Organizational Culture Inventory, el Organizational Culture Profile, el Organizational Description Questionnaire y el Quality Improvement Implementation Survey. Es importante conocer la cultura de las organizaciones proveedoras de servicios sanitarios para planificar, poner en práctica y evaluar el cambio en la infraestructura a través del liderazgo basado en la evidencia, con el fin de desarrollar un tipo de cultura organizativa que sea capaz de promover la seguridad, la eficacia y la excelencia en la atención al paciente.

vestido. Los *gestos* constituyen una forma no verbal de comunicación. El *cotilleo* es un conjunto de habladurías y rumores sobre los demás. La *jerga* incluye los términos, giros y expresiones especializados que utilizan los miembros de una misma profesión. Los *chistes* son anécdotas graciosas. El *argot* es un vocabulario y un conjunto de giros idiomáticos que nada tiene que ver con el lenguaje común. Una *señal* es lo que se transmite mediante un gesto. Un *eslogan* es un lema, es decir una frase que sirve para resumir una forma de ser, de pensar o de actuar. Una *leyenda* es la historia de un santo, de un héroe o de algún suceso extraordinario. Los *mitos* son narraciones tradicionales sobre hechos. Una *saga* es una narración larga o un conjunto de narraciones sobre un mismo tema. Las *canciones* son textos en verso o en prosa que se cantan. El *humor verbal* suele consistir en chistes, mientras que el *humor visual* puede adoptar la forma de chiste gráfico.

Los *rituales* son los actos que se realizan en la rutina diaria. Sirven para que los empleados sepan cómo deben comportarse. Las *ceremonias* son rituales exagerados o lujosos que sirven para hacer visibles los valores de la organización.

Las *analogías* sirven para referirse a las similitudes que existen entre las cosas. Las *metáforas* son figuras retóricas en las que una cosa no se nombra con el sustantivo que le corresponde sino con otro correspondiente a otra cosa con la que la primera guarda cierta relación. Las organizaciones pueden describirse utilizando muchos tipos de metáforas: *a*) antropológicas (la familia, el gran padre, el hijo pródigo); *b*) mecanicistas (la fábrica, la factoría, la cadena de montaje, la cadena bien engrasada); *c*) televisivas (comedia de enredo, culebrón); *d*) militares (batalla, campo de batalla, capitán, enemigos, tropas); *e*) deportivas (mariscal de campo, estrella, equipo), y *f*) animales (pollito, zorro malicioso) (Roussel, Swansburg y Swansburg, 2006; Shani y Lau, 2000; Sullivan y Decker, 2005). Morgan (2006) utiliza metáforas mecánicas, orgánicas, cerebrales, culturales, políticas, penitenciarias y psíquicas para describir las organizaciones.

Tipos de cultura organizativa

Schneider (1998) ha identificado cuatro tipos básicos de cultura organizativa teniendo en cuenta dos factores: el liderazgo y la gestión: *a*) control; *b*) colaboración; *c*) competencia, y *d*) formación. La *cultura basada en el control* es autoritaria, desconfiada, conservadora y definitiva (insuperable). El líder es firme, impersonal, realista, sistemático, objetivo y prescriptivo. La *cultura colaborativa* es adaptativa, colegiada, democrática, *primus inter pares*, informal, participativa y confiada. Se basa en las relaciones entre las personas. El líder actúa como una especie de entrenador, y realiza funciones de integración dirigidas a la formación de equipos basados en la mutua confianza. La *cultura basada en la competencia* es asertiva, persuasiva, eficaz, formal, impersonal, intensa, objetiva y racional. Le gusta asumir retos y tareas difíciles, deja a un lado las emociones personales y se centra en la tarea. El líder es asertivo y tiene capacidad para predecir el futuro y establecer metas ambiciosas. Sabe rodearse de las personas más competentes y les exige mucho. La *cultura formativa* es atenta (presta atención a las personas), emocional, permisiva, generosa, humanista, educativa, personal y relajada. Se centra en las personas y no en las tareas, y hace hincapié en la mejora y promoción personal de sus empleados. El líder actúa como catalizador, orientador, inspirador, promotor, auxiliar y enlace, y sabe dar responsabilidades, derechos y autonomía a los empleados (Schneider, 1998).

Cooke y Rousseau (1987) identificaron tres tipos de cultura organizativa: *a*) positiva; *b*) pasiva-defensiva, y *c*) agresiva-defensiva. En la *cultura organizativa positiva*, los miembros de la organización tienen iniciativa e interactúan entre sí para satisfacer sus necesidades. Es una cultura basada en el humanismo, la afiliación, el logro y la autorrealización. En las culturas organizativas pasiva-agresiva y agresiva-defensiva la gente protege su seguridad y su estatus de forma reactiva y cautelosa. La *cultura pasiva-agresiva* se basa en una conducta evitativa, convencional y dependiente, dirigida a buscar la aprobación de los demás. La *cultura agresiva-defensiva* se basa en el poder, la rivalidad, la competencia y el perfeccionismo.

Marcos de referencia integrados o indiferenciados

Las organizaciones pueden ser de dos tipos: integradas o diferenciadas. Las organizaciones pueden tener coherencia en lo que se refiere a la acción, el contenido y los símbolos. La *coherencia con respecto a la acción* se manifiesta cuando el contenido temático es coherente con las prácticas formales e informales y con los artefactos de la organización. La *coherencia con respecto al contenido* es la congruencia entre los contenidos temáticos. La *coherencia simbólica* es la coherencia entre los artefactos y las prácticas formales e informales. *Integración* significa que una organización tiene una sola cultura con un nivel elevado de coherencia y de consenso. Las culturas con una integración elevada pueden ser represivas y no adaptativas. La *diferenciación* significa que se reconocen y se permiten diferentes culturas dentro de una misma organización (p. ej., subculturas) (Sullivan y Decker, 2005).

Subculturas/microsistemas

Las subculturas/microsistemas están formadas por los mismos elementos que las culturas, incluyendo patrones distintivos de ideologías compartidas y conjuntos de formas culturales. Son de carácter colectivo, dinámico y emocionalmente denso, se basan en fundamentos históricos y son inherentemente simbólicas. El grado de especificidad de las subculturas/microsistemas varía. Algunos se parecen a la cultura dominante en la que están inmersas, mientras que otras se desvían mucho del patrón dominante. Cuanto más específica y distintiva sea una subcultura/microsistema, mayor es el incentivo para que sus miembros debiliten su compromiso con la cultura dominante y no respeten aspectos esenciales de ésta. Las organizaciones son, generalmente, multiculturales; es decir, tienen más de una subcultura/microsistema. La frecuencia de las interacciones es la base de las subculturas/microsistemas. Es necesario que exista un período largo de interacción y de trabajo en equipo de una serie de personas para que surja una subcultura/microsistema con una ideología propia y distintiva. Es la experiencia compartida la que estimula el sentimiento colectivo de pertenecer a un mismo grupo o colectivo. Las subculturas/microsistemas tienen tendencia a establecer normas rígidas. La cultura laboral de los profesionales se crea y se mantiene mediante rituales, reglas y lenguajes especializados (jergas). Estas subculturas/microsistemas son importantes para la elaboración y ejecución del plan estratégico del microsistema (Kosnik y Espinosa, 2003; Schein, 2004).

La *cohesión social* no es lo mismo que una subcultura/subsistema. Las subculturas/microsistemas son más duraderos que la mera cohesión social. La ocupación laboral de los seres humanos es el factor que más fuerza tiene a la hora de crear y mantener una subcultura/microsistema. Las personas que hacen una misma tarea se sienten identificadas entre sí, y acaban compartiendo creencias, normas y valores. El lenguaje, los mitos, los rituales, las canciones y los tabúes ayudan a los miembros de la subcultura/subsistema a expresar sus emociones y a aprender cómo comportarse con sus tareas y actividades de tal forma que éstas no les desborden ni sobrepasen su capacidad. A continuación, las personas que integran la subcultura/microsistema se forman una imagen positiva de sí mismas, y se identifican con su trabajo y con las demás personas que realizan el mismo trabajo. Por último, esta identificación pasa a formar parte de la forma en la que se presentan en sociedad (es decir, la forma en la que proponen a los demás un determinado *self* en las relaciones sociales).

Contraculturas

Las contraculturas surgen en oposición a la cultura dominante. Los empleados rebeldes, innovadores, crónicamente descontentos, muchas veces procedentes de otras empresas que han sido absorbidas por la organización, y los que se dedican a actividades ilegales o moralmente reprobables contribuyen a la formación de las contraculturas.

Los líderes fomentan el modelado de la cultura organizativa identificando y proyectando la visión de futuro, explicando la filosofía, modelando los valores, estableciendo políticas, creando sistemas y recompensando a aquellos que actúan de acuerdo con la cultura organizativa. Los líderes (directivos y gestores) de la organización deben asegurarse de que existe coherencia entre los planes estratégicos y los procesos de toma de decisiones. Deben, asimismo, identificar las normas reales por las que se rige la organización, establecer las normas que se desean, identificar y solucionar las diferencias culturales existentes en el interior de la organización y apoyar y dirigir los cambios culturales. La interacción franca, sincera y cooperativa entre los directivos y gestores, por un lado, y los empleados, por otro, es importante (Ashkanasy, Wilderom y Peterson, 2004).

CAMBIO

> *«Si no te sientes confuso es que no estás prestando atención».*
> *Tom Peters*

Fuerzas que influyen en el cambio

Existen fuerzas internas y externas que influyen en el cambio. Las fuerzas internas se originan en las operaciones que se realizan en el interior de la organización, y pueden tener su origen en los cambios externos. Los cambios internos pueden consistir en modificaciones en la prioridades, en la necesidad de aumentar la productividad, en la necesidad de contener el gasto, en cambios en la política de contratación, en modificaciones en la filosofía de la organización, en cambios en el proceso de trabajo y en la necesidad de mejorar la calidad del trabajo o la calidad de vida laboral de los empleados. Las fuerzas externas son, entre otras, los factores económicos que afectan a la asistencia sanitaria.

La falta de recursos financieros y económicos y de la tecnología adecuada puede ralentizar los cambios, pero las actitudes y los comportamientos son factores aún más importantes, y pueden dar lugar a obstáculos que imposibiliten el cambio o lo hagan más difícil. El cambio se puede ver ralentizado por culpa de los procedimientos y políticas inflexibles, así como por la satisfacción con la situación actual (*statu quo*), por la falta de trabajo en equipo o las dificultades para trabajar en equipo y por la sobrecarga de trabajo existente incluso antes del inicio del proceso de cambio.

Todo es más fácil si la gente quiere el cambio y está convencida de que dicho cambio servirá para mejorar las cosas. La estabilidad de la fuerza del trabajo, el compromiso de los trabajadores y la paciencia son necesarios para adaptarse al paradigma en el cual se va a basar el proceso de cambio (McConnell, 2006; Zohar, 1997) (tabla 11-2). Los líderes deben desempeñar el rol de personas que tienen una clara visión de futuro y, asimismo, deben ser conscientes de la dirección que tomarán las cosas (Huber, 2006; Marquis y Huston, 2006) (tabla 11-3).

Estrategias para el cambio efectivo

Con independencia de si se trabaja con individuos, grupos o sistemas, no cabe duda de que los directivos de los servicios de enfermería se verán implicados en la gestión del cambio. Existen varias estrategias para la gestión del cambio que pueden ser útiles para los directivos de los servicios de enfermería.

Estrategias empírico-racionales

Las estrategias empírico-racionales parten del supuesto de que los seres humanos somos seres racionales que nos comportamos de forma racional en función de nuestros propios intereses. De esta premisa, se sigue que la gente debe estar dispuesta a cambiar cuando el cambio está justificado y cuando se les explica de qué forma puede beneficiarles el cambio.

Tabla 11-2 Tendencias: paradigmas que afectan al cambio en las organizaciones

Antes	Ahora
Automatismo	Holismo
Fragmentación	Integración
Énfasis en las partes separadas	Énfasis en las relaciones
Determinado	Indeterminado
Control	Confianza
Certeza/predictibilidad	Incertidumbre/ambigüedad/ cambios rápidos
Reduccionista	Emergente
Aislado/controlado	Contextualizado/autoorganizado
Partes que definen un todo	Totalidad que es mayor que la suma de las partes
Gestión/dirección desde arriba hacia abajo	Liderazgo en la base
Jerarquía	Redes no jerarquizadas
Reactivo	Imaginativo/experimental
Poder que se ejerce desde arriba	Poder ejercido en centros interactivos
Competencia	Cooperación
Un solo punto de vista	Muchos puntos de vista
Conocimiento	Discovering
Calidad del trabajo	Calidad de vida

De Zohar D: *Rewiring the corporate brain: Using the new science to rethink how we structure and lead organizations*, San Francisco, 1997, Berrett-Koehler.

Los directivos y gestores de los servicios de enfermería que utilizan estrategias empírico-racionales probablemente querrán tener a las personas adecuadas en los puestos adecuados. El deseo de que cada persona haga el trabajo para el cual está realmente capacitada hace que los gestores y directivos de enfermería presten especial atención a los procesos de contratación y de selección del personal.

Estrategias normativo-reeducativas

Las estrategias normativo-reeducativas parten del supuesto de que los seres humanos actuamos de acuerdo con el compromiso que tenemos con las normas socioculturales. En este enfoque no se niega la importancia de la inteligencia y la racionalidad de las personas, pero se tienen también en cuenta las actitudes y los valores.

Partiendo de la premisa de que la unidad de la organización social es el individuo, los directivos y gestores de los servicios de enfermería fomentan el desarrollo de los empleados a través del asesoramiento personal, los grupos de trabajo y de formación, los grupos pequeños y el aprendizaje basado en la experiencia, porque es necesario que la gente participe en su propia reeducación. Se elaboran y ejecutan programas para el desarrollo organizativo, y es habitual recoger datos sobre la organización, proporcionar información de retroalimentación y llevar a cabo un análisis de las personas más apropiadas para cada puesto o tarea, planificar la forma de mejorar el sistema y realizar cursos para los gestores, directivos y otros agentes del cambio. Las relaciones entre los agentes internos del cambio y otras personas de la organización pueden ser un instrumento muy importante para la reeducación.

Tabla 11-3 Liderazgo y gestión del cambio

Líder	Gestor
Tiene visión de futuro a la hora de identificar la necesidad del cambio	Evalúa las fuerzas positivas y negativas que promueven y dificultan el cambio
Es un modelo de rol y un agente de cambio	Identifica y pone en práctica las estrategias
Es sensible a las nuevas iniciativas	Se interesa por las opiniones, ideas y sugerencias de los subordinados
Es creativo a la hora de buscar soluciones	Apoya y recompensa el esfuerzo individual
Se interesa principalmente por el futuro	Conoce las tendencias del futuro

De Huber LL: Change and innovation. In Huber LL, editor: *Leadership and nursing care management*, ed 3, Philadelphia, Elsevier, 2006; Marquis BL, Huston CJ: *Leadership roles and management functions in nursing: Theory and application*, ed 5, Philadelphia, 2006, Lippincott Williams & Wilkins.

Estrategias de poder

Las estrategias de poder tienen como objetivo conseguir la obediencia de las personas que tienen menos poder en la organización, mediante el liderazgo, los planes y la dirección de los individuos más poderosos. Estas estrategias no niegan la importancia de la inteligencia ni de la racionalidad de los seres humanos ni tampoco niegan la importancia de los valores y las actitudes, pero dan más importancia a la necesidad de utilizar el poder para conseguir los cambios que se desean. La huelga, los encierros, las sentadas de protesta, las negociaciones, el conflicto y las decisiones y reglamentaciones administrativas son instrumentos característicos de las estrategias de poder (Bennis, Benne y Chin, 1985).

Tipos de cambio

Las siguientes variables son factores que sirven para distinguir los diferentes tipos de cambio: modo de fijar las metas a lograr, relación de poder entre los agentes del cambio y el resto de la organización, y capacidad de deliberación para el cambio. En el *cambio coercitivo* las metas a lograr no se fijan de forma consensuada, la relación de poder entre los agentes del cambio y el resto de la organización está totalmente desequilibrada y las deliberaciones del cambio las realiza sólo una parte. En el *cambio emulativo* la transición está promovida mediante la identificación con y la imitación de las figuras de poder. En el *cambio por adoctrinamiento* las metas se fijan de mutuo acuerdo, la relación de poder entre los agentes del cambio y el resto de la organización está desequilibrada y el cambio es deliberativo. Se adoctrina a los subordinados en las creencias de las personas que tienen poder. En el *cambio interactivo* las metas se fijan de mutuo acuerdo, existe bastante equilibrio de poder y el cambio no se hace de forma deliberativa. El compromiso de las partes con el cambio, que sirve para unir a unas con otras, puede ser inconsciente. El *cambio natural* se produce a través de accidentes y de la voluntad de Dios. No hay metas que se hayan fijado previamente ni tampoco un proceso deliberativo. El *cambio social* está relacionado directamente con el cambio interactivo. En este caso, el individuo se adapta a las necesidades del grupo social. Cuando la deliberación es mayor en el lado que tiene el poder, el cambio se convierte en adoctrinamiento. El *cambio por adoctrinamiento* implica recoger e interpretar datos para poder llevar a cabo el cambio. Los tecnócratas se limitan a informar de los resultados de los análisis para proceder al cambio.

El proceso de cambio

Varios teóricos han identificado las fases o niveles del cambio (tabla 11-4).

Lewin: fases del cambio

En la teoría de Lewin, el cambio pasa por tres fases: *a*) desbloqueo; *b*) movimiento, y *c*) bloqueo (Lewin, 1947, 1951) (fig. 11-1). La fase de *desbloqueo* consiste en la aparición y desarrollo de la conciencia sobre la necesidad del cambio. No basta con identificar un problema: la gente tiene que saber que las cosas pueden mejorar; de lo contrario, no estará dispuesta a llevar a cabo el cambio. Para conseguir el desbloqueo, se ha utilizado la coerción y la inducción de ansiedad y culpabilidad. También se han utilizado las recompensas para incentivar las actitudes deseadas, el castigo y la humillación para castigar las actitudes indeseadas y cambiar a la gente a otro lugar de trabajo para intentar que renuncien a sus actitudes.

La presión puede provocar insatisfacción con respecto al *statu quo* y convertirse en un factor motivador a favor del cambio. En este caso, se debe controlar la intensidad

Tabla 11-4 Comparación y selección de la planificación de diversas teorías del cambio

Lewin	Lippitt	Havelock	Rogers
1. Desbloqueo	1. Diagnóstico del problema	1. Creación de la relación	1. Toma de conciencia
	2. Evaluación de la motivación y de la capacidad para el cambio	2. Diagnóstico del problema	2. Interés
	3. Evaluación de los recursos y de la motivación de los agentes del cambio	3. Adquisición de los recursos necesarios	3. Evaluación
2. Movimiento	4. Elección de un objetivo para el cambio progresivo	4. Elección de la solución	4. Pruebas
	5. Elección del rol adecuado para el agente de cambio	5. Consecución de la aceptación	
3. Bloqueo	6. Mantenimiento del cambio 7. Finalización de la relación de ayuda	6. Estabilización y puesta en práctica de la autorrenovación	5. Adopción

De Bennis, Benne, & Chin, 1985; Havelock, 1973; Lippitt, Watson, & Westley, 1958; Rogers, 2003; Roussel, Swansburg, & Swansburg, 2006; and Yoder-Wise, 2006.

de la presión. El cambio puede empezar con cualquier intensidad o nivel de presión, pero normalmente no debe empezar en el nivel de máxima presión.

La fase de *movimiento* consiste en trabajar a favor del cambio identificando el problema o la necesidad de cambiar, analizando las alternativas existentes, definiendo las metas y los objetivos, planificando la forma de alcanzar las metas y ejecutando el plan para conseguir el cambio. La fase de *bloqueo* se alcanza cuando se consigue integrar el cambio en la personalidad de todos los miembros de la organización y éste se estabiliza. En muchos casos, el personal o el sistema vuelve a los viejos comportamientos una vez que cesan los esfuerzos por conseguir el cambio (Ashkanasy, Wilderon y Peterson, 2004). Los directivos de nivel superior pueden aplicar la teoría de Lewin para planificar el cambio en los servicios de enfermería. La fase de desbloqueo es el momento de las valoraciones y de la identificación de los problemas, la generación de un sentimiento favorable al cambio y a la resolución de problemas.

La *Teoría del Campo* proporciona un marco adecuado para la resolución de problemas y para llevar a cabo el cambio planeado. El *statu quo* se mantiene cuando las fuerzas positivas (fuerzas favorables al cambio) son cuantitativa y cualitativamente iguales que las fuerzas negativas (fuerzas contrarias al cambio) (fig. 11-2). Por el contrario, el cambio se producirá cuando las fuerzas relativas de las fuerzas opuestas cambian.

Las *fuerzas positivas* pueden ser la presión de los directivos, el deseo de agradarles y llevarse bien con ellos, la percepción de que el cambio nos va a favorecer personalmente y la idea de que el cambio servirá para mejorar la situación. Las *fuerzas negativas* pueden ser el conformismo con las normas de funcionamiento o con las normas morales, el deseo de seguridad, la percepción de una amenaza económica o de una amenaza a nuestro prestigio o a nuestra homeostasia personal y los mecanismos reguladores gracias a los cuales la situación se mantiene constante.

Una vez que se han identificado las fuerzas positivas y negativas, el directivo o gestor debe determinar la fortaleza relativa de cada una de ellas. ¿Cuáles son los principales factores que promueven u obstaculizan el cambio? ¿Cuáles son muy importantes y cuáles moderadamente importantes? ¿Cuáles tienen mucha o poca influencia a favor o en contra del cambio? Se pueden hacer dos columnas y en una de ellas situar los factores que operan a favor del cambio y en la otra los que operan en contra de éste. Los factores de uno y otro tipo deben ordenarse de mayor a menor en función de su fuerza o importancia (cuadro 11-1).

Para poder visualizar mejor estas fuerzas, los directivos pueden trazar un diagrama como el que se muestra en la figura 11-3. En este diagrama se utiliza una serie de palabras clave que servirán para las fuerzas en juego. Las flechas que señalan hacia la línea del *statu quo* representan la fortaleza de cada una de estas fuerzas. Cuanto más larga es la flecha, más fortaleza tiene la fuerza a la que representa.

A continuación, los directivos deben planificar las estrategias para reducir el número y la fortaleza de las fuerzas negativas y aumentar el número y la fortaleza de las fuerzas positivas. Se deben tomar medidas para mejorar la autoestima. Por ejemplo, se puede enseñar a los empleados a realizar nuevas tareas encaminadas a rea-

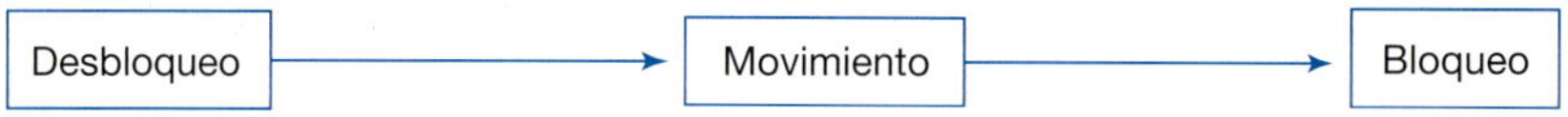

Figura 11-1 • Proceso de cambio.

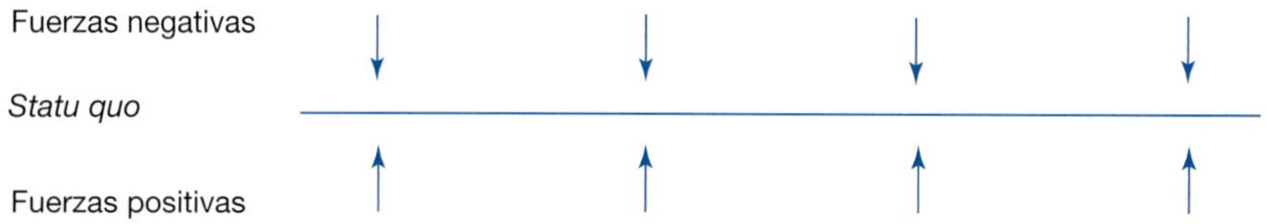

Figura 11-2 • *Statu quo.*

lizar el cambio, que servirán para disminuir el temor a la pérdida de prestigio y el miedo a que los demás se rían o gasten bromas cuando haya que hacer algo nuevo para lo que no se está suficientemente preparado. Teniendo siempre presente las metas, los directivos deben evaluar los resultados que se han obtenido al poner en práctica las estrategias, y revisar y, si es necesario cambiar, los planes. Los directivos y gestores de nivel superior pueden utilizar la Teoría del Campo de Lewin para planificar los cambios que se van a realizar en la organización y, al mismo tiempo, los directivos y gestores del nivel inferior pueden utilizar la teoría de Lewin para promover la salud, prevenir la enfermedad, mejorar la atención a las enfermedades crónicas y facilitar la recuperación de los enfermos agudos (Yoder-Wise, 2006).

Havelock: fases del cambio

Havelock (1973) modificó el esquema de Lewin y planteó un cambio que se realiza en seis fases: *a*) construcción de la relación; *b*) diagnóstico del problema; *c*) adquisición de los recursos pertinentes; *d*) elección de la solución; *e*) consecución de la aceptación, y *f*) estabilización y realización de la autorrenovación.

Lippitt: el cambio planificado

Lippitt, Watson y Westley (1958) reformularon la teoría de Lewin e identificaron siete fases del cambio planificado. Como ya se ha indicado, el cambio planificado implica la determinación de metas mediante común acuerdo, el equilibrio de poder entre las partes y el proceso de deliberación. En primer lugar, los miembros del grupo pueden sentir la necesidad de cambiar. Los directivos, en tanto que agentes de cambio, pueden promover la conciencia de la necesidad del cambio, así como ayudar a los empleados a tomar conciencia de los problemas y demostrar que es posible un estado de cosas más favorable. Esto lleva a la fase de desbloqueo.

A continuación, se debe establecer una relación, lo cual permite entrar en la fase de movimiento. Los directivos y gestores, en tanto que agentes de cambio, deben identificar los problemas de la organización, manteniéndose neutrales para poder ser objetivos. Los agentes de cambio deben ser percibidos por los demás como expertos comprensivos y accesibles. El éxito o fracaso de la mayoría de las acciones planificadas dependerá en gran medida de la calidad y viabilidad de la relación entre los agentes de cambio y los demás miembros de la organización. Los problemas deben ser identificados y clarificados. La recogida y el análisis de los datos facilita este proceso de clarificación de los problemas. Asimismo, deben tenerse en cuenta las posibilidades alternativas. Se deben examinar también los recursos emocionales y materiales de la organización, y planificar las metas y los objetivos. Luego, se evalúan los resultados obtenidos. Se trata de un trabajo activo de modificación que completa la fase de movimiento.

La fase de bloqueo de Lewin empieza en la sexta fase de Lippitt; es decir, en el momento de la generalización y estabilización del cambio. Con demasiada frecuencia, las organizaciones, una vez que los esfuerzos a favor del cambio han cesado, retroceden y vuelven a las rutinas y a los comportamientos que tenían antes. La extensión del cambio a los sistemas circundantes y a los subsistemas que forman parte de un mismo sistema contribuyen a la estabilización del proceso. La evaluación del cambio como algo positivo, las recompensas por el cambio conseguido y la consecución de cambios asociados con los procedimientos y las estructuras favorecen aún más la estabilización. La relación de colaboración entre los agentes de cambio, por un lado, y los demás miembros de la organización, por otro, termina aquí y, a partir de ahora, puede establecerse un nuevo tipo de relación. La dependencia es el principal factor que determinará en qué momento termina la relación de colaboración (Lippitt, Watson y Westley, 1958; Lippitt, 1973).

Kilmann: cambio organizativo planificado

Kilmann (1991) ha identificado cinco fases del cambio planificado en las organizaciones: *a*) puesta en práctica del programa integrado para el cambio de cultura; *b*) diagnóstico de los problemas; *c*) programación de los elementos que van a ser objeto del cambio; *d*) ejecución del cambio en cada uno de los elementos, y *e*) evaluación de los resultados (cuadro 11-2).

Los cinco elementos a los que se refiere Kilmann son: *a*) la cultura de la organización; *b*) las habilidades de dirección y gestión; *c*) el trabajo en equipo; *d*) la estructura estratégica, y *e*) el sistema de recompensas (cuadro 11-3). Para que el proceso tenga éxito, es necesario realizar el cambio en este orden. La cultura de la organización contribuye a explicar las diferencias que existen entre las organizaciones en lo referente a la toma de decisiones y a las acciones. El análisis de la cultura actualmente existente en la organización ayuda a crear una nueva cultura. Sin una cultura adaptativa puede ser imposible realizar mejoras; por tanto, es necesario eliminar los obstáculos culturales antes de proceder al cambio en el siguiente elemento.

En primer lugar, es necesario clarificar las normas de la organización actualmente existentes. Por ejemplo, se puede pedir a los miembros de la organización que hagan una lista con las cosas que deberían y no deberían poder hacerse. Esto sirve para saber qué normas quieren las personas que forman la organización y, además, permite detectar las diferencias culturales existentes en el interior de la organización. Las diferencias culturales suelen estar relacionadas con los siguientes aspectos: *a*) ayuda en la realización de las tareas; *b*) innovación al realizar las tareas (normas que tiene que ver con la realización de nuevas actividades, con la creatividad y con el intento de hacer las cosas de otra manera); *c*) relaciones sociales (normas que tienen que ver con las relaciones personales entre los miembros de la organización, y *d*) libertad personal (normas que tienen que ver con la libertad de expresión, con la capacidad para tomar decisiones personales, etc.).

Si la dirección y los empleados deciden de común acuerdo realizar cambios, éstos probablemente serán más fáciles de realizar. Las culturas adaptativas tienen un control interno. Los grupos de trabajo deben decidir qué se hace con los miembros de la organización que incumplen las normas o se comportan de la forma no deseada. Probablemente, un sistema de sanciones claro, explícito y conocido por todos es más justo y equitativo que el sistema antiguo en el que los miembros de la organización no conocían las sanciones que se imponían.

Cuadro 11-1 Fuerzas positivas y negativas que afectan al cambio

FUERZAS POSITIVAS

Importancia	Factor
1	Presión de los directivos a favor del cambio
4	Deseo de agradar a los directivos
2	Deseo de mejorar la propia imagen
2	Deseo de que la situación mejore

FUERZAS NEGATIVAS

Importancia	Factor
4	Conformismo
4	Seguridad
2	Problemas económicos
3	Miedo a perder el prestigio conseguido

ESCALA

1 = poca fuerza
2 = fuerza moderada
3 = fuerza importante
4 = fuerza muy importante

De Lewin K.: Defining the "field at a given time," *Psychological Review* 50: 292-310, 1943. Republished in *Resolving social conflicts & field theory in social science*, Washington, DC, 1997, American Psychological Association.

Cuadro 11-2 Las cinco fases de la planificación del cambio de la organización

Inicio del programa integrado para el cambio cultural
Diagnóstico de los problemas
Planificación temporal del cambio en cada uno de los elementos
Implementación del cambio en cada uno de los elementos
Evaluación de los resultados

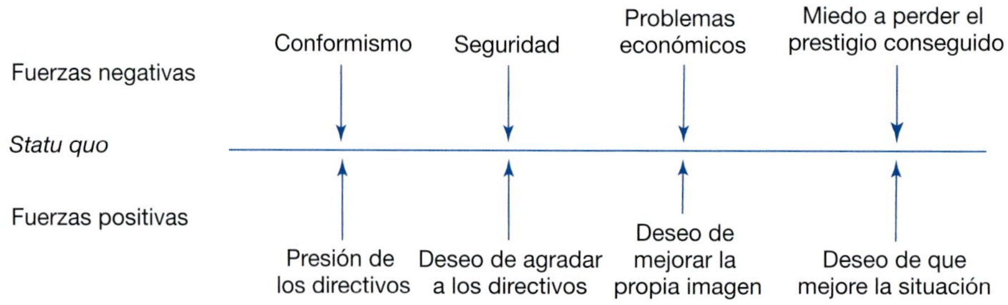

Figura 11-3 • Importancia relativa de las fuerzas positivas y negativas.

Cuadro 11-3 Los cinco elementos de la planificación del cambio en la organización

Cultura
Habilidades de dirección y gestión
Trabajo en equipo
Estructura estratégica
Sistema de recompensas

A continuación, es importante respaldar el cambio cultural. Si la nueva cultura no recibe suficiente apoyo por parte de los otros elementos a los que nos hemos referido, es probable que la cultura retroceda y se vuelva a las anteriores formas disfuncionales. Las habilidades de dirección y gestión y el trabajo en equipo sirven para desarrollar un tipo de liderazgo capaz de respaldar la cultura adaptativa. La estructura estratégica servirá para documentar los nuevos sistemas, y el sistema de recompensas se encargará de refrendar y apoyar las nuevas normas.

En lo que se refiere a las habilidades de dirección y gestión, se enseña a los directivos y gestores el proceso de resolución de problemas en cinco pasos: *a*) detectar el problema; *b*) definir el problema; *c*) buscar una solución; *d*) poner en práctica la solución, y *e*) evaluar los resultados. A continuación, los directivos y gestores deben determinar cuál es su tipo psicológico. Hay que tener en cuenta que el tipo psicológico influye en la forma en la que cada persona asimila la información y toma las decisiones. Por esta razón, es importante que los directivos y gestores sepan a qué tipo pertenecen, ya que esto les servirá para conocer cuál es su estilo de trabajo y el de sus posibles colaboradores. De esta forma, pueden elegir a aquellos colaboradores que compensen su estilo y les ayuden a superar sus limitaciones, lo cual tendrá un efecto positivo en la formación de los equipos de trabajo.

El trabajo en equipo sirve para activar y reforzar la nueva cultura y las habilidades de todos los miembros de la organización. La creación de equipos de trabajo conlleva: *a*) reunir a las personas que forman parte del grupo; *b*) identificar los problemas del grupo de trabajo; *c*) identificar las soluciones y elaborar los planes de acción; *d*) poner en práctica los planes, y *e*) realizar un seguimiento del plan y evaluar los resultados. En este elemento se incluyen también las relaciones intergrupales; es decir, las relaciones entre los distintos grupos de trabajo. Todos los miembros de la organización deben aprender a relacionarse con las personas difíciles, así como a analizar y conocer su propio estilo y personalidad, y a reconocer el estilo de los demás.

En la estructura estratégica, la estrategia sirve para establecer la dirección, y la estructura organiza las metas, las tareas, las personas y los demás recursos económicos, materiales y personales necesarios para llevar a cabo los planes. Esto exige hacer operativas las subunidades encargadas de diseñar la estrategia y de ponerla en práctica. El sistema de recompensas asegura que los colaboradores serán recompensados por hacer las cosas bien y por hacerlas de forma razonada.

Kotter: proceso para liderar el cambio

Kotter (1996) desarrolló un proceso de ocho pasos cuyo objetivo es liderar el cambio: *a*) determinar el grado de urgencia del cambio; *b*) crear equipos y dirigirlos; *c*) desarrollar la visión y la estrategia; *d*) comunicar a los demás la visión de futuro relacionada con el cambio; *e*) permitir la participación de los empleados; *f*) conseguir éxitos parciales a corto plazo; *g*) consolidar lo conseguido y seguir adelante con los cambios, y *h*) consolidar firmemente los elementos de la nueva cultura. Este autor explica cómo los esfuerzos en favor del cambio pueden caer en saco roto si no se siguen estas fases (cuadro 11-4).

Smith: niveles del cambio

Smith (2002) ha identificado los siguientes siete niveles del cambio: *a*) ser efectivo (hacer las cosas que deben hacerse); *b*) ser eficaz (hacer las cosas bien); *c*) mejorar (hacer las cosas mejor); *d*) cortar (eliminar las cosas que haya que eliminar); *e*) copiar (hacer las cosas que otras personas están haciendo); *f*) ser diferente (hacer las cosas que nadie hace), y *g*) hacer lo imposible (hacer las cosas que no se pueden hacer).

Innovación

Cambiar significa ser diferente, modificar las cosas o cambiarlas por otras. Crear es producir, y la creatividad es imaginativa y original. La innovación es la introducción de algo nuevo. La creatividad es el trabajo mental que hay detrás de la aparición de algo nuevo, mientras que la innovación es el resultado de la creatividad y la intro-

Cuadro 11-4 Proceso de cambio en ocho fases, según Kotter

- Conseguir la sensación de urgencia
- Crear y dirigir equipos
- Elaborar una visión de futuro y una estrategia
- Comunicar la visión de futuro en lo que respecta al cambio
- Dar autonomía y capacidad de decisión a los empleados
- Conseguir éxitos parciales a corto plazo
- Consolidar los éxitos conseguidos y generar más cambios
- Consolidar en la cultura de la organización el cambio realizado

ducción de lo que se ha creado. Una enfermera puede crear un producto o un servicio (creatividad), a continuación, lo pone en funcionamiento (innovación) y, por tanto, algo cambia (Huber, 2006; Roussel, Swansburg y Swansburg, 2006).

Rogers: fases del proceso de innovación

Rogers (1983, 2003) desarrolló un modelo que explica las fases por las que pasa el proceso de innovación-decisión: *a*) conocimiento; *b*) persuasión; *c*) decisión; *d*) ejecución, y *e*) confirmación. La fase de *conocimiento* consiste en la búsqueda y procesamiento de la información para determinar las ventajas e inconvenientes de la innovación que se pretende. La innovación requiere recoger más información de las actividades complejas. El *conocimiento* es el conjunto de la información necesaria para poner en práctica adecuadamente la innovación.

La *fase de persuasión* es una etapa de sentimientos en la cual la gente se forma una opinión favorable o desfavorable hacia la innovación y, por tanto, adopta una actitud positiva o negativa con respecto a ésta. La gente quiere saber hasta qué punto la innovación puede ponerse en práctica fácilmente, y qué ventajas e inconvenientes tendrá la innovación para cada persona en concreto. Una innovación preventiva es una idea cuya finalidad es prevenir que se produzca algo indeseado en el futuro.

La *fase de decisión* consiste en que la gente se implica en actividades dirigidas a decidir si se debe adoptar o rechazar la innovación. Adoptar quiere decir poner en práctica la innovación. El rechazo activo se produce cuando hemos considerado la posibilidad de la adopción. El rechazo pasivo, en cambio, se produce cuando ni siquiera hemos pensado en la posibilidad de adoptar la innovación.

En la *fase de ejecución* se pone en funcionamiento la innovación. Esta fase es más fácil para las personas que se adaptan con rapidez a las situaciones nuevas, y más difícil cuando se trabaja en grupo. La adopción de la innovación puede hacer necesaria la reinvención, copiando o imitando algo que ha funcionado bien en algún otro lugar, pero también es posible que la innovación sea modificada antes de su ejecución o puesta en práctica.

En la *fase de confirmación* la gente busca refuerzos para la decisión que ha tomado. Intenta evitar la disonancia; es decir, el desequilibrio interno que puede producirse entre lo que se espera y lo que realmente existe. La necesidad de saber facilita la fase de conocimiento. Cuando la gente sabe, es decir, cuando tiene suficiente información sobre la innovación, y adopta una actitud favorable hacia ésta, aparece la disonancia entre lo que saben y lo que están haciendo. Esto hace que las fases de decisión y de ejecución sean más fáciles. Si, después de la adopción, la gente decide que no debería haber decidido ejecutar la nueva idea, puede abandonar la innovación con el fin de reducir la disonancia. Las personas que se adaptan con dificultad a las nuevas situaciones tienen más probabilidades de abandonar las innovaciones que aquellos que se adaptan fácilmente. A veces, adoptar una innovación significa descartar otras ideas que se habían adoptado anteriormente (Festinger, 1957; Rogers, 2003).

Rogers (2003) identificó cinco tipos de personas atendiendo a su capacidad para adaptarse a las nuevas situaciones: *a*) los innovadores; *b*) las personas que se adaptan con facilidad; *c*) los que se unen pronto a la mayoría; *d*) los que se unen tarde a la mayoría, y *e*) los rezagados. En la edición de 1983 de su libro, añadió un nuevo tipo: los que se oponen.

Los *innovadores* son personas a las que les gustan los retos y la aventura, y no tienen ningún inconveniente en asumir riesgos. Se trata de individuos entusiastas, que están deseando que se produzcan cambios. En muchos casos, los compañeros no sienten mucho aprecio por el innovador. Los innovadores desempeñan un papel clave en la difusión de las innovaciones, ya que actúan como introductores al incorporar en el sistema nuevas ideas procedentes del exterior.

Las *personas que se adaptan con facilidad* suelen ser más apreciadas por sus compañeros que los innovadores. Son receptivas y están abiertas a las nuevas ideas.

Las *personas que se unen pronto a la mayoría* suelen ser líderes de opinión dentro de la organización, y adoptan las nuevas ideas poco antes de que lo haga la mayoría. Estas personas representan aproximadamente una tercera parte de los miembros de la organización.

Las *personas que se unen tarde a la mayoría* se muestran escépticas y cautelosas cada vez que aparece una nueva idea. No adoptan la idea antes de que lo haga la mayoría de sus compañeros.

Los *rezagados* son los últimos en adoptar la idea. Tienen tendencia a asociarse con personas que defienden valores tradicionales.

Los que se oponen forman una categoría que Rogers identificó en 1983. Se trata de personas que rechazan el cambio y animan a los demás a que se opongan. Estas personas interfieren en el proceso de cambio y dificultan el éxito del cambio (Huber, 2006; Marquis y Huston, 2006).

Rogers (2003) identificó también varios factores que contribuyen a explicar las diferencias en la rapidez con la que se adoptan las nuevas ideas: *a*) ventaja relativa; *b*) compatibilidad; *c*) complejidad; *d*) posibilidad de someter a prueba la nueva idea, y *e*) grado de visibilidad de los resultados obtenidos.

La *ventaja relativa* es el grado en que la innovación se considera mejor que la idea a la que sustituye.

La *compatibilidad* es el grado en que la innovación es compatible con los valores, las experiencias del pasado y las necesidades de la organización. Si existe una percepción negativa de alguna experiencia del pasado, la gente puede pensar «ya estamos otra vez con lo mismo», y esto constituye una actitud que puede interferir negativamente en la adopción de la nueva idea.

La *complejidad* es la dificultad percibida para comprender y poner en funcionamiento la innovación.

La *posibilidad de someter a prueba la nueva idea* es el grado en el cual la gente tiene la oportunidad de probar la innovación a pequeña escala antes de generalizarla en toda la organización. Para la mayoría, puede ser más aceptable ir introduciendo la innovación de forma gradual para ver qué tal funciona, que ponerla en práctica de golpe. Esto permite contemporizar con el cambio. Anthony, Eyring y Gibson (2006) señalan que la mayoría de las estrategias nuevas, cuando se pongan en práctica, tendrán algún tipo de problema que afectará a algún aspecto fundamental.

El *grado de visibilidad de los resultados obtenidos* es el grado en que los resultados conseguidos con la innovación son visibles para las personas implicadas en o afectadas por el cambio. Probablemente, la gente estará más dispuesta a adoptar una innovación cuando puede ver que la innovación está produciendo los resultados que se esperaban (Geibert, 2006; Huber, 2006). Geibert (2006) ha creado el concepto de difusión de la innovación para referirse a la puesta en práctica de un sistema electrónico de registro del estado de salud con el fin de demostrar la utilidad de la práctica basada en la evidencia.

Kanter (2006), por su parte, ha identificado las trampas clásicas a las que tiene que hacer frente a la innovación. Estas trampas son los obstáculos demasiado elevados, el alcance demasiado limitado, los controles demasiado estrictos, las conexiones demasiado débiles, las divisiones y separaciones demasiado estrictas, los liderazgos demasiado poco eficaces y las comunicaciones demasiado defectuosas. Esta autora recomienda que los directivos y gestores amplíen la búsqueda y extiendan el alcance, porque a veces un pequeño ajuste puede extenderse hasta convertirse en una gran innovación. Kanter, además, recomienda hacer todo lo posible para conseguir una conexión estrecha entre los innovadores y la gran mayoría de los miembros de la organización. Los directivos y gestores deben incentivar el respeto mutuo, haciendo que las reuniones, los debates y las discusiones se desarrollen con menos tensiones y antagonismos. Advierte del peligro que supone dar a los innovadores beneficios, recompensas e incentivos. Kanter recomienda elegir líderes que sean buenos comunicadores y que sean capaces de ayudar a los innovadores y de crear en la organización una cultura basada en el cambio y la colaboración.

Hamel (2006) señala que el trabajo de los directivos y gestores en lo que respecta a la innovación consiste en establecer metas, elaborar planes, incentivar y coordinar los esfuerzos, coordinar y controlar las actividades, reunir y asignar recursos, adquirir conocimientos y aplicarlos, fomentar las relaciones, identificar y apoyar a las personas con talento, y conocer y tener en cuenta la demanda procedente de los clientes potenciales de la organización.

Herzlinger (2006) ha identificado tres tipos de innovaciones que, según esta autora, pueden hacer que la asistencia sanitaria sea mejor y con un menor coste: cambiar la forma en la que los usuarios compran los servicios que necesitan para mantener la salud, desarrollar la tecnología y desarrollar modelos de negocio para la integración horizontal y vertical de las organizaciones proveedoras de servicios sanitarios.

Cuadro 11-5 Fases del desarrollo de una organización

Nacimiento: Creación y supervivencia como sistema viable
Juventud: Estabilidad, reputación, orgullo
Madurez: Imagen propia y distintiva, adaptabilidad, contribución al progreso y bienestar de la sociedad

EL DESARROLLO DE LA ORGANIZACIÓN

Las organizaciones progresan a través de tres etapas evolutivas: *a*) el nacimiento; *b*) la juventud, y *c*) la madurez (cuadro 11-5). La creación de la nueva organización y su supervivencia como sistema viable son las dos preocupaciones principales durante la fase de nacimiento. Alcanzar la estabilidad y conseguir una cierta reputación y orgullo son los objetivos principales de la fase de juventud. La fase de madurez consiste en alcanzar una imagen propia y distintiva.

Conforme las organizaciones nacen y crecen, van pasando a través de etapas cada vez más complejas. Deben desarrollarse internamente y generar nuevos procesos de control para hacer frente a las turbulencias y a la complejidad del entorno. En cada una de las etapas, el entorno puede volverse cada vez más desconocido, inestable y difícil. Además, en cada fase aparece un tipo diferente de crisis. Los cambios en las estructuras organizativas y en la toma de decisiones son necesarios para adaptarse a esta nueva complejidad. La nueva organización hace frente a las dificultades redefiniendo la descripción y el perfil de los puestos de trabajo y elaborando programas, políticas y procedimientos. Conforme la organización se va haciendo cada vez más grande y compleja, los directivos y gestores que se encuentran en la parte más elevada de la jerarquía se ven abrumados de trabajo y sobrepasados. No tienen tiempo suficiente para hacer frente a todas las excepciones que van surgiendo y, como consecuencia, no pueden tener una idea clara de lo que está pasando.

Por tanto, en la tercera fase, es necesario alcanzar un cierto orden estableciendo metas más amplias. No obstante, conforme la organización se va haciendo cada vez más compleja, empiezan a aparecer conflictos entre distintas facciones, y la organización vuelve otra vez a la estructura jerárquica.

Los sistemas descentralizados sobre la base de la creación de diferentes departamentos dan lugar a una disminución de las interconexiones y a una reducción de las comunicaciones necesarias para la toma de decisiones. Sin embargo, conforme avanza el ciclo evolutivo, aparecen los conflictos entre los diferentes departamentos.

En la última fase, se desarrolla un sistema de información vertical, de tal forma que en la cúpula de la organización se consolidan los procedimientos de presentación de los datos estadísticos y de contabilidad de cada departamento. Debido a que toda la información compleja que circula por estos sistemas turbulentos no puede ser reducida a números, las relaciones interpersonales y los contactos entre los miembros de cada departamento se convierten en un mecanismo de afrontamiento. El aprendizaje de la organización es necesario para hacer frente a los cambios que son indispensables para sobrevivir (Schein, 2004; Senge, 2006).

ASPECTOS CONDUCTUALES DEL CAMBIO ORGANIZATIVO

En una cultura adaptativa, los miembros de la organización se apoyan unos a otros en la tarea de identificar y resolver los problemas. Los miembros de la organización están convencidos de que pueden hacer frente a los problemas, tienen confianza en ellos mismos y entusiasmo, y son receptivos al cambio. El estancamiento cultural se produce cuando los miembros de la organización no se adaptan, y siguen funcionando dejándose guiar por los hábitos adquiridos en el pasado, a pesar de que se dan cuenta de que no pueden tener éxito actuando de esta forma. El *shock* cultural se produce cuando los miembros de la organización se dan cuenta de que la organización está fuera de la realidad en lo que respecta a la misión, a las premisas y a las creencias que sirven como punto de partida para la acción.

Mucha gente no es consciente de los factores que inician el cambio o influyen en su dirección. Incluso cuando la gente es consciente de estos factores, aparecen fuerzas que están más allá de su control. Algunos factores que promueven o afectan al cambio organizativo proceden de la sociedad.

Es difícil medir la eficacia de una estructura organizativa, y los factores que contribuyen al éxito o al fracaso probablemente no pueden identificarse en su totalidad. Además, hay que tener en cuenta que, a veces, la estructura organizativa no es el problema. Un pequeño grupo de personas ineficaces puede alterar la más sólida de las estructuras, y, por el contrario, las personas competentes pueden hacer que una mala estructura funcione. Los altos costes laborales, el equipamiento inadecuado, las campañas de publicidad ineficaces, los cambios en las necesidades de los usuarios y el aumento de la competencia pueden hacer que los beneficios de la organización disminuyan.

Algunos síntomas son un reflejo de la ineficacia que existe dentro de la organización, y nos indican la necesidad de que se produzca un cambio. Si el proceso de toma de decisiones es un problema debido a su lentitud y a los errores que se cometen, cabe cuestionar la capacidad de las personas encargadas de tomar las decisiones, el nivel en el cual se sitúa la toma de decisiones y el grado de accesibilidad a la información necesaria. La comunicación defectuosa, la escasez de innovaciones y los fallos en las áreas funcionales son otros síntomas que indican la necesidad del cambio. El diagnóstico de los problemas es extremadamente importante para planificar el cambio. El efecto dominó crea problemas de control y coordinación, y plantea la necesidad de realizar una planificación exhaustiva.

Los cambios alteran el equilibrio. Se puede mantener el equilibrio sólo si las fuerzas positivas y negativas tienen la misma fuerza. La producción se puede mantener cuando las fuerzas favorables a ésta, como la presión de los directivos para aumentar la producción, el deseo de que los directivos de los servicios de enfermería nos presten atención y el deseo de ganar más gracias a los planes para incentivar la productividad, se igualan a las fuerzas que limitan la producción, como la presión grupal para trabajar al ritmo que el propio grupo ha decidido, en vez de hacerlo al ritmo que ha establecido la organización, la resistencia a mejorar profesionalmente mediante los cursos de formación continuada, y la sensación de que el puesto de trabajo y lo que se hace no son importantes. Sin embargo, cuando las fuerzas en una dirección y en la otra cambian la relación que mantenían hasta este momento, se produce un desequilibrio y el cambio se hace inevitable.

Los cambios implican: *a*) la finalización de algo; *b*) la transición hacia algo nuevo, y *c*) el comienzo de algo nuevo. Los seres humanos sentimos pena cuando perdemos algo. Cuando se produce un cambio, la gente tiene que realizar este proceso de duelo que, según Kübler-Ross (1997) pasa por varias fases de forma consecutiva: *a*) negación; *b*) ira; *c*) negociación; *d*) depresión, y *e*) aceptación. También se puede entender el duelo como un proceso que consta de tres fases: *a*) protesta; *b*) desesperanza, y *c*) reorganización. Si una persona no alcanza las fases de aceptación y reorganización, puede desentenderse (retirada), perder las identificaciones que la unían al grupo (tristeza y preocupación), desorientarse (confusión) o desencantarse (ira). Los trabajadores que se desentienden pueden dejar la organización, quedarse pero no hacer su trabajo o hacer sólo un mínimo, o jubilarse antes de tiempo. Estas personas no suelen hacer preguntas, no buscan información, no discuten, se limitan a hacer el mínimo posible y no es fácil encontrarlas cuando se las busca. Los trabajadores que han dejado de identificarse con la organización pierden su propia identidad y son vulnerables, como un crustáceo que se ha desprendido de su armadura para poder crecer. Pueden ser personas siempre enfurruñadas, que viven de los recuerdos y habitan en el pasado. Siguen haciendo su trabajo, pero se niegan a realizar ninguna tarea nueva. Los trabajadores que se sienten desorientados no saben muy bien en qué lugar de la organización encajan. Desconocen las prioridades, hacen las cosas mal, se fijan en detalles nimios o de poca importancia y prefieren que sean los demás los que pregunten. Los trabajadores desencantados saben que lo que ha desaparecido ya no volverá, y pueden mostrarse permanentemente enfadados y negativistas. El desencantamiento puede provocar problemas personales y comportamientos destructivos, y puede llevar a la organización a una muerte lenta (Finkelman, 2006; Marquis y Huston, 2006).

Resistencia al cambio

Se debe ser prudente cuando se realizan cambios organizativos. Los cambios son problemáticos para las personas afectadas, por lo que, en muchos casos, aparece el fenómeno de la resistencia al cambio. A veces, dar a la estructura la oportunidad de funcionar bien es mejor que cambiarla. Aunque cambiar la estructura organizativa puede parecer fácil sobre el papel, la realidad es que se trata de algo bastante complicado. Afecta a las actitudes y a la eficacia del personal, por lo que los empleados ven que su prestigio y su estatus están amenazados. La resistencia al cambio es un fenómeno muy habitual. El personal considera que tiene derechos adquiridos y, con el paso del tiempo, desarrolla preferencias, hábitos y conductas rígidas, todo lo cual hace que los empleados se sientan atraídos por la estructura existente en este momento. Los cambios introducen el riesgo de equivocarse y, por tanto, el miedo a hacer mal las cosas o a no saber cómo realizar las nuevas tareas.

Algunas de las causas de la resistencia al cambio son las siguientes: amenaza a los intereses personales, timidez o vergüenza, inseguridad, hábitos adquiridos con el paso del tiempo, autocomplacencia, percepción equivocada de la realidad, miedo a perder el poder, las recompensas o las relaciones, desacuerdo con el cambio que se propone, reacciones psicológicas, umbral bajo de tolerancia a los cambios, oposición a que cambien las tendencias actuales, y pertenencia a un sistema que durante mucho tiempo se ha mantenido estable (Grohar-Murray y DiCroce, 2003).

Harper (2001) ha identificado siete tipos de personas que representan diferentes niveles de compromiso con el cambio: *a*) los resistentes encubiertos (personas que se resisten al cambio, pero sin dar la cara); *b*) los resistentes visibles (personas que se resisten al cambio de forma franca y abierta, sin esconderse); *c*) los escépticos (personas a las que hay que convencer de que el cambio es necesario); *d*) los observadores (los que simplemente miran y se reservan su opinión sobre la necesidad del cambio o sobre si éste es o no una buena idea); *e*) los participantes (personas que aceptan el cambio y realizan las acciones necesarias para conseguirlo); *f*) los comprometidos (los que están plenamente convencidos de la necesidad y de las bondades del cambio), y *g*) los campeones (los que inician el cambio) (cuadro 11-6).

Cuadro 11-6 Los siete niveles del compromiso con el cambio

Resistencia encubierta
Resistencia visible
Escepticismo
Observación
Participación
Compromiso
Participación como ganador

Los cambios de personal son normales, pero se aceleran cuando se produce un cambio organizativo. A no ser que los directivos y gestores quieran quedarse obsoletos, deben cambiar de acuerdo con los nuevos tiempos. Hay directivos que antes realizaban su trabajo de forma correcta y que hoy se sienten abrumados debido a que las obligaciones son cada vez más complejas. También puede ocurrir que hayan sido ascendidos a los cargos que ocupan actualmente en una situación de emergencia, y ahora, cuando todo ha vuelto al equilibrio, se dan cuenta de que el cargo les viene grande y de que no están preparados para desempeñarlo. No sólo los directivos y gestores, sino también los empleados deben mantenerse al día aumentando constantemente sus conocimientos y habilidades.

¿Qué se puede hacer cuando nos encontramos con que un cargo está ocupado por una persona que no está cualificada para desempeñarlo? Al pensar en las acciones a tomar, se deben tener en cuenta las ramificaciones y consecuencias que una determinada acción pueden tener sobre la persona y el grupo. La estrategia dependerá de las circunstancias que concurran en cada caso. A veces, se puede conseguir que la persona incompetente acabe por hacer bien su trabajo si se le aconseja y se le dirige correctamente. Hay que identificar las debilidades y pensar en los medios para superarlas.

Los ejecutivos incompetentes pueden ser transferidos a otros puestos de trabajo para los que estén más cualificados. Otra posibilidad es transferirlos desde los puestos más altos de la jerarquía a puestos de gestión más bajos en contacto con el personal. Se le puede decir al ejecutivo incompetente que hay un problema en una nueva área y que debe resolverlo. Esto permite que el ejecutivo que se ve afectado por el cambio mantenga alta la moral y no deje de ser fiel a la organización. Con esto se consigue quitar a un ejecutivo incompetente de los puestos de dirección, evitando así el daño que podría causar a la organización si permaneciese en su puesto, pero al mismo tiempo no se desaprovechan los conocimientos y habilidades de esta persona. Sin embargo, se trata de un procedimiento caro.

El despido es la forma más extrema de resolver el problema. Esto se puede hacer bien de forma directa o bien de forma indirecta. En el caso del despido directo, se informa al empleado de que su trabajo no satisface los criterios mínimos y que, en consecuencia, la dirección desea que abandone la organización. El método indirecto puede consistir en no dar al empleado incompetente ninguna tarea ni información, borrar su nombre de los documentos de la organización, excluirle de las reuniones y, en general, hacer que se sienta tan mal que él mismo decida dejar la organización.

Se pueden contratar nuevos directivos y gestores, especialmente cuando la reorganización ha hecho que queden puestos de dirección libres. La organización debe hacer que se sepa que está buscando ejecutivos, y realizar una búsqueda intensa y decidida. También puede ser útil insertar anuncios en las revistas profesionales y dirigirse a las agencias de empleo.

Los ascensos en el interior de la organización representan un incentivo y suministran nuevos ejecutivos al colectivo de directivos y gestores. No obstante, hay que contar con la posibilidad de que haya empleados que no estén interesados en los puestos de dirección y gestión porque no se sienten atraídos por este tipo de trabajo, y, además, puede haber empleados muy competentes y satisfechos con su trabajo que no sirven para ocupar un puesto de dirección o de gestión.

Oscilación

Fritz (1996, 1999) señala que las organizaciones o bien oscilan o bien avanzan. Si oscilan, el éxito queda neutralizado. Si avanzan, el éxito es posible. El éxito llama al éxito, pero, cuando se produce una oscilación, el éxito es sólo a corto plazo. Dado que la oscilación se produce durante un período de tiempo prolongado y la organización se mueve en la dirección deseada durante todo este tiempo, puede que sea difícil observar la oscilación.

El conflicto de intereses provoca una oscilación entre la tensión y la resolución. Así, por ejemplo, puede existir el deseo de que se produzca el cambio, lo cual conducirá a una tensión que se resolverá gracias al esfuerzo que se hace por conseguir el cambio, pero esto, al mismo tiempo, genera otra tensión, a saber, el deseo de que las cosas continúen tal y como están, lo que conducirá a evitar el cambio. El deseo de continuidad producirá en el futuro una nueva tensión debido al deseo de que el cambio tenga lugar, lo cual conducirá a un intento de resolver la tensión mediante el esfuerzo a favor del cambio, lo cual, a su vez, producirá una nueva tensión debido al deseo de que las cosas continúen tal y como están. Las organizaciones muchas veces oscilan entre la centralización y la descentralización de los procesos de toma de decisiones, entre la ampliación y la limitación, entre el crecimiento y la estabilidad, entre la inversión y el recorte de gastos y entre los beneficios a corto y a largo plazo (fig. 11-4).

El método de resolución de problemas sirve para identificar un problema y tomar las medidas necesarias para resolverlo. De esta forma, se consigue disminuir la intensidad del problema. Sin embargo, esta reducción de la intensidad del problema hace que se pongan en

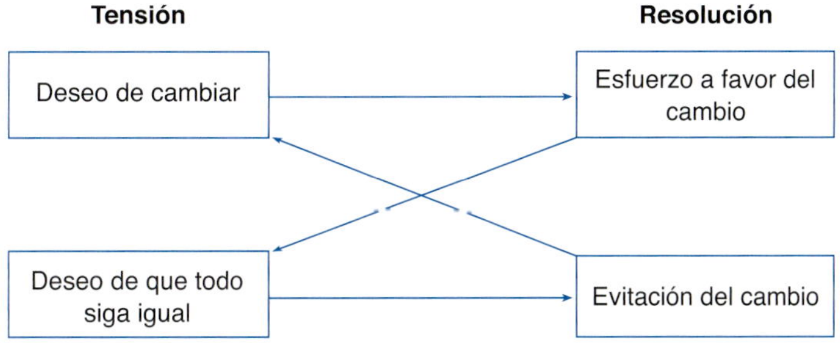

Figura 11-4 • Oscilación. (Modificado de Fritz R: *Corporate tides: The inescapable laws of organizational structure*, San Francisco, 1996, Berrett-Koehler.)

práctica menos medidas para resolverlo, lo cual, a su vez, hace que el problema se vuelva más intenso. Se trata, por tanto, de una oscilación porque, conforme se van resolviendo los problemas, disminuye la motivación a favor del cambio. El método de resolución de problemas se centra en cómo eliminar una situación indeseada, pero no prevé cuál podría ser la situación deseada. Las organizaciones que tienen éxito utilizan con frecuencia el método de mejora continua de la calidad en el marco de la tensión estructural.

Las organizaciones avanzan cuando existe tensión estructural que requiere compresión estructural, liderazgo y aprendizaje por parte de toda la organización. Si la estructura no cambia, el comportamiento de la organización volverá a ser el que tenía anteriormente. El cambio en la estructura facilita el cambio en el comportamiento de la organización. El cambio estructural es jerárquico, porque el propósito de la organización sirve para dar una dirección a las estrategias que se utilizan para ir dando los pasos necesarios para que la organización se desplace desde el estado en el que se encuentra hacia el estado deseado. El liderazgo es el factor clave a la hora de clarificar la visión de futuro de la organización. Los líderes deben ser claros tanto con respecto a la visión de futuro como con respecto a la situación actual para poder así crear la tensión estructural necesaria. Los líderes toman las decisiones pertinentes sobre los intereses en conflicto sobre la base de los valores de la organización. Cuando el liderazgo es débil, los trabajadores actúan en función de sus propios intereses, y esto provoca conflictos y conduce a la oscilación. Los líderes tienen que hacer que la situación sea justa y equitativa, y recompensar a la gente en función de sus méritos y de los logros alcanzados por el equipo en el que trabajan. Las organizaciones se renuevan aprendiendo, y el aprendizaje se incentiva mejor cuando se pone al servicio del resultado deseado. La formación es un instrumento muy poderoso para el cambio hacia una mayor capacidad.

Los cambios graduales realizados en fases progresivas son generalmente menos perturbadores que los cambios imprevistos, radicales y tajantes. Los cambios en la estructura que tienen su origen en acontecimientos claramente definidos que ya han sido planeados, como los cambios que se producen en el tamaño, el campo de acción y los objetivos, son más fáciles de llevar a cabo que los cambios que afectan al personal, ya que estos últimos afectan a relaciones humanas que son extraordinariamente complejas. La planificación detallada, la programación adecuada y la confianza de los empleados en los directivos y gestores son todos ellos factores que pueden reducir la resistencia al cambio.

Informar al personal de las razones del cambio puede disminuir aún más la resistencia, especialmente cuando se hace hincapié en las ventajas del cambio. Se puede conseguir la implicación del personal en el proceso de cambio si se pide su opinión sobre el mismo, recabando información sobre lo que sienten, solicitando información y pidiendo ideas y sugerencias. Se debe respetar tanto su negativa o desacuerdo como sus sentimientos positivos.

> *«Llega un momento en el que tienes que dejar de arrancar el coche y ponerlo a andar de una vez».*
> *David Mahoney*

Tipos de cambio organizativo

La estructura organizativa generalmente crece primero en sentido vertical y, luego, horizontalmente, y primero de forma funcional, y luego de forma divisional. Inicialmente, se produce un crecimiento vertical, pero, conforme va creciendo la carga de trabajo y su complejidad, empieza a crecer en sentido horizontal. Habitualmente, las organizaciones se desarrollan a partir de una estructura funcional, departamentalizada sobre la base de las funciones más importantes, pasando luego a divisiones basadas en los productos, servicios o territorios (división geográfica). En estos momentos, se está produciendo en todo el mundo una rápida globalización horizontal de los servicios sanitarios.

Planificación para el cambio de líderes y gestores de enfermería

> *«(...) la propia velocidad del cambio introduce nuevos elementos en la gestión y en la dirección (...), lo que lleva a tomar cada vez más decisiones y a una velocidad cada vez mayor».*
> *Alvin Toffler.*

Las decisiones que se toman sin tener en cuenta la cultura de la organización pueden tener consecuencias indeseables que no han sido previstas. Por tanto, cualquier plan para realizar un cambio debe empezar con una evaluación de la organización existente. El Competing Values Framework de Cameron y Quinn (2006) es un instrumento de análisis que se puede utilizar para identificar los valores que caracterizan a la organización y crear una cultura de mercado, una cultura adhocrática, una cultura de clanes y una cultura jerárquica. El análisis de la organización proporciona una visión detallada de la misma. Se lleva a cabo recogiendo y revisando todo el material escrito disponible sobre la organización, incluyendo la declaración por escrito de la misión o propósito, la información sobre el ámbito de actuación de la organización, y sobre las metas y objetivos de ésta. El planificador debe fijarse en si los materiales revisados son coherentes entre sí, buscar posibles omisiones y solapamientos y determinar si todas las actividades contribuyen a alcanzar las metas principales de la organización. El Organizational Culture Assessment Instrument es un instrumento de evaluación que puede utilizarse para realizar el diagnóstico de la cultura de la organización.

Se analizan variables como la división en departamentos, el número de subordinados que dependen de un mismo directivo o gestor y el equilibrio existente en la organización. Se tienen en cuenta, asimismo, los patrones de liderazgo, la delegación de funciones, la descentralización, el uso que se hace de los comités y la eficacia de los mecanismos de control. El Management Skills Assessment Instrument sirve para identificar las habilidades clave que los directivos y gestores deben tener para liderar e incentivar el proceso de cambio (Cameron y Quinn, 2006; Schein, 2004). Se puede comparar la organización realmente existente con lo que se considera una organización ideal o con las organizaciones de la competencia. El método cuantitativo se puede utilizar cuando tiene sentido utilizar cantidades, como, por ejemplo, las cifras que indican el número de subordinados que dependen de cada superior. A continuación, se diseñan diferentes patrones organizativos. Hay que identificar dos posible situaciones que no son incompatibles entre sí: cuando se observa que se necesita personal del que no se dispone en este momento y cuando se dispone del personal que se necesita, pero no está suficientemente cualificado para ocupar el puesto de trabajo que la organización requiere.

Debe realizarse una descripción de los puestos de trabajo y de los requerimientos para ocuparlos. A continuación, se puede comparar la cualificación de cada persona con los requerimientos asociados a cada puesto de trabajo. Deben identificarse por separado los puestos de trabajo para los cuales el personal no está preparado, pero puede alcanzar la cualificación suficiente para ocuparlos en un plazo de tiempo razonable.

«Si tienes la sensación de que todo está bajo control, es que no estás yendo suficientemente rápido».
Mario Andretti

RESUMEN DEL CAPÍTULO

Como agente del cambio, el directivo o gestor debe evaluar la cultura, identificar el problema y la necesidad de introducir innovaciones en la organización, evaluar la motivación y la capacidad de la plantilla para llevar a cabo el cambio, establecer las posibles alternativas, analizar las ramificaciones y consecuencias de tales alternativas, revisar los recursos disponibles, determinar los roles apropiados que pueden contribuir al proceso de cambio, establecer y mantener relaciones de colaboración entre los miembros de la organización, tener en cuenta las distintas fases por las que pasa el proceso de cambio, ayudar a los miembros de la organización a avanzar a través de cada una de estas fases y elegir y poner en práctica las técnicas para el cambio planificado como fue expuesto por Lippitt, Watson y Westley (1958). La función del directivo o gestor de los servicios de enfermería consiste en promover el cambio planificado actuando como catalizador, persona que soluciona los problemas, colaborador y coordinador de recursos (Havelock, 1973).

Actividades para la **EVALUACIÓN CRÍTICA**

Diario de reflexiones: Haga observaciones en un contexto clínico o reflexione sobre experiencias del pasado. Responda a las siguientes preguntas: ¿Está en proceso de cambio la organización en la que trabaja? Si es así, ¿qué cambios se están realizando o se piensan realizar? ¿Cómo está respondiendo la gente?

ESTUDIO DE CASOS En la unidad en la que usted es el coordinador de la atención al paciente, durante los últimos años los servicios básicos de enfermería han estado a cargo de enfermeras tituladas. Con el fin de recortar gastos, el hospital va a contratar a personas no tituladas para que trabajen con las enfermeras tituladas y va a implantar el sistema de «trabajo en prácticas por parejas» (un técnico no titulado y una enfermera titulada). ¿Qué podría hacer como coordinador de la atención al paciente de su unidad para que este cambio en la cultura organizativa se lleve a cabo?

BIBLIOGRAFÍA

Anthony SD, Eyring M, Gibson L: Mapping your innovation strategy, *Harv Bus Rev* 64(9):148-149, 2006.

Ashkanasy NM, Wilderom CPM, Peterson MF, editors: *Handbook of organizational culture and climate*, Thousand Oaks, CA, 2004, Sage Publications.

Atchinson TA, Bujak JS: *Leading transformational change: The physician-executive partnership*, Chicago, 2001, Health Administration Press.

Barr L, Barr N: *The leadership equation: Leadership, management and the Myers-Briggs*, Austin, Tex, 1989, Eakin Press.

Bennis WG, Benne KD, Chin R: *The planning of change*, ed 4, Fort Worth, TX, 1985, Holt, Rinehart and Winston.

Briggs-Myers I: *Gifts differing: Understanding personality type*, Palo Alto, CA, 1995, Holt, Rinehart and Winston.

Cameron KS, Quinn RE: *Diagnosing and changing organizational culture: Based on the competing values framework*, San Francisco, 2006, Jossey-Bass.

Cherry BC, Jacob SR: *Contemporary nursing issues, trends, and management*, ed 2, St Louis, 2002, Mosby.

Cooke R, Rousseau D: Behavioral norms and expectations: A quantitative approach to the assessment of organizational culture, *Group Organ Stud* 13:245-273, 1987.

Deal TE, Kennedy AA: *Corporate cultures: The rites and rituals of corporate life*, Cambridge, MA, 2000, Persens Publishing.

Dunham-Taylor J: Nurse executive transformational leadership found in participative organizations, *J Nurs Adm* 30(5):241-250, 2000.

Festinger L: *A theory of cognitive dissonance*, Stanford, Calif, 1957, Stanford University Press.

Finkelman AW: *Leadership and management in nursing*, Upper Saddle River, NJ, 2006, Pearson/Prentice Hall.

Fritz R: *Corporate tides: The inescapable laws of organizational structure*, San Francisco, 1996, Berrett-Koehler.

Fritz R: *The path of least resistance for managers: Designing organizations to succeed*, San Francisco, 1999, Berrett-Koehler.

Gardenswartz L, Rowe A: *Diverse teams at work: Capitalizing on the power of diversity*, Alexandria, Va, 2003, Society for Human Resource Management.

Geibert RC: Using diffusion innovation concepts to enhance implementation of an electronic health record to support evidence-based practice, *Nurs Adm Q* 30(3):203-210, 2006.

Green-Hermandez C, Quinn AA, Denman-Vitale S, et al: Making nursing care culturally competent, *Holist Nurs Pract* 18(4):215-219, 2004.

Grohar-Murray ME, DiCroce HR: *Leadership and management in nursing*, Stamford, CT, 2003, Appleton & Lange.

Grunitzky C, editor: *Transculturalism: How the world is coming together*, Nashville, TN, 2004, True Agency.

Hamel G: The why, what, and how of management innovation, *Harv Bus Rev* 84(2):72-84, 2006.

Harper SC: *The forward-focused organization: Visionary thinking and breakthrough leadership to create your company's future*, New York, 2001, American Management Association.

Havelock RG: *The change agent's guide to innovation in education*, Englewood Cliffs, NJ, 1973, Educational Technology Publications.

Herzlinger RE: Why innovation in health care is so hard, *Harv Bus Rev* 84(5):58-66, 2006.

Huber DL: Change and innovation. In Huber DL, editor: *Leadership and nursing care management*, ed 3, Philadelphia, 2006, Elsevier, pp 805-826.

Kanter RM: Innovation: The classic traps, *Harv Bus Rev* 84(11):72-83, 2006.

Kilmann RH: *Managing beyond the quick fix*, San Francisco, 1991, Jossey-Bass.

King T, Byers J: A review of organizational culture instruments for nurse executives, *J Nurs Adm* 37(1):21-31, 2007.

Kosnik LK, Espinosa JA: Microsystems in health care: Part 7. The microsystem as a platform for merging strategic planning and operations, *Jt Comm J Qual Saf* 29(9):452-459, 2003.

Kotter JP: *Leading change*, Boston, 1996, Harvard Business School Press.

Kübler-Ross E: *On death and dying*, New York, 1997, Simon & Schuster.

Lewin K: Frontiers in group dynamics: Concept method and reality in social science, social equilibria and social change, *Hum Relat* 1(1):5-41, 1947.

Lewin K: *Field theory in social sciences*, New York, 1951, Harper & Row.

Lippitt G: *Visualizing change: Model building and the change process*, La Jolla, CA, 1973, University Associates.

Lippitt R, Watson J, Westley B: *The dynamics of planned change*, New York, 1958, Harcourt, Brace & World.

Marquis BL, Huston CJ: *Leadership roles and management functions in nursing: Theory and application*, ed 5, Philadelphia, 2006, Lippincott Williams & Wilkins.

McConnell CR: *Umiker's management skills for the new health care supervisor*, ed 4, Boston, 2006, Jones & Bartlett.

Morgan G: *Images of organizations*, ed 2, Thousand Oaks, CA, 2006, Sage Publications.

Raso R: Cultural competence: Integral in diverse populations, *Nurs Manage* 37(7):56, 2006.

Rogers EM: *Diffusion of innovations*, ed 3, New York, 1983, Free Press.

Rogers EM: *Diffusion of innovations*, ed 5, New York, 2003, Free Press.

Roussel L, Swansburg RC, Swansburg RC: *Management and leadership for nurse administrators*, ed 4, Boston, 2006, Jones & Bartlett.

Scalzi C: Barriers and enablers to changing organizational culture in nursing homes, *J Nurs Adm* 36(5):230, 2006.

Schein EH: *Organizational culture and leadership*, San Francisco, 2004, Jossey-Bass.

Schneider W: Why good management ideas fail—understanding your corporate culture, 1998 (website): www.parshift.com/Speakers/Speak016.htm. Accessed February 10, 2007.

Senge PM: *The fifth discipline*, New York, 2006, Doubleday.

Shani AB, Lau JB: *Behavior in organizations: An experiential approach*, Boston, 2000, Irwin/McGraw-Hill.

Smith R: *The seven levels of change: Create, innovate and motivate with the secrets of the world's largest corporations*, ed 2, Arlington, TX, 2002, Summit Publishing Group.

Sullivan EJ, Decker PJ: *Effective leadership and management in nursing*, Upper Saddle River, NJ, 2005, Prentice Hall.

Yoder-Wise PS: *Leading and managing in nursing*, ed 4, St Louis, 2006, Elsevier.

Zohar D: *Rewiring the corporate brain: Using the new science to rethink how we structure and lead organizations*, San Francisco, 1997, Berrett-Koehler.

Selección y desarrollo del personal

12

Descripción del capítulo

En el capítulo 12 se comenta el liderazgo y la administración en relación con la selección y el desarrollo del personal, cribado del personal de plantilla, igualdad de oportunidades y acción afirmativa, la Americans with Disabilities Act, fuerza de trabajo multicultural, diversidad cultural, preferencia sexual y género, diferencias generacionales, descripciones de los puestos de trabajo, análisis del puesto de trabajo, orientación, desarrollo del personal de plantilla, planificación de la carrera profesional, mapa de la carrera profesional, proceso de grupo y desarrollo de equipo.

Objetivos del capítulo

- Identificar tres actividades relacionadas con la selección de personal.
- Definir qué es una acción afirmativa.
- Comentar por lo menos cuatro fenómenos culturales y su influencia sobre el proceso de la entrevista.
- Describir las características de las descripciones del puesto de trabajo.
- Diferenciar las ventajas y desventajas de la carrera profesional.
- Comentar la importancia de la orientación.
- Listar por lo menos seis modos de llevar a cabo el desarrollo del personal de plantilla.
- Describir el mapa de la carrera profesional como parte de su desarrollo.
- Representar esquemáticamente cuatro estadios del proceso de grupo o equipo, y la actividad principal en cada estadio.
- Comparar los grupos y los equipos.

Principales conceptos y definiciones

Personal. *Individuos empleados en una agencia o departamento.*
Selección de personal. *Proceso de alistamiento del personal para el empleo.*
Retención. *Capacidad para retener a los empleados una vez que han sido contratados.*
Acción afirmativa. *Acciones tomadas para remediar prácticas discriminatorias pasadas.*
Diversidad cultural. *Variaciones entre las culturas en cuanto al estilo de comunicación, sensación de espacio personal, organización social, sentido del tiempo, control ambiental y características biológicas.*
Orientación. *Familiarización con el ambiente y adaptación a él.*
Análisis del puesto de trabajo. *Estudio de una colocación para determinar qué conocimientos, capacidades, aptitudes y características personales se requieren para desempeñar ciertas responsabilidades.*
Evaluación del puesto de trabajo. *Proceso por el que se determina el valor remunerativo de un trabajo en relación con el de otras colocaciones.*
Diseño del puesto de trabajo. *Especificación de qué requiere el puesto de trabajo, métodos del trabajo y la relación entre las necesidades organizacionales, sociales y personales del trabajador.*
Rotación del puesto de trabajo. *Técnica horizontal de aumento del puesto de trabajo.*
Enriquecimiento del puesto de trabajo. *Planteamiento vertical en relación con el diseño del puesto de trabajo que utiliza más las capacidades y pericia del personal.*
Descripciones del puesto de trabajo. *Especificaciones que son los requerimientos para determinados puestos de trabajo.*
Carrera profesional. *Avance clínico o administrativo en sentido vertical.*
Desarrollo del personal de plantilla. *Formación de los empleados.*
Preceptor. *Profesor o instructor.*
Mentor. *Consejero juicioso y fiel.*
Mapa de la carrera profesional. *Plan estratégico para la carrera profesional de una persona.*
Proceso de grupo. *Cómo funciona el grupo.*

PLANIFICACIÓN DE LA CARRERA PROFESIONAL EN RELACIÓN CON LOS CANDIDATOS AL PUESTO DE TRABAJO

Lo que las personas solicitantes hacen para elegir una especialidad de enfermería y lo que hacen para solicitar un puesto de trabajo son utilizados por los líderes y gestores para seleccionar y desarrollar el personal. Los gestores utilizan la hoja de solicitud, el historial profesional y la entrevista para tomar decisiones en cuanto al contrato.

Elección de una especialidad de enfermería

Hay muchas oportunidades en enfermería para la enfermera nueva o experimentada. Desde la década de 1930 hasta la de 1990, aproximadamente el 70% del trabajo de enfermería se efectuaba en hospitales. Las enfermeras hospitalarias llevan a cabo tareas de enfermería de tipo médico, quirúrgico, obstétrico, pediátrico y psiquiátrico, o en subespecialidades como cuidados intensivos. La enfermería de salud de la comunidad, asistencia domiciliaria, asistencia en residencias, gestión de la asistencia, enfermería del trabajo, enfermería escolar, trabajo en la consulta o clínica de un médico, enfermería de rehabilitación, asistencia a largo plazo y promoción de la salud constituyen otras oportunidades. Para fijar objetivos a corto y largo plazo hay que considerar la importancia del sueldo, los beneficios marginales, los planes de jubilación, las horas de trabajo y las oportunidades para progresar. Llevar a cabo objetivos a corto plazo puede ayudar a la enfermera a llevar a cabo objetivos de largo alcance. Por ejemplo, es aconsejable obtener cierta experiencia clínica antes de solicitar puestos de docencia o de consulta. Se deben considerar las tendencias para fijar los objetivos a largo plazo. La población está envejeciendo y adquiriendo enfermedades crónicas; la reforma de la asistencia sanitaria se está centrando en el acceso a una asistencia segura, de alta calidad y económica. La asistencia está pasando del hospital a la comunidad. La asistencia ambulatoria y la asistencia domiciliaria están aumentando, y se está animando a la promoción de la salud.

Búsqueda de oportunidades y solicitud de puestos de trabajo

Después de decidir qué tipo de enfermería se desea realizar y el área geográfica en la que se desea practicarla, se necesita localizar oportunidades de trabajo. Las revistas profesionales anuncian puestos de trabajo, y los servicios de colocación colegiales y agencias de empleo mantienen listados de puestos de trabajo. Los que realizan la selección se hallan con frecuencia en las reuniones profesionales. Se puede preguntar a los amigos, conocidos y familiares si conocen la existencia de oportunidades. Se puede buscar en Internet y ponerse directamente en contacto con los que ofrecen trabajo.

Hoja de solicitud

La potencial enfermera debe ponerse en contacto con las instituciones elegidas para obtener una hoja de solicitud con el fin de comenzar el proceso de contratación. La hoja de solicitud debe ser un documento mecanografiado atractivo que proporcione una primera impresión favorable. En muchos casos puede obtenerse la hoja de solicitud directamente por Internet.

Historial profesional resumido

Un historial profesional (resumen) es un resumen de la información sobre la formación de la enfermera solicitante, empleo e historia profesional y personal. Clásicamente, es un requisito previo para una entrevista, porque la empresa utiliza el resumen para determinar qué candidatas serán entrevistadas. Por tanto, se debe elaborar cuidadosamente el resumen y actualizarlo periódicamente.

Los resúmenes deben imprimirse en papel de buena calidad, de 21,59 por 27,94 cm, utilizando una impresora láser; nunca se deben presentar escritos a mano. Los contenidos irán organizados, con encabezamientos mayores y menores para facilitar su lectura. El resumen debe contener la siguiente información:

Identificación: Al comienzo del historial profesional deben figurar el nombre completo, la dirección y el número de teléfono.

Objetivo del trabajo: Es controvertido incluir o excluir un objetivo del puesto de trabajo. Algunos opinan que limita el ámbito del empleo, mientras que otros razonan que el jefe de personal debe conocer qué puesto de trabajo busca la enfermera. Es apropiado preparar distintos resúmenes para cada puesto de trabajo que personalicen el objetivo del puesto de trabajo y acentúen las características que califican a la enfermera para un puesto de trabajo particular.

Educación: Se debe poner en orden cronológico inverso los nombres y localidades de las escuelas a las que se ha asistido, fechas de asistencia y diplomas o grados conferidos. La educación continuada, tales como talleres, formación en servicios, y cursos de estudio en domicilio, indica un interés en la propia mejora y es apropiado listarla.

Experiencia laboral: Debe indicarse el empleo previo por orden cronológico inverso listando el nombre y localización de cada agencia, fechas de empleo, título del puesto y responsabilidades. Las nuevas graduadas pueden listar sus experiencias clínicas como estudiantes. Es apropiado aportar una razón para abandonar un puesto de trabajo.

Servicio militar: Si la persona solicitante ha servido en las fuerzas armadas, se debe incluir un resumen del historial militar. Son aspectos que deben incluirse la rama de servicio, años de servicio, rango conseguido, premios y distinciones, asignaciones especiales, capacidades y conocimiento adquirido.

Afiliaciones: Pueden listarse las membresías, cargos mantenidos, y actividades de comité en organizaciones profesionales, sociedades de aprendizaje y grupos cívicos y sociales.

Honores y premios: Se pueden citar las becas, honores y premios citando el honor, la organización que lo confirió, la localización y la fecha.

Referencias: En caso de disponer de referencias, el resumen debe declarar que se aportarán a petición. La persona solicitante debe siempre comprobar la buena voluntad de las personas que podrían servir como referencias. Dado que cualquier persona podría escribir una carta, es apropiado preguntar «¿Cree usted que conoce mi trabajo lo suficientemente bien como para facilitarme una buena carta de recomendación?». Esto da al escritor referencia la oportunidad de declinar escribir una carta si no se siente cómodo haciéndolo. La persona solicitante también puede recopilar un archivo de cartas de referencia pidiendo a los profesores, supervisores o compañeras que escriban cartas de referencia dirigidas «a quien pueda interesar» en el momento de la finalización del trabajo. Es éste un momento oportuno para hacer esta petición, porque el rendimiento de la enfermera está fresco en la mente del revisor. Puede impedir que el revisor tenga que escribir más de una carta cuando sean aceptables las copias, y la persona solicitante no tiene por qué sentirse preocupada por localizar a la persona más tarde. Recopilar tal archivo de cartas permite a la persona solicitante enviar las cartas de referencia informativas más apropiadas. Puede ser de utilidad conseguir varias copias de las cartas originales de modo que pueda remitirse la firma original. Otra posibilidad es mantener las cartas originales y enviar fotocopias apropiadas junto con el resumen.

Carta acompañante: El resumen debe acompañarse de una carta acompañante en la que se declare el interés de la persona solicitante para trabajar para la agencia específica, las calificaciones e intereses especiales que aporta, la disponibilidad de la persona solicitante y cómo puede ponerse en contacto con la persona solicitante. A veces se puede remitir *online* el resumen y la carta acompañante.

Entrevista

Una entrevista permite a la empresa determinar si la persona solicitante satisface los requerimientos para el puesto de trabajo implicado, y permite a la persona solicitante obtener información sobre la agencia. Las primeras impresiones son importantes. El entrevistador valorará rápidamente los modos y aspecto de la persona solicitante. A ésta se le puede preguntar en cuanto a su carácter cumplidor, responsabilidad y capacidad para trabajar con otras personas. Puede explorarse la compatibilidad de los objetivos de la persona solicitante con las oportunidades disponibles.

Comprobación de antecedentes

La licencia inicial para ejercer la enfermera registrada (ER) requiere sus huellas dactilares y una comprobación de antecedentes. En Estados Unidos, las normas federales requieren la comprobación de antecedentes en relación con algunos profesionales sanitarios.

Examen médico previo al empleo

Puede requerirse un examen médico previo al empleo, que puede incluir pruebas en busca de drogas y alcohol.

Obtención del puesto de trabajo

Es probable que una enfermera solicite más de un puesto de trabajo de una vez. Una vez que se haya aceptado un puesto de trabajo, las otras agencias deben ser informadas de la decisión de modo amistoso y profesional, porque en el futuro la enfermera puede solicitar de nuevo trabajo a dichas agencias.

RESPONSABILIDAD DEL LÍDER Y GESTOR EN RELACIÓN CON EL RECLUTAMIENTO Y RETENCIÓN DE PERSONAL

Los líderes predicen y planifican el futuro. Sirven como modelos de conducta, promueven la imagen de la organización, identifican y reclutan a personas con buenas calificaciones y asignan el nuevo personal con el fin de lograr éxito para ellos y para la organización. Los líderes modelan el desarrollo continuado del personal, animan a la planificación de la carrera y desarrollo profesional de todos los empleados, y apoyan las decisiones sobre las carreras profesionales de los empleados. Animan las tutorías, guían a los empleados, valoran las deficiencias de aprendizaje del personal de plantilla, y planifican estrategias para reducir al mínimo las deficiencias.

Los gestores comparten responsabilidad por el reclutamiento y retención de las personas con buenas calificaciones. Ayudan a establecer criterios para la selección de personal y estructuran entrevistas para aumentar la validez y la fiabilidad del reclutamiento. Aplican su conocimiento de requerimientos legales para contratar y tomar decisiones sobre colocación a tenor de los méritos de los empleados y de las necesidades de la organización. Los gestores monitorizan la orientación y la formación en el servicio y continuada; distribuyen información sobre la carrera profesional y sobre oportunidades de trabajo.

Seleccionan preceptores para el personal de plantilla, animan al modelamiento y tutoría, evalúan las necesidades de desarrollo del personal de plantilla, y ayudan a formular las políticas de desarrollo del personal (Marquis y Huston, 2006; Workman, 2006) (cuadro 12-1).

Cuadro 12-1 Liderazgo y gestión para el reclutamiento y la retención

LÍDER

Predice el futuro
Planifica el futuro
Modelos de conducta para el reclutamiento
Utiliza el proceso de la entrevista para promover la imagen de la organización
Identifica y recluta a personas con buenas calificaciones
Asigna nuevo personal con el fin de promover el éxito
Sirve como modelo de conducta para el desarrollo profesional continuado
Anima a la planificación y desarrollo de la carrera profesional de todos los empleados
Apoya las decisiones de la carrera profesional personal de los empleados
Anima las tutorías
Tutela a los empleados
Valora las deficiencias de aprendizaje del personal de plantilla
Planifica estrategias para reducir el déficit al mínimo

GESTOR

Comparte responsabilidad en el reclutamiento y la retención del personal de plantilla
Estructura el proceso de la entrevista
Aumenta la validez y la fiabilidad del proceso de reclutamiento
Ayuda a establecer criterios para la selección
Aplica el conocimiento de los requerimientos legales para la contratación
Toma las decisiones sobre la colocación a tenor de los puntos fuertes de los empleados y de las necesidades de la organización
Monitoriza la orientación, la formación en el servicio y la formación continuada
Distribuye información sobre la carrera profesional
Anuncia oportunidades de trabajo
Selecciona preceptores para la plantilla
Anima el modelo de conducta y las tutorías
Evalúa las necesidades de desarrollo de la plantilla
Ayuda a formular las políticas de desarrollo del personal de plantilla

Modificado de Workman LL: *Staff recruitment and retention*. En: Huber DL, edit. *Leadership and nursing care management*, ed 3, Filadelfia, 2006, Elsevier; Marquis BL, Huston CJ: *Leadership roles and management functions in nursing: Theory and application*, Filadelfia, 2006, Lippincott Williams & Wilkins.

ESFUERZO DE RECLUTAMIENTO

«Lanza una red amplia y examina cuidadosamente lo que puedes atrapar en ella». Linda S. Goldzimer

La adquisición de personas calificadas por una agencia es crucial para el establecimiento, mantenimiento y crecimiento de la organización. Por consiguiente, es importante un reclutamiento activo, y la atracción de solicitantes calificados es el primer paso en la selección de personal. Los métodos para un reclutamiento activo incluyen las recomendaciones de los empleados y la comunicación verbal; sitios Web atractivos e informativos; anuncios en los periódicos locales, boletines de la organización de enfermería y revistas de enfermería; literatura de reclutamiento, como hojas de propaganda y boletines; correo directo; bases de datos por ordenador; carteles; días de carrera profesional y exposiciones profesionales; asociaciones con escuelas de enfermería, contactos con clases de graduación de escuelas; servicios de colocación; presencia de la organización en las convenciones de enfermería, y ofrecimiento de cursos de educación continuada frecuentes y económicos con sus créditos para no afiliados y empleados (cuadro 12-2).

La comunicación verbal puede ser muy eficiente, pero puede llevar también a contratar a amigos y familiares; esta práctica puede incentivar el favoritismo y violar los requerimientos de un empleo con igualdad de oportunidades. El empleo de anuncios en las revistas profesionales, en periódicos y en radio y televisión, agencias de empleo, asociaciones con escuelas de enfermería y contactos con clases de graduación de escuelas ofrece a la empresa pros-

Cuadro 12-2 Métodos de reclutamiento

Empleo por recomendaciones
Comunicación verbal
Anuncios
Hoja de propaganda
Periódicos
Boletines de noticias
Carteles/pósters
Días de carrera profesional
Exposición de la carrera profesional
Servicios de colocación
Casas abiertas
Congresos de enfermería

pectiva un campo más amplio para la selección y más oportunidades para contratar a partir de grupos minoritarios. Contratar a miembros de grupos minoritarios para satisfacer los objetivos de la política pública puede requerir un reclutamiento activo (McConnell, 2006).

Cada institución debe tener a alguien responsable del reclutamiento. Los reclutadores deben conocer las calificaciones de enfermería y las necesidades de la institución. Han de ser capaces de representar a la institución con sinceridad y entusiasmo. Es importante que el reclutador se relacione bien con la gente. Se deben buscar referencias de empleados y animar a los solicitantes de la propia institución; sin embargo, no se debe mostrar favoritismo. Para ayudar a la selección del mejor candidato a un puesto de trabajo, se debe proporcionar un presupuesto adecuado para poner los anuncios necesarios; estos anuncios deben describir una institución que cuida a empleados y pacientes. Esta imagen debe estar también reflejada abiertamente durante las convenciones y en las jornadas de carrera profesional de escuelas superiores y universidades. Los materiales gráficos para el reclutamiento deben poner de manifiesto que la institución cumple con las prácticas de empleo de igualdad de oportunidades para el empleo/acción afirmativa/Title VI/Title IX/Section 504/Americans with Disabilities Act/Age Discrimination in Employment Act. La imagen vehiculada en Internet puede tener incluso una mayor influencia sobre el público y ER (Kasoff, 2006).

El contenido de los anuncios es más importante que la forma. El reclutador debe determinar las necesidades y deseos de las personas solicitantes potenciales, y explicar el modo en que la institución satisfará dichas necesidades. Es preciso que los reclutadores se muestren atentos a las diferencias generacionales entre las veteranas, las *baby boomers* (nacidas en la explosión demográfica después de la Segunda Guerra Mundial) y las personas pertenecientes a las generaciones X e Y. Es probable que las personas solicitantes se muestren interesadas en la oportunidad de aportar una asistencia de alta calidad, posibilidades de progresar, oportunidad para realizarse, unos ingresos adecuados, buenos beneficios marginales, sistemas de apoyo adecuados, compañerismo con los colegas, estimulación intelectual, oportunidades de formación, oportunidad para ser líder y, en algunas, centros para asistencia a niños o a personas mayores. Es probable que las nuevas graduadas se muestren interesadas en una orientación concienzuda, formación en el servicio, desarrollo del personal de plantilla y programas internos. Algunas enfermeras se mostrarán interesadas en el reembolso para las matrículas y en librar tiempo para trabajar en grados formativos. Las personas solteras estarán más interesadas en los beneficios de salud que las personas casadas cuyas parejas tienen cobertura familiar. Las enfermeras de mayor edad se mostrarán cada vez más interesadas en planes de jubilación. A las enfermeras inactivas les resultarán atractivos los cursos de actualización, contratación de autobuses para personas que viven en áreas suburbanas, programas de asistencia a niños y personas mayores, trabajo a tiempo parcial y políticas de personal flexibles.

Es probable que las enfermeras de mayor edad, nacidas entre 1922 y 1945, mantengan los valores tradicionales de adherencia a las reglas, conformidad, dedicación, deber antes que placer, trabajo duro, honor, respeto por la autoridad y sacrificio. Las nacidas entre 1946 y 1964 (*baby boomers*) pueden estar asistiendo a niños y personas de edad avanzada; pueden valorar la gratificación personal y el crecimiento, salud y bienestar, y pueden estar contemplando su jubilación. Pueden necesitar una organización que les permita flexibilidad para tratar con sus responsabilidades en relación con sus hijos y padres, y es probable que deseen dinero para su seguridad. Es probable que los miembros de la generación X nacidos entre 1965 y 1980 consideren que la familia y el tiempo libre son prioridades con respecto al trabajo. Pueden valorar el equilibrio, la diversidad, pensamiento global, informalidad y confianza en uno mismo. También pueden desear flexibilidad para equilibrar el trabajo y la familia, unos ingresos adecuados y el empleo de tecnología. Los individuos de la generación Y nacidos entre 1980 y 2000 constituyen el grupo de personas más jóvenes, y es probable que concedan valor al logro, deberes cívicos, diversidad, moralidad y sociabilidad. Es preciso que el reclutador valore los intereses de las enfermeras y que muestre cómo la institución trata sus intereses (Hart, 2006).

El reclutador debe responder a las preguntas inmediatamente. Debe haber cobertura telefónica diariamente y un tiempo de respuesta las 24 horas. Se debe dar acuse de recibo a las tarjetas postales o cartas por las solicitudes e historiales profesionales. Se puede enviar por correo material de reclutamiento a las personas interesadas. A las solicitantes que no vivan en la ciudad o que residan en otros estados se les debe proporcionar información sobre la comunidad y alojamiento. Las solicitantes deben saber con quién ponerse en contacto, y tener acceso a números de teléfono con cobro revertido y una dirección de correo específica, número de fax, dirección de correo electrónico y sitios Web con teclas de retroalimentación. Es atractivo el reembolso de un viaje para una entrevista, con habitación y dietas pagadas (Roussel, Swansburg y Swansburg, 2006).

Se debe compilar y evaluar los registros de las preguntas apuntando el origen (cómo se enteró la persona solicitante de la oportunidad) y su disposición (contratada o no y duración de su tenencia). Se debe aumentar al máximo el método de reclutamiento más productivo. El reclutamiento es tarea de todo el mundo. Los empleados actuales deben comprender que lo que dicen a otras personas en la iglesia o en la tienda de comestibles afecta al reclutamiento, y debe ser preferiblemente positivo. Algunas instituciones tienen un reclutamiento de ER y un comité de retención para aconsejar sobre el reclutamiento y retención del personal de plantilla (Nelly, 2006; Thorgrimson y Robinson, 2005).

Las principales fuentes de personal son las personas que buscan sus primeros empleos, empleados insatisfechos e individuos sin empleo. Estas clasificaciones son importantes porque las categorías indican los tipos de información que debe obtener el gestor de enfermería, e influyen en el proceso de selección. Las graduadas recientes o enfermeras que no han hecho prácticas desde su graduación pueden tener una idea limitada de las oportunidades de los puestos de trabajo. Su elección de un primer empleo puede verse muy influida por su educación, nivel de consecuciones, preferencia geográfica, sueldo, ocupación de la pareja y presión de sus compañeras. Es probable que tomen varios empleos antes de asentarse. Esta variedad de trabajos, junto con el crecimiento de las responsabilidades familiares y la madurez, ayuda al desarrollo de las capacidades de la enfermera.

Las empleadas insatisfechas con frecuencia no buscan de modo activo otro puesto de trabajo, sino que probablemente son receptivas a las noticias de oportunidades y de ofertas de empleo. Si el gestor de enfermería atribuye la insatisfacción al mal empleo de los talentos y capacidades de la persona, el gestor de enfermería puede explorar cómo emplear de modo más eficaz a dicha persona en su propia agencia. No es infrecuente la insatisfacción con el trabajo, porque todos los trabajos tienen sus desventajas. Las agencias que requieren unas especiales capacidades para el puesto de trabajo deben esperar solicitudes de enfermeras que buscan un mejor puesto de trabajo con menos desventajas.

Contratar a un trabajador sin empleo que ha sido despedido de un trabajo previo por una infracción o una reyerta con la empresa previa demanda una evaluación cuidadosa. El gestor de enfermería podría desear contratar a enfermeras que fueron despedidas porque rehusaron falsificar registros o llevar a cabo una tarea para la que no se encontraban adecuadamente preparadas. El gestor de enfermería desearía no contratar a una enfermera que fue despedida por un elevado absentismo e irresponsabilidad, a menos que la enfermera pudiera explicar de modo adecuado la situación y asegurase al gestor de enfermería que el problema ha sido solucionado. Por ejemplo, la futura trabajadora podría haber estado asistiendo a un niño que se estaba muriendo en ese momento o estar sufriendo una crisis de pareja que desde entonces terminó en divorcio.

El reclutamiento internacional de enfermeras formadas en el extranjero requiere atención en relación con los requerimientos gubernamentales e institucionales (Lee y Mills, 2005). Las enfermeras extranjeras pueden precisar una orientación y tutoría extra para aprender una nueva cultura. Aunque las enfermeras de Filipinas puedan haber estudiado las mismas materias, haber utilizado los mismos libros de texto, y hablar inglés, no han tenido, probablemente, la oportunidad de llevar a cabo valoraciones estetoscópicas, poner líneas intravenosas o insertar sondas nasogástricas o catéteres de retención urinarios. En Filipinas, los miembros de las familias tienden a dar una asistencia personal básica, como alimentar y bañar a los pacientes. Las enfermeras, por lo general, hacen lo que ordenan los médicos y atienden a uno o dos pacientes. Por consiguiente, puede que haya que animar a las enfermeras filipinas a que expresen sus puntos de vista y a que participen en la toma de decisiones. Puede que necesiten tutela en relación con la administración del tiempo para atender a múltiples pacientes, y puede que haya que ir añadiendo gradualmente más pacientes a sus asignaciones. No sólo requieren aprender un nuevo trabajo sino que, además, necesitan aprender cómo funciona el sistema de transportes, encontrar tiendas de comestibles, sobre todo las que venden alimentos que son comunes en las Filipinas. Puede que necesiten ayuda en relación con el modo de cocinar, de hacer el lavado, etc. Es muy útil ayudar a formar a las nuevas empleadas extranjeras a formar fuertes vínculos de unión con otras enfermeras de su país (Kinderman, 2006).

Por los costes del reclutamiento, selección y preparación de los trabajadores, la menor calidad de la asistencia mientras se procede a la orientación de los nuevos trabajadores, y el desgaste emocional de la renovación sobre los trabajadores que continúan, se debe prestar una seria atención a los esfuerzos de retención. Las entrevistas de partida, especialmente con cuestionarios anónimos, pueden ayudar a identificar las razones por las que renuncian los trabajadores. Unos cuestionarios después de la finalización del trabajo enviados por correo a los domicilios de los antiguos trabajadores 1 o 2 meses después de su renuncia pueden obtener una información más exacta que las entrevistas en el momento de partida. Después de que haya transcurrido un período de tiempo, una persona puede sentirse menos emotiva y más objetiva, con una cierta distancia con respecto al trabajo, y puede sentirse más anónima, con un menor temor de represalia. Una vez se han identificado los factores estresantes, se pueden planificar estrategias para reducirlos. Es importante satisfacer las necesidades psicosociales del personal en cuanto a progreso, responsabilidad, logro y reconocimiento. Las enfermeras desean aportación en la toma de decisiones y control sobre sus propias vidas. Un planteamiento de rendimiento de la inversión puede ayudar a justificar los gastos por el reclutamiento (Baggot, Dawson, Valdes et al, 2005).

Selección de personal potencial

«Contrata a personas que tengan los valores deseados. Más tarde les puedes enseñar las capacidades». Anónimo.

La inversión en enfermeras con buenas calificaciones puede producir una elevada tasa de rendimiento; y los errores, ya sea no contratar a una enfermera prometedora o contratar a alguien que no satisfaga las expectativas de la organización, pueden ser errores caros. En general, hay tres filosofías de base en el proceso de selección:

1. El gestor debe hacer un cribado de las personas solicitantes descartando a las que no se ajustan a la imagen de la agencia. Aunque esta práctica es habitual en algunas corporaciones, no es un procedimiento estándar para seleccionar al personal de asistencia sanitaria.
2. El gestor debe intentar ajustar el puesto de trabajo a una persona solicitante prometedora. Entre los ejemplos figuran crear puestos de trabajo a tiempo parcial, horas con turnos divididos y oportunidades para personas con minusvalía.
3. Por lo general, el gestor debe intentar ajustar la persona solicitante al puesto de trabajo. Esta filosofía asume que tanto la persona como el puesto de trabajo son únicos.

Se pueden identificar las cualidades esenciales y deseables en relación con una persona solicitante. Cada uno de los miembros del comité de busca y cribado pueden listar qué piensa sobre las cualidades que estiman esenciales y deseables en una persona solicitante en relación con un puesto de trabajo específico; los miembros del comité pueden luego comentar las cualidades y llegar a un acuerdo. A continuación, puede elaborarse un formulario de valoración de las calificaciones que liste las cualidades esenciales y deseables; tiene columnas etiquetadas «sí» «?» y «no» para indicar si la persona solicitante tiene cada una de dichas cualidades o no; e incluye una columna para efectuar comentarios.

Hojas de solicitud e historiales profesionales

En relación con el gestor, se pueden utilizar los datos del resumen, antecedentes educativos, experiencia laboral y otra información pertinentes para conseguir lo siguiente:

- Determinar si la persona solicitante reúne los mínimos requerimientos de contratación, como un nivel formativo mínimo o una experiencia laboral mínima.
- Recoger datos de antecedentes útiles para la planificación de la entrevista de selección.
- Obtener nombres de referencias con las que se pueda poner en contacto para obtener una mayor información sobre la experiencia laboral de la persona solicitante y su carácter general.
- Recoger información para la administración de personal, como el número de Seguridad Social.

Cartas de referencia

Se pueden requerir cartas de recomendación de las referencias listadas en la hoja de solicitud, de empleadores anteriores o de ambos. Sin embargo, estas cartas pueden ser inexactas y llevar a errores, porque las personas que las escriben pueden no haber tenido un tiempo de contacto suficiente con la persona solicitante como para familiarizarse con sus capacidades, o pueden incluso no haber llegado a conocer a dicha persona. Dada la rápida renovación del personal de enfermería, es posible que pocos miembros del personal de plantilla trabajasen con la antigua empleada, y que el administrador actual, que se incorporó a la empresa después de que la solicitante hubiese renunciado a su trabajo, haya tenido que escribir la carta de referencia basándose en un archivo de personal inadecuado. La persona solicitante puede no conocer cuáles son las circunstancias actuales de los antiguos gerentes. Para prevenir estos problemas, las personas empleadas podrían pedir que se enviase una carta de referencia a una oficina de colocación en el momento de la finalización del trabajo, pero esta medida no necesariamente resuelve el problema. No tienen la seguridad de que las personas que escriben las cartas se expresen bien o incluso de que tengan la voluntad de ser exactos.

Dado que un nuevo empleador podría entablar una demanda legal si la empleada recién contratada no llega a satisfacer las calificaciones descritas en la carta de recomendación, las cartas tienden en la actualidad a ser breves, declarando sólo información verificable, como duración del empleo, descripción del puesto de trabajo y responsabilidades. Sin embargo, una carta dirigida «a quien pueda interesar» no se considera legalmente vinculante y puede aportar más información sobre las características de la antigua empleada (Luthy y Feathers, 2007).

El derecho a la intimidad previene una revelación indeseada de información de tipo personal al público o a terceros, como edad, discapacidad, estado civil, información médica, origen nacional, raza, religión o sexo. Los principios de la ley común sobre difamación previenen impugnar la reputación, diciendo algo que no es verdad, o diciendo algo que perjudica a la persona. Sin embargo, las referencias negativas sobre el empleo pueden no ser legalmente procesables si se basan en una evaluación de la capacidad y el trabajo de una persona, son hechas por una persona que tiene conocimiento de la capacidad y el trabajo de la persona, limitan la información a aspectos específicos del trabajo, satisfacen las necesidades legítimas de la empresa, no se hacen con malicia y han sido verificadas antes de la revelación. Las cartas de referencia han de ser utilizadas con cautela. Se debe subrayar sobre todo las características citadas de modo consistente y el tono general de las cartas.

Entrevista

«Es mucho más fácil contratar a la persona apropiada para empezar que intentar fijarla después».
Brad Smat

Después de la selección inicial, se debe conceder a las personas solicitantes con mejores calificaciones una entrevista previa al empleo para predecir su éxito en el puesto de trabajo. Al llevar a cabo la entrevista, se deberá tomar en consideración la información obtenida de la hoja de solicitud y de las cartas de referencia. Los fines de la entrevista son obtener información, proporcionar información y determinar si la persona solicitante reúne los requerimientos para el puesto de trabajo. El entrevistador juzga el carácter cumplidor de la persona solicitante, la voluntad para asumir responsabilidades en relación con el puesto de trabajo, la voluntad para trabajar con otras personas, el interés en el puesto de trabajo, y la adaptabilidad, la consistencia de los objetivos de la persona solicitante con las oportunidades disponibles y la conformidad con los modos y aspecto de la persona solicitante con respecto al puesto de trabajo. El entrevistador responde a cuestiones, explica políticas y procedimientos, y ayuda a que la persona solicitante se familiarice con el puesto de trabajo. Por último, el entrevistador debe predecir si el rendimiento global de la persona solicitante será satisfactorio. El valor de la entrevista está determinado por la capacidad del entrevistador para evaluar a las personas solicitantes y predecir de modo exacto sus éxitos futuros.

La entrevista tiene fines definidos y se debe evitar el parloteo social, aunque un breve período de calentamiento puede ayudar a que la persona entrevistada se sienta cómoda. Uno de los fines principales es conocer a la presunta persona empleada. Por consiguiente, es competencia del entrevistador concentrarse en escuchar, así como en proporcionar la información necesaria y responder a las preguntas de la solicitante. Los gestores deben evitar dar pistas sobre lo que les place o les disgusta, no deben entrar en controversias y no deben emitir un juicio prematuro. Deben también mostrarse alerta ante el efecto halo, es decir, un juicio basado en las apariencias. Aunque la persona lleve un vestido que refleje su personalidad, es probable que seleccione la vestimenta para la entrevista que proyecte la imagen que desea transmitir.

Es aconsejable preparar a los gestores en el arte de la entrevista. La preparación podría incluir métodos para establecer una relación con la persona entrevistada, técnicas de entrevista, comunicación terapéutica y modos de predecir el rendimiento de la persona solicitante en el puesto de trabajo. Es útil construir un formulario de registro de la entrevista diseñada para las necesidades de la agencia o para un puesto de trabajo específico. El empleo de la descripción del puesto de trabajo para definir y especificar las dimensiones del puesto de trabajo en el formulario aumenta la fiabilidad entre los entrevistadores. Es útil un perfil personal sobre las características que debe tener la persona contratada, que incluyan su formación, experiencia, capacidades, aptitudes e intereses. La estandarización de la entrevista facilita unas prácticas de contratación no discriminatorias, y es particularmente importante cuando la entrevista se lleva a cabo por más de una persona.

El encabezamiento del formulario de la entrevista contiene la fecha, nombre de la persona solicitante, puesto de trabajo deseado y nombre del entrevistador. El cuerpo del formulario lista los rasgos requeridos para el puesto de trabajo. Se permite con ello que el entrevistador valore de modo más sistemático a las personas solicitantes. Un área podría ser la historia de trabajo. ¿Indica la historia laboral de la persona solicitante que ésta tiene capacidad para aprender y comprender los requerimientos del puesto de trabajo que solicita? De modo más específico, ¿hay algún dato de falta de capacidad? ¿Ha tenido la persona solicitante experiencia previa en el desempeño de la misma tarea o de tipo similar? ¿Está la persona solicitante familiarizada con el equipo y los procedimientos? ¿Ha tenido la persona solicitante asignaciones a un proyecto especial o a un grupo de trabajo? ¿Ha mostrado progresión en el puesto de trabajo? La educación es otra área que ha de ser evaluada. ¿Ha tenido la persona solicitante una educación formal adecuada? ¿Hay algún dato de formación en el puesto de trabajo? ¿Ha participado la persona solicitante en educación continuada o en un desarrollo de capacidades iniciada por ella misma por medio de la lectura de libros o revistas y viendo por televisión programas especiales relacionados con el área específica? ¿Se muestra activa la persona solicitante en organizaciones profesionales?

Ciertamente, el carácter cumplidor de la persona solicitante requiere valoración. ¿Es probable que la persona solicitante tenga un buen registro de asistencia y mantenga unos buenos hábitos de trabajo? ¿O hay datos de unos malos hábitos de trabajo o de rendimiento en el trabajo? ¿Qué indican los registros pasados de asistencia y seguridad? De igual interés es el sentido de responsabilidad de la persona solicitante. ¿Buscará ayuda la persona solicitante cuando sea necesario y tomará la iniciativa cuando sea apropiado para realizar sus tareas en el puesto de trabajo? ¿Llevará a cabo la persona solicitante los trabajos hasta el fin? ¿Hay datos de pensamiento y acción independientes en el pasado o tiende la persona solicitante a culpar a otras personas por los problemas? Por último, ¿es capaz la persona solicitante de asumir liderazgo cuando sea requerido?

El interés por el trabajo, postura, modos, aspecto y aspiraciones son otras áreas que hay que investigar. ¿Es colaboradora la persona solicitante y capaz de llevarse bien con otras personas y de trabajar bien como miembro de un equipo, o prefiere trabajar sola? ¿Hay datos de éxito o de fricción con los gerentes, compañeras y compañeros de trabajo? ¿Está abierta la persona solicitante a las críticas o reacciona de modo excesivo? ¿Ha sido abierta y sincera durante la entrevista?

El entrevistador saluda a la persona solicitante, se presenta a ella y realiza unos breves comentarios sobre la empresa y el puesto disponible. El entrevistador confirma el puesto solicitado por la persona entrevistada y explica el plan de la entrevista. Se comenta la información que figura en la hoja de solicitud y, en caso necesario, se procura aclarar algún punto. Se comentan las calificaciones de la persona solicitante, preferiblemente utilizando el formato de entrevista estructurada. Si la persona solicitante parece estar calificada, se puede comentar con más detalle la empresa y el puesto de trabajo, y se pueden explicar posteriores procedimientos de contratación antes de que se dé por terminada la entrevista.

Durante la entrevista, el entrevistador explica la finalidad y el plan de la entrevista. Se ayuda así a crear un clima positivo. El entrevistador aprende mucho escuchando más que hablando, y puede animar a la candidata al puesto de trabajo a que hable con libertad haciendo preguntas abiertas. Son estas preguntas no indicativas las que ayudan a poner de manifiesto sentimientos y actitudes. Como ejemplos de preguntas no indicativas figuran las siguientes: ¿Qué le califica para este trabajo? ¿Qué aspectos de su último trabajo le resultaron atractivos? ¿Cómo fueron las relaciones con sus compañeros?

Las preguntas cerradas son indicativas y pueden ser respondidas con frecuencia con un «sí» o con un «no». Solicitan menos información que las preguntas abiertas, pero son apropiadas para obtener una información objetiva y factual. Las siguientes son ejemplos de preguntas cerradas: ¿Cuál fue la última empresa para la que trabajó? ¿Qué tiempo trabajó para dicha empresa? ¿Se llevó bien con sus compañeros de trabajo? ¿Cree usted que está calificada para este trabajo?

La técnica del embudo incorpora preguntas de tipo abierto y cerrado. Cuando se utiliza la técnica del embudo, el entrevistador comienza con una pregunta abierta, como «Qué materias le gustaron más en la escuela?». Se produce con esta pregunta una información objetiva y establece un tono no amenazador. El ámbito de la discusión se estrecha a continuación haciendo una pregunta de autovaloración, como «¿Por qué cree usted que le gustaron estos cursos en particular?». Esto produce una información subjetiva. El entrevistador cierra la discusión de un tema particular haciendo preguntas directas para aclarar la autovaloración. Una pregunta directa podría ser: «Qué clases tomó para sus materias electivas en enfermería?».

Una parrilla de temas para explorar y utilizar la técnica del embudo puede ayudar al entrevistador a poner en secuencia las preguntas en orden lógico y decidir qué tipo de preguntas realizar. Inicialmente, puede ser útil ir rellenando los temas y preguntas potenciales. Las preguntas pueden modificarse durante la entrevista (tabla 12-1).

Después de haber obtenido información de la persona candidata, resulta apropiado al entrevistador compartir información sobre el puesto de trabajo, políticas, empresas y el procedimiento para informar a la persona entrevistada sobre la decisión de contratarla. Se da una oportunidad a la persona solicitante para que efectúe preguntas. El entrevistador cierra la entrevista diciendo a la persona solicitante cuándo y cómo puede esperar conocer la decisión tomada con respecto a ella. Por ejemplo, el entrevistador puede decir «Entrevistaré a algunas personas solicitantes más esta semana. Puede esperar noticias mías a principios de la próxima semana» o «Recibirá una carta en relación con nuestra decisión en unas 2 semanas».

Se utilizan los hechos recogidos durante la entrevista como la base de las suposiciones o de las inferencias. Deben ser comprobadas durante la entrevista a medida que se va recogiendo nueva información. Es posible hacer suposiciones positivas y negativas a partir de la misma información. Por ejemplo, si una persona solicitante no trabajó durante 3 meses entre otros trabajos, la suposición negativa podría ser que la persona estaba pasando, no tenía una clara dirección o era perezosa. Una inferencia positiva podría ser que la solicitante estaba aclarando sus objetivos y llevando a cabo objetivos personales. Con frecuencia, las inferencias son más un reflejo de la persona que las hace que de la persona solicitante, lo que hace particularmente importante comprobar las interpretaciones.

Tabla 12-1 Temas y preguntas que deben explorarse durante una entrevista de empleo

Temas a explorar	Preguntas abiertas	Preguntas de autoevaluación	Preguntas directas
Educación	¿Por qué eligió usted asistir a esta escuela?	¿Qué cursos le resultaron más útiles, y en qué medida lo fueron?	¿Qué cursos eligió como optativos?
Empleos previos	¿Dónde ha trabajado anteriormente?	¿Qué es lo que más le gustó de su último empleo? ¿Qué es lo que menos le gustó de su último empleo?	¿Durante cuánto tiempo trabajó allí? ¿Qué títulos tenía? ¿En qué áreas del servicio trabajó?
Experiencias	¿Qué experiencias ha tenido en su vida que le hayan servido para obtener las calificaciones por las que solicita este puesto de trabajo?	¿Cómo le ayudará a usted en este trabajo criar y educar a sus hijos?	¿Desde cuando habla usted español? ¿Con qué frecuencia utiliza el lenguaje de signos?
Objetivos profesionales	¿Cuáles son sus objetivos profesionales?	¿Cómo espera llegar a cumplir sus objetivos?	¿Qué planes tiene para realizar dentro de 5 años?

Las mujeres, hombres, solicitantes de minorías y personas con discapacidades deben ser tratadas del mismo modo profesional. Se debe requerir a todas las personas solicitantes las mismas preguntas generales y los mismos estándares. El entrevistador debe seguir un plan de entrevista estructurada para ayudar a conseguir justicia en la entrevista, y debe tratar a todos los solicitantes con imparcialidad, equidad y consistencia.

Los entrevistadores pueden hablar de las calificaciones, capacidades, educación e intereses de las personas solicitantes; los deberes y responsabilidades del trabajo; dónde se localiza el trabajo; viajes, equipamiento e instalaciones disponibles, y las misiones, programas y consecuciones de la organización. Estos temas son aceptables, pero hay preguntas que el entrevistador no puede hacer (véase cuestiones legales sobre entrevistas).

La conducta discriminatoria es impropia incluso cuando no es intencionada, y el aspecto es tan importante como la realidad. Se han utilizado las preguntas no relacionadas con el trabajo de modo discriminatorio, y esto debe evitarse. Dado que podría darse un significado inapropiado a preguntas relacionadas con los planes de matrimonio o asuntos familiares, el entrevistador no debe inquirir sobre el estado civil o los planes no maritales, profesión o ganancias, sentimientos sobre la vida laboral de la persona solicitante, planes de viajes o posible traslado; historia médica en relación con embarazos o cualquier pregunta relacionada con embarazos, o la presencia de hijos, número de hijos y sus edades. El entrevistador debe utilizar tanto el nombre de pila como el apellido con todas las personas candidatas y las implicadas en el reclutamiento. Puede no requerirse una fotografía antes del empleo. Cuando se comenta la situación del empleo, el entrevistador debe mencionar lugares y rasgos especiales, como lagos, parques y áreas urbanas; deportes, rasgos culturales y otros de tipo recreativo, y opciones de alquiler y de compra.

Las entrevistas tienen, por supuesto, limitaciones. Su fiabilidad y validez son cuestionables. La fiabilidad intraevaluador (fiabilidad de entrevistas repetidas por la misma persona) es mayor que la fiabilidad entre evaluadores (fiabilidad de entrevistas repetidas por personas diferentes). La fiabilidad intraevaluador y entre evaluadores son menores con entrevistas no estructuradas que con entrevistas estructuradas. Incluso si el proceso de entrevista tiene fiabilidad, las valoraciones de la entrevista pueden no ser un predictor válido del rendimiento en el puesto de trabajo. La validez tiende a aumentar cuando se utiliza un planteamiento de equipo. Parece que los entrevistadores se ven influidos más por la información desfavorable que por la información favorable. Las actitudes y los sesgos de los entrevistadores afectan al modo en que las personas solicitantes se ven valoradas. Afortunadamente, hay intervenciones para reducir la subjetividad. Llevar a cabo múltiples entrevistas utilizando un planteamiento de equipo con un formato de entrevista estructurada para cada clasificación del puesto de trabajo reduce el sesgo. Es útil preparar a las personas sobre el modo cómo se deben llevar a cabo las entrevistas. Puede utilizarse el método del escenario para comprobar la capacidad de las personas solicitantes para resolver problemas (Anderson, Smit-Voskuijl, Voskuijl et al, 2006; Marquis y Huston, 2006; Sullivan y Decker, 2005).

Cuestiones legales sobre las entrevistas

Cuando se realizan entrevistas a personas que solicitan un puesto de trabajo, el entrevistador debe recordar que son aceptables algunas preguntas sobre el empleo, mientras que otras no lo son (tabla 12-2). La finalidad de la pregunta determina su corrección. Las preguntas apropiadas tienen una relación directa con la capacidad de la persona solicitante para desempeñar el trabajo. Unas peguntas inapropiadas pueden producir respuestas que limitarán las oportunidades de la persona por linaje, raza, color, edad, religión, género, estado marital o parental, o minusvalía. Se puede obtener cierta información necesaria con fines de nómina o del departamento de personal –como edad, prueba de ciudadanía y número de dependientes– una vez que la persona ha sido contratada. No son apropiadas las preguntas relacionadas con las preferencias religiosas de la persona solicitante, estado marital, de crédito, número y edad de personas dependientes, o planes maritales o familiares. Aunque el entrevistador puede preguntar sobre aspectos de la educación académica y profesional y de las escuelas a las que ha asistido, el entrevistador no puede preguntar sobre la afiliación racial o religiosa de las escuelas o la fecha de los estudios.

A las personas solicitantes con discapacidades deben hacerse también preguntas relevantes en relación con el puesto de trabajo. Se puede comentar si el individuo necesita alguna acomodación razonable, durante el contrato o el proceso de la entrevista, y si dicho individuo es capaz de llevar a cabo funciones esenciales del puesto de trabajo con o sin adaptaciones razonables. El entrevistador debe evitar

Tabla 12-2 Directrices legales sobre las entrevistas

Tema	Se puede preguntar	No se puede preguntar
Edad	Nada	Cualquier pregunta para determinar la edad
Registro de detenciones	Nada	Cualquier pegunta para determinar arrestos
Disponibilidad para trabajar en sábado, domingo o días festivos	Si la persona solicitante puede satisfacer el programa de trabajo	Cualquier pregunta sobre observancia religiosa
Disponibilidad para trabajar los fines de semana o para viajar	Si la persona solicitante puede satisfacer los requerimientos del trabajo	Cualquier pregunta no relacionada con los requerimientos del trabajo
Ciudadanía	Si la persona solicitante tiene capacidad legal para trabajar	Cualquier pregunta para identificar el país de origen
Fallos condenatorios	Si la persona solicitante ha sido declarada culpable, ha sido declarada «*no contest*» o ha sido condenada por algo distinto a una falta menor u ofensa	Si la persona solicitante ha sido declarada culpable, ha sido declarada «*no contest*» o si ha sido convicta de un delito
Discapacidad	Si la persona solicitante, con o sin adecuaciones razonables, es capaz de llevar a cabo las funciones del puesto de trabajo	Si la persona solicitante ha estado alguna vez discapacitada, si ha sufrido alguna lesión relacionada con el trabajo, si ha recibido compensaciones por accidentes laborales, si ha tenido alguna enfermedad importante, o ha faltado al trabajo por enfermedad o si tiene algún defecto físico que interfiera con algún trabajo o con los deberes del puesto de trabajo solicitado por la persona
Educación	Preguntas sobre educación vocacional, académica o profesional y escuelas a las que asistió	Cualquier pregunta pensada para determinar un estado protegido
Estado familiar	Si la persona solicitante puede asistir a la orientación y satisfacer los requerimientos del puesto de trabajo	Si la persona solicitante es casada, soltera o divorciada; edades de los hijos o de los padres; planes para tener hijos; trabajo de la pareja; responsabilidades familiares
Idiomas	Qué idiomas foráneos lee, habla o escribe, y cuál es el grado de fluidez adquirida	Cómo y dónde adquirió la capacidad
Nacionalidad de origen	Nada	Cualquier pregunta relacionada con el linaje, raza, origen nacional, grado genealógico o lugar de nacimiento
Organizaciones	Preguntas sobre membresías en organizaciones profesionales relacionadas con el puesto de trabajo	Cualquier pregunta en relación con membresía que pudiera indicar raza, credo, género, origen nacional, religión o afiliación a una organización laboral
Embarazo	Preguntas sobre la duración prevista de la persona solicitante en el puesto de trabajo o capacidad para satisfacer los requerimientos de orientación o asistencia	Cualquier pregunta sobre embarazos pasados, presente o futuros
Familiares	Cuáles son los nombres de los familiares de la persona solicitante empleadas por la institución o por la competencia	Cuáles son los nombres y direcciones de los familiares, aparte de los empleados por la empresa o por la competencia
Religión	Nada	Cualquier pregunta sobre creencias religiosas, iglesia, pastor o fiestas religiosas observadas
Género	Nada	Cualquier pregunta sobre género

discusiones sobre enfermedades graves pasadas o presentes o de afecciones de tipo físico o mental, la naturaleza o intensidad de una discapacidad manifiesta, problemas que un individuo pueda haber tenido por discapacidad, y la razón por la que la persona quedó discapacitada.

No son aceptables las preguntas que identificarían que una persona ha pasado ya de los 40 años de edad o preguntas generales en relación con las discapacidades. Se puede pedir a las personas solicitantes que demuestren que han cumplido los 18 años de edad y que son capaces de llevar a cabo las funciones relacionadas con el puesto de trabajo. El entrevistador puede preguntar por una dirección y duración de la residencia en una ciudad o estado, pero no por información en relación a si dicha persona es propietaria de una casa o si está en régimen de alquiler. Se puede solicitar el nombre y dirección de una persona con la que poder ponerse en contacto en caso de una situación de emergencia, pero no el nombre ni dirección de un familiar. Son aceptables las preguntas en relación con los familiares que trabajen en la organización, o el nombre y dirección de los padres si la persona solicitante es menor de edad.

Son aceptables las preguntas sobre la capacidad para leer, escribir o hablar una lengua, pero son inaceptables las preguntas en relación con la lengua materna de la persona solicitante o el modo en que dicha persona adquirió la capacidad para utilizar un idioma.

Dado que las personas son presuntamente inocentes hasta que se demuestre lo contrario, no tienen sentido los registros de detenciones sin fallos condenatorios. El entrevistador puede inquirir sobre el registro de fallos condenatorios de la persona solicitante en relación con puestos de trabajo para los que dicho fallo condenatorio sea relevante.

Cuando se entreviste a personas candidatas procedentes de minorías, el entrevistador no debe aparentar interés en una cultura étnica, o conocimiento de ella, o emplear una lengua vernácula étnica o una lengua extraña que el entrevistador no habla bien. No es apropiado que el entrevistador hable acerca de los amigos de minorías o que espere de la persona candidata que conozca a todos los otros miembros de dicha minoría. La ausencia de contacto visual no debe juzgarse de modo negativo, porque algunas culturas interpretan un contacto ocular directo como irrespetuoso. El entrevistador debe saber que el lenguaje corporal y el tono de voz proporcionan mensajes que producen confianza o desconfianza, y sugieren apoyo o indiferencia.

El entrevistador debe evitar referencias a la felicidad personal de la persona solicitante y no debe sugerir un interés por contratar a una mujer, miembro de un grupo minoritario, o persona con una discapacidad para mejorar la acción afirmativa o el perfil de igualdad de oportunidades. Se debe considerar a las personas solicitantes a tenor de las calificaciones.

El gestor debe saber que algunas personas solicitantes pertenecientes a minorías pueden no tener unas aspiraciones bien definidas y objetivos de carrera profesional porque sus oportunidades pueden haber estado limitadas, y pueden tener la impresión de que tienen poco control sobre sus carreras profesionales. Las personas solicitantes pertenecientes a minorías han cambiado con frecuencia de trabajo en busca de una mejor paga. Por consiguiente, un trabajo continuo y las historias de progresión en el trabajo pueden ser de poca utilidad para evaluar a solicitantes pertenecientes a minorías que han tenido unas oportunidades limitadas (Cahn, 2002; Cox, 2001; Sullivan y Decker, 2005).

Pruebas

En ocasiones, se llevan a cabo pruebas de personalidad e interés, pero estas pruebas debe realizarlas un psicólogo experimentado. Rara vez se utilizan las pruebas de capacidad cuando se contrata a enfermeras. Sin embargo, para seleccionar a personal de administración se han realizado ejercicios de caja de sugerencias, análisis de problemas, entrevistas de selección a modo de prueba, presentaciones orales y debates. Las pruebas son de utilidad para seleccionar ayuda administrativa. Las pruebas pueden determinar el conocimiento y las capacidades poseídas, y estiman la tasa con la que la persona solicitante puede adquirir el conocimiento y las capacidades requeridas para el puesto de trabajo. Estas pruebas determinan las aptitudes de oficina y mecánicas, la inteligencia general y la capacidad mental, perceptual y psicomotriz (Guion y Highhouse, 2006).

Comprobaciones de antecedentes

Es preciso que las enfermeras y los reclutadores estén familiarizados con las leyes sobre las comprobaciones de antecedentes. Las normas generales requieren que se realicen comprobaciones de los antecedentes en algunos profesionales sanitarios, y muchas agencias han comenzado a requerirlas incluso sin que la ley lo requiera.

Perspectiva de la INVESTIGACIÓN 12-1

Datos de Krugman M, Smith K, Goode CJ: *A clinical advancement program: Evaluating 10 years of progressive change,* J Nurs Adm 30(5):215-225, 2000.

Objetivo: La finalidad de este estudio fue describir la evolución de un programa de avance clínico, UEXCEL, en la University of Colorado Hospital, y los desenlaces asociados con la evaluación durante el tiempo.

Métodos: Se delimitó la estructura y la progresión del desarrollo del programa y cambio. Se recogieron los datos de la evaluación utilizando una escala de satisfacción de escalera clínica de 23 puntos, utilizando métodos de investigación estándar. Se determinaron las tendencias en los datos del University of Colorado Hospital y se compararon con las encontradas en otros conjuntos de datos de evaluación institucionales.

Resultados/conclusiones: La mejora en la satisfacción de las enfermeras con el programa UEXCEL fue firme y en incremento. La satisfacción mejoró después de cada revisión del programa. Una tendencia demográfica significativa fue la correlación entre un mayor nivel de formación entre las enfermeras registradas y la satisfacción con el programa. Los autores concluyen que los programas de mejora clínica satisfactoria necesitan equilibrar las dimensiones profesionales y los requerimientos para una escala clínica con recompensas en recursos humanos significativos en su desarrollo profesional, para contribuir a unos mejores desenlaces de la asistencia a los pacientes y comprometerse para hacer avanzar la profesión.

Son de particular interés el maltrato de pacientes o de niños, la negligencia y la violación.

Exámenes médicos previos al empleo

Se pueden efectuar pruebas físicas previas al empleo que incluyen un cribado en busca de drogas y alcohol. Sin embargo, han de satisfacer los requerimientos del Drug-Free Workplace Act federal de 1988, y las personas candidatas no pueden ser discriminadas en contra por discapacidad.

Descripciones de los puestos de trabajo

Es importante disponer de descripciones de los puestos de trabajo para el reclutamiento y contratación de personal de plantilla. Es muy importante realizar un buen ajuste entre la persona empleada y la descripción del puesto de trabajo para el que se contrata a esta persona. Las descripciones de los puestos de trabajo contienen generalmente especificaciones que describen los requerimientos para los puestos de trabajo, los deberes y responsabilidades principales y las relaciones de organización de un puesto de trabajo dado. El título del puesto de trabajo indica las principales responsabilidades y delimita dicho puesto de otros. La descripción del puesto de trabajo es un resumen de los principales deberes de modo completo, pero no detallado. Se pueden citar las relaciones del puesto de trabajo y las afiliaciones profesionales. Se puede incluir la educación, experiencia y características del trabajador, como aptitudes, interés y temperamento. Se pueden mencionar las demandas físicas y las condiciones laborales del puesto de trabajo. Las descripciones del puesto de trabajo deben estar actualizadas, y ser exactas y realistas en términos de los recursos disponibles. El empleo de formularios estándar para todos los puestos de trabajo dentro de una categoría facilita la comparación.

Las descripciones de los puestos de trabajo deben organizar los deberes en un orden lógico, exponerlos de modo separado y de modo conciso, y emplear verbos para describir la acción. Deben ser específicos y no vagos, y deben evitar generalizaciones, utilizando expresiones cuantitativas cuando sea posible. Para indicar la frecuencia, las descripciones pueden observar que la actividad se desempeña diariamente, periódicamente u ocasionalmente cuando no puede determinarse el porcentaje del tiempo total empleado en la actividad específica.

Las descripciones de los puestos de trabajo son útiles para las decisiones sobre el reclutamiento, colocación y traslado. También pueden utilizarse para guiar y evaluar al personal. Las descripciones de los puestos de trabajo ayudan a prevenir conflictos, frustración y superposición de deberes (cuadro 12-3).

Análisis del puesto de trabajo

Las descripciones de los puestos de trabajo derivan del análisis de dichos puestos y están afectadas por la evaluación y el diseño del puesto de trabajo (Sullivan y Decker, 2005).

Cuadro 12-3 Muestra de descripción de un puesto de trabajo

VICEPRESIDENTE DE ENFERMERÍA

Descripción del trabajo

Declaración general de deberes: Lleva a cabo el trabajo administrativo en la planificación, coordinación y dirección del servicio de enfermería

Supervisión recibida: Trabaja bajo la dirección general del administrador del hospital

Supervisión ejercida: Supervisa al personal asignado como parte significativa de sus deberes

Ejemplo de deberes

(Cualquier puesto *puede no* incluir todos los deberes listados, ni los ejemplos listados incluyen todas las tareas que pueden ser llevadas a cabo por individuos en puestos de esta clase.)

Dirige y administra el servicio de enfermería, incluida la asistencia a pacientes ingresados y ambulatorios; desarrolla y lleva a cabo políticas y estándares de asistencia al paciente en relación con todas las áreas del servicio de enfermería

Participa en la planificación y desarrollo de las políticas y prácticas del hospital; trabaja estrechamente con el personal administrativo y médico en la coordinación de las funciones del servicio de enfermería con el de otros departamentos y servicios del hospital

Desarrolla y lleva a cabo los patrones de dotación de personal y de cocientes para satisfacer las necesidades de los servicios de asistencia al paciente y médicos; dirige la amplia planificación de los programas de formación en el servicio y de orientación en relación con el personal de enfermería; dirige actividades de investigación en relación con la formación continuada y coordina la experiencia clínica de las estudiantes de enfermería

Desarrolla filosofías y objetivos del servicio de enfermería de acuerdo con la política del hospital; anima y proporciona vías para la participación del personal en el logro de estos objetivos; interpreta los objetivos del servicio de enfermería en relación con el personal administrativo y médico

Sirve en varios comités del hospital y de la comunidad para la coordinación de los servicios de enfermería con otros servicios de asistencia a pacientes y de educación; participa en actividades organizativas profesionales y representa al hospital trabajando con varias agencias de servicios y grupos de voluntarios

Dirige la preparación de los presupuestos para la dotación del servicio de enfermería, equipos y suministros; desarrolla sistemas y estándares para los registros e informes de asistencia al paciente

Dirige el reclutamiento, selección, traslados y promoción del personal de enfermería y el mantenimiento de los registros del personal

Efectúa trabajos relacionados según las necesidades

Calificaciones para el nombramiento

Conocimiento, destreza y habilidades: Amplio conocimiento de la teoría y práctica de la enfermería profesional. Amplio conocimiento de los principios y de las prácticas modernas de funcionamiento del hospital y de la administración de enfermería. Capacidad para supervisar, educar y motivar a los empleados. Capacidad para comunicarse por vía oral y escrita de modo eficaz. Capacidad para establecer y mantener unas relaciones laborales eficaces con el personal administrativo, médico, empleados, público y otras agencias.

Educación: Mínimo de graduación en escuela de 4 años, con logro de grado de máster en enfermería y un curso importante en administración o formación de enfermería. Es deseable un grado doctoral relacionado.

Experiencia: Cinco años de experiencia profesional en enfermería, incluidos 3 años en una actividad administrativa.

Requerimiento especial necesario: Posesión de una licencia para practicar como enfermera registrada, tal como publica la junta de enfermería estatal.

ESPECIALISTA CLÍNICO I

Descripción del trabajo

Declaración general de deberes: Lleva a cabo trabajos de enfermería profesional avanzados en un campo de una especialidad médica reconocida

Supervisión recibida: Trabaja bajo la supervisión general de un supervisor administrativo

Supervisión ejercida: Supervisa al personal según asignación o aporta una supervisión plena incidental en otros deberes

Continúa

Cuadro 12-3 Muestra de descripción de un puesto de trabajo *(Cont.)*

Ejemplos de deberes

(Cualquier puesto puede no incluir todos los deberes listados, ni los ejemplos listados incluyen todas las tareas que pueden llevarse a cabo por individuos en puestos de esta clase.)

Lleva a cabo trabajo de enfermería profesional avanzado en campos médicos especializados, como salud mental, cuidados respiratorios y otras especialidades médicas reconocidas de acuerdo con los procedimientos de enfermería y de dirección médica estándar

Entrevista a los pacientes para obtener información básica general e identifica problemas; evalúa la conducta de los pacientes y valora las necesidades inmediatas y de largo alcance; programa y conduce sesiones de psicoterapia individual y de grupo

Participa como miembro de un equipo profesional médico, psiquiátrico o de salud pública social en la evaluación, desarrollo y puesta en práctica de planes de asistencia en la salud

Lleva a cabo las visitas con el médico para revisar el estado de los pacientes; desarrolla planes de asistencia de enfermería; participa en la asistencia del paciente críticamente enfermo

Participa en la orientación y la preparación en el servicio del personal de enfermería profesional en la enseñanza de métodos y procedimientos nuevos, avanzados o complicados; explica los servicios de enfermería a los pacientes y personal del hospital.

Lleva a cabo trabajos relacionados según las necesidades.

Calificaciones para el nombramiento

Conocimiento, destreza y capacidades: Conocimiento en profundidad de la teoría y práctica de la enfermería profesional. Conocimiento cabal de los principios y prácticas de enfermería moderna en una especialidad médica reconocida. Capacidad para motivar y preparar a los empleados. Capacidad para comunicarse de modo eficaz por vía oral y escrita. Capacidad para establecer y mantener unas relaciones laborales eficaces con los pacientes, empleados, público y otras agencias

Educación: Grado de máster en enfermería

Experiencia: Dos años de experiencia en una especialidad de enfermería clínica apropiada

Requerimiento especial necesario: Posesión de una licencia para practicar como enfermera registrada según lo publicado por la junta estatal de enfermería

Diseño del puesto de trabajo

El diseño del puesto de trabajo especifica el contenido del puesto de trabajo (qué requiere el puesto de trabajo), los métodos del puesto (cómo hacer las tareas) y la relación entre las necesidades de la organización, y las sociales y personales del trabajador. Implica observación, registro y análisis de los puestos de trabajo actuales para hacer más eficiente el trabajo y proporcionar incentivos a los trabajadores, reduciendo de este modo los costes y mejorando la satisfacción en el trabajo.

Simplificación del puesto de trabajo

Otra técnica, la simplificación del puesto de trabajo, elimina las partes más difíciles de un trabajo, de modo que el trabajador puede hacer mejor lo que queda. Por ejemplo, una enfermera puede ser contratada para dar comienzo a todas las líneas intravenosas. A continuación, la enfermera de tratamiento, jefa de equipo y enfermera primaria no tienen que dar comienzo a ninguna línea intravenosa y, por tanto, pueden administrar otros fármacos y tratamientos a más pacientes. Sin embargo, la simplificación del trabajo tiende a llevar al aburrimiento.

Rotación del puesto de trabajo

La rotación del puesto de trabajo es otra técnica horizontal de ampliación del puesto de trabajo. Las enfermeras pueden rotar los turnos y asignaciones entre las diferentes unidades y diferentes pacientes de las unidades. Sin embargo, esta práctica complica la continuidad de la asistencia y lleva con frecuencia a una mayor frustración. Las enfermeras de salud comunitaria pueden ser rotadas de acuerdo con asignaciones clínicas. Por ejemplo, una enfermera puede trabajar durante un mes en una clínica pediátrica, en una clínica de planificación familiar el siguiente mes y en una clínica de inmunización, tuberculosis o enfermedades venéreas en otras ocasiones. De nuevo, esta técnica puede desestructurar la continuidad de la asistencia.

Enriquecimiento del puesto de trabajo

El enriquecimiento del puesto de trabajo es un enfoque vertical en relación con el diseño del puesto de trabajo que utiliza una gama más plena de habilidades e ingenio del personal. A la hora de planificar el enriquecimiento del puesto de trabajo, se debe considerar la variedad de las experiencias –número de talentos y experiencias diferentes requeridos para desempeñar un puesto de trabajo; identidad de la tarea–, el grado con el cual una persona puede desempeñar un puesto de trabajo desde el comienzo hasta su finalización con un desenlace visible; significación de la tarea –hasta qué grado el puesto de trabajo tiene repercusión sobre otros; autonomía– grado de independencia y discreción que tiene el titular del puesto de trabajo para planificar y llevar a cabo el trabajo, y retroalimentación –hasta qué grado el titular del puesto de trabajo recibe una clara retroalimentación sobre la efectividad de su rendimiento–. Estas dimensiones centrales del puesto de trabajo contribuyen a los estados psicológicos que afectan a los desenlaces del trabajo. La variedad de destrezas, identidad de la tarea y la significación de la tarea contribuyen a la experiencia de la significación del trabajo. El titular del puesto de trabajo puede experimentar responsabilidad por los desenlaces por medio de la autonomía y del conocimiento de los resultados por un circuito de retroalimentación.

Por ejemplo, las enfermeras de salud de la comunidad pueden tener un conjunto específico de clínicas en las que trabajan además de dar atención domiciliaria. Se preserva la continuidad porque las enfermeras están siempre en clínicas asignadas. Es preciso que desarrollen su pericia, conocimiento y habilidades en todas las áreas clínicas relevantes. En el pasado, las unidades hospitalarias han cambiado de la enfermería funcional o de equipo a la enfermería auxiliar de modo que las enfermeras pudieran proporcionar la asistencia total al paciente.

También se pueden asignar más tareas al personal. Por ejemplo, las enfermeras de plantilla pueden enseñar a las auxiliares de asistencia al paciente a que lleven a cabo otros tratamientos. Se alivia de este modo cierta monotonía por la simplificación del trabajo, pero muchos trabajadores se hallan ya muy ocupados, y puede que las nuevas tareas no tengan más significación que las otras.

El enriquecimiento del puesto de trabajo está pensado para aumentar la motivación y la productividad, al tiempo que reduce el absentismo y la renovación. Sin embargo, puede aumentar la ansiedad, los conflictos y la sensación de ser explotado. Los niveles de experiencia del personal limitan las posibilidades de enriquecimiento del puesto de trabajo.

Evaluación del puesto de trabajo

La evaluación del puesto de trabajo es un proceso que consiste en determinar el valor remunerativo de un puesto de trabajo en relación con el de otros puestos, tanto internos como externos a la organización. Suponiendo que los trabajadores se sientan más satisfechos si perciben que las tasas de paga son sólidas, el objetivo de la evaluación es comparar los puestos de trabajo y establecer una base de paga sólida, de modo que los empleados en los puestos responsables reciban una mayor paga que los que tienen unos puestos de trabajo menos exigentes. Se utiliza un sistema de puntos, categorización de los puestos de trabajo, gradación de los puestos de trabajo y comparaciones entre los puestos de trabajo. Se presta consideración a la educación, destrezas mentales y manuales, responsabilidad por los recursos (personal, materiales, finanzas), esfuerzo mental y físico, y condiciones de trabajo, como la exposición a elementos peligrosos o desagradables. Bajo el sistema de puntos, el gestor de enfermería asigna valores numéricos a las calificaciones específicas (cuadro 12-4). Una vez que han sido asignados valores en puntos a los diversos factores del puesto de trabajo, se pueden sumar para determinar un grado. Se pueden categorizar los grados en relación con los diversos puestos de trabajo, y las comparaciones entre los puestos de trabajo proporcionan una base para determinar la paga.

La evaluación del puesto de trabajo es un proceso más sistemático que científico, y su elevada fiabilidad no asegura validez. Los valores de la administración utilizados para elegir y ponderar pueden no ser acordes con los valores de otros miembros del personal, o los valores seleccionados pueden diferir según los grupos de trabajo. Aunque se pueden determinar las tasas de paga relativas por la evaluación del puesto de trabajo, los niveles absolutos se negocian con frecuencia por el individuo o por los sindicatos.

El número de agravios comparativos por la cuantía de la paga aumenta habitualmente después de la introducción de la evaluación del puesto de trabajo, porque el personal tiene ahora una base objetiva para quejarse.

El período de transición es especialmente problemático. Los problemas relacionados con el ajuste de la paga presente del trabajador a una nueva estructura de paga

Cuadro 12-4 Evaluación del puesto de trabajo

CALIFICACIONES	PUNTOS
Educación	
Menos de un diploma de instituto	10
Diploma de instituto	20
Diploma de instituto más un curso de preparación especial	30
Grado de asociado o 3 años en un programa de trabajo-estudio y aprobación de los exámenes de acreditación	40
Grado de bachiller y aprobación de los exámenes de acreditación	50
Grado de máster en el área de especialidad requerida para el puesto de trabajo	60
Grado de doctorado en el área de especialidad apropiada para el puesto de trabajo	70
Capacidades mentales	
El trabajo es sencillo y repetitivo, y se lleva a cabo de acuerdo con las instrucciones	10
El trabajo implica una variedad de deberes que se efectúan de acuerdo con los procedimientos, pero requiere estar alerta para identificar los cambios necesarios	20
El trabajo implica una diversidad de deberes complicados y algunas acciones independientes en la adaptación de los procedimientos a las situaciones específicas	30
El trabajo implica planificación, organización, ejecución y evaluación de las acciones relacionadas con la asistencia al paciente	40
El trabajo implica la elaboración de políticas y procedimientos, organización de funciones, elaboración de patrones de dotación de personal y preparación de presupuestos	50
Capacidades manuales	
El trabajo implica las capacidades manuales normales, como levantar, empujar, plegar, escribir, archivar	10
El trabajo implica unas capacidades superiores a las normales, como una determinación exacta, administración de medicaciones y tratamientos, manipulación de instrumentos, mecanografiar, mantenimiento de libros	40
El trabajo implica una capacidad manual considerable, como la administración de tratamientos complejos y la manipulación de equipos complejos	50
RESPONSABILIDAD DE LOS RECURSOS	
Personal	
No supervisa a nadie	10
Supervisa a menos de 10 personas	20
Dirige hasta 25 personas	30
Dirige hasta 50 personas	40
Dirige hasta 100 personas	50
Dirige a más de 100 personas	60
Finanzas	
No tiene responsabilidad sobre el presupuesto	10
Responsabilidad por un presupuesto de hasta 10.000 $	20
Responsabilidad por un presupuesto de hasta 25.000 $	30
Responsabilidad por un presupuesto de hasta 100.000 $	40
Responsabilidad por un presupuesto de más de 100.000 $	50
NIVEL DE ESFUERZO	
Mental	
Requiere pensar o estimar poco	10
Requiere una cierta alerta mientras se llevan a cabo las tareas repetitivas según unas instrucciones	20
Requiere un esfuerzo mental para solucionar problemas	30
Requiere un esfuerzo mental considerable para la toma de decisiones y la solución de problemas	40
Requiere un esfuerzo mental continuado para tratar con las situaciones más difíciles	50
Físico	
Trabajo ligero que requiere un escaso esfuerzo físico, por lo general sentado	10
Esfuerzo físico ligero, empleo de materiales ligeros, con frecuencia sentado	20
Esfuerzo físico sostenido, rara vez sentado, actividad continua	30

Continúa

Cuadro 12-4 Evaluación del puesto de trabajo *(Cont.)*

Considerable esfuerzo físico, actividad continua, levantado	40
Condiciones de trabajo	
Buenas condiciones de trabajo: luz, ventilación, ausencia de elementos desagradables como suciedad, calor, humedad, olores, ruido	10
Condiciones de trabajo promedio, con exposición en ocasiones a elementos desagradables y peligro	20
Condiciones de trabajo aceptables, con frecuente exposición a elementos desagradables y peligro	30
Malas condiciones de trabajo, con exposición continua a elementos desagradables y peligro	40

pueden interferir con las líneas de promoción tradicionales. Ajustar la paga de un trabajador al alza es aceptable por los empleados, pero algunos pueden sentirse agraviados por recuperar una paga con carácter retroactivo. Sin embargo, garantizar una paga retroactiva podría socavar el presupuesto de la agencia. Por consiguiente, la administración puede decidir que dicha paga será retroactiva sólo hasta una fecha especificada. Constituye una situación más difícil el caso de un empleado que, previamente, ha sido compensado en exceso. Para prevenir descontentos, se puede asegurar al personal que no se reducirá la paga de ningún empleado como consecuencia del nuevo programa de paga. Sin embargo, es posible negar cualquier aumento de paga a un individuo que fue compensado en exceso hasta que se hayan aumentado los salarios de los otros trabajadores y todos hayan sido realineados en el nuevo programa de paga. Esta situación puede ser desmoralizante para el individuo pagado en exceso, por supuesto, pero la situación previa resultaba desmoralizante a otros empleados. Unas opciones más aceptables pueden ser promover al individuo a un puesto de trabajo con una paga proporcionada o dar al empleado pagado en exceso más responsabilidades en el puesto presente para hacer que el puesto de trabajo presente sea proporcional con el salario. Una vez que el individuo haya dejado vacante el puesto de trabajo, se puede realinear el salario del puesto de trabajo a un nivel menor de conformidad con el programa de paga (Roussel, Swansburg y Swansburg, 2006).

IGUALDAD DE OPORTUNIDADES Y ACCIÓN AFIRMATIVA

El empleador está sujeto a numerosos requerimientos legales que han sido legislados para proporcionar una igualdad de oportunidades y de acción afirmativa en el lugar de trabajo. Es preciso que las enfermeras jefe o los gestores de enfermería estén familiarizados con las leyes vigentes. En Estados Unidos, los requerimientos para proporcionar una igualdad de oportunidades se hallan contenidas en el Title VI y Title VII of the Civil Rights Act de 1964, Title IX of the Education Amendments de 1972, la Equal Pay Act de 1963 y la Age Discrimination in Employment Act de 1967. Los requerimientos para una acción afirmativa se hallan contenidos en la Executive Order 11246, Section 503 de la Rehabilitation Act de 1973, y Section 402 de la Vietnam Era Veterans' Readjustment Assistance Act de 1974.

La Equal Pay Act de 1963, tal como está enmendada por las Education Amendments de 1972, hace que sea ilegal pagar unos menores salarios a los empleados de distinto género cuando los puestos de trabajo desempeñados por hombres y mujeres tienen la misma responsabilidad y se llevan a cabo en unas condiciones de trabajo mentales y físicas iguales, y requieren un esfuerzo mental y físico igual, así como una pericia, experiencia, preparación, educación y capacidad iguales (Guido, 2007).

Los Title VI y Title VII de la Civil Rights Act de 1964, tal como está enmendado por la Equal Employment Opportunity Act de 1972, prohíben la discriminación en cualquier término, condición o privilegio de empleo por motivo de raza, color, religión, género o nacionalidad. El Title IX de las Education Amendments de 1972 prohíbe la discriminación atendiendo al género en cualquier programa o actividad educativa que reciba asistencia financiera federal. La prohibición de la discriminación sexual se aplica tanto a hombres como a mujeres. Un hombre entabló una demanda legal y la ganó contra un centro de enfermería con experiencia por rechazarle en Little Forest Medical Center of Akron v Ohio Civil Rights Commission (1993). La discriminación no es un problema cuando se consideran las calificaciones profesionales auténticas. Por ejemplo, si un empleado ha de poder levantar 80 kg, cualquier persona, sea hombre o mujer, que pueda levantar 80 kg sería un solicitante viable (O'Keefe, 2001).

La Age Discrimination in Employment Act de 1967 hace ilegal la discriminación contra empleados hombres o mujeres de mayor edad por empleadores de 20 o más personas, agencias de empleo y sindicatos. Una enmienda de 1986 prohíbe la discriminación contra personas mayores de 40 años de edad. Una enmienda de 1978 prohíbe la jubilación obligatoria con menos de 70 años de edad, pero una enmienda de 1987 retiró incluso dicha restricción excepto en ciertas categorías de puestos de trabajo. Algunas posibles excepciones incluyen los casos de unas bajas evaluaciones de los rendimientos y calificaciones ocupacionales limitadas, como ausencia de resistencia física. En el Goodhouse v Magnolia Hospital (1996) estaba implicada una enfermera de 53 años de edad que fue despedida después de 23 años de empleo cuando se produjo una reducción de su fuerza. Solicitó otro puesto disponible en el centro, pero no fue contratada. Entabló un proceso legal aduciendo discriminación por edad. Se le recompensó con 100.000 dólares y se ordenó al hospital que la reincorporara. Por entonces, las cantidades promedio en dólares acordadas eran mayores en los casos de discriminación por edad que en los casos de discriminación por discapacidad, raza o género. El acoso por edad, como hacer comentarios relacionados con la edad, constituye también una violación de los derechos del empleado. En el caso Madel v PCI Marketing, Inc. (1997), el empleador fue responsabilizado por utilizar la palabra *viejo* con un lenguaje lascivo y por referirse a las dependencias de dormir como «el ala geriátrica» (Grohar-Murray y DiCroce, 2003; Guido, 2007; O'Keefe, 2001; Sullivan y Decker, 2005).

La Executive Order 11246 (como enmendada Executive Order EO 11375) prohíbe a todas las agencias de contratación gubernamentales discriminar contra cualquier empleado o solicitante de empleo, y requiere a los contratantes que emprendan una acción afirmativa para asegurarse de que los solicitantes son contratados y de que los empleados son tratados durante el empleo sin tener en cuenta su raza, color, religión, género o nacionalidad.

Las Sections 503 y 504 de la Rehabilitation Act de 1973 prohíben la discriminación por minusvalía en el empleo y en programas y actividades que reciben fondos federales. La Section 503, además, requiere a los contratantes que tomen una acción afirmativa para emplear y avanzar en el empleo a individuos con minusvalía calificadas.

La Pregnancy Discrimination Act de 1978 prohíbe la discriminación sexual contra las mujeres que estén embarazadas o que pudieran llegar a estarlo. Una empresa no puede rechazar contratar a una mujer por estar embarazada si ella es capaz de llevar a cabo los principales aspectos de un puesto de trabajo, y se debe permitir que trabaje mientras sea capaz de llevar a cabo su trabajo. El acta protege también al feto. Sin embargo, dicha acta no obliga a que las mujeres embarazadas reciban un trato preferencial. Se aporta el pleito en nombre de una enfermera embarazada que fue despedida porque rechazó prestar asistencia a un paciente con síndrome de inmunodeficiencia adquirida en Armstrong v Flowers Hospital, Inc. (1994). La Corte Suprema falló que las políticas que estén escritas para la protección fetal violan el Title VII de la Civil Rights Act de 1964 en el caso UAW v Johnson Controls, Inc (1991). En consecuencia, los empleadores pueden informar a una solicitante de un puesto de trabajo o empleada de los riesgos, pero se debe permitir a la mujer que decida si acepta o no la asignación a un puesto de trabajo. Se han de garantizar los beneficios por discapacidad y baja por enfermedad en relación con las mujeres incapaces de trabajar por motivos relacionados con el embarazo, en la misma medida que en relación con los empleados que no puedan trabajar por otras razones médicas (Grohar-Murray y DiCroce, 2003; O'Keefe, 2001).

La Section 402 de la Vietnam Era Veteran's Readjustment Assistance Act de 1974 requiere que los contratantes tomen una acción afirmativa para emplear y avanzar en el empleo a veteranos calificados discapacitados y veteranos de la guerra de Vietnam.

La Executive Order 11246 trata de la acción afirmativa y requiere que los empleadores hagan esfuerzos extra para reclutar, emplear y promover a miembros calificados de grupos antiguamente excluidos. Se basa en la premisa de que, a menos que se tomen medidas para superar la exclusión sistemática y discriminación basada en la nacionalidad, raza, color, género o religión, las prácticas de empleo perpetuarán el *statu quo* de modo indefinido. Además de la eliminación de todas las prácticas discriminatorias existentes, la acción afirmativa requiere tomar medidas más allá de una no discriminación neutra.

En 1980, la Equal Employment Opportunity Commission estableció directrices que establecían que el acoso sexual en el lugar de trabajo viola el Title VII de la Civil Rights Act, y hacía a los empleadores responsables de un acto de acoso sexual cometido por un empleado incluso si el empleador no tenía conocimiento previo del acoso sexual descrito. Las directrices definen el acoso sexual como la inclusión de condiciones en las que: *a)* la sumisión a insinuaciones sexuales es, de modo explícito o implícito, una condición del empleo de un individuo; *b)* se utiliza la sumisión o rechazo de insinuaciones sexuales como base para el empleo de decisiones sobre el empleo, y *c)* las insinuaciones sexuales interfieren con el desempeño del trabajo o crean un medio ambiente laboral intimidatorio, hostil u ofensivo. La víctima no tiene por qué ser del género opuesto al acosador, sino que puede ser cualquiera, afectado por la conducta ofensiva. Entre los ejemplos de acciones que crean un ambiente de trabajo hostil figuran hacer preguntas o hacer comentarios sobre la vida sexual de una persona, enviar correos electrónicos de naturaleza sexual, utilizar salvapantallas en el ordenador que son sexualmente explícitos y a la vista de otras personas, hacer comentarios ofensivos de naturaleza sexual, repetir chismorreos, bromas o historias de contenido sexual, mostrar tiras, dibujos, gráficos, fotografías o pósters de naturaleza sexual, hacer gestos obscenos, silbar y tocar el cuerpo (Grohar-Murray y DiCroce, 2003; O'Keefe, 2001; Sullivan y Decker, 2005).

La Immigration Reform and Control Act de 1986 obliga a que los empleadores comprueben la identidad de los empleados, y sanciona a los empleadores que con conocimiento contratan a una persona no autorizada (Grohar-Murray y DiCroce, 2003).

Tres categorías de individuos con discapacidades están protegidos por la Americans with Disabilities Act (ADA, 1990): *a)* individuos que tienen una alteración física o mental que, de modo sustancial, limita una o más de las actividades vitales; *b)* individuos que tienen un registro o historia de alteración física o mental que, de modo sustancial, limita una o más actividades vitales, y *c)* individuos que están considerados como si tuvieran una alteración tanto si la tienen como si no. Una discapacidad en una actividad vital importante incluye dificultad para cuidarse a sí mismo, caminar, respirar, oír, ver, hablar o aprender. La ley excluye de modo específico las siguientes de la definición de discapacidad: abuso de drogas y de alcohol, homosexualidad o bisexualidad, travestismo, transexualismo, pedofilia, exhibicionismo, voyeurismo, trastornos de identidad de género, otros trastornos de identidad sexual, juego compulsivo, cleptomanía, piromanía y trastornos por consumo de sustancias psicoactivas.

El requerimiento de que el individuo ha de ser capaz de llevar a cabo funciones «esenciales» asegura que una persona con discapacidad no será considerada descalificada por incapacidad para llevar a cabo funciones marginales o incidentales de un puesto de trabajo. Si la persona está calificada para llevar a cabo funciones esenciales del puesto de trabajo, excepto las limitaciones causadas por la discapacidad, el empleador ha de considerar si el individuo podría llevar a cabo estas funciones con una adecuación razonable. Se podría considerar la preparación de una descripción por escrito del puesto de trabajo antes de anunciarse o de entrevistar a las personas solicitantes para un puesto de trabajo, como prueba en la determinación de las funciones esenciales del puesto de trabajo (US Equal Employment Opportunity Commission, 2002).

Muchas personas con discapacidades en el aprendizaje están trabajando. Los directivos y gestores deben elaborar políticas de personal que aclaren que la institución obrará de acuerdo con las disposiciones federales y estatales de la Equal Employment Opportunity y de la ADA. Es apropiado contratar a un administrador para que supervise aspectos de discapacidad y para que proporcione la preparación de dicha persona en relación con las obligaciones legales y las políticas institucionales sobre agravios comparativos. También el personal debe ser formado sobre las políticas, y todo el mundo deberá tener un fácil acceso a ejemplares de las políticas. Es probable que las personas con trastornos de déficit de atención e hiperactividad sean olvidadizas, tengan un tiempo de atención corto, sean hiperactivos y sean distraídas en cuanto a los detalles. Puede que precisen unas horas laborales flexibles, oportunidades para hacer pausas breves frecuentes para centrarse, instrucciones por escrito en vez de verbales y una retroalimentación regular. La dislexia es otra discapacidad de aprendizaje habitual. El trastorno dificulta que la persona reconozca, lea y escriba palabras de modo exacto. Las personas con dislexia rinden mejor con instrucciones verbales. Los programas de ordenador de adaptación en la Web para individuos disléxicos pueden magnificar el texto, aumentar el espaciado entre las letras y palabras, agudizar las imágenes y permitir un texto y fondo de diferentes colores. Otras ayudas electrónicas incluyen los organizadores gráficos para crear y escribir documentos, programas de ordenador de lectura de pantalla y de reconocimiento de voz, y calculadoras parlantes. Dado que las personas tienen diferentes estilos de aprendizaje en los campos auditivos, táctiles y visuales, es aconsejable disponer de manuales en cinta y registros digitales, ordenadores con programas de lectura de texto y de dictado de voz, y de folletos con ilustraciones e instrucciones parafraseadas (NetDoctor, 2007).

Los trastornos físicos incluyen, pero no se limitan a ellos, los trastornos ortopédicos, visuales, del habla y de la audición, parálisis cerebral, epilepsia, distrofia muscular, esclerosis múltiple, cáncer, diabetes, tuberculosis, infección por el virus de la inmunodeficiencia humana (VIH), adicción a drogas y alcoholismo.

Las alteraciones mentales incluyen, pero no se limitan a ellas, retraso mental, síndrome cerebral orgánico, enfermedad emocional o mental y discapacidades de aprendizaje específicas.

Se puede considerar que las condiciones temporales son una discapacidad dependiendo de la duración y de la extensión en que se vean limitadas una o más actividades vitales importantes. Los individuos calificados con una discapacidad han de satisfacer los requerimientos de elegibilidad esenciales de la agencia, con o sin: *a)* modificación razonable de las reglas, políticas o prácticas de la organización; *b)* retirada de barreras arquitectónicas, de comunicación o de transporte, o *c)* aporte de ayudas auxiliares o servicios.

Las personas que plantean una amenaza directa a la salud o seguridad de otras personas no están calificadas para protección bajo la ADA. Esta determinación no puede estar basada en generalizaciones o estereotipos, sino que ha de basarse en una valoración individual fundamentada en datos médicos actuales o en la mejor evidencia objetiva disponible para valorar: *a)* la naturaleza, duración e intensidad del riesgo; *b)* la probabilidad de que se produzca realmente la lesión potencial, y *c)* la posibilidad de mitigar o de eliminar el riesgo con una modificación razonable de las políticas, prácticas o procedimientos. No se requieren modificaciones que alteren fundamentalmente la naturaleza del programa, servicio o actividades.

La organización ha de tener procedimientos por los que las personas que identifiquen dificultades potenciales en la satisfacción de los estándares de funcionamiento esenciales pueden recibir una ayuda y guía apropiadas. Cuando una persona cree que no puede satisfacer uno o más de los estándares sin adecuaciones o modificaciones, la organización tiene que determinar de modo individual si éstas se pueden efectuar. Las adecuaciones razonables se definen por la ADA para incluir: *a)* que las instalaciones existentes sean fácilmente accesibles y puedan ser utilizadas por los individuos con discapacidades, y *b)* la reestructuración del puesto de trabajo; instaurar programas de trabajo a tiempo parcial o modificados; adquirir o modificar el equipo o aparatos; realizar los ajustes apropiados o modificaciones para exámenes, materiales formativos o políticas; proporcionar lectores o intérpretes calificados, y hacer otras adecuaciones similares en relación con los individuos con discapacidades. Cada organización debe atenerse a sus recursos legales para tomar decisiones informadas.

La ADA obliga a que las personas con discapacidades no sean descalificadas para el empleo sólo por una discapacidad que puede acomodarse fácilmente, pero no obliga a que las personas con discapacidades sean contratadas antes que personas plenamente calificadas sin discapacidades. En el caso Zamudio v Patia (1997), la Corte requirió al empleador que informase a la Sra. Zamudio cuando hubiese un puesto disponible para el cual podían llevarse a cabo las adecuaciones razonables que requería la demandante, pero no obligaba al empleador a contratarla con prioridad ante personas con mejores calificaciones o personas con una mayor antigüedad. La Corte tampoco requiere que se hagan reestructuraciones de los puestos de trabajo cuando la persona que las requiere está calificada para otros puestos de trabajo que no precisan dichas acomodaciones, como en el caso de Mauro v Borgess Medical Center (1995). La Corte de Michigan denegó la adecuación para un técnico quirúrgico de operaciones para que continuara trabajando en el quirófano. Mauro dio resultado positivo en la prueba del VIH y fue trasladado, en consecuencia, a un puesto de trabajo equivalente que no requería contacto con los pacientes.

La ADA reconoce también las funciones esenciales de un puesto de trabajo que una persona ha de poder llevar a cabo para estar calificada para un puesto dado. La Corte observó que la capacidad para refrenar a pacientes es una función esencial del puesto de trabajo en el caso de una enfermera de psiquiatría en el caso de Jones v Kerville State Hospital (1998). Se consideró que la capacidad para trabajar en turnos rotatorios era una función esencial en el puesto de trabajo en el caso de Laurin v Providence Hospital and Massachusetts Nurses Association (1998).

Numerosos pleitos han sido archivados bajo la ADA. Otros casos relevantes son los siguientes: El Howard v North Mississippi Medical Center (1996) observó que las cefaleas migrañosas y las alergias al látex no son discapacidades; el caso Jessie v Carter Health Care Center, Inc. (1996) observó que el embarazo no es una discapacidad; el caso Webb v Mercy Hospital (1996) observó que la conducta errática no da noticia al empleador de que el individuo tenga un trastorno mental; el caso Thompson v Holy Family Hospital (1997) observó que una enfermera con discapacidad para levantar peso no está calificada para protección bajo la ADA; el Wilking v County of Ramsey (1997) observó que una enfermera que toma fármacos por depresión no está discapacitada, y el Cody v Cigna Healthcare of St. Louis, Inc. (1998) observó que la depresión y la ansiedad no son afecciones discapacitantes (Grohar-Murray y DiCroce, 2003; Guido, 2007; O'Keefe, 2001; Sullivan y Decker, 2005).

La Family and Medical Leave Act de 1993 proporciona seguridad en el trabajo durante una baja no pagada mientras un empleado, hombre o mujer, cuida a un nuevo niño del empleado o empleada o a un nuevo niño acogido o adoptado, atiende al esposo o esposa, hijo o padre que tiene un problema de salud grave; o personalmente se encuentra gravemente enfermo. El Act ayuda a equilibrar las demandas del trabajo y del hogar en los padres que tienen un empleo a dedicación plena y en el caso de los hogares en los que ambos padres trabajan a dedicación plena, lo que enfrenta la seguridad y el desempeño del papel paterno. Los padres que van envejeciendo aumentan también las demandas sobre los niños que trabajan. Para ser elegible en relación con los beneficios de la Family and Medical Leave Act, la empleada ha tenido que estar trabajando por lo menos 12 meses y por lo menos 1.250 horas durante los 12 meses previos. La empleada es elegible para 12 semanas de permiso no remunerado en un período de 12 meses. El empleador puede requerir a la empleada que utilice todo o parte del tiempo de cualquier vacación pagada, de permiso personal o de baja por enfermedad como parte del permiso familiar de 12 semanas. El puesto de trabajo y los beneficios están protegidos durante la baja, y a la vuelta, la empleada ha de recuperar el puesto de trabajo original o un puesto de trabajo equivalente con una paga equivalente (Guido 2007; O'Keefe, 2001).

La política de empleo con igualdad de oportunidades implica el cumplimiento de las prácticas de empleo que no discriminan contra o no alteran las oportunidades de empleo de grupos protegidos. La acción afirmativa difiere de la igualdad de oportunidades en el empleo en que favorece el empleo de grupos protegidos. Una porción mayor de un programa de acción afirmativa debe reconocer y eliminar los obstáculos y establecer unas medidas afirmativas para remediar pasadas prácticas discriminatorias. Estas medidas incluyen el aporte de una ayuda adicional para preparar a personas con desventajas para puestos de trabajo. Hay que destacar que las reglas de la Corte Suprema declaran que estas medidas no se restringen a los trabajadores que han sido víctimas individualmente de discriminación.

El desarrollo de un programa de acción afirmativa incluye la adición de un intento de acción afirmativa a la filosofía de la organización, creación de políticas y procedimientos de acción afirmativa, nombramiento de un gestor responsable del programa, inclusión de responsabilidades de acción afirmativa en descripciones apropiadas del puesto de trabajo, y publicación del compromiso de acción afirmativa internamente a todos los empleados y externamente a las fuentes de reclutamiento, a organizaciones de minorías y de mujeres, a organizaciones de individuos con minusvalía, a organizaciones apropiadas de servicios de veteranos, a agencias de la comunidad y a la comunidad en general.

La política de acción afirmativa se distribuye internamente incluyéndola en el manual de política, informes anuales y otros medios, como el boletín de noticias de la organización. También puede ser enviado por correo a las juntas de boletines. Las cláusulas de no discriminación se incluyen en los acuerdos de los sindicatos. Los artículos sobre el programa de acción afirmativa, su progreso y las actividades de los trabajadores con minusvalías se incluyen en las publicaciones de la organización. Cuando se representa gráficamente a los empleados en los manuales o folletos de anuncios, los hombres y mujeres de minorías y de no minorías deben ser incluidos.

La alta jerarquía de la administración debe discutir con el personal administrativo la intención de la política y de las responsabilidades de los individuos para su puesta en práctica. Se deben programar reuniones especiales con todos los empleados, y se debe discutir la política en las clases de preparación de orientación y administración.

Un análisis de la carga de trabajo de las clasificaciones de los puestos de trabajo por departamentos es la primera medida hacia la identificación en la que los miembros de los grupos minoritarios, mujeres y hombres se hallan empleados en la actualidad, y descubriendo áreas de concentración y de infrautilización. La disponibilidad de individuos de minorías, mujeres y personas con minusvalías con las habilidades requeridas se considera a la hora de determinar si hay infrautilización: ¿Cuántos miembros de minorías, mujeres y personas con minusvalía hay en el área geográfica en la que recluta la institución? ¿Qué porcentaje de la carga de trabajo total en el área son miembros de grupos de minorías, mujeres y personas con minusvalías? ¿Cuántas están desempleadas? ¿Puede preparar la institución a individuos de minorías, mujeres y personal con minusvalías? Una agencia puede ser capaz de preparar a auxiliares o ayudantes de enfermeras, pero puede que tengan que basarse en otras instituciones para preparar a enfermeras prácticas licenciadas o enfermeras vocacionales y ER. ¿Hay personas con desventajas ya empleadas por la agencia que son trasladables o promocionables? Se deben elaborar programas para corregir la infrautilización cuando haya menos miembros de minorías, mujeres y personas con minusvalías en una clasificación de los puestos de trabajo de lo que sería de esperar por su disponibilidad.

Una vez que la administración ha completado su análisis de la utilización uso y de la disponibilidad, establece los objetivos y los tiempos para mejorar la utilización. Para corregir deficiencias identificables, la administración requiere objetivos mensurables y que puedan conseguirse. Se presentan por separado los objetivos en relación con los miembros de grupos minoritarios y de mujeres. Estos objetivos y los tiempos para su consecución, junto con los datos de apoyo y análisis, son las partes principales del programa de acción afirmativa escrito.

A continuación, se deben elaborar y llevar a la práctica los programas para conseguir estos objetivos. Esta fase comienza con una revisión del proceso de empleo para identificar los obstáculos. Se examinan los procedimientos de reclutamiento y el proceso de selección, incluidos los requerimientos del puesto de trabajo, descripciones de los puestos de trabajo, formulario de solicitud, pruebas y entrevistas. Se revisa el sistema de movilidad ascendente, que incluye la formación, asignaciones, progresiones en el puesto de trabajo, antigüedad, traslados, promociones y políticas de medidas disciplinarias. También se estudia la estructura de sueldos y salarios, beneficios, condiciones de empleo y contratos con los sindicatos. Se llevan a cabo los cambios apropiados y se ejecuta una auditoría interna y un sistema de notificación para monitorizar y evaluar el programa de acción afirmativa. Se deben mantener durante 3 años los registros de referencias, colocaciones, traslados, promociones y terminaciones. De modo regular, se preparan los informes formales en relación con el logro de objetivos y agendas. El gerente del programa de acción afirmativa revisa los informes con otros gestores, aconseja a la administración superior de la efectividad del programa y remite recomendaciones para la mejora de un rendimiento insatisfactorio.

El grado de cumplimiento no se juzga solamente por el hecho de haberse conseguido los objetivos en el tiempo fijado para conseguirlos. El contenido del programa y los esfuerzos realizados para la consecución de los objetivos son factores que han de ser considerados para determinar su efectividad. Es importante tener presente que los objetivos no son cuotas inflexibles que han de ser cumplidas, sino objetivos que son razonablemente alcanzables. Por tanto, los objetivos han de ser realistas, mensurables y alcanzables en el tiempo establecido (Doverspike, Taylor y Arthur, 2000).

FUERZA DE TRABAJO MULTICULTURAL

El multiculturalismo implica trabajar juntos hacia una sociedad cohesiva al tiempo que se comprenden, respetan y protegen las diferencias culturales. La diversidad se muestra de muchos modos diferentes: raza, etnia, cultura, edad, género, preferencia sexual, nivel educativo. Nivel de ingresos, atributos físicos, experiencia, estilos de aprendizaje, capacidades mentales y estado parental.

El prejuicio es un sesgo no razonable que se forma antes de que se conozcan los hechos. Es una opinión o juicio que con frecuencia es desfavorable. Puede ser sospecha, intolerancia o incluso odio hacia otras personas que difieren del tenedor de opinión. Puede dar lugar a opiniones o acciones que son peligrosas para otra persona. Para detener y superar un prejuicio y para abrir la mente, obre del siguiente modo: Intente conocer a personas que sean diferentes de usted. Coma en restaurantes extranjeros. Vea algunas películas extranjeras. Compruebe en la biblioteca si hay libros, películas y cintas de vídeo sobre otros países y culturas. Participe en la preparación para la diversidad. Asista a un curso sobre diversidad. Aprenda un nuevo idioma. Participe en el trabajo de la comunidad con una organización que atiende a personas con culturas diferentes. Viaje a otros países. Escriba a un compañero e intercambie información sobre las vidas de cada uno. Invite a alguien a su casa. Vea a la persona, no la etiqueta. Incluso si ha tenido una mala experiencia con alguien de un cierto grupo, dé una oportunidad a todos. No juzgue que todas las personas de un grupo sean iguales. Reconozca las sensaciones del prejuicio y trátelas (Cox, 2001).

La discriminación es el acto de tratar a alguien de modo injusto por las diferencias. Esta conducta puede basarse en estereotipos. Los estereotipos son patrones fijos que hacen que las personas vean a todas las personas de un grupo como iguales en lugar de como individuos.

El etnocentrismo es una tendencia a ver a otros grupos o culturas en términos propios. Es una creencia en la superioridad inherente del propio grupo o cultura que, con frecuencia, va acompañada de un sentimiento de desprecio por otros grupos o culturas. La creación y mantenimiento de un lugar de trabajo multicultural amigo de la diversidad requiere el reclutamiento de individuos procedentes de diversos grupos, la ejecución de políticas y procedimientos que apoyen la diversidad, y la intolerancia de los «isms» (Cox, 2001).

DIVERSIDAD CULTURAL

La comprensión de las variables culturales puede ayudar a los directivos y gestores a reclutar, retener y evaluar al personal. Las personas traen consigo suposiciones, actitudes y conductas relacionadas con su herencia cultural. El reconocimiento de las diferencias culturales y el respeto por ellas ayuda a fomentar unas relaciones positivas. Es preciso que los directivos y gestores sepan cómo sus propios antecedentes culturales afectan a su rendimiento (véase la tabla 5-2 en relación con el Title VII de la Civil Rights Act de 1964, que prohíbe a los empleadores llevar a cabo conductas que crean un ambiente hostil para los individuos de cualquier raza, religión, género o nacionalidad).

Los individuos dentro de cualquier grupo cultural varían ampliamente, pero la mayoría de los individuos de un grupo comparten generalmente normas y rasgos. La comunicación es un aspecto importante de la propia cultura. La comunicación incluye tanto la expresión hablada como la no verbal. Los malentendidos pueden ser consecuencia del silencio, de las palabras utilizadas, del tono de voz, del timbre de voz y de los movimientos corporales. Lo que dice y hace una persona puede ser interpretado en una variedad de modos. A menos que sea comprendida la herencia cultural de la persona, una interpretación podría estar equivocada. Alguien que habla en un tono alto con animación podría ser interpretado erróneamente como una persona agresiva, prepotente o ruda. Alguien que habla en una voz dulce y baja puede ser considerada como pasiva, temerosa o tímida.

El contexto del habla hace referencia al empleo de la emoción en las comunicaciones. Los norteamericanos de origen mexicano, irlandés e italiano utilizan con frecuencia emociones, mientras que los norteamericanos de origen africano, alemán y judío rara vez lo hacen. La cinesia es el empleo de gestos, posturas y movimientos oculares cuando las personas se comunican. Los esquimales de Alaska guiñan un ojo para indicar acuerdo. Los norteamericanos de origen irlandés e italiano utilizan gestos, posturas y movimientos oculares para subrayar aspectos de su habla. Se supone que las personas de ciertos grupos socioeconómicos de la India evitan el contacto visual con las personas de grupos socioeconómicos más bajos y con las personas del género opuesto.

Los estilos dialectales y de lengua difieren con frecuencia entre los grupos culturales. Algunas culturas transmiten sentimientos y emociones por el tacto. Otras encuentran que el tacto es molesto y consideran que tiene connotaciones sexuales.

Hay cuatro zonas de espacio interpersonal: *a)* íntimo; *b)* personal; *c)* de consulta social, y *d)* público. Cada zona se asocia con una distancia distintiva y técnicas de intimidad para la comunicación verbal y no verbal. La zona íntima puede llegar hasta medio metro y queda reservada para las personas que tienen relaciones personales íntimas; introducirse en esta zona está considerado como tabú en ciertas culturas.

El espacio personal, de medio metro a 1,20 metros, es el área en que está permitido el contacto por la familia y amigos y algunas personas en algunas interacciones de consejo. La zona social consultiva, de 1 a 4 metros, es la que se da en las interacciones sociales casuales. La zona pública, de más de 4 metros, está fuera de la esfera de afectación personal, y la comunicación verbal en esta zona es generalmente formal. La distancia preferida entre las personas de Estados Unidos es de 60 cm a 1 metro. En general, a los asiáticos no les suele importar unas distancias más cortas, mientras que los afroamericanos tienden a no desear que otras personas invadan su espacio personal.

Es preciso que los directivos y los gestores conozcan estas diferencias en relación con el espacio, así como otras diferencias culturales que podrían tener repercusión sobre el reclutamiento y la retención del personal.

Véanse los capítulos 1 y 2 para más información sobre las diferencias culturales.

Las personas tienden a orientarse por el pasado, presente o futuro. Las personas que valoran el pasado mantienen la tradición y, probablemente, no fijarán objetivos para el futuro. Las personas que se centran en el presente tienden a no apreciar el pasado y no planifican el futuro. Las personas con una orientación hacia el futuro planifican y organizan el futuro.

Las personas de Estados Unidos tienden a ser individualistas y desean controlar sus propias vidas. Los norteamericanos de origen chino, mexicano, vietnamita y portorriqueño tienden a considerar la familia como la organización social más importante. Algunos grupos culturales, como los italianos y los apalaches, extienden sus familias más allá de las líneas de sangre.

También hay variaciones biológicas entre las culturas. Las características, el color de la piel, el tamaño corporal y las diferencias enzimáticas se relacionan con la herencia cultural. Comprender las variables culturales puede ayudar a los directivos y gestores a reclutar, retener, dirigir y evaluar al personal. Igualmente, comprender las variables culturales puede ayudarnos a comprendernos mejor.

Con frecuencia los hogares afroamericanos son dirigidos por un único progenitor femenino. Generalmente, son importantes las grandes redes familiares extendidas, las personas de edad avanzada son respetadas, y la afiliación eclesiástica y las creencias religiosas son fuentes de fortaleza. Es probable que los afroamericanos se sientan cómodos con un espacio personal íntimo cuando interactúan con su familia y sus amigos. Pueden tener una orientación hacia el pasado, hacia el presente o hacia el futuro, dependiendo de su estrato socioeconómico. Las relaciones son importantes, de tal modo que un individuo puede llegar tarde a una cita porque consideraba que una relación era más importante que llegar a una cita a tiempo. Los afroamericanos tienen un mayor riesgo de cáncer, diabetes mellitus, cardiopatía, hipertensión, intolerancia a la lactosa y anemia drepanocítica que las personas de raza blanca. Es importante aclarar el significado de las comunicaciones verbales y no verbales, construir una relación basada en la confianza e implicar a los miembros familiares. Puede que los afroamericanos deseen utilizar hierbas, imposición de manos y oraciones para curarse.

Los norteamericanos de origen asiático suelen respetar el pasado, pero prestan también atención al presente y al futuro. Pueden tener preferencia por un espacio personal formal, excepto entre los amigos íntimos y la familia. Es irrespetuoso tocar la cabeza a alguien, porque se considera que la cabeza es sagrada. No es aceptable tocar los miembros de una persona del sexo opuesto, y los asiáticos generalmente no se tocan durante las conversaciones. Son habituales las grandes redes familiares extendidas, y las unidades familiares son estructuradas y jerárquicas. Los miembros valoran la tradición, la lealtad y la educación. Un cuerpo sano se considera como un don de los antepasados, y la salud está considerada como un estado de armonía física y espiritual. Se cree que la enfermedad es un desequilibrio entre el yin (energía positiva) y el yang (energía negativa). Los alimentos yin son fríos y se comen cuando el paciente tiene enfermedades calientes. Los alimentos yang son calientes y se comen cuando el paciente tiene enfermedades frías. Los norteamericanos de origen asiático se hallan en alto riesgo de cáncer, cardiopatía, hipertensión, intolerancia a la lactosa y anemia hereditaria. Las personas que interactúan con ellos deben evitar la cercanía física, tocarse, el contacto visual y gesticular con las manos. Es preferible tener cuidadores del mismo sexo. Se puede animar a la flexibilidad y a la implicación familiar. Se puede utilizar la acupuntura, hierbas, incienso, consumo de alimentos calientes o fríos apropiados para restaurar el equilibrio, masaje y oraciones como modos de curación alternativos.

Los norteamericanos de origen latino tienden a una orientación en el tiempo presente. Se sienten cómodos con un contacto íntimo, son táctiles y valoran la presencia física de otras personas. Las necesidades de la familia tienen prioridad sobre las necesidades individuales. Los hombres tienden a ser los que consiguen ganar dinero, mientras que las mujeres son las personas encargadas de cuidar a la familia y las que llevan la casa. Puede que consideren la salud como premio de Dios y la enfermedad como castigo. Ven la enfermedad como equilibrio entre el calor y el frío, lo húmedo y lo seco. Los norteamericanos de origen latino se hallan en riesgo de diabetes mellitus, cardiopatía, hipertensión, intolerancia a la lactosa y enfermedades por parásitos. Los trabajadores en el campo de la salud han de ser corteses, proteger la modestia y la intimidad, ofrecer que pueden llamar a un sacerdote para los pacientes, preguntar si no hay problema en tocar a un niño antes de explorarlo, y ser flexible con los asuntos del tiempo. Los norteamericanos de origen latino pueden utilizar la consulta con curanderos, consumir hierbas, alimentos calientes o fríos para restablecer el equilibrio, oraciones y medallas religiosas como modos alternativos de curación.

Los indios norteamericanos tienden a estar orientados en el presente y a un espacio personal. Los miembros tocan ligeramente la mano de otra persona como saludo. Puede utilizarse el masaje en un recién nacido para promover el enlace entre la madre y el niño. Algunas tribus prohíben tocar un cuerpo muerto. Los miembros suelen tener una orientación familiar. La unidad familiar básica es la familia extendida. A los mayores se les rinde honores, y los abuelos pueden ser los que gobiernan el hogar. Los mitos y leyendas sagradas proporcionan guía espiritual, y la religión y las prácticas de curación están integradas. Se considera que la salud es un estado de armonía entre la persona, la familia y el ambiente. Se considera que la enfermedad es un desequilibrio entre la persona y el ambiente que está causado por fuerzas sobrenaturales. Se puede utilizar la medicina natural y religiosa popular junto con una asistencia tradicional. Los indios norteamericanos se hallan en riesgo de abuso de alcohol, artritis, diabetes mellitus, afección de la vesícula biliar, cardiopatía, lesión, intolerancia a la lactosa y tuberculosis. Los miembros se muestran reacios a ser sometidos a detección de enfermedades por el poder percibido del lenguaje, y no se acepta hablar de cáncer. Los profesionales sanitarios deben aclarar las comunicaciones, modificar su propio lenguaje corporal y comprender que la ausencia de contacto visual es respetuosa. Las hierbas, la consulta con los sanadores tradicionales y el restablecimiento del equilibrio entre la persona y la naturaleza pueden ser modos alternativos de asistencia sanitaria (Silvestri, 2005).

Los nativos de Alaska tienen unos fuertes lazos familiares y valoran la espiritualidad. Las mujeres pueden descuidar su propia salud para atender a sus familias. Con frecuencia hay un estilo de vida de subsistencia.

Muchos norteamericanos de origen portorriqueño viven en áreas urbanas del nordeste, como Nueva York y Filadelfia. Tienen fuertes vínculos familiares y muchos hogares monoparentales gobernados por una mujer. Los estilos de vida difieren, pero los valores centrales y la religión son similares en todas las regiones geográficas.

La mayoría de los norteamericanos de origen cubano son exiliados políticos que buscan escaparse de un régimen de gobierno opresivo. Tienden a actitudes de asumir responsabilidad y pueden dedicarse a su propio cuidado. Parece que tienen actitudes fatalistas en relación con el cáncer (Huber, 2006).

PREFERENCIA SEXUAL Y GÉNERO

Las características de la sexualidad que afectan a la orientación sexual se relacionan con la identificación de género del individuo, no con la sexualidad. Es preciso que los gestores de enfermería estén familiarizados con las leyes que regulan el reclutamiento y retención de individuos con diferentes orientaciones sexuales (véase la tabla 5-1 en relación con el Title VII of the Civil Rights Law de 1964, que prohíbe que los empleadores tengan conductas que creen un ambiente hostil a los individuos de cualquier raza, religión, género o nacionalidad). El término *transgenerado* es un término cajón de sastre utilizado para referirse a los transexuales, intersexuales, travestis, transgenerados y otros. La identidad de género de los transexuales no encaja con su género biológico. Hay hombres biológicos que pueden identificarse como mujeres y hay mujeres biológicas que pueden identificarse como hombres. Estos individuos se encuentran con frecuencia motivados para cambiar su anatomía con el fin de encajar más estrechamente su identidad de género. Los transgenerados son similares a los transexuales, pero optan por no someterse a cirugía genital. La expresión de género de los travestis es, en ocasiones, diferente de su género biológico. Los intersexuales no son típicamente hombres o mujeres. Los hombres homosexuales son hombres biológicos que se identifican como hombres y se sienten atraídos por otros hombres. Los hombres homosexuales que se visten con ropas de mujer reciben la denominación de *drag queens*. También hay transexuales de mujer a hombre, y es más habitual que las mujeres lleven ropas de hombre, que los hombres lleven ropa de mujer. Las lesbianas son mujeres biológicas que se identifican como mujeres y que se sienten atraídas por otras mujeres.

Los individuos pasan por tres fases de *coming out* (reconocimiento de la propia homosexualidad). La primera es la comparación, en la que las personas comparan lo que oyen, ven y sienten con lo que observan en otras personas, y comienzan a revaluar su propia sexualidad. La segunda es un apoyo y cambio de la tolerancia a la aceptación del apoyo. La tercera es la incorporación o integración y un sentimiento de orgullo. Los individuos homosexuales tienen clásicamente más en común con la gente «normal» que lo que les separa de ellos.

Las organizaciones tienen también tres fases de *coming out*. La primera fase es el reconocimiento de que en el lugar de trabajo hay gente homosexual. La segunda es la acomodación por acciones como ofrecer beneficios de pareja a las parejas del mismo género y no casadas con personas del género opuesto y sustituir por la palabra *pareja* la de *esposo/a* en las políticas de la organización. La tercera es la incorporación, en la que la orientación sexual se ve como un hecho de vida. En este estadio, la organización lleva a la práctica políticas no discriminatorias, aplica metodologías de cambio de agente, y proporciona programas educativos, reuniones con presentaciones cortas, tutoría, instructores de *coming out*, servicios de referencia, iniciativas de alcance de la comunidad, asistencia en el trato con los aspectos de espiritualidad y religión, una línea abierta para notificar acoso y discriminación, premios por promover un ambiente de trabajo más seguro y animar a que los empleados homosexuales traigan a su pareja a los actos sociales. Los jefes de la organización deben mostrarse claros en la articulación sobre la misión, visión, valores y filosofía de la organización (Winfeld y Spielman, 2001).

DIFERENCIAS GENERACIONALES

Las personas nacidas entre 1925 y 1945 aproximadamente son conocidas como tradicionales y como la generación silenciosa (tabla 12-3). Es preciso que las jefes de enfermería y los gestores estén familiarizados con las leyes que regulan el reclutamiento y retención de dichos empleados (véase la tabla 5-1 sobre la Age Discrimination in Employment Act). El objetivo profesional de los individuos de esta generación es construir un legado, y se ven recompensados por la satisfacción de un trabajo bien hecho. Consideran como buena noticia la falta de noticias y aprenden el camino duro. Ven la jubilación como una recompensa. Valoran la honestidad, integridad, familia y el trabajo, y son trabajadores leales y duros. Pueden haber vivido unas vidas desequilibradas porque se han visto consumidas por el trabajo. Carecen con frecuencia de una educación formal. Están motivadas por el lema «Hazlo». Este grupo tiende a dar una bienvenida a la jubilación después de muchos años de trabajo duro. Ven la jubilación como el momento para el tiempo libre y la oportunidad de hacer cosas para las que antes no tuvieron tiempo o dinero. La Seguridad Social ha ayudado a posibilitar este hecho. Lamentablemente, algunas personas que se han jubilado pronto han declarado que su nivel de vida ha disminuido desde la jubilación, y algunos no se muestran confiados de que tengan dinero suficiente en el futuro como para permanecer en una situación cómoda el resto de sus vidas (Goldberg, 2000; Lancaster y Stillman, 2002; Zemke, Raines y Filipczak, 2000).

Las personas nacidas entre 1946 y 1964 son conocidas como *baby boomers*, la generación de la eclosión demográfica posterior a la Segunda Guerra Mundial. Desean construirse una carrera profesional estelar, y se sienten premiados por cosas como dinero, títulos, reconocimiento y un lugar preferente en la oficina. Inventaron las 60 horas de trabajo semanales creyendo que el trabajo duro y la lealtad les recompensaría. Una retroalimentación al año con mucha documentación les resulta conveniente. Los gestores se muestran temerosos de que si se les prepara demasiado, abandonarán la organización. Esta generación desea encontrar un significado para ellos mismos en su trabajo, y contemplan la jubilación como un tiempo de reorganización. Tienden a valorar el optimismo, la orientación en equipo, la gratificación personal, la salud y el bienestar, y el crecimiento personal. Se ven motivados por mensajes como «Te necesitamos», «Eres importante», «Te apruebo», «Te valoramos». Cuando se acercan a la jubilación, necesitan más oportunidades que les plantearán retos, porque muchos probablemente trabajarán hasta los 70 años de edad, aproximadamente. Muchos jubilados preferirían trabajar, por lo menos a tiempo parcial. Aunque han trabajado un número de horas excesivo durante las últimas décadas, muchos preferirían ahora un ritmo más lento, más tranquilo. Son estudiantes bien dispuestos si se les trata de modo respetuoso. Los programas de formación para adultos han aumentado de modo significativo. Los trabajadores de mayor edad son tan productivos como los jóvenes y tienen menos accidentes en el trabajo. Con la escasez de enfermeras y el coste del reclutamiento, contratación y desarrollo de nuevos empleados, es apropiado animar a las enfermeras más experimentadas, incluso a las que tienen la paga más alta, para que continúen trabajando. Tienen posibilidades de una jubilación por fases, con una reducción gradual en el número de días trabajados o quizás en el número de horas trabajadas por día. Aparte de un trabajo permanente a tiempo completo, se pueden considerar otras opciones, como el trabajo permanente a tiempo parcial,

Tabla 12-3 Diferencias generacionales

Años	1925-1945	1946-1964	1965-1980	1981-1984
Título	Tradicionalistas, maduras, veteranas, mayores, generación silenciosa	*Baby boomers* (los nacidos en la eclosión demográfica después de la Segunda Guerra Mundial)	Generación X, *baby busters* (personas nacidas en la generación siguiente al *baby boom*, cuando la tasa de natalidad se redujo espectacularmente), *postboomers*	Generación Y, *nexters* (generación siguiente), generación del milenio, generación de Internet
Objetivos de la carrera profesional	Construir un legado	Construir una carrera estelar	Construir una carrera profesional móvil	Construir carreras paralelas
Recompensas	Satisfacción de un trabajo bien hecho	Dinero, título, reconocimiento, un lugar preferente en la oficina	Libertad	Trabajo significativo
Retroalimentación	La ausencia de noticias es la mejor noticia	Una vez al año, con mucha documentación	Retroalimentación frecuente	Retroalimentación cuando se desee
Preparación	Aprender el camino duro	Enséñales mucho y te dejarán	Cuanto más aprenden, más se quedan	El aprendizaje continuo es el modo de vida
Equilibrio	Apoyo para cambiar el equilibrio	Equilibran a otros, encuentran significado para ellas mismas	Equilibrio ahora, no a los 65 años	Dar flexibilidad para equilibrar las propias actividades
Jubilación	Recompensa	Reorganización	Renovar	Reciclarse
Valores centrales	Honestidad, integridad, trabajo, familia	Optimismo, orientación de equipo, gratificación personal, salud y bienestar, crecimiento personal	Diversidad, pensamiento global, equilibrio, tecnoalfabetismo, autoconfianza, informalidad	Optimismo, deber cívico, confianza, logro, sociabilidad, moralidad, diversidad
Activos	Leal, trabajo duro	Orientado y accionado por el servicio, buenos jugadores de equipo	Adaptable, tecnoliterato, independiente, creativo	Actuar colectivamente, multitareas, técnicamente con sentido común, tenaces
Pasivos	Tiene una vida desequilibrada, consumida por el trabajo, carece de una educación formal	No les importa el presupuesto, incómodos con los conflictos, reacios a ir contra compañeros, sensibles a la retroalimentación, centrados en ellos mismos	Impaciente, tiene escaso don de gentes, inexperto, cínico	Necesitan supervisión y estructura, inexpertas
Acontecimientos definidores	Depresión, Segunda Guerra Mundial, Guerra de Corea, *New Deal*, radio, cine, aumento de sindicatos de trabajadores	Asesinatos, Guerra de Vietnam, derechos civiles, guerra fría, liberación de las mujeres, carrera espacial, Woodstock, reuniones para amarse y reir	Watergate, desastre del Challenger, caída del Muro de Berlín, Guerra del Golfo Pérsico, ordenadores, píldoras anticonceptivas, menos supervisión de los padres (*latchkey kids:* niños con gran vacío en sus casas por estar sus padres en el trabajo), casas monoparentales	Violencia en el patio de colegio, bombas en Oklahoma City, terrorismo, multiculturalismo, cocaína, crack, epidemia de SIDA, ordenadores, shows hablados por televisión
Héroes	Charles Lindbergh, Amelia Earhart, Joe Louis, Babe Ruth	Gandhi, Martin Luther King, John Kennedy, John Glenn	Ninguno	Princesa Diana, Madre Teresa, Bill Gates, Tiger Woods, Christopher Reeve

Continúa

Tabla 12-3 Diferencias generacionales *(Cont.)*

Años	1925-1945	1946-1964	1965-1980	1981-1984
Hechos culturales memorables	Shows de radio, matinés el sábado por la tarde, películas de indios y vaqueros, películas seriales, bañarse en un arroyo, trabajo	Show de Ed Sullivan, refugios antiatómicos, juguetes metálicos plegados, cenas en TV, faldas *poodle*, collares, hula hoops, firma de la paz	Zapatos de plataforma, piedras mascota, Cabbage Match dolls, *ET, The Brady Bunch, Dinastía, Los Simpsons*	Muñecas American Girl, Barney, Beanie Babies, Tortugas Teenage Mutant Ninja, mascotas virtuales, Oprah, Rosie, las Spice Girls, Juegos X
Mensajes que motivan	«Hazlo o si no te cambiaré», «Quiero que tú...», «hazlo»	«Te necesitamos», «Eres importante», «Apruebo lo que haces», «Eres valorado»	«No tenemos muchas reglas», «Hazlo a tu modo», «Tenemos la tecnología punta»	«Aquí puedes ser un héroe», «Puedes ayudar a dar un vuelvo a esta compañía», «Trabajarás con personas creativas»
Hábitos de gasto	Cauteloso, conservador, gasta según las necesidades	Paga ahora, paga más tarde, paga con tarjeta	Cauto, conservador	Gastan el dinero de los padres lo más rápidamente posible

SIDA: síndrome de inmunodeficiencia adquirida.
Modificado de Lancaster LC, Stillman D: *When generations collide,* New York, 2002, HarperCollins; y Zemke R, Raines C, Filipczak B: *Generations at work: Managing the clash of veterans, boomers, Xers and nexters in your workplace,* New York, 2000, American Management Association.

el trabajo temporal a tiempo completo o a tiempo parcial, el trabajo por contrato, consulta, trabajo en su propio domicilio y trabajo a demanda. Se considera que la inteligencia permanece constante hasta por lo menos los 70 años de edad (Goldberg, 2000; Karp, Fuller y Sirias, 2002; Lancaster y Stillman, 2002; Raines y Hunt, 2000; Zemke, Raines y Filipczak, 2000).

Los miembros de la generación X nacieron aproximadamente entre 1965 y 1980. Desean construir una carrera profesional móvil, se sienten recompensados por la libertad y les gusta una retroalimentación frecuente. Cuanto más aprenden en una organización, mayor probabilidad tienen de quedarse. Desean equilibrio en sus vidas ahora. Ven la jubilación como un período de renovación. Sus principales valores incluyen diversidad, pensamiento global, equilibrio, conocimiento de tecnologías, confianza en ellos mismos e informalidad. Sus activos son adaptabilidad, conocimiento de tecnologías, independencia y creatividad, mientras que sus pasivos son la impaciencia, escasas capacidades para con las personas, inexperiencia y una naturaleza cínica. Se sienten motivados por afirmaciones como «No tenemos muchas reglas» «Hazlo a tu modo» y «Tenemos la última tecnología». Los miembros de la generación X tienen confianza en ellos mismos, buscan un sentido de familia y desean un equilibrio entre el trabajo y la familia. Les gusta la informalidad, enfocan la autoridad casualmente y tienen una orientación no tradicional en cuanto al tiempo y el espacio. Pueden funcionar bien con una administración por objetivos más que con un requerimiento de estar en un lugar específico en un momento específico. Desean un lugar de trabajo alegre y relajado. Les gusta que las ideas se valoren por sus méritos, no atendiendo a los años de experiencia. Aprecian una supervisión sin intervención. No leen tanto como la generación madura, pero utilizan más los ordenadores y les gusta su libertad. Así, se debe disponer de una variedad de materiales de aprendizaje, como libros, programas de ordenador, CD-ROM, materiales de audio y vídeo, y una instrucción cara a cara, pero no tiene por qué ser obligatorio. Los gestores han de estar a su disposición para responder a sus preguntas cuando tengan que ver al gestor. Han de ser animados a pensar sobre lo que han aprendido de modo regular. Es bueno proporcionarles tutores y una gran retroalimentación constructiva positiva. En los miembros de la generación X es importante el desarrollo, de modo que los gestores deben hacerles saber que forma parte de su trabajo. Un programa de asistencia al empleado, sobre todo a los trabajadores con sueldos bajos, que cubra el transporte, cuidado infantil, aprendizaje de idiomas, conocimientos financieros, capacidad para llegar a ser poseedor de una vivienda, y completar papeleo para vales para alimentos y asuntos de inmigración pueden ayudar a la retención de la persona empleada. Las personas empleadas pueden apreciar no sólo el cuidado de sus hijos, sino también unos servicios cómodos de tipo postal, bancario, de limpieza en seco y de reparación del calzado, y la posibilidad de poder llevarse la cena a casa al regresar del trabajo. Sus hábitos de gastos tienden a ser cautelosos y conservadores. Muchos están luchando para vivir de lo que ganan. Son la primera generación que probablemente no serán capaces de tener un estilo de vida mejor que sus padres. Probablemente perderán dinero en la Seguridad Social. Se muestran deseosos de trabajar duro, pero quieren una paga justa por las horas trabajadas y quieren tener una vida más allá del trabajo (Karp, Fuller y Sirias, 2002; Lancaster y Stillman, 2002; Raines y Hunt, 2000; Tulgan, 2002; Zemke, Raines y Filipczak, 2000).

Las personas nacidas entre 1981 y 1994, aproximadamente, pueden recibir la denominación de generación Y o generación de Internet. Se muestran interesadas en construir unas carreras profesionales paralelas. Se sienten recompensadas por un trabajo significativo y les gusta una retroalimentación cuando preguntan por ella. Contemplan la formación continuada como un modo de vida, y desean que se les dé flexibilidad, de modo que puedan equilibrar sus propias actividades. Contemplan la jubilación como un momento para reciclarse. Sus valores principales incluyen el optimismo, deber cívico, confianza, consecuciones, sociabilidad, moralidad y diversidad. Sus activos incluyen la acción colectiva, multitareas, tecnología de sentido común, y tenacidad, mientras que ven como pasivos la necesidad de supervisión y de estructurar su inexperiencia. Se sienten motivadas por los siguientes mensajes: «Puedes ser un héroe aquí», «Puedes ayudar a dar un vuelco a esta compañía», y «Aquí trabajarás con gente creativa». La mayoría de los miembros de la generación Y fueron niños concebidos de modo planificado, y muchos aprecian ser deseados. Al igual que sus abuelos, tienen un código moral más estricto y, en consecuencia, los índices de embarazos en adolescentes, abortos en adolescentes, consumo de drogas, conducir en estado de embriaguez y de fracaso escolar son más bajos. A diferencia de sus padres, esperan trabajar más de 40 horas por semana para lograr sus objetivos. Tienen un espíritu optimista: las cosas se hacen. Necesitan mucha orientación en relación con el trabajo. Se les deberá aclarar los objetivos a largo plazo de la organización. Los gestores deben aprender los objetivos de estas personas e intentar integrar estos objetivos con los objetivos de la organización. Esta generación participan en *gender bendings* (activismo social en respuesta a suposiciones o generalizaciones en exceso sobre los papeles de género), ya que los hombres participan más en las tareas del hogar, y las mujeres asumen unas tareas tradicionalmente más masculinas. La generación Y tiene una nueva confianza, es la generación con la mente más instruida de la historia, conduce una ola de voluntarismo y está preparando el camino a una sociedad más abierta y tolerante. Los miembros de la generación Y confían en ellos mismos con facilidad, les gusta la tecnología y otras cosas ahora mismo, y quieren oportunidades. Hay una mayor diferencia generacional que entre otras generaciones. Su estilo de gastar dinero es gastar el dinero de sus padres tan rápidamente como sea posible (Bennis, Spreitzer y Cummings, 2001; Bennis y Thomas, 2002; Lancaster y Stillman, 2002; Raines, 2003; Raines y Hunt, 2000; Tulgan y Martin, 2001; Zemke, Raines y Filipczak, 2000).

Tulgan y Martin (2001) han identificado 14 cosas que los miembros de la generación Y esperan de sus superiores:

1. Aportar un trabajo retador que realmente importe.
2. Equilibrar claramente asignaciones delegadas con libertad y flexibilidad.
3. Ofrecer una mayor responsabilidad como recompensa por sus logros.
4. Emplear tiempo conociendo a miembros de la plantilla y sus capacidades.
5. Proporcionar una formación activa y oportunidades de aprendizaje.
6. Establecer relaciones de tutoría.
7. Crear un ambiente cómodo y con una baja tensión.
8. Permitir una cierta flexibilidad en los horarios.
9. Centrarse en el trabajo, pero ser agradable y tener sentido del humor.
10. Equilibrar los papeles de jefe y de miembro de equipo.
11. Tratar a los de la generación Y como colegas, no como a internos o «quinceañeros».
12. Ser respetuoso y causar a su vez respeto.
13. Proporcionar sólidamente una retroalimentación constructiva.
14. Recompensar a los miembros de la generación Y cuando hayan realizado un buen trabajo.

ORIENTACIÓN

La orientación tiene una importancia crucial para la satisfacción y retención en el trabajo, tanto para las enfermeras nuevas como para las experimentadas y para otros miembros del personal de cualquier edad que estén comenzando un nuevo trabajo. La inducción son los primeros 2 o 3 días de orientación. Puede ser llevada a cabo por empleados del departamento de personal en relación con todos los nuevos contratados. Incluye la descripción a los nuevos empleados de la historia de la organización y de su visión, finalidad y estructura, e informarlos sobre las horas de trabajo, días festivos, tiempo de vacaciones, tiempo de enfermedad, días de paga, estándares y evaluación del rendimiento, contratos laborales, procedimientos de agravio, posibilidades de aparcamiento, lugares donde poder comer, servicios de salud y oportunidades formativas. Es más información de la que pueden recordar los nuevos empleados. Es aconsejable proporcionar la información en un manual y hacer referencia a los manuales durante la inducción. Tanto los nuevos empleados como las enfermeras experimentadas en los nuevos puestos necesitan orientación. El gestor introduce a la enfermera a su nuevo puesto de trabajo, le expone las políticas de la agencia, le muestra las instalaciones y le presenta a sus compañeros de trabajo. La orientación es importante, y el gestor que no se tome tiempo para ayudar a un nuevo empleado está cometiendo un grave error.

Comunicar cuales son los reglamentos y comunicar qué es exactamente lo que se espera de la enfermera disminuye la incertidumbre, alivia la ansiedad y previene malentendidos innecesarios. La sensación de seguridad del empleado suele aumentar cuando alguien es lo suficientemente considerado y ayuda al empleado a adaptarse a la nueva situación. El modo en que son tratadas las enfermeras durante su primer día en un nuevo trabajo puede ser crucial para su futura satisfacción con el puesto de trabajo y su rendimiento.

Dado el potencial de sobrecarga de información, se debe llevar a cabo la inducción y una posterior orientación con tiempo suficiente. Una lista de comprobación que indique el contenido, el marco temporal y la persona responsable de enseñar la información puede ser de ayuda (cuadro 12-5). Es apropiado utilizar un programa de orientación (cuadro 12-6).

La orientación con respecto a la institución incluye clásicamente una visita por las instalaciones, la descripción de la estructura de la organización, un comentario de las diferentes funciones departamentales, la presentación de la filosofía de la organización, objetivos y estándares, y la interpretación de las políticas y procedimientos administrativos, y posiblemente una explicación de las relaciones de la organización con la comunidad. A continuación, las enfermeras precisarán una orientación en relación con el servicio de enfermería, como son las relaciones interdepartamentales, la organización departamental, controles administrativos, filosofía, objetivos, políticas, procedimientos, etc.

Después de la orientación general, las nuevas enfermeras pueden quedar asignadas a una enfermera experimentada para orientación en relación con sus puestos de trabajo específicos. Es preciso que las nuevas enfermeras den una vuelta por la unidad de modo que puedan conocer la localización de los suministros, equipos y libros de políticas y procedimientos. Es importante la información sobre el modo de organización de la unidad, los métodos de práctica específicos y los sistemas de comunicación. Presentarlas a otros miembros del personal puede ayudar a la nueva persona a sentirse bienvenida.

Es útil realizar visitas frecuentes para comprobar que la enfermera se halla cómoda y que la orientación esté progresando de modo satisfactorio. La documentación del proceso de orientación es útil.

Los programas de internado de enfermeras son habituales para ayudar a las enfermeras recién graduadas a realizar la adaptación del papel de estudiante al puesto de enfermera de plantilla. El instructor y la jefa de enfermeras suelen trabajar conjuntamente para identificar las necesidades docentes y de aprendizaje, los programas de rotación de planes, y evaluar el rendimiento de la interna. Las clases se llevan a cabo de modo regular para orientación, ajuste de funciones, solución de problemas e información sobre fisiopatología. Hay una concentración sobre el dominio de las habilidades técnicas. Algunos programas presentan también instrucción para el liderazgo. El empleo de programas de internado ayuda a las nuevas graduadas a crear confianza en ellas mismas, disminuye los niveles de frustración, aumenta la planificación de cuidados de enfermería, mejora la asistencia a los pacientes, aumenta la satisfacción con el trabajo y reduce la renovación.

La educación en el servicio ayuda a mantener actualizados las capacidades y los conocimientos de los empleados. Suele implicar el empleo de un nuevo equipo, nuevos procedimientos de asistencia a los pacientes y nuevos servicios.

Cuadro 12-5 Muestra de una lista de comprobación de la orientación

INFORMACIÓN/ACTIVIDAD	MARCO TEMPORAL	PERSONA/DEPARTAMENTO RESPONSABLE
Historia de la organización	Día 1	Departamento de personal
Visión, finalidad de la organización	Día 1	Departamento de personal
Estructura de la organización	Día 1	Departamento de personal
Información de nómina	Día 1	Departamento de personal
Visita a las instalaciones	Día 1	Departamento de desarrollo del personal de plantilla
Introducción a los jefes de la unidad y finalidad de los departamentos	Día 1	Departamento de desarrollo del personal de plantilla
Responsabilidades de los empleados y organizacionales, reglas de conducta	Día 1	Departamento de personal
Vídeo de incendios y seguridad	Día 1	Departamento de desarrollo del personal de plantilla
Políticas de personal	Día 2	Departamento de personal
Visita a la unidad	Día 2	Preceptor
Presentaciones al personal de la unidad	Día 2	Preceptor
Programas de trabajo, dotación de personal, políticas de programación	Día 2	Preceptor
Recertificación en reanimación cardiopulmonar	Día 2	Departamento de desarrollo del personal de plantilla
Actualización de las precauciones universales	Día 2	Departamento de desarrollo del personal de plantilla
Asignación de la carga de trabajo	Día 3	Preceptor
Introducción a las representaciones gráficas	Día 3	Preceptor
Notificación de accidentes	Día 3	Preceptor
Empleo de servicios como nutrición, tratamiento ocupacional, fisioterapia, farmacia, radiología, laboratorio clínico	Día 3	Preceptor
Descripción del puesto de trabajo	Día 3	Preceptor
Estándares del rendimiento	Día 3	Preceptor
Desarrollo del personal de plantilla	Día 3	Preceptor
Sistema de valoración de los empleados	Día 3	Preceptor
Políticas de promoción y traslado	Día 3	Preceptor
Trabajo con un preceptor mientras se va aceptando una mayor responsabilidad	Semana 2	Preceptor

Cerca del fin del período de prueba, es aconsejable efectuar una evaluación sistemática. La enfermera debe conocer qué características serán evaluadas. Se pueden conseguir dos jueces independientes, como un gestor y una jefa de enfermeras, y utilizarlos para comprobar la fiabilidad de la evaluación. Los resultados de la evaluación son indicativos del éxito del proceso de selección.

La orientación sola no socializa a las personas hacia la organización. La socialización es compartir actitudes y valores por medio de modelos de conducta, mitos y leyendas. Está menos estructurada que la orientación. Todos los empleados necesitan socialización. Instilar una clara comprensión del sistema de valores a través de la organización es el proceso de socialización para crear un espíritu de equipo que se encuentra en las organizaciones excelentes. Se relaciona con menores niveles de insatisfacción y absentismo (Marquis y Huston, 2006; Sullivan y Decker, 2005).

PLANIFICACIÓN DE LA CARRERA PROFESIONAL

«Si un hombre avanza con confianza en la dirección de sus sueños y esfuerzos para vivir la vida que ha imaginado, se encontrará con un éxito inesperado en las horas comunes». Henry David Thoreau

Cuadro 12-6 Muestra de programa de orientación

	DÍA 1
8:00-10:00 de la mañana	Bienvenida por el departamento de personal Entrega del manual del empleado; visión de conjunto de la historia de la organización, visión, finalidad y estructura; información de nómina
10:00-10:15 de la mañana	Suministro de pan, café y fruta
10:15-11:30 de la mañana	Visita a las instalaciones por el departamento de desarrollo del personal de plantilla
11:30-12:00 de la mañana	Presentación a los jefes de las unidades y fines de las unidades por el personal de desarrollo del personal de plantilla
12:00-1:00 de la tarde	Comida con los jefes de unidades
1:00-2:15 de la tarde	Información sobre las responsabilidades de los empleados y de la organización, reglas de conducta por el departamento de personal
2:15-2:30 de la tarde	Pausa, refrescos
2:30-4:00 de la tarde	Presentación de un vídeo sobre incendios y seguridad por el personal de desarrollo del personal de plantilla
	DÍA 2
8:00-10:00 de la mañana	Explicación de las políticas de personal por el departamento de personal
10:00-10:30 de la mañana	Llegada a la unidad, pausa con un preceptor
10:30-12:00 de la mañana	Visita a la unidad con un preceptor
12:00-1:00 de la tarde	Presentación al personal de la unidad
1:00-3:30 de la tarde	Recertificación de reanimación cardiopulmonar por el departamento de desarrollo del personal de plantilla
3:30-4:00 de la tarde	Actualización de las precauciones universales por el departamento del personal de plantilla
	DÍA 3
	Trabajo todo el día con el preceptor en la unidad y turno Recepción de asignación de carga de trabajo Introducción a las representaciones gráficas Explicación de informes de accidentes Directrices para el empleo de servicios como nutrición, fisioterapia, terapia ocupacional, farmacia, radiología, laboratorio clínico
	DÍA 4
	Trabajo todo el día con el preceptor en la unidad y turno Entrega de la descripción del puesto de trabajo Clarificación de los estándares del rendimiento
	DÍA 5
	Trabajo todo el día con el preceptor en la unidad y turno Explicación de las prácticas de desarrollo del personal Descripción del sistema de valoración de los empleados Clarificación de las políticas de promoción y traslado
	SEMANA 2
	Trabajo con el preceptor en la unidad y turno, aceptación gradual de más responsabilidades hasta una carga de trabajo plena en el quinto día de la segunda semana

La planificación esquemática de la carrera profesional es el desarrollo de un plan estratégico para la propia carrera profesional. Algunos aspectos a considerar son las horas de trabajo, el salario, los beneficios marginales, los planes de jubilación, el clima organizacional y geográfico y la localización.

También es preciso que las enfermeras valoren sus capacidades. ¿Qué es lo que hacen bien o mal, qué quieren hacer, no hacer, o si tienen el potencial de desarrollar? Una vez: *a)* han evaluado los intereses y capacidades, deben *b)* determinar los objetivos, *c)* desarrollar un plan esquemático y *d)* perseguir estrategias para mante-

Perspectiva de la INVESTIGACIÓN 12-2

Datos de Laborde SA, Lee JA: *Skills needed for promotion in the nursing profession.* J Nurs Adm 30(9):432-439, 2000.

Objetivo: La finalidad de esta investigación fue identificar la importancia relativa de las capacidades interpersonales y de las capacidades técnicas para la promoción en la profesión de enfermería, y examinar la diferencia entre la importancia percibida y la real de estas capacidades.

Métodos: Una muestra aleatoria estratificada de 219 administradores de enfermería de un gran hospital del sudeste de Estados Unidos calificó a las personas candidatas para puestos de administración a tenor de situaciones enviadas por correo. Las personas que respondieron fueron asignadas a una administración superior, media o inferior a tenor de las siguiente clasificación: los administradores de nivel superior son los responsables de las operaciones de servicios múltiples; los administradores de nivel medio son los responsables de coordinar las unidades de enfermería, y los administradores de primera línea son los responsables de la producción de los servicios de enfermería. Se utilizaron las ponderaciones β de la ecuación de regresión para probar la hipótesis. Un análisis de la ji al cuadrado de las capacidades interpersonales no encontró una relación significativa entre el puesto y el número de capacidades utilizadas.

Resultados/conclusiones: Se observó que un mayor número de capacidades técnicas influyen sobre la promoción a puestos de administración de primera línea, más que a los puestos de administración de nivel medio. Las capacidades interpersonales parecieron importantes para la promoción a todos los niveles de la administración. Se observaron diferencias significativas entre las percepciones de los que toman decisiones de la importancia de una capacidad y la importancia real de la capacidad para las decisiones sobre promoción.

ner el plan. Es apropiado hacer una lista de intereses y capacidades, y establecer planes a 1, 5 y 10 años. Puede ilustrarse el marco temporal en un mapa de carrera profesional con un período de tiempo de 10 años en la parte superior del papel. Los años de experiencia específica pueden anotarse bajo «Fechas», y los tipos de educación pueden ponerse bajo «Experiencias».

El mantenimiento activo del plan esquemático reflejará los esfuerzos de progresión: escribir, presentaciones personales, trabajo en red y desarrollo profesional. El currículum vitae y el resumen se utilizan de modo intercambiable pare presentar al individuo por escrito. Un currículum vitae es un listado de los logros educacionales, profesionales y escolares, y se utiliza sobre todo en los marcos académicos. Un resumen es un historial conciso de la educación y experiencias en pocas páginas. El currículum vitae y el resumen deben tener un formato atractivo y contener información tal como objetivos profesionales, educación, experiencia laboral, afiliaciones profesionales, educación continuada, investigación, publicaciones y presentaciones. Si no se han conseguido logros en una categoría hasta la fecha es mejor omitir la categoría del currículum vitae. Los resúmenes se actualizan periódicamente, especialmente cuando el individuo solicita un puesto de trabajo. Es útil mantener archivos de información que listen la educación continuada, las afiliaciones a organizaciones, cargos, comités, investigación, publicaciones y presentaciones, de modo que se disponga de una información exacta para actualizar el resumen. Una carta de acompañamiento debe ir junto al resumen para que la persona solicitante se presente y explique la finalidad de enviar el resumen.

La persona solicitante debe comparecer en persona para una entrevista. Las entrevistas uno a uno son habituales. Es característico formular a la persona solicitante las siguientes preguntas: ¿Cuáles son sus objetivos? ¿Cuáles son sus puntos fuertes y sus puntos débiles? ¿Por qué quiere usted trabajar aquí? ¿Qué puede ofrecer a esta organización? En las entrevistas seriadas la persona solicitante ve a una persona después de otra. Es apropiado tener un aspecto atractivo, mantener una actitud positiva, permanecer sólido y tratar a cada entrevistador como si dicha persona sola fuese a tomar la decisión. Las entrevistas seriadas se están haciendo cada vez más frecuentes a medida que una persona solicita trabajos más altos en la jerarquía. Los entrevistadores se muestran interesados en la interrelación con sus áreas específicas de responsabilidad. Las capacidades de comunicación de la persona solicitante se prueban durante las entrevistas en grupo, cuando varias personas entrevistan a una persona inmediatamente. En ocasiones, se utilizan entrevistas de estrés para probar las reacciones al estrés de la persona entrevistada. Pueden dejar una sensación muy negativa sobre el puesto de trabajo; el solicitante debe intentar recordar que esta prueba no constituye un ataque personal.

Es útil establecer una red con los colegas dentro y fuera de la organización. Las enfermeras deben identificar a los individuos que tienen influencia sobre sus carreras profesionales, que puedan servir como tutores, que pueden proporcionar guía en la carrera profesional, y que pueden servir como referencia. Deben unirse a organizaciones profesionales para reunirse con colegas con intereses similares. Deben ofrecerse voluntarios para trabajos de comité. Deben asistir a convenciones y reuniones profesionales. Se deben hacer cartas de negocios e intercambiarlas con los colegas, preguntar qué necesitan, proporcionar retroalimentación, y hacer un seguimiento con contactos.

Las carreras profesionales se desarrollan generalmente a través de los estadios de exploración, la parte temprana de la carrera profesional y el establecimiento; una parte media de crecimiento y mantenimiento, y en la parte final de la carrera profesional, un nivel en meseta y declinar. El estadio de exploración incluye la identificación de la carrera profesional correcta y obtener la educación apropiada. La parte temprana de la carrera implica obtener el primer empleo, ajustarse a una rutina laboral diaria, elegir una especialidad, recibir traslados y promociones, y ampliar la perspectiva de la organización y de la profesión. Durante la parte media de la carrera profesional las personas establecen sus identidades profesionales, eligen entre caminos alternativos de la carrera, y adquieren una mayor responsabilidad. En la parte tardía de la carrera las personas preparan a otras personas, dan forma al futuro de la organización, planifican su jubilación, tratan con una menor carga de trabajo y menor poder, y pueden ayudar a preparar su sustitución en una planificación de sucesión.

La exploración se produce clásicamente durante los 15 a 22 años de edad; el comienzo de la carrera profesional en una edad comprendida entre los 22 y 38 años; la parte media de la carrera entre los 38 y los 55 años, y la parte final de la carrera entre los 55 y los 70 años. Sin embargo, algunas mujeres crean una familia antes de que comience el estadio de exploración, y pueden interrumpir su carrera profesional para crear una familia. Es más frecuente en las mujeres que en los hombres que se produzca una suspensión de su carrera por las responsabilidades familiares. Las personas pueden cambiar de carrera también durante el transcurso de sus vidas.

El individuo progresa en el desarrollo profesional revisando de modo sistemático las revistas profesionales, coleccionando y archivando artículos y materiales de temas, desarrollando una biblioteca profesional, asistiendo a ofertas de educación continuada, logrando una certificación profesional, presidiendo un comité para desarrollar las capacidades de liderazgo, presentando una sesión en el servicio y la promoción de un grupo de apoyo.

Planes de escala de la carrera profesional y control del rendimiento

«Hay dos tipos de educación; una nos debe enseñar a ver la vida y la otra cómo vivirla». John Adams

Zimmer (1972) diseñó una escala clínica para crear un ambiente de trabajo que nutriera y propusiera retos al crecimiento profesional y reconociera la excelencia clínica con el fin de satisfacer las necesidades profesionales para el crecimiento y reconocimiento y el requerimiento de la institución en relación con un personal de plantilla estable y experimentado. Era una escala para el avance clínico con peldaños para el avance vertical que proporcionaban reconocimiento a las enfermeras que optaran por permanecer junto al lecho del enfermo. Las escalas clínicas evolucionaron a escalas profesionales, y proliferaron durante la década de 1970 y principios de la siguiente. Los programas de la carrera profesional variaron de escalas clínicas sencillas de dos niveles a sistemas *multitrack* (multipistas) y de múltiples niveles que incluyen las disposiciones para la evaluación. La idea ha declinado y ha reaparecido.

Las ventajas de las escalas profesionales incluyen el potencial de aumentar la autoimagen positiva, aumentar la motivación, mejorar la satisfacción personal y profesional, proporcionar oportunidades para el crecimiento profesional, proporcionar un sistema de recompensas por logros, animar al desarrollo de la revisión académica paritaria, mejorar el reclutamiento y la retención, y mejorar el rendimiento y la retención de las enfermeras experimentadas. Un sistema de evaluación de cinco hospitales de un programa de escala clínica proporcionó información en cuanto a los costes, repercusión económica y beneficios que ayudaría a justificar los incrementos salariales por los programas de escala (Drenkard y Swartwout, 2005). La satisfacción, la retención de enfermeras, y los ahorros en los costes causados por la menor renovación justifican el incremento de salarios en los programas de escala. La falta de reconocimiento del rendimiento en el trabajo ha sido uno de los mayores obstáculos para la satisfacción del personal y, en consecuencia, contribuye a la renovación. A comienzos de la década de 2000, se calculaba que costaba 42.000 dólares sustituir a una enfermera medicoquirúrgica, y 64.000 dólares sustituir a una ER de especialidad, por el coste en el reclutamiento, contratación y orientación a unos requerimientos de mayor nivel de capacidades (Drenkard y Swartwout, 2005). Los programas de escala clínicos reconocen, recompensan y retienen a enfermeras profesionales que optan por permanecer en la práctica clínica directa.

Los problemas potenciales con las escalas de la carrera incluyen la dificultad de diseñarlas y el posible efecto psicológico negativo. Una enfermera experimentada recién contratada puede entrar en la escala profesional al mismo nivel que una enfermera sin experiencia, recién graduada. Puede haber menos diferencias monetarias entre los niveles clínicos que entre los niveles administrativos. Es difícil definir la competencia, y puede que las enfermeras a las que se está siguiendo sean evaluadas por administradores en vez de por pares (Zimmer, 1972).

Durante la década de 1990 surgieron planes para el seguimiento de la carrera profesional basados en el manejo por objetivos. Estos planes pueden implicar la identificación de la visión, misión, estrategias y competencias centrales requeridas para llevar a cabo las estrategias que son acordes con los valores de la organización. Se pueden elaborar formularios para ayudar a identificar y seguir la pista hasta los desenlaces u objetivos deseados, las conductas deseadas, fuentes de información como informes, autoevaluación y retroalimentación por otras personas, conducta real, y grado de logros cuando se compara la conducta real con la conducta deseada. A continuación, puede prepararse un plan de desarrollo identificando la conducta que se debe favorecer, describiendo las actividades de desarrollo y especificando qué se debe hacer, quién debe hacerlo y cuándo se debe hacer. Se puede mantener un cuaderno de revisión provisional y de tutoría. Puede haber una revisión de fin de ciclo observando los comentarios del empleado y del gestor, con las firmas fechadas de cada uno de ellos.

DESARROLLO DEL PERSONAL Y PLANIFICACIÓN DE LA SUCESIÓN

«El cultivo de la mente es tan necesario como el alimento para el cuerpo». Anónimo

La planificación de la carrera profesional se centra en lo mejor para los individuos dentro de la organización. La planificación de la sucesión se centra en lo mejor para la organización, e implica las valoraciones de la organización, los planes de acción y los mecanismos para identificar a los empleados con posibilidades de liderazgo (Bonczek y Woodard, 2006). Los componentes clave de la planificación de la sucesión incluyen el desarrollo de un plan organizativo con unos papeles y capacidades seleccionados como objetivos requeridos por la institución, y planes personalizados para el desarrollo de los individuos y grupos seleccionados como objetivos (Redman, 2006). El objetivo va más allá de la simple sustitución de personas. Es la continuidad para asegurar una efectividad estratégica y operacional. Una vez que se ha identificado el papel objetivo, es importante encontrar la persona apropiada. Es crucial obtener información del jefe de la persona y la valoración del interés y acuerdo por el individuo. Después de obtener estas aprobaciones, es apropiado que la persona esté trabajando con un tutor o preceptor formal o informal con recursos apropiados asignados para el desarrollo del liderazgo (Bennis, 2006; Beyers, 2006; Blouin, McDonagh, Neistadt et al, 2006).

Es preciso que los tutores sean sensibles a las diferencias culturales entre las generaciones. Como se ha observado anteriormente, en la actualidad hay cuatro generaciones que están trabajando. Son éstas las veteranas, las *baby boomers*, la generación X y la generación Y. Las veteranas pueden mostrarse deseosas de ser tuteladas si comprenden la necesidad del cambio y respetan a la persona jefe. Las *baby boomers* desean generalmente una tutoría que ayude a satisfacer sus objetivos y proporcione un aprendizaje de por vida. Las pertenecientes a la generación X pueden ver la tutoría como un padre sustituto para ayudarlas a asimilarse a la cultura del lugar de trabajo, al tiempo que pasan por alto las políticas. Las personas de la generación Y se muestran por lo general satisfechas si son tuteladas (Cadmus, 2006).

En una organización es preciso en todos los niveles llevar el desarrollo al personal. En efecto, la instalación de la Veterans Health Administration tiene un plan de sucesión de 3 niveles de la instalación y programas de desarrollo individual (Goudreau y Hardy, 2006). También hay una base de datos informática de líderes de enfermería dispuestas para asignaciones de liderazgo (Weiss y Drake, 2007). Las investigadoras en enfermería necesitan también tutoría (Lynn, 2006). Walrath y Theodoropoulos (2004) señalaban tres iniciativas llevadas a cabo en el Virginia Hospital Center. El programa acelerado de asistencia al paciente proporcionaba 96 horas de clases y 80 horas de experiencia clínica en 6 semanas. Los individuos recibieron enseñanza, y su salario durante las clases y las experiencias clínicas. Como contrapartida, había que permanecer empleada en el hospital durante por lo menos 6 meses. El programa de aumento de la fuerza de trabajo ofrecía a los empleados la oportunidad de participar en un programa de garantía de certificado o ganar créditos hacia un grado asociado. Se pudieron completar los requerimientos de educación general en un año en el hospital. Se utilizó un programa de tutoría de enfermeras estudiantes para reclutar y retener a las enfermeras graduadas. El programa disminuyó la renovación entre las participantes de la tutoría (Nelson, Godfrey y Purdy, 2004).

Las enfermeras graduadas experimentan estrés en la transición desde el estado de estudiante hasta practicar como enfermera profesional. Los resultados de investigación indicaron que las enfermeras no se sentían con confianza, cómodas o capacitadas durante el primer año después de haber sido contratadas, lo que indica que son necesarios los programas de orientación y de apoyo para facilitar una entrada satisfactoria en la práctica profesional (Casey, Fink, Krugman et al, 2004). El personal del University of Michigan Health System elaboró unos «días de acción preceptora» que incluían tutoría, educación, y formación de capacidades sobre el modo de ser preceptor para más de 400 ER preceptoras. El programa contribuyó a una disminución del 68% en la tasa de vacantes de ER durante un período de 2 años. La satisfacción con los preceptores aumentó durante dicho tiempo (Baggot, Hensinger, Parry et al, 2005).

McNally y Lukens (2006) utilizaron unas asociaciones de tutoría internas y externas para proporcionar una tutela individual y de grupo a 64 líderes clínicos en el Multicare Health System. Se percibió que los tutores externos eran más objetivos y una fuente de experiencias más amplia. Tuvieron acceso a muchas experiencias al servir a múltiples clientes, y la tutoría fue, con frecuencia, su único empleo. Las desventajas de los tutores externos fueron que son difíciles de localizar, y requieren trabajo y tiempo anticipado para aprender las sutilezas de la organización. Los tutores internos conocen la cultura y las políticas de la organización, y tienen ya una reputación creíble. Lamentablemente, la tutoría puede añadirse simplemente a otras responsabilidades, lo que deja menos tiempo y energía para la tutoría, así como para las otras responsabilidades. Se consideró que la mejor solución era una combinación de ambas tutorías, interna y externa. Se utilizaron estrategias de desarrollo, como la aplicación de una variedad de herramientas de administración y liderazgo, clarificación de funciones, diálogo, retroalimentación, formación en el trabajo, docencia y referencia a otros recursos departamentales. Los temas incluyeron conocimientos de contabilidad, desarrollo de la propia carrera profesional, toma de decisiones, determinación de la visión, discernimiento de la autoridad, promover el bienestar personal, modelar valores, proporcionar una presencia de liderazgo, y dirigir reuniones efectivas. Unos proyectos similares han aumentado considerablemente la productividad.

Ha habido varios intentos para facilitar a los empleados la obtención de educación en enfermería. El Hackensack University Medical Center utilizó un sistema de tres niveles que: *a)* proporcionaba una base de apoyo financiero; *b)* establecía asociaciones con instituciones académicas, y *c)* proporcionaba incentivos para alentar a las enfermeras a perseguir certificaciones y grados avanzados. Los salarios quedaban diferenciados de acuerdo con el nivel educacional (Cheung y Aiken, 2006).

Llevar al aula a las enfermeras fue una de las técnicas utilizadas en las asociaciones de educación y práctica. El North Shore-Long Island Jewish Health System se asoció con instituciones educacionales para ofrecer a ER un bachiller en ciencias de la enfermería (BSN) y programas máster en el lugar de trabajo para enfermeras. La valoración indicaba que los obstáculos prácticos para la obtención de un grado de bachillerato afrontado por las ER eran demasiado elevados. Estos obstáculos incluían el foco del programa en la graduada tradicional después del instituto, sin trabajo ni obligaciones familiares, interferencia de tiempos de clase con los horarios laborales, transporte que lleva mucho tiempo, y obligaciones financieras. La administración del St. Mary Medical Center realizó un planteamiento similar y organizó que los programas académicos fueran ofrecidos en el sitio de trabajo, de modo que las estudiantes pudieran completar un programa acelerado de ER a BSN en 18 meses (Cheung y Aiken, 2006).

Las Premier Health Partners precisaban programas educacionales para graduar a más enfermeras en menos tiempo. Las empleadas seleccionadas asistieron a un programa de 15 meses de duración como contrapartida por una obligación de 3 años de trabajo. Se desarrollaron aulas con asistencia por ordenador para facilitar los programas educacionales (Cheung y Aiken, 2006).

El Children's Hospital de Filadelfia proporcionó becas clínicas a miembros del personal para completar un programa BSN en el lugar de trabajo en 18 a 24 meses. Las clases se celebraban semanalmente. También se ofrecieron cursos de certificación dos a tres veces al año. Un Future Nurses Club hacía que las ER invitasen a empleados de áreas distintas a enfermería a que se reuniesen mensualmente. Las enfermeras registradas servían como preceptoras para introducir a los empleados a las diversos aspectos clínicos y profesionales de la asistencia a los pacientes, de modo que las personas pudieran tomar decisiones informadas sobre la carrera profesional (Cheung y Aiken, 2006).

En la Mayo Clinic de Phoenix se ofreció a las enfermeras de plantilla preparadas con bachillerato y con máster la oportunidad de ser elegidas como facultad adjunta para la Arizona State University. La universidad proporcionó los recursos para preparar a las ER para su nuevo papel. La Mayo Clinic proporcionó el aula y el espacio clínico en el que su propio personal de plantilla enseñaría a 20 estudiantes de enfermería que perseguían un grado de bachillerato. La esperanza era que las graduadas se unirían al personal de plantilla de la Mayo, y que el personal de plantilla quedaría enriquecido por la experiencia docente (Cheung y Aiken, 2006).

El University of Pittsburgh Medical Center elaboró una Health Care Leadership Academy para enfermeras con un elevado potencial (Wolf, Bradle y Nelson, 2005). Muchas escuelas de enfermería han comenzado programas de liderazgo en enfermería, y las enfermeras en la práctica y en la educación están asociadas para elaborar los futuros programas docentes de administración en enfermería (Harris, Huber, Jones et al, 2006).

El desarrollo del personal de plantilla va más allá de la orientación. Es una educación liberal continua de la persona en su totalidad para desarrollar plenamente el potencial del individuo. Promueve sensibilidades estéticas y proporciona formación técnica y profesional, y puede incluir orientación, preceptoría, tutoría, listas de comprobación de capacidades, internados, educación en el servicio, educación continuada, etc.

Los gestores de enfermería desempeñan un papel importante en el apoyo del desarrollo del personal de plantilla, y tienen responsabilidad para revisar los objetivos del desarrollo de este personal y para proporcionar un presupuesto para las actividades de desarrollo. Pueden participar en la tutoría compartiendo ideas y explicando qué hay que hacer para tener éxito. Realizan inversiones en las relaciones y planifican objetivos de alcance en colaboración con el personal de plantilla. Participan en la identificación de las necesidades y analizan los modos en que los efectos de la educación cambian en los servicios de enfermería. A continuación, elaboran proyectos y acciones factibles para tratar las necesidades identificadas, delegan tareas a otras personas en relación con los intereses y talentos, y proporcionan retroalimentación (Hargrove, 2000).

Además, deben ser cuidadosos para diferenciar las necesidades de desarrollo del personal de plantilla de las necesidades administrativas. Si las enfermeras de plantilla saben cómo hacer de modo apropiado un procedimiento, pero no lo hacen porque no disponen de los suministros y equipo necesarios, la necesidad es más administrativa que educacional. Los gestores de enfermería son legalmente responsables de la calidad de los servicios de enfermería. Su capacidad para documentar el desarrollo del personal de plantilla les proporciona unas pruebas sólidas. La sensibilidad de los empleados a los esfuerzos de desarrollo del personal de plantilla depende en gran medida del sistema de recompensas elaborado. Es útil un refuerzo positivo por medio del reconocimiento, como alabanzas de forma verbal en la unidad o reconocimiento de los logros en un boletín interno. El desarrollo del personal de plantilla puede relacionarse también con la retención, aumentos salariales, progreso a otros puestos, o terminación. Puede utilizarse la teoría de novato a experto para guiar el desarrollo del personal de plantilla (Benner, 1984; Hargrove, 2000; Jacobs y Osman-Gani, 2006; Wilson, 2005).

Preceptoría

«Animar a otros es reforzar el equipo». Anónimo

Pueden utilizarse las preceptorías para ayudar a reclutar, retener, orientar y desarrollar al personal de plantilla. Puede utilizarse antes de que las estudiantes se gradúen, para orientarlas a la institución y reclutarlas para contratarlas. Si las estudiantes han trabajado en una institución antes de la graduación y se hallan familiarizadas con ella, pueden tomar decisiones más juiciosas en relación con el lugar en el que desean trabajar, tienen una menor probabilidad de no encontrarse preparadas para la situación del trabajo y, en consecuencia, probablemente serán retenidas durante un mayor tiempo. La preceptoría da también al personal de la institución la oportunidad de evaluar a las estudiantes y determinar si son candidatas apropiadas para el empleo.

Durante la preceptoría, los miembros de la facultad facilitan, monitorizan y evalúan el aprendizaje de los estudiantes. Los miembros de la facultad dirigen a las estudiantes a los recursos, ofrecen sugerencias en relación con los problemas de la asistencia a los pacientes y dirigen los comentarios en las conferencias. Los miembros de la facultad son responsables del aprendizaje de los estudiantes, y les animan a que apliquen los contenidos de las clases.

El preceptor es responsable de la calidad de la asistencia al paciente, y facilita el aprendizaje de los estudiantes. Los preceptores son enlaces entre los estudiantes y la institución. Ayuda a los estudiantes a que aprendan sus capacidades y aprendan a organizar el trabajo. Proporcionan experiencias de la vida real a los estudiantes antes de la graduación, para ayudar a reducir las dificultades en la transición de la escuela al trabajo.

La formación profesional de una preceptoría puede parecerse a la red del *gold old boy* o de los padrinos que cuidan de los sobrinos. La preceptoría permite que los estudiantes utilicen y aumenten su conocimiento y capacidades de modo que puedan asumir un mayor número de responsabilidades. Ganan en experiencia con una variedad de pacientes y con diferentes niveles del personal de plantilla. Tienen oportunidades para comentar y ajustarse a los conflictos profesionales-burocráticos. La preceptoría es una herramienta de reclutamiento potencial para la institución y puede aumentar la satisfacción en el trabajo de las enfermeras. Los preceptores pueden incluso aprender de los estudiantes y, probablemente, encontrarán que el papel de preceptor constituye todo un reto y es estimulante.

También hay desventajas en las preceptorías. Añaden responsabilidades a las enfermeras de plantilla y se requiere tiempo. En ocasiones, las enfermeras ocupadas disponen de poco tiempo para emplearlo con los estudiantes. Resulta difícil a los miembros de la facultad evaluar a los estudiantes porque tienen una escasa observación directa del trabajo de éstos. El empleo de preceptores requiere una planificación y coordinación considerables. Las descripciones de los papeles deben aclarar quién elige experiencias de aprendizaje para el estudiante, quién supervisa al estudiante y quién evalúa al estudiante. Se deben desarrollar y utilizar las herramientas prácticas para evaluar al estudiante, al preceptor y a la facultad. Se requiere un apoyo administrativo educacional y de servicio.

El miembro de la facultad sirve como preceptor de preceptores. Es deseable realizar un taller para preparar a los preceptores. Es apropiado comentar y clarificar las descripciones de los papeles, listas de inventariado de capacidades para los estudiantes y directrices para la evaluación de los estudiantes por parte del preceptor. Es útil la información sobre los métodos de docencia, asesoría y evaluación. Encontrar tiempo y un lugar para el taller y conseguir una liberación de tiempo de los preceptores pueden crear problemas. Puede considerarse la recompensa por créditos de educación continuada para el taller y experiencia del preceptor como modo para recompensar a los preceptores.

También puede utilizarse el modelo de preceptor por el departamento de desarrollo del personal de plantilla para enfermeras una vez que ha sido contratada una graduada. La facultad de desarrollo del personal de plantilla puede presentar un contenido formal en los programas de orientación y de desarrollo, que se ve reforzado por preceptores de las unidades. También se puede utilizar la experiencia de los preceptores para la planificación de la sucesión a medida que las enfermeras van progresando en sus carreras profesionales.

El reclutamiento y la retención de enfermeras con buenas calificaciones proporcionan un rendimiento de la inversión que puede utilizarse para justificar los costes de los esfuerzos de reclutamiento y de retención (Baggot, Dawson, Valdes et al, 2005; Baggot, Hensinger, Parry et al, 2005).

Tutoría

«Oigo y olvido. Veo y recuerdo, hago y comprendo».
Confucio

Los preceptores son modelos de conducta que pueden convertirse en tutores. Los tutores proporcionan su tiempo, energía y apoyo material para enseñar, guiar, ayudar, aconsejar e inspirar a otras enfermeras. Es una relación de educación que no puede forzarse. Unos consejeros próximos, en los que se confía, por lo general en su cuarentena o cincuentena, conocen a enfermeras más jóvenes, por lo general en su veintena o treintena, con los valores, costumbres y recursos de la profesión. El tutor es una persona de confianza que personaliza el modelo de conducta.

Hay fases hasta el proceso de tutoría (cuadro 12-7). Al principio, durante la fase de invitación, los tutores han de mostrarse bien dispuestos para emplear su tiempo y energía para formar a alguien que va dirigido hacia unos objetivos, deseoso de aprender y que confía respetuosamente en el mentor. Los profesionales más jóvenes tienen un objetivo en la carrera profesional, una idea de aquello en lo que desean convertirse; los tutores son personas que han alcanzado dicho objetivo y se muestran deseosos de compartir los secretos de su éxito. A continuación, hay un período en el que se cuestionan las cosas, cuando la persona más joven tiene dudas con respecto a ella misma y teme no llegar a ser capaz de ver cumplidos los objetivos. El tutor ayuda a aclarar estos objetivos y proporciona una guía. A continuación, los tutores comparten información sobre el poder y la política, relatan cómo llegaron a tener éxito y sirven como caja de resonancia. La fase de transición es la fase final, en la que los tutores ayudan a las estudiantes a personalizar el aprendizaje y a llegar a ser conscientes de sus propias fuerzas y singularidades. Las enfermeras más jóvenes se hallan entonces preparadas para ser tutoras.

La tutoría debe proporcionar la oportunidad de compartir información, revisar el trabajo, proporcionar retroalimentación, explorar problemas, planificar estrategias y solucionar problemas.

Cuadro 12-7 Fases del proceso de tutoría

INVITACIONAL
El tutor emplea tiempo y energía en educar a una profesional más joven que está orientada por los objetivos, deseosa de aprender y con confianza respetuosa en el tutor

CUESTIONAMIENTO
El individuo sometido a tutoría experimenta dudas con respecto a sí mismo y se cuestiona los objetivos. El tutor ayuda a clarificar los objetivos y proporciona guía

TRANSICIONAL
El tutor ayuda a la profesional más joven a personalizar el aprendizaje y a que sea consciente de sus propias fuerzas y singularidad. El individuo sometido a tutoría está ahora preparado para ser tutor

PROCESO DE GRUPO

«Dos cabezas son mejor que una».
Antiguo adagio

El proceso de grupo es crucial para el desarrollo del grupo y del equipo. El modo de funcionar, comunicarse, fijar y lograr los objetivos se relaciona con la dinámica del grupo. Para un desarrollo adecuado del grupo se requiere una conducta orientada por la tarea y una conducta orientada por el mantenimiento. Los equipos funcionan a un nivel de productividad cooperativa más alto que los grupos, pero requieren pasar por el proceso de desarrollo del grupo para llegar a ser expertos.

Las personas que aceptan papeles de tarea de grupo coordinan y facilitan los esfuerzos del grupo para identificar el problema, explorar las opciones alternativas, identificar las ramificaciones de las opciones, elegir la opción más viable y llevar a la práctica el plan y evaluarlo. Hay numerosos papeles de tarea de grupo, y cualquier miembro del grupo puede cumplir algunos de estos papeles en diferentes momentos (cuadro 12-8).

Los iniciadores-contribuyentes proponen nuevas ideas o diferentes modos de plantear un problema. Su tarea es identificar el problema, aclarar los objetivos, ofrecer soluciones, sugerir puntos en el orden del día y fijar límites temporales. Los que buscan información investigan información fáctica sobre el problema, mientras que los que buscan opiniones aclaran los valores en relación con el problema y sus soluciones. A diferencia de los que buscan

Cuadro 12-8 Roles del proceso de grupo

ROLES DE TAREAS DEL GRUPO	ROLES DE MANTENIMIENTO DEL GRUPO	ROLES DISFUNCIONALES
Iniciador-contribuidor	Guardián	Agresor
Buscador de información	Animador	Dominador
Buscador de opiniones	Armonizador	Buscador de reconocimiento
Informador	Negociador de compromisos	Intercesor de intereses especiales
Persona que da opiniones	Seguidor	Obstruccionista
Elaborador	Observador de grupo	Autoconfesor
Coordinador	Fijador de estándares	Buscador de ayuda
Orientador		Playboy
Crítico		
Persona que aporta energía		
Técnico en procedimientos		
Registrador		

información, los que dan información identifican los hechos, comparten experiencias y hacen generalizaciones.

Los que exponen su opinión declaran sus creencias y lo que piensan que debe valorar el grupo. Se centran en los valores más que en los hechos. Los elaboradores desarrollan sugerencias, ilustran puntos y predicen desenlaces. Los coordinadores aclaran las relaciones. Los orientadores resumen los comentarios, actividades y puntos de partida, para proporcionar una perspectiva sobre el progreso del grupo hacia su objetivo. Los críticos pueden determinar los logros del grupo frente a un conjunto de estándares y evaluar el problema, el contenido y el proceso. Los animadores estimulan al grupo para aumentar la cantidad y calidad de su trabajo. Los técnicos procedimentales facilitan la acción del grupo, haciendo los preparativos para disponer de una sala para la reunión, distribuir los materiales, haciendo que funcione el equipo audiovisual, y haciendo generalmente las veces de *go-for*, la persona que obtiene lo que se necesita. Los registradores mantienen un registro de los comentarios, sugerencias y decisiones.

Los papeles de construcción del grupo y de mantenimiento del grupo se centran en el modo en que las personas se tratan mientras llevan a cabo una tarea. Los *gatekeepers* (seleccionadores) regulan la comunicación y emprenden acciones para asegurarse de que cada persona tenga la oportunidad de ser escuchada. Los animadores irradian calor y aprobación. Ofrecen encomio y loa, e indican aceptación y comprensión de las ideas y valores de otros. Los armonizadores crean y mantienen la cohesión del grupo, alivian la tensión por su sentido del humor y ayudan a otros a reconciliar sus desacuerdos. Los *compromisers* (negociadores que intentan llegar a un compromiso) promueven el proceso de grupo produciendo estatus, admitiendo errores, modificando sus ideas en beneficio de la cohesión del grupo, manteniendo un autocontrol para la armonía del grupo o, generalmente, estableciendo compromisos para mantener orientada la acción del grupo. Los seguidores, actuando como audiencia pasiva, marchan con el grupo. Los observadores del grupo mantienen registros del proceso del grupo y ofrecen interpretaciones para la evaluación de los procedimientos. Los que fijan estándares comparan la calidad del proceso del grupo con los estándares.

Algunos miembros del grupo pueden intentar satisfacer sus propias necesidades con independencia de las tareas del grupo o de los papeles de mantenimiento. Por ejemplo, los agresores satisfacen sus necesidades a expensas de otros, desaprobando lo que hacen otros y desinflan su estado. Los dominantes afirman autoridad o superioridad utilizado la adulación, interrumpiendo a otros y aportando instrucciones de modo autoritario. Los que buscan reconocimiento llaman la atención sobre ellos mismos, vanagloriándose o actuando de modos inusuales. Los intercesores por intereses especiales hablan para un grupo de interés y tratan de los temas que mejor se ajustan a las necesidades del grupo. Los obstruccionistas son negativos, resistentes y desagradables sin una razón aparente, y vuelven a traer los problemas a la superficie después de que el grupo los haya rechazado. Los *self-confessors*, autoconfesores, utilizan el grupo para dar voz a sus sentimientos personales, mientras que los que buscan ayuda expresan autodesaprobación, inseguridad y confusión personal para producir respuestas de simpatía. Los playboys carecen de implicación en el proceso de grupo y se muestran indiferentes. Una elevada incidencia de interpretación de papel disfuncional requiere un autodiagnóstico para sugerir qué esfuerzos de preparación de grupo se requieren. Puede ser muy revelador hacer que un observador preparado grabe a quien esté representando un papel. Un observador graba cada vez que un participante interpreta un cierto papel. Puede ser de ayuda el empleo de un formulario con una lista de papeles en la parte izquierda y columnas con los nombres de los participantes en la parte superior (Marquis y Huston, 2006; Roussel, Swansburg y Swansburg, 2006; Sullivan y Decker, 2005).

«A nuestra edad, la independencia y la capacidad para hacer que se hagan las cosas suelen ser mutuamente excluyentes». John Dilenschneider

DESARROLLO DE EQUIPO

«La inversión en conocimiento es la que mejor interés paga». Benjamin Franklin

Así como hay diferencias entre individuos y grupos, también hay diferencias entre grupos y equipos (Robbins, 2000) (cuadro 12-9). Los equipos son agrupaciones de personas que funcionan a un nivel más elevado que un grupo. Los grupos pasan por estadios de desarrollo, pero no son todavía un equipo (Drinka y Clark, 2000) (cuadro 12-10). Los grupos clásicamente se forman, organizan, solucionan problemas, ponen en práctica soluciones, y se disuelven. Durante el estadio de formación, es probable que los individuos se sientan ansiosos, temerosos, con dudas y autoprotectores. El líder se concentra en hacer que los miembros se sientan cómodos, explicando la finalidad, elaborando un clima de trabajo y ejerciendo el liderazgo. Durante el estadio de organización o de tormenta, la tensión tiende a ser alta; son habituales la sospecha, hostilidad y resistencia, y surge un desacuerdo con las luchas por el poder que se producen. Es preciso que el líder aclare los objetivos, las políticas y los procedimientos, el código de conducta y los patrones de comunicación, para ayudar al progreso de los miembros. Durante el estadio de solución de problemas se desarrollan lealtad, credibilidad, confianza,

Cuadro 12-9 Diferencias entre grupos y equipos

GRUPO
- Se comparte información
- Todos los miembros comparten la posible ausencia de objetivos comunes
- Tendencia a tener opiniones de mayoría y minoría
- Crítica destructiva
- Ocultación de los sentimientos personales
- Poca discusión sobre el modo de funcionamiento del grupo
- Acciones por individuos para proteger sus papeles y nichos
- Contabilidad individual
- Miembros con capacidades variadas y aleatorias
- Energía neutra y, en ocasiones, negativa
- Liderazgo nombrado o elegido

EQUIPO
- Objetivos de rendimiento colectivos
- Objetivos comprendidos y aceptados por los miembros
- Toma de decisiones por acuerdo con miembros escuchados y valorados
- Diálogo con resolución
- Expresión libre acompañada de escucha
- Autoexamen sobre el funcionamiento del equipo
- Roles comprendidos
- Contabilidad individual y mutua
- Miembros con capacidades complementarias
- Sinergia
- Liderazgo compartido

Modificado de Robbins SP: *Organization behavior: Concepts, controversies, applications*, ed 9, Upper Saddle River, NJ, 2000, Prentice Hall.

dignidad, orgullo y cohesión del grupo. El líder busca aprobar las recomendaciones por acuerdo por medio de un planteamiento sistemático y lógico.

Un grupo en el que prevalece el individualismo es como un grupo de *sprinters* incoordinados, todos trabajando hacia un objetivo de modo individualista. Un grupo que trabaja a nivel de coordinación es como un equipo de relevos en el que hay un esfuerzo coordinado, pero independiente. Un grupo que opera al nivel de dinámica de grupo se asemeja a una tripulación de remo que realiza un esfuerzo concertado hacia la consecución de un objetivo (Robbins, 2000).

El equipo tiene una estructura y una finalidad, los papeles se aclaran, y se estabilizan las relaciones interpersonales durante el estadio de funcionamiento. El lí-

Cuadro 12-10 Estadios del desarrollo del grupo

Forma
Lluvia
Norma
Ejecución
Suspensión

Datos de Drinka TJK, Clark PG: *Health care teamwork: Interdisciplinary practice and teaching*, Westport, CT, 2000, Auburn House.

Cuadro 12-11 Componentes clave de los equipos efectivos

Sentido claro de la dirección
Miembros con talento
Responsabilidades claras e incentivadas
Procedimientos de operación eficientes
Relaciones interpersonales constructivas
Sistema de reforzamiento activo
Relaciones externas constructivas

Datos de Huszczo GE: *Tools for team excellence: Getting your team into high gear and keeping it there*, Mumbai, 2005, Jaico Publishing House.

der debe ayudar a que el equipo se centre en aspectos, conductas o problemas, no en una persona. El líder debe animar a los miembros del equipo a que construyan la autoconfianza y autoestima de otros, manteniendo unas relaciones constructivas, y tomar la iniciativa para hacer mejor las cosas. El líder debe dirigir con el ejemplo. Los miembros pueden tener unos sentimientos positivos o negativos sobre la disolución. El líder debe expresar aprecio y dar un refuerzo positivo (Drinka y Clark, 2000; Marquis y Huston, 2006; Roussel, Swansburg y Swansburg, 2006; Sullivan y Decker, 2005).

El equipo está preparado para hacer lo que se requiere. Es preciso que los miembros del equipo sepan la finalidad del equipo, los objetivos y las dianas para conseguirlo. Es importante fijar unos objetivos y planificar estrategias para conseguirlos. Debe haber planes para medir los logros (cuadro 12-11).

El líder debe reclutar y contratar a personas con talento. Debe conocerse el inventario del talento en el equipo. Los miembros del equipo deben conocer los puntos fuertes y los puntos débiles de los otros componentes. Es preciso que los miembros del equipo desarrollen de modo continuo su conocimiento y capacidades. Aunque la organización debe emplear procedimientos de selección y proporcionar oportunidades de formación, los miembros individuales del equipo tienen también la responsabilidad de actualizar su propio conocimiento y capacidades. Los miembros del equipo deben conocer sus papeles y desarrollarse a sí mismos para cumplir dichos papeles. Una escucha activa, la solución de problemas, el tratamiento de los conflictos, capacidad de comunicación, asertividad y trabajo de equipo básico son capacidades importantes que hay que aprender.

El equipo ha de tener políticas y procedimientos que definan un modo disciplinado, pero no excesivamente rígido, para conseguir que se hagan las cosas. Unas reglas básicas ayudan a facilitar el proceso de grupo y pueden incluir reglas como las siguientes: Una persona habla en su turno, esperando que otro termine de hablar y no interrumpiendo a los demás. Mantener los comentarios centrados en el tema. Evitar historias y ejemplos largos. Expresar las opiniones abierta y honestamente. Hablar por uno mismo y utilizar afirmaciones con «yo». Mantener la confidencialidad de las opiniones expresadas en la reunión. Centrarse en los temas, no en los individuos. Animar a todo el mundo a que participe. Respetar las diferencias de opinión (Brounstein, 2003; Payne, 2001).

También es útil que los miembros del equipo estén familiarizados con su propia personalidad y con las de los otros miembros. Se ayuda así a comprender mejor el modo de trabajar con otras personas. La autovaloración es un primer paso en el desarrollo de la carrera profesional, porque es importante que los individuos sepan quiénes son antes de que entiendan lo que quieren hacer. El empleo del Myers-Briggs Type Indicator puede ayudar a los individuos a comprenderse mejor, y puede ayudar a los miembros del equipo a planificar estrategias para resolver los conflictos entre ellos. Los cuatro indicadores dicotómicos del Myers-Briggs se basan en el trabajo de Carl Jung. Son extroversión e introversión, sensación e intuición, pensamiento y sentimiento, y juicio y percepción (tabla 12-4). Los extravertidos prefieren centrarse en otras personas y cosas y el flujo de energía es hacia fuera, mientras que los introvertidos prefieren centrarse en sus propios pensamientos e ideas, y el flujo de energía es hacia dentro. El individuo que utiliza la sensación prefiere recibir da-

Tabla 12-4 Indicadores dicotómicos de tipo Myers-Briggs

Extraversión	Introversión
Sentir	Intuición
Pensar	Sentimiento
Juicio	Percepción

tos principalmente a partir de los cinco sentidos, mientras que la persona intuitiva prefiere recibir datos del subconsciente y ve las relaciones a través de presentimientos. La función del juicio pensante utiliza las conexiones lógicas verdadero-falso o si-luego, mientras que la función del juicio con sentimiento utiliza evaluaciones de «más o menos» y de «mejor o peor». Los pensadores utilizan la cabeza, mientras que los emotivos utilizan el corazón. *Enjuiciar* no significa *sentencioso*, y *percibir* no significa *perspicaz*. Más bien, las personas que hacen juicios son extravertidas y tienden a utilizar el cerebro izquierdo para trabajar paso a paso, siguiendo generalmente reglas y procedimientos externos, y quieren un cierre rápido. Las personas perceptivas son intravertidas, tienden a utilizar el cerebro derecho, pueden desear juicios subjetivos y prefieren dejar abiertas las opciones (Barr y Barr, 1989).

El extravertido trata con el mundo exterior, personas y cosas, y prefiere una interacción activa. El extravertido suele ser hablador y comunicativo, se refiere a otros como amigos, y es sociable con otras muchas personas. Los extravertidos gustan de reunirse con nuevas personas y de tener nuevas experiencias. Se sienten cargados de energía por la actividad y reaccionan al estrés principalmente aumentando su actividad. Toman decisiones rápidas, les gusta la lluvia de ideas, recogen información rápidamente y estimulan las comunicaciones. Son capaces de cambiar de marcha fácilmente, no les importan las interrupciones y dan unas buenas respuestas espontáneas. Son buenos interactuando socialmente en grupos, estimulando ideas e instigando a la acción.

Los introvertidos tratan con el mundo interior de las ideas, pensamientos y significados, y prefieren ser reflexivos. Por lo general, son personas tranquilas y reservadas. Son introspectivos, tienen pocos amigos y se refieren a otros como conocidos. Probablemente, evitan reunirse con personas nuevas y someterse a nuevas experiencias. Reaccionan al estrés principalmente disminuyendo la actividad, y se sienten cargados de energía por la profundidad y la intimidad. Los introvertidos consiguen reunir información a conciencia, se dedican a una profunda concentración, y toman decisiones que han sido muy elaboradas. Tienen opiniones responsables profundas, se muestran discretos al hablar, se centran en temas subjetivos y centran la conversación en el tema tratado. Son tenaces, serios y centrados, con grandes períodos de atención. Son personas buenas en la interacción de persona a persona y persuasivos, con una lógica sana. Tienen un modo calmo y tranquilo en el desarrollo de las ideas y en el mantenimiento de confidencias.

Los extravertidos pueden mejorar sus comunicaciones con los introvertidos respetando su intimidad, dándoles tiempo para pensar en las ideas y decisiones, y no poniéndoles en el centro de atención. A los introvertidos se les debe formular preguntas, porque no es probable que de modo voluntario aporten información. Deben respetarse sus confidencias. Los extravertidos deben pensar antes de hablar, dar más información importante y dedicarse menos a la charla trivial, hacer que los introvertidos sepan cuándo se están considerando ideas o tomando decisiones, e identificar qué están pensando hacer. Deben prestar atención a lo que están haciendo y diciendo los introvertidos, porque éstos proporcionan señales sutiles que, con facilidad, un extravertido pasa por alto.

Los introvertidos pueden mejorar la comunicación con los extravertidos demostrando interés, emoción e implicación, y aportando retroalimentación. Pueden responder más, tanto verbal como no verbalmente, controlar su irritación con una charla intrascendente y dar valor al proceso de interacción más que a la calidad de las ideas. Es preciso que los introvertidos sean más espontáneos, respondan más rápidamente, no hablen demasiado y que inviten a un extravertido a un acontecimiento activo.

Los sensoriales son prácticos, concretos, realistas y centrados en el presente; prefieren las interpretaciones factuales, y tienden a ser físicamente competitivos. Los sensoriales se orientan por los resultados, producen de modo firme y no les gustan los cambios, la planificación a largo plazo o la ambigüedad. Son sensatos, prefieren rutinas específicas paso a paso y prefieren ejemplos y hechos concretos. Los sensoriales toman notas, hacen una lista, escriben, organizan y delimitan, analizan hechos y fijan prioridades, metas y objetivos. Observan el lenguaje corporal, comparan y juzgan. Separan las partes de un problema y las vuelven a poner en orden, buscan los detalles y se centran en los hechos de la situación. Utilizan máquinas, miran el reloj y estrechan la mano. Se sienten dirigidos por las ideas, son factuales y probadores de ideas. Prefieren hacer mejoras por incrementos, tener grandes expectativas, tener puntos de vista previamente programados atendiendo a las normas y experiencias y ver los detalles de modo lineal.

Los puntos fuertes de los sensoriales son que les gustan los hechos observables; les gusta la información explicada paso a paso, prefieren lo práctico, lo realista y el presente; prefieren lo probado y comprobado; exigen pruebas; les gusta que las cosas estén bien hechas; dan órdenes a otros y les gusta la competición. Los puntos débiles de los sensoriales son que pasan por alto las implicaciones y significados, pueden no ver el principio guía detrás de la información, pueden rechazar ideas nuevas o innovadoras, pueden no ver los requerimientos futuros a su tiempo, pueden utilizar métodos o técnicas anticuadas, pueden perder oportunidades mientras esperan la prueba, pueden hacer las cosas del modo más fácil, pueden empujar con dureza, hacer las cosas demasiado rápidamente, puede que no discutan o que no formulen las suficientes preguntas o que no se tomen tiempo para formar apoyo del grupo, y pueden competir sobre aspectos sin importancia, volverse exigentes, y trasladar actividades no competitivas a una situación de ganar-perder.

Los intuitivos son abstractos, conceptuales, idealistas, centrados en el futuro, prefieren interpretar las cosas en términos de posibilidades, y tienden a ser intelectualmente competitivos. Los intuitivos observan patrones, dibujan el significado e integran el gran cuadro. Responden al lenguaje corporal, sienten las relaciones sutiles, descubren los puntos de vista convergentes y divergentes, y encuentran planteamientos innovadores. Pintan, utilizan símbolos para representar las ideas, y organizan las ideas, las cosas o los espacios. Descubren las relaciones entre las personas y las partes del problema total, y las relacionan con su presencia. Tienden a descentrar y obtener un sentido intuitivo de la situación y a comprobar los significados, el aroma y la sensación general de la situación. Los intuitivos se sienten impulsados por las mejoras, son instintivos y generadores de ideas. Realizan saltos conceptuales. Prefieren realizar mejoras cambiando los sistemas, estructuras y procedimientos. Exploran las impresiones generales, rechazan los puntos de vista preprogramados, buscan nuevas ideas y actúan de modo simultáneo.

Los puntos fuertes de los intuitivos son que piensan con rapidez, leen entre líneas, utilizan el pensamiento del «gran cuadro» mientras sintetizan los datos aleatorios, conceptualizan con facilidad, ven las posibilidades, reconocen los patrones y desarrollan sistemas para lograr el trabajo. Los intuitivos son visionarios e individualistas y trabajan en estallidos de energía con una buena productividad. Los puntos débiles de los intuitivos son que pueden leer la información entre líneas y, por tanto, perder variables esenciales y omitir hechos, pueden dejar las cosas pendientes, pueden incluir demasiados temas, y pueden ser dispersos y descentrados. Pueden sobrevalorar posibilidades y contemplar patrones secundarios en vez de primarios, y pueden no ser prácticos, demasiado independientes y centrados en ellos mismos. Pueden no ser realistas sobre el tiempo requerido para realizar el trabajo y pueden encontrar tediosas las tareas de rutina y aburrirse fácilmente.

Los pensadores no han desarrollado un conocimiento de sentimiento en su proceso de juicio y son críticos, escépticos, fríos, insensibles y sentenciosos. Los puntos fuertes de los pensadores son que prefieren lo analítico, la lógica y lo expresivo; dan valor a la lógica; manejan las emociones lógicamente; se explican a conciencia y sondean un problema en profundidad; prefieren mantener las observaciones objetivas e impersonales. Sus puntos débiles son que pueden analizar en vez de internalizar mientras intentan evitar la expresión emocional; pueden infravalorar el papel de los sentimientos para motivar a las personas; pueden parecer fríos e insensibles; pueden explicar en exceso y hacer demasiadas preguntas; pueden intentar forzar los sentimientos para que sean lo que deben ser o suprimirlos de modo que no interfieran con la expresión objetiva y racional; pueden parecer insinceros y poco cariñosos, y pueden ser excesivamente formales.

Los emotivos no han desarrollado el conocimiento de los pensadores y se muestran confundidos, crédulos, malhumorados, excesivamente sensibles e impredecibles. Los puntos fuertes de los emotivos son que les gusta apoyar y dar a otras personas, comparten la sensibilidad emocional, se comportan de modo demostrativo y expresivo, ven la perspectiva de las personas, interpretan los hechos en la medida en que afectan a las personas, encantan y convencen, pueden identificar el interés inicial de la gente, proporcionan relatos descriptivos de una situación o fenómeno, gustosamente se extienden en exceso para ayudar e identificarse con los sentimientos de la gente, y les gusta comunicarse. Los puntos débiles de los emotivos son que pueden dar y apoyar de modo indiscriminado; pueden recoger demasiados datos emocionales y quedar sobrecargados con sentimientos que distorsionan las percepciones; pueden dar demasiada información, tiempo y energía; pueden simplificar y personalizar en exceso; pueden fiarse demasiado del encanto y no lo suficiente en la preparación de las personas; puede llevarles mucho tiempo ir al punto principal; pueden ser demasiado imprecisos para hacer comprender el mensaje, y pueden ser demasiado desordenados en la presentación de la información.

Los juiciosos quieren cerrar, quieren acabar, prefieren el preaviso; les gusta hacer las cosas con tiempo suficiente, les gusta la programación y trabajar de acuerdo con el plan, controlar el tiempo, prefieren la contundencia y son dirigidos por los objetivos, y quieren sólo la información esencial para el plan.

Los perceptivos (o abiertos) quieren «tranquilidad», quieren estar abiertos para algo nuevo, disfrutan de los desafíos espontáneos, controlan su propia participación, les encanta comenzar el proceso y ajustarlo según las necesidades, les gusta hacer las cosas en el último minuto, prefieren posponer las decisiones para comprobar si realmente es preciso tomarlas, les gusta una amplia información para explorar opciones, adaptarse y cambiar, y se sienten orientados al proceso (Barr y Barr, 1989).

El Keirsey Temperament Sorter también puede ayudar a comprender a la gente. El Myers-Briggs Type Indicator se centra en el modo de pensar y sentir de las personas, mientras que el Keirsey Temperament Sorter se centra en el modo de comportarse la gente. Keirsey identificó cuatro temperamentos: *a)* Los artesanos, perspicaces y pragmáticos. Su principal punto fuerte es su capacidad en la variación táctica. Son buenos haciendo las cosas aceleradamente e improvisando. *b)* Los guardianes, perspicaces y cooperadores. Su principal punto fuerte es la inteligencia logística, buena para la organización, comprobación, facilitación y de apoyo. *c)* Los idealistas, introspectivos y cooperadores. Sus puntos fuertes son la clarificación, individualización, inspiración y unificación. *d)* Los racionales, introspectivos y pragmáticos. Su principal punto fuerte es la inteligencia estratégica. Son buenos cerebros e inventores. En Internet se pueden encontrar las formas de valoración jungiana, de Myers-Briggs Type-Indicator y de Keirsey Temperament Sorter.

Son importantes la validación de los diferentes valores y motivos, la elaboración de respeto por los diversos puntos de vista y la integración de una gama de perspectivas en la toma de decisiones, asegurándose de que participen todos los miembros del equipo.

Los miembros del equipo deben respetarse y apreciarse. También es importante para la organización tener un sistema de evaluación y de recompensas para reforzar las conductas deseables. Es preciso que los miembros del equipo comprendan que no deben despotricar. Es también preciso que desarrollen vínculos diplomáticos con los intérpretes clave fuera de su propio equipo (Huszczo, 2005).

Las culturas organizativas que se orientan por las personas, dirigidas por objetivos y accionadas por la calidad conducen al desarrollo del equipo (cuadro 12-12). El papel del gestor en el desarrollo de los equipos autogestionados es el siguiente:

- Muestran una buena disposición para ayudar a establecer equipos.
- Fijan objetivos y expectativas.
- Monitorizan el rendimiento.
- Proporcionan retroalimentación al equipo para ayudarle a que se corrija a medida que avanza.
- Construye relaciones.
- Prepara y educa a los miembros del equipo.
- Adquiere los recursos necesarios, como formación, consulta, suministros y equipo.
- Permite tiempo de procesamiento.
- Protege al equipo frente a los obstáculos políticos y controles que puedan presentarse cuando las

Cuadro 12-12 Características de las culturas que apoyan a los equipos

Valoran los requerimientos interpersonales de los empleados
Promueven las relaciones de colaboración, más que las competitivas
Animan a la contabilidad y responsabilidad individuales
Reconocen las contribuciones de los individuos
Tienen una visión positiva del futuro
Tienen objetivos a corto y a largo plazo
Tienen estándares de calidad
Creen en sus productos y servicios
Están orientadas por las personas
Apoyan la comunidad

Cuadro 12-13 Beneficios de los equipos autogestionados

- Mayor productividad
- Compromiso con la organización
- Compromiso con el puesto de trabajo
- Compromiso común con los objetivos y valores
- Mayor esfuerzo hacia unos fines establecidos
- Propiedad y responsabilidad de las tareas compartidas
- Planteamiento proactivo ante los problemas
- Respuesta más rápida al cambio
- Mayor desarrollo de los empleados
- Prácticas de trabajo flexible
- Motivación por la presión de los compañeros, más que por obligación de la administración
- Menor necesidad de intervenciones gerenciales
- Mayor satisfacción de los empleados
- Mejor ambiente de trabajo
- Sinergia

personas de la jerarquía se sientan amenazadas porque creen que están perdiendo poder en la toma de decisiones (cuadro 12-13).

El gestor puede ayudar a asegurar el éxito del equipo durante su inicio por medio de la selección de miembros que trabajen bien juntos, sean maduros solucionadores de problemas, tengan actitudes positivas, se sientan orientados al futuro, se muestren bien dispuestos a aceptar riesgos y se muestren interesados en trabajar en un equipo autogestionado. El líder debe reunirse a solas con un miembro inefectivo del equipo y confrontar a la persona sobre una conducta indeseable. El líder debe escuchar para comprender el punto de vista de la otra persona, reestablecer las normas del equipo y negociar un acuerdo sobre una nueva conducta. Se debe dar un refuerzo positivo por los cambios deseables. Si la conducta de la persona permanece inefectiva, son opciones la reasignación para un mejor ajuste y el despido.

También es importante construir una experiencia satisfactoria. Documentar y comunicar el éxito facilitan emprender las siguientes etapas. La retroalimentación verbal a la organización sobre los éxitos del equipo es muy poderosa. El gestor debe asegurarse de que se dispone de compromiso, tiempo y recursos para el éxito. El gestor debe animar al equipo a ir lo suficientemente lento para hacer bien las cosas, de modo que se puedan mover más deprisa a la larga. Los empleados deben entonces comenzar a sentir autonomía, responsabilidad, consecuciones y sentido de pertenencia, lo que contribuye a la satisfacción y sinergia con el trabajo. El líder puede educar a los miembros del equipo de modo que sepan qué hacer, capacitarles para que sepan cómo hacerlo y facultarlos dándoles autorización para hacerlo.

Es apropiada una valoración de las necesidades para planificar el desarrollo de la plantilla. Primero, se identifican el conocimiento y las capacidades. A continuación, se define el nivel actual de conocimientos y capacidades, y se determina la discrepancia. A continuación, se identifican los recursos disponibles para satisfacer las necesidades, y se planifican y se llevan a cabo las estrategias de aprendizaje apropiadas y se evalúan los resultados. ¿Cómo reaccionaron los que aprenden ante el proceso de aprendizaje? ¿Hubo cambios de conducta que indicaban que se había producido el aprendizaje? ¿Fue rentable el desarrollo del personal de plantilla? Los posibles beneficios del desarrollo de la plantilla son una mejora en la realización del trabajo, un menor coste al repetir trabajo y fijar errores, disminución de los costes de supervisión, aumento de la reputación del servicio, aumento de la seguridad en el trabajo, aumento del enriquecimiento del trabajo, una mayor formación cruzada, mayor moral, menor atrición, menos costes por reclutamiento, un mayor empleo de tecnología, una ejecución más rápida de las instrucciones estratégicas y una mayor ventaja estratégica competitiva (Marquis y Huston, 2006).

Se debe considerar la diversidad cuando se planifiquen actividades de aprendizaje. Los que aprenden tienen diversos estilos de aprendizaje, de modo que es aconsejable utilizar diversos métodos de enseñanza. También se deben considerar las variables culturales. Las personas educadas en un sistema jerárquico tradicional pueden considerar que el maestro es una autoridad incuestionable, y pueden mostrarse reacios a hablar en clase. Las personas que hablan inglés, pero cuya lengua nativa no lo es, pueden sentirse inseguros cuando hablan en las discusiones o actividades de grupo. Requerir sus puntos de vista puede ayudarles a que hablen. Los líderes y los gestores no deben infravalorar el poder de la charla. Una historia es un buen modo de transmitir un conocimiento con sentido. Probablemente, las organizaciones deben cambiar sus centros de atención de los documentos a las discusiones. Las personas estructuran su realidad hablando. En consecuencia, Hammond (1998) recomienda una pregunta apreciativa, que reconozca y valore lo mejor de lo que es, prevea lo que podría ser, dialogue sobre lo que debería ser y luego introduzca de modo innovador lo que será. Aquello en lo que se centra la gente se convierte en su realidad. El empleo de una historia, tradición y hechos satisfactorios distingue la pregunta apreciativa de otras visiones basadas en sueños y deseos. Las personas se sienten más a gusto trasladando lo que conocen al futuro. El diálogo es una herramienta poderosa. Difiere del debate, que utiliza el poder y el conocimiento de las respuestas para probar y ganar un punto. El diálogo utiliza preguntas para encontrar algo compartiendo y escuchándose de modo respetuoso. Dialogar con otros puede ayudar a crear vínculos y relaciones personales (Marquis y Huston, 2006).

Knowles (1984) diferencia la pedagogía (del griego, «conducir al niño») de la andragogía (del griego, «conducir al adulto»). Al enseñar a los niños, es apropiado crear un clima de autoridad en el que el maestro tome las decisiones, fije los objetivos, dicte la clase, evalúe y anime a la competición. Se utiliza un clima más relajado e informal con los adultos, en el que el maestro y los estudiantes toman las decisiones, evalúan juntos y animan a la colaboración (DeYoung, 2007).

Hay varios principios para el aprendizaje y la transferencia de conocimientos. Es preciso que las personas sean capaces de relacionar lo que están aprendiendo con lo que ya conocen. Se requiere sustentación del conocimiento y de las capacidades. También necesitan confianza para creer que pueden aprender, y han de mostrarse deseosos de intentar nuevas capacidades. Se encuentran más motivados para prender si creen que el aprendizaje les llevará a unos desenlaces deseables. Una retroalimentación inmediata y específica mejora el rendimiento. La automonitorización y la retroalimentación se vuelven importantes a medida que las personas aumentan su competencia. El contenido puede enseñarse de modo concentrado o distribuido. El material complejo que se aprende con el tiempo suele retenerse un mayor tiempo que el material que se enseña de modo concentrado. Es necesario el almacenamiento de conocimientos y capacidades en la memoria a largo plazo, para transferir la formación a la práctica. Presentar elementos o preparación idénticos en un contexto similar al ambiente en el trabajo real facilita la aplicación a la práctica, al igual que la variabilidad del estímulo, que incorpora la formación a una variedad de situaciones con las que se encontraría uno en el trabajo. La delimitación de los principios generales aumenta también la transferencia de conocimientos al ayudar a los que aprenden a que apliquen los principios a una diversidad de situaciones con las que se podrían encontrar en el lugar de trabajo. La prevención de la recaída facilita entonces el mantenimiento a largo plazo de las conductas aprendidas. Las personas pueden identificar las situaciones de alto riesgo y planificar estrategias para hacerles frente, y pueden utilizar escenarios de «qué si» para practicar nuevos conocimientos y capacidades.

Se dispone de numerosos métodos y herramientas de aprendizaje. Incluyen, pero no se limitan sólo a ellos, dar la clase, discusión, juego de rol, estudio de casos, simulaciones, juegos, actividades en grupos pequeños, películas, cintas de audio, cintas de vídeo, proyecciones con proyector, modelos, materiales gráficos, imágenes fijas, dibujos, gráficos, pósters, tiras y folletos. La tecnología ha posibilitado Internet, las páginas Web, el correo electrónico, servicios de listas, aulas de charla, llamadas telefónicas, correo de voz, fax, audioconferencia, videoconferencia, instrumentación virtual, vídeo interactivo y multimedia. Está aumentado el empleo de la videoconferencia, videoteléfono (forma de videoconferencia o de conferencia en el ordenador del escritorio), buzones de correo de vídeo/imagen, transmisión de imagen/fax, y conferencia de escritorio a escritorio o comunicaciones integradas de voz/datos (Bastable, 2007; Billings y Halstead, 2004; DeYoung, 2007; Wilson, 2005).

RESUMEN DEL CAPÍTULO

Un buen liderazgo y una buena gestión del reclutamiento y del desarrollo del personal son importantes, de modo que pueda contratarse a las personas apropiadas, que compartan los valores de la institución y satisfagan los requerimientos de la descripción del puesto de trabajo. Es preciso que las enfermeras jefe y los gestores estén familiarizados con las leyes. La legislación que gobierna la igualdad de oportunidades para el empleo, la acción afirmativa y el tratamiento de los norteamericanos con discapacidades se encuentran entre las más importantes relacionadas con el reclutamiento. Una vez que se ha contratado a las personas, han de ser ayudadas de modo continuo para que desarrollen sus destrezas y capacidades. Son importantes el mapa de la carrera profesional, la planificación de la sucesión, y el desarrollo del personal de la plantilla, que incluyen las preceptorías y las tutorías tanto para las enfermeras novatas como para las experimentadas, son procesos importantes. Las dinámicas individuales influyen sobre los grupos. Un grupo es una colección de individuos con un interés común. Los grupos pasan por fases de desarrollo, y se convierten en equipos cuando tienen un alto nivel de funcionamiento.

ESTUDIO DE CASOS

Usted es responsable de contratar al personal para su unidad. Dispone de un puesto de enfermera de plantilla. Tiene cuatro personas solicitantes. Todas ellas se graduaron en la misma escuela de enfermería, tienen el mismo nivel de educación y tienen experiencias clínicas similares. Tres son de raza blanca y una afroamericana. ¿Qué criterio utilizará para tomar la decisión? ¿Cuál es la política de acción afirmativa en su institución? ¿Cuál es la mezcla de diversidad en su unidad? ¿Cuál es la clase cultural de los clientes a los que atiende? ¿Cuál será su decisión y por qué?

Actividades para la EVALUACIÓN CRÍTICA

Diario de reflexiones: Haga observaciones en un marco clínico o reflexione sobre experiencias pasadas. Comente el proceso de contratación o de dotación de plantilla en una organización. ¿Qué criterios se utilizan en la toma de decisión para la contratación? ¿Quién toma la decisión? Identifique los puntos fuertes y débiles del proceso. Describa la formación continuada y los requerimientos de certificación de las enfermeras que trabajan en la organización. ¿Qué hace el gestor para asegurar que se cumplen estos objetivos? Reflexione sobre su estadio de la carrera profesional y actividades de desarrollo. Compare su estadio con los estadios usuales de la carrera profesional.

BIBLIOGRAFÍA

Americans with Disabilities Act (ADA). 1990 (website): www.dol.gov/esa/regs/statutes/ofccp/ada.htm. Accessed February 14, 2007.

Anderson N, Smit-Voskuijl O, Voskuijl O, et al: *Personnel selection*, Washington, DC, 2006, Blackwell Publishing.

Armstrong v Flowers Hospital, Inc., 33 F 3d 1308 A-1, 1994.

Baggot D, Hensinger B, Parry J, et al: The new hire/preceptor experience: Cost-benefit analysis of one retention strategy, *J Nurs Adm* 35(3):138-145, 2005.

Baggot DM, Dawson C, Valdes MS, et al: Rethinking nurse recruitment: A return-on-investment approach, *J Nurs Adm* 35(10):424-427, 2005.

Barr L, Barr N: *The leadership equation: Leadership, management and the Myers-Briggs*, Austin, TX, 1989, Eakin Press.

Bastable SB: *Nurse as educator,* ed 3, Boston, 2007, Jones & Bartlett.

Benner P: *From novice to expert,* Reading, MA, 1984, Addison-Wesley.

Bennis W, Spreitzer GM, Cummings TG, editors: *The future of leadership: Today's top leadership thinkers speak to tomorrow's leaders*, San Francisco, 2001, Jossey-Bass.

Bennis WG: Leading for the long run, *Harv Bus Rev* 84(5):23-24, 2006.

Bennis WG, Thomas RJ: *Geeks and geezers: How era, values, and defining moments shape leaders*, Boston, 2002, Harvard Business School Press.

Beyers M: Nurse executives' perspectives on succession planning, *J Nurs Adm* 36(6):304-312, 2006.

Billings DM, Halstead JA: *Teaching in nursing: A guide for faculty*, ed 3, Philadelphia, 2004, Saunders.

Blouin AS, McDonagh KJ, Neistadt AM, et al: Leading tomorrow's healthcare organizations: Strategies and tactics for effective succession planning, *J Nurs Adm* 36(6):325-330, 2006.

Bonczek ME, Woodard EK: Who'll replace you when you're gone?, *Nurs Manage* 37(8):30-34, 2006.

Brounstein M: *Managing teams for dummies*, Hoboken, NJ, 2003, Wiley.

Cadmus E: Succession planning: Multilevel organizational strategies for the new workforce, *J Nurs Adm* 36(6):298-303, 2006.

Cahn SM: *Affirmative action debate*, ed 2, New York, 2002, Routledge.

Casey K, Fink R, Krugman M, et al: The graduate nurse experience, *J Nurs Adm* 36(6):303-331, 2004.

Cheung R, Aiken L: Hospital initiatives to support a better-educated workforce, *J Nurs Adm* 36(7–8):357-362, 2006.

Cody v Cigna Healthcare of St. Louis, Inc., 139 F 3d 595 (8th Cir), 1998.

Cox T: *Creating the multicultural organization: A strategy for capturing the power of diversity*, San Francisco, 2001, Jossey-Bass.

DeYoung S: *Teaching strategies for nurse educators*, ed 2, Upper Saddle River, NJ, 2007, Prentice Hall.

Doverspike D, Taylor MA, Arthur W: *Affirmative action: A psychological perspective*, Huntington, NY, 2000, Nova Science Publishers.

Drenkard K, Swartwout E: Effectiveness of a clinical ladder program, *J Nurs Adm* 35(11):502-506, 2005.
Drinka TJK, Clark PG: *Health care teamwork: Interdisciplinary practice and teaching*, Westport, Conn, 2000, Auburn House.
Goldberg B: *Age works: What corporate America must do to survive the graying of the workforce*, New York, 2000, Free Press.
Goodhouse v. Magnolia Hospital, 92F, 3d 248, 1996.
Goudreau K, Hardy J: Succession planning and individual development, *J Nurs Adm* 36(6):313-318, 2006.
Grohar-Murray ME, DiCroce HR: *Leadership and management in nursing*, Stamford, CT, 2003, Appleton & Lange.
Guido GW: Legal and ethical issues. In Yoder-Wise PS, editor: *Leading and managing in nursing*, ed 3, St Louis, 2007, Mosby.
Guion M, Highhouse S: *Essentials of personnel assessment and selection*, Hillsdale, NJ, 2006, Lawrence Erlbaum Associates.
Hammond SA: *The thin book of appreciative inquiry,* ed 2, Plano, Tex, 1998, Thin Book Publishing.
Hargrove R: *Masterful coaching fieldbook: Grow your business, multiply your profits, win the talent war!,* San Francisco, 2000, Jossey-Bass/Pfeiffer.
Harris K, Huber D, Jones R, et al: Future nursing administration graduate curricula. Part I: Call to action, *J Nurs Adm* 36(6):435, 2006.
Hart S: Generational diversity: Impact on recruitment and retention of registered nurses, *J Nurs Adm* 36(1): 10-12, 2006.
Howard v North Mississippi Medical Center, 939 F. Suppl 505, 1996.
Huber DL, editor: *Leadership and nursing care management,* ed 3, St Louis, 2006, Saunders/Elsevier.
Huszczo GE: *Tools for team excellence: Getting your team into high gear and keeping it there*, Fort Mumbai, 2005, Jaico Publishing House.
Jacobs RL, Osman-Gani AM: *Workplace training and learning: Cases from cross-cultural perspectives*, Upper Saddle River, NJ, 2006, Prentice Hall.
Jessie v Carter Health Care Center, Inc., 926 F Supp 613 (ED Ky), 1996.
Jones v Kerrville State Hospital, 142, F 3d 263 (5th Cir), 1998.
Karp H, Fuller C, Sirias D: *Bridging the boomer Xer gap: Creating authentic teams for high performance at work*, Palo Alto, CA, 2002, Davies-Black Publishing.
Kasoff J: How do hospitals represent the image of nursing on their web sites?, *J Nurs Adm* 36(2):73-78, 2006.
Kelly K: Recruiting the next generation into nursing: No negativity allowed! *J Nurs Adm* 36(2):55-57, 2006.
Kinderman KT: Retention strategies for newly hired Filipino nurses, *J Nurs Adm* 36(4):160-172, 2006.
Knowles M: *Andragogy in action*, San Francisco, 1984, Jossey-Bass.
Krugman M, Smith K: Goode CJ: A clinical advancement program: Evaluating 10 years of progressive change, *J Nurs Adm* 30(5):215-225, 2000.
Laborde SA, Lee JA: Skills needed for promotion in the nursing profession, *J Nurs Adm* 30(90):432-439, 2000.
Lancaster LC, Stillman D: *When generations collide: Who they are, why they clash, how to solve the generational puzzle at work*, New York, 2002, HarperCollins.
Laurin v Providence Hospital and Massachusetts Nurses Association, 150 F 3d 52 (1st Cir), 1998.
Lee R, Mills ME: International nursing recruitment experience, *J Nurs Adm* 35(11):478-481, 2005.
Little Forest Medical Center of Akron v Ohio Civil Rights Commission, 631 NE 2d 1068, 1993.
Luthy M, Feathers A: *Recommendation letter tips, tricks, and advice,* 2007 (website): www.writeexpress.com/recommendation-letters.html. Accessed August 12, 2007.
Lynn M: Mentoring the next generation of systems researchers, *J Nurs Adm* 36(6):288-291, 2006.
Madel v PCI Marketing, Inc., 116 F 3d 1247 (8th Cir), 1997.
Marquis BL, Huston CJ: *Leadership roles and management functions in nursing: Theory and application*, Philadelphia, 2006, Lippincott Williams & Wilkins.
Mauro v Borgess Medical Center, 4:94 CV 05 (Michigan), 1995.
McConnell CR: *Umiker's management skills for the new health care supervisor,* ed 4, Boston, 2006, Jones & Bartlett.
McNally D, Lukens R: Leadership development: An external-internal coaching partnership, *J Nurs Adm* 36(6):1555-1561, 2006.
Nelson D, Godfrey L, Purdy J: Using a mentorship program to recruit and retain student nurses, *J Nurs Adm* 34(12):551-553, 2004.
NetDoctor: *Work and ADHD*, 2007 (website): http://premium.netdoktor.com/uk/adhd/adult/living/article.jsp?articleIdent = uk.adhd.adult.living.uk_adhd_xmlarticle_004630. Accessed August 27, 2007.
O'Keefe ME: *Nursing practice and the law: Avoiding malpractice and other risks*, Philadelphia, 2001, FA Davis.
Payne V: *The team-building workshop: A trainer's guide*, New York, 2001, American Management Association.
Raines C: *Connecting generations*, Menlo Park, CA, 2003, Crisp Learning.
Raines C, Hunt J: *The Xers & the boomers: From adversaries to allies—A diplomat's guide*, Menlo Park, Calif, 2000, Crisp Publications.
Redman RW: Leadership succession planning: An evidence-based approach for managing the future, *J Nurs Adm* 36(6):292-297, 2006.

Robbins SP: *Organization behavior: Concepts, controversies, applications,* ed 9, Upper Saddle River, NJ, 2000, Prentice Hall.

Roussel L, Swansburg RC, Swansburg RJ: *Management and leadership for nurse administrators,* ed 4, Boston, 2006, Jones & Bartlett.

Silvestri LA: *Saunders comprehensive review for the NCLEX-RN examination*, Philadelphia, 2005, Saunders/Elsevier.

Sullivan EJ, Decker PJ: *Effective leadership and management in nursing,* ed 5, Upper Saddle River, NJ, 2005, Prentice Hall.

Thompson v Holy Family Hospital, 122 F 3d 537 (9th Cir), 1997.

Thorgrimson D, Robinson NC: Building and sustaining an adequate RN workforce, *J Nurs Adm* 35(11):474-477, 2005.

Tulgan B: *Managing generation X: How to bring out the best in young talent*, New York, 2000, WW Norton.

Tulgan B, Martin CA: *Managing generation Y: Global citizens born in the late seventies and early eighties*, Amherst, MA, 2001, HRD Press. p 63.

UAW v Johnson Controls, Inc., 55 Sup Ct 356, 1991.

U.S. Equal Employment Opportunity Commission. 2002 (website): www.ada.gov/q&aeng02.htm. Accessed February 14, 2007.

Walrath J, Theodoropoulos MS: Take the workforce development challenge, *Nurs Manage* 35(11):14, 2004.

Webb v Mercy Hospital, 102 E 3d (8th Cir), 1996.

Weiss L, Drake A: Nursing leadership succession planning in Veterans Health Administration: Creating a useful database, *Nurs Adm Q* 31(1):33, 2007.

Wilking v County of Ramsey, 983 F Supp 848 (D Kan), 1997.

Wilson JP: *Human resource development: Learning and training for individuals and organizations*, London, 2005, Kogan Page.

Winfeld L, Spielman S: *Straight talk about gays in the workplace*, ed 2, New York, 2001, Harrington Press.

Wolf G, Bradle J, Nelson G: Bridging the strategic leadership gap: A model program for transformational change, *J Nurs Adm* 35(2):54-60, 2005.

Workman LL: Staff recruitment and retention. In Huber DL, editor: *Leadership and nursing care management,* ed 3, Philadelphia, 2006, Elsevier, pp 625-648.

Zamudio v Patia, 956 F Supp 803 (ND Ill), 1997.

Zemke R, Raines C, Filipczak B: *Generations at work: Managing the clash of veterans, boomers, Xers, and nexters in your workplace*, New York, 2000, American Management Association.

Zimmer M: Rationale for a ladder for clinical advancement in nursing practice, *J Nurs Adm* 2(6):18-24, 1972.

Planificación y dotación de personal

13

«Nadie se sintió nunca honrado por lo que recibió. El honor ha sido la recompensa por lo que dio».
Calvin Coolidge

Descripción del capítulo

El capítulo 13 describe la escasez de personal de enfermería, los sistemas de planificación para la dotación de personal y las organizaciones magnéticas.

Objetivos del capítulo

- Identificar por lo menos tres causas de escasez de personal de enfermería.
- Recomendar por lo menos tres estrategias para disminuir la escasez de personal de enfermería.
- Listar por lo menos cinco formas de prestación de atención de enfermería o sistemas de asignación de pacientes.
- Comparar y contrastar por lo menos tres formas de prestación de atención de enfermería o sistemas de asignación de pacientes.
- Comentar la relación entre la gestión de casos y el manejo de la asistencia, si es que hay alguna.
- Identificar por lo menos seis aspectos de política relacionados con la planificación y la dotación del personal.
- Comentar por lo menos tres pros y tres contras de planificación centralizada y descentralizada.
- Comentar los pros y los contras de por lo menos tres patrones diferentes de dotación de personal.
- Explicar cómo calcular el número del personal a plena dedicación (*full-time*) necesario para cubrir períodos de vacaciones, festivos y absentismo anuales.
- Describir por lo menos tres modos de cómo afectan las características de las organizaciones magnéticas en relación al reclutamiento y retención del personal de enfermería.

Principales conceptos y definiciones

Método del caso. *Asignación de cada paciente a una enfermera para la atención total del paciente.*

Enfermería funcional. *División jerárquica del trabajo.*

Equipo de enfermería. *Sistema en el que las enfermeras profesionales supervisan al personal auxiliar de enfermería.*

Enfermería modular. *Enfermería de distrito, específica de un área geográfica.*

Enfermería primaria. *Sistema en el que las enfermeras prestan total asistencia a algunos pacientes.*

Gestión de la asistencia. *Prestación de servicios de asistencia sanitaria por medio de redes hospitalarias establecidas, médicos y otros profesionales sanitarios para proporcionar a la población un amplio acceso a una asistencia completa, económica y de alta calidad.*

Gestión de casos. *Gestión y coordinación de la asistencia que recibe un paciente durante un episodio de enfermedad.*

Práctica de colaboración. *Práctica de colaboración interdisciplinaria.*

Práctica diferencial. *Práctica de enfermería que distingue entre el personal profesional y el personal técnico.*

Colaboradores en práctica asistencial. *Equipo interdisciplinario.*

Planificación de la dotación personal. *Plan de trabajo para la dotación de personal.*

Planificación centralizada. *Planificación realizada en un lugar determinado.*

Planificación descentralizada. *Planificación realizada en áreas locales.*

Autoplanificación. *Coordinación del personal de sus propios planes de trabajo.*

Turnos de trabajo rotatorios. *Alternancia del horario de trabajo entre mañana y tarde, y día y noche.*

Turnos permanentes. *Sistema de turnos en los que el personal trabaja las mismas horas de modo continuado.*

Planificación en bloque. *Utilización de la misma planificación de forma repetida.*

Dotación de personal de soporte. *Determinación del número y promedio de personal basado en la atención de las necesidades de los pacientes.*

Sistemas de clasificación de pacientes. *Sistemas para clasificar la situación crítica del paciente con el fin de determinar las necesidades de dotación de personal.*

Fórmulas de dotación de personal. *Cálculos para determinar las necesidades de personal.*

Estado magnético. *Patrón de referencia que se correlaciona con un elevado índice de contratación y retención del personal de enfermería, con una excelente calidad de asistencia debido a una buena dirección, estructuras descentralizadas, gestión participativa y modelos de asistencia profesionales.*

ESCASEZ Y PROVISIÓN DEL PERSONAL DE ENFERMERÍA

Las enfermeras constituyen la principal fuente de la asistencia a los pacientes durante los momentos más vulnerables de sus vidas, de modo que la escasez del personal de enfermería constituye un problema importante. Algunos de los factores que contribuyen a la escasez de personal son la reestructuración de los centros por razones económicas, los recortes en presupuesto y personal, una importante carga de trabajo, la obligación de realizar horas extras, etc. Puede ser una estrategia útil una mejora en la planificación, de la dotación de personal, una mayor consideración del personal de enfermería en su trabajo, una enseñanza de colaboración entre médicos y enfermeras, entre otras acciones (Bartholomew, 2006; Buresh y Gordon, 2006; Nelson y Gordon, 2006; Porter-O'Grady y Malloch, 2006; Wilson, 2005).

Los hospitales son los sistemas de prestación de servicios sanitarios más complicados y los mayores consumidores de recursos. La escasez de personal de enfermería es también una grave preocupación. Son aspectos de ello una población envejecida, un aumento demográfico, un aumento de las afecciones crónicas, una mayor intensidad de la asistencia, mayor complejidad y demandas asistenciales que exceden a nuestra capacidad. La fuerza de trabajo de enfermería también está envejeciendo a un ritmo de superior al doble del de otras fuerzas de trabajo en Estados Unidos. La escasez de personal de enfermería repercute sobre la seguridad del paciente, disminuye la capacidad de los hospitales para tratar a los pacientes, etc. Complicaciones como infección del tracto urinario, neumonía y deterioro metabólico son habituales en los pacientes hospitalizados. No poder atender y salvar a un paciente es todo un problema y se puede producir una muerte debida a una de estas afecciones: trombosis venosa profunda, neumonía, shock o parada cardíaca, sepsis o hemorragia gastrointestinal superior (Cho, Ketefian, Barkauskas et al, 2003; Kovner, Jones, Zhan et al, 2002).

A la inversa, cuando se optimizan los niveles de enfermería, se produce un efecto positivo sobre la calidad, desenlaces y costes, con un menor número de efectos adversos, un menor número de complicaciones como infecciones relacionadas con catéteres, infecciones nosocomiales y úlceras de decúbito; menores quejas en general; una menor duración de la estancia hospitalaria; menor mortalidad; niveles más altos de satisfacción de pacientes, médicos y personal, y menor renovación del personal (Aiken, Clark y Sloane, 2002; Aiken, Clark, Sloane et al, 2002; Seago, Williamson y Atwood, 2006).

Aiken, Clarke, Sloane et al (2001) observan que las enfermeras de cinco países (Estados Unidos, Canadá, Inglaterra, Escocia y Alemania) expresan preocupaciones similares en su entorno de trabajo. Las enfermeras se encontraban realizando tareas que no eran de su responsabilidad, como poner y retirar las bandejas de comida, llevar a cabo tareas de tipo doméstico, realizar servicios como auxiliares, transportar pacientes, mientras que al final de su turno de trabajo, habían quedado sin hacer las tareas de enfermería como confortar a los pacientes, elaborar y actualizar planes de asistencia, proporcionar una higiene oral, cuidado de la piel y educar a los pacientes y a sus familias. Las enfermeras indican que con frecuencia se producen manifestaciones como proporcionar una menor calidad de atención, como errores relacionados con la medicación, infecciones nosocomiales, caídas de los pacientes con aparición de lesiones, quejas de los pacientes y de las familias, y abuso verbal dirigido a las enfermeras.

La renovación de personal es cara. Es costoso contratar, orientar y preparar a las nuevas enfermeras. Se incurre en pérdidas financieras por encima de los costes habituales por contratar enfermeras con carácter temporal o pagar un tiempo extra. Se pierden ingresos cuando se cierran camas o se difieren procedimientos programados. Cuando resulta difícil tener suficiente personal, puede aumentar el cociente paciente/enfermera. Y esto puede llevar a una asistencia menos segura y al desgaste (*burn-out*) profesional de las enfermeras. Puede resultar más económico invertir en mejorar las condiciones de trabajo para retener a las enfermeras. Los gestores de enfermería pueden exponer estos argumentos para poder retener a las enfermeras (Atencio, Cohen y Gorenberg, 2003; Jones, 2004, 2005). Un cálculo de la renovación de la plantilla de enfermería puede ayudar a identificar costes como los desembolsos por marketing, solicitud de empleo, cribado de solicitudes, entrevistas, pruebas, comprobaciones de las referencias, tarifas de las empresas de colocación (ITT), traslado, bonificaciones, diferencias entre salario y beneficios, orientación formal, orientación especial a enfermería, preparación para el desarrollo del trabajo a realizar, contrato de enfermeras, agencias de enfermeras, enfermeras para cubrir días y horas extra, así como por ingresos económicos perdidos debido al cierre de camas y a las ofertas educativas para los empleados que dejan el trabajo (QHR, 2007).

La Joint Comission on Accreditation of Healthcare Organizations (JCAHO; ahora conocida como The Joint Commission [TJC], en su publicación *Health Care at the Crossroads: Strategies for Addressing the Evolving Nursing Crisis* (JCAHO, 2002), aboga por: *a*) crear culturas de retención en las organizaciones; *b*) reforzar la infraestructura educativa de enfermería, y *c*) establecer incentivos financieros para invertir en enfermería.

Para desarrollar un cultura de retención, la comisión recomienda proporcionar una preparación para la gestión, delegar autoridad a ejecutivas de enfermería y gestores y a las enfermeras para la toma de decisiones en relación con la distribución de los recursos de asistencia al paciente; dar un reconocimiento y recompensar a los hospitales que adopten las características básicas de hospitales «magnéticos», que incluyen: elevados ratios enfermera/paciente, autonomía de la enfermera, control sobre su práctica, participación del personal de enfermería en las decisiones de política de la organización, buenas relaciones entre enfermeras y médicos, y un fuerte liderazgo de enfermería; fijar niveles de dotación de personal en relación con las competencias y las capacidades apropiadas para la atención de los pacientes agudos; determinar, analizar y mejorar la eficacia del personal; adoptar políticas de tolerancia cero en relación con las conductas abusivas; reducir al mínimo el papeleo; limitar el empleo de horas extra obligatorias a las situaciones de emergencia; diversificar la carga de trabajo para mejorar la atención del paciente; adoptar medidas de formación en tecnologías ergonómicas y de otro tipo para mejorar el trabajo, y adoptar compensaciones justas, competitivas y otros beneficios. Los gestores en enfermería desempeñan un papel crucial en la retención del personal de enfermería (Anthony, Standing y Glick, 2005).

Las enfermeras han dejado la enfermería hospitalaria para trabajar y gestionar la asistencia en organizaciones, compañías aseguradoras, compañías farmacéuticas, en la venta de tecnología asistencial, venta de aparatos y dispositivos médicos, compañías consultoras, etc. Muchas buscan tener un horario regulado, no trabajar por las noches; no trabajar los fines de semana, y no trabajar de modo obligado haciendo horas extra. Sin embargo, a algunas enfermeras les gusta tener trabajo en tiempo extra sabiéndolo de antemano. Algunos estados y el gobierno federal han comenzado a limitar las horas extra obligatorias.

Las enfermeras también están dejando puestos de enfermería para trabajar fuera de la asistencia sanitaria. La enfermería puede ser un peldaño en el camino del éxito hacia otras carreras. Muchas enfermeras siguen estudios adicionales después de haber dejado la enfermería y se dirigen hacia posiciones de gestión y dirección. Pocas fueron las que notificaron tener dificultades para adaptarse a posiciones fuera de la enfermería. La mayoría de ellas se mostraron de acuerdo en que sus capacidades como enfermeras las habían ayudado a encontrar nuevas posiciones (Duffield, Aitken, O'Brien-Pallas et al, 2004). Los jefes de compañías no pertenecientes al área sanitaria han observado que las enfermeras pueden trabajar eficazmente tanto de modo independiente como en equipo, incluso bajo una enorme presión. Son capaces de tener evaluaciones eficaces mientras se adaptan al cambio. Es probable que su preparación sea menos costosa que la de otros nuevos empleados (Duffield, Pallas, Aitken et al, 2006). Bowles y Candels (2005) observan que el 30% de las enfermeras profesionales en su primera experiencia en un puesto de trabajo abandonaron el puesto al año, y a los 2 años lo habían dejado el 57%. Al mismo tiempo, el U.S. Bureau of Labor Statistics ha predicho que la enfermería es la ocupación que va a experimentar el mayor crecimiento desde 2002 a 2012. Los cuidados de enfermería en relación con el ratio enfermera/paciente, fueron las razones aducidas con mayor frecuencia por las enfermeras para dejar su trabajo. La renovación de enfermeras más elevada se da entre las que llevan 3 años de empleo o menos. En consecuencia, mantener una dotación estable requiere encontrar modos para retener a los nuevos empleados (Lacey, 2003).

Algunos hospitales utilizan bonificaciones para que las enfermeras no se vayan del hospital. Sin embargo, las bonificaciones no crean fidelidad en el trabajador. Lo animan a saltar de un trabajo a otro con el fin de obtener unos mayores ingresos. Ha habido también contratación de enfermeras extranjeras, lo que lleva a una fuga de cerebros y a escasez de enfermeras en los países en donde son contratadas estas enfermeras. Esta práctica también se ve complicada por los requisitos de certificación federales y estatales (Dikaya y Appelt, 2004). Las agencias de trabajo temporal y los servicios de viajes del personal de enfermería permiten a la gente ganar más dinero y elegir sus propios horarios. Esto puede causar insatisfacción entre el personal de plantilla que tienen un menor control sobre la planificación de su trabajo. El Healthcare Integrity and Protection Data Bank y el National Practitioner Data Bank son dos bases de datos disponibles para investigar las acciones adversas emprendidas contra las enfermeras (Sloan, 2004).

La mejor opción parece ser la de atraer a personas hacia la enfermería. Algunos hospitales tienen como objetivo seleccionar a estudiantes para reclutarlos, utilizando a estudiantes voluntarios, dando oportunidades a futuras enfermeras, creando programas de servicio, asociándose con escuelas de enfermería y elaborando programas de formación a las nuevas graduadas (West, Hallick, Schaal et al, 2006). Otros están considerando cómo contratar a las enfermeras jubiladas y retener a enfermeras que, de otro modo, se jubilarían. Aunque hay que destacar que se observaron pocas difrerencias entre las profesionales de mayor y menor edad, el porcentaje de profesionales que trabajan en la asistencia de forma intensiva disminuye a medida que aumenta la edad de las enfermeras. Las nuevas graduadas en enfermería de mayor edad pueden optar por estar empleadas en hospitales, pero las profesionales mayores tienden a elegir marcos de asistencia sanitaria en las que las demandas no son tan intensas. Parece necesario realizar cambios en el ambiente de trabajo para retener a las enfermeras de mayor edad en los hospitales, y algunos de estos cambios son diferentes de los que se necesitan para retener a las enfermeras más jóvenes (Andrews, Manthorpe y Watson, 2005; Institute of Medicine, 2006; Norman, Donelan, Buerhaus et al, 2005; O'Brien-Pallas, Duffield y Alksnis, 2004).

La edad media de las profesionales que trabajan en los hospitales aumentó en 5,3 años entre 1983 y 1998, mientras que la edad media de los trabajadores en general aumentó en menos de 2 años. Se anticipa que la media de edad de las profesionales se elevará aproximadamente en 4 años entre 2000 y 2010, alcanzando los 45 años de edad y permaneciendo ahí hasta 2020. Entre 2010 y 2020, más del 40% de las profesionales tendrán más de 50 años, y se espera que se hayan jubilado o que se retiren de la intensidad de trabajo. Las enfermeras tienden a dejar los hospitales aproximadamente a los 55 a 58 años en vez de esperar a la edad de la jubilación de 65 o 66 años. Esto hace que sea muy importante la retención de las enfermeras de mayor edad para tratar el problema de la escasez del personal de enfermería. La media de edad de las nuevas enfermeras graduadas fue de 31 años en 2006. Sigue siendo importante reclutar para la enfermería a personas mayores que puedan estar iniciando el trabajo o comenzando una segunda carrera, aunque tendrán una vida laboral en enfermería más corta que las nuevas graduadas en la universidad. Se ha convertido en un aspecto importante la satisfacción de las necesidades de las profesionales de más de 50 años.

Las enfermeras de mayor edad indican que abandonan el trabajo por las malas planificaciones, un trabajo retador, como los turnos de trabajo, turnos de 12 horas y los turnos rotatorios; elevado censo de pacientes y falta de ayudas físicas en el ambiente de trabajo, como largos corredores, centros de trabajo centralizados y empleo inconstante o ausencia de dispositivos elevadores y de otras tecnologías.

Algunas de las medidas correctoras identificadas en el informe del Institute of Medicine's Wisdom at Work (2006) incluyen la puesta en práctica de una planificación de trabajo flexible, empleo de turnos más cortos, disminución del ratio paciente/enfermera, promocionando un ambiente adecuado para la práctica de la enfermería profesional, promoción del respeto por las personas en general y por las enfermeras de mayor edad en particular, desarrollo de opciones de carrera profesional, modificación del ambiente de trabajo, llevar a la práctica diseños ergonómicos en los centros de salud, estructurar la descentralización, descentralizar las estaciones de trabajo y almacenamiento de los suministros y equipos, mejorar la iluminación a la cabecera de la cama, aportar una formación adecuada en el empleo de la tecnología, fomentarla, empleo de fuentes de información, de más fácil lectura en los materiales impresos, instalar servicios higiénicos elevados, compra de camas adaptadas, empleo de elevadores mecánicos para los pacientes, instalar suelos más blandos, proporcionar tomas eléctricas a la altura de la cintura, cambiar la cultura organizativa para apreciar las diferencias en las enfermeras más jóvenes y mayores, permitir una mayor autonomía y participación en la toma de decisiones, valorar la formación, proporcionar una formación continuada, aumentar los beneficios, elaborar políticas de recursos humanos sobre la retención de las enfermeras de mayor edad así como del reclutamiento de enfermeras más jóvenes, y elaborar nuevos roles profesionales, como tutor, asistente de investigación y experto en seguridad. Las enfermeras mayores podrían proporcionar una atención telefónica, atender de forma personal en las áreas de reunión o de espera a los pacientes, llevar a cabo auditorías, realizar la educación de pacientes, servir como personal docente educador para las enfermeras de nueva incorporación, actuar como defensor del paciente y familia en relación con la unidad o servicio, trabajar para el programa de asistencia al trabajador, proporcionar personal para aliviar los momentos punta o servir como enfermera experta en medicación (Barclay, 2006; Mion, Hazel, Cap et al, 2006). También es importante efectuar cambios para retener a otras enfermeras con el fin de mejorar la calidad de los cuidados de enfermería al tiempo que se reducen los costes de contratación (Jones, 2005).

Letvak (2003, 2005) observa que unos mayores niveles de satisfacción en el trabajo, un mayor control sobre la práctica y unas menores demandas del trabajo aumentaron la salud física de las enfermeras de más de

50 años, y que señalaban unos mayores niveles de salud física y mental que la muestra en su totalidad. Sin embargo, las enfermeras con mayores demandas y casos de trabajo empleadas en centros hospitalarios tuvieron una mayor probabilidad de experimentar enfermedades o lesiones. A pesar de enfrentarse a factores estresantes de conflicto intergeneracional con las enfermeras más jóvenes, menos respeto de los pacientes y sus familias, y desigualdad de paga, las enfermeras de mayor edad continuaron trabajando porque asisten, confían en sus capacidades y son capaces de satisfacer las demandas de la enfermería hospitalaria.

Para reforzar la infraestructura de la formación en enfermería, la comisión recomienda dotar de fondos a las facultades de enfermería y de becas en todos los niveles de la formación de enfermería; aumento de los fondos federales para la formación en enfermería; proporcionar oportunidades de vía rápida y de bajo coste a las enfermeras para obtener mayores niveles de formación; establecer programas estandarizados de residencia a las posgraduadas en enfermería y proporcionar fondos para apoyar los programas, subrayando la formación del trabajo en equipo en la formación graduada y posgraduada en enfermería, aumentando los presupuestos hospitalarios para la orientación en enfermería, formación en el servicio y continuada.

Para establecer incentivos financieros para invertir en enfermería, la comisión recomienda poner a disposición nuevas sumas de dinero estatales para invertir en servicios de enfermería, requerir logros de criterios y objetivos para una dotación de fondos continuada; basar los nuevos incentivos de reembolso en indicadores factuales y sensibles a la enfermería, y alinear los incentivos de empresas privadas y de reembolso estatal para recompensar una dotación de personal de enfermería eficaz. Si se relacionan la calidad del servicio de enfermería, la seguridad del paciente y los resultados clínicos con la dotación de fondos, la enfermería debe cambiar desde el lado del coste al lado de los activos de la hoja de balance. Esto reconocerá y recompensará una buena asistencia de enfermería (JCAHO, 2002).

Durante el año 2000, la investigación indica que la mortalidad y el fracaso en la recuperación de pacientes con complicaciones por procedimientos quirúrgicos habituales han disminuido cuando se ha producido un aumento en el número de enfermeras licenciadas que proporcionaban la atención de enfermería. Ha habido un renovado esfuerzo para contratar a personas en el campo de la enfermería y para promover un aprendizaje continuado. Además, ha habido un número desproporcionado de hospitales que ha empleado a enfermeras que no tienen el grado de licenciatura. El porcentaje más alto de enfermeras licenciadas se observó en los hospitales docentes y algo menor en los hospitales del resto de la comunidad (Aiken, Clarke y Cheung, 2003; Aiken, Clarke y Sloane, 2002).

SISTEMAS DE ASIGNACIÓN PARA LA DOTACIÓN DE PERSONAL

Los cambios en los sistemas de asignación son una respuesta a las necesidades cambiantes. En la década de 1920 era habitual el método del caso y la enfermería privada. En la década de 1950 predominó la enfermería funcional como respuesta a una escasez de enfermeras. A finales de la década de 1960 y durante la de 1970 se asistió a una vuelta atrás en la asistencia del paciente por una enfermera profesional por medio de la enfermera primaria. La gestión de casos se hizo popular durante la década de 1980, y surgió la competencia gerencial como estrategia de tipo económico que guiaba la reforma de la asistencia sanitaria durante la década de 1990. Estimulaba el uso de colaboradores en prácticas, que es un equipo interdisciplinario. Cada sistema implica la existencia de líderes y de gestores (tabla 13-1) y tiene ventajas e inconvenientes (tabla 13-2) (Grohar-Murray y DiCroce, 2003).

LIDERAZGO Y ADMINISTRACIÓN DE LA PLANTILLA

El líder debe tener conocimientos sobre los temas relacionados con la dotación y la planificación del personal, es responsable de tener una dotación de personal justa, comunica las necesidades del personal medio y considera la repercusión de factores que pueden incidir sobre el personal. El líder examina periódicamente el estándar de productividad de la unidad, anima a comentar al personal los aspectos relacionados con la carga de trabajo, anima a un planteamiento de equipo en la plantilla y capacita la autoplanificación. El gestor desarrolla y disemina unas políticas de planificación justas, asume la responsabilidad del control legal y la calidad de la dotación del personal, negocia la dotación de personal

Tabla 13-1 Liderazgo y administración de la dotación de personal

Líder	Administrador/gestor
Es conocedor de la dotación de personal y de la programación	Desarrolla y comunica políticas de programación justas
Es responsable de una dotación de plantilla segura	Asume la responsabilidad del control legal y de la calidad de la plantilla
Comunica la necesidad de una variedad de categorización del personal	Negocia una cobertura con una plantilla mixta
Considera la repercusión de factores extraños sobre la dotación de personal	Proporciona personal para satisfacer las necesidades de los pacientes
Examina periódicamente el estándar de productividad de la unidad para determinar si se requieren cambios	Programa la plantilla de modo legalmente responsable
Anima a debatir los aspectos de las cargas de trabajo	Facilita debates con los aspectos relacionados con el trabajo
Anima a un enfoque de equipo a la plantilla	Mantiene políticas de conformidad con la ley
Capacita una autoprogramación	Ajusta la plantilla a las necesidades de los pacientes

Modificado de Huber DL, director: *Leadership and nursing care management*, ed 3, Filadelfia, 2006, Elsevier; Marquis BL, Huston CJ: *Leadership roles and management functions in nursing: Theory and application*, ed 5, Filadelfia, 2006, Lippincott Williams y Wilkins.

y la cobertura media de personal, proporciona personal para satisfacer las necesidades del paciente, planifica la plantilla de forma legal y responsable y determina si se requieren cambios. El gestor facilita el debate sobre los aspectos de la carga de trabajo, mantiene políticas forma legal, y ajusta la plantilla a las necesidades de los clientes (Finkelman, 2001; Huber, 2006; Kongstvedt, 2003; Marquis y Huston, 2006) (tabla 13-3).

Método del caso

La asistencia total al paciente, o método del caso, fue el modelo primario de prestación de asistencia en la década de 1930, y tuvo un resurgimiento durante la de 1980. En el método del caso, cada paciente queda asignado a una enfermera para la totalidad de su asistencia durante el turno de esta enfermera. Se garantiza la continuidad de la asistencia sólo durante un turno. El paciente tiene una enfermera diferente en cada turno, y no tiene garantías de tener las mismas enfermeras al día siguiente. Se considera que la calidad de la asistencia mejora con la enfermería funcional o de equipo, pero no tanto como con la enfermera primaria. La coordinadora de la asistencia al paciente, no tiene obligación de asignar a las enfermeras el mismo paciente, supervisa y evalúa toda la asistencia administrada en la unidad. Durante la década de 1920 era popular la enfermería privada, junto con el método del caso, que subrayaba el seguimiento de las órdenes del médico. En la actualidad, la gestión de casos emplea un enfoque multidisciplinario. Puede que ya no sea tan rentable económicamente como lo fue en tiempos pasados debido al empleo de un mayor porcentaje de profesionales enfermeras y la gestión de unidades asistenciales. El gestor de casos es un defensor del cliente que dirige y coordina la atención y negocia con otros profesionales, clientes y familias para mejorar la eficiencia de la asistencia y el empleo de los recursos necesarios para mejorar la calidad de la asistencia (Grohar-Murray y DiCroce, 2003; Tiedeman y Lookinland, 2004).

Enfermería funcional

En la década de 1950, cuando solo se disponía de un pequeño número de enfermeras profesionales y sólo algunas enfermeras en prácticas, las auxiliares de enfermería proporcionaban gran parte de la asistencia a los pacientes. En la enfermería funcional predomina una estructura jerárquica, y se utiliza personal de diferentes niveles de competencia de acuerdo con la complejidad de las necesidades del paciente. Los miembros del equipo proporcionan la asistencia a un grupo de pacientes específicos bajo la supervisión de una enfermera profesional. La figura de la enfermera responsable de la medicación, del tratamiento y de cabecera del paciente es producto de este sistema. El método funcional se lleva a cabo siguiendo los principios científicos del tratamiento clásico, que subrayan la eficiencia, la división del traba-

Tabla 13-2 Pros y contras de los diversos sistemas de asignación

Sistema de asignación	Pros	Contras
Método del caso	La asistencia total al paciente está prestada por una enfermera de referencia en cada turno	Diferentes enfermeras prestan asistencia en turnos diferentes y en días diferentes
Enfermería funcional	Aumenta la eficiencia	Las enfermeras realizan trabajos de gestión Auxiliares de enfermería llevan a cabo la asistencia al paciente
Enfermería de equipo	Se presta la asistencia por un esfuerzo de equipo La coordinadora de la asistencia al paciente queda liberada para administrar la unidad Las reuniones de trabajo sobre la asistencia de enfermería ayuda a solventar los problemas y al desarrollo de la plantilla Se elabora un plan de atención de enfermería	Se requiere tiempo para coordinar el trabajo y delegarlo
Enfermería modular	El sistema es útil cuando hay pocas enfermeras profesionales Las enfermeras profesionales planifican la asistencia	Para profesionales efectúan aspectos técnicos de la asistencia
Enfermería primaria	Las enfermeras profesionales prestan la asistencia total al paciente La enfermera principal tiene responsabilidad las 24 h La enfermera asociada trabaja con el paciente cuando la enfermera principal no está de turno La contabilidad está centrada en su lugar Se facilita la continuidad de la asistencia Se reduce el número de errores por el relevo de órdenes. Hay menos quejas de los pacientes Las estancias hospitalarias son más cortas	Las capacidades de las enfermeras quedan confinadas a un número limitado de pacientes La enfermera asociada puede cambiar el plan de asistencia sin comentarlo con la enfermera principal
Gestión de unidades	Se incorpora la gestión del caso Se utiliza un método de prestación de asistencia de enfermería Se emplean trayectorias clínicas estándar Aumenta la eficiencia Se reduce el coste	Es cuestionable la continuidad de la asistencia
Gestión del caso	El centro es el episodio de enfermedad en su totalidad Se subraya el logro de resultados La asistencia está coordinada por una gestora del caso La asistencia está prestada por una enfermera principal de segunda generación Se utilizan trayectorias clínicas Se efectúa un análisis de las variaciones Se crean informes entre turnos (*reporters*) Se celebran reuniones del quipo de asistencia sanitaria Se emplea un enfoque interdisciplinario	La coordinación requiere esfuerzo

jo y unos controles rígidos. Es un sistema eficiente y de bajo coste, porque requiere pocas enfermeras profesionales. Se utilizan las descripciones procedimentales para definir el estándar de la asistencia y generalmente las necesidades psicológicas se aligeran. La asistencia tiende a ser fragmentada y despersonalizada. Las enfermeras profesionales pueden mantenerse ocupadas con deberes de gestión no pertenecientes al ámbito de la enfermería, y las auxiliares de enfermería llevan a cabo la mayor parte de la asistencia del paciente.

Aunque superficialmente rentable en cuanto a costes, porque utiliza un menor número de enfermeras, el método de asignación funcional no satisface al paciente ni al personal de enfermería. La investigación indica que los desenlaces son mejores con una plantilla mejor formada. La fragmentación de las tareas puede aburrir

Tabla 13-3 Los líderes gestionan la asistencia y los administradores gestionan casos

Líderes gestionan la asistencia	Administradores de la gestión del caso
Facilitan el desarrollo de una visión y misión estratégicas de la gestión de la asistencia	Prestan y/o coordinan la asistencia
Facilitan el desarrollo de un plan estratégico de la gestión de la asistencia	Subrayan los resultados en marcos temporales
Se comunican e instruyen a los interesados en la red de trabajo integrado	Hacen de abogados imparciales del paciente
Desarrollan una asistencia continuada	Educan a los pacientes y a sus familias
Desarrollan contratos con los profesionales sanitarios y desarrollan contratos en los que se comparten los riesgos financieros	Trabajan por medio de agencias
Facilitan una mejora continuada de la calidad	Mantienen relaciones con fuentes de derivación
Facilitan el empleo de trayectorias clínicas y mapas de asistencia para el desarrollo y la gestión de la plantilla	Hacen de enlace para las reivindicaciones a las compañías de seguros
Apoyan la gestión del caso y el empleo de una asistencia sanitaria alternativa como modo de control de costes	Efectúan análisis de la varianza y evalúan los resultados
Facilitan el desarrollo y la integración de la información para gestionar capacidades	Emplean una consulta del caso si es necesario
Dirigen una organización flexible en la que pueden realizar cambios rápidos para satisfacer las necesidades cambiantes de los clientes	Llevan a cabo reuniones de equipo si es necesario

Modificado de Cesta TG: *Survival strategies for nurses in managed care*, St Louis, 2002, Mosby: Finkelman AW: *Managed care: A nursing perspective*, Upper Saddle River, NJ, 2006, Prentice Hall; Kongstvedt PR: *Essentials of managed health care*, ed 4, Gaithersburg, MD, 2003, Aspen Publishers.

a las enfermeras porque no tienen la satisfacción de ver los efectos totales a finales de la asistencia al paciente. Por otra parte, el sistema funcional puede funcionar de forma satisfactoria durante los períodos críticos de escasez de personal. Una asistencia al paciente convertida en rutina, con unas necesidades similares, puede satisfacer las necesidades de un modo más sólido que otros sistemas, y algunos miembros de la plantilla pueden estar satisfechos cuando realizan bien trabajos repetitivos (Bonczek, 2007; Marquis y Huston, 2006; Roussel, Swansburg y Swansburg, 2006; Tiedeman y Lookinland, 2004).

Equipo de enfermería

Después de la Segunda Guerra Mundial, las enfermeras profesionales eran aún escasas, aunque el número de personal auxiliar había aumentado. Se introdujeron los equipos de enfermería durante la década de 1950 para mejorar los servicios de enfermería en los hospitales y en las residencias de ancianos por la utilización de enfermeras profesionales, con mayores conocimientos y capacidades, para supervisar el número creciente de plantilla de auxiliares de enfermería. En 2000, los equipos interdisciplinarios habían alcanzado mayor popularidad. El resultado fue una mejora en la satisfacción del paciente y de la plantilla.

El equipo de enfermería está dirigido por un profesional de enfermería que planifica, interpreta, coordina, supervisa y evalúa los cuidados de enfermería. Realizan el trabajo otros miembros del equipo, incluidas las enfermeras profesionales, enfermeras en prácticas o vocacionales, licenciadas, y personal no licenciado que no está cualificado para llevar a cabo tareas como administrar medicamentos, efectuar tratamientos complejos, realizar valoraciones y llevar a cabo la docencia. Ellas fijan los objetivos y las prioridades para la asistencia al paciente; centralizan la información por medio de la utilización de un Kardex; dirigen la planificación de la asistencia en reuniones de trabajo y la elaboración de los planes de cuidados; asignan responsabilidades; proporcionan cobertura durante las ausencias, como pausas, comidas y reuniones, y coordinan y evalúan las actividades del equipo. Los miembros del equipo están a las órdenes del líder del equipo, que a su vez está a las órdenes de la enfermera coordinadora de la asistencia al paciente. Es una forma de descentralización que libera a la enfermera responsable del paciente o al coordinador de la gestión de la unidad.

Una de las funciones principales del equipo de enfermería son las reuniones sobre los planes de cuidados de enfermería. Se utilizan en la actualidad reuniones del equipo para una variedad de temas en relación con la plantilla. La finalidad principal es el desarrollo y revisión de los planes de cuidados de enfermería o los planes del equipo multidisciplinario para proporcionar la oportunidad de identificar y solucionar los problemas. Aumenta la precisión en la identificación de los problemas al compartir la información. La creencia de que el grupo como totalidad tiene mayor información con respecto a un tema dado que una persona en particular aumenta la apreciación del trabajo en equipo por parte de la plantilla. El consenso obtenido aumenta la responsabilidad en relación con las decisiones adoptadas. La identificación del problema y la determinación de los objetivos al comienzo de la reunión preceden de modo necesario a la planificación de las intervenciones. Durante la reunión puede elaborarse un plan de asistencia o se pueden actualizar los planes de cuidados.

Las reuniones de trabajo del equipo también proporcionan la oportunidad de identificar las necesidades de formación del personal. Las enfermeras pueden revisar los estándares de asistencia al comparar el estado de un paciente dado con situaciones similares encontradas en la bibliografía actual. Pueden revisar procedimientos y estudiar la especialización de los cuidados de enfermería y el funcionamiento de los equipos que no se utilizan con frecuencia. Al estudiar estas incidencias, pueden prevenir la recurrencia de estos problemas e identificar los componentes que contribuyen a una asistencia excelente. Las reuniones de trabajo del equipo también proporcionan la oportunidad de comentar y resolver los problemas interpersonales y pueden prevenir futuros problemas. Por tanto, se fomenta el espíritu de equipo.

El líder responsable del equipo planifica y conduce la reunión de trabajo, que debe ser limitada en tiempo y en alcance. Una reunión de 15 a 30 minutos a la misma hora todos los días ayuda a que la reunión de trabajo se convierta en una parte de la rutina diaria. Son preferibles los momentos que menos interfieran con otras actividades y un lugar tranquilo y centralizado. El líder del equipo debe disponer de personal para que la unidad quede cubierta durante la reunión de trabajo, porque es esencial la liberación de las responsabilidades de la asistencia a los pacientes con el fin de prevenir las interrupciones. El personal de plantilla debe estar informado del momento, lugar y finalidad de la reunión de trabajo, de modo que puedan planificar su trabajo en otro momento. Se puede estimular el interés permitiendo que el personal de plantilla decida sobre de qué paciente desean hablar en la siguiente reunión de trabajo, y haciendo que uno de los miembros del equipo se ocupe de registrar todo lo que se comente en la reunión de trabajo.

La preparación de la sala de la reunión de trabajo también es responsabilidad del líder del equipo. Se debe controlar la temperatura, ventilación, iluminación y disponer de suficientes asientos. Puede resultar apropiado disponer de bebidas refrescantes. El líder del equipo introduce el tema y empieza la reunión a la hora establecida para motivar a los retrasados a que lleguen a su hora. Es apropiada una breve revisión del estado del paciente. El líder del equipo controla el proceso del grupo, registra los problemas y las soluciones del plan de asistencia de enfermería o delega dicha tarea, realiza una docencia apropiada y resume los puntos más importantes. A continuación, el personal de plantilla dispone del plan de asistencia de enfermería.

El plan de cuidados de enfermería es otra característica principal del trabajo en equipo. Se debe elaborar un plan de cuidados que identifique los problemas presentes y potenciales, y los objetivos a corto y largo plazo para cada paciente. El plan de cuidados debe ser realista y prevenir problemas éticos que surjan por fijar unos objetivos inalcanzables. Los planes de cuidados deben ser individualizados, reflejando la interrelación entre los aspectos psicosociales y fisiológicos, así como las opiniones de los pacientes y de las familias. Problemas, metas, objetivos alcanzables, acciones y respuestas son mutuamente identificadas. Se evalúa la asistencia en términos del cumplimiento de los objetivos. El personal de plantilla puede identificar sus contribuciones y la correlación entre su trabajo y los resultados de los pacientes al alta. Una interacción más estrecha del personal de plantilla contribuye al espíritu corporativo.

La calidad tiende a ser alta, porque la enfermera tiene responsabilidad sobre un menor número de pacientes, conoce mejor al paciente y puede ajustar mejor las actividades del personal de la plantilla a las necesidades del paciente. Desafortunadamente, al personal con mayor preparación se le hace responsable de supervisar al personal menos preparado en detrimento de que ellos pueden prestar la asistencia. Los expertos están limitados a un grupo determinado de pacientes. El tiempo que comporta la comunicación entre los miembros del equipo puede disminuir el tiempo de asistencia directa. El paciente modelo de trabajo en equipo se vuelve ineficaz cuando la dotación de personal es escasa.

Cambiar los miembros del equipo dificulta que el líder del grupo conozca lo suficientemente bien a los miembros del equipo para aprovechar sus capacidades y formación en la atención a las necesidades de los pacientes. En la realidad, las características clave del equipo de enfermería, son las reuniones de trabajo para mejorar la asistencia de enfermería y los planes de cuidados de enfermería; todo ello recibe con frecuencia una atención inadecuada, lo que da lugar a una asistencia convertida en rutina. Se considera caro el trabajo en equipo, porque se requiere un mayor número de personal, pero la investigación tiene un conflicto al presentar los resultados. Han sido poco sólidos los hallazgos relacionados con la calidad de la asistencia del equipo de enfermería y de la satisfacción del personal y de los pacientes. No se observaron diferencias en cuanto a absentismo, retrasos o renovación entre las enfermeras del equipo y la enfermera primaria (Dadich, 2007; Grohar-Murray y DiCroce, 2003; Marquis y Huston, 2006; Tiedeman y Lookinland, 2004).

Enfermería modular o de distrito

La enfermería modular o de distrito es una modificación de la enfermería de equipo y de la enfermería primaria en la que la enfermera aporta la asistencia total al paciente. En este método, equipos más pequeños prestan la asistencia de enfermería a los pacientes, que son agrupados geográficamente. En ocasiones se utiliza la enfermería modular cuando no hay un número suficiente de enfermeras profesionales para practicar la enfermería primaria. Cada una de las enfermeras profesionales, ayudada por personal paraprofesional (auxiliar, otros) presta la máxima asistencia posible a un grupo de pacientes. La enfermera valora las necesidades, planifica la asistencia, presta la máxima asistencia posible y dirige a las paraprofesionales en la realización de los aspectos más técnicos de la asistencia. El papel de la enfermera es el de un coordinador y procesador de información.

La enfermería modular disminuye la sensación de aislamiento y las expectativas poco realistas asociadas con frecuencia con la enfermería primaria. Cuando las enfermeras son asignadas de forma sólida al mismo módulo, puede aumentar la continuidad y la calidad de la asistencia. Puede emplearse un mayor tiempo en la asistencia directa. Es posible un control más estricto.

Para llevar a cabo la enfermería modular, o de distrito, puede que haya que realizar algunos cambios de tipo físico en los cuidados. Por ejemplo, puede colocarse un carrito de medicaciones en el vestíbulo en vez de utilizar una habitación para los medicamentos. Se puede mantener el Kardex en los carritos de medicación. Se pueden trasladar las historias a la habitación del paciente. Los Kardex y las placas de identificación del personal de plantilla pueden tener un código de colores (Marquis y Huston, 2006).

Enfermería primaria

Antes de la llegada de las unidades de cuidados intensivos era frecuente la enfermería privada. Fue precursora de la enfermería primaria. Durante los últimos años de la década de 1960 y primeros años de la de 1970, la enfermería primaria, tal como la concebía Marie Manthey, fue instaurada en algunos hospitales por enfermeras profesionales que se sentían insatisfechas con la asistencia fragmentada y sin un contacto directo con los pacientes. Atendiendo a la filosofía de que los pacientes, y no las tareas, debían ser el centro de las enfermeras profesionales, la enfermería primaria representa a una enfermera profesional que proporciona la asistencia total a un número de entre cuatro a seis pacientes. La enfermera sigue siendo responsable de la asistencia de dichos pacientes las 24 horas del día durante el período de hospitalización del paciente. Una enfermera asociada asiste al paciente por medio del plan de cuidados elaborado por la enfermera primaria mientras ésta no está de turno. Se espera que la enfermera asociada se ponga en contacto con la enfermera primaria en relación con los cambios en el plan de cuidados. La finalidad era proporcionar al paciente y a su familia una atención continuada, coordinada y completa. El número de pacientes asignados a una enfermera varía dependiendo de la duración de la hospitalización, la complejidad de la asistencia, el número de personal médico y paramédico implicado en la asistencia al paciente, la disponibilidad de sistemas de apoyo y del turno de trabajo. Se asigna el mayor número de pacientes a las enfermeras del turno de día; las enfermeras de tarde tienen algunos pacientes, y las enfermeras del turno de noche son principalmente auxiliares por su menor contacto con los pacientes y con las familias.

Aunque la enfermería primaria se diseñó para los hospitales, se adapta a la enfermería domiciliaria, la enfermería en residencias de personas mayores y otros modelos de prestación de asistencia sanitaria. La enfermera primaria realiza la entrevista de ingreso y elabora un plan de cuidados de enfermería, que incluye la planificación de la educación al alta, que se comparte con la enfermera asociada. Las enfermeras primarias tienen autonomía y autoridad para la atención de sus pacientes. Por tanto, la responsabilidad recae en la enfermera primaria, y se facilita la continuidad de la asistencia. La enfermería primaria disminuye el número de personas en la cadena de órdenes y reduce el número de errores que pueden producirse por un relevo de órdenes. Otras ventajas son el empleo móvil de trabajadores auxiliares y una mayor satisfacción tanto de la enfermera como del paciente. Las enfermeras pueden identificar los resultados de su actuación en los pacientes. Los pacientes tienen la seguridad de saber que tienen una enfermera que está a su disposición y que tiene adjudicado un menor número de pacientes que con otros sistemas de asignación de tareas. La investigación sugiere que los pacientes tienen un menor número de complicaciones y una estancia hospitalaria más breve cuando son atendidos por una enfermera primaria. Por tanto, hay una tendencia a una mejora en la continuidad y coordinación de la asistencia y una mayor satisfacción del paciente, de la enfermera y del médico.

Lamentablemente, la enfermería primaria reserva los conocimientos de la enfermería a un número limitado de pacientes. Otros pacientes no pueden beneficiarse, y si por casualidad un paciente tiene una enfermera que no está capacitada, este paciente puede estar peor atendido que si es atendido por diferentes personas, alguna de las cuales podría satisfacer sus necesidades. Se produce otro problema cuando la enfermera asociada cambia el plan de cuidados sin comentar las razones con la enfermera primaria. Así, es necesario que la enfermera primaria comunique verbalmente y por escrito los planes de cuidados de enfermera asociada. La enfermería primaria se ve complicada aún más por el empleo de turnos de 12 horas, porque la enfermera primaria trabaja sólo 3 días a la semana, lo que interfiere con la calidad de la asistencia. Los estudios que han tratado los aspectos del coste, tiempo empleado con los pacientes y satisfacción del paciente no han sido concluyentes. El éxito de la enfermería primaria parece depender de la calidad del personal de enfermería y del apoyo administrativo (Dadich, 2007; Grohar-Murray y DiCroce, 2003; Marquis y Huston, 2006; Sullivan y Decker, 2005; Tiedeman y Lookinland, 2004).

Gestión del caso

El método de la gestión del caso tiene sus raíces en la psiquiatría y en el trabajo social, que se centraron en la asistencia del paciente a largo plazo en la década de 1920. Fue utilizado por la enfermería de asistencia de la comunidad en la década de 1930, y fue adaptado a los marcos de cuidados intensivos y a los servicios de pacientes ambulatorios a mediados de la década de 1980 en respuesta al sistema de pago prospectivo. Se centra en la totalidad de un episodio de enfermedad, que incluye todos los aspectos en los que el cliente recibe la asistencia. El gestor del caso identifica, coordina y monitoriza los servicios para el paciente y su familia.

Hay una variedad de modelos para la gestión del caso. La enfermera puede prestar asistencia y coordinarla, o simplemente coordinar la asistencia. La enfermera puede trabajar en agencias, como clínicas ambulatorias, centros de asistencia a largo plazo, o puede realizar visitas a domicilio o agencias de asistencia sanitaria. La gestión del caso subraya el logro de unos desenlaces en marcos temporales indicados con unos recursos limitados. Recibe en ocasiones la denominación de *enfermería primaria de segunda generación*.

La gestión del caso puede suponer tener unas trayectorias clínicas, análisis de las variaciones, informes entre los turnos, consultas de casos, reuniones del equipo de trabajo de asistencia sanitaria, plan de acción multidisciplinario y garantía de la calidad.

Las trayectorias visualizan desenlaces dentro de un marco temporal, y han sido desarrolladas para diversos diagnósticos. El análisis de las variaciones anota los cambios positivos o negativos a partir de la trayectoria, su causa y la acción correctiva emprendida. Se da esta información en los informes entre los turnos. Puede estar indicada la consulta de casos cuando el estado del cliente difiere de la trayectoria tal como queda anotada en el informe entre turnos. Se lleva a cabo la consulta de casos aproximadamente una vez cada semana, durante unos minutos después de haber entregado el informe entre turnos para tratar las variaciones en la asistencia a corto plazo y, con menor frecuencia, en la asistencia a largo plazo. También puede llevarse a cabo de modo informal cuando un miembro de la plantilla identifique una variación y consulte con los otros miembros.

Las reuniones del equipo de asistencia sanitaria proporcionan un enfoque interdisciplinario para resolver el problema. Es preciso que el gestor del caso identifique no más de tres objetivos prioritarios y decida qué miembros del equipo deben estar presentes, después de considerar factores como el paciente, la familia, los médicos, los servicios sociales, diversos terapeutas, y otros. El gestor del caso debe fijar en el Kardex el momento y el lugar de la reunión, efectuar los preparativos necesarios y enviar por correo la fecha, la hora, el lugar y las personas que han de asistir. El gestor del caso inicia la reunión y anuncia los objetivos, da comienzo al debate, documenta los planes y fija los límites temporales para seguir adelante. Se valora la variancia entre lo que se espera y lo que sucede para asegurar la calidad. Es importante la colaboración.

La gestión del caso también puede recibir la denominación de *gestión de los resultados* o *gestión de los recursos clínicos*. Es característico que a la gestora de la asistencia de enfermería le asignen pacientes al ingreso atendiendo a la especialización de la enfermera. Las responsabilidades de la gestora del caso son la valoración, planificación, la ayuda y la defensa. Se pueden utilizar baterías de valoración, cuestionarios y valoración de comunicaciones telefónicas o electrónicas. Para negociar los objetivos, identificar las barreras potenciales y considerar las alternativas se consideran las conductas o hábitos en salud, creencias, valores y las influencias culturales. A continuación, la enfermera trabaja con un equipo interdisciplinario que incluye al paciente/cliente, familia, médico y otros profesionales sanitarios, para elaborar un plan de acción multidisciplinario o trayectoria clínica a tenor de los grupos relacionados de diagnóstico, lleva a cabo el plan o trayectoria por medio de la coordinación de las partes del sistema de prestación de los servicios, y monitoriza el progreso hasta el alta. La enfermera gestora del caso defiende al paciente y a su familia por medio de la educación sobre el plan, deriva al paciente para obtener un tratamiento apropiado y oportuno, y localiza fondos (Case Management Society of America, 2002; Cesta, 2002; Cesta y Tahan, 2003; Cohen y Cesta, 2005; Dadich, 2007; Grohar-Murray y DiCroce, 2003; Huber, 2006; Marquis y Huston, 2006; Roussel, Swansburg y Swansburg, 2006; Sullivan y Decker, 2005).

Práctica de colaboración

La práctica de colaboración puede incluir equipos interdisciplinarios, la interacción enfermera-médico en práctica conjunta, o la colaboración enfermera-médico en la prestación de la asistencia. La colaboración es cooperativa y sinérgica. La interacción entre enfermeras y médicos u otros miembros del equipo sanitario en la práctica de colaboración debe permitir que el conocimiento y las capacidades de los profesionales influyan sobre la calidad de la asistencia al paciente.

La American Nurses Association (ANA) y la American Medical Association establecieron el National Joint Practice Committee en 1972 con fondos de la W. K. Kellogg Foundation. El informe del comité apoyaba la práctica de colaboración y sugería que un aumento en la colaboración da lugar a una mejora en la calidad de la asistencia, un aumento de la satisfacción del paciente y de la enfermera, y una menor necesidad de supervisión de las enfermeras por los médicos. Se observó que la enfermería primaria, la toma de decisiones en enfermería, los registros integrados de los pacientes, un comité de práctica conjunta, y una revisión conjunta de los registros favorecen la colaboración entre los médicos y las enfermeras.

Durante la década de 1990 se produjo un rápido movimiento de la asistencia sanitaria del hospital a la comunidad. Con una población en rápido envejecimiento, acompañado del aumento de enfermedades crónicas, el empleo de equipos interdisciplinarios, y una tecnología avanzada, con la creación de una infraestructura basada en redes informáticas y ordenadores, se hizo cada vez más importante. Se elaboró un prototipo de sistema de información en la enfermería comunitaria en un entorno de programación Delphi. Después, se publicó una clasificación internacional para la práctica de la enfermería en la que el International Council of Nurses tiene los derechos de autoría.

Para la comunicación fue cada vez más importante tener un sistema de clasificación diagnóstica común. El primer sistema de clasificación desarrollado por enfermeras fue iniciado en 1973 y se conoce con el nombre de sistema de la North American Nursing Diagnosis Association (NANDA). Las enfermeras han trabajado durante décadas mejorándolo y perfeccionándolo. Se formó el equipo de investigación de la Nursing Diagnosis and Extension Classification de la Universidad de Iowa para perfeccionar, extender, validar y clasificar los diagnósticos de enfermería en colaboración con la NANDA para producir una taxonomía de enfermería completa y validada. Las investigadoras han estado dirigiendo el trabajo de clasificación con el Center for Nursing Interventions Classification de la University of Iowa College of Nursing. Se han relacionado los tratamientos listados en la Nursing Interventions Classification con los diagnósticos de enfermería de la NANDA y los problemas del Omaha System y están relacionados con los resultados objetivos esperados en la Nursing Outcomes Classification (NOC). La NOC ha sido reconocida como útil por el ANA Congress of Nursing Practice Steering Committee on Databases to Support Clinical Nursing Practice para la práctica de enfermería clínica, y ha sido incluida en el Unified Medical Language System de la National Library of Medicine (Johnson, Bulechek, Dochterman et al, 2001; Johnson, Maas y Moorhead, 2004; McCloskey y Bulechek, 2003).

La plantilla y las supervisoras de la Visiting Nurse Association de Omaha elaboraron el sistema de clasificación de Omaha. Los tres componentes, clasificación de los problemas, esquema de intervención y escala de puntuación de los problemas en relación con los resultados u objetivos esperados fueron elaborados para la enfermería de salud comunitaria. El ANA House of Delegates de 1999 aprobó una recomendación que requería la puesta en práctica a su debido tiempo del lenguaje estandarizado de enfermería reconocido por la ANA, que incluían los Nursing Management Minimum Data Set, para establecer la comparabilidad de los datos de enfermería a lo largo de las trayectorias clínicas, poblaciones, geografía y tiempo (ANA, 1999a).

Durante la década de 1990, la asistencia primaria se convirtió en el centro de la asistencia sanitaria. Los programas de enfermera en prácticas mostraron un acusado aumento en la contratación, y las enfermeras de práctica avanzada desempeñaron un papel crucial en la asistencia primaria. La educación médica hizo algún cambio en las especialidades médicas. Se produjo un aumento en el número de organizaciones de mantenimiento y provisión de la salud, y los sistemas de asistencia sanitaria integrados fueron aumentando.

Práctica diferenciada

La práctica de enfermería diferenciada tiene en cuenta la competencia, la formación, y el nivel de capacidades de las enfermeras. La finalidad es ajustar las competencias de las enfermeras a las necesidades de los pacientes para tener un empleo efectivo y eficiente de los recursos de enfermería. Puede utilizarse en una variedad de marcos para la mejora de la asistencia al paciente, aumentar su seguridad, hacer una utilización efectiva y eficiente de los recursos, aumentar la satisfacción del paciente y de la enfermera y compensar a las enfermeras atendiendo a su formación, experiencia y productividad (American Association of Colleges of Nursing, 2002; Blais, Hayes y Kozier, 2005).

El modelo de competencias de la práctica diferenciada puede utilizar los niveles de práctica definidos por Benner (1984) –*a*) principiante; *b*) avanzado; *c*) competente; *d*) perito, y *e*) experto– y los ocho estándares de la ANA en relación con la práctica: *a*) calidad de la asistencia; *b*) evaluación del rendimiento de la asistencia; *c*) formación; *d*) colegiación; *e*) ética; *f*) colaboración; *g*) investigación, y *h*) utilización de recursos. También se pueden emplear como herramienta útil las 21 competencias para el siglo XXI expuestas por la Pew Health Professions Commission (1998).

El modelo de formación de la práctica diferenciada se basa en la diferencia entre las enfermeras profesionales (que tienen un máster en ciencias de la *bachelor of science* en grados de enfermería) y enfermeras técnicas (que tienen grados asociados). Las principales características distintivas son la complejidad en la toma de decisiones, los tiempos de la asistencia y la estructura. Las enfermeras profesionales proporcionan una asistencia directa a los pacientes con unas interacciones complejas basadas en los diagnósticos de enfermería, y se relacionan con las familias desde antes del ingreso hasta después del alta en una gran variedad de situaciones. Hasta la década de 1990, la enfermera técnica recibía un diploma o un grado asociado y prestaba asistencia de enfermería a los pacientes con afecciones comunes y a sus familias en situaciones estructuradas. Con el movimiento de la asistencia sanitaria hacia la comunidad y con el fin de disminuir costes en la asistencia sanitaria estas enfermeras técnicas se emplean en la comunidad y también en situaciones menos estructuradas, así como también a enfermeras prácticas licenciadas (LPN) y personal no licenciado.

El modelo original de Integrated Competencies of Nurses (ICON) estaba dirigido a la práctica de roles para el desarrollo de un modelo de práctica diferenciada. Las enfermeras con una preparación de licenciatura valoran, planifican y evalúan la asistencia. Las enfermeras con un grado asociado llevan a cabo el plan de asistencia. Una enfermera profesional y dos o tres enfermeras asociadas asisten a 10-15 pacientes durante el día. El modelo ICON II respondía a la escasez de enfermeras, siendo benevolentes con todas las enfermeras en su papel profesional. Las LPN desarrollan el rol técnico, lo que supone prestar asistencia a los aspectos físicos de los cuidados de enfermería (American Association of Colleges of Nursing, 1995).

El modelo de Manthey's Primary Practice Partners respondía a la escasez del personal de enfermería con la recomendación de que realizaran el trabajo de las enfermeras a pleno rendimiento los antiguos militares de corporaciones, técnicos médicos de emergencias y técnicos certificados registrados con una preparación especial. Éstas y otras categorías de empleo pueden ampliar los modelos de una práctica diferenciada (Manthey, 1998).

Bajo los modelos de compañeros en prácticas de la década de 1990, el personal de limpieza, que tenían menos tiempo de actividad que las auxiliares de enfermería, recibieron una formación cruzada para convertirse en asistentes de enfermería. El empleo de personal no licenciado aumentó durante la década de 1990, pero muchos no han encontrado la situación muy satisfactoria (Dadich, 2007; Grohar-Murray y DiCroce, 2003; Huber, 2006; Marquis y Huston, 2006; Roussel, Swansburg y Swansburg, 2006; Sullivan y Decker, 2005).

NIVEL DEL PERSONAL DE PLANTILLA

El nivel educativo del personal de plantilla disponible influye en gran medida en el sistema de asignación utilizado. Cuando hay pocas enfermeras profesionales y pocas enfermeras prácticas, rápidamente se busca personal auxiliar y se las emplea. Ésta es una medida cara y relativamente peligrosa, porque las auxiliares no tienen el bagaje educativo adecuado para llevar a cabo la mayoría de las tareas requeridas o para reconocer qué incidencias deben ser notificadas.

La enfermería de equipo es apropiada cuando hay algunas enfermeras profesionales, incluso más enfermeras prácticas, y un menor número de auxiliares. Las profesionales planifican y dirigen la asistencia, preparan las medicaciones y llevan a cabo tratamientos más complicados. Aunque se proporciona así una mejor asistencia física, el personal de plantilla no se halla aún suficientemente preparado para comprender la base fisiopatológica de los síntomas, para planificar las intervenciones de enfermería, y para detectar los cambios en el estado del paciente en un estadio inicial de modo que los miembros de la plantilla puedan llamar a un equipo de respuesta rápida, ejecutar una trayectoria clínica o notificar la información pertinente al médico.

La enfermería modular es apropiada cuando se dispone de un mayor número de enfermeras profesionales, y la enfermería primaria funciona mejor con una plantilla de sólo enfermeras profesionales. Hay un aumento en la orientación profesional, un mayor aprecio personal de los compañeros y un aumento de la cooperación con otros profesionales. Puede haber mayor competencia de capacidades, intervenciones más creativas, mayor asistencia personalizada y mejor continuidad de la asistencia.

Una plantilla compuesta exclusivamente por enfermeras profesionales es económica. Las enfermeras profesionales pueden prestar una mejor asistencia en menos horas. Los pacientes tienen un menor número de complicaciones como infecciones postoperatorias, neumonía, infecciones del tracto urinario y úlceras por presión; hospitalizaciones más cortas y menor tasa de reingresos. Los hospitales también generan mayores ingresos cuando los pacientes tienen estancias más cortas con una concentración de tratamientos. Lamentablemente, una frecuente escasez de enfermeras hace improbable una dotación de plantilla con enfermeras profesionales exclusivamente (ANA, 2000; Clark, 2005).

Son posibles las aplicaciones puras del método del caso. La gestión del caso se utiliza en todos los marcos. Durante la década de 1980, se consideraba que la asistencia gestionada se basaba en unidades. Durante la de 1990, el tratamiento de la enfermedad y el tratamiento del caso se convirtieron en una parte de la asistencia.

PROGRAMAS DE DOTACIÓN DE PERSONAL

Las políticas de dotación de personal tienen una gran influencia sobre los programas de dotación de personal. Para determinar las políticas de dotación de personal hay que considerar las siguientes preguntas (Marquis y Huston, 2006; Roussel, Swansburg y Swansburg, 2006):

- ¿Cuál es la mejor organización para la dotación de personal, la centralizada o la descentralizada en áreas clínicas o unidades de enfermería?
- ¿Quién es responsable de la programación original o de los ajustes diarios?
- ¿Dónde están anunciadas las horas de enfermería y dónde se mantiene una copia exacta?
- ¿Para cuanto tiempo se preparan los programas horarios (o *planning*): 1, 2, 4 o 6 semanas?
- ¿Con qué anticipación conoce el personal su programa de trabajo?
- ¿Habrá un ajuste en la dotación de personal atendiendo a las necesidades de los pacientes?
- ¿Habrá rotación de turnos?
- En el caso de haber rotación de turnos, ¿con qué frecuencia se producirán las rotaciones: diariamente, semanalmente, mensualmente?
- ¿Qué tiempo debe transcurrir entre los turnos rotados?
- ¿En qué día comienza una semana del calendario: domingo o lunes?
- ¿Habrá un permiso de 2 días (para los turnos de 8 horas) o de 4 días (para los turnos de 12 horas) cada semana, con un promedio de 2 o 4 días cada semana?
- ¿Con qué frecuencia se garantizan los fines de semana libres?
- ¿Qué días incluye un fin de semana?
- ¿Serán partidos o consecutivos los días libres?
- ¿Cuáles son los máximos y mínimos períodos de tiempo de trabajo?
- ¿Cuántos días festivos y vacacionales se permiten?
- ¿Con cuánta anticipación deben solicitar tiempo libre los empleados?
- ¿Cómo se determina el tiempo por vacaciones?
- ¿Se utilizará ayuda de tiempo parcial?
- Si es así, ¿cuál es el cociente más económico entre personal a dedicación plena y parcial?
- ¿Se permitirá ayuda de tiempo parcial para especificar cuándo pueden y no pueden trabajar?
- ¿Se requerirá ayuda de tiempo parcial para trabajar en los fines de semana? En caso afirmativo, ¿con qué frecuencia?
- ¿Se empleará a personal flotante?
- ¿Cuáles son los procedimientos de bajo censo?
- ¿Hay alguna política para compensar los días?
- ¿Cuál es la política en relación con los requerimientos de emergencia?

Programación centralizada

Dos ventajas principales de la programación centralizada son la justicia hacia los empleados por medio de una aplicación firme, objetiva e imparcial de las políticas, y la existencia de oportunidades para la contención de costes por medio de un mejor empleo de los recursos (tabla 13-4). La programación centralizada alivia también a las enfermeras gestoras de unos deberes laboriosos, liberándolas para poder dedicarse a otras actividades. La programación centralizada no se halla exenta de críticas, no obstante. La carencia de un tratamiento individualizado de los empleados es una queja importante, y la programación centralizada ha traído a flote problemas de tipo organizativo y gerencial previamente no reconocidos.

Pueden reducirse los problemas de organización y gerenciales cuando: *a*) se identifican la filosofía y los objetivos de la empresa; *b*) se definen las metas, los objetivos y la estructura organizativa; *c*) se declaran las políticas de programación; *d*) se fijan los estándares de la práctica de la asistencia de enfermería; *e*) se determina la carga de trabajo de la asistencia en la medida en que se relaciona con las necesidades de dotación de personal; *f*) se consideran las necesidades de los pacientes, las políticas de personal, como vacaciones y permiso personal, y el desarrollo de la plantilla al fijar los programas del personal, y *g*) se determina la calidad de la asistencia.

Puede reducirse la resistencia a la programación centralizada cuando las enfermeras gestoras preparan y controlan sus propios presupuestos, comprenden y

Tabla 13-4 Pros y contras de las programaciones centralizada y descentralizada

Método de programación	Pros	Contras
Centralizada	Se promueve la justicia Se facilita la contención de costes Libera parte del tiempo de gestión	No hay un trato individualizado
Descentralizada	Las gestoras tienen autoridad La plantilla obtiene una atención personalizada Es más fácil la dotación de personal Es menos complicada la dotación de personal	Puede utilizarse la programación para premiar y castigar La dotación de personal consume tiempo para las gestoras Los recursos se emplean con menor eficiencia Es más difícil la contención de costes

aprueban las políticas de programación, y tienen una comunicación abierta con el programador. Se debe definir cuidadosamente la responsabilidad de línea y de la plantilla para prevenir la confusión sobre la responsabilidad y autoridad cuando el personal de plantilla toma decisiones de las que los gestores de línea son responsables. La autoridad de línea es responsable de las decisiones, mientras que la plantilla proporciona apoyo para ayudar a los gestores de línea a tomar decisiones.

Las funciones del programador con respecto a la plantilla incluyen programar a los empleados de acuerdo con la política de dotación de personal, llevar a cabo procedimientos en relación con el control de los puestos y la redistribución del personal de plantilla, mantenimiento de informes para los gestores de línea, recoger información y preparar los informes para ayudar a la autoridad de línea a que prepare los presupuestos del personal, y mantener comunicaciones con otros departamentos apropiados, como los de personal y nóminas.

Se puede utilizar programas informáticos para la programación centralizada o descentralizada; los ordenadores pueden aumentar la efectividad y ayudar a ajustar las competencias en relación con las necesidades de los pacientes (Donovan, 2004; Fabre, 2004). Antes de llevar a la práctica un sistema de programación por ordenador se analizan las políticas y los procedimientos y se recogen los datos de partida. Se pueden introducir en el ordenador variables como el censo, la gravedad de las afecciones de los pacientes, las asignaciones especiales, las vacaciones y los días festivos.

Las ventajas de la programación centralizada en programas a través del ordenador comprenden una rentabilidad económica por la reducción de personal administrativo y una mejor utilización de las enfermeras profesionales al disminuir el tiempo que emplean en actividades que no guardan relación con la atención a los pacientes; programación firme y sin sesgos; aplicación equitativa de las políticas de la empresa; producción de un programa de trabajo de fácil lectura elaborado de modo anticipado para que los empleados puedan saber cuáles son sus horarios y puedan así planificar sus vidas personales; se dispone de datos para monitorizar el efecto del tamaño y la composición del personal, la calidad de la asistencia y el coste. Sin embargo, el personal de plantilla puede no tener confianza en el sistema automatizado. Las enfermeras gestoras pueden sentir una pérdida del control y pueden resistirse al empleo de la tecnología (Bonczek, 2007; Englebardt y Nelson, 2002; Saba y McCormick, 2000).

Programación descentralizada

Cuando a las enfermeras gestoras se les da la autoridad y asumen la responsabilidad, pueden dotar de personal a sus propias unidades por medio de una programación descentralizada. El personal siente que recibe una atención más personalizada con la programación descentralizada. La dotación de personal es más fácil y menos complicada cuando se hace en relación con una pequeña área, en lugar de hacerlo para la totalidad de la empresa. Cada gestora asume la responsabilidad y los desafíos del hecho de programar la plantilla. Con la filosofía de compartir y de mutua confianza, las gestoras pueden trabajar conjuntamente para solucionar los problemas persistentes de dotación de personal. Por su conocimiento y experiencia, las gestoras pueden formar un sistema de apoyo y ofrecerse consejos. Puede ser útil la programación por ordenador.

Por desgracia, algunos miembros de la plantilla pueden recibir un tratamiento individualizado a expensas de otros, y se pueden utilizar los programas de trabajo como sistema de premios y castigos. La programación de la plantilla, que es una tarea muy laboriosa, aparta a las gestoras de otros deberes o las fuerza a preparar la programación mientras no están de turno. Las enfermeras gestoras individuales no tendrán la programación total de la plantilla de todas las unidades y pueden, de modo inadvertido, crear una escasez de plantilla. La programación descentralizada puede utilizar los recursos de modo menos eficiente y, por tanto, hacer más difícil la contención de gastos (Bonczek, 2007).

Autoprogramación

La autoprogramación es un sistema de programación coordinado por enfermeras de plantilla. Es un proceso por el cual las enfermeras y otros miembros de la plantilla elaboran y llevan a la práctica colectivamente programas de trabajo, considerando las políticas y las variables que afectan a la dotación de personal. Debe determinarse el número de enfermeras necesarias por turno. A continuación, es clásico desarrollar una parrilla de modo que las enfermeras puedan firmar en relación con los turnos en los que desean trabajar de conformidad con las políticas. El proceso podría permitir unas 2 semanas de antelación del personal de plantilla para indicar los días, turnos, fines de semana, días festivos y días de vacaciones que desean. Se requieren otras 2 semanas para negociaciones para finalizar un programa que se acomode tanto a la plantilla como a las necesidades de la unidad. La plantilla puede negociar antes y después del trabajo y durante la pausa y el tiempo para el almuerzo. También pueden escribirse notas y esperar respuestas. La enfermera gestora tiene que examinar la hoja de trabajo y aprobarla, o hacer que la plantilla negocie cambios para asegurar una cobertura total y adecuada de la plantilla.

La autoprogramación puede ayudar a crear un clima en el que pueda practicarse la enfermería profesional. Ahorra a la gestora un tiempo de programación considerable y cambia el papel de la gestora desde el papel de supervisora al de tutora. Aumenta la cantidad de tiempo que emplea la plantilla en su programación, pero ayuda a desarrollar unas plantillas más responsables y profesionales. Aumenta también la capacidad de los miembros de la plantilla para negociar entre sí. La autoprogramación se ha asociado también con una mayor percepción de autonomía, mejora de la profesionalidad, aumento de la satisfacción en el empleo, etc. También ha sido efectiva en cuanto al reclutamiento y la retención de los profesionales. La autoprogramación requiere la participación de los trabajadores en la toma de decisiones y en la flexibilidad de la gestión. La plantilla requiere, desde luego, capacidades para la negociación y la resolución de conflictos (Bard y Purnomo, 2004; Bonczek, 2007; Huber, 2006; Hung, 2002; Marquis y Huston, 2006; Roussel, Swansburg y Swansburg, 2002; Shullanberger, 2000; Sullivan y Decker, 2005) (tabla 13-5).

Turnos de trabajo alternos o rotatorios

Aunque algunas instituciones utilizan turnos fijos en relación con algunas personas de la plantilla, los turnos de trabajo rotatorios son habituales en relación con las enfermeras de plantilla. La frecuencia de alternancia entre días y tardes o entre días y noches, o rotando por los tres turnos, varía según las instituciones. Algunas enfermeras pueden trabajar en los tres turnos en el transcurso de 7 días.

Los turnos de trabajo alternos o rotatorios crean estrés en las enfermeras de plantilla. Los cambios ambientales, como la salida y la puesta del sol, fluctúan en un ciclo predecible. Los instrumentos que designan las horas, minutos y segundos corresponden al ciclo diario natural y permiten el conocimiento de la propia situación en dicho ciclo. Las rutinas sociales y laborales se sincronizan con los ritmos circadianos internos, al igual que los ritmos del organismo se hallan ajustados en el tiempo para coincidir con las actividades habituales. Así, cuando se cambian las condiciones ambientales al alterar las horas de trabajo, el tiempo de sueño, la hora de levantarse, los tiempos de las comidas y las actividades sociales y recreativas, el organismo ha de realizar ajustes en relación con los cambios ambientales. Los ritmos corporales requieren tiempo para ajustarse a la discrepancia entre el ciclo de actividad de la persona y las nuevas demandas del ambiente. La capacidad de las funciones del organismo para ajustarse varía de modo considerable entre los individuos. A una persona le puede llevar desde 2 a 3 días hasta 2 semanas para ajustarse a un ciclo de sueño-vigilia diferente.

Tabla 13-5 Ventajas y desventajas de los diversos métodos de programación/dotación de plantilla

Método	Pros	Contras
Autoprogramación	Coordinada por enfermeras de plantilla Ahorra tiempo de programación al gestor Ayuda a desarrollar la contabilidad Aumenta la percepción de autonomía Aumenta la satisfacción en el trabajo Mejora el espíritu de equipo Mejora a la moral Disminuye el absentismo Reduce la renovación Efectivo para el reclutamiento y retención	Aumenta el tiempo empleado por la plantilla en la programación
Turnos de trabajos rotatorios	Permite la rotación de equipos	Rota al personal entre los turnos Aumenta el estrés Afecta a la salud Afecta a la calidad del trabajo Desestructura el desarrollo de los equipos de trabajo Lleva a una elevada renovación
Turnos permanentes	Permite que el personal participe en actividades sociales Promueve la satisfacción en el trabajo Promueve el compromiso con la organización Reduce los problemas de salud Reduce los retrasos Disminuye el absentismo Reduce la renovación	La mayoría de las personas desean el turno de mañana Las nuevas graduadas forman predominantemente la plantilla de tardes y noches Dificulta la evaluación de la plantilla de tarde y noche Hace que a las enfermeras les resulte más difícil apreciar la carga de trabajo o los problemas de los otros turnos
Programación en bloque, o cíclica	Fija el mismo programa de modo repetido Reduce el agotamiento Reduce el tiempo de baja por enfermedad Permite que el personal conozca la programación con anticipación Permite que el personal programe sus actividades sociales Disminuye el tiempo empleado en la programación Trata al personal de plantilla de modo justo Disminuye la fluctuación Promueve el espíritu de equipo	Rigidez
Dotación de plantilla variable	Utiliza el censo para determinar el número y las categorías del personal de plantilla que necesita Tiene poca necesidad de llamar a personal no programado	

Los turnos alternos y rotatorios afectan a la salud de las enfermeras y a la calidad de su propio trabajo. Las enfermeras se quejan de inquietud y nerviosismo, de estar despiertas o somnolientas en momentos inapropiados, anorexia, trastornos digestivos, desestructuración de los hábitos intestinales, fatiga, mayor tiempo de reacción, peor desempeño de su función laboral y propensión al error. Pueden producirse cambios en los ciclos de los patrones de temperatura, presión arterial y diuresis, y posiblemente está disminuida la resistencia a la enfermedad. Como consecuencia, son probables aumentos en los errores de medicación, averías de los equipos y errores en la solución de problemas (Dean, Scott y Rogers, 2006; Grosch, Caruso, Rosa et al, 2006;

Rogers, Hwang y Scott, 2004; Rogers, Hwang, Scott et al, 2004; Scott, Hwang y Rogers, 2006; Seago, Spetz y Mitchell, 2004; Sveinsdóttir, 2006; Trinkoff, Geiger-Brown, Brady et al, 2006).

Para garantizar que las enfermeras trabajen su parte de fines de semana, días festivos y horas de tarde y noche impopulares, las asignaciones alternas y rotatorias se centran en la actualidad en los patrones de tiempo de una enfermera dada en vez de en los patrones de los grupos de trabajo bien integrados. La rotación de personal con base individual desestructura el desarrollo de los grupos de trabajo.

Se podría utilizar como modelo para los servicios de enfermería los equipos de rotación del personal aeroportuario de la Federal Aviation Agency (FAA). La FAA hace rotar a equipos enteros que constan de cuatro o cinco controladores, además de personal en prácticas y un jefe, elegido por sus calificaciones, experiencia y compatibilidad demostradas. Sus programas se planifican con un año de anticipación, de modo que los miembros del equipo puedan planificar sus vidas personales con confianza. La cobertura por emergencias y vacaciones se trata dentro del propio equipo. El absentismo afecta a la carga de trabajo de los compañeros con los que se debe continuar trabajando; por consiguiente, la identificación con el equipo reduce el absentismo por presión del equipo. Los controladores tienen una baja tasa de renovación.

En los hospitales, la rotación de equipos en vez de individuos podría contribuir al desarrollo de los equipos. Si un grupo de personas trabajan juntas de modo consistente, pueden ayudarse por la dependencia de la fase de orientación del desarrollo del grupo y el conflicto experimentado durante la fase organizativa, cuando se producen las negociaciones que determinan quién es responsable de lo que ocurra. La plantilla tiene la oportunidad de convertirse en un grupo interdependiente y cohesivo, con una buena comunicación y capacidades efectivas para resolver los problemas. Lamentablemente, con frecuencia hay una elevada renovación en el personal de enfermería, lo que complica el desarrollo de los equipos. Quizás, una mayor atención al desarrollo de los equipos podría reducir la renovación.

Turnos permanentes

Los turnos permanentes alivian a las enfermeras del estrés y de los problemas de salud asociados con los turnos alternantes y rotatorios. También proporcionan ventajas de tipo social, educativo y psicológico. Cuando las enfermeras pueden elegir el turno que mejor se ajusta a su vida personal, pueden participar en actividades sociales (como aficiones, deportes y organizaciones de tipo comunitario, profesional o eclesiástico) incluso cuando éstas requieren una asistencia regular. Pueden seguir con su formación planificando cursos fuera de su programa de trabajo. Las soluciones en relación con la asistencia a los hijos pueden ser más fáciles. Las enfermeras pueden desarrollar el sentido de pertenencia a un turno, y sentirse y trabajar mejor porque el turno les resulta favorable. En estudios de enfermeras en Montreal, las que trabajaban en turnos permanentes tuvieron unas puntuaciones promedio superiores en las escalas psicosociales como la valoración del estado mental, la satisfacción con el puesto de trabajo, la implicación social y la obligación con la institución. Tuvieron menos problemas y menores tasas de retrasos, absentismo y renovación (Sveinsdóttir, 2006).

Aunque el turno de día no siempre es el turno preferido, es probable que lo sea. Por tanto, puede que haya que realizar la asignación a un turno preferido atendiendo a la antigüedad, lo que suele dar lugar a un predominio de nuevas graduadas en los turnos de tarde y de noche. Los gestores pueden tener dificultades para evaluar al personal de los turnos de tarde y de noche, a menos que realicen algunas observaciones durante dichos turnos; por tanto, puede ser más fácil que las supervisoras de tarde y de noche evalúen al personal de plantilla permanente en dichos turnos. Una desventaja de los turnos permanentes es que las enfermeras pueden no desarrollar una apreciación de la carga de trabajo o de los problemas de las que trabajan en otros turnos.

Programación en bloque o cíclica

En la programación en bloque o cíclica se utiliza el mismo programa repetidamente. Un tipo es el de la rotación prospectiva de 6 días, en la que se programa que el personal trabaje 6 días consecutivos, seguidos de por lo menos 2 días libres. El programa se vuelve a repetir cada 6 semanas. También es posible programar que el personal tenga un fin de semana libre de cada 2 y 1 día libre durante la semana, de modo que no haya más de 4 días de trabajo consecutivos. Son posibles varios tipos de bloques. Dado que de este modo las enfermeras no quedan agotadas por trabajar demasiados días consecutivos, pueden reducirse las bajas por enfermedad. Al tener en vacaciones a un miembro del equipo en un momento dado y al rotar los días festivos entre los trabajadores, se pueden programar las vacaciones y los días festivos para evitar cambios en el bloque. Sin embargo, algunas enfermeras consideran que un día libre cada vez no sea lo adecuado para sentirse descansada. No obstante, las enfermeras que no trabajan más de 4 días consecutivos indican que un día es adecuado para sentirse bien.

Las rotaciones establecidas tienen varias ventajas. El personal conoce sus programas con anticipación y, en consecuencia, puede planificar su vida. Las ausencias por acontecimientos sociales disminuyen, porque el personal puede planificar sus actividades sociales fuera de sus programas de trabajo. El desarrollo del programa inicial es laborioso, y puede percibirse como desventaja una disminución en la flexibilidad de la dotación de personal, especialmente por las personas que necesitan flexibilidad.

Turno de ocho horas, semana de trabajo de cinco días

El trabajo de 40 horas repartidas en 5 días a la semana se popularizó durante la década de 1940. Constituyó un cambio radical con respecto a la semana de trabajo de 10 horas al día durante 5 días por semana, que contenía turnos partidos y pocos días festivos. Los turnos suelen ser de 7 de la mañana a 3:30 de la tarde, de 3 de la tarde a 11:30 de la noche, y de 11 de la noche a 7:30 de la mañana, lo que permite una pausa de 30 minutos para el almuerzo y media hora de tiempo superpuesto entre los turnos para realizar el cambio de turno y proporcionar una continuidad en la asistencia (Grohar-Murray y DiCroce, 2003).

Turno de diez horas, semana de trabajo de cuatro días o 7/70

Se ha utilizado un patrón de dotación de personal de 10 horas al día con 4 días de trabajo por semana. El principal problema es la fatiga, pero se observó que no constituía un problema tan importante como se anticipó. Los largos fines de semana y los días libres extra constituyen atractivos. Además, hay tiempo para terminar el trabajo, se pueden cubrir las cargas de trabajo y hay un menor número de horas extra y costes relacionados. El empleo de turnos de 10 horas se ha asociado con un menor absentismo por enfermedad, menor renovación y un mayor número de solicitudes para trabajar por las noches. Sin embargo, algunos piensan que los días de 10 horas son días de trabajo largos, y hay una superposición de trabajadores durante las 24 horas. En consecuencia, los turnos de 10 horas pueden aumentar los gastos salariales y no son rentables en muchas unidades de especialidades como servicios de urgencias, servicios de cirugía (quirófanos) y salas de recuperación después de la anestesia. Hay también una semana de 10 horas al día los 7 días de la semana, conocida como 7/70. Se trabaja durante 7 días y luego se tienen 7 días libres (Grohar-Murray y DiCroce, 2003; Roussel, Swansburg y Swansburg, 2006).

Turnos de doce horas

El turno de 12 horas, que comienza a las 7 o 7:30 de la mañana y termina a las 7 o 7:30 de la tarde, ha sido adoptado por muchas instituciones. Algunas trabajan 3 días o 36 horas a la semana. Otras trabajan 7 días o 84 horas en 2 semanas y reciben una paga por 4 horas extra. Otro patrón es el de 6 días de 12 horas de trabajo y 1 día de 8 horas o 80 horas en 2 semanas. El mejor empleo del personal de enfermería disminuye los requerimientos de la dotación de plantilla, lo que, en consecuencia, disminuye el coste por paciente-día. Las enfermeras observan que llegan a conocer mejor a sus pacientes porque tienen más tiempo para revisar la documentación y pueden visitar a los pacientes con una mayor frecuencia. Tienen más tiempo para tener ordenadas las historias así como los nuevos ingresos antes del cambio de turno, y tienen la impresión de que pueden prestar una mejor asistencia al paciente porque no se sienten tan apuradas.

Las relaciones de trabajo mejoran cuando el personal trabaja con el mismo grupo de personas, de modo que es posible el desarrollo del equipo. Hay una menor fricción y no hay turno de 3 de la tarde a 11 de la noche al que echar la culpa por los problemas.

El tiempo libre total aumenta, con una mejora en su utilidad. Se reduce el tiempo total por desplazamientos. La flexibilidad en cuanto a los programas del personal mejora la moral de la plantilla.

La paga por las horas extra ha constituido cierta preocupación. Las enmiendas de 1966 a la Fair Labor Standards Act permiten a las empresas calcular la paga por el tiempo extra en un período de trabajo de 14 días consecutivos. Por tanto, se requiere una paga por tiempo extra sólo cuando se trabaja más de 80 horas en un período de 2 semanas.

Algunas enfermeras se quejan de que el tiempo extra que realizan y utilizan para aprender e investigar «llega a ser aburrido». Las enfermeras se quejan también de que su vida familiar y social sufre en los días en que trabajan en horas extra. Puede resultar más difícil a las enfermeras de mayor edad gestionar los turnos más largos, y un día de ausencia da lugar a mayores complicaciones. Es típico que las enfermeras trabajen más que su turno programado de 12 horas, y los riesgos de cometer un error aumentan significativamente cuando las enfermeras trabajan más de 12 horas, trabajan horas extra, o trabajan más de 40 horas a la semana (Rogers, Hwang, Scott et al, 2004). La amplia variedad de prácticas de dotación de personal sugiere que no hay un programa de dotación de personal acertado o desacertado para una situación dada (Grohar-Murray y DiCroce, 2003; Roussel, Swansburg y Swansburg, 2006).

«No he fracasado. He encontrado simplemente 10.000 modos que no funcionan». Thomas Edison

Alternativa para los fines de semana

El Baylor University Medical Center de Dallas, Texas, comenzó un plan alternativo de 2 días. Las enfermeras tenían la opción de trabajar 12 horas al día 2 días en los fines de semana y recibir una paga de 36 horas por turnos de día o 40 horas por turnos de noche. Las enfermeras podían elegir también trabajar cinco turnos de 8 horas de lunes a viernes. Este plan requería una mayor dotación de personal y un mayor presupuesto. Algunos hospitales han llevado a la práctica el plan Baylor, considerando que la paga extra en los fines de semana compensa las vacaciones, los días festivos y las bajas por enfermedad. Es más difícil llevarlo a la práctica con restricciones presupuestarias, de modo que se han desarrollado variaciones. Algunos hospitales tienen enfermeras con turnos de trabajo de 12 horas cuando trabajan los fines de semana. De este modo es menor el número de personas que tienen que trabajar los fines de semana y, por tanto, la plantilla puede disponer de fines de semana libres con mayor frecuencia. Aunque se observó que la enfermedad y las ausencias aumentaban con este sistema, se produjo una mejora en el reclutamiento y dotación de personal. Algunas instituciones han establecido un día de fin de semana como premio que da a la enfermera un día libre más por trabajar un fin de semana adicional en un programa de 4 semanas. También se ha utilizado una noche de vacación como premio. Además, se han utilizado los días de trabajo extra de vacaciones para recompensar a las enfermeras que trabajan sólo las noches durante un período de tiempo especificado (Roussel, Swansburg y Swansburg, 2006).

Opciones flexibles

Las opciones flexibles son importantes para reclutar y retener a las enfermeras y para reducir el absentismo. Es particularmente importante para la generación de enfermeras más jóvenes con el fin de que puedan acomodar su estilo de vida.

La formación de varias especialidades puede preparar a las enfermeras para que trabajen en más de un área y facilitar así una programación flexible.

Puede utilizarse la dotación de plantilla de trabajadoras temporales de forma estratégica para el trabajo estacional y proyectos a corto plazo. Es preciso equiparar su formación al empleo, y requieren ser orientados. Para obtener buenos trabajadores temporales puede precisarse trabajar con agencias de empleo temporal especializadas. Es responsabilidad de la agencia empleadora asegurarse de la competencia de la plantilla temporal.

Algunas enfermeras se han unido a agencias de dotación de plantillas temporales para conseguir un mayor control sobre sus programas. El recorte de plantilla ha llevado a una mayor utilización de trabajadores temporales. El empleo de trabajadores temporales da al personal de la institución tiempo para evaluar al trabajador antes de decidir a quién contrata para la plantilla, y reducir así los errores de contratación. Da también al trabajador tiempo para evaluar qué pasaría si trabajara de forma más permanente para dicha institución. Algunas agencias de dotación de personal temporal no tienen cláusulas de contratación.

La enfermería que procede de otros países, ha crecido como respuesta a la escasez de enfermeras, y supone algo más que simplemente trabajar para agencias locales de dotación de plantillas. Puede ofrecer oportunidades para el crecimiento personal y el desarrollo profesional. La enfermera puede elegir la localización, asignaciones y tipo de trabajo desde un día a unas asignaciones a largo plazo. Las pagas pueden ser competitivas y los beneficios pueden ser buenos. Puede haber un reembolso por traslado, subsidio por alojamiento y ayuda por licenciatura y reembolso. Esta enfermera puede proporcionar a una empresa el beneficio de una nueva visión, y la enfermera puede ganar una variedad de experiencias (Roussel, Swansburg y Swansburg, 2006).

Dotación de plantilla variable

Una dotación de plantilla variable es un método por el cual se determina el número y la mezcla de la plantilla de acuerdo con las necesidades de los pacientes. Debe ajustarse la mezcla y el número según cambian las cifras de pacientes y la gravedad de sus afecciones hacia arriba o hacia abajo. Un patrón de dotación de plantilla fijo puede utilizar una enfermera profesional, dos LPN y cuatro personas sin licenciatura. Con una dotación de personal variable, puede cambiarse el cociente a una enfermera profesional, cuatro LPN y sólo una o ninguna persona no licenciada, cuando las afecciones de los pacientes son muy graves. Cuando hay mayores cifras de pacientes con menos enfermedades agudas, podría asignarse más personal no licenciado y un menor número de LPN. Se utilizan las determinaciones temporales para una asistencia directa e indirecta a los pacientes. Se elabora un sistema de clasificación de los pacientes, y se diseñan tablas para determinar el número-horas de enfermería requeridas a tenor del número de pacientes de cada categoría. Se proporciona así la información para determinar las necesidades de dotación de plantilla por niveles de capacidad. Se pueden utilizar los conjuntos de enfermeras, trabajadoras fluctuantes, auxiliares a tiempo parcial, trabajadores temporales y personas con una formación especializada, con el fin de suplementar al personal regular para lograr una dotación de personal variable. Con el análisis de las necesidades de dotación de personal previas, la redistribución del trabajo de rutina en horas punta, y una ligera supradotación de personal en algunas áreas para crear personal fluctuante con el que satisfacer las necesidades del último minuto, puede haber una escasa necesidad de llamar a una plantilla no programada (tabla 13-6). Durante el año 2000, la mayoría de los patrones de dotación de personal fueron variaciones de los utilizados con anterioridad (Roussel, Swansburg y Swansburg, 2006; Sullivan y Decker, 2005).

Plantilla a tiempo completo

Puede contratarse personal a tiempo completo para satisfacer las necesidades promedio de dotación de personal de una institución. El ajuste más habitual por una sobrecarga de trabajo es transferir personal de un área menos cargada a un área sobrecargada.

En el sistema de piso compartido, el personal de dos unidades se ayuda mutuamente. Las enfermeras de plantilla se orientan a la segunda unidad y saben que, si son trasladadas, lo serán a la unidad compañera. De este modo se reduce al mínimo el agravio.

En el mejor de los casos, una plantilla complementaria o fluctuante está compuesta de enfermeras de plantilla a tiempo completo que son orientadas para muchas áreas, y les agrada el reto de tipos diferentes de pacientes y de entornos. Por desgracia, la mayoría de las enfermeras prefieren la estabilidad. Por tanto, es probable que la plantilla fluctuante sea una plantilla a dedicación parcial o de personal nuevo a la espera de una asignación permanente.

Otra opción es dejar que la plantilla a tiempo completo trabaje turnos dobles, turnos extra o tiempo extra. La enfermera está ya orientada hacia el área y así se facilita la continuidad de la asistencia. No obstante, también hay inconvenientes. Los costes institucionales aumentan. Las enfermeras pueden llegar a fatigarse, es probable que los errores aumenten con la fatiga, y el tiempo extra puede interferir con la vida privada de las enfermeras (Roussel, Swansburg y Swansburg, 2006; Sullivan y Decker, 2005).

El tiempo extra obligatorio requiere que la plantilla permanezca en su puesto de trabajo después de que haya acabado su turno programado. Algunos gestores pueden creer que una enfermera fatigada es preferible que no disponer de ninguna. La ANA y otras organizaciones profesionales se oponen al tiempo extra obligatorio. Hay el temor de que unas enfermeras con exceso de trabajo puedan tener comprometidas sus capacidades para la toma de decisiones y sean más proclives a cometer errores. Las enfermeras temen entrar en litigios y el

Tabla 13-6 Pros y contras de una dotación de plantilla variable

	Pros	Contras
Turnos de 8 horas	Tradicional	Larga semana de trabajo
Turnos de 10 horas	Tiempo para completar el trabajo Fines de semana largos Días libres extra Disminución de horas extra Cubre al máximo las cargas de trabajo Disminuye los costes	Fatiga Superposición Dificultad para encontrar sustitutas
Turnos de 12 horas	Menores requerimientos de dotación de personal Menor coste por paciente-día Aumento del conocimiento de los pacientes Capacidad para organizar los nuevos ingresos Menor sensación de sentirse agobiado Mejora la continuidad de la asistencia Posibilidad de desarrollo del equipo Menor número de *reports* al día Menor tiempo empleado en la dotación de personal Disminución del tiempo de desplazamiento de los empleados Menores gastos de personal en cuanto a gasolina, comidas, servicio de guardería de los niños	Mayor agotamiento al final de la semana de trabajo Aumento de la tensión al final de la semana de trabajo Aumento de accidentes menores Aumento de errores de medicación La vida hogareña y social sufre la semana de trabajo
Plan Baylor/opción de fin de semana	Disminuye el número de personas que necesitan trabajar los fines de semana Mayor frecuencia de fines de semana libres Menos horas de trabajo y una mayor paga Mejora en la dotación de personal Aumenta la moral	Aumento de enfermedades Mayor absentismo

riesgo de perder su licencia de enfermería. El tiempo extra obligatorio es un aspecto político y, con frecuencia, es un punto de negociación en relación con las enfermeras no sindicadas. Algunos estados han adoptado una legislación que prohíbe el tiempo extra obligatorio. Con frecuencia, las instituciones tienen políticas con derecho a un tiempo extra obligatorio. Algunas especifican que rehusar trabajar un tiempo extra requerido constituye abandono del paciente y es punible (ANA, 1999a; Bonczek, 2007).

Plantilla a tiempo parcial

El trabajo por horas con carácter flexible puede ser un incentivo para las enfermeras inactivas para empezar un empleo a tiempo parcial, y puede ayudar de este modo a reducir la escasez de personal. La mayoría de las enfermeras son mujeres que tienen que combinar su rol de enfermera con otros muchos roles, como esposa, madre y ama de casa. Un empleo a tiempo parcial puede ampliar los horizontes de la mujer más allá de su hogar. Las enfermeras a tiempo parcial tienden a trabajar más en horarios impopulares, y algunas prefieren de modo exclusivo un trabajo en horas de tarde o de noche.

Hay, por supuesto, inconvenientes en relación con el empleo de enfermeras a tiempo parcial. Los gastos educativos y administrativos son proporcionalmente mayores en relación con la ayuda a tiempo parcial que con la dedicación plena. Por ejemplo, es probable que cueste tanto orientar a una enfermera a tiempo parcial que a una enfermera a dedicación plena, de modo que el coste por hora trabajada es mayor. Mantener la continuidad de la asistencia es complicado, porque dos o más personas a tiempo parcial pueden llenar puestos de trabajo con un presupuesto de dedicación plena. También hay inconvenientes para el empleado. La enfermera a tiempo parcial puede no recibir beneficios, como cobrar durante una enfermedad o tener días de vacaciones, y probablemente no será considerada para ser promocionada.

En ocasiones, los beneficios son prorrateados entre los trabajadores a tiempo parcial.

La ayuda temporal es otra opción. Algunas instituciones contratan ayuda temporal en verano para proporcionar cobertura para las vacaciones del personal de plantilla. Se ha utilizado la plantilla temporal para ayuda para dar permisos a otros profesionales de plantilla los fines de semana. Las enfermeras de plantilla obtienen un día libre extra (un día de premio) si trabajan un fin de semana adicional en un programa de 4 semanas. Algunas enfermeras pueden desear trabajar a solicitud durante todo el año.

En algunas áreas existen agencias externas que proporcionan ayuda temporal. La utilización de estas agencias puede reducir en gran medida la cantidad de tiempo que se emplea en tener la dotación necesaria de la plantilla. El gestor sencillamente llama a la agencia externa y solicita un determinado número de enfermeras, y es la agencia la encargada de realizar los contactos necesarios. La agencia tiene un archivo de las enfermeras disponibles, a las que se permite tener unos programas muy flexibles determinados por ellas mismas. Se permite de este modo que algunas enfermeras trabajen, lo que de otro modo no podrían hacer y, por tanto, se ayuda a que dichas enfermeras mantengan sus conocimientos.

Lamentablemente, también hay inconvenientes en relación con las agencias de ayuda temporal. El ajuste de las credenciales y cualificaciones de las enfermeras con asignaciones y orientación a las asignaciones en las diferentes áreas, constituyen problemas importantes. Las enfermeras temporales podrían obtener los horarios preferidos, lo que deja a la plantilla habitual con un mayor número de las horas menos atractivas si la dotación de plantilla no ha sido bien gestionada. En consecuencia, en el personal habitual podría producirse una bajada de moral. Podría ser de utilidad un servicio de colocación central dirigido por el consejo directivo estatal de enfermería o por la asociación estatal de enfermeras para ajustar las cualificaciones e intereses de las enfermeras a las vacantes anticipadas en todo el estado.

Hay muchas variables que se deben considerar al planificar los programas de dotación de plantillas. Cuanto más exactamente se evalúan estas variables, mejor se pueden contener los costes, al tiempo que se proporciona una asistencia de alta calidad (Grohar-Murray y DiCroce, 2003).

Las administradoras tienen varias opciones relativamente poco adecuadas para manejar una ausencia de llamada o un turno de otro modo no cubierto. Pueden considerar las siguientes posibilidades:

- Utilizar una enfermera fluctuante, por día, o de agencia.
- Pedir a una enfermera que trabaje por la enfermera ausente y cancelar un turno de dicha persona en el futuro curso de la semana.
- Pedir a una persona a dedicación parcial que trabaje un turno extra.
- Sustituir a una persona de una clasificación por otra, como una LPN en vez de una enfermera profesional.
- Pedir a un miembro de plantilla que trabaje algunas horas extra y a otro que venga unas horas antes.
- Realizar el trabajo sin una sustituta.
- Cubrir ellas mismas el turno.

VARIABLES QUE AFECTAN A LA DOTACIÓN DE PLANTILLAS

Aunque la filosofía y los objetivos de la institución y del servicio de enfermería guían la dotación de la plantilla, varios factores relacionados con el paciente, la plantilla y el entorno afectan también a las pautas de dotación de personal. La tipología de pacientes, sus expectativas, fluctuaciones en los ingresos, duración de la estancia y complejidad de la asistencia complican la dotación de personal (Finkler y Kovner, 2000) (cuadro 13-1). Las políticas sobre el personal, los niveles educativos y de experiencia de la plantilla, las descripciones del puesto de trabajo, la mezcla de titulaciones o niveles de la carrera profesional, políticas de horarios y rotaciones, absentismo y la competencia de mercado afectan también a la dotación de personal. También se consideran al planificar las pautas de dotación de personal los factores del entorno, como la superficie y la distribución de la unidad y del hospital, el número de camas de pacientes, la existencia de suministros y equipo, la estructura de la organización y la existencia de servicios de apoyo de otros departamentos.

Periódicamente, se remite un presupuesto que proporciona un resumen de la situación del servicio o unidad, en relación a los ingresos y gastos del presupuesto

Cuadro 13-1 Variables que afectan a la dotación de personal

Los presupuestos de la carga de trabajo indican la cantidad de trabajo producido por una unidad en términos de unidades de servicio, que se utiliza para calcular el presupuesto
Los informes de actividad proporcionan datos estadísticos sobre la actividad actual que se centra en el número de unidades de servicio prestado comparado con la capacidad total
El censo diario promedio es el número de pacientes promedio asistidos por día durante un período de tiempo
La duración de la estancia promedio es el número de días promedio que los pacientes reciben asistencia en la institución
Las unidades de servicio ajustadas permiten un presupuesto atendiendo a las unidades de servicio de carga de trabajo esperadas ajustadas en cuanto a la mezcla de pacientes esperada
Los cálculos de las horas de asistencia determinan las horas de asistencia requeridas promedio por paciente por 24 horas en relación con cada nivel de clasificación y la suma o total de horas de asistencia necesitadas para todos los pacientes
El presupuesto de gastos del personal es el presupuesto de todo el personal asignado a la unidad
La plantilla fija está formada por los empleados cuyas horas de trabajo no varían con el volumen de pacientes
La plantilla variable está formada por los empleados cuyas horas de trabajo cambian en respuesta al número proyectado de horas de asistencia requeridas
Se deben establecer los puestos de trabajo atendiendo al juicio del gestor en relación con el uso de personal a tiempo total y tiempo parcial para lograr el número de equivalentes de tiempo completo requeridos para satisfacer las necesidades de los pacientes
Se determinan los costes del trabajo calculando los desembolsos en dólares por el salario de por hora, diferenciales, horas extras, aumentos e incentivos para cada persona empleada por la unidad
El presupuesto de gastos (sin incluir el personal) es una combinación de los gastos de la unidad directos más los gastos estructurales indirectos
El presupuesto de ingresos corresponde a los ingresos de la unidad

Modificado de Finkler SA, Kovner CT: *Financial management for nurse managers and executives*, Filadelfia, 2000, Saunders.

para su revisión. Los gestores son responsables de llevar a la práctica el presupuesto (Bonczek, 2007).

Estudios de dotación de personal

Se utilizan tres tipos principales de estudios de dotación de plantillas para predecir el número, nivel y tipología o categoría del personal requerido para la dotación de la plantilla. Puede predecirse la asistencia de enfermería requerida por los sistemas de clasificación de los pacientes asignando éstos a las categorías de acuerdo con el diagnóstico, la intensidad de la asistencia o la cantidad de autonomía. Puede determinarse el número, nivel y categorías de personas requeridas anotando el número de pacientes en cada categoría.

Se pueden determinar los estándares de tiempo en relación con los procedimientos de enfermería, listando y analizando los procedimientos requeridos por cada paciente. A continuación, se puede calcular el tiempo necesario para cada paciente y la suma para todos los pacientes de una unidad. Se pueden utilizar fórmulas deducidas de un análisis estadístico de los datos del muestreo del trabajo para predecir el número de horas de asistencia de enfermería y para negociar los aumentos en la dotación de personal a pesar de las presiones económicas (Beglinger, 2006).

«Es mejor encender una vela que maldecir la oscuridad». Eleanor Roosevelt

Principios de la dotación de personal en enfermería

La ANA (1999b) identificó los siguientes principios para la dotación de personal de enfermería relacionados con la asistencia a los pacientes de la unidad: Los niveles de dotación de personal deben reflejar las necesidades de los pacientes de forma individual o en grupos. Debe cuestionarse el concepto de horas de enfermería por paciente-día. Cuando se determinen los niveles de dotación de la plantilla se deben considerar las funciones para apoyar la calidad de la asistencia al paciente.

Los *principios relacionados con la plantilla* incluyen lo siguiente: Las necesidades de los pacientes deben determinar las competencias clínicas requeridas. Las enferme-

Perspectiva de la INVESTIGACIÓN 13-1

Datos de Seago JA: *A comparison of two patient classification instruments in an acute care hospital*, J Nurs Adm 32(5):243-249, 2002.

Objetivo: La finalidad de este estudio fue comparar la validez en la predicción del tiempo empleado en la asistencia a los pacientes de dos tipos de instrumentos de clasificación de pacientes utilizados habitualmente en los hospitales de cuidados intensivos de California.

Métodos: Dos formas generales de sistemas de clasificación de pacientes utilizados habitualmente son el tipo de tareas sumativas del sistema de clasificación y el tipo de incidente crítico o de criterio del sistema de clasificación. Se realizó el estudio durante el turno del primer día después de que el paciente hubiese sido ingresado, durante 24 horas seguidas. Se determinó la puntuación predictiva antes de cada turno en dicho día, y se determinó la puntuación real al final de cada turno de este día. Se recogieron los datos utilizando solamente una revisión de la historia clínica. Se completaron ambos tipos de instrumentos de recogida de datos, el criterio y el sumativo, en relación con la totalidad de 349 pacientes en ambos momentos de la recogida. En cada paciente se determinó un núcleo antes y después de cada turno utilizando los dos instrumentos. Se examinaron las 349 historias clínicas de los pacientes ingresados que satisfacían los criterios de inclusión.

Resultados/conclusiones: El hallazgo más significativo de este estudio fue que no hubo prácticamente diferencias en la capacidad predictiva de los instrumentos de clasificación de pacientes, la sumativa y el de criterios. En el mismo conjunto de pacientes hubo acuerdo entre las puntuaciones pronosticadas y las reales en más del 78%.

ras necesitan apoyo en la gestión de enfermería así como representación tanto en los niveles operativos como en los ejecutivos. Las enfermeras profesionales más experimentadas deben proporcionar apoyo clínico a las enfermeras con menor experiencia.

Los *principios relacionados con la organización* incluyen lo siguiente: La política de la organización debe reflejar la valoración de los empleados. Todas las organizaciones deben tener competencias documentadas. Las políticas de la organización deben reconocer las necesidades tanto de los pacientes como de la plantilla.

Estándares de tiempo

Cuando se calculen los estándares de tiempo de la asistencia de enfermería, se debe considerar tanto la asistencia directa como la indirecta. La asistencia directa afecta al paciente e incluye la alimentación, bañarlo, tratarlo y administrar la medicación. La asistencia indirecta incluye todas las actividades que no constituyen una asistencia directa, como la preparación de la medicación y la limpieza después de haber administrado la medicación y los tratamientos, la coordinación de la asistencia clínica, los informes, comunicaciones, documentación de la asistencia, y las pausas para el café y el almuerzo.

Una vez que se han identificado el número y clase de actividades requeridas por cada paciente y se calcula el tiempo requerido para llevar a cabo estas actividades, se puede añadir el tiempo requerido por todos los pacientes de una unidad y dividir por el número de horas de trabajo productivas en un turno para determinar el número de personas necesario. Pueden predecirse las diferentes categorías del personal de enfermería clasificando la asistencia de acuerdo a las cualificaciones requeridas para prestarla, sumar el tiempo en cada categoría, y dividirlo por las horas productivas en un turno para obtener el número de tipos específicos de personal requerido para satisfacer las necesidades de los pacientes. Una vez se ha logrado, se pueden pasar los costes a los pacientes por el nivel de asistencia requerida.

Las enfermeras de salud pública tratan con necesidades sanitarias de grupos agregados e individuales en la comunidad, mientras que las enfermeras visitadoras prestan asistencia a los pacientes en sus propios domicilios. Con frecuencia se asigna un tiempo estándar por visita. Se ha utilizado un estándar de 45 minutos por visita para cuatro a seis clientes, dependiendo del tiempo que se haya empleado en el camino al domicilio, pero el nivel de gravedad de los clientes tratados en plan domiciliario ha aumentado. Por tanto, merece un sistema basado en la gravedad de los mismos.

Sistemas de clasificación de los pacientes

Los sistemas de clasificación de los pacientes fueron introducidos cuando los administradores se dieron cuenta de que las necesidades de la dotación de enfermeras se relacionan más con la dependencia del paciente que con el diagnóstico médico. Los tres tipos básicos de los sistemas de clasificación de los pacientes son: *a*) una descripción de la situación; *b*) lista de comprobación, y *c*) estándar de tiempo o unidad de valor relativo. En el tipo descriptivo, la enfermera clasifica al paciente en la categoría que más estrechamente describe la asistencia recibida. La herramienta utilizada es una descripción, marcada en una tabla de gravedad concisa. La categoría 1 puede ser autoasistencia y la categoría 4 una asistencia completa, que incluye la alimentación, frecuentes cuidados de la piel, baño completo, reposo en cama completo y frecuente es cambios de posición del paciente. El paciente no tiene que recibir toda la asistencia de una categoría para quedar clasificado en dicha categoría. La enfermera elige la categoría que mejor describe al paciente. El principal problema con este tipo de sistema es la baja fiabilidad entre las evaluadoras, causada por la subjetividad de la enfermera en la interpretación del grado de asistencia requerida por el paciente.

La tabla de gravedad del tipo de lista de comprobación divide los eventos de las rutinas de asistencia en categorías de actividad, como dar de comer y bañar al paciente. En cada categoría se describen los niveles de actividad. Los niveles de la categoría de la alimentación podrían ser la autoasistencia, ayudar a incorporarse, dar de comer, y dar de comer con frecuencia. A cada actividad se asigna una puntuación del nivel de actividad, como 1 para la asistencia de rutina o autoasistencia y 4 para una asistencia completa. La enfermera comprueba el nivel de actividad en relación con cada paciente de cada categoría y obtiene el total de puntos para cada paciente para determinar el nivel de asistencia. Suele realizarse en cada turno o diariamente. Es, igualmente, un sistema subjetivo.

Un sistema de estándar de tiempo, o unidad de valor relativo, asigna una unidad de valor (por lo general, una medida de tiempo) a las diversas actividades de la asistencia del paciente. Generalmente, se agrupan estas actividades de acuerdo con las categorías, como alimentación, baño y movilidad.

Medicus fue uno de los primeros sistemas de clasificación desarrollados, y fue introducido a finales de la década de 1960. Se sigue utilizando aún. Agrupa a los pacientes en cinco categorías, y el número 5 indica la mayor intensidad de la asistencia. Los indicadores y las horas promedio de asistencia de enfermería requeridas determinan el nivel. Refleja tanto la asistencia directa como la indirecta.

GRASP (Grace Reynolds Application and Study of PETO) fue introducido en 1970 y ha sido utilizado habitualmente durante décadas. Identifica aproximadamente 50 actividades de asistencia directa e indirecta al paciente. Se están efectuando estudios de tiempo para validar que los cálculos del tiempo son exactos en relación con una organización dada. Se comprueba la fiabilidad entre evaluadoras. Los cálculos han de realizarse cada 12 horas, y pueden efectuarse utilizando una forma informatizada o manualmente. Aunque GRASP es muy laborioso, suele utilizarse en la actualidad. Es un sistema de información multidimensional de la administración de enfermería que incluye evaluaciones sobre la dotación de plantilla/programación, coste, identificación, elaboración de presupuestos, y de la calidad.

El Therapeutic Intervention Scoring System (TISS) determina la gravedad de la enfermedad por medio de la valoración del tiempo y de la intensidad de las intervenciones requeridas para la asistencia al paciente. Se lleva a cabo clasificando numerosas afecciones y tratamientos en categorías a las que se asignan 1, 2, 3 o 4 puntos. A continuación se suman los puntos y se obtiene una de cuatro clasificaciones: clase I (menos de 10 puntos); clase II (de 10 a 19 puntos); clase III (de 20 a 39 puntos), y clase IV (más de 40 puntos).

El Expert Nurse Estimation Patient Classification System (ENEPCS) es un modelo contemporáneo que es individualizado por los cuidadores de la agencia. Identifica características singulares del paciente en ocho categorías: *a*) estado cognitivo; *b*) estado de autoasistencia; *c*) necesidades de apoyo emocional y psicosocial; *d*) necesidades de alivio/tratamiento del dolor; *e*) información a la familia y necesidades de apoyo; *f*) necesidades de tratamiento; *g*) coordinación interdisciplinaria y educación al paciente, y *h*) necesidades de transición. Puede utilizarse en múltiples marcos clínicos para calcular las categorías de personal en relación con las necesidades de cada paciente (Malloch y Krueger, 2006).

El sistema matriz se ha hecho cada vez más popular a comienzos de este siglo. Se puede registrar el censo como el número de pacientes en la parte inferior de la columna de la izquierda. A continuación, puede haber columnas para el número de personas de la plantilla licenciadas (RN, LPN) y de personas de plantilla no licenciadas (auxiliares, personal técnico) requeridas, incluidas la secretaria de la unidad, en relación con los días y turnos de noche de 12 horas.

Los sistemas de clasificación de los pacientes presentan ventajas. Pueden ser utilizados para ayudar a los gestores de Enfermería a establecer la asistencia requerida, determinar la plantilla de la unidad y las diferentes capacidades requeridas, preparar el presupuesto de la unidad y perfeccionar las necesidades de plantilla diariamente. Estos sistemas también tienen inconvenientes. Puede cuestionarse la fiabilidad y la validez de los datos por autonotificación. Puede haber sesgos inducidos por el observador, así como sesgos autonotificados.

Se pueden utilizar los resultados clínicos para valorar la aptitud de la dotación de la plantilla. Los siguientes hechos indican la necesidad de una mejor dotación de plantilla: reacciones farmacológicas adversas, quejas de las familias, lesiones de los pacientes, estancia prolongada, quejas de los pacientes, caídas de los pacientes, infecciones postoperatorias, shock/parada cardíaca, problemas cutáneos, hemorragia gastrointestinal superior e infecciones del tracto urinario. Los indicadores sensibles a la enfermería incluyen las horas de enfermería por paciente-día, empleo de personal a solicitud o por jornada, horas extra, tiempo de enfermedad, satisfacción de la plantilla, tasa de renovación de la plantilla, tasa de vacantes y no lograr los niveles del plan de dotación de plantilla de la institución (Bonczek, 2007).

Fórmulas para la dotación de personal

Cuando se determina el número de personas que se deben contratar hay que considerar las horas por las que se requiere dicha cobertura, vacaciones, días festivos, absentismo, y tiempo para el desarrollo de la plantilla. Si las enfermeras trabajan 5 días por semana y se requiere cobertura durante los 7 días, supone 1,4 enfermeras para tener a una enfermera de turno durante 7 días, y 2,8 enfermeras para tener a dos enfermeras de turno durante 7 días. Puede calcularse esta cifra multiplicando el número requerido de turno por el número de días por semana en las que se requiere la cobertura y dividiendo por el número de días que cada empleado trabaja por semana para determinar el número de personas requerido para la cobertura (tabla 13-7). Esta cifra no tiene en cuenta las vacaciones, los días festivos, el absentismo o el tiempo para el desarrollo y formación de la plantilla.

Para calcular la cobertura por vacaciones se multiplica el número de días de vacaciones por año por el número de personas al nivel de capacidad dado. A continuación, se divide el número total de días de vacaciones por nivel de capacidad por el número total de días trabajados por año por persona para determinar el número de personas requeridas para la cobertura vacacional. Por ejemplo:

Número de días de vacaciones por año	×	Número de personas a tiempo completo en un nivel de capacidad dado	=	Total de días de vacaciones por nivel de capacidad
Total de días de vacaciones por nivel de capacidad	+	Total de días trabajados por persona por año	=	Número de personas a tiempo completo necesarias para la cobertura vacacional

Para determinar la cobertura por días festivos, se multiplica el total del número de personas requeridas (cobertura de 7 días por nivel de capacidad) por el número de días festivos, para determinar el número de días festivos que deben ser dotados de personal. A continuación, se divide el total de los días de alivio festivos por el total de días trabajados por año por persona para obtener el número de personas requeridas por nivel de capacitación para cobertura de días festivos al año.

Número de personas	×	Número de días festivos	=	Número de días de alivio por días festivos que precisan cobertura
Número de días de alivio de días festivos	+	Número de días trabajados por año por persona	=	Número de personas requeridas para la cobertura de días festivos por año

Se utiliza el porcentaje de ausentes para calcular la cobertura de alivio por ausente:

Semanas por año	×	Días trabajados por semana	×	Porcentaje de ausentes	=	Días de absentismo por persona por año

Número de personas (7 días por semana)	×	Días de absentismo por persona por año	=	Número de días de ausencia que requieren cobertura
Número de días de ausencia	+	Total de días trabajados por persona por año	=	Personal a tiempo completo para cobertura de ausencias por año

También puede calcularse el personal requerido para el alivio del desarrollo y formación de la plantilla por año:

Número de horas requeridas o recomendadas para desarrollo del personal	×	Número de personas de plantilla	=	Número de horas por año para desarrollo y formación de la plantilla que necesitan cobertura de alivio
Número de horas que necesitan cobertura para el desarrollo de plantilla	+	Horas trabajadas por día	+	Total de días trabajados por persona
			=	Personal a tiempo completo requerido para la cobertura para el desarrollo de la plantilla

Puede elaborarse una regla de cálculo para la dotación de personal para ahorrar tiempo cuando se calcula el número de puestos presupuestados necesarios para satisfacer los estándares, preparando una tabla que identifique el número de personas necesarias en cada turno, para cubrir días libres y para cubrir días libres adicionales. La tabla 13-8 aporta ejemplos.

Un puesto de dedicación plena equivalente (*full-time* equivalente, FTE) es igual a 40 horas por semana durante 52 semanas, lo cual supone 2.080 horas por año. Una persona o una combinación de personal puede llenar un FTE. Por ejemplo, dos personas podrían compartir un empleo trabajando juntas durante 80 horas cada 2 semanas. Unos FTE fijos son para empleados con un programa de trabajo sin importar cuál es el volumen de trabajo. Unos FTE variables son para empleados como trabajadores temporales a tiempo parcial que tienen un programa de acuerdo con las necesidades de la carga de trabajo (Bonczek, 2007; Huber, 2006; Marquis y Huber, 2006; Roussel, Swansburg y Swansburg, 2006; Sullivan y Decker, 2005). Se están empleando programas informáticos cada vez con mayor frecuencia (Fralic, 2000).

Tabla 13-7 Fórmulas para la dotación de plantilla

Número requerido	Días de la semana	Número de días de cada semana de trabajo	Número de personas requeridas
1 ×	7÷	5 =	1,4
2 ×	7÷	5 =	2,8
3 ×	7÷	5 =	4,2
4 ×	7÷	5 =	5,6
5 ×	7÷	5 =	7,0

Recortes de personal

Los recortes presupuestarios, la disminución de la actividad del paciente ingresado y los patrones cambiantes de la asistencia a los pacientes han sido la causa de que algunas instituciones ajusten o disminuyan la dotación de personal. Las unidades que han de ser investigadas incluyen las que tienen una tasa de ocupación por debajo del 60%, en donde las horas por cuidador trabajadas para cada paciente han disminuido pero, a la vez, han ampliado las horas no productivas en varios puntos porcentuales en un año, en las que los niveles fijos de dotación de plantilla han aumentado en un pequeño porcentaje de los FTE, en donde no se cumplen los objetivos de productividad.

Encontrar una nueva ocupación para los empleados actuales puede retrasar la necesidad de reducir el personal. Se pueden utilizar los tiempos perdidos para proporcionar formación en el servicio al personal con el fin de aumentar su competencia, para que el personal tenga una formación especializada y pueda trabajar en más de un área, para llevar a cabo proyectos especiales

Tabla 13-8 Fórmulas para la dotación de personal*

Número de personas requeridas en el turno	Número requerido para cubrir días libres habituales	15,6 días extra + 6%	18,2 días extra + 7%	20,8 días extra + 8%	23,4 días extra + 9%
1	1,4	1,46	1,47	1,48	1,49
2	2,8	2,92	2,94	2,96	2,98
3	4,2	4,38	4,41	4,44	4,47
4	5,6	5,84	5,88	5,92	5,96
5	7,0	7,30	7,35	7,40	7,45

*En relación con una semana de trabajo de 5 días y números variables de días libres por vacaciones, días festivos y bajas por enfermedad o días personales.

y para actualizar políticas y procedimientos. Se puede disminuir el déficit presupuestario reduciendo las horas extra, animando al empleo de días festivos, tiempo de vacaciones y bajas por ausencia sin pago; reduciendo la ayuda temporal y aplazando las contrataciones.

Antes de los ceses de los empleados se pueden considerar las bajas vegetativas, ofertas temporales de una jubilación anticipada y la conversión de unos puestos de dedicación plena a dedicación parcial. Cuando no queda más remedio que llevar a cabo despidos, son muchos los aspectos que se deben considerar: ¿Se basarán los despidos en la antigüedad, las capacidades para el empleo, la clasificación del empleo, o una combinación de estos factores? Es beneficioso implicar a los gerentes a partir de la posición de coordinador de la asistencia al paciente para decidir sobre los criterios que se deben aplicar para los despidos. Si se utiliza la antigüedad, ¿existe una política de despido por derecho de antigüedad? Los traslados por derecho de antigüedad, descensos de categoría y despidos hacen que los despidos sean mucho más complicadas y laboriosos e implica aproximadamente a cinco veces más personas de las que originalmente se pensaba. Las personas que saben que sus puestos de trabajo están en peligro pueden experimentar un mayor estrés que las que ya realmente han sido apartadas. Las enfermeras pueden estar resentidas y frustradas si son trasladadas fuera de su área de especialidad. Pueden no ser idóneas para sus nuevos puestos y pueden presentar demandas que son muy laboriosas y costosas tanto para la plantilla como para la administración. Muchas enfermeras preferirían ser despedidas y poder tener una compensación por desempleo que trabajar en áreas para las que no se sienten cualificadas. La orientación y la preparación para nuevos puestos también son costosas en tiempo y dinero. Las enfermeras pueden estar muy resentidas para orientar a las personas que las han de sustituir. Las que siguen estando en sus puestos de trabajo pueden estar preocupadas por ser responsables de unas enfermeras no experimentadas que han sido trasladadas a sus unidades. Las que se reciclan pueden abandonar la institución tan pronto como encuentren otro puesto en otra área de su interés.

También hay aspectos de comunicación. Muchas personas prefieren estar informadas sobre un despido de forma personal y no por escrito.

Se debe prestar atención para subir la moral por medio de la comunicación y las aportaciones en la toma de decisiones. Puede planificarse una reunión para explicar reglas, presentar hechos y responder a preguntas con el fin de disminuir la ansiedad. Es particularmente apropiado comentar la política de los derechos de antigüedad de la organización y los procedimientos. También se debe comentar la política de desempleo, de modo que el personal despedido conozca sus derechos y responsabilidades en relación con futuras vacantes. Pueden formarse grupos de apoyo para permitir desahogar la angustia y compartir los sentimientos. Son apropiados los talleres de tratamiento del estrés.

Puede crearse un comité de colocación para ayudar al personal afectado a conocer oportunidades, o puede llevarse a la práctica un proceso de revisión para responder a las objeciones. Puede ofrecerse una evaluación de las capacidades con respecto al empleo y consejo sobre empleo al personal afectado. Son esenciales unos procedimientos muy bien delimitados para ajustar las capacidades y oportunidades del personal. Deben proporcionarse oportunidades formativas para preparar a las personas para nuevos puestos, y los empleados prospectivos deben ser informados sobre las políticas de despidos de la organización antes de contratar sus servicios.

Productividad

La productividad es la cantidad de producto o de trabajo producido por una cantidad de recursos específicos, determinada como productos partida por aportaciones. Por ejemplo, puede determinarse la productividad como horas de plantilla requeridas divididas por las horas de plantilla aportadas multiplicadas por 100. Las mejoras en la productividad suponen obtener más trabajo o producto por un coste global menor. Puede aumentarse la productividad disminuyendo las horas de plantilla aportadas al tiempo que se mantienen constantes o se aumentan las horas de plantilla requeridas. Pueden emprenderse muchas acciones para aumentar los productos, al tiempo que se mantienen o reducen las aportaciones.

Las horas paciente-día son un indicador utilizado con frecuencia por los hospitales para determinar la productividad. Es un método directo de la dotación de personal relacionada con la clasificación de los pacientes en el que el número de horas del personal de plantilla se divide por el número de paciente-días. Adopta una relación directa entre las horas por paciente-día y los gastos salariales por paciente-día para determinar los costes. Sin embargo, muchos factores afectan a los requerimientos de tiempo, de modo que los promedios no explican bien las situaciones extrañas.

Cosas tales como reconocer la necesidad de hacer mejor las cosas, implicar a la plantilla, buscar ideas y recomendaciones de la plantilla, buscar retos, demostrar interés en los logros y las preocupaciones de la plantilla, y proporcionar elogios y recompensas por un buen rendimiento pueden ayudar a aumentar la productividad. Se puede mejorar la situación con la evaluación de los problemas, recursos y realidades de la organización; empleo de un análisis del flujo de trabajo y procedimientos de simplificación del trabajo, y mejora del empleo del tiempo ayudando al personal a mantener y analizar diarios de tiempo y disminuyendo el tiempo de espera. Hay muchos modos de mejorar la productividad: crear un clima para la productividad preguntando al personal qué les ayudaría a ser más productivos, y llevar a cabo sus ideas; fijar objetivos para aumentar la productividad; tener personal que fije los objetivos personales y evaluar el rendimiento; buscar nuevos planteamientos para resolver antiguos problemas y mejorar los productos y servicios. El desarrollo de la plantilla y la atención al proceso, ética y estética favorecen la productividad poniendo énfasis en hacer las cosas correctamente (Roussel, Swansburg y Swansburg, 2006).

Magnetismo

A principios de la década de 1980, la American Academy of Nursing asumió el compromiso de estudiar la escasez de enfermeras. Muchos problemas habían sido reconocidos, pero no se habían identificado los factores que se correlacionaban con unos marcos satisfactorios (McClure, 2005). En 1982 y 1983, la ANA patrocinó un estudio para identificar variables relacionadas con la contratación, retención y satisfacción con el empleo de las enfermeras. Se obtuvieron muestras de 41 de entre 165 instituciones designadas por la Fellows of the American Academy of Nursing atendiendo a su reputación para atraer y retener a las enfermeras. La mayoría eran instituciones de carácter privado sin ánimo de lucro afiliadas a un programa educativo en enfermería. La asistencia era proporcionada predominantemente por personal de enfermería profesional, y por lo menos el 85% de los puestos registrados presupuestados se ocupaban con base en un año (McClure, Poulin, Sovie et al, 1983). El estudio original estimuló una serie de estudios posteriores que añadieron variables, desarrollaron y perfeccionaron instrumentos, y se ampliaron en más ámbitos, incluyendo instalaciones además de hospitales, como residencias de ancianos y centros en otros países. En particular, Marlene Kramer y Claudia Schmalenberg investigaron las características esenciales del magnetismo comenzando a mediados de la década de 1980. Linda Aiken estudió la repercusión del magnetismo sobre los desenlaces de los pacientes, incluidas la morbilidad y la mortalidad; y Margaret McClure y Ada Sue Hinshaw sintetizaron los hallazgos de las investigaciones (Kramer, 2005; Kramer y Schmalenberg, 2005; McClure y Hinshaw, 2002).

El American Nurses Credentialing Center (ANCC) lanzó un programa para promover y reconocer hospitales atendiendo a los estándares de la administración de los servicios de enfermería y de la asistencia de enfer-

Perspectiva de la INVESTIGACIÓN 13-2

Datos de Williams KA, Stotts RC, Jacob SR et al: *Inactive nurses: A source for alleviating the nursing shortage?* J Nurs Adm 36(4):205-210, 2006.

Objetivo: En Estados Unidos se experimentó una escasez de 110.000 enfermeras registradas (6% de la cifra necesaria) en 2000. Se calcula que la escasez de enfermeras registradas alcanzará el 29% de la cifra requerida para el año 2020. La finalidad de este estudio fue conocer por qué las enfermeras registradas optaron por permanecer inactivas, e identificar qué desearían para volver a la enfermería.

Métodos: Se utilizó un estudio transversal cuantitativo para recoger datos de 428 enfermeras inactivas menores de 60 años en un estado del sur de Estados Unidos. Se utilizaron las estadísticas descriptivas e inferenciales para analizar los datos.

Resultados/conclusiones: Muchas (27,6%) enfermeras abandonaron la enfermería por conflictos entre la responsabilidad familiar y la laboral, y el 13,5% la abandonaron por exigencias en la programación del trabajo. Las que respondieron indicaron que volverían a la enfermería activa si se les diera la oportunidad de trabajar a tiempo parcial, con unos turnos flexibles y más cortos. El conjunto de enfermeras registradas inactivas de menos de 60 años es una fuente para disminuir potencialmente parte de la escasez de enfermería. Las empresas y gestores, pueden animar a muchas de ellas a que vuelvan a estar en activo proporcionándoles unos programas más flexibles, que incluyan un trabajo a tiempo parcial, turnos más cortos, con disminución de las cargas de trabajo.

mería en 1990. Urden y Monarch (2002) definieron las 14 características del magnetismo como sigue:

1. Calidad del liderazgo: interesados en el conocimiento de los riesgos con una filosofía articulada para la defensa y el apoyo.
2. Estructura organizativa: estructura plana y descentralizada en la que prevalecen las decisiones basadas en la unidad, y la enfermera líder sirve a nivel ejecutivo en la organización y está a las órdenes del director ejecutivo.
3. Estilo de administración: administración participativa a todos los niveles de la organización con unos líderes visibles y accesibles que valoran y animan a comunicarse.
4. Políticas y programas del personal: salarios competitivos y beneficios, oportunidades de promoción, dotación de personal flexible con una rotación de turnos mínima, e implicación de la plantilla en el desarrollo de la política.
5. Modelos de cuidados profesionalizados: las enfermeras profesionales son las responsables y dan cuenta de la asistencia a los pacientes y de su coordinación.
6. Calidad de la asistencia: una prioridad de la organización; los líderes en enfermería desarrollan un entorno para proporcionar una asistencia de alta calidad, y las enfermeras creen prestar dicha asistencia.
7. Mejora en la calidad: participación de las enfermeras de plantilla en esta actividad educativa.
8. Consulta y recursos: disponibilidad de conocimientos expertos de soporte y apoyo.
9. Autonomía: expectativa de que las enfermeras ejercerán un juicio independiente de acuerdo con los estándares profesionales.
10. Comunidad y hospital: poner en marcha programas de extensión a largo plazo que dan lugar a una percepción del hospital positiva.
11. Enfermera como docente: incorporación de la docencia en la asistencia de enfermería.
12. Imagen de la enfermera: con una visión integral de los servicios de Enfermería esenciales para la calidad de la asistencia.
13. Relaciones interdisciplinarias: respeto mutuo entre todas las disciplinas.
14. Desarrollo profesional: valor por el desarrollo personal y profesional haciendo énfasis en la orientación, educación en el servicio, educación continuada, educación formal y desarrollo de la carrera profesional.

En 2005, las 14 fuerzas del magnetismo se convirtieron en el marco para el programa magnético (Brady-Schwartz, 2005).

Goode, Krugman, Smith y otros (2005) como el personal del University of Colorado Hospital, lograron y están luchando por mantener el estatus magnético. Indican que el reconocimiento de dicho estatus magnético comienza mucho antes de la preparación real de la aplicación del ANCC, para el estatus magnético. El equipo ejecutivo afirmaba que el estatus magnético era un objetivo estratégico del hospital. Se formó un equipo multidisciplinario. Cada miembro del equipo recibió un libro de notas de artículos publicados y materiales básicos. Se asignaron estándares a equipos de una enfermera líder y una enfermera de plantilla. Los miembros del equipo eran responsables de la educación de los otros miembros de la plantilla. Después de haber remitido la documentación escrita, dos enfermeras evaluadoras que representaban al ANCC comprobaron la documentación escrita en una visita concertada. Se realizaron esfuerzos para sostener la cultura del magnetismo al estructurar una dirección compartida, orientar al nuevo personal a la cultura, escribir estándares a nivel del magnetismo para las evaluadoras del rendimiento, fijar estándares de investigación, y elaborar e integrar un sistema de práctica factual para mejorar los desenlaces clínicos y de tratamiento. Ellis y Gates (2005) describieron también la selección del equipo, educación, construcción de grupos, planificación y desarrollo de un proceso inspirado por una misión para proporcionar una asistencia excelente y segura para lograr un estado magnético. Drenkard (2005) describe cómo un sistema de salud logró la redesignación de un estado magnético por el programa de su hospital por una cultura de dirección compartida con participación en las decisiones sobre la práctica clínica. Jasovsky, Dornan, Geisler et al (2005) recomiendan un sistema en línea rentable para la recogida de datos demográficos con el fin de generar el informe del ANCC. Shirey (2005) describe un dinamismo de certificación profesional para proporcionar datos de magnetismo.

Ha habido un gran número de publicaciones sobre los hospitales magnéticos durante los años de este primer decenio del siglo XXI. Se ha identificado que el cambio en el paradigma Magnet Recognition Program implica un cambio en el proceso de evaluación de la mejora de la práctica; de la revisión por colegas a la revisión por pares; del aprendizaje pasivo a la comunidad que aprende; de un bajo nivel tecnológico a un alto nivel tecnológico; de un modelo de pequeño negocio a un modelo de negocio profesional; de un modelo basado en la competencia a un modelo de gestión del rendimiento; de un modelo de compensación estática a pagar por rendimiento, y de unas actividades ciegas a actividades transparentes (Triolo, Scherer y Floyd, 2006). Los resultados de un estudio de 470 enfermeras de plantilla en hospitales magnéticos y no magnéticos apoyan otros datos de que las enfermeras de los hospitales magnéticos demuestran de modo significativo una mayor satisfacción con el empleo, y se relaciona con la retención de estas profesionales (Brady-Schwartz, 2005).

Baldrige National Quality Award

En 1987, el Congreso de Estados Unidos estableció el programa Baldrige National Quality Award (BNQA) para reconocer a las instituciones del país por sus logros en calidad y rendimiento. El premio lleva su nombre en honor de Malcom Baldrige, que fue el Secretario de Comercio desde 1981 a 1987. Veía la administración de la calidad como factor clave para el éxito del país. Muchos líderes del gobierno y de la industria observaron que se requería calidad para que los negocios compitieran en un mercado cada vez más exigente y en expansión. Las primeras categorías del premio fueron en manufacturación, pequeños negocios y servicios. En 1999 se añadieron la educación y la asistencia sanitaria, y algunos profesionales sanitarios fueron reconocidos. Las instituciones han de reunir varias áreas de excelencia: *a*) liderazgo; *b*) planificación estratégica; *c*) centrarse en el cliente y en el mercado; *d*) información y análisis; *e*) centrarse en los recursos humanos; *f*) abordaje de los procesos, y *g*) resultados de los negocios y rendimiento de las organizaciones. Algunos estados han comenzado a obtener premios basados en los criterios del BNQA (Huber, 2006).

RESUMEN DEL CAPÍTULO

La escasez de personal de enfermería tiene un efecto perjudicial sobre la dotación de personal y la calidad de la asistencia. Es necesario que las enfermeras se muestren activas en el reclutamiento de personas hacia la enfermería y animen a la retención de las enfermeras en los centros asistenciales. Se dispone de muchas estrategias para reclutar y retener a las enfermeras. Con el tiempo, varios sistemas de asignación para la dotación de personal han evolucionado, pero las instituciones emplean principalmente variaciones de empleo sobre los tipos básicos. Hay un buen número de programas de dotación de personal. La flexibilidad es cada vez más importante.

El estatus magnético es un patrón de referencia para la enfermería que se correlaciona con unos índices elevados de reclutamiento y retención de enfermeras, y una excelente calidad de la asistencia por medio de un buen liderazgo, estructuras descentralizadas, administración participativa y modelos de prestación de cuidados profesionales. Unos salarios competitivos y beneficios ayudan a atraer a las enfermeras. La disponibilidad de poder consultar y de tener recursos, y la mejora de la calidad por medio de una práctica que lleva a una toma de decisiones de forma autónoma puede ayudar a la retención de las enfermeras. Las enfermeras incorporan la docencia a su práctica. En las organizaciones magnéticas hay un desarrollo profesional y unas relaciones interdisciplinarias, que son vistas como esenciales para la asistencia del paciente. Algunos profesionales sanitarios también han sido reconocidos por su excelencia con el Malcolm Baldrige National Quality Award.

Actividades para la EVALUACIÓN CRÍTICA

Diario de reflexiones: Haga observaciones en un ámbito clínico o reflexione sobre experiencias pasadas. Identifique el modelo de enfermería y los programas de dotación de personal utilizados en el centro. ¿Qué factores determinan la asignación de personal? ¿Cómo está organizado el trabajo de la unidad o departamento? Identifique las responsabilidades de las personas clave de la unidad. Describa el sistema de clasificación de los pacientes utilizado, si es que se utiliza alguno. ¿Cómo se relaciona el sistema de clasificación de los pacientes con la dotación de personal, presupuestos y garantía de la calidad?

ESTUDIO DE CASOS

Usted es responsable del presupuesto de su unidad. Tiene un puesto vacante de enfermera registrada que desea llenar con una enfermera registrada o dos personas no licenciadas. ¿Qué haría usted, y por qué?

BIBLIOGRAFÍA

Aiken LH, Clarke SP, Cheung RB, et al: Educational levels of hospital nurses and patient mortality, *JAMA* 290(12):1617-1623, 2003.

Aiken LH, Clarke SP, Sloane DM: Hospital staffing, organization, and quality of care: Cross-national findings, *Int J Qual Health Care* 14(1):5-13, 2002.

Aiken LH, Clarke SP, Sloane DM, et al: Nurses' reports on hospital care in five countries, *Health Aff* 20(3):43-53, 2001.

Aiken LH, Clarke SP, Sloane DM, et al: Hospital nurse staffing and patient mortality, nurse burnout, and job dissatisfaction, *JAMA* 288(16):1987-1993, 2002.

American Association of Colleges of Nursing: Hallmarks of the professional nursing practice environment, *J Prof Nurs* 18(5):295-304, 2002.

American Association of Colleges of Nursing: *A model for differentiated nursing practice,* Washington, DC, 1995, Author.

American Nurses Association: House of Delegates materials, Washington, DC, 1999a, The Association.

American Nurses Association: *Principles for nurse staffing with annotated bibliography*, Washington, DC, 1999b, American Nurses Publishing.

American Nurses Association: New ANA study provides more proof of link between RN staffing and quality patient care, Washington, DC, 2000, The Association (press release).

Andrews J, Manthorpe MA, Watson R: Employment transitions for older nurses: A qualitative study, *J Adv Nurs* 51(3):298-306, 2005.

Anthony MK, Standing TS, Glick J, et al: Leadership and nurse retention: The pivotal role of nurse managers, *J Nurs Adm* 35(3):146-155, 2005.

Atencio BL, Cohen J, Gorenberg B: Nurse retention: Is it worth it?, *Nurs Econ* 21(6):262-268, 2003.

Barclay L: *Retaining older nurses in hospital practice: A newsmaker interview with Barbara J. Hatcher*, 2006 (article online): http://medscape.com/viewarticle/537115. Accessed February 15, 2007.

Bard JF, Purnomo HW: Preference scheduling for nurses using column generation, *Eur J Oper Res* 164:510-534, 2004.

Bartholomew K: *Ending nurse-to-nurse hostility: Why nurses eat their young and each other*, Marblehead, MA, 2006, Opus Communications.

Beglinger JE: Quantifying patient care intensity: An evidence-based approach to determining staffing requirements, *Nurs Adm Q* 30(3):193-202, 2006.

Benner P: *From novice to expert: Excellence and power in clinical nursing practice*, Menlo Park, CA, 1984, Addison-Wesley.

Blais KK, Hayes JS, Kozier B: *Professional nursing practice: Concepts and perspectives*, Upper Saddle River, NJ, 2005, Prentice Hall.

Bonczek ME: Staffing and scheduling. In Yoder-Wise PS, editor: *Leading and managing in nursing*, ed 4, St Louis, 2007, Mosby.

Bowles C, Candels L: First job experience of recent RN graduates: Improving the work environment, *J Nurs Adm* 35(3):130-137, 2005.

Brady-Schwartz D: Further evidence on the Magnet Recognition Program: Implications for nursing leaders, *J Nurs Adm* 35(9):397-403, 2005.

Buresh B, Gordon S: *From silence to voice: What nurses know and must communicate to the public*, ed 2, Oxford, England, 2006, ILR Press.

Case Management Society of America: *Standards of practice for case management*, Little Rock, AR, 2002, The Society.

Cesta TG: *Survival strategies for nurses in managed care*, St Louis, 2002, Mosby.

Cesta TG, Tahan HA: *The case manager's survival guide: Winning strategies for clinical practice*, ed 2, St Louis, 2003, Mosby.

Cho S, Ketefian S, Barkauskas V, et al: Multilevel models in health outcomes research. Part II: Statistical and analytic issues, *Applied Nursing Research* 19(2):113-115, 2003.

Clark SP: The policy implication of staffing-outcomes research, *J Nurs Adm* 35(1):17-19, 2005.

Cohen EL, Cesta TG: *Nursing case management: From essentials to advanced practice applications*, ed 4, St Louis, 2005, Mosby/Elsevier.

Dadich KA: Care delivery strategies. In Yoder-Wise PS, editor: *Leading and managing in nursing*, ed 4, St Louis, 2007, Mosby.

Dean GE, Scott LD, Rogers AE: Infants at risk: When nurse fatigue jeopardizes quality care, *Adv Neonatal Care* 6(3):120-126, 2006.

Dikaya Z, Appelt H: Foreign registered nurses: Successful landing in turbulent waters, *J Nurs Adm* 34(7–8):379-383, 2004.

Donovan L: Matching a blueprint to match competency, *JONA* 34, (IT solutions supplement): 14, 2004.

Drenkard K: Sustaining magnet: Keeping the forces alive, *Nurs Adm Q* 29(3):214-222, 2005.

Duffield C, Aitken L, O'Brien-Pallas L, et al: Nursing: A stepping stone to future careers, *J Nurs Adm* 34(5):238-245, 2004.

Duffield C, Pallas LO, Aitken LM, et al: Recruitment of nurses working outside nursing, *J Nurs Adm* 36(2):58-62, 2006.

Ellis B, Gates J: Achieving magnet status, *Nurs Adm Q* 29(3):241-244, 2005.

Englebardt SP, Nelson R: *Health care informatics: An interdisciplinary approach*, St Louis, 2002, Mosby.

Fabre J: IT solutions: Advancing healthcare through information technology, *JONA* 34, (IT solutions supplement): 12-14, 2004.

Finkelman AW: *Managed care: A nursing perspective*, Upper Saddle River, NJ, 2001, Prentice Hall.

Finkler SA, Kovner CT: *Financial management for nurse managers and executives*, Philadelphia, 2000, Saunders.

Fralic M, editor: *Staffing management and methods: Tools and techniques for nursing leaders*, San Francisco, 2000, Jossey-Bass.

Goode CJ, Krugman ME, Smith K, et al: The pull of magnetism: A look at the standards and the experience of a western academic medical center hospital in achieving and sustaining magnet status, *Nurs Adm Q* 29(3):202-213, 2005.

Grohar-Murray ME, DiCroce HR: *Leadership and management in nursing*, Stamford, CN, 2003, Appleton & Lange.

Grosch JW, Caruso CC, Rosa RR, et al: Long hours of work in the US: Associations with demographic and organizational characteristics, psychosocial working conditions, and health, *Am J Ind Med* 49(11):943-952, 2006.

Huber DL: Staffing and scheduling. In Huber DL, editor: *Leadership and nursing care management*, ed 3, Philadelphia, 2006, Elsevier, pp 713-754.

Hung R: A note on nurse scheduling, *Nurs Econ* 20(1):37-38, 2002.

Institute of Medicine: *Wisdom at work: The importance of the older and experienced nurse in the workplace*, Princeton, NJ, 2006, Robert Wood Johnson Foundation.

Jasovsky DA, Dornan L, Geisler L, et al: Magnet demographic data: Creating a system to streamline the process, *J Nurs Adm* 35(11):490-496, 2005.

Johnson M, Bulechek G, Dochterman, et al: *Nursing diagnoses, outcomes, and interventions: NANDA, NOC and NIC linkages*, St Louis, 2001, Mosby.

Johnson M, Maas M, Moorhead S: *Nursing outcomes classification (NOC)*, St Louis, 2004, Mosby.

Joint Commission on Accreditation of Healthcare Organizations (JCAHO): *Health care at the crossroads: Strategies for addressing the evolving nursing crisis*, Oakbrook Terrace, IL, 2002, Joint Commission.

Jones CB: The costs of nurse turnover. Part 2: Application of the nursing turnover cost calculator methodology, *J Nurs Adm* 35(1):41-49, 2005.

Jones CB: The costs of nurse turnover. Part 1: An economic perspective, *J Nurs Adm* 34(12):562-570, 2004.

Kongstvedt PR: *Essentials of managed health care*, ed 4, Gaithersburg, MD, 2003, Aspen Publishers.

Kovner C, Jones C, Zhan C, et al: Nurse staffing and postsurgical adverse outcomes: Analysis of administrative data from a sample of US hospitals, 1990-1996, *Health Serv Res* 37(3):611-629, 2002.

Kramer M: Revising the essentials of magnetism tool: There is more to adequate staffing than numbers, *J Nurs Adm* 35(4):188-198, 2005.

Kramer M, Schmalenberg CE: Best quality patient care: A historical perspective on magnet hospitals, *Nurs Adm Q* 29(3):275-287, 2005.
Lacey LM: Called into question: What nurses want, *Nurs Manage* 34(2):25-26, 2003.
Letvak S: Health and safety of the older registered nurse, *Nurs Outlook* 53(2):66-73, 2005.
Letvak S: The experience of being an older nurse, *West J Nurs Res* 25(1):45-56, 2003.
Malloch K, Krueger J: Expert Nurse Estimation Patient Classification System, 2006 (website):, www.enepcs.com. Accessed November 28, 2006.
Manthey M: Primary practice partners (a nurse extender system, *Nurs Manage* 19(3):58-59, 1988.
Marquis BL, Huston CJ: *Leadership roles and management functions in nursing: Theory and application*, ed 5, Philadelphia, 2006, Lippincott Williams & Wilkins.
McCloskey JC, Bulechek GM, editors: *Nursing interventions classification (NIC)*, St Louis, 2003, Mosby.
McClure M: Magnet hospitals: Insights and issues, *Nurs Adm Q* 29(3):198-201, 2005.
McClure ML, Hinshaw AS: *Magnet hospitals revisited: Attraction and retention of professional nurses*, Washington, DC, 2002, American Nurses Publishing.
McClure M, Poulin MS, Sovie MD, et al: *Magnet hospitals: Attraction and retention of professional nurses*, Kansas City, MO, 1983, American Nurses' Association.
Mion L, Hazel C, Cap M, et al: Retaining and recruiting mature experienced nurses: A multicomponent organizational strategy, *J Nurs Adm* 36(3):148-154, 2006.
Nelson S, Gordon S: *Nursing against the odds: How health care cost cutting, medical stereotypes, and medical hubris undermine nurses and patient care*, Oxford, England, 2006, ILR Press.
Norman LD, Donelan K, Buerhaus PI, et al: The older nurse in the workplace: Does age matter?, *Nurs Econ* 23(6):282-289, 2005.
O'Brien-Pallas, Duffield C, Alksnis C: Who will be there to nurse? Retention of nurses nearing retirement, *J Nurs Adm* 34(6):298-302, 2004.
Pew Health Professions Commission: *Twenty-one competencies for the 21st century*, 1998 (website): www.futurehealth.ucsf.edu/pewcomm/competen.html. Accessed November 28, 2006.
Porter-O'Grady, Malloch K: *Managing for success in health care*, St Louis, 2006, Mosby.
QHR: Nursing turnover calculator smart tools, 2007 (website): www.qhr.com. Accessed March 3, 2007.
Rogers AE, Hwang WT, Scott LD: The effects of work breaks on staff nurse performance, *J Nurs Adm* 34(11):512-519, 2004.
Rogers AE, Hwang WT, Scott LD, et al: The working hours of hospital staff nurses and patient safety, *Health Aff* 23(4):202-212, 2004.
Roussel L, Swansburg RD, Swansburg RJ: *Management and leadership for nurse administrators*, ed 4, Boston, 2006, Jones & Bartlett.
Saba VK, McCormick KA: *Essentials of computers for nurses*, ed 3, New York, 2000, McGraw-Hill/Appleton & Lange.
Scott LD, Hwang WT, Rogers AE: The impact of multiple care giving roles on fatigue, stress, and work performance among hospital staff nurses, *J Nurs Adm* 36(2):86-95, 2006.
Seago JA: A comparison of two patient classification instruments in an acute care hospital, *J Nurs Adm* 32(5):243-249, 2002.
Seago JA, Spetz J, Mitchell S: Nurse staffing and hospital ownership in California, *J Nurs Adm* 34(5):228-237, 2004.
Seago JA, Williamson A, Atwood C: Longitudinal analysis of nurse staffing and patient outcomes: More about failure to rescue, *J Nurs Adm* 36(1):12-21, 2006.
Shirey M: Celebrating certification in nursing: Forces of magnetism in action, *Nurs Adm Q* 29(3):363-395, 2005.
Shullanberger G: Nurse staffing decisions: An integrative review of the literature, *Nurs Econ* 18(3):124-136, 2000.
Sloan A: How's your travel nurse quality control?, *J Nurs Adm* 34(suppl):10-11, 2004.
Sullivan EJ, Decker PJ: *Effective leadership and management in nursing*, Upper Saddle River, NJ, 2005, Prentice Hall.
Sveinsdóttir H: Self-assessed quality of sleep, occupational health, working environment, illness experience and job satisfaction of female nurses working different combinations of shifts, *Scand J Caring Sci* 20(2):229-237, 2006.
Tiedeman M, Lookinland S: Traditional models of care delivery: What have we learned? *J Nurs Adm* 34(6):291-297, 2004.
Trinkoff A, Geiger-Brown, Brady B, et al: How long and how much are nurses now working? *Am J Nurs* 106(4):60-71, 2006.
Triolo PK, Scherer E, Floyd J: Evaluation of the Magnet Recognition Program, *J Nurs Adm* 36(1):42-48, 2006.
Urden LD, Monarch K: The ANCC Magnet Recognition Program: Converting research findings into action. In McClure ML, Hinshaw AS: *Magnet hospitals revisited: Attraction and retention of professional nurses*, Washington, DC, 2002, American Nurses Publishing.
West MM, Hallick SM, Schaal MG, et al: A rural academic-service partnership, *J Nurs Adm* 36(2):63-66, 2006.
Williams KA, Stotts RC, Jacob SR, et al: Inactive nurses: A source for alleviating the nursing shortage? *J Nurs Adm* 36(4):205-210, 2006.
Wilson A: Impact of management development on nurse retention, *Nurs Adm Q* 29(2):137-145, 2005.

Evaluación y disciplina del personal

14

«Ama la honestidad y perdona los errores».
Anónimo

Descripción del capítulo

En el capítulo 14 se explican métodos para la gestión del rendimiento profesional, entrevistas e informes de capacitación personal, implicaciones legales, principios de actuaciones disciplinarias, sanciones, los componentes de un programa de actuación disciplinario, la modificación del comportamiento de los empleados, los empleados problemáticos, el asesoramiento a los empleados y el asesoramiento para la reubicación laboral.

Objetivos del capítulo

- Recordar por lo menos cinco propósitos de la evaluación del personal.
- Explicar por lo menos cuatro efectos habituales en la valoración del rendimiento.
- Describir cinco métodos de evaluación del personal.
- Definir una evaluación de 360 grados.
- Describir por lo menos dos tipos de entrevistas de capacitación personal.
- Explicar por lo menos dos formas de disponer una sala para evaluaciones de rendimiento.
- Defender por lo menos cinco principios de la actuación disciplinaria.
- Relacionar por lo menos tres componentes de un programa de actuación. disciplinario.
- Comparar la disciplina sin sanción con la disciplina progresiva.
- Explicar la modificación del comportamiento.
- Describir por lo menos tres tipos de empleados problemáticos.
- Identificar por lo menos tres tipos de asesoramiento para empleados.
- Explicar la recolocación laboral.

Principales conceptos y definiciones

Evaluación. *Valoración, capacitación, determinación de la valía.*
Nota anecdótica. *Registro de una descripción de comportamiento objetiva.*
Criterio. *Estándar sobre el que puede basarse un juicio.*
Distribución forzada. *El evaluador cataloga al individuo en función de la valoración que realiza el coordinar del resto de individuos.*
Revisión externa. *Grupo de evaluación de un miembro del grupo.*
Entrevista personal. *Evaluación verbal de la capacidad profesional.*
Informe de capacitación personal. *Evaluación escrita de la capacidad profesional.*
Disciplina. *Adiestrar, controlar, sancionar.*
Sanciones. *Castigos; consecuencias negativas.*
Modificación del comportamiento. *Cambios en el comportamiento.*
Refuerzos. *Acciones que fortalecen un comportamiento o que incrementan su probabilidad.*
Modelado. *Intentos sucesivos de refuerzo para lograr el comportamiento deseado.*
Extinción. *Aniquilación, destrucción.*
Abuso de sustancias (toxicomanía). *Uso incorrecto de fármacos.*
Cólera. *Irritación, enfurecimiento, tumultuosidad.*
Apartado. *Retirado, aislado.*
Productividad. *Resultados.*
Absentismo. *Ausencia del trabajo.*
Proceso de arreglo. *Requisitos procesales para garantizar la justicia.*
Consumación. *Finalización de algo.*
Consejero asesor directivo. *Decir a alguien lo que tiene que hacer.*
Asesoramiento no directivo. *El cliente decide lo que va a hacer.*
Asesoramiento de recolocación laboral. *Ayudar al personal despedido a encontrar otro trabajo.*

LIDERAZGO Y GESTIÓN PARA LA EVALUACIÓN Y LA DISCIPLINA DEL PERSONAL

Los líderes inspiran un alto rendimiento, fomentan la revisión externa, promueven la motivación y el crecimiento mediante la capacitación del rendimiento, disminuyen la ansiedad relacionada con ello y desarrollan lazos de confianza al actuar de forma honesta y justa. Los líderes facilitan la comunicación en ambas direcciones, facilitan el crecimiento a través de la formación y apoyan a los empleados tratando de corregir defectos en su rendimiento. Los coordinadores evalúan el rendimiento, utilizan un sistema formalizado, documentan los estándares, recopilan datos justos y objetivos, determinan las necesidades educativas y de entrenamiento, realizan un seguimiento de las carencias de rendimiento, mantienen la documentación del proceso de capacitación del personal y proporcionan a menudo un informal *feedback* (Marquis y Huston, 2006; Nemeth, Harris-Eaton y Weaver, 2006) (tabla 14-1).

OBJETIVOS

La capacitación del rendimiento consiste en una evaluación formal periódica de cómo el personal ha realizado sus deberes durante un período específico de tiempo. Los objetivos de la evaluación son los siguientes: 1) determinar la competencia laboral; 2) proporcionar información para promover el desarrollo del personal y motivarlo hacia metas más elevadas; 3) descubrir las aspiraciones de los empleados y fomentar y reconocer sus logros; 4) mejorar la comunicación entre los coordinadores y el personal, y llegar a un acuerdo acerca de los objetivos del trabajo y de la empresa; 5) mejorar el rendimiento examinando y fomentando buenas relaciones entre el personal de enfermería; 6) ayudar a la formación y asesoramiento de los coordinadores; 7) determinar las

Tabla 14-1 Liderazgo y gestión para la evaluación y disciplina del personal

Líder	Gestor
Fomenta el proceso de revisión externa	Utiliza un sistema formalizado para el proceso de capacitación
Promueve la motivación y el crecimiento a través del proceso de capacitación	Utiliza estándares documentados como base para el proceso de capacitación
Reduce la ansiedad inherente al proceso de capacitación	Recopila datos justos y objetivos para los procesos de capacitación
Desarrolla confianza mediante la honestidad y la justicia	Determina las necesidades educativas y de formación a través del proceso de capacitación
Facilita la comunicación en ambas direcciones mediante entrevistas personales	Realiza un seguimiento de las carencias del rendimiento
Fomenta el crecimiento a través del adiestramiento (*coaching*)	Mantiene la documentación del proceso de capacitación
Apoya a los empleados tratando de corregir su rendimiento	Proporciona con frecuencia datos informales
Inspiración para lograr un alto rendimiento	Evalúa el rendimiento

Modificado de: Nemeth LS, Harris-Eaton KY, Weaver K: *Performance appraisal.* In Huber DL, editor: *Leadership and nursing care management*, 3.ª ed. Philadelphia. 2006, Elsevier; Marquis BL, Huston CJ: *Leadership roles and management functions in nursing: Theory and application*, 3.ª ed. Philadelphia, 2006, Lippincott.

necesidades de formación y desarrollo del personal; 8) inventariar el talento (las capacidades) dentro de la organización y revaluar las asignaciones; 9) seleccionar a los miembros del personal cualificados para ascensos profesionales y aumentos retributivos, y 10) identificar a los empleados insatisfechos. (Finkelman, 2006; McConnell, 2006; Nemeth, Harris-Eaton y Weaver, 2006.)

ERRORES Y DEFECTOS HABITUALES EN LA EVALUACIÓN

Para evaluar el rendimiento se aplican criterios que desembocan en juicios. Resulta sumamente difícil tratar de llegar a evaluaciones precisas y objetivas, ya que el sentido común del ser humano no es perfecto y tiene la posibilidad de mantener prejuicios, parcialidades y de otros factores subjetivos y ajenos. Las evaluaciones del rendimiento pueden verse afectadas por una serie de errores y efectos. El coordinador debe conocer cuáles son los más habituales y tratar de minimizarlos.

El *efecto halo* es el resultado de permitir que un atributo o característica influya en la evaluación del resto de atributos o de calificar todos los atributos basándose en una impresión general. Habitualmente, se produce un error lógico cuando la calificación de una persona es elevada para una característica, porque el individuo posee otra característica que está relacionada de forma comprensible. En ocasiones, se les da a los empleados una calificación buena porque realizaron un buen trabajo hace tiempo, o bien una actuación sobresaliente en un trabajo reciente puede contrarrestar una actuación mediocre durante el resto del período de evaluación. Un coordinador puede calificar al personal que muestra compatibilidades de forma más alta de lo que en realidad se merece, y puede que no vea cierto tipo de debilidades que se parezcan a las suyas. La persona que no se queja, probablemente logre calificaciones más altas que la persona que sí lo hace.

El *efecto cuerno* es lo contrario al efecto halo. El evaluador se muestra hipercrítico. Los coordinadores que son perfeccionistas pueden calificar al personal con puntuaciones más bajas de lo que deberían, y pueden comparar cómo rindió previamente una persona con respecto al rendimiento actual. Los evaluadores tienen más posibilidades de calificar más bajo a la gente que realiza tareas con las que el evaluador está familiarizado que si realiza tareas con las que no está tan familiarizado. Los trabajadores buenos en equipos flojos tienen más posibilidades de lograr calificaciones más bajas que si estuvieran trabajando en equipos más sólidos. Las personas que no se conocen bien pueden ser juzgadas en función de las compañías que mantiene. Un error reciente puede contrarrestar un año de buen hacer. Si el trabajador es contradictorio, los coordinadores descargan su irritación calificándole más bajo. Los inconformistas y las personas con un rasgo de personalidad que no está bien considerado tienen más posibilidades de ser calificados de forma más baja que por sus méritos laborales.

El *efecto contraste* se produce por la tendencia del evaluador a calificar al empleado al contrario de lo que él se considera a sí mismo. Un límite de puntuaciones pequeño puede ser la consecuencia del *efecto de tenden-*

cia central. Cuando la calificación de una característica precedente influye en la calificación del rasgo siguiente existe un *efecto de proximidad*. Dado que los calificadores tienden a tener una serie de estándares o criterios de referencia integrados sobre los cuales formular sus evaluaciones, comparar puntuaciones de calificadores distintos se convierte en un gran problema. Algunos evaluadores pueden ser indulgentes, mientras que otros pueden ser restrictivos y estrictos en sus juicios.

El coordinador puede adoptar precauciones para minimizar los errores de juicio. Por ejemplo, puede aplicar una técnica de distribución forzada para superar los errores de indulgencia y de tendencia central. Una lista de comprobación de incidentes críticos puede reducir el efecto halo y los errores de calificación lógica. Pueden aplicarse sistemas de clasificación, comparaciones pareadas y técnicas de elección forzada, aunque todas ellas tienen desventajas. Pueden utilizarse por separado para que el evaluador realice una autoevaluación de los posibles errores habituales en la evaluación, minimizando de este modo los errores de enjuiciamiento (Sullivan y Decker, 2005).

MÉTODOS DE GESTIÓN DEL RENDIMIENTO

Notas anecdóticas

Los registros anecdóticos consisten en descripciones objetivas del comportamiento registradas sobre una hoja en blanco o en un formulario. En las anotaciones debería hacerse constar lo que se observó, quién lo observó, cuándo, dónde y haciendo qué. Las anotaciones abarcan una descripción del escenario o el trasfondo y del incidente. Pueden incluirse interpretaciones y recomendaciones. Deberían evitarse palabras cargadas de significado como *bueno* o *malo*. Es esencial describir los hechos con precisión.

El comportamiento característico no puede determinarse sin que haya varios incidentes que describan un comportamiento similar. El director o el coordinador de cuidados asistenciales puede utilizar un muestreo temporal para acumular observaciones. El tiempo que se dedica específicamente a las observaciones puede dividirse por el número de miembros del personal que va a ser observado. A continuación, el coordinador se concentra en el miembro del personal programado durante un período breve. Es aconsejable realizar varias observaciones breves a lo largo de un cierto tiempo para que salgan a la luz las variables transitorias y para identificar los patrones de comportamiento.

Una de las ventajas de los registros anecdóticos es que la descripción no está coaccionada en una estructura rígida. Sin embargo, esta ventaja se convierte en un problema cuando el intérprete trata de desarrollar relaciones entre las anotaciones que pueden tener un nexo mínimo o nulo entre sí. Aunque los registros anecdóticos proporcionan un medio sistemático para controlar las observaciones, no garantizan que dichas observaciones vayan a realizarse sistemáticamente ni que se observarán comportamientos específicos o relevantes. Por otra parte, el registro de las observaciones comporta una gran inversión de tiempo.

Listas de comprobaciones

Con una lista de comprobaciones, el coordinador puede valorar categóricamente la presencia o la ausencia de las características o los comportamientos deseados. Las listas de comprobación son mucho más útiles para las variables tangibles, como el inventario de los suministros, pero también se pueden utilizar para evaluar aptitudes. Lo más aconsejable es enumerar solamente las conductas esenciales para un rendimiento satisfactorio, y resulta ventajoso determinar de antemano el comportamiento que se va a observar. Posteriormente, pueden utilizarse los mismos criterios en cada una de las situaciones. Una *lista de comprobación simple* emplea palabras o frases para describir comportamientos. Pueden clasificarse por conceptos, como técnicas de seguridad en uno mismo o la presencia de asertividad. Una *lista de comprobación forzada* obliga al evaluador a seleccionar un comportamiento deseable o indeseable para cada persona. A cada conducta se le asigna un valor cuantitativo que da lugar a una puntuación que podrá aplicarse para decisiones de empleo. La *lista de comprobación ponderada* proporciona puntuaciones ponderadas para cada comportamiento. La puntuación global de la capacitación se determina por las conductas elegidas. Por desgracia, la aplicación de la lista de comprobación no garantiza que el comportamiento observado persista en una situación representativa ni facilita la evaluación de las relaciones interpersonales (Marquis y Huston, 2006; Sullivan y Decker, 2005).

Escalas de clasificación

La *escala de clasificación* va más allá de la mera anotación de la ausencia o la presencia de un comportamiento deseable. Localiza la conducta en un punto a lo largo de un continuo y anota las capacidades cuantitativas y cualitativas. La *escala de clasificación numérica* suele incluir cifras con las que se evalúa una lista de comportamientos:

Observación de las horas trabajadas	1 2 3 4 5
Capacidad para llevarse bien con los demás	1 2 3 4 5

Una escala numérica no es una herramienta muy fiable, dada la inconsistencia del valor atribuido a la cifra. Este defecto puede contrarrestarse parcialmente añadiendo unos pocos términos cuantitativos (cuadro 14-1).

La escala de clasificación numérica puede hacerse más fiable desarrollando una escala estándar mediante ejemplos comparativos para promover una serie de valores estándares. La dificultad a la que se enfrenta el coordinador es encontrar estándares de comparación apropiados. Puede desarrollarse una escala de comparación de una enfermera a otra en la que el personal se clasifique en la categoría más alta, por encima de la media, en la media, por debajo de la media, y en la categoría más baja (fig. 14-1).

Cuadro 14-1 Escala de clasificación

Clasifique al miembro del equipo según los ítems que siguen a continuación. Las respuestas tienen los valores siguientes:

1 = Nunca
2 = A veces
3 = La mitad de las veces
4 = Habitualmente
5 = Siempre

A. Observación de las horas trabajadas	1 2 3 4 5
B. Capacidad para llevarse bien con los otros miembros	1 2 3 4 5

Puede elaborarse una escala de comparación que proporcione una referencia común para calificar al resto de enfermeras del equipo, siempre que los coordinadores puedan ponerse de acuerdo sobre una muestra de calificaciones de unas pocas enfermeras conocidas por todos ellos.

La *escala de clasificación gráfica* difiere de la escala de clasificación numérica en que se utilizan palabras en lugar de cifras (fig. 14-2). Las escalas de clasificación gráfica suelen enumerar características personales sumamente amplias y generales que se clasifican desde malas a excelentes o desde bajas a altas. A los calificadores se les aporta una serie de guías mínimas o incluso nulas acerca del tipo de comportamiento laboral que califica a una persona para una clasificación en particular. En consecuencia, los calificadores deben aplicar sus propios juicios para clasificar los comportamientos. La *escala de clasificación gráfica descriptiva* es parecida a la escala de clasificación gráfica, salvo por el hecho de que presenta una descripción más elaborada de la conducta que se está calificando (fig. 14-3).

ECFC es el acrónimo de la *escala de clasificación fijada en el comportamiento*, conocida a veces como ECE o *escalas de comportamientos esperables*. Se parecen a las escalas de clasificación gráficas en el hecho de que las personas se califican en series de dimensiones o calidades. Sin embargo, la ECFC difiere de las escalas de clasificación gráficas por el hecho de que los criterios son identificados, y de que las respuestas alternativas, junto con la escala de clasificación, están fijadas o descritas. La ECFC evalúa el comportamiento relevante ante las demandas específicas del trabajo, y proporciona ejemplos de comportamientos laborales específicos correspondientes a un rendimiento bueno, medio o deficiente. Dichas descripciones disminuyen la magnitud del juicio personal necesario del calificador.

La principal desventaja de la ECFC es el tiempo y el coste necesario para implicar a un gran número de empleados para determinar las dimensiones del rendimiento eficaz y

Enfermera	Observación de horas trabajadas				
	Más baja (1)	Por debajo de la media (2)	Media (3)	Por encima de la media (4)	Más alta (5)
Betty Green	X				
Sara Smith		X			
Pam Peterson			X		
Sue Jones				X	
Anita Anderson					X

Figura 14-1 • Escala de comparación entre enfermeras.

los ejemplos de comportamiento de rendimientos de diferentes niveles para cada variable. Se necesitan ECFC distintas para cada trabajo. Se aplican principalmente a comportamientos apreciables físicamente, más que a habilidades conceptuales. Sin embargo, deberían reducir los errores de clasificación y aportar datos más fiables, válidos, significativos y completos. Los empleados aceptan y se comprometen más con este sistema de capacitación gracias a su implicación en su diseño. Conocen a fondo los requisitos del trabajo y demuestran una actitud menos defensiva y conflictiva, porque a las personas se les evalúa en función de comportamientos específicos en lugar de hacerlo por personalidades. Por tanto, este sistema identifica carencias del rendimiento y necesidades de desarrollo.

EOC es el acrónimo de *escalas de observación de la conducta* (cuadro 14-2). Este sistema saca partido de ciertos puntos fuertes de la ECFC y evita algunas de sus desventajas. Las EOC también utilizan incidentes críticos del comportamiento del trabajador. El evaluador enumera una serie de incidentes críticos para cada dimensión del rendimiento, y califica la magnitud con la que se ha observado la conducta en una escala de cinco puntos que va desde casi nunca hasta casi siempre. La EOC también es relativamente fiable, con buena aceptación y bien comprendida, y aporta datos de utilidad. El inconveniente es que se tarda tiempo en realizarla y que su desarrollo resulta caro.

En lugar de una elección descriptiva, la *escala de clasificación por porcentajes* proporciona una elección cuantitativa. El coordinador puede calificar la conducta del empleado basándose en cualquier criterio en el 10% más bajo de una categoría específica de personal, en el 20% siguiente, en el 40% como punto intermedio, o en el 20% siguiente, y en el 10% más alto de dicha categoría de personal (fig. 14-4).

Para mantener la perspectiva, el coordinador puede enumerar los nombres de cada uno de los miembros del personal en la parte inferior de una hoja y el comportamiento a calificar en la parte superior del mismo. Al calificar una conducta cada vez, el coordinador comprueba la variación en las evaluaciones, ya que es de esperar que aparezcan variaciones en el rendimiento. La distribución forzada debe aplicarse con cierta prudencia. Se basa en la curva normal en forma de campana en la que unos pocos individuos se encuadran en la zona alta, otros pocos en la zona baja y la mayoría en la zona intermedia. Sin embargo, en la distribución forzada se asume que un grupo es representativo de la población total, lo cual no es cierto para un grupo de enfermeras que están bien formadas.

Clasificación

«Aquél que se resguarda de la culpa amenaza al inocente». Máxima legal

La *clasificación* fuerza a los coordinadores a colocar a los miembros del personal en orden descendente, desde las posiciones más altas a las más bajas, si los evaluadores

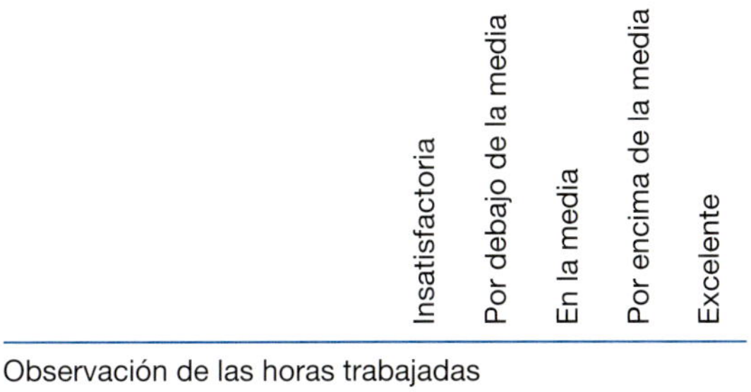

Figura 14-2 • Escala de clasificación gráfica.

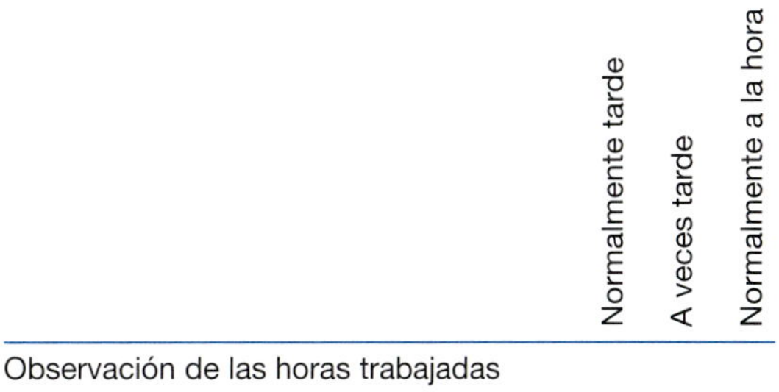

Figura 14-3 • Escala de clasificación gráfica descriptiva.

Cuadro 14-2 Escala de observación del comportamiento

Rodee con un círculo el número que se aproxima más a su valoración del miembro del personal según las cualidades siguientes:

Puntualidad	Casi nunca	1 2 3 4 5	Casi siempre
Buena relación con sus compañeros	Casi nunca	1 2 3 4 5	Casi siempre

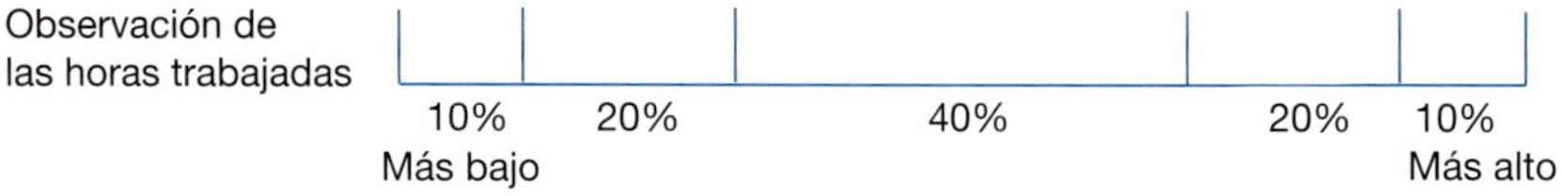

Figura 14-4 • Escala de clasificación por porcentajes.

Tabla 14-2 Ejemplo de clasificación en la que se utiliza una comparación por parejas

Enfermeras	Parejas posibles	
Anita Anderson	AA con SJ	SJ con PP
Sue Jones	AA con PP	SJ con SS
Pam Peterson	AA con SS	PP con SS
Sara Smith		

creen que no existe una diferencia. Para llevar a cabo la clasificación se requiere implícitamente que el coordinador compare a cada uno de los miembros del equipo con respecto al resto, pero dicha comparación no se fundamenta sistemáticamente en el método. La *comparación por parejas* fuerza al coordinador a comparar a una enfermera con otra (tabla 14-2). Si los coordinadores van a clasificar a cuatro enfermeras, deberán enfrentarse a seis parejas posibles; esta cifra puede calcularse de la manera siguiente:

$$N(N - 1)/2 = 4(3)/2 = 12/2 = 6$$

Cada pareja se presenta entonces al coordinador, quien deberá determinar cuál de las dos es mejor, basándose en la misma característica o criterio. Las elecciones deberían señalarse (fig. 14-5). Pueden marcarse en una matriz para visualizar mejor la clasificación (fig. 14-6). Las desventajas más importantes de las comparaciones por parejas son que no se prestan a grandes cifras de miembros de personal, y que exigen una cantidad considerable de tiempo por parte del coordinador (Shepard, 2006).

Escala de distribución forzada

Con la escala de distribución forzada, el evaluador califica por orden a todos los individuos presentados, desde el que rinde mejor hasta el que rinde peor. No se trata de una curva en forma de campana, porque únicamente clasifica a los individuos que se presentan al coordinador. Esto da una visión de la posición que ocu-

(AA) frente a SJ (SJ) frente a PP
(AA) frente a PP (SJ) frente a SS
(AA) frente a SS (PP) frente a SS

Figura 14-5 • Comparaciones por parejas.

Menos cualificados \ Más cualificados	AA	SJ	PP	SS
AA				
SJ	1			
PP	1	1		
SS	1	1	1	
Tiempos totales preferidos	3	2	1	0

Figura 14-6 • Visualización de la clasificación.

pa cada una de las personas con respecto al resto de individuos que se han presentado. Este método fomenta la competitividad frente a la cooperación, socava la moral y la cohesión del grupo, puede reprimir la creatividad y no tiene en cuenta la singularidad de los individuos y sus capacidades especiales (Twedell, 2007).

Gestión por objetivos o resultados

«El éxito viene determinado por capacidades; el fracaso, por incapacidades». Anónimo

La gestión por objetivos (GPO) o resultados constituye una herramienta de planificación y capacitación eficaz. Hace hincapié en la consecución de objetivos o resultados, en lugar de hacerlo en la demostración de características de la personalidad. Centra la atención en los logros individuales, motiva a los individuos hacia el cumplimiento y mide el rendimiento en términos de resultados. La GPO constituye un método a partir del cual el coordinador y la persona del *staff* a evaluar identifican las áreas fundamentales en las que trabajará cada empleado, se fijan estándares para el rendimiento y se miden los resultados, comparándolos con los estándares a los que se ha llegado por mutuo acuerdo. Establece los resultados que el empleado alcanzará en un margen de tiempo establecido (cuadro 14-3).

Para desarrollar una GPO, el personal debe revisar en primer lugar la misión del departamento o de la unidad y los objetivos o los resultados del grupo. La misión y los objetivos o los resultados pueden determinarse analizando lo que hace el personal o lo que creen los miembros del equipo que deberían hacer. Las personas describen sus labores y aclaran sus propósitos. Este proceso ayuda a identificar las responsabilidades laborales fundamentales. A continuación, el personal enumera sus responsabilidades laborales fundamentales. Deberían enumerarse los resultados esperados, en lugar de las actividades. Aunque muchos departamentos no utilizan la GPO, numerosos sistemas de evaluación se fundamentan en la misión de las organizaciones, objetivos anuales y en la descripción del puesto de trabajo. The Joint Commission (TJC) y otros organismos importantes de acreditación requieren que las capacitaciones del rendimiento laborales sean compatibles con las descripciones de los puestos de trabajo y que el perfil específico del personal en relación a los recursos humanos y la formación obligatoria relacionada con la seguridad del paciente, los programas de calidad, etc.

Cuadro 14-3 Proceso de gestión por objetivos o resultados

- Revisar el objetivo de la institución
- Revisar los objetivos o los resultados del grupo
- Determinar las responsabilidades laborales fundamentales
- Determinar los niveles de consecución esperados
- Reunirse con el coordinador para establecer las prioridades
- Elaborar planes para la consecución de los resultados
- El coordinador determina si los resultados concuerdan con los objetivos de la organización
- El coordinador y los miembros del personal se reúnen periódicamente para comprobar el progreso y realizar los ajustes necesarios
- La revisión anual debería comparar los resultados reales con los niveles de consecución esperados y planificar los resultados para el período siguiente

Las responsabilidades laborales fundamentales de los gestores de enfermería están relacionadas con la productividad, la calidad asistencial, la moral, la productividad, el desarrollo del equipo, el desarrollo individual y la asertividad. Una vez identificadas las responsabilidades laborales fundamentales, se establecen los niveles de consecución esperados. Los criterios para los niveles de consecución deben estar orientados a los resultados, deben establecerse de antemano, estar ligados al tiempo, ser realistas y alcanzables, cuantificables y verificables, escritos y consensuados tanto por el coordinador como por el personal del equipo. Los errores habituales que deberían evitarse al elaborar los resultados son redactar un número excesivo de ellos o resultados demasiado complejos; fijar unos estándares demasiado altos o demasiado bajos; aplicar una cantidad de tiempo demasiado larga o demasiado corta, e identificar resultados que no son cuantificables o resultados para los que el coste de la medición resulta demasiado alto.

Una vez que los miembros del equipo han revisado la misión y los objetivos o los resultados del grupo y se han establecido las responsabilidades laborales fundamentales y los niveles de consecución esperados, deberían reunirse con el coordinador para establecer las prioridades y elaborar planes para la consecución de los resultados. El coordinador determinará si los resultados concuerdan con los objetivos globales de la institución. El coordinador y los miembros del personal deberían mantener revisiones periódicas para comprobar el progreso y realizar los ajustes necesarios. Debería mantenerse una revisión anual para comparar los resultados reales con los niveles de consecución esperados y fijar los resultados para el período siguiente.

La filosofía que subyace en la gestión por objetivos o resultados es la creencia de que la gente intenta hacerlo lo mejor posible y progresa mejor en un ambiente de gestión participativa, con estándares de rendimiento altos que se basan en los aspectos positivos de cada individuo, en una retroalimentación puntual en la que se acentúa lo positivo y en recompensas apropiadas. A los miembros del personal se les anima a «realizar su tarea» manteniendo a la vez la orientación del equipo y la obligación individual. El coordinador es un observador, escucha y aclara, reajustando las responsabilidades de los miembros del personal basándose en las diferencias individuales.

Las frecuencias de capacitación más altas se asocian con actitudes más favorables hacia la GPO: una mayor consecución de objetivos, mejoras de las relaciones entre el coordinador y los miembros del equipo, clarificación de los objetivos, considerar que el coordinador fue un elemento útil y de apoyo, reconocer que los miembros del personal han influido en las materias que les incumbían, y estima y satisfacción del coordinador. Cuanto mayores sean los elogios y menores sean las críticas de los resultados por parte del coordinador mayores serán los resultados con éxito. Al utilizar la GPO es aconsejable emplear un sistema de incentivos que recompense una planificación eficaz, al igual que la consecución de los objetivos.

Las ventajas de la GPO para las enfermeras consisten en que los estándares de evaluación se basan en las características y en el trabajo de una persona específica; las enfermeras tienen información y un cierto grado de control sobre su futuro; conocen el estándar mediante el cual serán juzgadas; conocen los objetivos, las prioridades y la fecha tope fijados por el coordinador; comprenden mejor la situación en la que se encuentran con el coordinador en cuanto al progreso relativo; hay una base para la evaluación más sólida que los rasgos de la personalidad; la GPO hace hincapié en el futuro, que puede variar, en lugar de hacerlo en el pasado, y por último, estimula un rendimiento individual y una moral más elevados.

Entre las ventajas para el coordinador están la reserva de datos del personal y de información relativa al rendimiento para actualizar los archivos del personal; una indicación de las necesidades de desarrollo del personal dentro del departamento; una base para la promoción y la compensación; una relación con el personal que convierte al coordinador en un instructor en lugar de en juez; en una planificación administrativa y en una mejor utilización del empleado. La GPO dirige las actividades laborales hacia los objetivos de la organización, facilita la planificación, proporciona estándares para el control, aporta criterios de capacitación de objetivos, reduce el conflicto del papeleo y la ambigüedad, y utiliza y motiva los recursos humanos.

La GPO tiene sus limitaciones, ya que no es un sistema de fácil aplicación y requiere un trabajo duro para su mantenimiento; el proceso debe enseñarse y reforzarse para que los coordinadores adquieran y conserven competencias en la aplicación de los principios del sistema; en el sistema GPO se asume que los miembros del personal y los coordinadores definirán los estándares idóneos que le servirán al departamento; se presupone que los coordinadores comprenden sus limitaciones, que son responsables de la valoración de los resultados reales en lugar de las actividades que parecen indicar los resultados; algunos coordinadores son incapaces de gestionar por objetivos; es posible que algunas enfermeras no quieran comprometerse en fijar los objetivos; los coordinadores y el personal pueden afirmar lo contrario de lo que piensan con respecto a la GPO, aunque los primeros son los que en realidad fijan los objetivos; las enfermeras pueden fijar sus objetivos en función de lo que creen que esperan sus coordinadores; la GPO hace hincapié en los resultados, pero no aporta métodos para alcanzarlos; las enfermeras pueden frustrarse si piensan que se esperarán de ellas objetivos

Perspectiva de la INVESTIGACIÓN 14-1

Datos de Meretoja R, Leino-Kilpi H: *Instruments for evaluating nurse competence,* JONA 31(7/8):346-352, 2001

Propósito: El propósito de este estudio era revisar la bibliografía para ayudar a los supervisores y coordinadores de enfermería a localizar y evaluar los instrumentos existentes para garantizar una asistencia de Enfermería segura y cualificada.

Métodos: Los procedimientos de recogida de datos incluían búsquedas bibliográficas en MEDLINE y CINHAL.

Resultados/conclusiones: De los estudios revisados, siete se llevaron a cabo para desarrollar o para comprobar un instrumento nuevo; seis se llevaron a cabo para diferenciar el rendimiento laboral mediante el compromiso educativo, experimental y profesional; cuatro mencionaron el desarrollo de instrumentos nuevos, y dos trabajaron con la identificación de puntos para estándares de rendimiento y modelos de valoración, y se consideraron como fases iniciales del desarrollo instrumental. Todos los instrumentos se diseñaron para valorar las prácticas de enfermería. El método de valoración de la competencia en enfermería era la autoevaluación de las enfermeras en 11 estudios; la evaluación por parte de un supervisor, un tutor o un coordinador en 7 estudios, y por un método único en 2 estudios. En un estudio se aplicó la evaluación por parte del paciente.

muy complicados; el solapamiento de objetivos es difícil de evaluar; la GPO se presta a la valoración cuantitativa, pero puede descuidar los factores cualitativos, y la GPO no aporta datos comparativos para promociones profesionales o para incrementos de retribución (Marquis y Huston, 2006; Odiorne, 1978, 1982; Twedell, 2007).

Autoevaluación

La autoevaluación promueve la dignidad y el respeto por uno mismo. Es una estrategia menos estructurada que se emplea en las organizaciones participativas que promueve la aceptación por parte de los empleados de los planes de mejora y que utiliza al coordinador como instructor en lugar de hacerlo como juez. El personal constituye la mejor fuente de información sobre su trabajo. La autoevaluación garantiza que la persona está preparada para el debate, y aumenta la percepción de justicia. El personal puede sentirse atemorizado o castigado; se califica a sí mismo en términos bajos para evitar desacuerdos con el jefe, o se evalúa a sí mismo en términos altos para influir sobre el supervisor. Los empleados menosprecian en ocasiones sus logros o se sienten incómodos al evaluarse con calificaciones altas. Cuando se aplica de forma aislada, la autoevaluación puede mostrarnos un cuadro impreciso. El coordinador debería confrontar las diferencias, si no concuerda con otros datos disponibles (Grote, 2006; Marquis y Huston, 2006; Roussel, Swansburg y Swansburg, 2006).

Revisión por pares

La revisión por pares es un proceso por medio del cual un grupo de enfermeras licenciadas en activo (*practicing registered nurses [RN]*) evalúa la calidad del rendimiento profesional de otras enfermeras. Proporciona un mecanismo de información para compartir ideas, para comparar la consistencia del rendimiento de los miembros del personal con una serie de estándares, para reconocer un rendimiento sobresaliente y para identificar áreas en las que se necesita un desarrollo adicional. Este proceso puede incrementar el crecimiento personal y profesional y la satisfacción laboral por el reconocimiento de sus compañeros.

Los instrumentos de capacitación deben elaborarse una vez que la institución ha decidido que utilizará la revisión por pares. Es necesario revisar los instrumentos de evaluación utilizados actualmente y la bibliografía de los instrumentos de evaluación. También pueden revisarse diferentes estándares. El instrumento desarrollado puede valorar la competencia técnica, las relaciones humanas, las comunicaciones, el liderazgo de la organización y otras aptitudes. Este proceso debe estar bien determinado, y a continuación los miembros del personal deben ser orientados con respecto al sistema. El autocontrol forma parte, en ocasiones, del proceso de revisión por pares. Las escalas clínicas se utilizan para fijar estándares, especialmente en organizaciones magnéticas.

Los miembros del personal deberían orientarse hacia los componentes de la revisión por pares antes de su puesta en marcha, y más tarde también durante la revisión. Resulta conveniente darles copias del proceso de revisión por pares y de los formularios utilizados para la misma. Deben proporcionarse oportunidades para aprender a rellenar los formularios, cómo utiliza el comité de revisión por pares los materiales y qué preguntas deben esperarse durante la entrevista de la revisión por pares.

El proceso de revisión por pares abarca típicamente una revisión del formulario de autoevaluación del empleado (en el que se incluyen objetivos y resultados a corto y a largo plazo), cartas de referencia, trabajos de comités, proyectos especiales, formación adicional y contribuciones a la enfermería; una evaluación del rendimiento realizada por el coordinador de enfermería inmediato; una revisión del rendimiento anterior; planes y diagramas asistenciales realizados por la enfermera; observaciones de la enfermera; entrevistas con los clientes; un resumen de los datos; una presentación de los datos, y recomendaciones para la enfermera. También es conveniente permitirle al candidato cierta compensación o tiempo en el departamento para preparar un dossier de revisión. Se le asigna a la enfermera un líder que le ayude a clarificar la política y los procedimientos y a comprobar si la documentación está completa.

Debe establecerse quién evaluará a quién. Puede adscribirse, elegirse o designarse al azar un comité, que debería representar a una serie de titulaciones y méritos en diversas áreas o especialidades. Los miembros deben estar familiarizados con las responsabilidades del comité. Las recomendaciones de dicho comité deben ser consensuadas, anotando las opiniones discrepantes.

Una vez que se ha evaluado al candidato, debería realizarse una entrevista de revisión por pares para obtener la información necesaria. Todas las respuestas deben documentarse en los materiales de revisión. Los informes de rumores no están permitidos. El presidente o el delegado del comité de revisión es el responsable de organizar la entrevista y de ayudar al candidato a sentirse bienvenido y cómodo. Durante la entrevista puede reconocerse un excelente rendimiento, identificación de áreas en las que necesita un desarrollo adicional, recomendaciones relativas a las necesidades de formación y, posiblemente, una recomendación para la clasificación.

La revisión por pares puede ser conminatoria y consumir tiempo. Existe el riesgo de calificar a los candidatos de forma demasiado alta o demasiado baja. Los amigos pueden hinchar las evaluaciones. Los compañeros pueden omitir sugerencias de mejoras a las personas con las que trabajan. Los coordinadores pueden sentirse conminados. Sin embargo, los miembros del personal seguirán estando obligados y son responsables de su rendimiento cuando sean calificados frente a estándares realistas y alcanzables (Marquis, Huston, 2006; Roussel, Swansburg y Swansburg, 2006).

Evaluación por parte de los clientes o los subordinados

La evaluación de los profesores por parte de los estudiantes es habitual en el ámbito educativo, y las respuestas de los clientes en los lugares de trabajo se ha convertido en una práctica habitual. Los coordinadores necesitan utilizar las evaluaciones de rendimiento del personal para influir en las respuestas de los clientes. Estas evaluaciones del rendimiento deberían incrementar la excelencia de la asistencia y la satisfacción del paciente, con la consiguiente mejoría en la evaluación asistencial. A menudo, los coordinadores son evaluados en función de los resultados de la evaluación asistencial de los pacientes. Los miembros del personal pueden evaluar a sus coordinadores y a sus líderes.

Retroalimentación de 360 grados

La retroalimentación de 360 grados consiste en un sistema de valoración que combina diferentes tipos de recursos, como la capacitación personal y por subordinados, la revisión externa y las respuestas administrativas. Genera una información creíble, disminuye el sesgo del supervisor, respalda el entorno de equipo, respalda el desarrollo profesional, se mueve desde un sistema de antigüedad a otro de rendimiento y justifica las recompensas a aquellos que rinden más. Por desgracia, los receptores pueden resistirse a las respuestas; la amistad o la competencia puede sesgar el proceso; algunas personas pueden conspirar contra un empleado; algunos de los que responden son más críticos que otros; algunos equipos son más duros que otros; es posible que algunos evaluadores no sean completamente honestos para evitar sentimientos dolorosos, y consume mucho tiempo. Para realizar la valoración en línea pueden utilizarse ordenadores con medidas de seguridad para preservar la confidencialidad (Grote 1996, McConnell, 2006) (tabla 14-3).

Entrevista de capacitación

Existen varias clases de entrevistas de capacitación. Abarcan los sistemas de «hablar y vender», «hablar y escuchar«, resolución de problemas y establecimiento de objetivos (Maier, 1976). Cuando se aplica la técnica de hablar y vender, el coordinador lleva la mayor parte del peso de la exposición, mientras los miembros del personal escuchan. El coordinador informa de los resultados de la evaluación a los empleados y trata de persuadirles de que mejoren. En esta estrategia se asume que los coordinadores están cualificados para evaluar a los miembros del personal, y que dichos miembros querrán corregir sus debilidades. En este papel de juez, el entrevistador se arriesga a perder la lealtad del empleado y a reprimir un juicio independiente. Se crean problemas para salvar las apariencias, porque el entrevistador tiene que justificar calificaciones negativas. Los empleados suelen suprimir su conducta defensiva y tratan de tapar su hostilidad para protegerse a sí mismos (tabla 14-4).

El método de hablar y escuchar utiliza la motivación extrínseca positiva y negativa, y tiene más probabilidades de ser satisfactorio cuando el empleado respeta al entrevistador. Tiende a perpetuar valores y prácticas existentes. Funciona mejor con empleados jóvenes o nuevos, o en individuos a los que se les ha asignado una tarea nueva. Dichos empleados pueden querer asesoramiento y confianza de una figura autoritaria. Bajo estas condiciones, los coordinadores tienen más posibilidades de ser respetados por su posición, conocimientos y experiencia. Por desgracia, este método da alas a comportamientos dependientes, pasivos, agresivos, dóciles o rebeldes. Después de una evaluación del estilo de hablar y vender, el empleado a menudo se siente como si estuviera buscando otro empleo.

Al utilizar el método de hablar y escuchar, el coordinador habla la mitad del tiempo, y deja que los miembros

Tabla 14-3 Ventajas y desventajas de los diversos métodos de capacitación del rendimiento

Método de capacitación	Ventajas	Desventajas
Notas anecdóticas	Descripción objetiva del comportamiento Sin estructura rígida Medios sistemáticos para registrar las observaciones	La libertad se convierte en un problema con respecto a las relaciones de las observaciones No garantiza observaciones relevantes Consume mucho tiempo
Listas de comprobación	Puede valorar categóricamente la presencia o ausencia de determinados comportamientos Determina previamente el comportamiento que se observará Aplicación consistente de criterios	Puede que el comportamiento observado no sea representativo
Escalas de calificación	Localiza el comportamiento en un continuo Anota las aptitudes cualitativas y cuantitativas	No es muy fiable Utiliza el sentido común Conocimientos escasos del comportamiento que califica para dicha clasificación
ECFC (escalas de clasificación fijada en el comportamiento) o ECE (escalas de comportamiento esperable)	Evalúa el comportamiento relacionado con demandas laborales específicas Aporta ejemplos de comportamientos laborales específicos Disminuye la cantidad de juicio personal necesario Reduce los errores de calificación Es más aceptada por el personal Identifica las carencias del rendimiento y las necesidades para el desarrollo	Lleva su tiempo Su aplicación resulta cara Se necesitan ECFC distintos para cada empleo Puede aplicarse a comportamientos físicamente observables, en lugar de aptitudes conceptuales
EOC (escalas de observación del comportamiento)	Utiliza incidentes críticos Es relativamente fiable Bien aceptada y comprendida	Lleva su tiempo Su desarrollo es caro
Ranking	Compara a los trabajadores entre sí	No se presta a cifras grandes Puede dar lugar a la aparición de competición frente a cooperación
GPO (gestión por objetivos)	Instrumento para una planificación y una capacitación eficaz Centra la atención en los logros individuales Motiva a los individuos hacia la consecución Mide el rendimiento en términos de resultados El personal tiene información y cierto control sobre su futuro El personal conoce el estándar mediante el que será evaluado El personal conoce los objetivos, las prioridades y las fechas límite del coordinador Hace hincapié en el futuro que puede cambiarse Señala las necesidades de desarrollo personal Es la base para la promoción y la compensación El coordinador es más instructor que juez Mejora la planificación administrativa Mejora la utilización de los empleados	No resulta sencillo de aplicar Es difícil de mantener El proceso debe enseñarse y reforzarse Se supone que el personal definirá los estándares idóneos Demasiados resultados identificados Demasiados resultados complejos identificados Estándares demasiado altos o demasiado bajos Períodos de tiempo demasiado largos o demasiado cortos Énfasis desequilibrado Resultados no cuantificables o resultados que resultan costosos de medir

Continúa

Tabla 14-3 Ventajas y desventajas de los diversos métodos de capacitación del rendimiento *(cont.)*

Método de capacitación	Ventajas	Desventajas
Capacitación propia	Promueve la dignidad y el respeto por uno mismo Promueve la aceptación de planes de mejora El personal es la mejor fuente de información Garantiza la preparación para el debate Aumenta la percepción de justicia	El personal puede sentir miedo de ser sancionado Puede autocalificarse bajo para evitar desacuerdos con el jefe Puede autoevaluarse alto para influir en el coordinador Puede infravalorar sus propios logros Puede sentirse incómodo si se autocalifica alto Puede proporcionar un cuadro incorrecto si se utiliza por separado
Revisión por pares	Proporciona retroalimentación para compartir ideas Compara la consistencia del rendimiento con los estándares Reconoce los rendimientos excelentes Identifica áreas que necesitan desarrollo Aumenta el crecimiento profesional Aumenta la satisfacción laboral al recibir reconocimiento	Es preciso orientar al personal hacia el proceso Es preciso formar comités Lleva su tiempo preparar el dossier para la revisión Las recomendaciones deben alcanzarse mediante consensos Puede ser conminatorio Puede consumir mucho tiempo
Respuesta de 360 grados	Es un sistema con diferentes tipos de recursos Genera respuestas creíbles Disminuye el sesgo del coordinador Respalda el ambiente de equipo Respalda el desarrollo profesional Se centra en el rendimiento Justifica la recompensa para los que rinden mejor	La amistad o la competición pueden polarizar el proceso Algunos calificadores o equipos son más críticos que otros Los amigos pueden hinchar las evaluaciones Los compañeros pueden omitir sugerencias Los coordinadores pueden sentirse conminados Las personas pueden conspirar contra alguien Los receptores pueden ofrecer resistencia a la retroalimentación

del personal hablen el resto del tiempo. El entrevistador esboza los puntos fuertes y débiles del rendimiento laboral de cada uno de los miembros y, a continuación, escucha la respuesta del entrevistado. Aunque se mantiene en su posición de juez, el entrevistador escucha las desavenencias y permite que salga a la luz un comportamiento a la defensiva, sin tratar de refutar ninguna de las respuestas. Con este método se tienden a eliminar las conductas defensivas. El empleado expresa sus preocupaciones o frustraciones y se siente aceptado mientras el entrevistador escucha, reflexiona y sintetiza. De este modo, se reduce la resistencia al cambio y cada miembro del personal desarrolla una actitud más favorable hacia el coordinador. Aunque este método fomenta la comunicación ascendente y le permite al entrevistador aprender y cambiar su visión, es posible que la necesidad de cambio no esté desarrollada en el empleado. Este método funciona mejor cuando existe una buena relación entre el entrevistador y el entrevistado. Los entrevistadores pueden aprender acerca de las necesidades y aspiraciones de cada uno de los miembros del personal, pero es posible que estos últimos no sepan dónde se encuentran. No hay planes para el desarrollo del personal.

Con el método de resolución de problemas, el entrevistador asume el papel de ayudante para estimular el crecimiento y el desarrollo del entrevistado. Se supone que puede producirse un cambio sin corregir los defectos, y que el debate de los problemas puede conducir a la mejoría, ya que el debate genera ideas nuevas e intereses mutuos. El miembro del personal es el que lleva el peso de la charla, mientras que el entrevistador escucha, reflexiona sobre las ideas y los sentimientos, plantea preguntas acla-

Tabla 14-4 Métodos de entrevistas de capacitación

	Hablar y vender	Hablar y escuchar	Método de resolución de problemas	Establecimiento de objetivos/resultados
Objetivo	Comunicar la evaluación Persuadir al empleado para que mejore	Comunicar la evaluación Liberar sentimientos defensivos	Estimular el crecimiento y el desarrollo de los empleados	Planificar los objetivos/resultados futuros
Suposiciones psicológicas	El empleado desea corregir las debilidades si la persona las conoce Persuadir al empleado para mejorar	Las personas cambian si se eliminan los sentimientos defensivos	Puede producirse un crecimiento sin corregir los fallos El debate de los problemas laborales conduce a una mejoría del rendimiento	Las personas tienden a hacer lo que han planificado
Rol del entrevistador	Juez	Juez	Ayudante	Facilitador
Actitud del entrevistador	Obtener frutos de la persona desde la crítica y apreciar la ayuda	Se pueden respetar los sentimientos de los demás si se comprenden	El debate desarrolla la aparición de ideas nuevas y de intereses mutuos	Las personas pueden controlar sus propias conductas
Aptitudes del entrevistador	Arte de vender Paciencia	Escucha Sentimientos de reflexión Síntesis	Escucha Sentimientos de reflexión Aplicación de cuestiones exploratorias Síntesis	Escucha Sentimientos de reflexión Aplicación de cuestiones exploratorias Síntesis
Reacción del empleado y motivación para cambiar	Suprime la conducta defensiva Trata de ocultar la hostilidad Algunos incentivos positivos y algunos negativos Motivación extrínseca	Expresa un comportamiento defensivo Se siente aceptado Incentivo positivo Motivación extrínseca y en parte intrínseca Disminución de la resistencia a cambiar	Conducta de resolución de los problemas Aumenta la libertad Aumenta la responsabilidad Motivación intrínseca Aumenta la probabilidad de cambio	Establece objetivos/resultados Estimula el rendimiento Motivación intrínseca Aumenta la probabilidad de cambio
Posibles ganancias	La probabilidad de éxito aumenta cuando el empleado respeta al entrevistador	El empleado desarrolla una actitud favorable hacia el coordinador, aumentando la probabilidad de éxito con el cambio	Casi siempre se garantiza cierto grado de mejoría	Casi siempre se garantiza cierto grado de mejoría
Riesgo del entrevistador	Pérdida de lealtad Se reprime el juicio independiente Problemas para salvar las apariencias Pérdida de personal	Es posible que no se desarrolle la necesidad de cambiar	El empleado puede carecer de ideas Los cambios pueden ser diferentes a los deseados por el entrevistador	El empleado puede carecer de impulsos o de intereses para rendir Puede que el empleado no desee rendir según los objetivos/resultados del departamento
Resultados probables	Perpetúa las prácticas existentes	Permite que el entrevistador modifique sus perspectivas en función de las respuestas del empleado Cierta comunicación ascendente	Ambos aprenden Se facilita el cambio El empleado se siente una parte importante del proceso	Ambos aprenden Se facilita el cambio El empleado se siente autorizado

Adaptado de Maier RF: *Appraisal performance: An interview skills course.* La Jolla, CA, 1976, University Associates.

ratorias y sintetiza. Se estimula la motivación intrínseca a través del incremento de la libertad, el incremento de la responsabilidad y una conducta de resolución de los problemas; de este modo se facilita el cambio. Tanto el coordinador como el miembro del personal aprenden unos de los otros. Estos últimos pueden planificar su trabajo con mayor precisión si lo comparan con el de los demás, y los coordinadores adquieren perspectivas de las condiciones laborales de los miembros del personal. Por desgracia, puede que el empleado carezca de ideas y que el cambio sea diferente al previsto por el entrevistador. Aunque este método resulta excelente para resolver los problemas y para el desarrollo profesional, no advierte a los miembros del personal ni les da a conocer la situación en la que se encuentran, les evalúa para traslados laterales o con fines de promoción, proporciona una clasificación o un registro de evaluación, o suministra a la administración central un inventario de las capacidades.

El establecimiento de objetivos está orientado al futuro. Centra su atención en el rendimiento del empleado y, en consecuencia, motiva sus logros. La filosofía que subyace en la GPO o por resultados es el trabajo en equipo. Las administraciones superiores fijan los objetivos de la organización, y los empleados establecen los objetivos individuales. Este método integra los objetivos de rendimiento institucionales y personales. Clarifica los objetivos o los resultados, y como se centra en los resultados y no en los métodos, fomenta la cercanía de las personas a su trabajo para decidir cómo hacerlo. La GPO o por resultados implica una gestión participativa. Un líder autocrático es probable que dicte los objetivos a cada uno de los miembros del personal. Aunque esto no concuerda con la filosofía de una gestión participativa, es mejor que los miembros del personal sepan lo que se espera de ellos que no saberlo.

El tipo de entrevista de capacitación aplicado depende, en gran medida, del propósito de la evaluación, de la filosofía de gestión del coordinador y de las directrices institucionales. El coordinador puede crear durante la entrevista una atmósfera que sea compatible con el estilo de la entrevista de capacitación, a menudo con la forma en la que se dispone la sala en la que va a desarrollarse la entrevista. Para crear una imagen para el método de hablar y vender, los coordinadores deben llevar a cabo la entrevista en sus despachos y sentarse detrás del escritorio, preferiblemente mirando a los miembros del personal desde una posición de altura (fig. 14-7).

Para crear una atmósfera de igualdad para los métodos de hablar y escuchar, de resolución de problemas y de establecimiento de objetivos, el entrevistador y el empleado pueden sentarse en una esquina de la mesa a la misma altura (fig. 14-8). Al sentarse frente a la mesa se crea una situación de trabajo para la resolución de problemas y el establecimiento de objetivos, mientras que al sentarse juntos, lado a lado, se facilita la creación de una sensación de igualdad y de relación de trabajo (fig. 14-9).

La comunicación no verbal es un elemento importante y debe ser coherente con la comunicación verbal. La escucha activa puede expresarse a través del contacto con la mirada, con una postura receptiva y con expresiones faciales que le permitan al entrevistado saber que el entrevistador está tratando de comprender las actitudes y los sentimientos del empleado. Las pausas dan al empleado tiempo para pensar y responder. El entrevis-

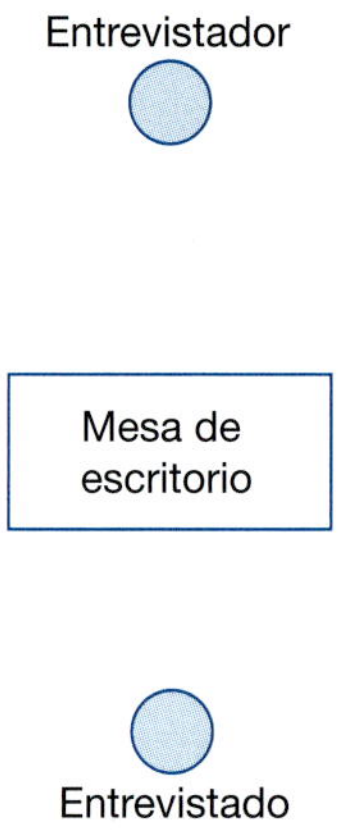

Figura 14-7 • Disposición del método de descripción y venta.

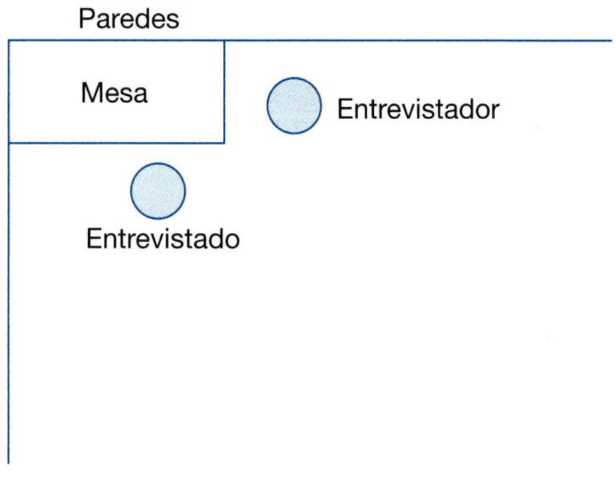

Figura 14-8 • Disposición del método de resolución de problemas.

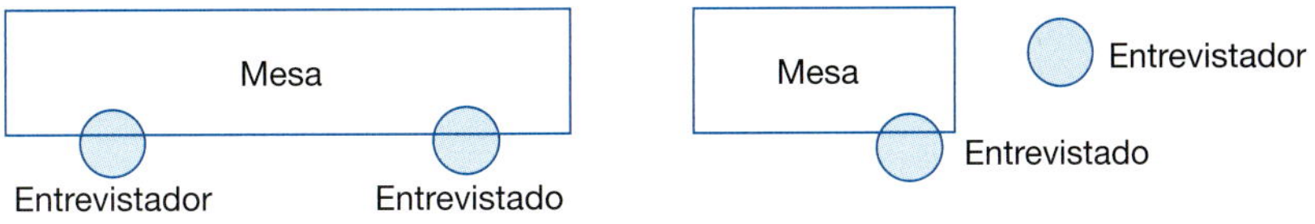

Figura 14-9 • Disposición para el método de establecimiento de objetivos.

tador puede recapitular lo que el empleado ha dicho. Aunque esto ayuda al entrevistado a saber lo que ha escuchado el entrevistador, no garantiza que se haya comprendido el significado del mensaje. El parafraseado pone de manifiesto el mensaje con menos palabras y más simples. Si el entrevistado dice «¡No lo entiendo! Tan pronto me dice que lo haga de esta manera y al cabo de un minuto me dice que lo haga de otra forma», el entrevistador puede parafrasear diciendo «Ella te confunde». Deberían formularse preguntas aclaratorias si la intención no está clara, o decir, por ejemplo, «¿Pretendes decir...?». Los sentimientos de reflexión como «Pareces estar orgulloso de esto», ayudan a demostrar que se ha entendido. La síntesis de lo que se ha dicho al final de la entrevista resulta particularmente importante.

La valoración del rendimiento del personal por parte del coordinador debería ser continua en lugar de anual. La valoración continua maximiza la información para el aprendizaje. El coordinador y cada miembro del personal deberían fijar una cita para realizar la entrevista de capacitación cuando ambos estén relajados y cuando se garantice la intimidad. Deben reservar el tiempo suficiente y minimizar las interrupciones. El propósito de la entrevista debería quedar claro; ambos deberían acudir preparados para comparar notas, sabiendo que las notas del asesor no formarán parte del archivo personal. Debe hacerse hincapié en el crecimiento del empleado y en los logros relacionados con determinados resultados. Durante el intercambio de ideas entre el coordinador y el empleado deberían comentarse las conductas observadas reales, en lugar de rasgos de personalidad amplios.

Si los coordinadores consideran necesario plantear comentarios desfavorables, deberían insertarlos entre otros favorables. Es importante que los coordinadores no generen una atmósfera que parezca un tribunal de justicia. Cuando un coordinador enumera las mejoras necesarias, esto puede conminar la autoestima de la enfermera y ésta puede ponerse a la defensiva. Cuanto mayor sea la amenaza a la imagen de uno mismo, peor será la actitud hacia las evaluaciones, con lo que disminuirá el rendimiento laboral. Si la enfermera se pone a la defensiva o en actitud agresiva, el coordinador debería aceptar los comentarios y neutralizar la situación.

Antes de que finalice la entrevista deberían explorarse caminos por los que el coordinador podría ayudar a la enfermera a lograr los objetivos. Los miembros del personal probablemente afrontarán su trabajo con más entusiasmo y confianza si piensan que cuentan con el respeto y el respaldo del coordinador (Green, 2006; Maier, 1976; Max y Bacal, 2003).

Informes de capacitación

El informe de capacitación lo redactan conjuntamente el coordinador y la enfermera. Debería ser fiable, válido y preciso, mostrando los progresos logrados por la enfermera y aportando ilustraciones que sustenten los juicios de valor. Si ambos han guardado notas que se han valorado periódicamente, y si el miembro del personal cree que la intención del coordinador es ayudar en lugar de inculpar, la enfermera se sentirá más libre para ser honesta en la evaluación de sus puntos fuertes y sus debilidades. Si los miembros del personal no han rendido satisfactoriamente, probablemente lo sepan de antemano. Si su rendimiento no ha mejorado adecuadamente desde las entrevistas previas, deberían ser informadas de que dichas debilidades se incluirán en el informe. Se anotará cualquier mejoría, y los miembros del personal deberían conocer con exactitud la situación en la que se encuentran. Puede que sea necesario decirles que deberían realizar determinadas mejoras en un lapso de tiempo concreto o que, en caso contrario, serán despedidas.

Se pueden utilizar informes de evaluación acumulativos permanentes para valorar la mejor manera de equiparar a la enfermera con las necesidades del departamento. Pueden utilizarse como base para incrementos retributivos y para promociones o despidos.

Implicaciones legales de las entrevistas de capacitación

En Estados Unidos, la Equal Pay Act de 1963, que prohíbe remunerar al personal de un sexo de forma diferente a las personas del sexo contrario si desempeñan el mismo trabajo; la Civil Rights Act de 1964, que prohíbe la discriminación por razones de raza, color, religión, sexo o procedencia; y la Age Discrimination in Employment Act de 1967, que prohíbe la discriminación contra personas de una edad comprendida entre los 40 y los 70 años, obligan a que todos los gestores documenten la calidad del rendimiento de sus empleados antes de adoptar las decisiones acerca de la selección, la formación, la transferencia, la retención y la promoción.

El contenido de las entrevistas de capacitación más defendible desde el punto de vista legal debe basarse en el análisis del empleo; y, además, debería ser objetivo, verificable, específico y relacionado con el empleo, en lugar de ser global. No deberían valorarse determinadas características de los individuos, como las actitudes. Los estándares de rendimiento, los resultados del rendimiento, el proceso de solicitud y las leyes antidiscriminación deben comunicarse al personal. Los evaluadores deben disponer de instrucciones por escrito sobre la manera en la que deben llevar a cabo una entrevista de capacitación imparcial. Lo deseable sería utilizar más de un evaluador, y éstos deberían observar al trabajador de primera mano. Los requisitos documentales deben ser uniformes para todo el personal dentro de la misma categoría laboral; es preciso documentar los incidentes críticos en el caso de calificaciones extremas, y debería guardarse un registro por escrito minucioso (Margrave, 2001; Sullivan, Decker, 2005).

DISCIPLINA DEL PERSONAL

Necesidad de la disciplina

«No temas la oposición. Recuerda que una cometa se eleva en contra del viento, no con él». Anónimo

El desconocimiento de las políticas y los procedimientos es una de las causas de que se necesite una actuación disciplinaria. Los coordinadores deben ofrecer las orientaciones necesarias en el primer día de trabajo. No se puede esperar que las enfermeras sigan reglas que desconocen, que son ambiguas o que carecen de rigor. En consecuencia, a cada empleado nuevo se le debería proporcionar el manual del empleado. En este manual se pormenorizan las reglas y los procedimientos del departamento y se especifica el tipo de actuación disciplinaria que se impondrá para las infracciones.

Durante la orientación, el director debería explicar detalladamente las reglas que se incumplen con mayor asiduidad, y comentar su importancia y sus fundamentos. Se recomienda que el director lidere con regularidad reuniones programadas con el personal para comentar los cambios o para revisar las políticas. También pueden ponerse al corriente las reglas y las regulaciones de un modo uniforme y visible.

Perspectiva de la INVESTIGACIÓN 14-2

Datos de Potylycki MJ, Kimmel SR, Ritter M et al: *Nonpunative medication error reporting: 3-Year findings from one hospital's primum non nocere initiative,* JONA 36(7-8):370-376, 2006

Propósito: El propósito era identificar las prácticas y las actitudes del personal sobre la comunicación de errores de medicación.

Métodos: Se elaboró un cuestionario previo y posterior a la iniciativa para medir las prácticas y las actitudes del personal sobre la comunicación de errores de medicación, y se suministró al personal de un hospital. Se aplicó un análisis comparativo previo y posterior, siguiendo un diseño de referencia posterior a la puesta en práctica.

Resultados/conclusiones. Los errores de medicación con los resultados más graves tienen más probabilidades de comunicarse que aquellos con consecuencias menos graves. Esta comunicación comporta el riesgo de actuaciones disciplinarias, y esto se identificó como el obstáculo más importante para la probabilidad de comunicarlo. La evaluación de la iniciativa señalaba que una estrategia con varios componentes facilita el movimiento positivo en la dirección de una cultura no punitiva hacia la comunicación de errores de medicación.

La mayoría de los empleados no presenta problemas de disciplina, pero algunos necesitan algo más que estímulos positivos. Estos pocos casos son potencialmente explosivos. Cerca de la mitad de los casos de querellas que son llevadas a los tribunales por los sindicatos llevan implícita una actuación disciplinaria. En casi la mitad de todos ellos, la dirección invirtió o modificó su decisión cuando se respaldó judicialmente la solicitud del individuo. En consecuencia, resulta sumamente importante que la actuación disciplinaria se ponga en práctica de forma prudente. El programa de actuaciones disciplinarias y el procedimiento de reclamaciones deben ser uniformes para todo el personal de un grado o de una clasificación específica. Los directores deben disponer de un programa estandarizado de actuaciones disciplinarias en el que se esquematicen los procedimientos y se proporcionen formularios (McConnell, 2006).

Principios de las actuaciones disciplinarias

Tener una actitud positiva

La actitud del director es de suma importancia para prevenir o corregir comportamientos indeseables. Si se trata al personal como sospechoso, será más probable que genere problemas de lo que cree el director. Las personas tienden a hacer lo que se espera de ellas; por tanto, es deber del director mantener una actitud positiva esperando lo mejor del personal.

Investigación escrupulosa

Las ramificaciones de la actuación disciplinaria son tan graves que los coordinadores deben proceder con cautela. Deben recopilar los hechos, comprobar las alegaciones, hablar con los testigos y preguntar a los acusados su versión de los hechos. Los coordinadores deben aceptar el relato del empleado por lo menos hasta que se comprueben las alegaciones. Puede que quiera consultar con otros coordinadores o con el director. Si la situación es lo suficientemente grave como para requerir una actuación antes de concluir la investigación por completo, lo mejor es suspender al empleado hasta su reincorporación.

Actuar con presteza

Los coordinadores no deberían ser tan expeditivos como para descuidar la meticulosidad en la verificación de los hechos. Si los miembros del personal son sometidos a una actuación disciplinaria de forma injusta o innecesaria, los efectos sobre el resto del personal pueden ser graves. Sin embargo, si se retrasa la actuación disciplinaria, la relación entre la sanción y la infracción puede perder claridad. Como las actuaciones disciplinarias son desagradables, el coordinador puede tener la tentación de posponerlas lo más posible. Los efectos educativos positivos para el futuro se optimizan cuando las actuaciones disciplinarias se adoptan en el momento oportuno.

Protección de la privacidad

Las actuaciones disciplinarias afectan al ego de la enfermera. Por dicho motivo, lo mejor es comentar la situación en privado. Al ayudar a la enfermera a salvar las apariencias se disminuye la posibilidad de resentimientos futuros y aumentan las probabilidades de colaboración venideras.

Centrarse en los hechos

Al sancionar a una enfermera, el coordinador debería hacer hincapié en lo inaceptable del hecho, no en el empleado. Si el empleado no es aceptable (p. ej., deshonesto, injurioso, toxicómano sin planes de recuperación), debe ser despedido.

Reforzar las reglas con consistencia

Los infractores deben ser tratados con igualdad y con uniformidad en los casos de transgresiones similares. El tratamiento equitativo se basa en reglas con sanciones específicas para actos diferentes y según el número de infracciones. La uniformidad disminuye la posibilidad de favoritismos, favorece la posibilidad de la predicción, favorece la aceptación de las sanciones y desmonta las alegaciones de discriminación.

Ser flexible

Una puesta en práctica uniforme se complica por el hecho de que los individuos y las circunstancias nunca son las mismas. La sanción debería fijarse solamente después de que se haya revisado la totalidad del expediente del empleado. El coordinador debería tener en consideración la duración de los servicios prestados, los logros o los problemas previos, la aptitud y la capacidad que tiene la institución de prescindir de dicho empleado. También debe tenerse en consideración, en relación a la enfermera, las circunstancias atenuantes y la posibilidad de que la situación constituya un caso aislado o de si fijará un precedente para el futuro. Si los coordinadores imponen sanciones idénticas para infracciones aparentemente similares, pueden mostrarse excesivamente estrictos con una persona e indulgentes con otras si no han tenido en consideración las restantes circunstancias.

Aconsejar al empleado

Los empleados deben ser informados de que su comportamiento es inaceptable. Los archivos personales con las anotaciones anecdóticas pueden ser un instrumento de gran ayuda, pero su valor es escaso para respaldar actuaciones disciplinarias si no se informa con presteza al personal de los contenidos.

Efectuar actuaciones correctoras y constructivas

El coordinador debería asegurarse de que la enfermera comprende que la conducta ha sido contraria a los requisitos del departamento, y debería explicarle por qué son necesarias dichas regulaciones. La enfermera debería ser asesorada acerca de la conducta que se requiere y acerca de la manera de prevenir actuaciones disciplinarias en el futuro.

Seguimiento

El coordinador debe investigar con tranquilidad para determinar si el comportamiento de la enfermera ha cambiado. Si la enfermera sigue invitando a adoptar una actuación disciplinaria, el coordinador debe revaluar la situación y tratar de determinar la razón de la actitud de dicho empleado. El coordinador debe intentar llegar a un arreglo con el infractor y las razones para la transgresión. Podría remitirse al empleado al departamento de ayuda del personal para que le ayudase a realizar los ajustes necesarios en su actitud.

Sanciones

Reprimenda verbal

Los coordinadores pueden optar por una advertencia verbal en privado para las infracciones menores que se hayan producido por primera vez. Podrían corregir la desviación con discreción, comentándole al empleado la forma correcta de afrontar la situación o formulándole una reprimenda. La reprimenda verbal tiene un valor limitado, aparte de advertir a la enfermera de forma amigable la necesidad de una corrección. Como no se hace nada por escrito y la reprimenda se realiza en privado, resulta difícil demostrar que se ha formulado la advertencia. Con el tiempo, el coordinador puede perder la seguridad y recordar con imprecisión lo que se dijo a una determinada persona y bajo qué circunstancias. Cuando se formula una advertencia verbal, se aconseja que el coordinador redacte una nota anecdótica.

Reprimenda por escrito

La reprimenda puede formularse por escrito si la infracción es más grave o si se ha repetido. Se recomienda que el coordinador y el miembro del personal desarrollen por escrito un plan de mejora en el que se defina lo que va a hacer el empleado para que su rendimiento sea aceptable, y qué hará el coordinador para cambiar el entorno si se considera conveniente. Debe fijarse un lapso de tiempo determinado para ponerlo en práctica. Pueden definirse sanciones o consecuencias adicionales para afrontar una situación en la que no mejore adecuadamente la conducta del empleado durante el lapso de tiempo establecido. En la nota por escrito debería constar el nombre del trabajador, el nombre del coordinador, los hechos y las conductas que describen el problema, el plan de corrección y las consecuencias de una repetición en el futuro. Se recomienda que el trabajador firme el informe para que conste que lo ha leído, que ha recibido una copia, o ambas cosas. Se le debe dar una copia al empleado, y otra debería guardarse en el archivo del personal. Si el empleado cree que firmar dicho documento se consideraría como una aceptación de su culpabilidad y, por tanto, rechaza firmarlo, el coordinador puede solicitar a otra persona de la administración que la firme en calidad de testigo de que el documento se discutió con el trabajador y de que se le entregó al empleado una copia. Es conveniente que instancias superiores de la administración y el personal revisen este informe. Al término del tiempo fijado, el coordinador y el trabajador deberían mantener otra reunión para determinar si se han cumplido los términos del acuerdo. Sería deseable elogiar los progresos de la enfermera y que no se adoptasen más acciones, si no fuese necesario. Sin embargo, si no se han producido cambios o si éstos no han sido los adecuados, debería identificarse y documentarse la naturaleza del problema que se mantiene. Probablemente, se necesiten otras sanciones. El coordinador debe mantener informado al director, y resulta esencial entablar una comunicación continua con el departamento de Recursos Humanos para cualquier actuación disciplinaria y, en especial, para la incoación de un proceso de despido desde el principio para garantizar que todos los aspectos legales están en orden. También resulta útil que esté presente un representante del departamento de Recursos Humanos durante las fases finales de una actuación disciplinaria que vaya a finalizar en despido.

Otras sanciones

Los despidos temporales, las degradaciones y las destituciones son las sanciones más graves, y requieren la aprobación de instancias superiores al coordinador. Los despidos temporales pueden ser apropiados en situaciones en las que la mejor opción sea apartar al empleado mientras se lleva a cabo la investigación. El trabajador puede reincorporarse al trabajo sin sanciones económicas si la investigación le exonera de cualquier culpa, o bien puede quedar suspendido de sueldo si se le encuentra culpable de una infracción grave. Las degradaciones son una solución cuestionable. El despido radical es el último recurso (Marquis y Huston, 2006).

Componentes de un programa de actuación disciplinario

Códigos de conducta

Los empleados deben ser informados de la naturaleza y el significado de los códigos de conducta. Se pueden utilizar los manuales del departamento, los manuales de los planes de acción y los programas de orientación. El trabajador debe comprender que las normas son razonables y que guardan una relación directa con el funcionamiento eficiente y eficaz del departamento.

Sanciones autorizadas

Durante las acciones disciplinarias, el expediente del personal debería indicar que se llevó a cabo una investigación imparcial de los cargos antes de valorar la culpabilidad y de determinar las sanciones. El programa de actuación disciplinaria del departamento debería señalar que se está aplicando la actuación actual sin parcialidad, y que está relacionada directamente con la infracción.

Registros de las infracciones y de las medidas correctivas

Los registros son de suma importancia cuando se interpone una actuación disciplinaria. En el expediente del personal deben indicarse claramente los hechos acaecidos durante la infracción, los esfuerzos del coordinador para corregir el problema de la falta de cumplimiento por parte de los empleados con las medidas correctivas y las sanciones correspondientes.

Recurso de apelación

La provisión formal para el derecho del empleado a formular un recurso de apelación forma parte del programa de actuación disciplinario. La apelación a instancias superiores al coordinador garantiza un trato imparcial y fomenta la aceptación por parte del empleado del proceso disciplinario. Al mismo tiempo, los coordinadores que han sido justos necesitan no sentir miedo a una revisión de sus actuaciones por parte de otros. Las reclamaciones deben estar a disposición de todos los empleados para que puedan utilizarlas si creen que han sido tratados con desconsideración. Las reclamaciones pueden ser pertinentes si otros no han seguido las normas y los procedimientos.

Disciplina sin sanción

«La justicia es mejor cuando previene, en lugar de castigar con dureza». Máxima legal

La disciplina progresiva comienza por una reprimenda verbal, seguida de una reprimenda por escrito, y por la suspensión de empleo y sueldo. Si no se adopta una medida correctiva, el último paso es el despido. La actuación disciplinaria sin sanción consiste en la suspensión disciplinaria con sueldo para demostrar que el coordinador es sincero en el deseo de ver el cambio y la aceptación del trabajador. Comienza por una documentación completa para reconocer y reforzar un rendimiento deseable, para confrontar a los pocos que no cumplen los estándares y para apoyar a los trabajadores para corregir los problemas manteniendo la autoestima. El sistema está diseñado para influir en la aceptación de la responsabilidad por parte del trabajador, para cambiar el comportamiento y para regresar a un estándar de rendimiento aceptable. El coordinador le da a conocer inicialmente al trabajador lo que se espera de él y la responsabilidad que tiene para hacerlo. Se utiliza un nota recordatoria para documentar la relación. Al realizar la corrección, el empleado puede «borrar la pizarra» y saber que el incidente se ha eliminado del registro. De otro modo, el empleado dispone de un día con sueldo para aceptar la responsabilidad de su conducta y hacer lo que es mejor para él y para la organización o encarar el despido. Esto ayuda a disminuir la ira asociada con el paso final. Si es necesario, el empleado es despedido de la institución de forma justa, humana y permanente. La decisión de actuar bien o mal y de seguir o no las reglas es responsabilidad del empleado. Exigir al empleado que asuma la responsabilidad de sus propios actos es mucho más eficaz que sancionarlo. Las sanciones pueden hacer que el empleado cumpla, pero no que se comprometa. La búsqueda de consenso sobre la razón por la que debe resolverse un problema y las consecuencias lógicas para el empleado ayudan a lograr que éste se comprometa (Grote, 2006).

MODIFICACIÓN DE LA CONDUCTA DEL EMPLEADO

¿Puede modificarse la conducta de un empleado modificando el comportamiento del coordinador? ¿El comportamiento que se repite en presencia del coordinador está reforzado por este último? ¿Es posible que no hacer nada sea una manera de hacer algo? La respuesta a todas estas preguntas es afirmativa. Un comportamiento tiene sus consecuencias, y las consecuencias derivadas del comportamiento influyen sobre la probabilidad de recurrencia de dicha conducta. Dado que el comportamiento es función de la consecuencia, resulta importante que los supervisores de enfermería identifiquen la eventualidad de la relación.

Las consecuencias pueden ser favorables, punitivas, ausentes o insuficientes. Las consecuencias positivas incrementan la probabilidad de recurrencia del comportamiento que las precedió. La ausencia de consecuencias disminuye la probabilidad, y las consecuencias insuficientes tienen poco efecto. Las sanciones de las consecuencias tienen efectos variados e impredecibles. La sanción no es lo contrario de una consecuencia favorable. Lo contrario de una consecuencia favorable es no tener consecuencias.

Refuerzo

El refuerzo positivo aumenta la probabilidad de que se produzca el comportamiento deseado. Su eficacia aumenta cuanto antes se produzca después del comportamiento deseado, y debe tener una conexión clara con la conducta que el coordinador desea incrementar. El refuerzo positivo puede ser tan sutil como una sonrisa o un asentimiento con la cabeza cuando alguien habla. Cualquier cosa que se diga cuando el coordinador sonríe o asiente con la cabeza se verá reforzado y ocurrirá con mayor frecuencia. El reconocimiento es un refuerzo poderoso.

El supervisor de enfermería puede estimular incluso conductas nuevas reconociendo verbalmente la respuesta deseada. Las palabras se utilizan para describir el comportamiento que el coordinador desea fomentar. Comentarios del tipo «Aprecio mucho que las enfermeras acudan a los cursos de formación interna», probablemente aumenten la asistencia a dichos cursos. Se pueden utilizar una serie de estímulos para reforzar la conducta, como las respuestas, la atención, las alabanzas, la evitación de las sanciones, los méritos para incrementos retributivos, las asignaciones especiales, las becas para matrículas o las entradas para partidos. No obstante, los supervisores de enfermería deben tener en cuenta que cualquier estímulo puede reforzar o repeler, en función de la persona y de la situación, por lo que deben seleccionar cuidadosamente los estímulos que son reforzadores para el individuo en una situación concreta. Por ejemplo, las entradas para partidos pueden ser reforzadoras para algunas y contrarias para otras. El reconocimiento es uno de los refuerzos más sencillos, baratos y más universalmente eficaces.

Modelado

El modelado es una técnica de modificación del comportamiento que se utiliza cuando la respuesta no satisface los criterios deseados. Mediante aproximaciones sucesivas sistemáticamente reforzadoras, el supervisor de enfermería puede modelar las respuestas hacia la conducta deseada y lograr que el miembro del personal realice algo nuevo. El supervisor proporciona consecuencias favorables después de cada intento en la conducta deseada y, posteriormente, retiene las consecuencias hasta que se logra la mejoría. Al trabajar con empleados que se ausentan o que llegan tarde de manera sistemática, el supervisor puede agradecer a la persona que está en su puesto de trabajo: «Veo que hoy solamente ha llegado tarde 30 minutos». Más tarde, «Veo que hoy solamente ha llegado tarde 15 minutos». Todavía más adelante, «He observado que hoy solamente ha llegado tarde 5 minutos». El supervisor puede alabar inicialmente a un empleado nuevo que está intentando realizar una tarea nueva y, posteriormente, anotar la mejoría en una tarea si se produce. Una vez alcanzado el nivel de rendimiento deseado, éste puede mantenerse aportando intermitentemente consecuencias favorables. Demasiadas consecuencias positivas provocan saciedad, ya que pierden su efecto sobre el comportamiento. El rendimiento que se ha reforzado intermitentemente es más resistente a la extinción.

Extinción

La retención de los refuerzos reducirá la probabilidad de que aparezca la conducta negativa y contribuye a su extinción. Por tanto, si el supervisor no lo menciona, la falta de acción debería contribuir a la extinción. Por el contrario, cualquier refuerzo que se presente con frecuencia pero sin que vaya apareado con otro perderá su eficacia. Las promesas de «ascensos» o de «contratar más ayuda y lograr cierto alivio» quedan sin significado si no van asociadas con un incremento retributivo y de reclutamiento de personal. Los jefes de personal que elogian a todo el mundo por cualquier cosa todo el tiempo verán cómo sus palabras pierden eficacia como refuerzos. La conducta deseada disminuirá también cuando las consecuencias no valen la pena el esfuerzo que representan.

Sanciones

El jefe de personal puede reducir la probabilidad de que se produzca una respuesta negativa si empareja la conducta con un estímulo disuasorio, pero éste debe ser coherente con grados retributivos y con la política del departamento. Los empleados que no cumplan los estándares de trabajo serán despedidos. El despido de unos pocos trabajadores que no cumplían con los estándares fijados puede tener un impacto inmediato sobre el resto del personal, los cuales trabajarán inicialmente con mayor intensidad para evitar perder sus puestos de trabajo. Sin embargo, si no se hace nada para reforzar la conducta laboral más productiva, lo más probable es que no se produzca dicho comportamiento positivo. Los empleados pueden cubrirse unos a otros, ausentándose a hurtadillas de sus departamentos o firmar por otro compañero. Al aplicar estímulos disuasorios para controlar el comportamiento, la gestión se empareja con dichos estímulos y pasan a considerarse conminatorios.

Una vez que los jefes de personal han comenzado con un estímulo disuasorio, no deberían interrumpirlo hasta que la conducta se haya corregido o hasta que su cese pueda actuar como refuerzo positivo. Las conductas de evitación aumentarán su incidencia si consiguen disminuir satisfactoriamente los estímulos disuasorios. Si el jefe de personal le pregunta con brusquedad a una enfermera por qué no se ha realizado cierta tarea (estímulo aversivo) y el jefe de personal renuncia cuando el empleado le contesta que pensaba que otra persona lo estaba haciendo, se refuerza la inculpación hacia el resto. La mayor parte de los problemas de motivación se deben a las sanciones, a la ausencia de consecuencias o a que las consecuencias son insuficientes (Sullivan y Decker, 2005).

Modificación de la conducta del empleado con un problema de rendimiento

Aparte de conocer las formas sutiles con las que la conducta de cada persona puede reforzar, modelar o reducir el comportamiento de otras, el coordinador puede aplicar la modificación de la conducta para el personal con problemas de rendimiento. En primer lugar, debe identificarse el problema de rendimiento y analizar la conducta previa y la consecuencia. ¿Qué sucedió antes de que se produjese dicho comportamiento? Cada vez que la persona A acudía tarde al trabajo, había trabajado en el turno de tarde previo. Cada vez que la persona B gritaba al personal se había practicado un tratamiento de urgencia. El supervisor de enfermería C era condescendiente con un miembro del personal después de que el médico hubiera regañado a la enfermera C. Alguien había realizado parte de las tareas de la persona A cuando ésta había llegado a la unidad. Los miembros del personal respondían rápidamente cuando la persona B les chillaba durante un procedimiento de urgencia. La enfermera C era evitada por el resto de compañeras.

La frecuencia de referencia se debe determinar una vez identificado el problema de rendimiento. La medición de referencia es la frecuencia antes de haber adoptado cualquier intento de cambio. Si las personas están interesadas en modificar su propia conducta, pueden recopilar ellas mismas los datos de base. El comportamiento debe definirse con precisión, debe ser apreciable y, en consecuencia, cuantificable. Una lista de recuento a la medida puede ser de gran ayuda, ya que pueden verse los datos con respecto al tiempo. Si la conducta se produce a diario, debe registrarse durante una semana. Si hay variaciones importantes de la conducta de un día para otro, las observaciones deben registrarse durante dos semanas. El jefe de personal debe tener en cuenta si el período de recogida de datos es representativo de la situación típica, y utilizar un ritmo de base estable como señal para iniciar la intervención (fig. 14-10).

Si se transfiere la información desde la lista de recuento a un gráfico en el que se represente la frecuencia

	Lun	Mar	Mie	Jue	Vie	Sab	Dom
7:00	I I I	I I	I I	I I I	I I		
8:00			I				
9:00	I I			I	I		
10:00		I		I			
11:00			I		I		
12:00				I	I		
1:00		I	I		I		
2:00	I I	I	I I	I I	I		
3:00	I I I	I I	I I I	I I	I I I		

Figura 14-10 • Hoja de recuento.

en función del tiempo, resulta fácil visualizar el efecto de la intervención. Puede ponerse una línea vertical ondulada en el gráfico para representar el punto en el que se inició la intervención (fig. 14-11).

Después de identificar las variables relevantes, el jefe de personal y la enfermera seleccionan el refuerzo, la extinción, la sanción o cualquier combinación de estrategias de intervención que consideren adecuadas para disminuir la frecuencia de las conductas indeseables. Si se sanciona el rendimiento deseado, deberá retirarse la sanción, ya que no sería correcto sancionar algo que se pretendía obtener. En lugar de lograr que los trabajadores más rápidos finalicen la tarea de todos, se les debe dar tiempo para hacer lo que hayan elegido, como leer en la biblioteca, meditar en la capilla, disponer de un día libre con una frecuencia especificada o darles una paga extra por hacer más del trabajo que debían hacer. Si se recompensa un comportamiento indeseable, debería retirarse esta recompensa, porque no deben premiarse estas conductas. En lugar de tener a empleados lentos cuyas tareas finalizan otros, el jefe de personal debería informar a los trabajadores de que ellos son los responsables de las tareas que se les han asignado.

Si la conducta deseada no se ha recompensado, el jefe de personal debe planificar una consecuencia. Este efecto puede ser tan simple como un reconocimiento verbal ocasional de los logros de la enfermera. Los logros de las enfermeras podrían agradecerse en el boletín informativo del departamento. Pueden crearse premios para reconocer los comportamientos deseados.

Deben eliminarse los obstáculos que se detecten. Las enfermeras pueden ser remitidas a un asesor profesional para que les ayude a superar crisis circunstanciales que puedan estar interfiriendo en su rendimiento laboral. El

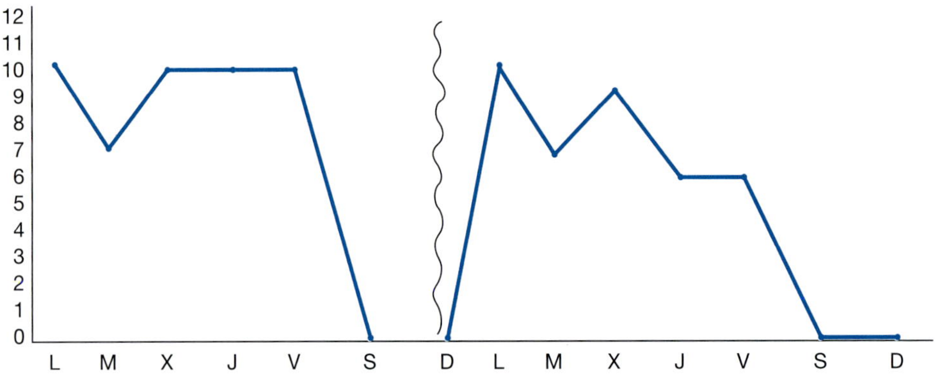

Figura 14-11 • Gráfica.

jefe de personal puede tratar de lograr los recursos que necesitan las enfermeras para desempeñar sus labores. Las enfermeras deberían tener, además, la formación necesaria para poder dar lo que se espera de ellas. Es posible que necesiten una formación formal, una formación laboral específica, sesiones prácticas o simplemente una retroalimentación. El personal es la mejor fuente de información de lo que puede servir de refuerzo positivo, ya que lo que pudiera ser deseable para el jefe de personal puede no serlo para la enfermera.

Una vez planeada la estrategia de intervención, ésta debe ponerse en práctica, registrando la frecuencia de respuesta. Hay que evaluar la eficacia de la estrategia. Si no funciona, debe analizarse y revisarse. Una vez obtenida la conducta deseada, ésta debe mantenerse mediante refuerzos intermitentes (Marquis y Huston, 2006; Sullivan y Decker, 2005).

EMPLEADOS PROBLEMÁTICOS

Los trabajadores con abuso de sustancias (toxicómanos), los coléricos o los retraídos, el personal con absentismo excesivo y los empleados que están en proceso de despido representan un reto para los supervisores de enfermería, que debería estar alerta ante la aparición de síntomas problemáticos.

Abuso de sustancias (toxicómanos)

El abuso de sustancias no es inusual entre los profesionales sanitarios. Afecta a todas las clases socieconómicas, culturales y raciales. Entre las enfermeras alcohólicas estudiadas, la mayoría había estado entre el tercio de mejores estudiantes de su promoción, había obtenido calificaciones altas, había realizado trabajos de responsabilidad, eran exigentes y tenían un historial laboral excelente.

Las enfermeras con alcoholismo u otras adicciones muestran problemas psicosociales (cuadro 14-4). Pueden apreciarse cambios de personalidad cuando se vuelven más irritables, retraídas y taciturnas. El aislamiento crece por la disminución de interés por las actividades externas. Entre los cambios sociales relacionados están el apartarse para comer solos y evitar las reuniones sociales. Empiezan a observarse cambios en el aspecto personal. Es habitual que se aprecien cambios en el vestuario y cambios mentales.

El comportamiento general también se modifica. Las respuestas inapropiadas y la irritabilidad aparecen con mayor frecuencia. Las excusas por su comportamiento son cada vez más elaboradas. Aumenta la intolerancia y la falta de confianza en sus compañeros, así como el nerviosismo. Se observa cómo evitan al resto de personas. La eficiencia del trabajo disminuye, se observa un declive en la calidad y la cantidad del trabajo realizado y el ritmo de trabajo es poco uniforme. Se olvidan algunas de las tareas asignadas. Llegar tarde, irse pronto y prolongar las horas de las comidas y las pausas pasan a convertirse en patrones de comportamiento habituales. Aumentan los errores de la práctica. El empleado alcohólico tiene más probabilidades de faltar al trabajo por resacas, mientras que los profesionales sanitarios toxicómanos tienen más probabilidades de trabajar horas extra para tener más acceso a los fármacos y ganar más dinero para cubrir los gastos que les supone mantener este hábito. Es importante que los miembros del personal conozcan la importancia de la mención de su toxicomanía, ya que a menudo no es el coordinador la persona que identifica el problema, en especial si el coordinador supervisa a más de una unidad.

Cuando un miembro del personal menciona que alguien está trabajando en un estado de intoxicación aguda, el coordinador debe observar objetivamente los sig-

Cuadro 14-4 Signos y síntomas de un posible abuso de sustancias

SIGNOS

- Problemas psicosociales: irritabilidad, malhumor, tendencia a aislarse
- Cambios sociales: comer a solas, evitar las reuniones sociales
- Cambios en el aspecto personal: cambios de vestimenta, aspecto desaliñado, complexión rubicunda
  - Ojos enrojecidos
  - Cara entumecida
  - Temblor de manos
- Cambios en el estado mental: falta de memoria, confusión, disminución del estado de alerta
- Cambios de comportamiento generales: respuestas inapropiadas, excusas elaboradas para el comportamiento
  - No tolera al resto
  - Falta de confianza en los demás
  - Nerviosismo

SÍNTOMAS

- Olor a alcohol
- Lenguaje farfullado
- Marcha inestable
- Errores de juicio

nos y preguntar a una segunda persona para validar las observaciones. El olor a alcohol, un lenguaje farfullado, la marcha inestable y los errores de juicio son síntomas de intoxicación. El empleado intoxicado debe ser apartado de su área de acción, acusándole de forma breve y firme de su comportamiento, y se le debe enviar a su casa para que descanse y se recupere. Los departamentos suelen disponer de políticas y procedimientos de revisión específicos. Algunos departamentos exigen controles de alcoholemia para validar o refutar la sospecha. A continuación, se registra el incidente. El coordinador describe la observación, redacta la actuación adoptada, señala los planes para el futuro y hace que el empleado firme la fecha de la nota recordatoria después de reincorporarse al trabajo. El coordinador y un testigo deberían anotar el rechazo a firmar la fecha de la nota recordatoria.

Los problemas de rendimiento crónicos son más frecuentes que las intoxicaciones agudas. Cada vez que se aprecien problemas de rendimiento deberían documentarse con la fecha, la hora, los empleados que observaron la conducta y una descripción del incidente y de las circunstancias. En una reunión concertada de antemano, se le exponen al empleado dichas observaciones y el modo en que afectan al rendimiento laboral y a la asistencia de los pacientes. Se permite que el trabajador se defienda de dichas acusaciones. Se exploran las alternativas y se planifica el modo de actuación. Cuando se identifica una toxicomanía como la causa del problema, se anima al infractor para que adopte una actuación voluntaria.

En lugar de adoptar una sanción disciplinaria o de despedir al personal cuyo rendimiento laboral está deteriorado, un número creciente de organizaciones sanitarias está tratando de ayudarles a recuperar su salud y su productividad mediante programas de ayuda al trabajador (PAT). Los PAT se centraban al principio en temas de alcoholismo y otras toxicomanías, pero los servicios se han ampliado para incluir problemas financieros, legales y matrimoniales; de ludopatía, de adicción al trabajo y trastornos alimentarios. Los PAT han aumentado la productividad, han disminuido el absentismo laboral y han reducido los costes de los seguros. La valoración, el diagnóstico y las intervenciones precoces benefician tanto al empleado como a la institución.

Muchas organizaciones de enfermería estatales han empezado a aplicar programas de ayuda con compañeros de trabajo. En condiciones ideales, la asociación interviene precozmente en el problema adictivo antes de que sea necesario adoptar acciones legales. Los informes de deterioro suelen llevarse a cabo a través de una llamada de teléfono confidencial o mediante una remisión a una persona de referencia del programa de ayuda. El coordinador verifica que existe un deterioro y puede aconsejar acerca de la documentación, la verificación y la intervención que se ha de realizar. Un representante regional o un interventor local contactará con la persona en cuestión y concertará una reunión.

El interventor local suele describir el propósito de la visita con la persona afectada, presenta la información relativa a la adicción e identifica el comportamiento y las circunstancias en las que se ha manifestado el deterioro. Se destaca el hecho de que la enfermedad es progresiva. Se presentan diferentes alternativas terapéuticas. Se comentan temas como el ingreso hospitalario, la cobertura del seguro, la utilización de bajas laborales y de vacaciones con sueldo, así como las responsabilidades familiares. Si la persona niega el problema o rechaza el tratamiento, puede ser denunciada al Colegio de Enfermería por parte de la empresa. La mayoría de las suspensiones de licencia en enfermería están relacionadas con la práctica de la enfermería durante períodos de incapacitación.

Cuando una enfermera incapacitada participa en un programa de ayuda se le asigna un tutor. Éste mantiene contacto con la enfermera incapacitada durante el tratamiento y hasta que se haya logrado una recuperación estable. En el contrato realizado tanto por el tutor como por la enfermera suelen especificarse las restricciones laborales, la realización al azar de pruebas de cribado en orina, la asistencia a las reuniones de Alcohólicos Anónimos o de Adictos a Opiáceos Anónimos, la asistencia a grupos de apoyo para enfermeras y contactos con el propio tutor.

Cuando un trabajador alcohólico o con otra toxicomanía rechaza la ayuda o es incapaz de seguir el plan asistencial, se le advierte de la obligatoriedad del tratamiento para seguir manteniendo su empleo. Si siguen rechazando la participación obligatoria en el tratamiento, se les despide de acuerdo con las normas del departamento (Marquis y Huston, 2006).

Empleados irascibles o retraídos

Los supervisores y coordinadores de enfermería suelen tratar a menudo con empleados irascibles o retraídos. La ira y el retraimiento son respuestas de lucha y huida ante una situación de ansiedad. La enfermera irascible tiene más probabilidades de ser considerada como una persona con posibilidad de crear conflictos. La persona retraída suele considerarse agradable. Sin embargo, ambas necesitan ayuda.

La ansiedad se produce como reacción ante la frustración al no lograr la expectativas o por la pérdida del respeto por uno mismo. La ansiedad se transforma en sentimientos o acciones para sentirse aliviado. La conducta colérica, hostil y destructiva es una respuesta primaria a la frustración. El empleado irascible puede volverse hostil y utilizar un lenguaje crítico, sarcástico y obsceno con los compañeros. En consecuencia, las relaciones personales se deterioran y puede estropear la producción del trabajo. La ira puede proyectarse tanto a los pacientes como al resto de personas.

Las personas retraídas no invierten energía emocional con el resto del grupo. El miedo de expresar lo que uno piensa o de que otras personas dependan de ellas les atemoriza. El retraimiento es un mecanismo de protección para evitar lastimarse. Las personas retraídas acuden a las reuniones sin implicarse. No son asertivas ni protegen sus derechos. Se les puede delegar una mayor carga de trabajo que la que les corresponde, porque son sumamente colaboradores y educados. Este ciclo les conduce a sentimientos de uso, abuso e indefensión.

Los supervisores y coordinadores de enfermería necesitan conocer las conductas agresivas y pasivas entre sus empleados, enseñarles y mostrarles comportamientos asertivos y fomentar la resolución de problemas. Deben ayudar al personal a que se comprendan a sí mismos y sus responsabilidades laborales, a que desarrollen lazos de confianza y a que promuevan la armonía del grupo. A los empleados se les debe animar a que se expresen sin temor a represalias. Los coordinadores deben ser sinceros, firmes y justos. Las expectativas laborales deben estar claras y el personal recompensado de forma liberal y disciplinaria, pero con justicia.

Disminución de la productividad

La disminución de la productividad es una consecuencia adversa de los problemas del personal. Los supervisores y coordinadores deben asegurarse de que no se esté sancionando el rendimiento deseado y que tampoco se esté recompensando un comportamiento indeseado. Las expectativas están claras. A los empleados se les enseña cómo deben hacer lo que se espera de ellos. Si el aburrimiento por la rutina es un problema, habrá que considerar las rotaciones laborales y la realización de proyectos especiales.

Absentismo

El absentismo es otra consecuencia adversa de los problemas del personal. Una gestión ineficaz, el deterioro de las relaciones laborales, la rutina, la falta de control sobre las decisiones que afectan a la vida de cada uno, y el exceso de trabajo son factores contribuyentes. Algunos trabajadores son inmaduros y carecen de autodisciplina para trabajar por propia iniciativa. Otros se mantienen alejados para evitar trabajos desagradables o aburridos. Algunos tienen una motivación escasa, hacen lo imprescindible para evitar ser despedidos y no consideran su trabajo como un instrumento para una finalidad. El empleado hipocondríaco utiliza el absentismo para llamar la atención y la simpatía del grupo. El absentismo abusivo puede utilizarse para vengarse del coordinador. Algunos trabajadores están agotados por un exceso de trabajo, han perdido el entusiasmo por su trabajo o muestran desgaste profesional.

Los coordinadores deben asegurarse de que existen normas de asistencia, de que las normas no recompensan la falta de asistencia y de que se cumplen a rajatabla. Deben mantenerse registros de asistencia, estableciendo las querellas correspondientes.

Las normas de asistencia documentadas influyen de forma notable en los índices de ausencias. Las normas tradicionales para las incapacidades laborales transitorias han remunerado a los empleados durante el absentismo y han fomentado que sean deshonestos para recibir su remuneración por bajas laborales o se les ha sancionado perdiéndolas. Los empleados que son remunerados por bajas laborales muestran una tasa de ausencias considerablemente mayor que el resto. Utilizan los beneficios de estas bajas, mientras que aquellos que no las utilizan pueden ir a trabajar incluso estando enfermos. Algunos departamentos obligan a recibir un certificado médico antes de que el empleado pueda ser remunerado por una incapacidad laboral transitoria, para así tratar de disminuir la picaresca. Como la mayoría de la gente solamente está enferma de 1 a 2 días cada vez, algunos hospitales no compensan los primeros 2 días de enfermedad, y se pasa a remunerar a partir del tercer día y en adelante. Otros departamentos han adoptado el denominado tiempo libre remunerado (TLR). Cada empleado recibe un tiempo pagado que incluye los días festivos, las vacaciones y las bajas por enfermedad, con pocas restricciones sobre su aplicación. Habitualmente, se calcula la remuneración en función del tiempo de servicio continuado prestado. Este método simplifica los registros, pero proporciona incentivos para disponer de los días asignados, estén enfermos o no.

Los datos de absentismo deben recopilarse y analizarse para establecer las tendencias y los patrones de cada individuo y del personal en general. El registro de los datos de ausencias, la razón y la confirmación o no mediante una disculpa, el día de la semana, si se produce antes o después de un día libre, la clasificación laboral del empleado, el turno, el cargo, la edad, el sexo, el estado civil o cualquier información que se considere relevante proporciona información para detectar las tendencias y determinar con precisión los problemas. A menudo el absentismo se produce con mayor frecuencia en ciertos cargos o departamentos, en días o en turnos específicos, o entre trabajadores a las órdenes de un coordinador en concreto. Deben identificarse los problemas para que los coordinadores puedan adoptar medidas de control.

Es conveniente una política de disciplina progresiva que imponga sanciones de gravedad creciente. Dicha política permite al empleado conocer de antemano las consecuencias de su comportamiento. La disciplina progresiva comienza a menudo con una reprimenda verbal que queda documentada, la cual avanza posteriormente hacia una advertencia por escrito, a la suspensión de empleo con o sin sueldo, y al despido. El coordinador tiene que investigar las circunstancias, formular un juicio objetivo basado en los hechos, y cumplir las normas, las políticas y las conductas del rendimiento profesional (Hader, 2006).

Despido de los empleados

Aunque son pocas las enfermeras que son despedidas, la incidencia de las reducciones de plantilla aumentan durante los períodos de recesión económica. Las agencias de recolocación se pueden utilizar para minimizar el impacto emocional y profesional que se produce al ser destituido de un trabajo.

Las razones más habituales para despedir a las enfermeras son un rendimiento laboral deficiente, la falta de puntualidad, el absentismo, las toxicomanías, las conductas inadecuadas y la reducción de plantilla. Los despidos de esta naturaleza suelen ser progresivos. Sin embargo, en algunos casos son despidos fulminantes. La causa más probable de estos últimos puede ser el abuso de pacientes y de visitantes, la insubordinación, la intoxicación, la posesión de drogas, el hurto, el juego, una conducta rebelde, la destrucción deliberada de la propiedad ajena, quedarse dormido durante el servicio o falsificar registros.

Una lista de comprobación de despidos puede ser de gran ayuda para el coordinador durante el proceso (cuadro 14-5). Por lo general, al empleado despedido no se le permite permanecer en el lugar de trabajo después de la

Cuadro 14-5 Lista de comprobación de despido

FECHA COMPLETADA	ACCIÓN EMPRENDIDA
________	Revisión del plan de despido para que sea compatible con las leyes, las normas y los procedimientos, con el departamento de Recursos Humanos
________	Obtener la aprobación de despido del supervisor
________	Acudir a la reunión de despido con un testigo
________	Poner fin al acceso a las tecnologías de la información
________	Notificarlo a Seguridad
________	Recopilar las propiedades del departamento, como llaves, discos, manuales, etc.
________	Recopilar propiedades de la institución, como placas de identidad, manuales, pase de aparcamiento, etc.
________	Completar los formularios necesarios
________	Convenir una cita con el empleado para que recoja sus efectos personales del local
________	Comunicarle al empleado que no se le permitirá volver al local
________	Asesorarle acerca del programa de ayuda al empleado
________	Indicarle que el cheque de liquidación se le enviará por correo. Confirmar la dirección de correo
________	Enviar el archivo del empleado al departamento de Recursos Humanos

notificación, ni recoger sus propiedades o bien se le permite recoger sus efectos personales en compañía del coordinador a una hora convenida de antemano. Durante una situación de actuación disciplinaria o de despido debe mantenerse la confidencialidad, aunque los rumores puede llegar a ser incontrolables. Lo mejor es que la búsqueda de trabajo y el asesoramiento profesional los lleve a cabo el departamento de Recursos Humanos.

No es infrecuente que los empleados que están en proceso de despido se desliguen ellos mismos del trabajo y que su rendimiento baje a mínimos hasta el despido final. El coordinador puede asignarle tareas que pueden considerarse importantes y que puedan completarse o transferirse a otro empleado en el momento del cese. Los rituales como las tarjetas o las fiestas de despedida sirven para dar a conocer la conclusión del contrato y sirven como ceremonia de separación que facilita la conclusión de todo el proceso (Roussel, Swansburg y Swansburg, 2006).

Las personas que han sido despedidas necesitan servicios de apoyo. El departamento debería contar con normas de despido en lo relativo a liquidaciones, vacaciones pendientes, festivos y días de baja acumulados, así como seguros. Puede que la persona necesite información relativa al desempleo. Esta situación constituye un tiempo oportuno para que un asesor de personal ayude a los empleados despedidos a revaluar su situación y su vocación. ¿Dónde quieren vivir? ¿Qué tipo de clima les gusta? ¿Qué tipo de trabajo les interesa y les proporciona más satisfacción? ¿Qué preparación tienen en cuanto a educación y aptitudes? ¿Qué pueden hacer para prepararse mejor para alcanzar sus metas? ¿Qué importancia tiene el salario, los márgenes de beneficios, los planes de jubilación, las horas de trabajo y las oportunidades para progresar?

Una vez que los empleados que están en proceso de despido deciden lo que quieren hacer y dónde, pueden necesitar ayuda para localizar ofertas laborales. Las revistas profesionales, las agencias de empleo y los servicios de colocación de los Colegios Profesionales son fuentes de información valiosas. Los cazatalentos a menudo están presentes en las reuniones profesionales. Los amigos, los parientes y los conocidos pueden ayudar a localizar puestos de trabajo, y es posible contactar directamente con los empleadores.

Los empleados que están siendo despedidos probablemente necesiten ayuda para preparar su currículum vítae, para escribir cartas de referencia y para las entrevistas. En las cartas de referencia el currículum vítae o la solicitud de empleo no es preciso que se declare el motivo por el que abandonaron el último empleo. Sin embargo, deben estar preparados para afrontar estos temas durante las entrevistas. Deben ser honestos acerca del motivo del cese, hablar sobre el tratamiento que están recibiendo, si éste fuese el caso, y centrarse en los conocimientos y las aptitudes que han aprendido de su último empleo y que pueden trasladar al nuevo. No deben ser críticos con la última institución en la que han trabajado.

Cuanto antes acepten el hecho de que han sido despedidos, antes podrán encajar las piezas del rompecabezas y seguir adelante. El jefe debe ser lo bastante claro acerca de los motivos. El despido no debería producirse por sorpresa. Durante el proceso progresivo, el empleado debería conocer las consecuencias que tiene la falta de cumplimiento de los estándares de rendimiento. Cualquier reducción de la plantilla debería realizarse con advertencias justas y con fechas exactas. Los empleados deberían ser informados de la política y el procedimiento de las querellas cuando reflexionen acerca del trato recibido. La agencia de empleo puede ayudar a la persona a saber las dudas que debería plantear acerca de las retribuciones y los beneficios, cómo comunicárselo a la familia, cómo solicitar ayuda de los amigos y conocidos, y cómo establecer un presupuesto hasta que pueda tener otro empleo. Las agencias de empleo y los colegios profesionales pueden ser de gran ayuda. El proceso de despido puede ser sumamente estresante y con consecuencias devastadoras. Las agencias de recolocación pueden ayudar a disminuir estos impactos personales y profesionales que, inevitablemente, se producen al ser cesado.

«Aléjate de las personas que intentan quitar importancia a tus ambiciones. La gente con pocas miras siempre lo hace, pero lo realmente grandioso es sentir que tú también puedes convertirte en algo colosal». Mark Twain

ASESORAMIENTO A LOS EMPLEADOS

El asesoramiento ayuda a mejorar la salud mental de los empleados, potenciando de este modo los conocimientos, el autocontrol, la autoconfianza y, en consecuencia, su capacidad para trabajar de modo eficaz. El asesoramiento implica varias actividades en una escala que va desde un asesoramiento dirigido a otro sin directrices. Proporciona una oportunidad para dar consejos, restablecer la confianza, mejorar la comunicación, liberar la tensión emocional, clarificar las ideas y reorientar al individuo hacia una conducta apropiada.

El restablecimiento de la confianza proporciona valor para enfrentarse a los problemas y confianza de que se está manejando la situación de la forma más conveniente. Sin embargo, el restablecimiento de una falsa confianza resulta peligroso. Puede impedirle al empleado buscar la ayuda profesional que necesita. Ofrece poco consuelo cuando el asesorado sabe que el asesor es incapaz de predecir el resultado. Incluso aunque se obtenga cierto consuelo, éste tiende a disiparse cuando la persona encara de nuevo el problema.

El asesoramiento mejora la comunicación, tanto en sentido ascendente como descendente. Permite a los empleados expresar sus sentimientos ante las situaciones. Los nombres de los individuos deben guardarse en la confidencialidad, pero los sentimientos pueden agruparse en categorías e interpretarse en niveles más altos. La sesión de asesoramiento permite al asesor explicarle al empleado las normas y las actividades de la institución, logrando de este modo una comunicación descendente.

La catarsis o liberación de la tensión emocional, a menudo se produce cuando la gente tiene la oportunidad de manifestar sus frustraciones. Se relajan, y sus palabras adquieren mayor coherencia y fundamento a medida que van explicando sus problemas a alguien que les escucha con comprensión. A continuación, cuando se eliminan los bloqueos emocionales, se aclaran las ideas, el pensamiento se vuelve más racional. Las personas pueden creer que sus emociones no son las más apropiadas para la situación. Esto puede ayudarles a reconocer y a aceptar sus limitaciones y a dar pie a una reorientación o a un cambio en los valores y de los objetivos.

El asesoramiento dirigido se produce cuando el asesor escucha los problemas del empleado, decide cómo solucionarlos y le comunica al empleado lo que tiene que hacer. La función principal del asesor es dar consejos. Este tipo de asesoramiento proporciona cierta liberación emocional, puede proporcionar tranquilidad y fomenta la comunicación. Las ideas pueden aclararse de forma limitada. Rara vez se produce la reorientación.

El asesoramiento no dirigido se centra en el cliente. El asesor escucha y fomenta que los empleados expliquen sus problemas, que identifiquen alternativas, que exploren las ramificaciones de cada opción y que determinen la solución más conveniente. La liberación emocional se produce con mayor frecuencia en el asesoramiento dirigido que en el no dirigido. Se fomentan la clarificación de las ideas y la reorientación. Puede intentarse transmitir seguridad, pero los consejos deben ser limitados. Esta estrategia puede resultar sumamente beneficiosa, pero los coordinadores deben ser prudentes para no desatender sus responsabilidades habituales de liderazgo directivo.

El asesoramiento sin directrices consume más tiempo y es más costoso que el dirigido. Para que sea eficaz, el empleado debe tener la inteligencia suficiente para identificar los problemas y valorar las soluciones, así como la estabilidad emocional para afrontarlas. El asesoramiento no dirigido debe tener la prudencia de no permitir que los empleados con dependencia emocional eviten sus responsabilidades laborales.

El asesoramiento en colaboración es un compromiso entre el asesoramiento dirigido y el no dirigido. Es un esfuerzo de cooperación entre el asesor y el empleado a través de un intercambio de ideas para ayudar a solucionar los problemas. El asesor colaborador comienza por escuchar, como lo haría el asesor sin directrices. Sin embargo, a medida que va avanzando la entrevista, el asesor colaborador ofrece información y puntos de vista, y lo más probable es que comente los problemas con conocimientos amplios del punto de vista de la organización. Esto puede ayudar a cambiar las perspectivas del empleado. El asesoramiento colaborador combina las ventajas del asesoramiento con y sin directrices y evita gran parte de las desventajas.

Como los empleados tienen derecho a la intimidad, es conveniente que el coordinador le remita al departamento de Recursos Humanos o a un departamento de ayuda profesional cuando los problemas personales estén interfiriendo en el rendimiento laboral, o cuando una persona necesita reorientación (Roussel, Swansburg y Swansburg, 2006).

RESUMEN DEL CAPÍTULO

Los supervisores y coordinadores son responsables de las entrevistas de capacitación profesional. Por tanto, es importante que conozcan las implicaciones legales de dichas entrevistas y sus correspondientes informes.

También resulta útil que sepan cómo modificar el comportamiento de los empleados problemáticos, los fundamentos y los componentes de las actuaciones disciplinarias y el asesoramiento y la recolocación de los empleados. Es importante comprometer al departamento de Recursos Humanos en cualquier proceso disciplinario y, especialmente, en los de despido, para garantizar que todos los temas legales estén en orden.

Actividades para la EVALUACIÓN CRÍTICA

Diario de reflexiones: plasmar observaciones en el contexto clínico o reflexiones sobre experiencias previas. Contestar a las siguientes preguntas: ¿Cuándo y cómo se evalúa al personal? ¿Hay un proceso para adoptar actuaciones disciplinarias? En caso afirmativo, ¿de qué se trata? Comentar cómo maneja el departamento a los empleados con incapacidades por abuso de sustancias. ¿Cuáles son las normas y los procedimientos relativos para los empleados con incapacidades relacionadas con el abuso de sustancias en el departamento? ¿Cuál es el rol del coordinador? ¿Cuáles son los criterios para notificar dichas situaciones a la administración de enfermería y al Colegio de Enfermería? ¿Quién es el responsable de dicha notificación?

ESTUDIO DE CASOS

Usted realiza entrevistas de capacitación profesional con informes de seguimiento una vez al año con el personal que trabaja a su cargo. Usted quiere crear una atmósfera de igualdad para planificar y solucionar los problemas. ¿Qué haría para crear esta atmósfera?

BIBLIOGRAFÍA

Finkleman AW: *Leadership and management in nursing*, Upper Saddle River, NJ, 2006, Pearson/Prentice Hall.

Green ME: *Painless performance evaluations*, Upper Saddle River, NJ, 2006, Prentice Hall.

Grote D: *The complete guide to performance appraisal*, New York, 1996, American Management Association.

Grote D: *Discipline without punishment*, New York, 2006, American Management Association.

Hader R: Put employee termination etiquette to practice, *Nursing Management* 37(12):6, 2006.

Maier RF: *Appraising performance: An interview skills course*, La Jolla, CA, 1976, University Associates.

Margrave A: *The complete idiot's guide to performance appraisals*, Royersford, PA, 2001, Alpha.

Marquis BL, Huston CJ: *Leadership roles and management functions in nursing: Theory and application*, ed 3, Philadelphia, 2006, Lippincott.

Max D, Bacal R: *Perfect phrases for performance reviews: Hundreds of ready-to-use phrases that describe your employees' performance*, New York, 2003, McGraw-Hill.

McConnell CR: *Umiker's management skills for the new health care supervisor*, ed 4, Boston, 2006, Jones and Bartlett Publishers.

Meretoja R, Leino-Kilpi H: Instruments for evaluating nurse competence, *JONA* 31(7/8):346-352, 2001.

Nemeth LS, Harris-Eaton KY, Weaver K: Chapter 30: Performance appraisal. In Huber DL, editor: *Leadership and nursing care management*, ed 3, Philadelphia, 2006, Saunders/Elsevier.

Odiorne GS: *Management decisions by objectives*, Englewood Cliffs, NJ, 1978, Prentice Hall.

Odiorne GS: *Management by objectives: A system of managerial leadership*, Belmont, CA, 1982, Pitman Publishing.

Potylycki MJ, Kimmel SR, Ritter M, et al: Nonpunative medication error reporting: 3-Year findings from one hospital's primum non nocereinitiative, *JONA* 36(7-8):370-376, 2006.

Roussel L, Swansburg RC, Swansburg RJ: *Management and leadership for administrators*, Boston, 2006, Jones and Bartlett Publishers.

Shepard G: *How to make performance evaluations really work: A step-by-step guide complete with sample words, phrases, forms, and pitfalls to avoid*, New York, 2006, Wiley.

Sullivan EJ, Decker PJ: *Effective leadership and management in nursing*, Upper Saddle River, NJ, 2005, Prentice Hall.

Twedell D: Chapter 17: Selecting, developing and evaluating staff. In Yoder-Wise PS: *Leading and managing in nursing*, ed 4, St. Louis, 2007, Mosby/Elsevier, pp. 289-302.

Mejora continua de la calidad, control del riesgo y evaluación del programa

15

«Cuanto mayor sea la dificultad, mayor gloria dará superarla. Los pilotos expertos se ganan su reputación en las tormentas y en las tempestades». Epicuro

Descripción del capítulo

En el capítulo 15 se debaten las influencias reguladoras y la mejora continua de la calidad, entre las que se incluyen los informes del Institute of Medicine, la evaluación del programa, el magnetismo, el control del riesgo y las responsabilidades legales.

Objetivos del capítulo

- Comparar y contrastar los roles de los líderes y de los gestores en lo que se refiere a la mejora de la calidad.
- Señalar las tendencias históricas de la mejora continua de la calidad.
- Identificar tres héroes del control de calidad y sus contribuciones en este campo.
- Seleccionar por lo menos tres recomendaciones de los informes del Institute of Medicine.
- Delinear un proceso de mejora continua de la calidad.
- Describir por lo menos cinco instrumentos que pueden utilizarse para facilitar la mejora continua de la calidad.
- Definir la práctica basada en la evidencia científica.
- Desglosar actividades que podrían estar en un calendario de acontecimientos para la evaluación de un programa.
- Explicar por lo menos seis fuentes internas y seis fuentes externas de invalidación.
- Identificar por lo menos seis diseños de investigación y reconocer cuáles son las fuentes que invalidan el diseño que se controlan, y cuáles podrían seguir siendo un problema.
- Enumerar los cinco pasos del proceso de control del riesgo.
- Identificar por lo menos tres fuentes para reconocer riesgos potenciales.
- Debatir la importancia de la satisfacción del usuario en cuanto al control del riesgo.
- Describir el proceso de investigación en lo relativo a su aplicación para el control de calidad.
- Determinar la relación entre agravios, negligencia e imprudencia profesional.
- Evaluar por lo menos un tema de responsabilidad legal.
- Identificar por lo menos cinco características del hospital «magnético».

Principales conceptos y definiciones

Práctica basada en la evidencia científica. *Estrategia de resolución de problemas para la prestación asistencial que integra las pruebas más sólidas procedentes de estudios bien diseñados, los expertos clínicos y las preferencias y valores del paciente.*

Mejora continua de la calidad. *Resolución preventiva de problemas que da lugar a un servicio ejemplar.*

Control del riesgo. *Desarrollo y puesta en práctica de estrategias para prevenir lesiones a los pacientes, minimizar las pérdidas económicas y preservar los activos de la organización.*

Satisfacción del usuario. *Control del riesgo de las relaciones públicas que se afana por lograr la satisfacción del usuario.*

Evaluación. *Valoración.*

Validez. *Cuantificación de lo que se va a medir.*

Invalidación interna. *Variables extrañas que confunden los efectos de la variable experimental.*

Invalidación externa. *Factores que reducen la generalizabilidad de los hallazgos.*

Estadísticas. *Hechos o datos de tipo numérico que se integran, clasifican y tabulan para presentar una información significativa acerca de un tema concreto.*

Acontecimiento centinela. *Resultado inesperado que lleva implícita la muerte o una lesión grave.*

Etiología principal. *Problema subyacente.*

Agravios. *Entuertos legales.*

Negligencia. *Agravio no intencionado con consecuencias lesivas al no actuar de una forma razonable o prudente.*

Imprudencia. *Actos negligentes de personas con formación profesional.*

Sujeto legal. *Responsable legal.*

Demandante. *Parte acusadora.*

Acusado. *Parte que replica.*

Hospitales «magnéticos». *Centros que suelen obtener los mejores resultados en los pacientes, la mejor capacidad de reclutamiento y de retentiva del personal de enfermería, los mejores ambientes de trabajo para el personal y la aplicación de prácticas y métodos de investigación basados en evidencias científicas.*

LIDERAZGO Y GESTIÓN PARA LA MEJORA DE LA CALIDAD

Los líderes preven una asistencia de alta calidad, modelan una gestión asistencial de calidad, animan a que otros profesionales se impliquen en la mejora de la calidad, fomentan el establecimiento de estándares altos, adoptan medidas preventivas, facilitan la calidad interdisciplinaria, sientan las bases de una cultura de calidad y hacen posible una mejora de la calidad interdisciplinaria. Fomentan, además, el desarrollo de las infraestructuras y de los procesos para la mejora de la calidad, promueven la aplicación de sistemas electrónicos, comunican a otras personas los datos de la calidad y actúan según un modelo de roles. Los coordinadores organizan servicios impulsados por la calidad; monitorizan la calidad de la asistencia; seleccionan los estándares y los instrumentos para cuantificarlos con respecto a otros; facilitan la recogida y el análisis de los datos; determinan las discrepancias entre la asistencia prestada y los estándares; facilitan una mejora continuada de la calidad y evalúan la calidad de la asistencia. Utilizan también las infraestructuras y los procesos con su personal para mejorar la calidad, utilizan sistemas electrónicos para controlar la calidad, valoran las fuentes de información y se mantienen informados sobre el gobierno, las agencias de homologación y las normas de certificación con respecto a la mejora de la calidad (Pelletier & Albright, 2006; Marquis & Huston, 2006) (tabla 15-1).

Tabla 15-1 Liderazgo y gestión para la mejora de la calidad

Líder	Gestor
Visualiza una asistencia de alta calidad	Organiza servicios impulsados por la calidad
Gestiona un modelo de asistencia de calidad	Monitoriza la calidad de la asistencia
Anima a que otros profesionales se impliquen en mejorar los estándares de calidad	Selecciona los estándares y los cuantifica con respecto a otros
Fomenta el establecimiento de estándares altos	Selecciona los instrumentos
Adopta medidas preventivas en lugar de reactivas	Facilita la recogida y el análisis de los datos
Facilita la mejora de calidad interdisciplinaria	Determina las discrepancias entre la asistencia prestada y los estándares
Sienta las bases de una cultura de la calidad	Facilita una mejora continua de la calidad
Hace posible una mejora de la calidad interdisciplinaria	Evalúa la calidad de la asistencia
Fomenta el desarrollo de las infraestructuras y de los procesos para la mejora de la calidad	Utiliza las infraestructuras y los procesos con sus empleados para mejorar la calidad
Promueve la aplicación de sistemas electrónicos	Utiliza sistemas electrónicos para controlar la calidad
Comunica a otras personas los datos de la calidad	Valora las fuentes de información
Actúa según un modelo de roles	Se mantiene informado sobre el gobierno, las agencias de homologación y las normas de certificación con respecto a la mejora de la calidad

Modificado de Huber DL: *Leadership and nursing care Management,* 3.ª ed., Philadelphia, 2006, Elsevier. Marquis BL, Huston CJ: *Leadership roles and management functions in nursing: Theory and application,* 3.ª ed., Philadelphia, 2006, Lippincott.

HISTORIA DE LAS INFLUENCIAS REGULADORAS

Es posible seguir el rastro de los seguros sanitarios hasta el siglo XVII en Londres, donde los trabajadores podían pagar para garantizar que sus familiares recibieran asistencia sanitaria en caso de necesidad. Esto funcionó bien hasta la epidemia de cólera del año 1831, cuando se comprobó que los fondos eran insuficientes para satisfacer las necesidades de tanta gente enferma.

La asistencia sanitaria en Estados Unidos era simple antes de la Gran Depresión de los años 30 del siglo XX. La mayoría de las prácticas médicas eran remedios sencillos, dado el escaso número de medicamentos y la falta de avances técnicos. La cuota por el servicio se pagaba habitualmente al final de la consulta y podía hacerse en forma de canje, como podía ser el pago con un gallina por la asistencia sanitaria prestada. La mayor parte de la gente antes de la Gran Depresión podía afrontar la asistencia médica. Los hospitales estaban sostenidos por donaciones caritativas, pero las personas que recibían esta asistencia caritativa recibían a menudo una asistencia de menor calidad que las que pagaban. Sin embargo, durante la Depresión, la mayoría de la gente en Estados Unidos no pudo afrontar la asistencia médica y muchos hospitales cerraron por la reducción de las aportaciones caritativas. No había seguros ni fondos locales, estatales o federales para sufragar los costes. Existían ciertos tipos de seguros de invalidez mediante los cuales el empresario seguía abonando una parte del salario del empleado enfermo, pero no existían ayudas para los costes médicos.

Los adelantos tecnológicos y el desarrollo de los antibióticos durante la década de 1940 hicieron progresar la capacidad para mejorar la salud, pero por desgracia los costes eran prohibitivos para la mayoría de las personas en Estados Unidos. Se ideó un sistema de pago por adelantado con la finalidad de aliviar la carga sobre la persona enferma durante el período de enfermedad y garantizar que se pagasen los honorarios del médico y del hospital. El primer seguro del que se tiene noticia en Estados Unidos se realizó en Oklahoma, en 1927, y en él un médico tenía personas en la comunidad que le compraban participaciones para construir el hospital para poder recibir cualquier tratamiento médico necesario en dicha institución. En el Baylor University Hospital de Dallas se comenzó un programa de pago por adelantado para los profesores en el año 1929. En el mismo año, comenzó a funcionar también un programa de pago por adelantado para empleados municipales, suscrito por la compañía aseguradora Kaiser. Aunque los médicos, los hospitales y los legisladores se resistían a los programas asistenciales sanitarios de pago por adelantado, la American Hospital Association (AHA) elaboró una serie de estándares para legislar dichos programas en el año 1933. Los médicos, los legisladores y los hospitales colaboraron conjuntamente para introducir el denominado Blue Cross Plan en el año 1939.

Un período de expansión de la asistencia sanitaria desde la década de 1940 hasta bien entrada la de 1960 fue avalado por el Gobierno Federal. La Hill-Burton Act (The Hospital Survey and Construction Act de 1946) fue el inicio de un apoyo económico federal extenso para los recursos asistenciales sanitarios. Estos decretos facilitaron la formación médica, la investigación y el progreso tecnológico. Las políticas desarrolladas en dicha época se centraban en un incremento hacia una asistencia de calidad. La Hill-Burton Act también dio lugar a la edificación de un mayor número de hospitales. En el estudio de la Seguridad Social de 1963 se observó que aproximadamente la mitad de los jubilados carecía de seguro asistencial privado, y era algo habitual que el trabajador perdiese el seguro sanitario costeado por el empresario al jubilarse. Éste fue el motivo de que apareciesen Medicare y Medicaid en el año 1965, para respaldar el derecho a una asistencia sanitaria de calidad para los individuos de edades avanzadas, en umbrales de pobreza, para los de 65 años o más con derecho a la Seguridad Social o para los jubilados del ferrocarril.

La legislación varió en 1973 para ampliar la cobertura prestada por Medicare a las personas con invalidez permanente y total. La Parte A está financiada totalmente por fondos federales y cubre la asistencia hospitalaria. La Parte B es voluntaria, cuenta con una financiación parcial y cubre los servicios ambulatorios. El gran número de afiliados, la inflación y los adelantos tecnológicos aumentaron los costes que tenía que abonar el gobierno federal. Medicaid, que ayuda a los estados en la prestación de asistencia sanitaria a la gente pobre, es un complemento de Medicare. Proporciona fondos federales a los estados, pero éstos son responsables de la gestión administrativa.

A comienzos del decenio de 1970, el gobierno federal comprendió que no podía afrontar una cobertura ilimitada para un número ilimitado de afiliados en Medicare. Se abordaron temas como las políticas de contención del coste, como la revisión de lo utilizado, el control de precios y el control de los gastos de capital. En el año 1972 se reformó la Social Security Act para crear la organización de revisión de estándares profesionales (OREP), en la que los médicos revisaban las gráficas de los pacientes de Medicare para controlar la utilización y los costes de la asistencia sanitaria. El Economic Stabilization Program, que era un programa federal para controlar los precios en el que cada estado era responsable del control de los mismos, empezó a funcionar desde el año 1971 al 1974. La National Health Planning and Resources Development Act de 1974 autorizó y estableció un programa de certificado de necesidad nacional (CNN) para controlar la expansión de capital en la asistencia sanitaria.

El gobierno federal no podía satisfacer los costes sanitarios únicamente mediante regulaciones, por lo que comenzó a combinar estrategias de mercado y reguladoras a comienzos de la década de 1980 a través de la Omnibus Budget Act de 1981 y la Tax Equity and Fiscal Responsability Act (TEFRA) de 1982. Estas leyes permitieron que las organizaciones de mantenimiento de la salud (OMS) ofreciesen planes médicos competitivos y que fomentasen la competencia. La TEFRA Act de 1982 fijaba los costes de la operación en cada caso y obligaba a la elaboración de un sistema de precios prospectivo. La Peer Review Improvement Act de 1982 derogó el programa OREP e instauró la organización de revisión externa (ORE). La Social Security Amendment de 1983 fomentó la aplicación de precios prospectivos basada en grupos relacionados con el diagnóstico (GRD) para controlar lo utilizado y los costes. La National Health Planning and Resource Development Act fue derogada en el año 1986, derogando consecuentemente el requisito del CNN. Se le otorgó autoridad al Civilian Health and Medical Programs of the Uniformed Services (CHAMPUS) para reembolsar a los proveedores institucionales en función de los GRD en el año 1984. La Consolidated Omnibus Budget Reconciliation Act de 1985 obligaba a todos los hospitales participantes en Medicare a aceptar a los pacientes procedentes del CHAMPUS desde enero de 1987. La legislación facilitaba la competencia entre los servicios asistenciales sanitarios.

Durante casi un siglo, diversos grupos han recomendado una serie de propuestas para reformar la asistencia sanitaria. En el año 1915, un grupo recomendó centrarse en la prevención y compartir los costes sanitarios entre los empleados, los empresarios y el Gobierno. En el año 1932, una comisión fomentó que los doctores constituyesen prácticas en grupo para compartir la responsabilidad en una asistencia sanitaria rentable y de alta calidad. En el año 1933, el presidente Franklin Roosevelt inició la Social Security Act en la que pretendía incluir los seguros sanitarios nacionales, pero se omitió del proyecto de Ley.

En el año 1946, el presidente Harry Truman introdujo un plan para la reforma sanitaria nacional, declarando que la salud es un derecho, no solamente un privilegio. Su plan se encontró con la oposición del público y de grupos con intereses particulares; el «miedo a los rojos» y la «guerra fría» tenían prioridad sobre el resto. En el año 1971, el presidente Nixon propuso al Congreso la National Health Strategy, y en el año 1972 aconsejó que los empresarios adquirieran responsabilidades y que contribuyesen a la asistencia sanitaria de sus empleados. El Congreso aplicó solamente algunas partes del plan.

En el año 1993, el presidente Bill Clinton aconsejó nuevas reformas sanitarias. Esbozó seis principios básicos a la Health Security Act: *a)* seguridad, garantizando beneficios integrales para todo el mundo en Estados Unidos; *b)* simplicidad, recortando la burocracia y simplificando, por tanto, el sistema; *c)* ahorro, controlando los costes de la asistencia sanitaria; *d)* calidad, mejorando la asistencia sanitaria; *e)* elección, preservando e incrementando las opciones disponibles, y *f)* responsabilidad, haciendo que todo el mundo fuese responsable de la asistencia sanitaria. La seguridad se lograría proporcionando a cada persona de Estados Unidos un paquete de beneficios sanitarios integrales que no pudiese serle arrebatado. La simplicidad se conseguiría reduciendo el papeleo, que derrocha tiempo y tiene un coste de billones de dólares. El ahorro se alcanzaría mediante compras al por mayor. La calidad implicaría hacer hincapié en la salud, dando a los consumidores información para juzgar la calidad de la asistencia sanitaria por sí mismos. La elección significa el derecho a escoger el profesional sanitario para proteger la relación entre el médico y el paciente. La responsabilidad significa que todos los empleados y todos los empresarios contribuyan a los costes de la asistencia sanitaria (White House Domestic Policy Council, 1993). En el año 1994, Hillary Clinton hizo una declaración acerca de esta propuesta compleja a varios comités del Congreso sobre la asistencia sanitaria. La propuesta fue censurada por ser demasiado burocrática y recibió fuertes críticas. Otros demócratas ofrecieron planes alternativos en lugar de respaldar la propuesta del Presidente. Ninguna de las propuestas fue aprobada.

Los estándares de calidad son fijados a menudo por organismos profesionales y se promulgan a través de códigos de ética, estándares asistenciales, estándares de rendimiento y normas prácticas que pueden ser controladas mediante homologaciones, revisiones externas y procesos de certificación. Cada Colegio de Enfermería estatal ayuda a reforzar los estándares enumerados en las actas de prácticas de enfermería de cada estado. Sin embargo, numerosas asociaciones de enfermería han elaborado estándares con criterios y formatos diferentes, lo que ha llevado a cierta confusión. La American Organization of Nurse Executives (AONE), la American Association of Colleges of Nursing (AACN), la National League for Nursing (NLN) y la American Nurses Association (ANA) han aunado esfuerzos para coordinar y estandarizar formatos y criterios de certificación y estándares prácticos. La ANA dispone de una serie de estándares de enfermería como el Standards of Clinical Nursing Practice y estándares para diferentes campos de la enfermería, como las adicciones, la gestión de enfermería, la práctica avanzada, la rehabilitación cardíaca, la educación para la salud, la salud comunitaria, la formación continuada y la carrera profesional, correccionales, discapacidades del desarrollo o de retraso mental, diabetes, medicina forense, genética, enfermería geriátrica, asistencia domiciliaria, informática de enfermería, oncología, otorrinolaringología, asistencia en las parroquias, pediatría clínica, psiquiatría y salud mental, y enfermería de neumología. La ANA esquematiza una serie de estándares asistenciales entre los que se encuentran: *a)* la valoración; *b)* el diagnóstico; *c)* la identificación de los resultados; *d)* la planificación; *e)* la puesta en práctica, y *f)* las evaluaciones. Entre los estándares de rendimiento profesional de la ANA se hallan los siguientes: *a)* calidad de la asistencia; *b)* capacitación profesional; *c)* formación; *d)* camaradería; *e)* ética; *f)* colaboración; *g)* investigación, y *h)* utilización de recursos. La ANA (1995, 1996a, 1996b, 1998) ha publicado también Nursing Quality Indicators: Definitions and implications; Nursing Quality Indicators: Guide for implications; Nursing Care Report Care for Acute Care, y Standards of Clinical Nursing Practice para ayudar a evaluar el riesgo y mejorar la calidad de la asistencia.

Los tres organismos de homologación voluntarios para la enfermería comunitaria son el Community Health Accreditation Program (CHAP) de la National League for Nursing, el National Home Caring Council y la Joint Commission on Accreditation of Healthcare Organizations (en la actualidad The Joint Commission [TJC]). CHAP es una de las dos organizaciones que cuentan con autorización a nivel nacional para homologar la asistencia domiciliaria, y en 1998 se convirtió en la primera organización de homologación en la nación con autoridad para las residencias de ancianos de Medicare (National League for Nursing, 1998). La homologación de la TJC también es voluntaria para los tratamientos crónicos. Las residencias de ancianos deben cumplir los estándares de autorización estatales y federales. Los estudios federales y estatales y las actividades reguladoras han aumentado desde la promulgación del Omnibus Budget Recognition Act (OBRA) en 1987 y su puesta en práctica en el año 1990.

HISTORIA DE LA MEJORA CONTINUA DE LA CALIDAD

La planificación, la organización y la evaluación de los servicios sanitarios comenzó a convertirse en un asunto de interés público a finales de la década de 1950. En 1951 se formó la Joint Commission on Accreditation of Hospitals (JCAH). Tanto la American Nurses Association (ANA) como la National League for Nursing (NLN) publicaron manuales en 1959 para establecer los estándares de la asistencia sanitaria.

Durante la década de 1960, la ANA inició una división en las prácticas de enfermería para elaborar una serie de estándares para dicha práctica, los cuales se convirtieron en la base para elaborar programas de garantía de calidad. La ANA desarrolló también un proceso para evaluar la calidad de la asistencia.

En octubre de 1972, el Congreso aprobó la Public Health Law 92-603, una enmienda del acta de la Seguridad Social en la que se obligaba al establecimiento de OREP para revisar la calidad y los costes de la asistencia recibida por los clientes de Medicare, Medicaid y por los programas del Maternal Child Health. Las instituciones sanitarias fueron obligadas a elaborar programas de control de calidad en el año 1976 o el Gobierno se encargaría de ello. En consecuencia, la garantía de calidad recibió una atención considerable. La ANA elaboró una serie de normas para fijar los estándares de la práctica de la enfermería bajo el sistema OREP; la American Hospital Association (AHA) y la JCAH llevaron a cabo una revisión retrospectiva de la asistencia. Los individuos y las organizaciones desarrollaron una serie de criterios y procesos para cuantificar la calidad de la asistencia.

La JCAH obligaba a realizar inspecciones de la asistencia prestada en sus estándares de garantía de calidad iniciales, e incrementó el número de inspecciones multidisciplinarias necesarias en el año 1975. La enfermería pasó a convertirse en uno de los contribuyentes fundamentales para la evaluación y la documentación. Durante la década de 1990, la Joint Commission on Accreditation of Healthcare Organizations (JCAHO; más tarde TJC) examinó un problema asistencial de enfermería cada trimestre, documentó la valoración del problema, elaboró y puso en marcha el plan para corregirlo y evaluó la eficacia de las acciones adoptadas.

Durante la década de 1970 se elaboraron instrumentos para medir la asistencia de enfermería prestada, pero los datos generados o publicados fueron escasos en los estudios de garantía de la calidad. El programa de garantía de la calidad (GC) recomendado por la JCAH era una revisión retrospectiva de la asistencia al paciente a través de una inspección cerrada que se centraba en los resultados asistenciales del paciente.

La contención de gastos pasó a convertirse en un tema fundamental en la década de 1980. Se introdujo el sistema de pago prospectivo (SPP) federal, en el que se utilizaba una serie de GDR para determinar el reembolso que debía abonarse al hospital por la asistencia prestada a los pacientes de Medicare. Los servicios ambulatorios que a menudo no eran cubiertos en la década de 1970, pasaron a convertirse en las alternativas preferidas a la asistencia sanitaria en la década siguiente. Los servicios ambulatorios, los tratamientos crónicos y la asistencia domiciliaria eran formas menos gravosas de prestar cierto tipo de tratamientos. El poder en la asistencia sanitaria pasó del proveedor al consumidor y, fundamentalmente, a las aseguradoras y a otras entidades de pagos a terceros (Koch, Fairly, 1993).

El control de calidad total (CCT), cuya filosofía era «hacer lo correcto la primera vez, puntualmente y en todo momento», se introdujo en la industria japonesa en la década de 1940. Japón recurrió a expertos de calidad de Estados Unidos para formar al personal japonés, ya que ellos habían empezado a ocuparse de la calidad a través de una formación total y la participación de la mano de obra en esfuerzos para mejorar la calidad. Deming y Drucker capitanearon la labor de cambiar los estándares industriales y el control de la calidad; Juran trabajó también con los japoneses en el control de la calidad. En la década de 1980, Estados Unidos también empezó a adoptar estos estándares de calidad. Más tarde, el trabajo respectivo de Deming, Drucker, Juran, Crosby, Donabedian y Berwick empezó a traducirse en la adopción de estándares de control de calidad en la asistencia sanitaria.

Deming (1982) fue el principal responsable de formar a los ingenieros en Estados Unidos para mejorar la producción y la calidad de los artículos militares durante la Segunda Guerra Mundial. Después de dicha guerra, Deming, con su filosofía de control basada en 14 puntos, revitalizó la industria japonesa basándose en el control de calidad total (CCT) y en la mejora continua de la calidad (MCC). La cadena de reacción de Deming es la siguiente: *a)* mejorar la calidad; *b)* reducir los costes con menos errores, menos remodelaciones, menos retrasos y un mejor uso del tiempo y de los materiales; *c)* mejorar la productividad; *d)* captar al mercado con mejor calidad y precios más bajos; *e)* mantenerse en el negocio, y *f)* crear empleo (Walton, 1990) (cuadro 15-1).

Deming introdujo el ciclo denominado *plan-do-check-act (PDCA)*, plan-acción-comprobación-actuación, que todavía se utiliza con frecuencia en el ámbito de la asistencia sanitaria. La fase de planificación implica la identificación de los clientes, sus necesidades, las áreas en las que no se satisfacen dichas necesidades y los propósitos de mejora. Deming identificaba las siete gráficas siguientes de utilidad: gráfica de causa y efecto, diagrama de flujo, diagrama de Pareto, histograma, gráfica de tendencias, diagrama de distribución y gráfica de control. Otros instrumentos que se pueden utilizar para mostrar información gráficamente son las listas de comprobación, los diagramas circulares, las gráficas de tiempo, las matrices de decisión, las gráficas de afinidad, los diagramas de árbol, los diagramas de relación, el análisis de campo de fuerzas y el diagrama de barras. Los procesos que se pueden utilizar para visualizar y adoptar decisiones son los bancos de pruebas *(benchmarking)*, las observaciones, las entrevistas,

Cuadro 15-1 Catorce puntos del método de control de gestión de Deming

1. Perseverar en el objetivo de mejorar los productos y los servicios. Deming sugiere que la finalidad es mantenerse en el mercado y proporcionar empleo a través del mantenimiento, la investigación, la innovación y la mejora constante
2. Adoptar la filosofía nueva. Los errores y el negativismo son inaceptables
3. Cesar la dependencia de la inspección. Deming mantiene que la calidad surge de la mejora en el proceso, en lugar de hacerlo mediante la vigilancia, y que los trabajadores participen en la mejora en el proceso. Cuando se aborda la calidad en la fase de inspección, a los trabajadores se les paga al cometer un error y luego por corregirlo, lo que resulta sumamente caro
4. Finalizar con la práctica de concesiones basándose exclusivamente en el precio. Los compradores deben conseguir la mejor calidad en una relación duradera con un solo suministrador para cualquier artículo específico, en lugar de comprar artículos con el precio más bajo y a menudo de peor calidad al suministrador más barato
5. Mejorar constantemente el sistema de producción y de servicios. La gestión debe buscar en todo momento la manera de disminuir el despilfarro y mejorar la calidad
6. Institucionalizar la formación. No puede esperarse que los trabajadores hagan bien sus tareas si nadie les ha dicho cómo hacerlas
7. Institucionalizar el liderazgo. Deming cree que las personas que no funcionan bien simplemente están ubicadas en el lugar equivocado. Es responsabilidad del líder identificar a los trabajadores que necesitan una atención individual, encontrarles el puesto más conveniente dentro de la organización y ayudarles a trabajar mejor
8. Desterrar el miedo. Muchos trabajadores tienen miedo de plantear dudas o de señalar problemas por temor a que se les culpe del problema. Puede que sigan haciéndolo mal o que dejen de hacerlo. Las personas necesitan sentirse seguras para lograr la mejor calidad y productividad
9. Derribar barreras entre los distintos cuerpos administrativos. Los departamentos compiten a menudo entre sí o tienen metas que entran en conflicto. Es mejor formar un grupo de trabajo para solucionar los problemas
10. Eliminar las consignas, las exortaciones y las metas hacia los trabajadores. Es mejor que los trabajadores elaboren sus propias consignas
11. Eliminar las cuotas numéricas, ya que hablan de cifras, no de calidad. A menudo contribuyen a la ineficiencia y a costes elevados, porque los trabajadores cumplen las cuotas a cualquier precio para conservar su empleo
12. Eliminar los obstáculos para enorgullecerse de la destreza. Las personas están ansiosas de hacer una buena tarea. Deberían eliminarse obstáculos, como los equipos defectuosos, los materiales defectuosos y coordinadores desencaminados
13. Institucionalizar un programa enérgico de formación y reciclaje. Tanto los coordinadores como el personal deben ser formados en los nuevos métodos y en el trabajo en equipo
14. Adoptar acciones para lograr la transformación. Los coordinadores y el personal necesitan un plan de acción para llevar a cabo la misión de la calidad. Un gran grupo de personas debe comprender los 14 puntos relativos a la mejora continua de la calidad

Modificado de Walton M: Deming management at work, New York, 1990, Putnam's Sons.

los cuestionarios, las inspecciones de registro, la técnica de grupos nominales, la lluvia de ideas, los círculos de calidad, los grupos enfocados, la planificación de la actuación y la votación.

Los métodos del ciclo PDCA consisten en (Cofer y Greeley, 1998):

Plan
- Planificar el cambio.
- Identificar las oportunidades.
- Desarrollar la declaración de la visión.
- Recopilar datos para definir los problemas y las oportunidades.
- Utilizar instrumentos de CQI para organizar los datos y reflexionar.
- Decidir las iniciativas para la mejora.

Acción
- Implementa los planes del cambio planificado.
- Implementa las iniciativas.
- Comprobación experimental.
- Identificar los costes, las personas y los materiales.
- Formar al personal y gestionar los cambios en el proceso.

Comprobación
- Observar el efecto del cambio.
- Monitorizar el progreso de las iniciativas.
- Reunirse con el personal para comentar los cambios.
- Delegar en el personal la monitorización de los resultados.
- Comparar los datos nuevos con los originales utilizando instrumentos de CQI.
- Utilizar los instrumentos de CQI para monitorizar los resultados.

Actuación
- Realizar los ajustes necesarios.
- Incorporar los cambios en las políticas del departamento.
- Informar y formar a todos los implicados.
- Distribuir las políticas nuevas a los individuos clave.
- Buscar alternativas nuevas.

La trilogía de Juran de procesos interrelacionados de planificación de la calidad, control de la calidad y mejora de la calidad también se aplicó para formar a los japoneses. Al final de la Segunda Guerra Mundial, Juran era un profesor de gran reputación y un teórico de la ingeniería industrial. La Union of Japanese Scientists and Engineers le pidió que les enseñase y que les ayudase a reflotar su economía (Juran, 1981, 1988, 1989, 1992; Juran, Goyna y Bingham, 1988) (cuadro 15-2).

Cuadro 15-2 Trilogía de la calidad de Juran

PLANIFICACIÓN DE LA CALIDAD
1. Determinar quiénes son los consumidores
2. Determinar las necesidades de los consumidores
3. Desarrollar características de productos que respondan a las necesidades de los consumidores
4. Desarrollar los procesos que den lugar a dichas características del producto
5. Transferir los planes resultantes al personal

CONTROL DE CALIDAD
1. Evaluar el rendimiento de calidad real
2. Comparar el rendimiento real con los objetivos de calidad
3. Actuar sobre la diferencia

MEJORA DE LA CALIDAD
1. Establecer la infraestructura necesaria para garantizar una mejora anual de la calidad
2. Identificar las necesidades específicas para mejorar, lo que pasa a convertirse en los proyectos de mejora
3. Establecer un equipo de proyectos con la responsabilidad de conseguir que el producto final sea satisfactorio
4. Proporcionar los recursos y la formación necesarios a los equipos para diagnosticar los problemas, para encontrar soluciones y para establecer controles para mantener los logros

Modificado de Juran JM: *Juran on leadership for quality: An executive handbook*, New York, 1989. Prensa libre.

Crosby, conocido por su concepto de defectos cero, elaboró 14 pasos en los que hacer hincapié en la formación de todos los empleados utilizando equipos, fijando metas y reconociendo a los empleados por su grado de implicación. Crosby define la calidad como la conformidad con los requisitos. Él cree que el sistema para crear calidad es la prevención de los errores en lugar de la capacitación (Crosby, 1989, 1992a, 1992b, 1995) (cuadro 15-3).

Donabedian y Berwick aplicaron los principios del control de la calidad a la asistencia sanitaria. Donabedian (1986) es conocido por su estructura, procesos y criterios de resultados para la valoración de la calidad, mientras que Berwick (1989) destacaba la importancia de mejorar el proceso hacia la mejora de la calidad.

La calidad adquirió relevancia en la década de 1990. Las metas pasaron a ser la prestación de una asistencia sanitaria de calidad en los ámbitos asistenciales más

Cuadro 15-3 Los 14 pasos de Crosby para la mejora de la calidad

1. Compromiso con el control
2. Utilizar equipos de mejora de la calidad con conocimientos del proceso y comprometidos con las actuaciones
3. Cuantificar la calidad para identificar áreas que necesiten mejoras y cambios
4. Cuantificar el coste de la calidad y de la falta de calidad
5. Concienciar a todo el personal con respecto a la calidad
6. Actuaciones correctoras a través de oportunidades de mejora
7. Planificación de defectos cero: hacer lo correcto la primera vez
8. Formación de los empleados en la mejora de la calidad
9. Día de defecto cero como demostración del compromiso con la calidad
10. Establecer como meta el defecto cero
11. Eliminar los errores causales eliminando obstáculos
12. Reconocimiento para cumplir los objetivos
13. Consejos de calidad para ayudar a las personas a mejorar la calidad
14. Hacerlo de nuevo en todas partes

Modificado de Crosby PB: *Let´s talk quality*, New York, 1989, McGraw-Hill; Crosby PB: *Quality es free: The art of making quality certain*, New York, 1992, McGraw-Hill; Crosby PB: *Quality without tears: The art of hassle-free management*, New York, 1995, McGraw-Hill.

apropiados y con los costes más económicos. Los consumidores comenzaron a querer implicarse en la toma de decisiones y a requerir información sobre la calidad y los costes. La seguridad de la asistencia pasó a un primer plano durante la década de 2000 como resultado de los informes del Institute of Medicine. Esto se tradujo en una competencia intensa entre los profesionales sanitarios, y la mejora de la calidad pasó a convertirse en un punto clave para la supervivencia y el éxito.

Informes del Institute of Medicine

La Administración Clinton instituyó los informes del Institute of Medicine con la President´s Advisory Commission on Consumer Protection and Quality in the Health Care Industry a finales de la década de 1990. Entre los problemas de calidad identificados estaba la amplia variabilidad en los servicios sanitarios, la utilización excesiva o deficiente de dichos servicios y un grado inaceptable de errores evitables. Por ejemplo, en el estudio se comprobó que solamente el 21% de los pacientes elegibles eran tratados con β-bloqueadores, mientras que la tasa de mortalidad entre los que recibían dichos fármacos era un 43% menor que en aquellos que no los recibían. Se calculó también que una de cada seis histerectomías era inadecuada, y que algunos servicios la efectuaban a pesar de la posibilidad de lesiones potenciales superaba a los posibles beneficios.

El informe «Errar es humano: construyendo un sistema sanitario más seguro» (*To error is Human: Building a Safer Health System*) vio la luz en noviembre de 1999. Según un par de estudios de investigación, se mencionaba que entre 44.000 y 98.000 personas pueden fallecer en los hospitales todos los años como consecuencia de errores médicos que podrían haberse evitado. Los errores médicos se han definido como la puesta en marcha de un plan equivocado o la imposibilidad de completar una actuación planificada tal y como se pretendía. Entre los errores médicos están determinados incidentes, como reacciones farmacológicas adversas, quemaduras, casos de muerte, etc. El informe concluía que lo más probable es que los errores se deban a procesos y condiciones del sistema que conducen a las personas a cometer fallos o que fracasan en la prevención de los errores, en lugar de basarse en la dejadez del ser humano. La meta era prevenir los errores diseñando sistemas sanitarios para que a la gente le resultase más difícil cometerlos, que les resultase más sencillo realizar las cosas correctamente y ser más seguros en todos los niveles. El informe recomendaba una estrategia en cuatro fases: *a)* establecer una meta nacional para crear liderazgo, investigación, instrumentos y protocolos para promover la base de conocimientos relativa a la seguridad; *b)* identificar y aprender de los errores desarrollando un sistema de declaración pública obligatorio a nivel nacional y animando a las organizaciones y a los profesionales sanitarios a elaborar y participar en sistemas de declaración voluntarios; *c)* elevar los estándares y las expectativas de rendimiento para lograr mejoras en la seguridad a través de actuaciones de organizaciones de supervisión, grupos profesionales y grupos adjudicatarios de la asistencia sanitaria, y *d)* la puesta en práctica de sistemas de seguridad en las organizaciones sanitarias para asegurar prácticas seguras en el nivel de prestación. Este informe se encarga de la homologación, el pago, las políticas y la regulación en una agenda nacional para la seguridad del paciente.

En marzo del año 2001 se publicó Crossing the Quality Chasm: A New Health System for the 21st Century. Se señalaba que, dada la rapidez de los cambios en las ciencias médicas, la tecnología y la complejidad de la asistencia sanitaria, el sistema de prestaciones no había sido capaz de trasladar los conocimientos a la práctica y a aplicar de forma apropiada y segura las nuevas tecnologías. El sistema de asistencia sanitaria seguía atendiendo cuidados episódicos agudos, incluso aunque el envejecimiento hubiese generado una mayor incidencia en las enfermedades crónicas, como asma, diabetes y cardiopatías, y que más del 40% de las personas con enfermedades crónicas padecían más de un proceso.

En consecuencia, los miembros del Committee on Quality of Healthcare en Estados Unidos plantearon una estrategia integral y un plan de acción para la década siguiente. Sus miembros creían que los centros asistenciales cuya meta fuese satisfacer las necesidades fundamentales para que la asistencia sanitaria fuese segura, puntual, eficaz, eficiente, imparcial y centrada en el paciente (Principios STEEEP, del inglés *safe, timely, effective, efficient, equitable and patient centered care*) satisfarían mejor las necesidades del cliente mediante visitas, a través del teléfono e Internet.

Las diez reglas de reformas identificadas eran: *a)* la asistencia se basa en una relación de atención continuada; *b)* la asistencia debe personalizarse en función de las necesidades y los valores del cliente; *c)* el cliente es la fuente de control; *d)* los conocimientos se comparten y la información fluye; *e)* la toma de decisiones se basa en la evidencia científica; *f)* la seguridad es un punto del sistema; *g)* se necesita transparencia; *h)* deben preverse las necesidades; *i)* hay que reducir continuamente el despilfarro, y *j)* la cooperación entre los médicos es una prioridad.

Los cinco retos de imperativos de reforma identificados eran: *a)* transformación de los procesos asistenciales; *b)* aplicación eficaz de las tecnologías de la información; *c)* conocimientos y habilidades de gestión; *d)* desarrollo de equipos eficaces, y *e)* coordinación de la asistencia al paciente, a través de los servicios y la atención confirmada de los centros asistenciales a lo largo del tiempo. Este informe hacía hincapié en la aplicación de la evidencia científica en la práctica, en la aplicación de la tecnología de la información, en el ajuste de las políticas de remuneración con la mejora de la calidad, y en la mejora de la preparación del personal, recalcando las cinco metas a alcanzar, que son la mejora, la práctica basada en la evidencia científica, el aumento de la formación interdisciplinaria, la modificación de la regulación y la homologación profesional y el aumento de la responsabilidad entre los profesionales y las organizaciones profesionales.

En el año 2001 también se publicó Envisioning the National Health Care Quality Report, en el que se proporcionaba un esquema de los tipos de medidas a utilizar, los criterios para seleccionar las medidas y las recomendaciones para alcanzar las audiencias pretendidas (para los informes anuales de las tendencias nacionales en la calidad de la prestación sanitaria en Estados Unidos que la Agency for Healthcare Research and Quality [IHRQ] comenzó a generar en el año 2003).

El 30 de octubre del 2002 se publicó Leadership by Example: Coordinating Government Roles in Improving Health Care Quality, donde se describían los programas federales y las poblaciones a las que servían, como Medicare para los ancianos, Medicaid para la gente con ingresos económicos bajos, SCHIP para los niños, VHA para los veteranos de guerra, TRICARE para los militares y HIS para los indios norteamericanos. En esta publicación se recomendaba centrarse en la cuantificación del rendimiento de la calidad clínica y en las percepciones asistenciales del paciente, desarrollando medidas de pruebas piloto y creando una infraestructura de información.

En 2003 se publicó Who Will Keep the Public Healthy? Educating Public Health Professionals for the 21st Century, donde se reconocía que la calidad de la asistencia sanitaria dependía en gran medida de la calidad y la preparación del personal sanitario público, que, a su vez, depende de la calidad y relevancia de la educación recibida. En Health Professions Education: A Bridge to Quality, publicado en 2003, se señalaba que las competencias fundamentales para los profesionales sanitarios son la asistencia centrada en el paciente, los equipos interdisciplinarios, la asistencia basada en la evidencia científica, las mejoras en la calidad y los sistemas informáticos.

En Priority Areas for National Action: Transforming Health Care Quality (2003) se identificaban 20 áreas prioritarias de mejora que aparecían con una frecuencia parecida entre comunidades pequeñas y grandes en sistemas de asistencia gestionada y de pago por servicio. Los criterios utilizados fueron el impacto (la magnitud de hechos como la discapacidad, la mortalidad y los costes económicos), la perfectibilidad (magnitud de la distancia entre la práctica vigente y la práctica basada en la evidencia científica, así como la probabilidad de que no existiera esta distancia) y la inclusión (límite amplio de individuos respecto a edad, sexo, situación socioeconómica, raza y aspecto de asistencia sanitaria y rango de escenarios). Entre las prioridades estaban: coordinación asistencial, autogestión, asma, cribado de cáncer, niños con necesidades asistenciales sanitarias especiales, diabetes, cuidados paliativos y en concreto para casos de insuficiencia cardíaca congestiva y de enfermedad pulmonar obstructiva crónica, debilidad asociada a la edad avanzada, hipertensión, vacunaciones de niños y adultos, depresión mayor, gestión de la medicación, infecciones nosocomiales, control del dolor en el cáncer avanzado, embarazo y parto, enfermedades mentales, ictus, dependencia del tabaco y obesidad.

La Patient Safety: Achieving a New Standard for Care (2004) identificó la necesidad del compromiso de todos los interesados en una cultura de seguridad y de un sistema de información mejorado para prevenir errores y aprender de ellos.

En Keeping Patients Safe: Transforming the Work Environment of Nurses (2004) se ponían de manifiesto problemas como la pérdida de confianza en la administración hospitalaria, la disminución del liderazgo de la enfermería clínica, el despliegue de personal inseguro, la falta de personal, horarios de trabajo prolongados, y un trabajo y un diseño del área de trabajo inseguros. Se recomendaba la adopción de la gestión basada en las evidencias científicas y en prácticas de liderazgo, la maximización del potencial del personal, el diseño del puesto de trabajo y de las áreas de trabajo para disminuir errores, así como crear y sustentar una cultura de seguridad mediante órganos de gobierno que se centren en la seguridad, en estructuras y procesos de gestión del liderazgo y basadas en evidencias científicas, en la eficacia del liderazgo de transformación en enfermería, en una dotación de personal adecuada, en el apoyo por parte de la organización para la formación continua y en el apoyo de las decisiones en mecanismos que promuevan la colaboración interdisciplinaria, en un diseño del puesto de trabajo que promueva la seguridad y en una cultura organizada que fortalezca continuamente la seguridad de los pacientes. Estas recomendaciones se ramifican en otras subordinadas.

GARANTÍA DE CALIDAD, GESTIÓN DE CALIDAD TOTAL Y MEJORA CONTINUA

La mejora continua de la calidad difiere de la garantía de la calidad, pero ambas se pueden utilizar indistintamente en la gestión de calidad total (tabla 15-2). La mejora continua de la calidad es un proceso que realiza un equipo. En primer lugar, se identifican las necesidades del consumidor y se elige para el estudio el cambio necesario que tendrá el impacto más importante. A continuación, se selecciona un equipo multidisciplinario que represente una muestra aleatoria de personas que estén implicadas en el problema. El equipo establece los criterios, identifica la información relevante, recoge y analiza los datos, evalúa la calidad, adopta actuaciones correctoras, revalúa y hace público el informe (cuadro 15-4).

Establecer los criterios

El equipo puede establecer criterios mediante la elaboración de una serie de estándares y la fijación de cotas comparativas. Los estándares son declaraciones de principios por

Tabla 15-2 Comparación entre el control de calidad y la mejora de la calidad

Control de calidad	Mejora de la calidad
Orientada a la detección	Orientada a la prevención
Reactiva	Previsora
Metas limitadas	Interdisciplinaria
Perdurable	Plantea estándares
Tradición y seguridad	Experimentación y riesgo
Negocio	Productividad
Liderazgo no adjudicado	Liderazgo orientador
Líder como director	Líder facultado
Empleado como prescindible	Empleado como consumidor
Responsabilidad de unos pocos	Responsabilidad de todos
Resolución de problemas por parte de la autoridad	Todos resuelven los problemas
Nosotros-ellos pensamos/piensan	Perspectiva de la organización
Cinismo	Optimismo renovado

Cuadro 15-4 Proceso de la mejora continua de la calidad

- Identificar a los consumidores, sus expectativas y los resultados mediante lluvia de ideas, grupos de enfoque y entrevistas
- Describir el proceso vigente aplicando diagramas de flujo y grupos de enfoque
- Medir y analizar la discrepancia entre las expectativas deseadas y la realidad, mediante listas de comprobación, diarios, gráficas de tiempo, gráficas de tendencias, histogramas y estudios
- Centrarse en las oportunidades de mejora aplicando matrices de decisión, diagrama de Pareto y votaciones
- Identificar las causas iniciales de las ineficiencias mediante lluvia de ideas, gráficas de afinidad, diagramas de causa y efecto, diagramas de árbol, diagramas de relaciones, análisis de campos de fuerza y grupos de enfoque
- Generar y seleccionar soluciones al problema mediante lluvia de ideas y aplicando matrices de decisión y diagramas de árbol de decisiones
- Acotar el experimento mediante lluvia de ideas, análisis de campo de fuerzas, planificación de las actuaciones, diagramas de árbol y gráficas de flujo
- Poner en práctica el experimento mediante listas de comprobación, diarios e histogramas
- Evaluar los resultados mediante listas de comprobación, diarios, estudios, grupos de enfoque, histogramas y gráficas de tendencias
- Extraer conclusiones utilizando diagramas de Pareto, grupos de enfoque y análisis de campos de fuerzas
- Estandarizar el cambio aplicando análisis de campos de fuerza, lluvia de ideas, planificación de actuación, diagramas de árbol y gráficas de flujo
- Monitorizar el mantenimiento de los alcances mediante listas de comprobación, gráficas de tendencias, estudios, histogramas y gráficas de control

escrito que definen un nivel predeterminado del rendimiento esperado. Clásicamente, versan acerca de la estructura, los procesos o los resultados. Los estándares de estructuras tratan habitualmente del entorno físico, la estructura o la gestión. Un estándar de estructura podría ser: «Todos los coordinadores de enfermería tendrán un grado de máster en enfermería». Un ejemplo de un estándar de proceso podría ser: «Todos los pacientes dispondrán de un plan de alta antes de ser dados de alta». Los estándares de resultados son las consecuencias de la asistencia o de la administración y, como consecuencia de los informes del Institute of Medicine, están recibiendo actualmente una atención considerable. Un estándar de resultados podría ser: «No reingresarán más del 20% de pacientes con un diagnóstico específico en los 2 meses posteriores al alta».

Los estándares de las agencias de homologación, los estándares de las organizaciones profesionales y las leyes pueden ser fuente de normas. Un indicador es el instrumento utilizado para cuantificar el estándar. Las pruebas comparativas miden lo que existe frente a la mejor práctica posible. El indicador permite comparar datos.

Identificar la información relevante

El equipo debería identificar la información relevante desde las agencias de homologación y reguladoras principales que controlan las organizaciones asistenciales sanitarias. The Joint Commission (TJC) es una agencia de homologación para los hospitales, centros de tratamientos crónicos, atención sanitaria a domicilio, programas asistenciales ambulatorios y centros psiquiátricos. The Joint Commission on Accreditation (JCOA) se estableció en 1948 y pasó a convertirse en The Joint Commission on Accreditation of Hospitals (JCAH) en el año 1951. Fue rebautizada como Joint Commission on Accreditation of Healthcare Organizations (JCAHO) en 1987. En 2007 fue rebautizada de nuevo y pasó a convertirse en The Joint Commission (TJC). Esta organización de homologación independiente y voluntaria publicó los primeros estándares de homologación hospitalaria en 1953. En el año 1965, la Health Care Financing Administration (HCFA) sacó a la luz los estándares de la JCAH que evalúan comparativamente la calidad para satisfacer la mayoría de los estándares de Medicare. La JCAH modificó sus estándares en 1970 a partir de la revisión de los requisitos mínimos para un nivel asistencial óptimo, y en 1975 obligaba a todos los hospitales a disponer de un plan de control de calidad en el que se utilizasen criterios explícitos y cuantificables que pudieran utilizarse en inspecciones retrospectivas de la asistencia documentada en los registros médicos. En 1979 se redactaron los estándares que destacaban un programa coordinado y organizado para el control de la calidad médica y de enfermería. Se estableció un estándar de control de calidad en 1980, que se ha revisado varias veces. La JCAH comenzó a exigir en el año 1982 evaluaciones trimestrales de los estándares para la enfermería comparados con los estándares escritos. En 1985, los estándares sustituyeron a la estrategia basada en los problemas con una monitorización sistemática más estricta y una evaluación de los aspectos importantes de la asistencia de los pacientes. Los estándares se centraban en departamentos específicos, y cada uno de ellos realizaba sus propias monitorizaciones y evaluaciones sistemáticas que eran llevadas a cabo por inspecciones simultáneas, tanto de los procesos asistenciales como de los registros médicos, de modo que los problemas podían resolverse mientras el paciente seguía hospitalizado. En 1988 se revisaron los estándares de control de calidad para enfermería para poderlos evaluar objetivamente frente a estándares y criterios preestablecidos. Fue preciso analizar los resultados para determinar las áreas problemáticas y para elaborar un plan para corregir las deficiencias prácticas. Era previsible que se revaluase la eficacia de la actuación correctora. La JCAHO publicó en 1991 un proceso de 10 pasos para la valoración, la cuantificación y la mejora de la calidad de la asistencia: *a)* asignar responsabilidades; *b)* fijar el ámbito de la asistencia; *c)* identificar aspectos importantes de la asistencia; *d)* identificar indicadores; *e)* establecer umbrales para la evaluación; *f)* recopilar y organizar los datos; *g)* evaluar la asistencia; *h)* adoptar acciones para mejorar la asistencia; *i)* valorar las actuaciones y documentar la mejoría, y *j)* comunicar la información.

A finales de la década de 1990, la JCAHO pasó de centrarse en la estructura a resultados que exigían el desarrollo de indicadores clínicos para cuantificar la calidad de la asistencia. La JCAHO aprobó en 1997 el sistema de medición de rendimiento tecnológico ORYX para integrar los resultados y otras medidas del rendimiento en el proceso de homologación. Las organizaciones podía ofrecerse voluntarias para el ORYX Plus para crear una base de datos estandarizada nacional de diversas medidas del rendimiento.

En el año 2000 se produjeron numerosos cambios como respuesta a la rápida evolución en el campo ambiental y de la asistencia sanitaria. El objetivo pasó a centrarse en la monitorización continua del rendimiento; la utilización de equipos multidisciplinarios, activos y colaboradores; una selección de datos más aleatorizada para la revisión; la comunicación de los datos agregados; la utilización de ordenadores para controlar y analizar los datos; vínculos entre las funciones del paciente, la organización y la estructura; acontecimientos centinela; causas originales; mejora del rendimiento y un rendimiento mantenido que conduce a una mejora continua de la calidad; estudio de las prácticas médicas que forman parte del sistema y estudios aleatorios sin aviso previo.

La JCAHO respondió a los informes del IOM. Las metas y los requisitos de la National Patient Safety y un estándar de control de infecciones nuevo que exigía a las organizaciones que facilitaran vacunas contra la gripe al personal y a los profesionales en activo independientes entró en vigor el 1 de enero de 2007. La comunicación informática de los acontecimientos centinela y las comunicaciones de las reclamaciones pasaron a ser obligatorias para todas las organizaciones asistenciales sanitarias a partir del 1 de enero de 2007. La TJC obligaba a los hospitales acreditados a recoger y ceder datos relativos al rendimiento en tres de las cuatro medidas siguientes: *a)* infarto agudo de miocardio; *b)* insuficiencia cardíaca; *c)* embarazo y procesos relacionados, y *d)* neumonía.

Los movimientos en aras de la seguridad comenzaron ya en la Antigüedad con los egipcios, los griegos y los romanos; en la Edad Media se establecieron normas relativas a las condiciones laborales. Los movimientos por la seguridad pasaron a convertirse en una fuerza fundamental de la industria durante la revolución industrial. En 1913 se fundó el National Council for Industrial Safety (posteriormente rebautizado como National Safety Council, posteriormente como Health Care Financing Administration [HCFA] y más tarde como Center for Medicare and Medicaid Services). Formó un foro para el desarrollo de estándares nacionales. También se constituyeron otros grupos, y se empezaron a recopilar estadísticas sobre la tasa de accidentes y de lesiones en la industria.

Se identificaron las enfermedades laborales y los temas relacionados con la seguridad, y se desarrollaron métodos para controlar los materiales peligrosos y tóxicos y para proteger a las personas que los manipulaban. Los temas de la seguridad laboral recibieron gran atención. Desde la Segunda Guerra Mundial, el movimiento por la seguridad no sólo ha reducido el número de lesiones y de casos de muerte sino que, además, ha demostrado a los administradores que el dinero invertido en medidas de seguridad reporta un porcentaje de beneficios importante. Los cambios en la mano de obra, las nuevas tecnologías y sus peligros, los peligros ambientales, las enfermedades transmitidas por vía hematológica, así como las drogadicciones y el alcoholismo constituyen algunos retos de la seguridad.

Los organismos de asistencia domiciliaria, los centros de enfermería y los centros de enfermería especializados con la certificación para participar en el Centers for Medicare and Medicaid Services (CMS) están obligados por una serie de leyes federales a recopilar, codificar y transmitir el Minimum Data Set (MDS) Outcome Assessment Information Set (OASIS) al State Repository en el Departamento de Salud del estado de Oklahoma (CMS, 2007). La Quality Improvement and Evaluation Services Division es la responsable de coordinar las actividades y las bases de datos que recaen sobre el campo de acción del sistema nacional QualityNet. El CMS y sus condiciones de participación (CoP), introdujeron la Medicare Quality Initiative (MQI) en 2001 para guiar la regulación y las actividades de ejecución, para proporcionar información acerca de la calidad asistencial en determinados campos a disposición de los consumidores mediante una amplia gama de medios, para mantener datos actualizados de diversas iniciativas de calidad y para colaborar y participar con todos los usuarios. Esto promovió la realización de informes de calidad fácilmente disponibles para los usuarios (Harris, 2003).

El National Committee for Quality Assurance (NCQA) es una organización privada sin ánimo de lucro que acredita a las organizaciones asistenciales gestionadas. Ha desarrollado el Health Plan Employer Data and Information Set (HEDIS) para comparar el acceso a la organización asistencial gestionada, la satisfacción de los pacientes, la utilización de servicios y la estabilidad financiera. Asigna una puntuación media para los indicadores y proporciona un análisis para el progreso de cada organización sanitaria gestionada para el cumplimiento de los objetivos de promoción sanitaria del U.S. Public Health Service´s Healthy People en lugar de comparar a las organizaciones sanitarias gestionadas. Contiene gran cantidad de información numérica y descriptiva. Es de prever que aumenten las medidas adoptadas, y los segmentos de población de Medicare y Medicaid inscritos en la asistencia gestionada tienen indicadores de rendimiento adicionales más específicos. La acreditación es voluntaria y solamente ha participado la mitad de las organizaciones sanitarias gestionadas, pero desde el año 1999, Medicare y Medicaid han contraído sus planes asistenciales gestionados solamente con organizaciones asistenciales gestionadas con la homologación del NCQA.

El Multistate Nursing Home Case Mix and Quality Demonstration ha elaborado una serie de indicadores de calidad para los centros asistenciales de tratamientos crónicos. Intenta desarrollar y poner en práctica un sistema de clasificación por análisis de casuística para el abono de Medicare y Medicaid, además de servir como sistema de monitorización de la calidad.

A principios de la década de 1990, California exigió el desarrollo de tarjetas de calificaciones, y otros estados como Ohio y Pennsylvania aprobaron leyes parecidas. La mayor parte de los estados tienen leyes en las que se exige cierto tipo de comunicación.

Recoger información

Las inspecciones de enfermería constituyen una forma básica de recogida de datos. Pueden ser inspecciones de estructuras, procesos o resultados, y pueden ser retrospectivas o simultáneas. Las inspecciones de estructuras pueden realizarse con una lista de comprobación en la que puede anotarse la existencia o la ausencia de políticas, procedimientos, registros médicos, instalaciones físicas, equipos, estructura organizativa, conocimientos y experiencia de los cuidadores, dotación de personal adecuado y facilidad para el paciente para llegar al interruptor de la luz o para pedir agua o alimentos.

Las inspecciones de procesos están relacionadas con la prestación asistencial, como la puesta en práctica de las órdenes médicas, la observación de los síntomas, la puesta en práctica de procedimientos de enfermería, la planificación del alta y la actualización correcta de las gráficas. Las guías y normas clínicas estandarizadas son ejemplos de normalización de los procesos asistenciales. Los manuales de procedimientos, las declaraciones de protocolos de enfermería y los planes de cuidados de enfermería pueden utilizarse para fijar los estándares de procesos. Los estudios de observación y el análisis del flujo de trabajo pueden aplicarse para las inspecciones de procesos.

Las inspecciones de resultados observan la consecuencia de la asistencia o cómo ha variado el estado de salud del paciente como resultado de las intervenciones. Los estándares de resultados pueden estar relacionados con el estado de salud física, el estado de salud mental, el grado funcional, la función social, los conocimientos de hábitos saludables, los comportamientos saludables, la utilización de servicios y la satisfacción con el servicio recibido. Hasta el año 2000 las inspecciones se centraban en la estructura y el proceso, mientras que, actualmente, los resultados se consideran el indicador más válido de la calidad de la asistencia. La asistencia se remodela basándose en el análisis de los resultados. A continuación, se diseñan, se ejecutan y se revalúan nuevos procesos. En numerosos estándares y medidas ya se ha verificado la fiabilidad y la validez y se han comprobado los programas piloto.

Las inspecciones retrospectivas se realizan una vez que el paciente ha sido dado de alta. Esto suele llevarse a cabo examinando los registros médicos de muchos de los pacientes dados de alta. Se realizan comparaciones entre casos. Se formulan recomendaciones basadas en las experiencias de numerosos pacientes con problemas asistenciales similares.

Las revisiones externas se llevan a cabo cuando las enfermeras en activo determinan los estándares y los criterios que ellas creen que indican calidad asistencial, y en ellas se valora el rendimiento de las enfermeras frente a dichos estándares. The Joint Commission ha exigido la utilización de revisiones que, aunque no son específicas para la enfermería, pueden aportar información acerca de las prácticas de esta especialidad que necesitan una investigación adicional (Huber, 2006; Marquis y Huston, 2006; Roussel, Swansburg y Swansburg, 2006; Sullivan y Decker, 2005).

Analizar la información

Un *diagrama de barras* consiste en una serie de barras que representan cambios sucesivos en el valor de una variable o series de datos distintas. El diagrama de barras simple puede medir una serie de datos que no requieren una subclasificación (fig. 15-1). En el diagrama de barras agrupadas se pueden dividir los totales de las gráficas de barras simples en subtotales (fig. 15-2). El histograma y el diagrama de Pareto son gráficas de barras (Cofer y Greeley, 1998).

La *comparativa* consiste en el proceso de identificación de las mejores prácticas y su comparación con las prácticas de la organización para mejorar el rendimiento. Aprende y toma prestado de otro. El proceso discurre de la forma siguiente: *a)* identificación del equipo de comparación; *b)* identificación de lo que se va a comparar; *c)* recopilación de información mediante una búsqueda bibliográfica; *d)* estudio de los patrones de comparación mediante encuestas telefónicas o por escrito, o mediante visitas al lugar; *e)* comparación de los datos de lo que se va a comparar con las prácticas y los resultados vigentes de la organización; *f)* tomar prestadas ideas del mejor y adaptarlas a procesos importantes dentro de la organización, y *g)* monitorización de los resultados (Roussel, Swansburg y Swansburg, 2006).

La *lluvia de ideas (brainstorming)* es el proceso de crear un flujo de ideas libre, sin temor a las críticas, y reflexionar a continuación sobre lo bueno de las ideas alocadas que han surgido (Cofer y Greeley, 1998) (v. capítulo 3).

Un *diagrama de causa y efecto* o *diagrama de Ishikawa*, se utiliza para identificar las causas originales de un problema o un resultado. Primero se puede identificar el problema y, a continuación, aplicar la lluvia de ideas para identificar las causas originales. En primer lugar, se utilizan la categorías causales, como las instalaciones o el equipo, los materiales o los suministros, los métodos, y las personas y los puntos de estas categorías que ocasionan el problema. Podríamos preguntarnos entonces «por qué» cuatro o cinco veces. A continuación, se identifican las causas de primer, segundo y tercer nivel, hasta que puedan delimitarse lo suficiente las causas como para abordarlas. Esto puede esquematizarse como si fuera una espina de pez o bien como un diseño jerárquico en el

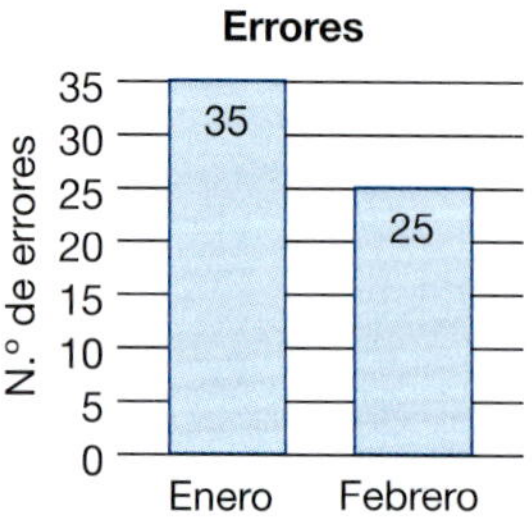

Figura 15-1 • Diagrama de barras simple.

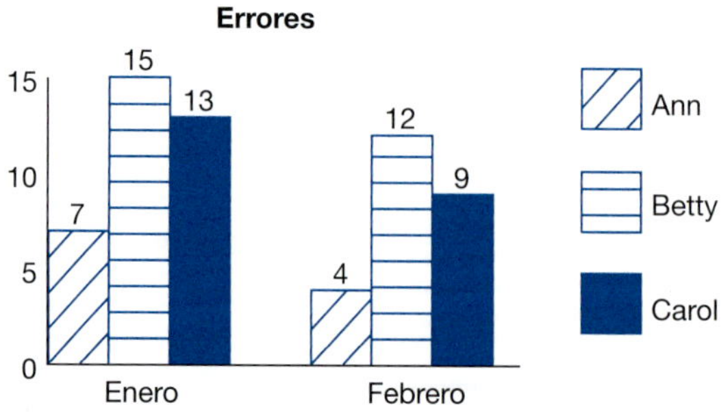

Figura 15-2 • Diagrama de barras agrupadas.

ordenador (Folse, 2007; Pelletier y Albright, 2006; Roussel, Swansburg y Swansburg, 2006) (fig. 15-3).

Las *listas de comprobación* son cuadrículas que se pueden utilizar para recopilar y clasificar datos en bruto. Son instrumentos útiles para monitorizar indicadores de rendimiento clave. Los datos en bruto pueden utilizarse para generar histogramas, gráficas de Pareto, etc. (Roussel, Swansburg y Swansburg, 2006) (tabla 15-3).

Una *matriz de decisión* es una cuadrícula que ayuda a priorizar las opciones. En primer lugar, se lleva a cabo una lluvia de ideas para identificar las opciones. Posteriormente, se evalúan dichas opciones y se eliminan aquellas que no son factibles. A continuación, se enumeran las opciones viables en el lado izquierdo de la cuadrícula. En la parte superior de las columnas se identifican los criterios para evaluar cada una de las opciones. Se puede definir lo bien que cada punto satisface los criterios de la siguiente manera: 1 = deficientemente; 2 = adecuadamente, y 3 = bien. El criterio puede ponderarse de la forma siguiente: 1 = sin importancia; 2 = importante, y 3 = sumamente importante. A continuación, puede calcularse una puntuación ponderada multiplicando la puntuación por el peso del criterio. La puntuación puede registrarse a la izquierda de la diagonal que divide el cuadro de puntuación, con la puntuación ponderada a la derecha de la diagonal (Cofer y Greely, 1998) (tabla 15-4).

Un *histograma* es un diagrama de barras que se puede utilizar para comparar patrones de incidentes a lo largo del tiempo. Muestra la frecuencia con la que aparecen acontecimientos comparables, e ilustra las variaciones en los incidentes. Se puede utilizar para identificar tendencias y analizar variaciones. La medición debería acaecer por lo menos 25 veces durante el período estudiado para lograr datos de utilidad. Los datos en bruto se recopilan posiblemente utilizando una lista de comprobación para acotar el histograma. El rango de los datos se calcula sustrayendo del punto de datos mayor el menor. La raíz cuadrada del número total de puntos de datos recopilados determinará cuántas barras se deben utilizar en el histograma. A continuación, se divide el rango total por el número de barras para fijar el intervalo de cada una de ellas. Se utiliza la lista de comprobación para agrupar los datos en bruto por intervalos. El número de puntos de datos por intervalo determina la altura de la barra para dicho intervalo. Un histograma con un pico máximo en el medio y con una base estrecha indica poca variabilidad del rendimiento. Un histograma con un pico máximo en el medio y con una base ancha indica una variabilidad de rendimiento amplia. Los histogramas que alcanzan su pico máximo hacia la derecha o hacia la izquierda son histogramas sesgados y probablemente indiquen que sucedió algo inesperado durante el proceso. Los histogramas con dos picos máximos son bimodales y probablemente contienen series

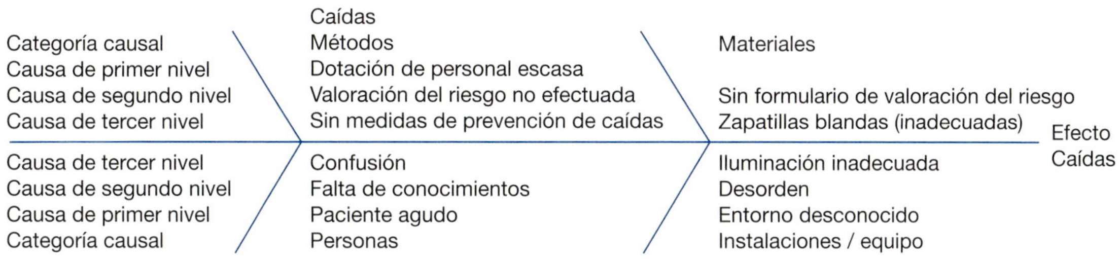

Figura 15-3 • Diagrama de causa y efecto o diagrama en «espina de pez».

Tabla 15-3 Lista de comprobación

Persona/día	Domingo	Lunes	Martes	Miércoles	Jueves	Viernes	Sábado	Total semanal/persona
Ann		///	//	/	/		/	8
Betty	/	//	//	//	//			9
Carol		//	///	///	////	///		15
Total diario	1	7	7	6	7	3	1	32

de datos que deberían separarse. En los histogramas se visualiza la distribución de los datos, la simetría y cualquier valor de datos extremos. Deberían recalcularse los histogramas anormales antes de plantear la posibilidad de procesos defectuosos (Cofer y Greely, 1998; Folse, 2007; Pelletier y Albright, 2006, McLaughlin, Kaluzny, 2004; Roussel, Swansburg y Swansburg, 2006) (fig. 15-4).

En el *diagrama de flujo* se analiza cómo se está realizando una tarea (fig. 15-5). Los símbolos de la gráfica de flujo de procesos son ○ para la operación, → para el transporte, □ para la inspección, D para la demora y △ para el almacenamiento. Una operación es la ejecución real del trabajo, como por ejemplo la administración de una inyección. El transporte representa el movimiento físico: la reubicación de una persona o una cosa de un sitio a otro, como el movimiento de la jeringa desde la sala de medicación hasta la cabecera del paciente. La inspección consiste en determinar si se ha realizado correctamente el trabajo necesario. Las enfermeras se aseguran de que han suministrado la medicación correcta al paciente correcto y aplicado el modo establecido en el momento preciso. Una demora es una interrupción inexplicada en el proceso de flujo. El almacenamiento es una interrupción prevista en el proceso o al final de él. Al diseñar un diagrama de flujo debe decidirse si seguir el flujo de material o las actividades del trabajador, ya que puede que no sean las mismas. Como resultado de la mejoría de un proceso, deberían eliminarse actividades o combinar pasos cuando sea posible, y modificar la secuencia de actividades cuando sea necesario para mejorar el rendimiento de varios pasos. A continuación, se analiza el método o el proceso recién propuesto mediante un diagrama de flujo. Se tiene en cuenta el impacto potencial sobre las personas. Se realizan experimentos y se realizan las depuraciones pertinentes (Pelletier y Albright, 2006; Cofer y Greeley, 1998; Roussel, Swansburg y Swansburg, 2006).

La *gráfica de Gantt* es una cuadrícula con un margen de tiempo en la parte superior que podría fijarse en minutos, horas, días, semanas, meses, años o decenios, dependiendo del intervalo de tiempo del proceso. Las tareas a realizar se enumeran en la parte izquierda de la cuadrícula. Se pone una X en la celda cuando se ha ejecu-

Tabla 15-4 Matriz de decisiones

	Criterios						
	Facilidad de aplicación 2	Costes 3	Puntualidad 2	Valor añadido 3	Impacto sobre la calidad 3	Puntuación ponderada	Puesto
Encuestas	3/6	3/9	3/6	2/6	3/9	36	1
Entrevistas	1/2	1/3	1/2	3/9	1/6	22	2
Observaciones	1/2	1/3	1/2	2/6	2/6	19	3

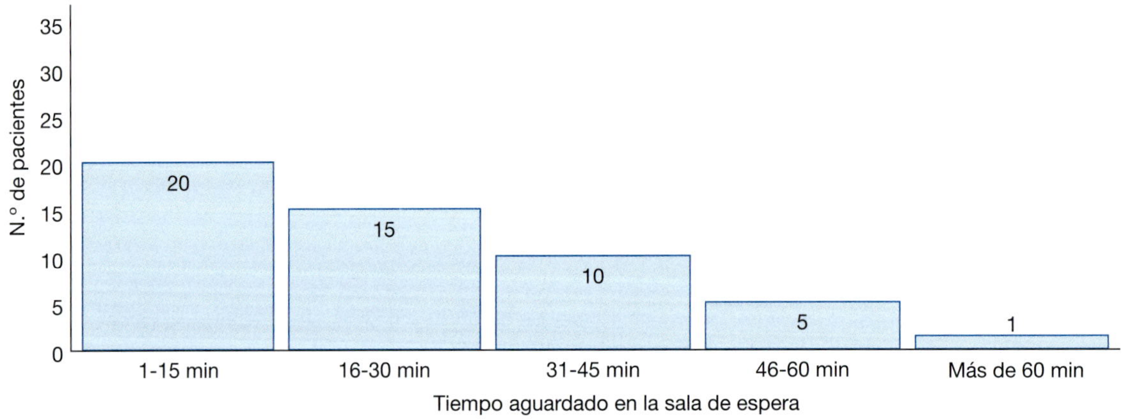

Figura 15-4 • Histograma.

Procedimiento: Inyección Distancia recorrida Presente ☐ Propuesta ☐

Persona ☐

Material ☐

	Presente		Propuesta		Ahorro	
	N.°	H	N.°	H	N.°	H
Operación	8					
Transporte	2					
Inspección	2					
Demora	0					
Almacenamiento	1					

Pasos del procedimiento	○ → ■ D ▲	Distancia (m)	Tiempo (h)	Observaciones
Leer la orden de medicación	○ → ■ D ▲			
Recoger el vial y la jeringa	○ → ■ D ▲			
Abrir el vial	○ → ■ D ▲			
Abrir la jeringa desechable	○ → ■ D ▲			
Preparar la solución	○ → ■ D ▲			
Confirmar la orden de medicación	○ → ■ D ▲			
Colocar el vial en el cajón de la medicación	○ → ■ D ▲			
Llevar la inyección al paciente	○ → ■ D ▲			
Comprobar la identificación del paciente	○ → ■ D ▲			
Administrar la inyección	○ → ■ D ▲			
Volver a la sala de medicación	○ → ■ D ▲			
Desechar la jeringa	○ → ■ D ▲			
Gráfica de medicación	○ → ■ D ▲			
Guardar la gráfica	○ → ■ D ▲			

Claves:

- ○ Operación
- → Transporte
- ■ Inspección
- D Demora
- ▲ Almacenamiento

Figura 15-5 • Gráfica de flujo de un proceso.

tado una tarea concreta. Se dibuja una línea a través de las celdas cuando se tarda cierto tiempo en realizar la tarea. Este instrumento se utiliza para gestionar actividades de producción para completar un proyecto (Roussel, Swansburg y Swansburg, 2006) (v. capítulo 3).

La *técnica de grupo nominal* es un proceso para desarrollar metas y prioridades de equipo. Los individuos enumeran ideas que se han generado con calma. Cada participante puede aportar una idea por tanda en cada sesión. Estas ideas se escriben en una pizarra o en un papel y se expresan una y otra vez a todo el grupo hasta que se han expresado todas las ideas. A continuación, se abre un debate para aclaraciones antes de la votación preliminar. Los participantes pueden clasificar los cinco o siete primeros puntos, otorgando la puntuación más alta a la mejor idea ponderada. Posteriormente, se cuentan los votos multiplicando el número de votos con la prioridad de cada idea. Si una idea recibió 10 votos para una prioridad de 5, la puntuación ponderada sería 50. En caso de que haya más de nueve ideas como prioridades, puede prorrogarse el debate y votar en segunda instancia las ideas de mayor peso. Una vez identificadas las ideas, se puede aplicar la lluvia de ideas para afrontar los temas (Cofer y Greeley, 1998; Roussel, Swansburg y Swansburg, 2006) (v. capítulo 3).

El diagrama de Pareto es una gráfica de barras en la que se muestran categorías de datos en orden de frecuencia o de relevancia descendente, de izquierda a derecha. Recibió esta denominación después de que Pareto, un economista, observase que el 80% de la riqueza en Italia en el siglo XIX estaba controlada por el 20% de la población. El principio de Pareto afirma que la mayoría de los efectos provienen de unas pocas causas (figura 15-6). Una vez identificada la causa principal de un problema, éste puede solucionarse, dando lugar a un impacto considerable (Folse, 2007; Pelletier y Albright, 2006; Cofer y Greeley, 1998; McLaughlin y Kaluzny, 2004; Roussel, Swansburg y Swansburg, 2006).

En los *diagramas circulares* se compara en un círculo el tamaño relativo de series de datos distintas, en lugar de hacerlo mediante barras. Se recopilan los datos y se asignan porcentajes según el total (fig. 15-7). Se dibuja un círculo y se divide en porciones iguales al porcentaje de cada indicador subtotal. Los segmentos diferentes pueden sombrearse con colores distintos (Cofer y Greeley, 1998).

La *técnica de revisión y evaluación del programa (PERT) (Program evaluation and review technique)* es un modelo de sistema de planificación en el que se identifican actividades fundamentales en un proyecto y se secuencian dichas actividades en un diagrama de flujo con la duración asignada de cada fase del programa (Roussel, Swansburg y Swansburg, 2006) (v. capítulo 3).

Los *diagramas de radar* son demostraciones circulares de datos anteriores y posteriores para demostrar el progreso realizado o lo que se ha perdido. En primer lugar, se deciden los indicadores que se van a medir. Se dibuja un círculo y se divide en segmentos iguales, enumerando la cantidad de indicadores. Se establece una escala de clasificación. Se clasifica cada indicador utilizando la escala de clasificación y se fija el dato en la línea del segmento para cada indicador. Se dibuja entonces una línea que conecte las clasificaciones fijadas. Más tarde, se repite el proceso y se utiliza un tipo de línea distinta para conectar las clasificaciones fijadas en segundo lugar, y se compara la primera línea con la segunda (Cofer y Greeley, 1998) (fig. 15-8).

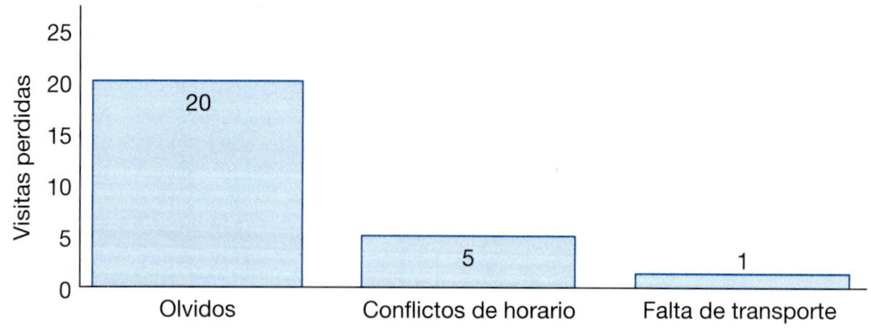

Figura 15-6 • Diagrama de Pareto.

Un *diagrama de tendencias* es una gráfica lineal en la que se muestran las variaciones en los datos con respecto al tiempo. Permite una valoración rápida de patrones y tendencias. Es idónea para monitorizar tendencias y cambios en los procesos relacionados con el tiempo (Cofer y Greeley, 1998; McLaughlin y Kaluzny, 2004) (fig. 15-9).

Los *diagramas de dispersión* ayudan a determinar las relaciones entre dos variables. Reflejan las correlaciones, pero no explican la causa. En primer lugar, se identifican dos variables que se van a comparar. Se recopilan los datos y se anotan los valores máximo y mínimo para cada variable. Se dibujan ejes para cada variable que vayan desde el valor más bajo hasta el más alto para cada variable. Se coloca cada dato puntual en el punto donde se cruzan las dos mediciones y se analiza el patrón. Hay una correlación positiva si se agrupan los dos puntos desde la porción inferior izquierda a la porción superior derecha. No existe correlación entre las variables si los puntos están dispersos al azar (Cofer y Greeley, 1998; Pelletier y Albright, 2006) (fig. 15-10).

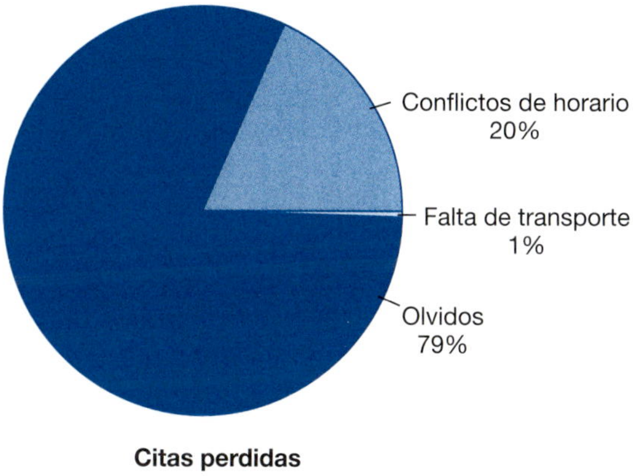

Figura 15-7 • Diagrama circular.

Juzgar la calidad, adoptar actuaciones correctoras y monitorizar

La aplicación del plan debe ser evaluado para determinar si se cumplió el estándar de resultados. En caso contrario, se necesitarán revisiones. Pueden haberse generado problemas imprevistos. La resolución de un problema puede crear problemas nuevos. Es posible que el equipo interdisciplinario deba reunirse periódicamente para revaluar los resultados y realizar los ajustes necesarios (Folse, 2007). Los problemas pueden identificarse a partir del análisis y la comunicación de los datos de la evaluación. Más adelante, se pueden priorizar los problemas en función de su gravedad, de su frecuencia, rentabilidad, responsabilidad profesional y por los efectos sobre la acreditación. Las actuaciones correctoras pueden delegarse a los servicios apropiados. Posteriormente, sigue siendo necesario mantener la monitorización para seguir fijando los estándares asistenciales, para medir la asistencia en función de los estándares, para evaluar la asistencia desde numerosas fuentes, para recomendar la mejora continua y para implementar las mejoras logradas (Roussel, Swansburg y Swansburg, 2006).

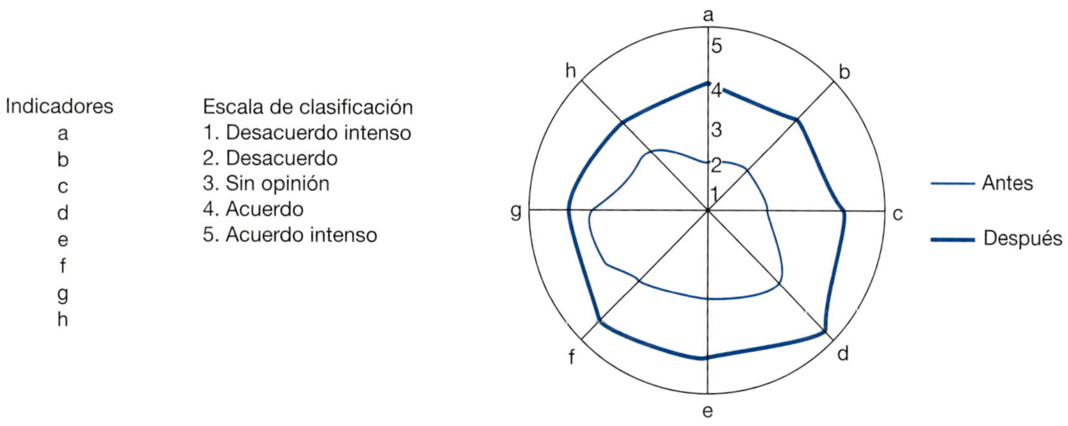

Figura 15-8 • Diagrama en radar.

Comunicación pública

No sólo el equipo interdisciplinario debería debatir los resultados, sino que los usuarios también deberían ser informados de los resultados de la evaluación. Los resultados pueden difundirse a través de los medios de comunicación de masas, mediante anuncios por ordenador, reuniones departamentales y grupos de debate. La solidez de los datos se incrementa al compartir la información a través de dichos medios, como el proceso ORYX de The Joint Commission y el sistema CMS. Los estudios realizados en varias instituciones ayudan a generalizar los datos.

La mejora de la calidad es un instrumento de gestión para optimizar los sistemas y los resultados de la población de un centro sanitario concreto, en lugar de generar conocimientos generalizables, mientras que el propósito de la investigación es contribuir a los conocimientos generalizables para poblaciones y administradores más allá del ámbito de la investigación. Para la investigación se necesitan circunstancias más rigurosas que la mejora de la calidad o ciertas prácticas basadas en la evidencia científica.

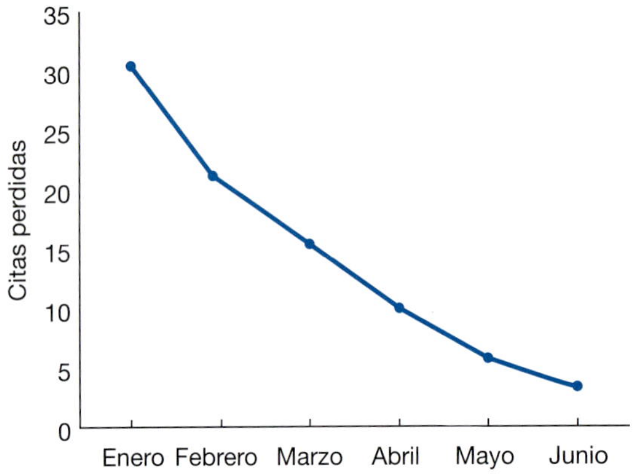

Figura 15-9 • Gráfica de tendencia.

La investigación necesita la aplicación de un Institutional Review Board (IRB) para la protección de los seres humanos. Para desarrollar un programa de investigación en un centro asistencial se necesita un plan estratégico para tener un lugar en la infraestructura; un comité desde el que se facilite la administración del centro; líderes informados; orientaciones para el personal; un proceso de capacitación de enfermería, así como la protección de los seres humanos; consultas estadísticas para analizar los datos; espacio para almacenar los datos de la investigación en un área confidencial, y tiempo para que el personal lleve a cabo los estudios (Newhouse, 2006). Véase en el capítulo 8 la descripción de la práctica basada en la evidencia científica.

EVALUACIÓN DEL PROGRAMA

La evaluación del programa es un componente esencial de una administración eficaz. Consiste en el estudio de una serie de actividades, diseñado para determinar el valor del programa o de los elementos del programa. La investigación evaluadora consiste en la aplicación de métodos de investigación científicos para realizar la evaluación. La evaluación del programa puede ser formativa y sumativa o final. La evaluación formativa proporciona información acerca del programa durante las fases de desarrollo. Las evaluaciones sumativas proporcionan información para juzgar un programa desarrollado. La evaluación puede ser descriptiva o comparativa.

Los programas se evalúan por numerosas razones. Los organismos federales, estatales o locales pueden exigir la evaluación de un programa. Dicha evaluación puede utilizarse para mejorar sistemáticamente los programas o para establecer su estado.

Una vez que se ha decidido el programa que se va a evaluar y la finalidad de dicha evaluación, alguien se debe

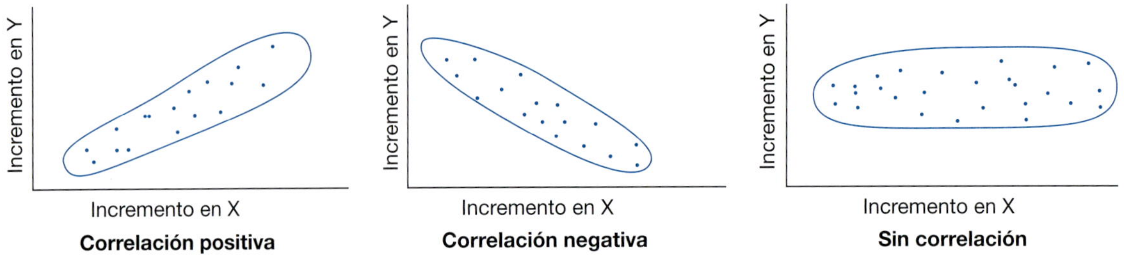

Figura 15-10 • Diagramas de dispersión.

hacerse responsable de la evaluación. La credibilidad es el principal argumento a favor de un evaluador externo. Una persona que forma parte del programa puede tener dificultades de objetividad acerca de los puntos fuertes y débiles del programa por orgullo, lealtad o seguridad laboral. En el otro extremo, el evaluador interno puede ser tan objetivo como el externo, pero además conoce el programa, su historia y sus circunstancias; dichos conocimientos le facilitan la evaluación (McDavid y Hawthorn, 2006).

Calendario de eventos

Una de las primeras cosas que debe hacer el evaluador es elaborar un calendario de eventos en el que se muestren las tareas a realizar, la programación y la organización del proyecto. Un calendario de eventos para la evaluación de un programa desglosa las actividades que se van a realizar, en el margen izquierdo, y las fechas previstas, en la parte superior. Se calcula la fecha prevista para cada actividad. Este calendario constituye un instrumento valioso para planificar y juzgar el progreso de la evaluación del programa (tabla 15-5).

Comité de selección y funciones

Cada organismo necesita comités multidisciplinarios para fijar criterios e implementar un proceso para la mejora continua de la calidad y la evaluación de la asistencia, para formular las recomendaciones necesarias y llevar a cabo el trabajo de seguimiento. Una persona que presida con entusiasmo y atención por los detalles ayuda a garantizar el éxito del programa. Los miembros también deben estar interesados en asegurar la calidad, además de ser conocedores de los canales de comunicación, de los recursos hospitalarios, de la población de pacientes y de las necesidades del personal de enfermería. La representación de enfermeras, médicos, farmacéuticos, terapeutas, nutricionistas y gobernantas procedentes de diferentes unidades ayuda a que se genere una amplia variedad de ideas. Al fijar de antemano el horario de las reuniones se le da al personal la oportunidad de acomodar su asistencia y facilita que los comités de gran tamaño proporcionen personal para realizar el trabajo.

Marco conceptual

La estructura, el proceso y el resultado, o cualquier combinación de todos ellos, es la estrategia habitual para la evaluación. La estructura se centra en el sistema de reparto mediante el cual se ponen en práctica los cuidados de enfermería. Los miembros del comité evalúan las políticas, los procedimientos, las descripciones laborales, la programación de orientación, los horarios de servicio y las carteleras. En el proceso se mide lo que el profesional sanitario realiza durante la prestación asistencial. Se puede entrevistar tanto a la enfermera como al paciente para recopilar datos del juicio y la actitud profesional. Los resultados pasaron a convertirse en los estándares de acreditación durante la década de 1990.

Las inspecciones pueden ser simultáneas o retrospectivas. En las inspecciones simultáneas se evalúa la asistencia mientras se está prestando, y puede abarcar

Tabla 15-5 Calendario de eventos

	Enero-Febrero	Marzo-Abril	Mayo-Junio	Julio-Agosto	Septiembre-Octubre	Noviembre-Diciembre
Informar al personal del propósito de la evaluación y de quién es el responsable	x					
Definir los objetivos	x					
Determinar los criterios	x					
Desarrollar los instrumentos		x				
Formar al personal que recopilará los datos		x				
Prueba piloto			x			
Recogida de datos			x			
Análisis de datos				x		
Comunicación de hallazgos				x		
Corrección de deficiencias					x	
Revaluación (seguimiento)						x

la observación del personal; la inspección del paciente; las inspecciones de gráficas; las entrevistas con el personal y con los pacientes, y las conferencias en grupo en las que se involucren los clientes, la familia y el personal. En las inspecciones retrospectivas se juzga la asistencia una vez que se ha prestado, a través del estudio de las gráficas del paciente o de los planes de cuidados una vez que el paciente ha sido dado de alta, con cuestionarios posteriores a la asistencia, entrevistas con el paciente o con todos estos procesos a la vez.

Revisión bibliográfica

Una revisión de la bibliografía permite conocer los instrumentos, criterios y estándares que se han elaborado y permite que los miembros del comité se beneficien de los logros y los errores de otros.

Modelo de evaluación de un programa

La formulación de los objetivos de un programa es una parte esencial de su evaluación. Los objetivos deben ser claros, específicos y cuantificables. El evaluador debe elaborar una serie de indicadores para medir la magnitud con la que se han alcanzado las metas fijadas. Estos indicadores de resultados del programa constituyen variables dependientes del estudio. Pueden aplicarse los estándares fijados por los organismos de homologación como la American Nurses Association (ANA), la National League for Nursing (NLN), y la TJC para determinar los objetivos y los criterios (American Nurses Association, 1996a, 1996b).

A continuación, deberían decidirse los métodos de recopilación de datos. Existen numerosas fuentes para la recopilación de datos, como los cuestionarios, las entrevistas, las observaciones, las clasificaciones, las estadísticas gubernamentales, los registros de instrucción, los manuales de política y procedimientos, los registros financieros, documentos como actas de reuniones o transcripciones de juicios, y las pruebas.

Desarrollo de instrumentos

Una definición operativa de la calidad de la asistencia implica el desarrollo de instrumentos. Los instrumentos pueden ser generales y apropiados para todos los pacientes o estructuras, o aplicables únicamente a procesos específicos o a un grupo homogéneo en el que las diferencias en las puntuaciones se deben a variaciones en el concepto que se está evaluando, en lugar de a otros factores. A menudo, se utiliza el diagnóstico médico, los síntomas, la agudeza, la edad y los centros asistenciales para establecer la homogeneidad. Se está desarrollando una taxonomía de diagnósticos de enfermería. La identificación de grupos de pacientes homogéneos para el desarrollo y la aplicación de instrumentos exige la elaboración de numerosos instrumentos.

Una vez identificado el grupo de pacientes o el proceso específico, la prioridad recae en la selección de objetivos, de criterios y de temas. El objetivo es una declaración del fin que uno se esfuerza por conseguir. Los criterios son los estándares o escalas con las que se realizan los juicios de valor. Los criterios describen lo que está implicado en el objetivo en declaraciones concisas y cuantificables de la estructura, el proceso o los resultados deseados. Se escriben para una situación concreta y son comprensibles, clínicamente sólidos y factibles.

La lluvia de ideas es una estrategia habitual para identificar temas. Se identifican los problemas reales (los que suelen experimentar los pacientes) y los potenciales (con un alto riesgo de aparición), y se determina la estructura, el proceso o el resultado para resolverlos o prevenirlos. Inicialmente, se recomienda generar el mayor número de ideas posibles, sin una evaluación inmediata. Más tarde, pueden desecharse temas, comprobar su amplitud, incluirlos en un formato uniforme, definirlos con precisión y cuantificarlos. Un estudio piloto para recopilar datos con el instrumento puede aclarar los temas que deberían retenerse, descartarse o modificarse.

Deben desarrollarse escalas y valores. Algunas de las mediciones más habituales son una lista de comprobaciones para establecer si está presente una característica; clasificaciones para otorgar a cada tema una medida de su valía como bueno, mediano o malo, y una clasificación comparativa, como por encima o por debajo del estándar. Las escalas son nominales, ordinales, de intervalos o de proporciones. La más sencilla es la nominal. Sus categorías son exhaustivas en su conjunto, y cada una de ellas es mutuamente excluyente, lo que significa que existe una categoría para cada una de las observaciones, y que cada observación puede encajar solamente en una categoría. El sexo, el estado civil y la presencia o ausencia de una enfermedad son ejemplos de datos nominales. En las escalas ordinales se clasifican las observaciones en un orden específico de más o menos, como bueno, mediano o malo. Las escalas de intervalos están ordenadas con mediciones iguales entre cada clase, pero la unidad de medición se determina arbitrariamente. Algunos ejemplos de escalas de intervalos son el termómetro y el esfigmomanómetro. Las escalas de proporción contienen las propiedades de otras escalas más un punto de cero absoluto. Es posible la multiplicación o la división, ya que cada cifra mantiene una relación con cualquier otro número. Los mercados de divisas son un ejemplo de las escalas de proporción.

Fuentes de invalidación internas y externas

El establecimiento de la validez y la fiabilidad es sumamente importante. La validez es el cálculo de lo que se supone que va a medirse y resulta difícil de establecer. La validez aparente es un análisis de la apariencia del instrumento como válida. Alguien mira simplemente un instrumento y decide si posee validez aparente. Es la valoración de la validez más sencilla, pero es un criterio cuestionable debido a su elevado grado de subjetividad.

El supuesto es una definición hipotética que define claramente los fenómenos apreciables. La validación del supuesto es particularmente importante cuando están implicados fenómenos o conceptos que no se observan directamente, como aptitudes intelectuales, rasgos humanos y ajustes personales. La validación del supuesto está orientada hacia la teoría. Un instrumento tiene validez pronóstica en la medida que predice el comportamiento futuro. Puede determinarse comprobando la predicción después de un cierto intervalo de tiempo. La validación convergente revela el comportamiento que se está demostrando en el momento presente.

El evaluador presta una consideración cuidadosa a las fuentes de invalidación internas y externas durante el diseño de la investigación. Las variables extrañas pueden confundir los efectos de la variable experimental y, por tanto, son fuentes de *invalidación interna*. Los factores que reducen la generalización son fuentes de *invalidación externa*.

Existen varias fuentes de *invalidación interna*. La *historia* es un problema cuando se produce un acontecimiento ajeno al propósito del estudio en el período que transcurre antes y después de la prueba, y confunde el efecto de la variable experimental. Es un tratamiento oculto o un acontecimiento generador de un cambio que se produjo aparte del tratamiento. Con un intervalo de tiempo transcurrido más prolongado entre el período previo a la prueba y después de ella, la explicación del cambio debido al problema de la historia adquiere más verosimilitud, ya que hay más tiempo para que se produzcan tratamientos ocultos. La invalidación interna ocasionada por la historia puede controlarse mediante el aislamiento experimental, el cual casi nunca puede utilizarse cuando están implicados seres humanos. Por ejemplo, se ha elaborado la técnica de la formación en grupo para disminuir los prejuicios contra los afroamericanos. Se convoca a un grupo de individuos con prejuicios, se prueban antes, se forman y se vuelven a comprobar. Si durante este lapso de tiempo es asesinado un líder afroamericano, podríamos sospechar que la historia confundió el efecto experimental. La disminución de los prejuicios podría atribuirse a la simpatía por el político afroamericano asesinado, más que al tratamiento.

La *maduración* constituye otro problema de invalidación interna. Es un cambio sistemático a lo largo del tiempo en el estado biológico o psicológico de una persona, incluido el envejecimiento, o el que esté cansado o hambriento. Las actividades planificadas prescritas para promover que los niños caminen a la edad de 12 a 15 meses o que controlen los esfínteres antes de los 2 a 3 años serían cuestionables, ya que los niños aprenden normalmente dichas aptitudes durante esas épocas.

La *experimentación* es un efecto práctico o el efecto sobre las puntuaciones al realizar un examen preliminar. El efecto de la práctica es mayor para la misma prueba que para una variante alternativa de la prueba. El efecto de la práctica es una forma de estrategia ante una prueba que dura aproximadamente 3 meses. Las personas que van a realizar una prueba de conocimientos, de inteligencia o de personalidad por segunda vez en los 3 meses posteriores a la primera la completarán por lo general con mejores puntuaciones que las personas que la realizan por primera vez, aunque es poco probable que se hayan vuelto más brillantes o que se hayan adaptado mejor.

La *instrumentación* se convierte en un problema cuando hay cambios en el instrumento de medición a lo largo del tiempo. Los cambios en las pruebas, los juicios, los dispositivos de medición o las calibraciones generan problemas de instrumentación. Los resultados de una prueba normalmente no se pueden utilizar para comparar los resultados de una prueba diferente. El deterioro de los instrumentos o la fatiga de las escalas de resorte generan problemas de invalidación. Las observaciones dan lugar a problemas de instrumentación. Existen diferencias interindividuales entre los observadores por la fatiga, durante el proceso de aprendizaje, durante el proceso de experimentación con la práctica y el aprendizaje para establecer armonía. Existen diferencias en las observaciones realizadas por una misma persona en momentos diferentes. Se puede ser más indulgente en un momento que en otro. Se gana destreza con la práctica. También existen diferencias interindividuales, como los conocimientos y la aptitud. Resulta difícil determinar el efecto del tratamiento.

La *regresión estadística* se convierte en un problema cuando se eligen los grupos por sus puntuaciones extremas. El fenómeno de la regresión hacia la media es la tendencia inevitable de las personas cuyas puntuaciones son extremas (bastante por encima o por debajo de la norma) en la primera prueba, para ser menos extremas en la segunda. Los pacientes elegidos para un grupo de terapia por su elevado grado de ansiedad mostrarán por lo general menos ansiedad en la segunda prueba, independientemente del tratamiento.

La *selección* es un problema cuando el grupo experimental difiere del grupo control. Por ejemplo, puede existir un problema de selección cuando se intenta comparar una unidad de control con una unidad experimental, ya que los pacientes se asignaron en función de características sistemáticas, como los síntomas iniciales o las historias. La aleatorización es un control para la selección. Este problema aparece a menudo cuando los individuos ya se han asignado a grupos por razones diferentes a las del estudio.

La *mortalidad experimental* es una pérdida diferencial de individuos procedentes de grupos de comparación. Se incluyen los casos perdidos, los casos para los que sólo se dispone de datos parciales y los casos que rechazan participar en el estudio. Por ejemplo, las personas que fuman o que consumen grandes cantidades de alcohol tienen más probabilidades de retirarse de los grupos de tratamiento para dejar de fumar o de beber, con lo que los clientes restantes parecen dar mejores resultados con la terapia.

Los investigadores deben conocer también la existencia de problemas de *invalidación externa* que complican la generalización de los hallazgos. Es posible que los individuos que están a disposición de la persona que realiza el experimento no representen a la población, y en consecuencia los resultados de la investigación no pueden generalizarse. Las *muestras* aleatorias permiten resolver este problema. Debe definirse operativamente la variable independiente para permitir la replicación de la investigación. Hay que tener en cuenta la interferencia de varios tratamientos, el efecto Hawthorne, el efecto de la novedad y el efecto de la persona que lleva a cabo el experimento. Cuando se administran consecutivamente dos o más tratamientos sucesivos a los mismos individuos, resulta difícil, cuando no imposible, conocer la causa de los resultados, y en este caso se produce la denominada *interferencia multiterapéutica*.

La persona que sabe que es una materia de estudio puede variar su comportamiento, no por el tratamiento sino porque sabe que está siendo observada. Éste es el denominado *efecto Hawthorne*. El sujeto puede reaccionar positiva o negativamente por la novedad del tratamiento, generando de este modo el *efecto novedad*. El *efecto de la persona que realiza el experimento* se produce cuando el sujeto está influenciado por la persona que lleva a cabo el experimento. Dicha conducta sutil, como sonreír o asentir con la cabeza durante una entrevista, puede influir involuntariamente en el sujeto.

La *sensibilización previa a la prueba* es la misma que el problema de validación interna. Sin embargo, puede existir un problema de validación externa. Guarda relación con la generalización de los resultados. La identificación de las variables dependientes y la selección de los instrumentos para medir dichas variables son necesarias para la validación externa. También debe tenerse en cuenta si el efecto perdurará o si existe la probabilidad de lograr resultados diferentes en momentos distintos. Por ejemplo, en la situación en la que se ha asesinado a un líder afroamericano, disminuyendo de este modo los prejuicios contra los afroamericanos en el resto de personas que forman parte de la terapia de grupo, nos encontramos con un problema de validación interna. Nos enfrentamos en ese momento con un problema de validación externa de *interacción del tratamiento con el tiempo*. El prejuicio racial puede haberse reducido temporalmente como consecuencia del asesinato, pero probablemente se mantendrá durante mucho tiempo. Los tratamientos para disminuir el consumo de tabaco pueden parecer más satisfactorios justo después de un susto por un cáncer, pero no tener tanto éxito más tarde. Hay que conseguir validación interna para lograr validación externa, lo cual permite la generalización de los resultados. En la evaluación de un programa pueden haber pocas intenciones de generalizar los resultados.

La *fiabilidad* es la posibilidad de repetición, y resulta más sencilla de determinar que la validez. Pueden compararse las puntuaciones logradas mediante las observaciones de calificadores diferentes de un mismo acontecimiento en el mismo momento o por el mismo calificador en momentos diferentes. El *método de prueba-comprobación* supone la realización de la misma prueba después de que haya transcurrido cierto tiempo, con la esperanza de que los resultados sean congruentes. El hecho de que las personas puedan recordar los temas de la primera prueba o de que la persona cambie con el tiempo supone un problema. Este método es apropiado para características estables, pero resulta problemático para rasgos inestables. En el *método de las mitades divididas* se comparan mitades de la prueba para establecer la consistencia interna. La fiabilidad viene sugerida cuando los resultados de ambas mitades son similares. Para aplicar el método de las mitades divididas es necesario que ambas mitades contengan un número suficiente de puntos para ser fiables. Entre los *métodos estadísticos* para comprobar la fiabilidad se hallan la prueba de Kuder-Richardson para la consistencia interna y la fórmula de Spearman-Brown para obtener un coeficiente para la prueba total (Campbell y Stanley, 2005).

Diseños de investigación

A continuación, el evaluador debería diseñar la evaluación. ¿Se tratará de una evaluación puntual o será un proceso continuo? ¿Se valorará un programa o se compararán programas? ¿Se utilizará un diseño experimental o un diseño semiexperimental? El grupo de control previo y posterior a la prueba, el grupo de control exclusivamente posterior a la prueba, el diseño de cuatro grupos de Solomon y el diseño factorial constituyen diseños experimentales.

Diseños experimentales

En el *grupo de control previo y posterior a la prueba*, los sujetos del experimento se distribuyen al azar en dos grupos comparativos de la forma siguiente:

R O X O
R O   O

donde:

R = individuos asignados al azar
O = observación
X = tratamiento experimental

Perspectiva de la INVESTIGACIÓN 15-1

Datos de Burke TA, McKee JR, Wilson HC et al: *A comparison of time-and-motion and self-reporting methods of work measurement*, JONA 30(3):118-125, 2000.

Propósito: El propósito de este estudio era comparar los resultados de un estudio de tiempo y actividad con los de informes del personal.

Métodos: Un único observador observaba a ocho enfermeras durante cinco turnos o 40 horas por enfermera. Una vez finalizado el estudio de tiempo y actividad, se pedía a las participantes que realizasen un informe personal de sus actividades durante los cinco turnos.

Resultados/conclusiones: Se disponía para el análisis de 290 horas de observaciones del estudio de tiempo y actividad y de 338 horas de informes del personal. Se comunicaron cantidades equiparables de tiempo total entre las diferentes categorías de actividades utilizando ambos métodos. Aplicando el método de tiempo y actividad se apreciaba un número significativamente mayor de actividades mencionadas. Los tiempos medios de actividad eran notablemente más largos aplicando el método de informes personales que con el método de tiempo y actividad. Los investigadores llegaron a la conclusión de que los gestores de enfermería deberían considerar los informes personales de las enfermeras como un medio rentable para cuantificar la asignación del tiempo entre el personal de enfermería. Los informes personales no se recomiendan para calcular el número total de actividades ni el tiempo medio por actividad, por las diferencias de percepción entre las participantes de lo que constituye una actividad.

Los grupos de control y experimental se asignan al azar. Los dos grupos se consideran equivalentes durante la observación inicial. Durante la observación final, la diferencia entre los grupos debería ser el resultado de aplicar una variable a un grupo, pero no al otro. El diseño experimental verdadero de un grupo de control previo y posterior a la prueba controla la historia, la maduración, la experimentación, la instrumentación, la regresión, la selección y la mortalidad. Deberían tenerse en cuenta, además, los efectos Hawthorne y de la novedad, ya que la interacción de la prueba y del experimento no está controlada.

En el *grupo de control posterior a la prueba*, los sujetos del experimento se dividen al azar en dos grupos para ser comparados del modo siguiente:

R X O
R   O

Los grupos de control y experimental se asignan al azar. No se efectúa un control antes de la prueba. El tratamiento se aplica solamente a un grupo. Debido a la selección al azar, se supone que los grupos son equivalentes antes de aplicar el tratamiento a un grupo, y que la diferencia apreciada después de la prueba es debida a dicha terapia. Este diseño controla la historia, la maduración, la prueba, la instrumentación, la regresión, la selección, la mortalidad y la interacción de la prueba y el experimento. Se muestra superior al diseño de control previo y posterior a la prueba, a menos que existan dudas acerca de la aleatorización. Este diseño es apropiado cuando resulta complicado realizar un control previo a la prueba y es conveniente para mantener el anonimato.

El *diseño de cuatro grupos de Solomon* es un diseño mejor, pero puede que no merezca la pena el doble esfuerzo que conlleva. En este diseño se utilizan cuatro grupos seleccionados al azar. Combina los dos diseños descritos anteriormente:

R O X O
R O   O
R   X O
R   O

Se considera como el diseño experimental más deseable, ya que permite al investigador examinar los efectos del tratamiento en cuatro comparaciones independientes. En el diseño de cuatro grupos de Solomon se controla la historia, la maduración, la experimentación, la instrumentación, la regresión, la selección, la mortalidad, y la interacción de la prueba y el experimento. A pesar de todo, puede que el esfuerzo no merezca la pena.

El *diseño factorial* permite observar a algunos sujetos a todos los niveles de todas las variables experimentales, y se puede utilizar cuando la situación está bajo el control completo de la persona que lleva a cabo el experimento, lo cual sucede raras veces.

Diseños cuasiexperimentales

Por lo general, el evaluador no puede controlar el tiempo y los sujetos a los que se aplican las variables experimentales. Sin embargo, el evaluador puede ser capaz de seleccionar el tiempo y las personas en las que se efectuarán las observaciones y, en consecuencia, puede adquirir cierto control mediante la aplicación de diseños cuasiexperimentales.

Una *serie de tiempo* implica una serie de mediciones a lo largo de un intervalo de tiempo con una variable experimental introducida en algún momento de la secuencia del modo siguiente:

O O O O X O O O O

La maduración está controlada, ya que no es probable que sea la causa de la diferencia entre cada una de las observaciones. Las pruebas, la regresión y la selección están controladas. La historia es el problema más plausible, y cuanto mayor sea el tiempo sobre el que se efectúan las observaciones, mayor será la probabilidad de que aparezca el problema. La instrumentación también es un posible problema. Es importante no cambiar los instrumentos ni su calibración. Es preferible que varios investigadores repitan el diseño en situaciones separadas.

Cuando se utiliza el *diseño de tiempo equivalente* se divide el tiempo disponible para realizar la observación en intervalos de tiempo iguales de la siguiente manera:

XO XO XO XO XO

Los intervalos de tiempo para efectuar las observaciones se eligen al azar. En este diseño se controla la historia, la maduración, la experimentación, la instrumentación, la regresión, la selección y la mortalidad. El efecto multiterapéutico constituye un problema, y la generalización de los datos está limitada a poblaciones similares.

En el *grupo de control no equivalente*, la línea discontinua (- - -) significa que los grupos no son muestras equivalentes:

O X O
\- - - - - -
O O

Para este diseño, tanto al grupo de control como al experimental se les realiza un control previo y posterior a la prueba. Sin embargo, los grupos no se seleccionan al azar y no tienen equivalencia de muestreo. Es mejor que el diseño de un grupo con control previo y posterior a la prueba, ya que se controla la historia, la maduración, la experimentación y la instrumentación. La regresión, la mortalidad y la interacción entre la selección y la maduración deben considerarse posibles problemas.

Los *diseños contrarrestados* se denominan a veces cuadrados latinos, diseños de cambio, diseños cruzados y experimentos de rotación. Lo siguiente es un ejemplo:

X_1O X_2O X_3O X_4O
X_2O X_4O X_1O X_3O
X_3O X_1O X_4O X_2O
X_4O X_3O X_2O X_1O

Se aplican al azar cuatro tratamientos experimentales, uno por uno, a cuatro individuos o grupos. En los diseños contrarrestados se controla la historia, la maduración, la experimentación, la instrumentación, la regresión, la selección y la mortalidad. La interferencia multiterapéutica es un problema. La solidez puede lograrse mediante la replicación.

Para el *diseño de muestras separadas con control previo y posterior a la prueba*, se realiza un control previo a la prueba a un grupo, y un control posterior a la prueba a otro grupo, de la manera siguiente:

R O (X)
R X O

Este diseño previo y posterior simulado es débil, pero es mejor que el diseño de un solo grupo con control previo y posterior a la prueba, ya que controla la experimentación, la regresión y la selección. La historia, la maduración y la mortalidad no están controladas, y debería cuestionarse la instrumentación.

En el *grupo de control previo y posterior a la prueba con muestras separadas* se realiza un control previo a la prueba a dos grupos, uno de los cuales recibe el experimento, y en los dos se realiza un control posterior a la prueba.

R O (X)
R X O
R O
R O

En el *diseño de series de tiempo múltiples* se efectúan una serie de mediciones durante un intervalo de tiempo en dos grupos separados, con una variable experimental introducida en algún momento de la secuencia de uno de los grupos, de la forma siguiente:

O O O X O O O
\- - - - - - - - - - - - - - - - - - - -
O O O O O O

Este diseño excelente puede utilizarse para comparar un departamento con otro de características similares. Gracias al control de la historia, la maduración, la experimentación, la instrumentación, la regresión, la selección y la mortalidad, es el mejor de los diseños más factibles. La potencia se incrementa a través de mediciones repetidas.

El *diseño de ciclo institucional recurrente* es un diseño compuesto que comienza con un diseño inadecuado y al que se añaden características para controlar las fuentes de invalidez. Pasa a convertirse en una acumulación de comprobaciones preventivas que se aproxima a la experimentación.

X O
\- - - - - - - -
O X O

(Campbell y Stanley, 2005).

Métodos de recogida de datos

La observación, las entrevistas, los cuestionarios y el análisis de los contenidos de las gráficas y de los planes de cuidados son los métodos más habituales para la recogida de datos. Cuando se aplica la *observación*, el comité de control de calidad determina lo que se va a observar, elabora procedimientos de observación y forma a los observadores. Las observaciones deben planificarse y registrarse sistemáticamente, y someterse a controles. La observación es conveniente para las inspecciones simultáneas. El comportamiento se observa y se registra cuando sucede, y el proceso puede anotarse. Dado que la observación no exige la participación de la persona observada, es relativamente independiente de la avenencia del individuo para cooperar y, por tanto, facilita su disponibilidad. La observación es un método comparativamente barato que se presta a instrumentos de recopilación de datos y de equipos de registro simples. Aunque puede detenerse en cualquier momento, está limitado por la duración de las circunstancias. Puede ser difícil predecir la cronología de un acontecimiento y, en consecuencia, el observador puede perder tiempo esperando a que algo suceda. La presencia de un observador puede influir en el comportamiento de un individuo. Las observaciones pueden resultar difíciles de registrar, están sometidas al sesgo del observador y pueden variar entre los distintos observadores. En consecuencia, los observadores necesitan formación. Para ayudar a vencer el sesgo y la variabilidad de los observadores es preciso especificar las tareas del observador, detallar las instrucciones, que las categorías sean tajantes y cuantificables, que el registro detallado sea inmediato, que se promedie la observación y que se utilice un equipo de registro, como cámaras o grabadoras.

Las *entrevistas*, tanto de los clientes como del personal, pueden utilizarse para evaluar la asistencia. Las entrevistas pueden ser: *a)* no directivas, esto es, los sujetos hablan de lo que quieren; *b)* enfocadas, esto es, el sujeto habla sobre una serie de temas; *c)* no estandarizadas, esto es, el entrevistador formula las preguntas; *d)* semiestandarizadas, esto es, el entrevistador formula un número específico de preguntas y sondeos, o *e)* estandarizadas, esto es, el entrevistador realiza cada entrevista exactamente de la misma forma, con las mismas palabras y sin tantear. El entrevistador puede minimizar los malos entendidos con tanteos, aclaraciones, profundizando en determinados puntos y observando la comunicación no verbal. No es necesario que los entrevistados sean conocedores de la materia. Las entrevistas proporcionan una mayor flexibilidad y una tasa de respuesta mayor que los cuestionarios. No obstante, necesitan su tiempo y en consecuencia resultan caras. El individuo puede estar nervioso o puede tratar de agradar al entrevistador, y el registro de las respuestas es un punto problemático.

En los *cuestionarios* se tarda menos tiempo y, consecuentemente, son de menor coste que las entrevistas. Resultan particularmente útiles cuando los sujetos están dispersos a lo largo de una zona geográfica amplia. Se necesita menos habilidad para cumplimentar un cuestionario que para llevar a cabo una entrevista. Los cuestionarios presionan menos al individuo para que respondan inmediatamente, estandarizan las instrucciones y las preguntas y ofrecen anonimato.

Durante la preparación de un cuestionario se debe tener en cuenta el esquema de referencia, el grado de información del individuo y la aceptación social. El lenguaje debe adaptarse al nivel de los individuos. Deben evitarse las preguntas largas o dirigidas, así como aquellas con doble negación, y cada pregunta debe contener solamente una idea. Las preguntas se disponen en un orden, desde las generales a las específicas. Un control previo a la prueba puede ser de gran ayuda para identificar problemas con el instrumento. Una proporción alta de omisiones, de respuestas como «otros», «no sabe» o «todas o ninguna» sugieren preguntas mal planteadas. Las calificaciones y los comentarios añadidos, así como la variación en las respuestas cuando se reordenan las preguntas también sugieren la existencia de problemas.

El porcentaje de cuestionarios contestados y devueltos está influenciado por una carta de presentación personal en la que se solicita la colaboración, el patrocinio del departamento sanitario, un formato atractivo, una duración breve, la facilidad para rellenarlo y devolverlo, y por los incentivos para responderlo. La mejor respuesta se obtiene de las personas interesadas en el tema.

El *análisis de contenidos* de las gráficas y de los planes de cuidados es un método habitual de recopilación de datos. Es un método de observación y de medición sistemático, objetivo y cuantitativo. La frecuencia de apariciones suele anotarse en una lista de referencias. A continuación, pueden redactarse afirmaciones descriptivas acerca de la frecuencia de las apariciones y de los cambios en los procesos. Lamentablemente, puede tardarse mucho tiempo en revisar los registros; los sistemas de clasificación pueden ser demasiado ambiguos para que un fenómeno encaje en una categoría, y puede que la gráfica elegida no represente el fenómeno.

Muestreo

El muestreo es una técnica para seleccionar una muestra a partir de la totalidad de la población que se está estudiando. Los evaluadores quieren generalizar sus conclusiones con respecto a la calidad de la asistencia prestada a la población total. La idoneidad de la muestra es importante, en especial con muestras pequeñas, si la intención de los miembros del comité de control de calidad es lograr confianza en sus extrapolaciones. Cuanto más homogénea sea la población, menor será el tamaño de la muestra necesario para que sea representativa. Las restricciones presupuestarias y de tiempo influyen notablemente en el tamaño de la muestra.

La mejor técnica de muestreo es el *muestreo aleatorio*, ya que permite que cada paciente tenga la misma probabilidad de ser incluido en la muestra. Con frecuencia, se emplea una tabla de números aleatorios que puede encontrarse en las últimas páginas de la mayoría de libros de estadística. Para aplicar este método, se numeran los registros de los pacientes. Los evaluadores cierran los ojos y señalan un número de la tabla para empezar la selección. A continuación, progresan sistemáticamente por filas o por columnas hasta seleccionar el número apropiado de registros. Se puede utilizar una ruleta circular. Se hace girar la ruleta, y se van eligiendo para su revisión las gráficas de los pacientes cuyos números han sido señalados por el puntero. La ruleta se hace girar varias veces hasta lograr el tamaño de la muestra deseado. Una tercera posibilidad consiste en colocar trozos de papel con el número de la gráfica o el nombre del paciente dentro de un recipiente grande. El evaluador extrae un trozo de papel, remueve los trozos y extrae otro hasta lograr el tamaño de la muestra deseado.

El *muestreo sistemático* consiste en la selección de un número *n* de sujetos. La selección se puede llevar a cabo de acuerdo al ingreso, el alta o siguiendo un orden alfabético. El evaluador empieza de forma aleatoria y, a continuación, realiza la selección sistemáticamente. El tamaño del intervalo viene determinado por el porcentaje de la población deseado en el tamaño de la muestra. Por ejemplo, si se quiere que la muestra sea del 10% de la población, el evaluador elige un sujeto de cada diez.

En el *muestreo estratificado* se divide la población en secciones y, a continuación, se toma una muestra al azar de cada sección, para asegurar así que estén representadas las variables importantes. Por ejemplo, los pacientes pueden clasificarse en función de sistemas corporales por el diagnóstico principal. Si el 30% de los ingresos hospitalarios se encuadraron como casos cardiovasculares, el 30% de la muestra se extraería de dichos casos.

El *muestreo agrupado* utiliza muestras pequeñas de varias secciones de la población. Se puede seleccionar un cierto número de inspecciones de cada unidad hospitalaria. En lugar de seleccionar al azar 100 gráficas de pacientes, se pueden seleccionar al azar 10 gráficas de cada una de las 10 unidades hospitalarias.

En el *muestreo en varias fases* se selecciona aleatoriamente un cierto porcentaje de la población y, a continuación, subunidades más pequeñas de muestras al azar. Por ejemplo, en un sistema hospitalario grande, el evaluador seleccionaría al azar los hospitales que van a ser auditados. A continuación, se selecciona al azar la especialidad que se va a auditar dentro de los hospitales seleccionados. Finalmente, se eligen al azar las unidades específicas dentro de dichas especialidades, así como los pacientes específicos de dichas unidades.

En el *muestreo incidental* o *de conveniencia* se utilizan los sujetos de mayor disponibilidad. Se pueden entrevistar las familias de los pacientes que están en la cafetería en un momento concreto o los pacientes que están en sus habitaciones en un momento concreto.

La media de la muestra no es verdaderamente representativa de la media de la población total, aunque trata de aproximarse a ella. La diferencia entre la media de la muestra y la población total es el error del muestreo (Rossi, Lipsey y Freeman, 2004).

Análisis de los datos

Es preferible la puntuación simple, ya que puede someterse a medidas descriptivas. La frecuencia de distribución indica el número de veces que se asignaron las observaciones a determinadas categorías. Las medidas de la tendencia central pueden calcularse a partir de las frecuencias. La *media* es el promedio; se calcula sumando todas las puntuaciones y dividiendo dicha suma por el número total de puntuaciones. El *modo* es la puntuación que aparece con mayor frecuencia, y la *mediana* es la puntuación en el medio, con la mitad de los valores por encima y la mitad por debajo (Burns y Grove, 2005; Campbell y Stanley, 2005; Polit, Beck y Hunger, 2005).

Aplicaciones de la investigación

«Ninguno de nosotros es tan listo como todos nosotros». Proverbio japonés

Karkos y Peters (2006) observaron que el entorno era el obstáculo más importante para que las enfermeras utilizasen la investigación. Las enfermeras necesitaban formación y comunicación, acceso y disponibilidad, aplicación práctica y un entorno de apoyo. La cultura actual de la enfermería, los conocimientos y aptitudes para la investigación de las enfermeras, las oportunidades de aprendizaje, el acceso a la información y a los recursos y el tiempo complican la aplicación de la investigación (Kelly y Bassendowski, 2006). Es de gran ayuda que las facultades de enfermería colaboren con el personal de enfermería en temas de investigación. Una organización utilizaba un día de investigación en colaboración para fomentar los proyectos de colaboración y proporcionar la oportunidad de compartir los datos de la investigación. También se instauró un premio a la investigación en colaboración (Engelke y Marshburn, 2006).

Los estudiantes de enfermería tienden a revitalizar las unidades de enfermería aportando el grado de curiosidad que hace que el personal pase a cuestionarse su práctica habitual. Los estudiantes animan a los miembros del personal a reexaminar las prácticas que pueden estar basadas en tradiciones más que en pruebas sólidas (Zuzelo, McGoldrick, Seminara y Karbach, 2006). También es importante que se compartan los conocimientos adquiridos a través de la práctica para potenciar los cambios (Allen, Bockenhauer, Egan et al, 2006). Las enfermeras representan un componente clave para identificar, medir y mejorar los procesos mediante una práctica basada en la evidencia científica (Newhouse, 2006). Lo deseable sería no sólo investigar sino también encabezar un equipo de investigación interdisciplinario (Bauer-Wu, Epshtein y Ponte, 2006).

CONTROL DEL RIESGO

El control del riesgo sanitario es un concepto relativamente nuevo. Las pérdidas económicas eran escasas antes de 1965, cuando el caso Darling v. Charleston Community Memorial Hospital fijó un precedente para responsabilizar directamente a los hospitales de los fallos de los administradores o del personal para monitorizar y supervisar correctamente la prestación sanitaria en el hospital. Los estados han comenzado también a liberalizar sus leyes de compensación de los trabajadores en programas sin faltas que facilitaban un aumento de las compensaciones. Los hospitales comenzaron entonces a crear alternativas a los seguros comerciales de negligencia, como los seguros personales. Medicare obligaba a los hospitales autoasegurados a que tuviesen programas de control de riesgos. La JCAHO comenzó a exigir programas de control de riesgos en 1989. Varios estados exigen la comunicación de cualquier incidente que haya podido ser nocivo contra la seguridad o la vida de un paciente o de un empleado.

El control de riesgos implica el desarrollo y la puesta en práctica de estrategias para prevenir lesiones, minimizar las pérdidas económicas y preservar los bienes de la organización. El control de riesgos se centra en el control de responsabilidades. Valora campos en los que pueden prevenirse reclamaciones. La probabilidad de litigios puede disminuirse y paliar los costes de los pleitos reduciendo la frecuencia y la gravedad de las lesiones a los pacientes. El proceso de control de riesgos abarca la identificación, el análisis, la evaluación y el seguimiento del riesgo. El control de riesgos sanitario es un proceso que está diseñado para disminuir o prevenir prácticas o situaciones que suponen una amenaza hacia la seguridad y el bienestar del paciente, los visitantes o los miembros del personal. El proceso del control de riesgos abarca la identificación, la evaluación y las estrategias para reducir los riesgos. Un programa de control de riesgos eficaz ayuda a minimizar las pérdidas económicas para la organización, disminuyendo la frecuencia de pleitos legales (responsabilidad general/negligencia médica).

Los objetivos del control de riesgos son:

Proporcionar seguridad al paciente, al personal y a los visitantes, para prevenir lesiones o daños a todos los implicados.

Evitar la exposición a responsabilidades legales, evaluando los servicios nuevos y los ya existentes, las prácticas y los procedimientos, incluyendo una consulta con un profesional en la materia.

Mantener un sistema de comunicación de incidentes para identificar tendencias y patrones de la práctica, así como acontecimientos que tengan la posibilidad de ocasionar una reacción negativa, y poner en marcha medidas para prevenir estos acontecimientos.

Mantener un programa de mejora de la calidad para identificar las áreas de riesgo en aplicaciones clínicas específicas, y disminuir sus impactos negativos sobre la asistencia al paciente.

Tanto el Risk Management Department como el Quality/Performance Improvement Department están implicados en la calidad, la seguridad y las actividades de prevención del paciente, por lo que es importante que estos dos departamentos trabajen codo a codo para elaborar planes para reducirlos o para mejorarlos. El primer paso para el control del riesgo es identificar los riesgos posibles o reales de accidentes, lesiones y pérdidas económicas. Un error es la imposibilidad de completar una actuación planificada pretendida o utilizar un plan erróneo. Un incidente adverso es una lesión ocasionada por un tratamiento médico que desembocó en una discapacidad cuantificable. Un incidente adverso imprevisible es aquel que se produjo como consecuencia de una complicación que no pudo prevenirse con los conocimientos disponibles en dicho momento. Un semierror es un incidente que podría haber dado lugar a un accidente, una lesión o una enfermedad, pero que no se produjo por suerte o por una intervención oportuna. La identificación puede realizarse de varias maneras como las comunicaciones de los incidentes, la evaluación de los motivos de queja del paciente, etc. El liderazgo debería fomentar un entorno que facilite la comunicación por parte del personal e implicarse en el proceso de mejora.

Las caídas de los pacientes, los errores médicos, las infecciones, las complicaciones quirúrgicas y postoperatorias, las intervenciones quirúrgicas en zonas equivocadas, el suicidio del paciente, los fallos de los equipos, el mantenimiento incorrecto de los programas, los sistemas de protección del paciente, los motivos de las reclamaciones de los pacientes, y la falta de cumplimiento de las normas y las leyes han sido históricamente causas de lesiones a los pacientes, por lo que se les debe otorgar prioridad al determinar los indicadores de riesgo. Los esfuerzos deben centrarse en actividades de prevención, como proporcionar un entorno físico seguro, fomentar la satisfacción del paciente y prestar un servicio de alta calidad. Debe revisarse el sistema de monitorización de toda la institución. Debe evaluarse la integridad del sistema de monitorización, incluyendo inspecciones, actas de los comités, informes de incidencias y cuestionarios de los pacientes.

Una vez recopilados los datos, habrá que analizarlos para determinar la frecuencia y la gravedad de los problemas en las categorías generales. Habría que tener en cuenta la gravedad o la consecuencia de un fallo, la aparición o la frecuencia del problema y la detección o la probabilidad de detectar el problema antes de que se materialice el impacto del efecto, para fijar prioridades. A continuación, debe elaborarse y ponerse en práctica un plan para disminuir el riesgo lo máximo posible. Para aplicar planes para disminuir o prevenir el riesgo será necesario revisar los sistemas propensos a problemas, las políticas y los procedimientos, la seguridad del equipo, los consentimientos y las leyes y regulaciones. Entre las actuaciones correctoras pueden estar la formación, políticas y procedimientos nuevos, cambios en las políticas y los procedimientos, cambios del sistema, equipos nuevos y actuaciones de asesoramiento y disciplinarias. Deben revisarse los procedimientos de seguridad así como las leyes y los códigos relacionados con el tratamiento, el consentimiento y la seguridad del paciente. Hay que identificar las necesidades del personal, del paciente y de formación de la familia, y poner en práctica las medidas formativas necesarias. Los resultados del programa de control de riesgos deben evaluarse y comunicarse a los grupos apropiados. Los programas de control de riesgos deben abarcar la satisfacción del usuario, la seguridad y las garantías, una mejora continua de la calidad y el control de responsabilidades (Folse, 2007; Grohar-Murray y DiCroce, 2003; Lorah M, correspondencia personal, febrero de 2007; Sullivan y Decker, 2005; Roussel, Swansburg y Swansburg, 2006).

Las enfermeras deben ser capaces de reconocer los acontecimientos centinela. Un acontecimiento o un incidente centinela es un resultado inesperado con consecuencia de muerte, una lesión física o psicológica grave o una pérdida funcional permanente, sin relación con la evolución natural de la enfermedad del paciente, que exige una investigación y una respuesta inmediatas. Es de esperar que las organizaciones acreditadas identifiquen y respondan a todos los incidentes centinela que se producen en la organización, llevando a cabo un análisis meticuloso y verosímil de la causa original, poniendo en práctica mejoras para disminuir el riesgo y monitorizando la eficacia de las mejoras. Un análisis meticuloso implica la identificación de los factores que guardan una relación directa con el incidente centinela; el análisis de los procesos y sistemas subyacentes; la identificación de las áreas de riesgo que podrían contribuir potencialmente al incidente centinela, y la asignación de responsabilidades para poner en práctica las mejoras necesarias. La credibilidad se establece implicando al liderazgo de la organización en el proceso; mediante un análisis consistente, y explicando los hallazgos.

Plantearse «por qué» al menos cinco veces ayuda a descubrir problemas que, de otro modo, podrían pasarse por alto. Los incidentes centinela podrían abarcar, aunque sin limitarse a ellos, la muerte o las pérdidas permanentes mayores asociadas con errores de medicación; el suicidio de pacientes ingresados; las fugas; las retenciones y reclusiones; cualquier procedimiento practicado en el paciente equivocado; errores en la intervención del lado del cuerpo o en determinada zona del cuerpo; la mortalidad perinatal; la muerte imprevista de un lactante a término; el secuestro de cualquier paciente; el alta de un lactante a la familia equivocada; los asaltos u homicidios; las violaciones, las caídas de los pacientes; las demoras en el tratamiento o las reacciones hemolíticas transfusionales por incompatibilidad de grupos sanguíneos (Folse, 2007; Joint Commission on Accreditation of Healthcare Organizations, BOJ´s Guide to 1990 Standards and Scoring, 1990, p. 13).

Los errores médicos dan lugar a miles de incidentes evitables todos los años. Un error médico es «la incapacidad para completar como se pretendía una actuación planeada o la aplicación de un plan equivocado para alcanzar una meta» (Institute of Medicine, 1999). Para mejorar la situación es necesario crear una cultura de seguridad en el sistema sanitario en lugar de una cultura de secretismo y el juego de la reputación, culpabilidad e ignominia que existe (Milstead, 2006). Cuando alguien es sancionado por comunicar un error disminuye la probabilidad de que éste se comunique. De hecho, los errores suelen ser una acumulación de varios factores sistemáticos, de modo que si se hubiera modificado un elemento de la cadena se habría previsto el daño al paciente. Un error del sistema no es la consecuencia de actuaciones individuales sino que es la consecuencia previsible de una serie de acciones que abarcan un proceso diagnóstico y terapéutico. Una cultura de seguridad asume que «errar es humano» y que la gente buena a menudo comete errores en un sistema deficiente. Se distingue entre errores censurables (los cometidos por venganza, descuido o imprudencia) y los que no son intencionados. La comunicación de los errores debe estar recompensada en lugar de sancionada. La responsabilidad implica el reconocimiento del error, pedir disculpas, reparar el daño, descubrir las causas del error y corregir el proceso o el sistema. Puede haber un error de planificación, que es la incapacidad para determinar la línea de actuación apropiada, o un error de ejecución, que es la incapacidad para poner en práctica la línea de actuación conveniente hasta su finalización. Gran parte de los errores médicos comunicados están relacionados con la medicación.

Pape (2001) menciona los resultados de varios estudios de investigación sobre errores en la administración de los medicamentos. Un error de medicación se ha definido como «cualquier incidente evitable relacionado con la medicación que se produce como consecuencia de actuaciones del personal sanitario, que puede causar o dar lugar a daños en el paciente mientras éste se halla al cuidado del profesional sanitario» (Pape, 2001, p. 154). Son frecuentes los errores durante la prescripción, la transcripción, la dispensación y la administración. Dentro de los errores de la medicación se incluyen la omisión de un medicamento, la administración de un fármaco en el momento equivocado, al paciente equivocado, a la dosis equivocada, por la vía equivocada, a un paciente con una alergia conocida, administrar repetidamente una medicación sin una orden o interrumpir una medicación sin una orden. También contribuyen a los errores la letra ilegible, la utilización de abreviaturas inadecuadas, no poner un cero antes de un decimal o ponerlo después de un decimal innecesario después de un número completo. «S/A» podría significar suspensión o alta; «HD» podría significar hora de dormir; «PM», potencia media; «cc» para centímetros cúbicos se ha confundido con «u» de unidades, y «1.0» parece a menudo «10». Deberían evitarse abreviaturas como «d» por día, «CVD» por cuatro veces al día o «DA» para días alternos. Puede haber confusiones entre fármacos de nombres similares como *Celebrex* para la artritis, *Cerebyx* para las convulsiones y *Celexa* para la depresión. Estos fármacos no deberían almacenarse en proximidad. Los medicamentos peligrosos deben almacenarse alejados de las áreas asistenciales. Los códigos de barras pueden ayudar a prevenir y a seguir el rastro de los errores de medicación.

La falta de conocimientos o de la aplicación de conocimientos, la utilización de denominaciones farmacológicas erróneas, los cálculos incorrectos o de expresiones de unidades, las distracciones, las interrupciones, la identificación de los pacientes por números de habitación en lugar de hacerlo por pulseras identificativas y la fatiga también contribuyen a los errores. Los factores del sistema que pueden contribuir a los errores, aunque sin limitarse a ellos pueden ser los siguientes: cargas de trabajo excesivas, inexperiencia, espacios concurridos, ruidos, distracciones, interrupciones durante la preparación de la medicación e incapacidad para seguir las políticas, los procedimientos y los protocolos. El personal debe estar orientado hacia las políticas, los procedimientos y los protocolos, que deberían estar a disposición del personal en forma de libros en las unidades o bien en formato informático. También puede ser de ayuda disponer de sistemas informáticos para la entrada de una orden médica, para la comprobación de la compatibilidad farmacológica, e implicar a los farmacéuticos en la planificación y la prescripción asistencial. Antes de dispensar la medicación, el farmacéutico debe tener a mano información relativa al paciente, como alergias, edad, peso, diagnóstico actual, valores analíticos y medicación actual. Es importante aclarar la letra ilegible, incompleta o cualquier orden cuestionable. El farmacéutico debe comprobar dos veces todos los cálculos matemáticos para las diluciones neonatales y pediátricas, las soluciones de nutrición parenteral y otros productos farmacéuticos compuestos. Las órdenes de medicación escritas por ordenador y las etiquetas disminuyen la dificultad en la lectura de las órdenes médicas y de las etiquetas. Las zonas de trabajo donde se prepara la medicación deben mantenerse limpias, ordenadas, bien iluminadas y relativamente libres de ruidos y de otras distracciones. Deben tenerse a mano libros de referencias farmacológicas. Deberían estandarizarse los métodos para etiquetar, empaquetar y almacenar los fármacos. Las monodosis frente a los viales de múltiples dosis, así como las medicaciones preparadas de antemano pueden disminuir los errores de la medicación. Deberían identificarse los fármacos de alerta, como quimioterápicos, anticoagulantes, insulina y opioides.

Entre los obstáculos para comunicar los errores están el miedo a las sanciones, la disminución de la autoestima y la percepción de que disminuye el grado de profesionalidad. Los médicos se relajan en ocasiones en cuanto a los errores de la medicación y escriben órdenes para borrar el error. Es posible aumentar la precisión de la comunicación de los errores de medicación enseñando las políticas, los procedimientos y las normas al personal; etiquetando los «errores de medicación» y la «varianza farmacológica» y recompensando las comunicaciones en lugar de sancionarlas. Se pueden disminuir los errores y lograr una mejoría continuada de la calidad solicitando a las enfermeras que identifiquen todas las causas de errores de medicación, que realicen un análisis de las causas originales y que apliquen una estrategia de equipo interdisciplinaria para identificar problemas desde perspectivas diferentes y recomendar soluciones (Pape, 2001).

Las intervenciones quirúrgicas en localizaciones erróneas son más frecuentes en los procedimientos ortopédicos que en otras especialidades quirúrgicas. La American Academy of Orthopaedic Surgeons recomienda que los cirujanos firmen con sus iniciales en el lugar adecuado de la cirugía con un bolígrafo indeleble. El cirujano no debería realizar la incisión a menos que sus iniciales estén visibles. Puede escribirse un «no» en letras grandes en el lado que no se va a intervenir. Se puede utilizar una radiografía intraoperatoria y un marcador radioopaco para determinar la altura exacta en la cirugía de la columna (Ogle, 1998). El personal de quirófano no debe delegar por completo en el cirujano la verificación del sitio de la cirugía. Los pacientes deberían confirmar el lugar de la intervención quirúrgica. Todo el personal de quirófano debería monitorizar los procedimientos.

La Joint Commission on Accreditation of Healthcare Organizations (JCAHO, 1998a) identificó como factores de alto riesgo la implicación de varios cirujanos, los procedimientos múltiples, las presiones para operar con rapidez y las características corporales inusuales.

Los errores de comunicación se han identificado como la causa original fundamental de las complicaciones quirúrgicas y postoperatorias más habituales, incluyendo las modalidades de imagen intervencionistas, la endoscopia, la colocación de sondas o catéteres, la cirugía de cabeza y cuello, y las cirugías torácica, abdominal y ortopédica. Otras causas originales frecuentes son una valoración preoperatoria incompleta, la falta de confirmación de órdenes inadecuadas, la incapacidad para cumplir con los procedimientos establecidos y una monitorización postoperatoria inconsistente. La orientación y la formación del personal, la clarificación de los canales de comunicación y la monitorización de la consistencia del cumplimiento con los procedimientos son medidas preventivas (JCAHO, 2000a).

Los ancianos están expuestos a un alto riesgo de caídas, y en especial aquellos con trastornos mentales y con antecedentes de caídas. Estas personas pueden tener defectos visuales por cataratas o por glaucoma. Los problemas cardiovasculares pueden dar lugar a síncopes o a hipotensión postural, y consecuentemente, a trastornos del equilibrio. Las disfunciones de las extremidades inferiores, como la debilidad muscular, la artritis o las neuropatías periféricas, pueden dificultar la deambulación. La nicturia puede ser causa de que el paciente se levante por la noche. Las pacientes obstétricas están expuestas a un riesgo de caídas más alto por la disminución de la sensibilidad y de la movilidad secundarias a la administración de la anestesia epidural. Pueden sufrir, además, pérdidas sanguíneas excesivas y, consecuentemente, hipotensión postural. La JCAHO (2000b) mencionaba que entre las causas originales estaban unas comunicaciones menos frecuentes y la incapacidad para recopilar la información adecuada relacionada con la historia de la caída, los fallos en la comunicación de información relevante durante los informes de los cambios de turno y los fallos en la documentación de cambios del estado del paciente en el registro médico.

Los intentos de suicidio más importantes entre los pacientes ingresados tienen lugar en los hospitales psiquiátricos, seguidos de las unidades de psiquiatría y las plantas medicoquirúrgicas de los hospitales generales, y, finalmente, en los centros residenciales de la tercera edad. Entre las causas originales que se han identificado están una valoración inadecuada del paciente y una valoración incorrecta del riesgo de suicidio, observaciones inadecuadas e infrecuentes de los pacientes, una orientación y una formación deficientes, personal inadecuado, asignaciones inapropiadas de los pacientes, defectos de comunicación entre los cuidadores y la falta de disponibilidad de la información cuando se necesita. Entre los factores ambientales se hallan la falta de barreras, barras y barandillas de seguridad, la falta de comprobación de las medidas de separación y la falta de idoneidad de las medidas de seguridad. Las medidas para reducir el riesgo consisten en una dotación de personal adecuada, la monitorización de la consistencia de la puesta en práctica de los procedimientos de observación, la revisión de la información de los procedimientos de traslados, disponer de la participación de familiares y amigos en la detección de los «contrabandos» y la formación acerca de la prevención del suicidio. Otras medidas que pueden ayudar a prevenir los suicidios son un cribado meticuloso durante el proceso de admisión, y la eliminación de todos los artículos potencialmente nocivos, como los cinturones (JCAHO, 1998b).

La mayoría de las demoras en el tratamiento tiene lugar en los servicios de urgencias, si bien puede producirse en cualquier enclave asistencial. Los retrasos más habituales en el diagnóstico se deben a errores diagnósticos, pero las demoras en los resultados de las pruebas, en la disponibilidad de médicos, los retrasos en la ejecución de una orden médica, los tratamientos incompletos, el exceso de pacientes, la incompetencia del personal y la incapacidad para encontrar la entrada al servicio de urgencias también son otras causas posibles. La causa fundamental que contribuye a los retrasos es la comunicación defectuosa entre los médicos. La JCAHO (2002) recomienda procesos y procedimientos de puesta en práctica que mejoren la secuencia cronológica, el grado de ejecución y la exactitud en las comunicaciones.

Un incidente adverso o un incidente centinela evitable es aquel que ocasiona una lesión que no puede relacionarse con la situación médica previa del paciente, como el desarrollo de una neumonía después de una cirugía, generada por la actuación médica o por un defecto de actuación, como no lavarse las manos. Un incidente adverso no evitable podría ser una neumonía secundaria a la edad o a procesos mórbidos asociados.

Se han efectuado cambios en las instalaciones para afrontar temas relacionados con los desastres naturales, el terrorismo y los accidentes en masa, que consisten, aunque sin limitarse a ellos, en sistemas de restricciones de movimiento/seguridad avanzados; capacidad de generadores eléctricos adicionales; sistemas de comunicación de emergencias ampliados; mejoras en los sistemas de control de la presión aérea y capacidad de aislamiento, así como espacios adicionales para descontaminación y atención de accidentes en masa.

Entre los cambios para mejorar la flexibilidad se hallan las infraestructuras inalámbricas; el cableado y las conducciones adicionales; la capacidad de ampliación de las centrales eléctricas, las estaciones de enfermería descentralizadas y la capacidad de movimiento de aire o de tratamiento del aire adicionales. Los diseños basados en las pruebas crecieron durante el año 2006. Los usuarios exigen intimidad, y la asistencia centrada en la familia contribuyó a construir habitaciones más amplias, con comodidades como la tecnología inalámbrica, sumideros en la habitación y controles de la temperatura de la habitación individuales.

Otras características adicionales han sido las habitaciones a la carta, con prestaciones semiprivadas o privadas; las habitaciones de 60 metros cuadrados o más para camas individuales y una zona para la familia dentro de la habitación; diseños estándar de las habitaciones con la misma integración de conexiones y equipos; diseños de habitaciones con adaptaciones universales para la agudeza visual, etc. (Carpenter y Hoppszallern, 2007).

SATISFACCIÓN DE LOS USUARIOS

«Un enemigo puede causar más lesiones que lo bueno que pueden ofrecerte cientos de amigos».
(Dicho alemán)

El usuario insatisfecho es el que más probabilidades tiene de iniciar demandas. Por dicho motivo, es importante identificar los incidentes que pueden ser motivo de reclamaciones, educar a los pacientes y a sus familias acerca de la asistencia y gestionar las reclamaciones del paciente. Para gestionar las reclamaciones, primero hay que escuchar, y dejar que el paciente se exprese antes de contestar. No hay que ponerse a la defensiva. Hay que evitar reaccionar emocionalmente. Se debe negociar. Hay que preguntar las expectativas del paciente y explicar lo que se puede y lo que no se puede hacer. Se deben acordar las actuaciones a realizar y el margen de tiempo. Proceda. Una actitud diligente puede ser sumamente eficaz. También es importante formar al personal acerca de las relaciones con los usuarios, y cómo prevenir y gestionar las reclamaciones. La satisfacción del paciente no se ha relacionado con una mejora de los resultados, pero puede disminuir las demandas (Ervin, 2006).

SEGURIDAD

La cultura de la seguridad ha de ser deseable. Algunos de los temas que habitualmente se relacionan con la seguridad son los errores de la medicación, las reacciones farmacológicas adversas, la seguridad en los traslados, las infecciones en heridas quirúrgicas, las infecciones de las vías centrales, las neumonías relacionadas con los respiradores, los cuidados para el infarto de miocardio agudo, etc. El temor a los castigos merecidos, a actuaciones sancionadoras y a la humillación profesional han sido algunas de las razones para que no se hayan comunicado errores de medicación. Estos errores pueden producirse en las órdenes, la dispensación, la transcripción y la administración (Force, Deering, Hubble et al, 2006).

Las enfermeras desempeñan un papel crucial en la monitorización, la prevención y el tratamiento de los incidentes farmacológicos adversos (IFA). Puede ser de gran ayuda mejorar la legibilidad de las órdenes médicas, prestar apoyo a las decisiones y mejorar el acceso a los registros de la medicación. Aunque la tecnología ha facilitado la entrada de las órdenes médicas, la aplicación de los códigos de barras, la comprobación automatizada de las interacciones farmacológicas y al rastreo de las alergias, también tiene efectos negativos porque se pierde parte de las explicaciones del personal de enfermería (Weir, Hoffman, Nebeker y Hurdle, 2005). En un estudio se comprobó que al disminuir el personal aumentaba el número de errores de medicación comunicados entre las enfermeras (Moody, 2006). Algunos han intentado utilizar personal sin titulación para descargar a las enfermeras de tareas que no les competen para disminuir los errores sin logros documentados. Otros contribuyentes adicionales a los errores de medicación que se han identificado son: continuidad inadecuada de la asistencia entre el hospital y la comunidad y aumento del número de centros sanitarios en los que pueden prescribirse medicamentos por parte de personas que no se conocen entre sí (Joanna Briggs Institute, 2006).

Un error de medicación implica que el profesional sanitario hizo algo erróneo o que descuidó algo. Los errores médicos son incidentes adversos, pero no todos los incidentes adversos son errores médicos, una negligencia o un comportamiento falto de ética. Sin embargo, la falta de divulgación y de documentación de los incidentes adversos puede ser una negligencia o una falta de ética. Los incidentes deberían documentarse lo antes posible notificando la fecha, la hora, el lugar, los individuos presentes y la relación con el paciente (Monson, 2006).

El cambio de una cultura de culpabilidad a una cultura de seguridad hace que la responsabilidad pase del trabajador al sistema. Para lograrlo, Heinen, Coyle y Hamilton (2004) recomiendan: *a)* demostrar la seguridad del paciente como un tema prioritario; *b)* promocionar activamente un entorno no punitivo para compartir la información y las lecciones aprendidas; *c)* evaluar con carácter rutinario los resultados del paciente e identificar los factores de riesgo; *d)* buscar patrones de colaboración de los que poder aprender y compartir información; *e)* analizar los incidentes adversos aplicando el análisis de las causas originales para identificar fallos del sistema y planificar correcciones; *f)* reconocer y considerar decisiones e informes impulsados hacia la seguridad; *g)* fomentar el trabajo en equipo mediante la formación y el apoyo; *h)* poner en práctica procesos de prestación asistencial que no se basen en la memoria; *i)* implicar a los pacientes y a los cuidadores en rediseñar los procesos de prestación asistencial, y *j)* buscar constantemente formas de mejorar. También, fomentar la comunicación voluntaria y anónima mediante las denominadas declaraciones íntimas *(close call reporting)*.

La mayoría de las caídas tiene una causa fisiológica anticipada que coloca a la persona en una situación de riesgo para caerse. Los accidentes pueden reducirse formando al personal sobre dichos riesgos y cómo minimizarlos reduciendo al mínimo los factores ambientales. Un programa educacional con oradores que hablen acerca de temas de seguridad puede mejorar la competencia del personal. Pueden utilizarse los formatos *WalkRounds* para identificar problemas, organizarlos según prioridades y resolverlos para aumentar la seguridad (Kruger, Hurley y Gustafson, 2006).

Tourangeau (2006) afirmaba que la combinación de personal de enfermería, la continuidad del cuidador, la proporción de enfermeras preparadas y graduadas, la utilización de guías asistenciales y la idoneidad de los recursos eran factores determinantes de la mortalidad en los pacientes con procesos médicos agudos, pero no para los pacientes quirúrgicos. Wertenberger y Wilson (2005) mencionaron la utilización del seguimiento de los pacientes en el domicilio y las intervenciones a través de la cámara del teléfono móvil para disminuir las lesiones durante la totalidad del proceso asistencial. Rabert y Sebastian (2006) describieron el servicio de una enfermera graduada experta en cuidados intensivos y de los avances tecnológicos, como los sistemas computarizados de entradas de órdenes médicas y el registro electrónico de administración de la medicación para prestar una asistencia de alta calidad a los pacientes en estado crítico a través de un sistema de redes.

Un programa de garantía de seguridad debería aportar seguridad a los pacientes, a sus familias, a otros visitantes y al personal. Los riesgos de negligencia de la custodia deberían controlarse. Las prácticas de cribado para disminuir la violencia en el lugar de trabajo pueden disminuir los pleitos legales por la contratación de personal negligente (Bradley y Moore, 2004). Debe haber planes de emergencia en caso de desastres naturales, incendios, descargas eléctricas, caídas del tendido eléctrico y terrorismo biológico. Los Hospital Emergency Incident Command Systems proporcionan un diseño básico para actuar ante un desastre. Para ello se requiere comprender la situación y disponer de un equipo sumamente fiable que necesita formación, adiestramiento y buenos sistemas de comunicación (Autrey y Moss, 2006). Debería haber, además, un programa de mantenimiento de los equipos.

En lo relativo a los casos de desastres o terrorismo, los médicos necesitan la información indispensable para establecer diagnósticos, poner en práctica el tratamiento, prevenir problemas futuros y comunicar las actuaciones. Necesitan mantener la seguridad de su personal, gestionar la escasez de recursos, aislar en caso de necesidad, tratar a los más graves y decidir quién necesita tratamiento y quién puede esperar. Los agentes de salud pública tienen que interpretar los datos de supervisión, investigar los brotes, aplicar las medidas epidemiológicas y emitir las alertas de vigilancia.

La American Nurses Association fomenta el desarrollo de políticas que eximen a las enfermeras graduadas como parte de los equipos de rescate médico organizados durante los desastres. La organización debería contar con un listado de enfermeras que hubieran recibido formación para casos de desastres y emergencias y que formen parte de los equipos de emergencia de actuación inmediata. La enfermera graduada debería mantener informada a la empresa de su competencia en casos de desastres y de emergencias de actuación inmediata y mostrar copias del grado de competencia formativa obtenido en este tipo de incidentes. La enfermera debería informar a los equipos de emergencia si el empresario le niega o le priva del consentimiento para actuar en caso de una emergencia (ANA, 2002).

«La ira es sólo una misiva fuera de peligro».
(Anónimo)

Occupational Safety and Health Act

Los propósitos de la Occupational Safety and Health Act de 1970 y de la Mine Safety and Health Act de 1977 son garantizar la seguridad y unas condiciones laborales saludables, y preservar los recursos humanos de la nación. Establecieron por primera vez una serie de normas de seguridad a nivel nacional y de estándares para la sanidad y la minería. El Secretary of Labor y el Occupational Review Committee son responsables de la administración y la ejecución de estas actas. Las actividades de investigación y formación son responsabilidad del Secretary of Health and Human Services, que son puestos en práctica por el National Institute for Occupational Safety and Health (NIOSH). Las Assistant Secretary of Labor for Occupational Safety and Health actúan como superiores del Occupational Safety and Health Administration

(OSHA). La OSHA controla lo siguiente: *a)* la elaboración de estándares acerca de la salud y la seguridad laboral; *b)* el desarrollo de la salud y de regulaciones de seguridad; *c)* inspecciones e investigaciones para comprobar el grado de cumplimiento, y *d)* citaciones y propuestas de sanciones por la falta de cumplimiento de los estándares.

Las responsabilidades fundamentales de la OSHA son las siguientes: *a)* promulgar, modificar y revocar estándares de salud y de seguridad; *b)* aprobar o rechazar planes estatales para programas; *c)* exigir a los empresarios que guarden registros de los datos de salud y de seguridad; *d)* llevar a cabo investigaciones e inspecciones, emitir citaciones y proponer sanciones; *e)* solicitar a los tribunales que restrinjan situaciones de peligro inminente, y *f)* proporcionar programas educativos, de consulta, de financiación para los planes estatales y registros estadísticos de enfermedades, lesiones y accidentes.

La Occupational Safety and Health Review Commission (OSHRC) es un gabinete semijudicial formado por tres miembros, que escucha y atiende casos cuando las actuaciones de la OSHA son objetadas por los empleados o los empresarios. Las decisiones del comité pueden ser revisadas por tribunales estatales y federales.

La NIOSH es la agencia federal responsable de la investigación, la formación y el adiestramiento. Los representantes pueden inspeccionar las agencias y garantizar el cumplimiento, pero no están autorizados para hacer cumplir las regulaciones de la OSHA. Las funciones principales de la NIOSH son las siguientes: *a)* elaborar programas educativos; *b)* desarrollar estándares de salud y de seguridad laboral, y *c)* conducir las investigaciones. La responsabilidad para establecer los métodos de investigación y dirigir estudios estadísticos pertenece al Bureau of Labor Statistics.

Con pocas excepciones, la OSHA se aplica a todos los empresarios de los 50 estados y a todas las empresas estadounidenses que tiene uno o más empleados y que estén implicadas en negocios que afecten al comercio. Bajo la OSHA, el empresario es responsable de proporcionar un lugar de trabajo seguro y saludable y de acatar las normas aplicables. Los empleados deben acatar los estándares aplicables. El empresario está sujeto a sanciones estatales y federales en caso de incumplir las normas. Los empleados están sujetos a las sanciones de sus empresarios.

Todos los estándares promulgados por la OSHA son publicados en el Federal Register. La OSHA exige a los empresarios la obligatoriedad de guardar registros de todas las enfermedades y accidentes laborales, y a comunicar cualquiera de ellos a la OSHA o al plan estatal en las 48 horas siguientes. La OSHA puede conceder dos tipos de variaciones a partir de los estándares: transitorias y permanentes. Los empresarios deben demostrar la causa de cada variación e informar a los empleados de su aplicación.

Las inspecciones del lugar de trabajo suelen llevarse a cabo sin notificación previa. La máxima prioridad se otorga a las investigaciones sobre peligros inminentes, seguidos de las catástrofes y de los accidentes mortales, las reclamaciones de los empleados acerca de los peligros y las reinspecciones. Los procedimientos de inspección generales abarcan una conferencia de puertas abiertas, una documentación preliminar de los incumplimientos alegados, entrevistas con los trabajadores y una sesión a puerta cerrada. Las citaciones y las sanciones varían según la gravedad del hecho. Las citaciones por incumplimientos deben fijarse lo más próximas posibles al momento en el que se produjeron. Si un empresario desea alegar en un caso tendrá que contactar con la oficina que inició la actuación. La OSHA fomenta que los estados asuman su responsabilidad para impartir y reforzar la seguridad laboral y las leyes sanitarias. Entre las áreas que necesitan regulaciones están los agentes patógenos transmitidos por sangre, las normas para movilizar a los pacientes, las regulaciones de espacios de aislamiento, las normas ergonómicas, normas respiratorias y la partida.

Los administradores tienen que identificar las tareas a realizar, identificar los instrumentos necesarios, evaluar el entorno en el que se llevarán a cabo las tareas, valorar la organización en la que tienen lugar y realizar las modificaciones necesarias para proporcionar un entorno laboral seguro para el empleado (Kavianian y Wentz, 1997).

FUENTES LEGALES

Existen cuatro fuentes legales y de sistemas paralelos a nivel estatal y federal. Estas cuatro fuentes son las constituciones, los estatutos, los organismos administrativos y las decisiones de los tribunales que contribuyen con principios para una ley común.

La Constitución es la ley de mayor nivel en Estados Unidos. Define la estructura, el poder y los límites del Gobierno, y garantiza ciertos derechos fundamentales

Perspectiva de la INVESTIGACIÓN 15-2

Datos de Gates D, Fitzwater E, Succop P: *Reducing assaults against nursing home caregivers,* Nursing Research 54(2):119-127, Marzo/Abril 2005.

Propósito: El propósito de esta investigación era utilizar la teoría cognitiva social para comprobar la eficacia de una intervención preventiva de la violencia para incrementar los conocimientos, la eficacia personal, las aptitudes, y para disminuir las agresiones entre las auxiliares de enfermería que trabajan en centros de tratamientos crónicos, ya que son las que presentan la incidencia más elevada de agresiones en el lugar de trabajo entre todos los trabajadores de Estados Unidos.

Método: Se distribuyó un cuestionario de base para conocer datos demográficos, el empleo y la experiencia de violencia, a 138 auxiliares de enfermería en tres intervenciones y tres residencias de ancianos, para compararlas. Para este estudio semiexperimental se realizó una evaluación previa de base, después de la intervención y en el seguimiento a los 6 meses después de la aplicación del inventario State Trait Anger, el Knowledge and Self-Efficacy Survey y un diario de agresiones durante 80 horas de trabajo. Los individuos participaron en un ejercicio de simulación para valorar las aptitudes de prevención de la violencia. Para analizar los datos, se aplicó la tabulación, la regresión de Poisson y el análisis de varianza.

Resultados/conclusiones: Los participantes en la intervención mostraban incrementos significativos en los conocimientos, la eficacia personal y las aptitudes para prevenir la violencia. Había una interacción entre la intervención y el número de agresiones previo a la intervención, sin ningún efecto medio significativo sobre la incidencia de las agresiones. La intervención tenía un efecto significativo sobre las auxiliares de enfermería que padecían menos de seis agresiones antes de la intervención y ningún efecto significativo sobre las que habían padecido más de siete agresiones antes de la intervención. Había relaciones notables entre las agresiones y la ira, el grado de ira y el número de residentes asignados. La investigación afirma que «la ira es un estado emocional subjetivo, y dicho estado emocional puede generar agresiones, esto es, actos de violencia verbal o física. Spielberger (1999) afirmaba que, mientras que las personas con grados de ira altos están experimentando realmente sentimientos irascibles intensos, las personas con un rasgo colérico intenso experimentan sentimientos de ira y piensan a menudo que son tratados injustamente por los demás». Era el estado de irascibilidad más que el rasgo colérico lo que presentaba una diferencia significativa.

de los ciudadanos. La interpreta la Corte Suprema, y otorga autoridad a otras fuentes de leyes. Tiene escasa implicación en los casos de negligencia.

Las leyes estatutarias o legislativas son leyes que han sido aceptadas por los legisladores locales, estatales o federales, como el Congreso estadounidense, las legislaturas estatales y las asambleas municipales, y deben ser rubricadas por el Alcalde, el Gobernador o el Presidente. Las leyes estatutarias regulan temas de empleo, como la compensación del trabajador y los beneficios relativos a la salud y la jubilación, y pueden ampliarse, formularse enmiendas o rechazarse por la legislatura. Las actas de la práctica de enfermería varían de un estado a otro, pero deben ser coherentes con las provisiones o los estatutos establecidos a nivel federal. Estas actas definen y limitan la práctica de la enfermería y determinan lo que constituye una práctica no autorizada. Antes de 1970, pocas leyes federales o estatales abordaban el tema de la negligencia. Desde entonces, numerosos estatutos tratan este tema.

Los organismos administrativos tienen autoridad para actuar por los cuerpos legislativos. Crean normas y regulaciones que refuerzan las leyes estatutarias. Las leyes administrativas solamente son válidas cuando se sitúan dentro del ámbito de la autoridad que se les otorga por parte del cuerpo legislativo. Los consejos de administración estatales de enfermería son organismos administrativos creados para poner en práctica y reforzar las actas de la práctica de enfermería estatales. Los miembros de estos consejos de administración redactan normas y regulaciones, y llevan a cabo investigaciones y auditorías para garantizar el refuerzo de las leyes. El National Labor Relations Board y los organismos de salud y seguridad pueden influir sobre la práctica de la enfermería.

Las decisiones de los tribunales se denominan leyes de responsabilidad civil. Existen dos niveles de tribunales en Estados Unidos: tribunales de primera instancia y tribunales de apelación. La Corte Suprema es el tribunal de apelación de mayor nivel, y escucha y determina las apelaciones procedentes de los tribunales de división y de dudas constitucionales. Los tribunales interpretan la mayoría de las leyes de negligencia (Marquis y Huston, 2006; Pozgar, 2004; Sullivan y Decker, 2005).

CATEGORÍAS LEGALES

Las leyes se clasifican en dos tipos básicos: leyes públicas y leyes privadas o civiles. Las leyes públicas se componen de leyes constitucionales, leyes administrativas y leyes criminales, y abordan las relaciones entre los individuos y el Gobierno. Las leyes privadas o civiles hacen frente a las relaciones entre individuos privados y se clasifican en leyes de responsabilidad civil, leyes de convenios y leyes de protección y divulgación (que se encuadran, en ocasiones, como leyes criminales). Las leyes que afectan con mayor frecuencia a la práctica de la enfermería son las leyes de responsabilidad civil.

La *ley de responsabilidad civil* es una rama de las leyes civiles que se ocupa de los errores legales cometidos por una persona contra otra o contra sus propiedades. Se clasifican en dos categorías: intencionadas y no intencionadas. La negligencia y la imprudencia profesional se consideran *leyes de responsabilidad civil no intencionadas*.

La *negligencia* es la incapacidad de una persona para realizar un acto (omisión) o realizar una acción (comisión) que cualquier persona razonable haría o no haría en una situación similar. La negligencia es una responsabilidad no intencionada que conlleva un daño por la incapacidad de las personas para comportarse de forma razonable y prudente. La imprudencia consiste en no pensar antes de actuar o en no prestar atención. Se puede ser cuidadoso y a la vez negligente si no se actúa con la misma prudencia con la que actuaría cualquier persona en las mismas circunstancias (Grohar-Murray y Di-Croce, 2003; Guido, 2007; Marquis y Huston, 2006; O'Keefe, 2001; Pozgar, 2004).

La *imprudencia profesional* es una actuación negligente de personas con una formación especializada. La imprudencia profesional revela negligencia, pero no toda negligencia es imprudencia profesional. Cuando las personas son consideradas responsables de actos negligentes desde el punto de vista legal, son los responsables legales y se les puede obligar a pagar por los daños ocasionados. La imprudencia profesional médica hace referencia a los actos negligentes de cualquier profesional sanitario al hacerse cargo de las responsabilidades asistenciales del paciente. La imprudencia profesional en enfermería se refiere especialmente a aquellas enfermeras que tienen responsabilidades asistenciales.

La conducta negligente depende del acto en sí y de las circunstancias que lo rodean, como las siguientes: *a)* la naturaleza de la función de la enfermería; *b)* las aptitudes de la enfermera para llevar a cabo dicha función; *c)* la urgencia de la situación, y *d)* el daño previsible si no se pone en práctica el tratamiento. La enfermera de la sala de urgencias no está sometida a los mismos estándares asistenciales que en circunstancias normales. Estar por debajo no exime a la enfermera de su responsabilidad de actos de negligencia, y ni el estado mental ni el físico de la enfermera se consideran relevantes.

La pauta de la responsabilidad personal implica que las personas son responsables de sus propias conductas inadecuadas, incluso cuando otros puedan compartir la responsabilidad al amparo de otras leyes. Los coordinadores no suelen considerarse responsables de los actos negligentes de aquellos que trabajan bajo sus órdenes, ya que todos los profesionales son responsables de su comportamiento negligente propio. A pesar de todo, un coordinador puede ser considerado culpable de negligencia si asigna a un trabajador tareas por encima de su capacidad, sin darle las instrucciones pertinentes para llevar a cabo funciones delegadas. Si un supervisor piensa que ciertas personas pondrán en peligro la seguridad del paciente y que ello puede conllevar pleitos judiciales, deberían documentar su postura e informar al administrador del hospital.

La doctrina de la responsabilidad subsidiaria o vicaria se aplica al Gobierno estadounidense, ya que el gobierno ha acordado entablar procesos judiciales por actos negligentes de sus empleados bajo la Federal Tort Claims Act (FTCA). En virtud de decretos estatutarios, las enfermeras empleadas por la Veterans Administration y el U.S. Public Health Service gozan de una inmunidad completa de responsabilidad personal por actos de negligencia en la puesta en práctica de sus responsabilidades gubernativas. Sin embargo, los pacientes agraviados pueden entablar un pleito legal con el Gobierno por las lesiones que hayan padecido. Las enfermeras de salud laboral están potencialmente expuestas a un riesgo más alto de ser llevadas a juicio por una conducta negligente que otras enfermeras. Las leyes de compensación de los trabajadores suelen impedir que un empleado sea llevado a juicio por su empresario, por lo que el empresario agraviado sólo puede poner una demanda a la enfermera.

Una enfermera está obligada por ley a poner en práctica procedimientos médicos ordenados por un médico licenciado o por un ayudante médico que actúe en representación del empresario médico, a menos que la enfermera tenga razones para creer que dichas actuaciones puedan ocasionar daños a los pacientes. El incumplimiento de la puesta en práctica de una orden médica someterá a la enfermera a la responsabilidad por los daños consiguientes al paciente si no hubiese motivos para cuestionar la orden. En consecuencia, las enfermeras deberían saber cómo poner en práctica el procedimiento y el efecto de dicho procedimiento sobre el paciente. Cuando las enfermeras cuestionan órdenes médicas, deberían preguntárselo diplomáticamente al médico. Si el médico insiste, la enfermera debería comunicar el tema al supervisor o al oficial hospitalario responsable. La seguridad del paciente está por encima de todo. La enfermera tiene la responsabilidad legal de no acatar una orden cuando existen motivos razonables para creer que dicha acción podría lesionar al paciente.

La imprudencia profesional es la negligencia profesional que implica una conducta errónea o la falta de aptitud para llevar a cabo las responsabilidades profesionales. Para que haya imprudencia profesional debe haber obligatoriedad, quebrantamiento de la responsabilidad, causalidad y lesión. La demanda de imprudencia profesional puede desecharse si no se puede comprobar alguno de estos factores más allá de una duda razonable (Cooper, 2006; Grohar-Murray y DiCroce, 2003; Guido, 2007; O'Keefe, 2001; Roussel, Swansburg y Swansburg, 2006).

En las *responsabilidades civiles intencionadas* hay un intento de lesionar, y abarca lo siguiente: agresiones, asaltos, reclusión falsa, invasión de la intimidad, libelo, calumnia y difamación. El *asalto* implica el trastorno mental de la integridad personal, incluyendo amedrentamiento y humillación, y una conminación a tocar a una persona sin justificación como, por ejemplo, «Si no...te forzaré». No implica un contacto real (O'Keefe, 2001; Pozgar, 2004; Roussel, Swansburg y Swansburg, 2006).

La *agresión* es un agravio intencionado que implica contactos intencionados y no permitidos a una persona o a la extensión del cuerpo, como las ropas, objetos en las manos, el coche, etc. No se necesita un intento hostil del acusado. Es la ausencia de consentimiento del acusador por el contacto del acusado. La agresión puede implicar contacto de forma vergonzante o condenable, ocasionando lesión o sin permiso, como continuar con un procedimiento después de que alguien haya solicitado que se detenga. No se necesita contacto directo con el acusador, y existe integridad personal incluso cuando el acusador está bajo anestesia o dormido. El acusado es responsable de cualquier daño, incluidas las consecuencias imprevisibles derivadas de la conducta (O'Keefe, 2001; Pozgar, 2004; Roussel, Swansburg y Swansburg, 2006).

Las bases para las actuaciones civiles relativas a los asaltos y las agresiones abarcan la manipulación forzada de un paciente inconsciente, forzar a un paciente para que se levante de la cama a caminar, forzar a un paciente para que se someta a un tratamiento aunque se haya firmado un consentimiento, porque la resistencia implica que se deniega el consentimiento, llevar a un paciente de la cama a un andador o a una silla, amenazar con golpear o golpear a un niño o a un adulto, a menos que sea en legítima defensa, y en algunos estados, practicar pruebas de alcohol, sangre u orina en conductores supuestamente bebidos sin su consentimiento. Algunos pacientes de salud mental y residentes de asilos han sido llevados a juicio por asaltos y agresiones a los profesionales sanitarios que se ocupan de ellos. Las agresiones, los asaltos y las reclusiones falsas se consideran responsabilidades civiles intencionadas. Dicho tipo de responsabilidades, con las agresiones y los asaltos, no suelen estar cubiertas por los seguros de negligencia médica (O'Keefe, 2001; Pozgar, 2004; Roussel, Swansburg y Swansburg, 2006).

La *falsa reclusión* es la detención premeditada sin consentimiento o autorización por ley. Es una infracción intencionada del derecho de una persona a moverse con libertad sin impedimentos. No se necesita fuerza física. Todo lo necesario es que la persona quede confinada físicamente en un espacio concreto para experimentar miedo a que se utilizará la fuerza, insinuada con palabras, amenazas o gestos, para detener a una persona o para intimidarla sin justificación legal. La mayoría de las falsas reclusiones en temas sanitarios implican el confinamiento de enfermos mentales en sus habitaciones. Puede hacerse responsable a un organismo de la actuación de una enfermera o un empleado que recluya o detenga ilegalmente a un paciente contra su voluntad por la doctrina de la responsabilidad subsidiaria. Un profesional sanitario no puede retener a un cliente que insiste en abandonar un tratamiento en contra del consejo médico. El cliente tiene derecho a abandonar, incluso aunque resulte perjudicial para él, a menos que se le considere incompetente o que se consigne a través de un proceso legal. Esto podría considerarse como una actuación de protección ante un posible daño. Algunos pacientes mentales y residentes de asilos han llevado a juicio por falsas reclusiones a las personas que se encargan de su cuidado (O'Keefe, 2001; Pozgar, 2004; Roussel, Swansburg y Swansburg, 2006).

La *intimidad y la confidencialidad* son sumamente importantes. La invasión de la intimidad es una violación con responsabilidades civiles del derecho de una persona a adoptar decisiones personales sin injerencias y a no ser sometido a una publicidad no concedida. La información revelada por los pacientes es confidencial, y sólo está disponible para el personal autorizado. Las enfermeras deben ser discretas en lo relativo a la divulgación de información por teléfono debido a la dificultad de identificar a la persona que llama, y no deberían utilizar fotografías, cintas de vídeo ni datos de la investigación sin la autorización explícita del paciente implicado. La enfermera debe obtener, además, la autorización de los familiares y de los amigos más íntimos para divulgar información. El paciente puede interponer una demanda por la invasión de su intimidad cuando se divulga información confidencial, directa o indirectamente, a personas no autorizadas.

La Health Insurance Portability and Accountability Act (HIPAA) fue promulgada por el Gobierno Federal en 1996 para que los ciudadanos pudieran disfrutar de su cobertura sanitaria aunque se desplacen, y a controlar la forma en la que se utiliza y se divulga su información personal; también creó organizaciones que generan o reciben información personal justificable para protegerla. La HIPAA consta de tres series de normas diferentes: *a)* la *Privacy Rule*, efectiva desde el 14 de abril de 2003; *b)* las *Electronic Transactions/Code Sets Standards*, efectivas desde el 21 de octubre de 2005, y *c)* la *Security Rule*, efectiva desde el 21 de abril de 2005. Algunos opinan que no se debería guardar información privada si no está segura.

Los profesionales sanitarios amparados bajo la HIPAA deben seguir unas normas estrictas para proteger la información sanitaria, incluidas las siguientes:

1. Proporcionar a todos los pacientes una nota por escrito en la que se explique cómo se va a utilizar o a divulgar su información.
2. Restringir la utilización y la divulgación de información sanitaria, salvo cuando esté autorizado por ley.
3. Establecer salvaguardias para limitar las divulgaciones incidentales de información sanitaria.
4. Establecer políticas y procedimientos para proteger y salvaguardar la información sanitaria protegida.
5. Formar a todo el personal sobre la salvaguardia de la información sanitaria.

La norma sobre la intimidad crea una serie de derechos para que los individuos hagan lo siguiente:

1. Solicitar la restricción sobre la uso y la divulgación de información sanitaria.
2. Inspeccionar y obtener copias de la información sanitaria protegida.
3. Solicitar cambios en la información sanitaria.
4. Solicitar tener conocimiento de las divulgaciones de la información sanitaria protegida.

Telehealth plantea desafíos a la intimidad y a la confidencialidad. Utiliza telecomunicaciones y tecnologías de la información para prestar asistencia a distancia y para transmitir información asistencial. Se pueden utilizar cámaras de teleconferencia para diagnosticar, tratar, monitorizar y educar a los pacientes a distancia. Pueden transmitirse y visualizarse radiografías y electrocardiogramas (ECG). Los demoscopios y los estetoscopios electrónicos permiten a los profesionales sanitarios observar los ojos, los oídos, la piel y las heridas y auscultar el corazón, los pulmones y los ruidos intestinales. Esto permite tener un acceso rápido al consejo de un experto y a la información del paciente, lo cual resulta especialmente beneficioso en las áreas rurales. El correo electrónico puede utilizarse para prestar servicios sanitarios, e Internet puede ser un recurso valioso para la educación sanitaria (Saba y McCormick, 2005).

La Uniform Health Care Information Act de 1997 rige el flujo de información sanitaria. Gracias a ella, los pacientes tienen acceso a la información sanitaria para adoptar decisiones informadas, proporcionar consentimientos informados y corregir en el registro una información imprecisa o incompleta. Las implicaciones legales de la teleenfermería, que utiliza la tecnología de las comunicaciones para transmitir información sanitaria de un sitio a otro, incluye el estándar de la sensatez para la divulgación, la posibilidad de responsabilidad civil o penal de las enfermeras, y los elementos necesarios para obtener una autorización del paciente para una divulgación válida. El paciente tiene el derecho a la intimidad por teléfono, teléfonos inalámbricos, teléfonos móviles y ordenadores. Gracias a la Amendment to the Federal Wiretap Statutes de 1992, las comunicaciones a través de teléfonos inalámbricos están protegidas por las mismas leyes que para los teléfonos fijos terrestres. Por desgracia, pueden producirse intercepciones no intencionadas de comunicaciones sanitarias inalámbricas mediante dispositivos como otros teléfonos inalámbricos, monitores de bebés y bandas de radio en FM. Los teléfonos móviles son similares a los teléfonos inalámbricos en el sentido de que emiten la comunicación a una estación receptora que la transmite a través de una línea telefónica terrestre. Por desgracia, las comunicaciones mediante teléfonos móviles suelen interceptarse a menudo de forma inadvertida por otros teléfonos móviles. Cuando el riesgo de lesión es mayor que los beneficios, el profesional debería informar al paciente de los posibles riesgos que comporta la divulgación de la información sanitaria, y acordar por escrito con el profesional la utilización del teléfono. La utilización de Internet para comunicar la información sanitaria tiene la expectativa de la privacidad. Un fax enviado por ordenador o por teléfono entre dos profesionales es una comunicación digital electrónica enviada a través de una línea telefónica terrestre, por lo que está sometida al derecho de intimidad y confidencialidad.

La confidencialidad es el derecho a la intimidad de los registros. Los pacientes tienen derecho a creer que la información que ellos desvelan a los profesionales sanitarios se empleará estrictamente para el diagnóstico y el tratamiento, y que no se compartirá con otros sin contar con su autorización.

La confidencialidad tiene pocas excepciones. Los 50 estados exigen la divulgación en caso de malos tratos a niños cuando recae la sospecha sobre ciertos profesionales. Los profesionales identificados varían de un estado a otro, pero suelen consistir en enfermeras, médicos, profesionales infantiles y profesores de consejos de administración. Los malos tratos a los ancianos y a los discapacitados pueden exigir también la divulgación de la información. La jurisprudencia ayuda a guiar las actuaciones profesionales cuando los clientes suponen un peligro para ellos o para otros. En el caso Tarasoff v. Regents of the University of California, una decisión de 1976 creó el derecho Tarasoff o el derecho a la advertencia. Si un cliente revelaba un intento de lesionar a otra persona, el profesional sanitario tiene la obligación legal de notificárselo a la posible víctima. La decisión en el caso Gross v. Allen (1994) informaba a los profesionales de la salud mental que deben comunicar a los cuidadores del paciente de cualquier intento de suicidio o de lesionar a otras personas. Aunque estos casos implicaban a psicólogos, también tiene trascendencia para las enfermeras en activo (American Bar Association, 2001; Grohar-Murray y DiCroce, 2003; Guido, 2007; Marquis y Huston, 2006; O'Keefe, 2001; Sullivan y Decker, 2005; Swansburg y Swansburg, 2002; Yount, 2001).

La *difamación* es una comunicación verbal o escrita que lesiona la reputación de otra persona. Suele implicar animosidad, desprecio o ridículo, y puede hacer que alguien sea evitado o rehuido. A menudo lesiona la reputación de un tercero disminuyendo la estima hacia dicha persona. La difamación oral es la calumnia y la difamación por escrito es un libelo. La difamación, la calumnia y el libelo, así como la invasión de la intimidad, son responsabilidades civiles semiintencionadas.

Para tener responsabilidades civiles por libelo, el querellante tiene que demostrar que el acusado publicó una afirmación difamatoria sobre él. Sin embargo, puede que el acusado no haya tenido la intención de comunicar la afirmación difamatoria a nadie, o puede que no haya pretendido que tal comunicación fuese difamatoria. Es posible que la declaración no sea difamatoria hasta integrarse con hechos desconocidos para el autor del escrito. El autor puede haber pensado que la información estaba basada en hechos o realizar una declaración general que alguien la tomó como particular. En el caso Olson v. Molland (1930) y en el Weidman v. Ketcham (1938), dado que el acusado no pretendía publicar la declaración, la ley no le imputó responsabilidades. Sin embargo, cuando se cuestiona la veracidad de la declaración existen infinidad de leyes que varían de un estado a otro. El privilegio absoluto y el privilegio cualificado pueden proporcionar una defensa ante una actuación por difamación. El privilegio absoluto va ligado a las declaraciones realizadas durante procedimientos judiciales o legislativos y a la comunicación confidencial entre los cónyuges. El privilegio cualificado va ligado a las declaraciones que resultan de un deber legal o moral para hablar en representación de los intereses de un tercero cuando la declaración se hizo en ausencia de malicia, como mala voluntad, animosidad o ganancia monetaria. El caso Judge v. Rockford Memorial Hospital (1958) demuestra la defensa del privilegio. Un director de enfermería escribió una carta al Colegio Profesional de Enfermeras afirmando que el hospital no deseaba los servicios de una enfermera en concreto por las desapariciones de opioides durante los períodos en los que dicha enfermera estaba trabajando. La carta del director de enfermería se consideró una carta privilegiada, por la obligación legal del director de enfermería de redactar la comunicación en aras de la sociedad.

Hay menos casos de *calumnias* que de *libelos*, ya que las calumnias resultan más difíciles de demostrar, las recompensas son pocas y las costas legales son cuantiosas. La persona que se embarca en un proceso judicial por calumnias debe demostrar que se han producido daños especiales. No obstante, un profesional no necesita demostrar que las palabras causaron daños, porque se supone que la calumnia hacia la capacidad profesional de una persona es ofensiva. Sin embargo, si la persona que realiza un comentario injurioso no puede probar que la afirmación es cierta, puede recaer en responsabilidades. En consecuencia, los profesionales sanitarios deberían evitar la formulación de anotaciones calumniosas acerca de otros profesionales sanitarios. Sin embargo, la comunicación de una supuesta mala conducta profesional no es una base para la difamación, gracias al privilegio cualificado de comunicar las quejas al supervisor del profesional (Killion y Dempski, 2000; O'Keefe, 2001; Pozgar, 2004).

Los deberes y derechos de la responsabilidad civil entre los individuos no se basan en contratos, pero las leyes contractuales refuerzan los acuerdos.

CONTROL DE LA RESPONSABILIDAD

«La tinta más pálida es mejor que la mejor de las memorias». (Anónimo)

Deben elaborarse y ponerse en práctica políticas y procedimientos para tratar los incidentes y las querellas. Algunos incidentes pueden guardar relación con errores de medicación, caídas, procedimientos (particularmente, con procedimientos cruentos), rechazo del paciente o de la familia al tratamiento e insatisfacción con el tratamiento por parte del paciente o de la familia. Dada la connotación negativa de la palabra *incidente*, algunos organismos utilizan en su lugar *evento, acontecimiento* o *situación*. Rellenar un informe de incidentes no implica admitir la culpabilidad. Simplemente, se comunica algo que no forma parte de la asistencia rutinaria.

Es preferible que los formularios de informes de incidentes contengan cuestiones que puedan ser contestadas con un «sí» o un «no», o con varias opciones. La explicación debe ser sucinta.

La documentación es sumamente importante. Durante ella, la enfermera debería utilizar el formulario convenientemente rellenado, indicando el nombre del paciente y el número de identificación en cada una de las páginas. Cada entrada debería ser específica, registrando la fecha y la hora, y utilizando únicamente las abreviaturas autorizadas. La enfermera debería documentar las acciones de enfermería emprendidas como respuesta a los problemas identificados en el paciente, las respuestas del paciente a los fármacos y tratamientos administrados, y las salvaguardas aplicadas para proteger al paciente. La enfermera debería escribir en cada línea, sin insertar anotaciones entre líneas ni dejar espacios en blanco. Para corregir un error, debería dibujar una línea sobre él y escribir «error» encima con la fecha, la hora y las iniciales de la enfermera. No debe borrar ni eliminar nunca una entrada. La enfermera debería seguir siempre las políticas y procedimientos de la institución, y prestar la asistencia adecuada según las normas asistenciales definidas en el acta de la práctica de la enfermería estatal. No debería haber ninguna entrada en el registro del paciente con respecto a la existencia de un informe de incidentes, y el informe de incidentes no se debe dejar en la gráfica. Los informes de incidentes que se divulgan inadvertidamente dejan de considerarse confidenciales y, por tanto, pueden citarse legalmente en un tribunal (Marquis y Huston, 2006).

La calidad de la documentación determina a menudo los resultados de las causas judiciales. Los registros médicos son documentos legales que pueden presentarse en el tribunal. Las enfermeras y otros estamentos del personal deben estar versados en la recopilación de una documentación precisa e integral. Las enfermeras deberían conocer también cómo deben testificar en un tribunal, y cómo actuar como testigos expertos (Holburn, Bond, Solon y Burn, 2000).

Cuadro 15-5 Temas de responsabilidad

Licenciatura de enfermería
Decretos para la práctica de la enfermería (Nurse Practice Acts)
Estándares de enfermería

TEMAS DE RESPONSABILIDAD

Los temas sobre responsabilidad están relacionados con tres campos (cuadro 15-5).

Titulación de enfermeras

El patrón organizativo habitual para la licenciatura en enfermería en cada estado consiste en el establecimiento de consejos de administración independientes que se organizan y funcionan dentro de una serie de normas legislativas específicas para certificar a todas las enfermeras profesionales y practicantes; para determinar los criterios de elección a través de conocimientos y aptitudes específicas para practicar dentro de un campo de prácticas definido para los recién licenciados y las renovaciones de licenciaturas; reforzar los estatutos de la licenciatura, incluyendo la suspensión, la revocación y el restablecimiento de licenciaturas, y aprobar y supervisar las instituciones educativas (Pozgar, 2004). Los miembros del Colegio de Enfermería estatal son nombrados habitualmente por el Gobernador. La licenciatura es obligatoria para conseguir un empleo. El empresario, y posiblemente el Colegio de Enfermería deberían recibir notificaciones relativas a temas de seguridad de los clientes, adicciones a sustancias y fraudes sanitarios.

Decretos para la práctica de la enfermería (Nurse Practice Acts)

Los decretos para la práctica de la enfermería (Nurse Practice Acts) constituyen las autoridades judiciales del estado. Estas leyes suelen constar de normas y regulaciones que son puestas en práctica por los consejos de administración de enfermería estatales. Estos decretos definen la enfermería, fijan los estándares para la licenciatura, acuerdan los exámenes de licenciatura, fijan los estándares para los currículos de los colegios, etc. (Roussel, Swansburg y Swansburg, 2006).

Los decretos para la práctica de la enfermería definen clásicamente la enfermería, esbozan los límites de la práctica y subrayan las actividades que legalmente pueden llevar a cabo las licenciadas en enfermería de cada estado. Cada estado posee decretos diferentes, y aunque en cada estado puede ser distinta, todos los estados exigen una licenciatura para poder practicar la enfermería desde el punto de vista técnico o profesional. El modelo de reconocimiento mutuo permite a las jurisdicciones retener los derechos para gobernar las prácticas dentro de cada jurisdicción, incluso con acuerdos de reconocimiento mutuo con otros estados. En dichas actas se subrayan los requisitos para obtener la licenciatura inicial y para las renovaciones. Las licencias suelen tener una validez de 2 a 3 años. California fue el primer estado que instauró, en 1976, la obligatoriedad de una formación continuada para la renovación de la licencia de enfermería (Cherry y Jacob, 2002).

Estándares de enfermería

El estándar asistencial se define habitualmente como el grado de asistencia, la experiencia y el sentido común aplicado por una enfermera razonable y prudente en circunstancias similares. Se establece por el testimonio experto en casos de negligencia. Los expertos emplean una amplia gama de recursos. No todos los recursos tienen la misma información y no hay un estándar asistencial único. Se pueden utilizar los decretos para la práctica de la enfermería, los estándares de la ANA, los estándares del TJC, las políticas y procedimientos institucionales, la bibliografía relativa a la enfermería y las órdenes médicas para fijar los estándares para los casos judiciales. Entre las causas habituales de responsabilidad en enfermería están los errores de valoración, los errores en la planificación y la puesta en práctica de un plan asistencial basado en el estado del paciente, y la incapacidad para seguir las políticas y los procedimientos de la institución (O'Keefe, 2001; Tucker, Canobbio, Paquette et al, 2000).

El State Board of Nursing y a menudo una organización privada como la National League for Nursing o la American Association of Colleges of Nursing evalúan y aprueban los programas de formación o los servicios que cumplen los estándares determinados de antemano. El State Board of Nursing debe acreditar todos los programas de la Escuela de Enfermería en Estados Unidos. También es importante la acreditación de las organizaciones sanitarias y de las organizaciones asistenciales gestionadas.

ASPECTOS ASISTENCIALES

Declaración de derechos del paciente

Los pacientes gozan de una serie de derechos fundamentales básicos identificados en la Constitución y en los tribunales de justicia cuando ingresan dentro de un sistema sanitario. A menudo se les proporciona la Cartera de Derechos del Paciente a su ingreso en el sistema sanitario.

Consentimiento informado

El consentimiento informado se ofrece a los pacientes que comprenden por completo lo que están firmando. Lleva implícita la capacidad individual legal para consentir, la libertad de elección voluntaria y el acceso a una información comprensible. Las siguientes personas pueden otorgar el consentimiento si el paciente no es un adulto competente: tutor legal; menor casado y emancipado; menor maduro; pariente o tutor legal de un niño; menor para el diagnóstico y tratamiento de enfermedades o procesos específicos y por orden judicial. El consentimiento puede otorgarse oralmente o por escrito. Ambos tienen la misma eficacia legal, pero es aconsejable que se firme por escrito. Al paciente o al consentidor legal se le debe comunicar el diagnóstico sospechado, la naturaleza del tratamiento propuesto, los resultados previsibles, los beneficios y los riesgos, y los tratamientos alternativos posibles. Debe proporcionarse una declaración en la que se especifique que el paciente puede derogar su consentimiento en cualquier momento, y el paciente debe tener la oportunidad de formular preguntas (Guido, 2007; Marquis y Huston, 2006; O'Keefe, 2001; Pozgar, 2004; Sullivan y Decker, 2005).

El consentimiento no se exige legalmente cuando se necesita un tratamiento inmediato para salvar una vida, y tampoco cuando no puede obtenerse del paciente ni del representante legal autorizado. El consentimiento constructivo o consentimiento tácito por ley es operativo. Los menores no tienen capacidad legal para otorgar un consentimiento válido para un tratamiento médico, pero los menores que viven alejados de sus padres, y los que están casados se consideran emancipados y tienen capacidad para otorgar su consentimiento. La ley presupone que todo adulto es mentalmente competente hasta que se demuestre lo contrario. Una vez que las personas han sido declaradas mentalmente incompetentes en un proceso judicial, pierden la capacidad para otorgar consentimientos válidos. Cuando los pacientes han sido catalogados como clínicamente incompetentes, pero no incompetentes desde el punto de vista legal, las enfermeras deben solicitar la colaboración del pariente más cercano para que sea éste quien tome las decisiones. Cuando los familiares no llegan a un acuerdo, el tratamiento debería posponerse hasta que se asignase un tutor legal por parte de la autoridad para que sea éste quien adopte las decisiones médicas necesarias.

Derecho a rechazar el tratamiento

Los adultos competentes tienen derecho a rechazar el tratamiento. Este derecho está garantizado por la Constitución, y se ha puesto a prueba en casos judiciales. Más recientemente, la mayoría de los estados han aprobado leyes estatutarias para proteger el derecho a rechazar un tratamiento y a proteger al profesional sanitario que acuerda con el paciente la inutilidad del tratamiento, incluso aunque éste pudiera considerarse indicado. Dichas leyes están relacionadas con las voluntades anticipadas, los testamentos vitales y los poderes notariales perdurables (Sullivan y Decker, 2005).

Las *voluntades anticipadas* son documentos que permiten a la persona competente optar por decisiones como recibir o no soporte vital, suspender un tratamiento o rechazar un tratamiento antes de que surja la necesidad de un tratamiento médico. Dichos documentos no necesitan ser firmados por un notario. No obstante, son firmados por dos testigos, y es preferible que éstos no sean herederos, parientes ni médicos. Solamente tienen validez cuando el paciente no es capaz de tomar decisiones, y pueden modificarse o cancelarse en cualquier momento. Un *testamento vital* es un documento firmado por un adulto competente en el que se indica la asistencia médica que desea dicha persona en el futuro. Dichas decisiones deben mantenerse incluso aunque el adulto pierda la capacidad de tomar decisiones. El *poder notarial perdurable* permite a un adulto competente asignar a un allegado para que sea el que tome las decisiones para dicha persona en caso de que pierda su competencia. Tiene aplicaciones más amplias que el testamento vital, ya que se puede aplicar a cualquier lesión o enfermedad que deje a una persona incapacitada. Los profesionales sanitarios deben acatar los deseos expresados en dichos documentos. En ausencia de ellos, se les pide a los familiares que adopten las decisiones. A pesar de todo, los familiares carecen de autoridad legal para tomar decisiones a menos que sean designados legalmente como tutores o sean los padres. La Patient Self Determination Act de 1990 es una ley federal que exige a todas las instituciones sanitarias que reciben fondos de Medicare o Medicaid que proporcionen información por escrito a los adultos sobre su derecho para tomar decisiones sanitarias (Sullivan y Decker, 2005). La ANA respalda el derecho de autodeterminación del paciente y señala el papel de la enfermera en la formación pública, la formación de la profesión, la formación en activo de otros profesionales sanitarios, la investigación y la asistencia del paciente en cuanto a voluntades anticipadas, testamentos vitales y poderes notariales perdurables, delegados sanitarios y órdenes de no reanimar. La ANA recomienda que las dudas relativas a las voluntades anticipadas formen parte de la valoración de enfermería durante el ingreso (v. www.nursingworld.org).

Las órdenes de *no reanimar* (NR) establecen que el paciente no recibirá medidas de reanimación cardiopulmonar (RCP) ni otras medidas radicales en caso de que su corazón deje de latir. La orden debe darse a los familiares, al médico, al allegado designado y guardarse en la institución sanitaria durante el ingreso. En algunos estados, el médico puede escribir órdenes de NR de acuerdo con la familia o los allegados del cliente, incluso en los casos en los que el cliente carece de testamento vital. Las enfermeras deben familiarizarse con los requisitos estatales e institucionales con respecto a las órdenes de NR, ya que pueden variar de un sitio a otro. La orden debe guardarse en un lugar fácilmente accesible durante un caso de emergencia. Los familiares llaman a menudo al 911 durante una emergencia médica. Sin embargo, el personal médico de urgencias no está obligado a seguir estas órdenes en algunos estados (American Bar Association, 2001).

Libertad de limitaciones químicas o físicas

La Omnibus Budget Reconciliation Act (OBRA) de 1987 proporciona al paciente el derecho a librarse de limitaciones químicas o físicas con la finalidad de conveniencia o de disciplina no exigida para tratar síntomas médicos. Los pacientes que se ven limitados sin su consentimiento y una justificación suficiente pueden considerarse como falsas reclusiones. Esta ley se aplica a las organizaciones sanitarias que reciben fondos de Medicare o Medicaid. Los profesionales sanitarios deben considerar otras alternativas a las limitaciones. En las órdenes médicas debería especificarse la duración y las circunstancias exigidas durante la limitación de un paciente. Sí están permitidas las sujeciones para medir constantes. Los pacientes deben ser monitorizados y revaluados con frecuencia para valorar la necesidad de mantener la limitación. Las sujeciones físicas se han asociado a lesiones y muertes. Los fármacos psicotrópicos, administrados a menudo como limitaciones químicas, ya no son legales con la finalidad de controlar la conducta. Únicamente pueden usarse para procesos relacionados con el diagnóstico. Los psicotrópicos han hecho que algunos pacientes estuviesen profundamente sedados, agitados o agresivos (Sullivan y Decker, 2005).

Donación de órganos

El Congreso promulgó la National Organ Transplant Act (NOTA) en 1984. En consecuencia, se crearon las organizaciones de obtención de órganos (OOO). Dichas organizaciones mantienen una lista de posibles receptores y forman al personal hospitalario sobre la obtención del consentimiento de los familiares. Existen documentos legales para consentir la donación de órganos y, en muchos estados, los adultos pueden firmar su deseo de donar sus órganos en la parte de atrás de su carné de conducir. En algunos estados sigue existiendo la necesidad de que la familia del cliente otorgue su consentimiento para la donación de órganos después de que haya fallecido la persona, y el familiar puede revocar el consentimiento de donación del fallecido. Dada la escasez de órganos para trasplante, se promulgó una ley de solicitud obligatoria. En el momento del fallecimiento, el solicitante autorizado debe plantear a los familiares la posibilidad de la donación de órganos o de tejidos. La National Organ Transplant Act de 1984 prohíbe la compra o la venta de órganos, y la Uniform Anatomical Gift Act se encarga de otros temas implicados en el consentimiento de la donación de órganos. Las leyes estatales establecen si una enfermera puede servir de testigo para firmar un documento de consentimiento de donación de órganos. Las enfermeras deben conocer las políticas y los procedimientos para la donación de órganos en su institución y en el estado. Los hospitales actúan generalmente como donantes de donaciones anatómicas, coordinan la obtención de las donaciones anatómicas y firman acuerdos con otros hospitales y organizaciones de obtención de órganos.

Al donante de órganos no se le aplica ningún coste económico. Sin embargo, el funeral y los gastos del entierro siguen siendo responsabilidad de la familia del donante. La United Network for Organ Sharing mantiene una lista nacional de pacientes en espera de trasplante. Los órganos son ofrecidos en primer lugar a los pacientes locales, a continuación a nivel regional y por último a nivel nacional. Se intenta seleccionar a los pacientes con independencia de su raza, sexo, religión u otra información personal.

La *donación anatómica* es el término legal para las donaciones de órganos (riñones, corazón, hígado, pulmones y páncreas) y tejidos como córneas, ojos, huesos, médula ósea, piel y válvulas cardíacas. La médula ósea y los riñones pueden donarse con el donante vivo. Si la persona no señaló si sus órganos iban a ser donados, la familia es la que toma la decisión tras la muerte del paciente.

Un niño o una persona incompetente no puede dar su consentimiento para ser donante de órganos, de modo que la gente que necesita órganos no pueda beneficiarse de personas vulnerables. Una persona debe tener por lo menos 18 años y ser responsable para poder ser donante de órganos. La extracción de partes anatómicas lleva implícito un procedimiento quirúrgico que rara vez interfiere con los funerales o los preparativos del entierro. Aunque la persona haya firmado una tarjeta como donante de órganos o que indique que es donante de órganos en sus voluntades anticipadas, probablemente se le pedirá permiso a su pariente más cercano para realizar las extracciones. Si dicho pariente se niega, las autoridades probablemente no extraerán órganos aunque el paciente se haya ofrecido voluntariamente. Debe comentarse con la familia el deseo del finado a ser donante, y escribirlo en las voluntades anticipadas, así como en el testamento. Normalmente, suele ser demasiado tarde para donar órganos cuando por fin se localiza el testamento (American Bar Association).

Suicidio asistido

La ANA cree que las enfermeras no deberían participar en un suicidio asistido o en una eutanasia activa, ya que dichos actos violan el Código de las Enfermeras, las tradiciones éticas, las metas de la profesión y su pacto con la sociedad. Las enfermeras tienen la obligación de prestar asistencia terminal integral y compasiva, dentro de la cual se incluye la promoción del bienestar, aliviar el dolor y, a veces, renunciar a tratamientos que mantengan la vida (v. www.nursingworld.org). Los asilos no suscriben la administración de fármacos en dosis que puedan provocar la muerte del paciente. Sin embargo, dejar que la muerte acontezca de forma natural no significa que no se le vaya a administrar al paciente medicación para mitigar el dolor. El control del dolor no es lo mismo que cometer un suicidio tomando grandes dosis de medicación analgésica (American Bar Association, 2001). La eutanasia puede ser activa o pasiva. La eutanasia activa es intencionada y se conceptúa como un suicidio. Si alguien ayuda a una persona a quitarse la vida, podría verse sometida a sanciones penales por ayudar e incitar al suicidio. La eutanasia pasiva se produce cuando se suspenden o se niegan las medidas de soporte vital dejando que la persona fallezca de forma natural. Dichos actos son aceptados generalmente en aplicación de lo dispuesto como actos legislativos y decisiones judiciales (Pozgar, 2004).

TEMAS PERSONALES

«La animosidad y la ira se muestran impotentes cuando se enfrentan con la bondad». Anónimo

Empleo voluntario

El empleo voluntario significa que el empleado es libre de aceptar o de no aceptar un trabajo de forma voluntaria, y el empresario es libre de contratar o de despedir a un empleado de forma voluntaria por cualquier motivo. No obstante, la jurisprudencia ha aportado excepciones a la doctrina del empleo voluntario por difamaciones, temas de política pública, despidos por represalia, relaciones contractuales e imparcialidad, hasta el extremo de que el empleo voluntario se aplica contadamente en la actualidad. La excepción de la política pública es la primera excepción e implica casos en los que un empresario despide a un empleado en conflicto directo con la política pública, como actuar en un jurado, un chivatazo declarando actuaciones ilegales del empresario o expedientes de una demanda de compensación del trabajador.

Ha habido varios casos judiciales relacionados con represalias contra el empresario por chivatazos, como manifestar explícitamente contra prácticas inseguras, declarar una violación de leyes federales, o procesos judiciales por expedientes contra empresarios. En el caso Roulston v. Tendercare (Michigan) Inc. (2000), un director de servicios sociales fue despedido por enfrentarse a un director de enfermería por malos tratos a un paciente. El tribunal respaldó el pleito del director de servicios sociales contra el asilo por represalias. En el caso UTMB v. Hohman (1999), una enfermera consideró su despido ilegal por declarar supuestos abusos por parte de un médico. En el caso Fleming v. Correctional Healthcare Solutions, Inc. (2000), una enfermera fue despedida por declarar una mala administración económica. Ambos tribunales respaldaron el derecho de las enfermeras a demandar por la represalia.

En el caso Taylor v. Memorial Health Systems, Inc. (2000), se enumeraron las condiciones que deben estar presentes para archivar un pleito por represalias contra el empresario válido: *a)* el informante debe desvelar o amenazar con desvelar una alegación por escrito y bajo juramento al departamento de estado de la regulación profesional; *b)* la alegación debe formularse acerca de la actividad, la política o la práctica del empresario que constituya una violación de una ley, una norma o una regulación estatal o federal; *c)* el empleado debe haber advertido por escrito al empresario y con un tiempo razonable para permitirle que corrija el problema; *d)* el empleado tiene que haber padecido la represalia en forma de algún tipo de daño real (Taylor v. Memorial Health Systems, Inc. 2000, p. 755) (Guido, 2007, p. 79). Estas condiciones pueden variar de un estado a otro.

Los tribunales pueden defender contratos implícitos. En el caso Watkins v. Unemployment Compensation Board of Review (1997), el tribunal procesó manuales de empleados, políticas de la compañía y declaraciones orales realizadas en el momento del empleo fijando la relación del empleo. En el caso Trombley v. Southwestern Vermont Medical Center (1999), el tribunal apreció que el procedimiento para una disciplina progresiva en el manual del empleado debe seguirse antes de despedir a una enfermera por prestar una asistencia incompetente.

Los manuales de los empleados y las políticas departamentales y los manuales de procedimientos son contratos implícitos si no tienen exenciones de responsabilidades. Los manuales que no contienen dichas exenciones pueden alterar la relación voluntaria entre el empresario y el empleado. Una exención de responsabilidad es la negación de un derecho que, supuestamente, le pertenece a alguien. En el caso Simonson v. Meader Distribution Co. (1987), el tribunal encontró que la exención de responsabilidad del empresario era clara. Entre las exenciones de responsabilidad estaban las siguientes: el coordinador puede efectuar cualquier cambio en cualquier momento añadiendo, quitando o modificando cualquier política existente. Las normas son tan completas como razonablemente pueden hacerse, pero no implican necesariamente que lo incluyan todo, ya que pueden surgir circunstancias que no se han previsto. Algunas circunstancias imprevistas en el presente pueden justificar la aplicación de sanciones disciplinarias, incluido el despido. El coordinador puede modificar las políticas anteriores si, en su opinión, las circunstancias lo requieren (Pozgar, 2004).

El propósito de la excepción de la buena fe y la imparcialidad es prevenir un despido injusto o malicioso. En el caso Fortune v. National Cash Register Company (1977), un empleado fue despedido justo antes de firmar el contrato final con el que el empleado iba a recibir una importante comisión. El tribunal encontró que el despido se hizo de mala fe para evitar el pago de dicha comisión.

El coordinador de enfermería debe conocer las leyes federales y estatales relacionadas. Los coordinadores deben revisar los manuales del empleado, los manuales de la política y los procedimientos del departamento y los materiales de contratación para declaraciones indeseadas y considerar la necesidad de añadir cláusulas de exenciones. Deben adoptar actuaciones correctoras para las demandas de represalias y monitorizar el tratamiento del empleado una vez archivada la demanda, asegurándose de que las evaluaciones de rendimiento del empleado se llevan a cabo de acuerdo con las políticas y de que el trabajo administrativo apropiado está en los archivos adecuados (Guido, 2007; Pozgar, 2004).

Cobra

La Consolidated Omnibus Budget Reconciliation Act de 1985 (COBRA) es una ley federal que enmienda la Employee Retirement Income Security Act de 1974 (ERISA), que es una ley federal que controla cómo se administra el plan de beneficios del empleado. COBRA es una ley compleja que le permite a un empleado y a las personas a su cargo mantener la cobertura del seguro en grupo con aproximadamente el mismo coste durante un período específico, una vez que se haya modificado su situación laboral. La ley COBRA debe elegirse como cobertura dentro de los 60 días de producido el incidente habilitador, y es retroactiva con respecto a dicho incidente. La cobertura por un plan sanitario del cónyuge no descalifica a una persona si dicha persona estaba cubierta antes del incidente habilitador. Si el nuevo plan sanitario no cubre una enfermedad preexistente, la persona puede continuar bajo la cobertura del primer plan sanitario bajo la ley COBRA. Los beneficiarios cualificados reúnen las condiciones para la ley COBRA cuando el empleado fallece, si es despedido. Si la persona pierde su empleo o ve reducido su horario, la cobertura se mantiene durante 18 meses o hasta que la persona consigue otro seguro. En el caso de fallecimiento, el cónyuge y las personas a su cargo pueden pagar por la cobertura durante otros 36 meses. En el caso de divorcio o cuando un niño deja de estar a su cargo, la cobertura continuada se mantiene durante 36 meses o hasta que el cónyuge o el niño encuentran otros seguros (American Bar Association, 2001).

Diversa población activa

Existen varias consideraciones legales para controlar la diversidad de la población activa. Las personas están protegidas de la discriminación manifiesta y sutil por el Título VII del Acta de Derechos Civiles de 1964. Las personas tienen la responsabilidad de ser honradas y justas. La diversidad de idiomas, de significados de las palabras, de acentos y de dialectos conduce a interpretaciones erróneas. Las personas procedentes de otras culturas, con timidez, pueden ser reacias a formular preguntas. Las diferencias culturales pueden generar conflictos y expectativas incumplidas. Los coordinadores pueden aprender acerca de la diversidad cultural y aumentar su sensibilidad propia, la sensibilidad cultural del modelo de rol, y desarrollar para el personal un programa de diversidad cultural integral (Marquis y Huston, 2006).

TESTIFICAR

Testificar bajo juramento puede ser una experiencia aterradora, pero el conocimiento de los procedimientos y de unas pocas normas puede suavizar dicha experiencia y conseguir que no resulte tan estresante. El aspecto exterior es de suma importancia. Se debe vestir con pulcritud y de forma convencional. Lo más apropiado suele ser un traje de negocios. El uniforme puede resultar apropiado si se va a testificar inmediatamente antes, durante o después de un cambio de turno.

Un comportamiento agradable también es sumamente importante. Se debe proyectar una imagen educada, sincera y colaboradora. Hay que conocer los hechos antes de testificar. Resulta conveniente repasar el registro, y en particular, los elementos de los que somos responsables. El registro de la organización sanitaria no debería falsificarse nunca. Puede resultar de gran ayuda realizar un esquema o un diagrama en caso de que tenga importancia la ubicación de las personas y los objetos.

La grabadora del tribunal registra todo lo que se dice, por lo que hay que manifestarse con claridad. Las preguntas suelen contestarse verbalmente, ya que las respuestas no verbales, como asentir con la cabeza, son difíciles de registrar y pueden ser objeto de interpretación. Es probable que se solicite información personal y profesional, lugar de residencia, edad, estado civil, antecedentes educativos, grado de formación y antecedentes laborales. Hay que estar seguros de que se ha comprendido la pregunta antes de contestarla. Una respuesta imprecisa por haber entendido mal una pregunta puede influir negativamente en las consecuencias. Es conveniente realizar una pausa antes de contestar, ya que de este modo se formula mejor la respuesta y se da tiempo al abogado para que alegue objeciones. Si el abogado objeta una pregunta, hay que evitar responderla hasta que el juez resuelva el conflicto. El abogado se dirigirá al testigo si solicita una respuesta. Las respuestas deben ser breves, ciertas y contestando exclusivamente a lo que se ha preguntado. Hay que tratar de aportar hechos favorables y evitar palabras cuestionables, como pienso, creo y quizá. En ocasiones resulta crucial hablar de cantidades, distancias o tiempos. No deberíamos ser forzados a formular suposiciones. La respuesta «No lo sé» es apropiada en caso de que seamos incapaces de realizar un juicio fiable. Al solicitarnos que identifiquemos algo como un registro médico, deberemos examinarlo cuidadosamente e indicar si lo reconocemos o no. Quienquiera que solicite nuestra presencia como testigo es el que tiene el turno para preguntar por primera vez. A continuación, tendrá su oportunidad el abogado de la parte contraria (O'Keefe, 2001; Pozgar, 2004).

TESTIGOS EXPERTOS

Como los pleitos por negligencia han aumentado y los médicos actúan como testigos expertos para casos de enfermería menos de lo que lo hacían en la década de 1970, cada vez es mayor el número de enfermeras que actúan como peritos expertos. Algunas asociaciones de enfermería estatales están elaborando bancos de recursos de peritos expertos en enfermería. Puede que las enfermeras tengan que enviar una carta de intenciones describiendo sus cualidades como perito de enfermería, un resumen y cartas de referencia. Algunas asociaciones de enfermería estatales proporcionan formación continuada relativa a aspectos legales y a requisitos para ser perito en enfermería para garantizar que el fondo común está preparado convenientemente para actuar a tal fin.

Los abogados habitualmente quieren reunirse con los expertos antes de seleccionarlos. También necesitan currículos y cartas de referencia. A menudo contactan con los expertos por teléfono, y proporcionan un resumen breve del caso. Posteriormente, es la enfermera la que decide los casos que va a aceptar. El caso debe estar relacionado con el campo de experiencia del perito. Los expertos deberían revisar solamente los registros que entran dentro de su especialidad. Se comparan los hechos del caso con los estándares asistenciales y se ofrece una opinión profesional. El experto debería comprender claramente si el abogado quiere su colaboración para defender a una enfermera o para rebatir su credibilidad. Los casos seleccionados no debería incluir materias relativas a lugares en los que el experto haya trabajado ni a personas con las que haya trabajado, porque puede surgir la duda de imparcialidad. En los honorarios debe incluirse el tiempo que se necesita para revisar los registros, la redacción del informe y para testificar (Holburn, Bond, Solon y Burn, 2000; Pozgar, 2004).

RESUMEN DEL CAPÍTULO

En el informe del Institute of Medicine «Errar es humano» se señalaba que gran parte de los casos de mortalidad están relacionados con errores médicos; en Crossing the Quality Chasm se llegaba a la conclusión de que la mera mejoría no basta para resolver los problemas, y se presentaba una estrategia y un plan de acción integral para la asistencia en el futuro; y en Keeping Patients Safe se recomendaba la adopción de estrategias basadas en pruebas científicas y en prácticas de liderazgo, maximizando la capacidad del personal y diseñando el trabajo y el lugar de trabajo para reducir el número de errores. En este último informe también se recomendaba crear y mantener una cultura de seguridad a través de organismos de gobierno centrados en la seguridad, el liderazgo y en estructuras y procesos basados en pruebas sólidas, un liderazgo eficaz de transformación de la enfermería, la idoneidad del personal, soporte organizativo para mantener el aprendizaje y respaldar las decisiones, mecanismos que promuevan la colaboración interdisciplinaria, un diseño de trabajo que promueva la seguridad y una cultura organizativa que fortalezca continuamente la seguridad del paciente. Relacionado con todo ello está la mejora continua de la calidad, la práctica basada en la evidencia científica, la evaluación de los programas y las diferencias entre la investigación y la evaluación.

Las enfermeras necesitan conocer las regulaciones, temas legales y de control del riesgo, ya que son legalmente responsables de la valoración, el diagnóstico, la planificación, la puesta en práctica y la evaluación de los cuidados de enfermería. Las enfermeras deben comprender las regulaciones y los temas legales, cumplir las normas, políticas y procedimientos locales, y participar en el control del riesgo para disminuir el riesgo legal de la organización. La doctrina del superior establece que el empresario es responsable de las acciones realizadas por el empleado, mientras que los colegios estatales de enfermería desarrollan documentos prácticos para regular la práctica de la enfermería.

Actividades para la EVALUACIÓN CRÍTICA

Diario de reflexiones: Plasmar observaciones en el contexto clínico o reflexiones sobre experiencias previas. Describir el programa de mejora continua de la calidad en una institución sanitaria. ¿Qué instrumentos y procesos se utilizan para mejorar continuamente la calidad? ¿Qué procedimientos se utilizan para monitorizar el control del riesgo? ¿Quién es el responsable del programa? ¿Se han interpuesto demandas contra la organización?

ESTUDIO DE CASOS Usted es la enfermera de tarde a cargo de 20 pacientes en estado crítico, con la ayuda de una licenciada en enfermería en prácticas (LEP) y dos auxiliares. Hay que administrar numerosas medicaciones y tratamientos. No cree que entre usted y la LEP puedan con todas las medicaciones y tratamientos, y no cree que las auxiliares estén capacitadas para hacer gran parte del trabajo que se necesita llevar a cabo. ¿Qué hará?

BIBLIOGRAFÍA

Allen DE, Bockenhauer B, Egan C, et al: Relating outcomes to excellent nursing practice, *JONA* 36(3):140-147, 2006.

American Bar Association: *Complete and easy guide to health care law*, New York, 2001, Three Rivers Press.

American Nurses Association: *Nursing care report card for acute care*, Washington, DC, 1995, The Association.

American Nurses Association: *Nursing quality indicators: Definitions and implications*, Washington, DC, 1996a, The Association.

American Nurses Association: *Nursing quality indicators: Guide for implementation*, Washington, DC, 1996b, The Association.

American Nurses Association: *Standards of clinical nursing practice*, ed 2, Washington, DC, 1998, The Association.

American Nurses Association: *Work release during a disaster—guidelines for employers*, Washington DC, 2002, The Association.

Autrey P, Moss J: High-reliability teams and situation awareness: Implementing a hospital emergency incident command system, *JONA* 36(2):67-72, 2006.

Bauer-Wu S, Epshtein A, Ponte R: Promoting excellence in nursing research and scholarship in the clinical setting, *JONA* 36(5):224-227, 2006.

Berwick DM: Sounding board: Continuous quality improvement as the deal in health care, *N Eng. J Med* 320(1):53-56, 1989.

Bradley D, Moore H: Preventing workplace violence from negligent hiring healthcare, *JONA* 34(3):157-161, 2004.

Burke TA, McKee JR, Wilson HC, et al: A comparison of time-and-motion and self-reporting methods of work measurement, *JONA* 30(3):118-125, 2000.

Burns N, Grove SK: *The practice of nursing research: Conduct, critique, & utilization*, ed 5, Philadelphia, 2005, WB Saunders.

Campbell DT, Stanley JC: *Experimental and quasi-experimental designs for research*, Chicago, 2005, Houghton Mifflin Company.

Carpenter D & Hoppszallern S: Still booming, *Hospitals & Health Networks* March, pp. 44–48, 2007.

Centers for Medicare and Medicaid Services: *Overview of OASIS*, 2007 (website): www.cms.hhs.gov/oasis. Accessed August 27, 2007.

Cherry B, Jacob SR: *Contemporary nursing: Issues, trends, & management*, St. Louis, 2002, Mosby.

Cofer JI, Greeley HP: *Continuous quality improvement for health information management*, Marblehead, MA, 1998, Opus Communications.

Cooper RW: Legal and ethical issues. In Huber DL, editor: *Leadership and nursing care management*, ed 3, Philadelphia, 2006, Saunders/Elsevier.

Craig JV, Smyth RL: *The evidence-based practice manual for nurses*, St. Louis, 2002, Churchill Livingstone.

Crosby PB: *Let's talk quality*, New York, 1989, McGraw-Hill.

Crosby PB: *Completeness: Quality for the 21st century*, New York, 1992a, Dutton.

Crosby PB: *Quality is free: The art of making quality certain*, New York, 1992b, Mentor Books.

Crosby PB: *Quality without tears: The art of hassle-free management*, New York, 1995, McGraw-Hill.

Darling v. Charleston Community Memorial Hospital, 33 Ill.2d 326, 211 N.E.2d 253, 14 A.L.R.3d 860 (IL, 1965).

Deming WE: *Quality, productivity, and competitive position*, Cambridge, MA, 1982, Massachusetts Institute of Technology Press.

Donabedian A: Criteria and standards for quality assessment and monitoring, *Qual Rev Bull* 3:99-108, 1986.

Engelke MK, Marshburn DM: Collaborative strategies to enhance research and evidence-based practice, *JONA* 36(3):131-135, 2006.

Ervin N: Does patient satisfaction contribute to nursing care quality?, *JONA* 36(3):126-130, 2006.

Fleming v. Correctional Healthcare Solutions, Inc, 751 A2d 1035 (NJ, 2000).

Folse VN: Managing quality and risk. In Yoder-Wise PS, editor: *Leading and managing in nursing*, ed 4, St. Louis, 2007, Elsevier.

Force MVO, Deering L, Hubble J, et al: Effective strategies to increase reporting of medication errors in hospitals, *JONA* 36(1):24-41, 2006.

Fortune v. National Cash Register Company, 272 Mass 96, 264 NE2d 1251 (1977).

Gates D, Fitzwater E, Succop P: Reducing assaults against nursing home caregivers, *Nursing Research* 54(2):119-127, March/April 2005.

Grohar-Murray ME, DiCroce HR: *Leadership and management in nursing*, Stamford, CT, 2003, Appleton & Lange.

Gross v. Allen, 22 Cal App 4th 354 (1994).

Guido GW: Legal and ethical issues. In Yoder-Wise P, editor: *Leading and managing in nursing*, St. Louis, 2007, Mosby.

Harris MJ: Medicare quality initiative, *Policy, Politics & Nursing Practice* 4(4):263-265, 2003.
Heinen M, Coyle G, Hamilton A: Dare to shift cultural behaviors, *Nsg Man* 35(9):14, 2004.
Holburn CJ, Bond C, Solon M, Burn S: *Health care professionals as witnesses in the court*, Cambridge, UK, 2000, Greenwich Medical Media.
Huber DL: Measuring and managing outcomes. In Huber DL, editor: *Leadership and nursing care management*, ed 3, Philadelphia, 2006, Elsevier.
Institute of Medicine: *Quality first: Better health care for all Americans*, Washington, DC, 1998, National Academy Press.
Institute of Medicine: *To error is human: Building a safer health system*, Washington, DC, 1999, National Academy Press.
Institute of Medicine: *Crossing the quality chasm: A new health system for the 21st century*, Washington, DC, 2001a, National Academy Press.
Institute of Medicine: *Envisioning the national health care quality report*, Washington, DC, 2001b, National Academy Press.
Institute of Medicine: *Leadership by example: Coordinating government roles in improving health care quality*, Washington, DC, 2002, National Academy Press.
Institute of Medicine: *Health professions education: A bridge to quality*, Washington, DC, 2003a, National Academy Press.
Institute of Medicine: *Patient safety: Achieving a new standard for care*, Washington, DC, 2003b, National Academy Press.
Institute of Medicine: *Priority areas for national action: Transforming health care quality*, Washington, DC, 2003c, National Academy Press.
Institute of Medicine: *Who will keep the public healthy? Educating public health professionals for the 21st century*, Washington, DC, 2003d, National Academy Press.
Institute of Medicine: *Keeping patients safe: Transforming the work environment of nurses*, Washington, DC, 2004, National Academy Press.
Joanna Briggs Institute: Strategies to reduce medication errors with reference to older adults, *Australian Nursing Journal* 14(4):26-29, 2006.
Joint Commission on Accreditation of Healthcare Organizations: *Sentinel event alert*, Issue 6—Lessons learned: Wrong site surgery, 1998a.
Joint Commission on Accreditation of Healthcare Organizations: *Sentinel event alert*, Issue 7—Inpatient suicides: Recommendations for prevention, 1998b.
Joint Commission on Accreditation of Healthcare Organizations: *BOJ's guide to 1999 standards and scoring,* Oakbrook Terrace, 1999, JCAHO.
Joint Commission on Accreditation of Healthcare Organizations: *Sentinel event alert*, Issue 12—Operative and post-operative complications: lessons learned for the future, 2000a.
Joint Commission on Accreditation of Healthcare Organizations: *Sentinel event alert*, Issue 14—Fatal falls: Lessons for the future, 2000b.
Joint Commission on Accreditation of Healthcare Organizations: *Sentinel event alert*, Issue 26—Delays in treatment, 2002.
Judge v. Rockford Memorial Hospital, 150 NE 2d 202 (Ill App Ct, 1958).
Juran JM: Product quality: A prescription for the West. I. Training and improvement programs, *Man Rev* 70: 8-14, 1981.
Juran JM: *Juran on planning for quality*, New York, 1988, Free Press.
Juran JM: *Juran on leadership for quality: An executive handbook*, New York, 1989, Free Press.
Juran JM: *Juran on quality by design: The new steps for planning quality into goods and services*, New York, 1992, Free Press.
Juran JM, Goyna FM, Jr Bingham RS, Jr editors: *Quality control handbook*, New York, 1988, McGraw-Hill.
Karkos B, Peters K: A magnet community hospital: Fewer barriers to nursing research, *JONA* 36 (7–8):277-283, 2006.
Kavianian JR, Wentz CA: *Occupational and environmental safety engineering and management*, New York, 1997, John Wiley & Sons.
Kelly LP, Bassendowski SL: Evidence-based nursing in clinical practice: Implications for nurse educators, *J of Continuing Education in Nursing* 37(6):240-255, 2006.
Killion SW, Dempski KM: *Legal and ethical issues*, Thorofare, NJ, 2000, Slack.
Koch MW, Fairly TM: *Integrated quality management: The key to improving nursing care quality*, St Louis, 1993, Mosby.
Kruger N, Hurley A, Gustafson M: Framing patient safety initiatives: Working model and case example, *JONA*: 200-204, 2006.
Lorah M: personal correspondence, February 2007.
Marquis BL, Huston CJ: *Leadership roles and management functions in nursing: Theory and application*, ed 5, Philadelphia, 2006, Lippincott.
McDavid JC, Hawthorn LRL: *Program evaluation and performance measurement: An introduction to practice*, London, 2006, Sage Publications.
McLaughlin CP, Kaluzny AD: *Continuous quality improvement in health care*, Sudbury, MA, 2004, Jones & Bartlett Publishers.
Milstead JA, Furlong E: *Handbook of nursing leadership: Creative skills for a culture of safety*, Boston, 2006, Jones and Bartlett Publishers.
Monson M: Disclosing adverse events: You said it, now write it, *Nsg Man* 37(8):16-17, 2006.
Moody R: Creating and sustaining safety cultures in acute care health contexts: Evaluation of

relationships among nurse-sensitive variables that may make a difference, *JONA* 36(5):228, 2006.

National League for Nursing: *National League for Nursing 1998 annual report*, New York, 1998, The League.

Newhouse RP: Selecting measures for safety and quality improvement initiatives, *JONA* 36(3):109-113, 2006.

Ogle K: Preventing wrong-site surgery: How the American Academy of Surgeons wants to eliminate this surgical nightmare, *Today's Surgical Nurse,* September/October:28-31, 1998.

O'Keefe ME: *Nursing practice and the law: Avoiding malpractice and other legal risks*, Philadelphia, 2001, FA Davis.

Olson v. Molland, 232 NW 625 (Minn, 1930).

Pape TM: Searching for the final answer: Factors contributing to medication administration errors, *J Contin Educ Nurs* 32(4):152-160, 2001.

Pelletier LR, Albright LA: Quality improvement and health care safety. In Huber DL, editor: *Leadership and nursing care management*, ed 3, Philadelphia, 2006, Saunders/Elsevier.

Polit DF, Beck CT, Hunger BP: *Essentials of nursing research: Methods, appraisals, and utilization*, Philadelphia, 2005, Lippincott.

Pozgar GD: *Legal aspects of health care administration*, ed 9, Sudbury, MD, 2004, Jones & Bartlett Publishers.

Rabert A, Sebastian M: The future is now: Implementation of a tele-intensivist program, *JONA* 36(1):49-54, 2006.

Rossi PH, Lipsey M, Freeman H: *Evaluation: A systematic approach*, London, 2004, Sage Publications.

Roulston v. Tendercare (Michigan), Inc, 608 NW 2d 525 (Mich App), 2000.

Roussel L, Swansburg RC, Swansburg RJ: *Management and leadership for nurse administrators*, ed 4, Sudbury, MA, 2006, Jones and Bartlett Publishers.

Saba VK, McCormick KA: *Essentials of computers for nurses: Information for the new millennium*, ed 4, New York, 2005, McGraw-Hill/Medical.

Simonson v. Meader Distribution Co., 413 N.W.2d 146, 148. (Minn.Ct.App.1987).

Spielberger CD: *State-Trait Anger Expression Inventory-2 (STAXI-2)*, Odessa, FL, 1999, Psychological Assessment Resource Inc.

Sullivan EJ, Decker PJ: *Effective leadership and management in nursing*, ed 6, Upper Saddle River, NJ, 2005, Prentice Hall.

Swansburg RC, Swansburg RJ: *Introductory management and leadership for nurses: An interactive text*, ed 3, Boston, 2002, Jones and Bartlett.

Tarasoff v. Regents of the University of California, 17 Cal 3d 425, 444 (1976).

Taylor v. Memorial Health Systems, Inc, 770 So2d 752 (Fla App, 2000).

Tourangeau A: Determinants of 30-day mortality for hospitalized medical and surgical patients, *JONA* 36(5):228-229, 2006.

Trombley v. Southwestern Vermont Medical Center, 738 A2d 103 (VT, 1999).

Tucker SM, Canobbio MM, Paquette EV, et al : *Patient care standards: Collaborative planning & nursing interventions*, St. Louis, 2000, Mosby.

UTMB v. Hohman, 6 SW 3d 767 (Tex App, 1999).

Walton M: *Deming management at work,* New York, 1990, Putnam's Sons.

Watkins v. Unemployment Compensation Board of Review, 689 A2d 1019 (Pa Commonwealth, 1997).

Weidman v. Ketcham, 15, NW 2d 426 (NY, 1938).

Weir C, Hoffman J, Nebeker J, Hurdle J: Nurse's role in tracking adverse drug events: The impact of provider order entry, *Nur Adm Q* 29(1):39-44, 2005.

Wertenberger S, Wilson J: The development of a patient safety program across the continuum of care, *Nur Adm Q* 29(4):303-307, 2005.

White House Domestic Policy Council: *Health security: The president's report to the American people*, Washington, DC, 1993, The Council.

Yount L: *Patients' rights in the age of managed care,* New York, 2001, Facts On File.

Zuzelo P, McGoldrick TB, Seminara P, Karbach H: Shared governance and EBP: A logical partnership? *Nsg Man* 37(6):45-50, 2006.

Índice alfabético

A

Abejas reinas, 21
Absentismo, 59, 447-448
Abuso, 172
Acción afirmativa, 351-356
Aclaración, 5
Acomodación, 153
Acoso sexual, 164-166
Actitudes individuales, 306
Acusación, 24-25
Adams, C.E., 278c
– Jo Stacy, 105
– John, 368
Adaptación, 75
Adler, M., 110
Adversarios, 160-161
– negociación, 161f
Age Discrimination in Employment Act (ADEA) 1967, 132, 352, 438
Agotamiento, 34
Agrupamientos, 281
Aiken, L.H., 34c, 387
Alderfer, Clayton, 101
Alexander, J.W., 8c
Aliados, 160, 161
– negociación, 161f
American Arbitration Association, 140
– Association of Colleges of Nursing (AACN), 209
– Federation of Labor Congress of Industrial Organizations (AFL-CIO), 134-135
– Hospital Association (AHA), 455, 457
– Nurses Association (ANA), 86-87, 132, 397, 407-408, 410, 457, 488, 498, 499
– Organization of Nurse Executives (AONE), 209
– with Disabilities Act (ADA), 132, 353
Amortización, 248
ANA. *Ver* American Nurses Association (ANA)
Análisis clasificación, 168t
– comparativo por parejas, 79
– frecuencia, 167t
– fuerzas, 318
Análisis regresión, 258
– transaccional, 21, 22c
– variación, 253
Anclado, 38
Andretti, Mario, 329
Antecedentes, comprobación, 335, 345-346
Apoyo, 6, 7
Aprendizaje acelerado, 47-48
Arbitraje, 156-157
Arbitrio, 140-141
Árboles decisión, 89f, 89-90, 90f
Área administración personal, 276-277
Argyris, Chris, 103, 186, 194-195
Armstrong v. Flowers Hospital, Inc., 352
Arnold, L., 222c
Asalto lugar trabajo, riesgos, 173c
Asertividad, 20-29
– obstáculos, 20c, 20-21
– personas, 27
– sexo, 20
– técnicas, 27, 27c
Asesoramiento, empleados, 449-450
– personal, 449-450
Aseveración negativa, 28
Ashe, Arthur, 46
Ashley, Jo Ann, 203
Asistencia gestionada, 243
– – líderes, 393t
Asistente digital personal (ADP), 269
Aspectos asistenciales, 497-499
Asunciones no comunicadas, 13
Athos, Anthony, 194
Atribución poder, 123-125
– – delegación, 125-127
Autoestima, refuerzo, 43, 44c
Autoevaluación, 431
Autogestión, 293
Autohipnosis, 42-43
Autonomía, 82
Autoprogramación, 402
Autoridad, 122-123, 276, 282

Los números de página seguidos de *c*, *f* y *t* indican cuadros, figuras y tablas, respectivamente.

Autry, James, A., 199
Avolio, Bruce, 188

B

Baby boomers, 360-362
Bach, Richard, 104
Baldridge National Quality Award (BNQA), 418
Baliko, B., 227c
Banco niebla, 28
Banks, J.C., 93c
Baño, relajación, 43
Bar-On, R., 109, 110
Barreras, comunicación, 12c, 12-15
Base datos, 7
Bass, Bernard, 181, 186-187, 198
Beale, Ruby, 205
Belasen, Alan T., 199
Beligerante, 19
Beneficencia, 82
Bennis, Warren, 181t, 198
Berne, Eric, 21, 24
Berwick, Donald, 459
Best, M., 115c
Bienes económicos, 247
Bierce, Ambrose, 162
Biofeedback, 42
Blake, Robert, 196
Blanchard, Kenneth, 186, 196
Block, Peter, 160, 199
Brainstorming, 73-74
Brewer, C.S., 148c
Brooks, Donna, 205
- Lynn, 205
Brown, S., 160
Buckingham, M., 201
Buda, 43
Bufton, K., 93c
Burke, T.A., 477c
Burnout, 113-114
Buzón voz, 7
Byers, J.F., 313

C

Cadena mando, 275
Cálculo umbral rentabilidad, 257-259
Calumnia, 495
Cambio, actitudes individuales, 306
- ambiente, 39
- análisis fuerzas, 318
- coercitivo, 317
- desarrollo organización, 324
- emulativo, 317
- estrategias, 315
- gestión, 315-324
- organizativo, aspectos conductuales, 324-329
- - planificado, 319-321, 320c, 321c
- planificación, 319
- proceso, 317, 318f
- resistencia, 326-327
- tipos, 317
Cambio/liderazgo, 316t
Cameron, Kim, 6
Capra, Fritjol, 199
Carrera profesional. *Ver también* Personal; Puesto trabajo
- - escala, 368-369
- - planificación, 365-369
Cartas referencia, 339-340
Centrado, 39
Centralidad, 275-276
Chafee, M.W., 128
Chan, M.E., 17c
Character Education Partnership, 208
Cheaper by the Dozen, 190
Cherniss, C., 110, 111
Ciarrochi, J., 111
Ciclo *plan-do-check-act* (PDCA), 458-459
- vida producto, 267f
Ciencia comportamiento, 192
Civil Rights Act de 1964, 132, 351, 438
Civilian Health and Medical Programs of the Uniformed Services (CHAMPUS), 455
Clarke, S. P., 34c, 387
Clasificación, 38
Cleary, P.J., 163
CML (corto/mediano/largo), 78
COBRA. *Ver* Consolidated Omnibus Budget Reconciliation Act of 1985 (COBRA)
Codificación, 4
- *current procedural terminology* (CPT), 29c
Código de ética para enfermeras con exposiciones interpretativas, 86

Código ético enfermería, 86-88
Cody v. Cigna Healthcare of St. Louis, Inc., 206, 355
Cohen, J., 29c
Colaboración, 153
Colegas, 161
Collins, Jim, 198
Comité, toma decisiones, 69-70
Comités Congreso, 127c
- ética, 86
Community Health Accreditation Program (CHAP), 456
Comparación por parejas, 428f, 428t
Comparativa, 466
Compartimentalización, 39
Competencia, 151, 153
Competencias directivos, 282
Complemento, 7
Comportamientos inaceptables, 172
Comprensión, asegurar, 5
Compromiso, 153
- siete niveles, 326c
Comunicación ascendente, 10, 10f
- barreras, 12c, 12-15
- con legisladores, 129-130
- conflicto, 146
- descendente, 9-10
- diagonal, 11, 11f
- diferencias culturales, 14-15
- - entre sexos, 13-14
- escrita, 16-17
- evaluación, 432
- habilidades básicas, 5-6
- informal, 11-12
- juegos, 24c
- lateral, 10-11, 11f
- mejora, 15c, 15-18
- métodos, 6-7
- negociación, 158
- personas difíciles, 18-20
- principios, 6
- proceso, 4-5
- transcultural, 14
- ventana Johari, 17-18, 18f
Comunicaciones, sistemas, 9c, 9-12
- uso ordenadores, 7-8
Con el agua al cuello, 158
Concentración, 49
Concepto clavija unión, 197f
Conducta, cambio organizativo, 324-329
- empleado, modificación, 442-445
- negligente, 491
Confidencialidad, 82
Confirmación, 5
Conflicto, acoso sexual, 164-166
- arbitraje, 156-157
- dirección/personal, 283-284
- entre funciones, 148
- - grupos, 171
- - remitentes, 148
- estrategias gestión, 152-155
- - resolución, 155c
- fases, 151-152, 152c
- fuentes, 146-147
- gestión, 147c, 152-157
- grupo, 166-171
- interpersonal, 148, 164
- intervenciones, 156c
- intragrupo, 148-149
- intrapersonal, 163-164
- latente, 151
- manifiesto, 152
- mediación, 155-156
- organización, 171-172
- percibido, 151-152
- personal-función, 148
- prevención, 177
- reacciones, 149c, 149-151
- reducción, 154
- remitentes, 147-148
- sentido, 152
- tácticas escalada, 151
- - resolución, 153c
- tipos, 147c, 147-149
- violencia lugar trabajo, 44-45, 172-174
Confrontación visual, 75
Confucio, 373
Consolidated Omnibus Budget Reconciliation Act of 1985 (COBRA), 455, 500-501
Construcción consenso, 71, 167
- - frente pensamiento grupo, 71
Consulta, 80-81, 172, 195
Consumo sustancias, 445c, 445-446
Contabilidad, 242

Continuo asistencia, contextos tratamiento, 298-299
– – fase desarrollo, 301
– – – diseño/planificación, 300
– – – evaluación, 300
– – – implementación, 300-301
Contraculturas, 315
Contrato función, 170f
Control existencias, 255-257
– mejorar organización tiempo, 60
– riesgo, 482-486
Cooke, Robert, 314
Correo electrónico, 7
Cortina humo, 158
Coste almacenamiento, 256
– pedido, 256
Costes asociados con almacenamiento cantidad insuficiente existencias/asociados con quedarse sin existencias, 256
– contención, 254-260
– control, 255, 257
– – existencias, 255-257
– decisiones estratégicas, 259-260
– directos, 258
– efectividad, 257
– estándares, 252
– estimación, 258
– evitación, 255
– fijos, 258
– gestión, 255
– incentivos, 255
– indirectos, 258
– irrecuperables, 258
– marginales, 258
– mixtos, 258
– por unidad, señalización, 254-255
– promedios, 258
– reducción, 255
– semifijos, 258
– semivariables, 258, 259f
– servicios enfermería, cálculo, 260-261
– toma conciencia, 254
– totales, 257
– umbral rentabilidad, 259f
– variables, 257
Covey, Stephen, 45, 226
Cowan, M.J., 245c
Cox, Taylor, 205
Creatividad, obstáculos, 80
– potenciar, 72
Crogham, C.F., 269c
Crosby, Philip, 457, 459, 460c
Crossing the Quality Chasm: A New Health System for the 21st Century, 461
Cuadrícula gestión, 197f
Cualidades, identificación, 5
Cultura organización, 312-315

D

D'Orso, M., 163
Darling v. Charleston Community Memorial Hospital, 482
Deberes/deseos, 76-77
Deci, Edward, 106
Decir no, 47
Decisiones estratégicas costes, 259-260
Declaración derechos paciente, 497
Decodificación mensajes, 5
Decretos práctica enfermería, 496
Defoe, Daniel, 81
DeFrates, D., 278c
Delegación, aspectos, 56c
– atribución poder, 125-127
– cinco aspectos, 53-54, 54c
– condiciones facilitación, 54-55
– consideraciones culturales, 56-57
– definición, 52-53
– proceso toma decisiones, 54
– razones, 53, 53c
– – no aceptación, 58
– – no hacerlo, 57
– responsabilidades/autoridad, 55-56, 276
Demandante, 19
Deming, W. Edward, 457-459
Departamentalización, 280-281
– basada metas, 281
– – procesos, 280-281
Derecho rechazar tratamiento, 497-498
Desarrollo carácter, 207-209
Descertificación, 141
Despido, 448-449
– lista comprobación, 448c
Desplazamiento, 150
Diagrama barras, 466

Diagrama barras agrupadas, 466f
- - simple, 466f
- causa/efecto, 466, 467f
- flujo, 468, 469f
- Pareto, 470, 470f
- tendencias, 471, 472f
Diagramas circulares, 470, 471f
- dispersión, 471, 472f
- Ishikawa, 466, 467f
- radar, 470, 471f
Dibujos, toma decisiones creativa, 76
Dictado, 16-17
Difamación, 494
Diferencias culturales, comunicación, 14-15
- - delegación, 56-57
- generacionales, 360-363, 361-362t
- raciales estilos liderazgo, 205
Dilenschneider, John, 375
Dimensión empírica, razonamiento, 67
Dirección colegiada, 291-292
- compartida, 293
- mejorar organización tiempo, 59-60
Dirección/gestión, planificación estratégica marketing, 262
Discapacidades, estilos liderazgo, 206-207
Disciplina personal, 438-442
Disco rayado, 27-28
Discriminación, 351-356
Diseño cuatro grupos Solomon, 478
Disonancia cognitiva, 306
Disposición establecimiento objetivos, 437f
Disposiciones multiorganizativas, 294-295
Diversidad cultural, comprensión, 357
- diferencias culturales, 309-311
- entre líderes, 202-207
- gestión, 311-312
- necesidades, 203c
Donabedian, Avedis, 459
Donación órganos, 498-499
Drenkard, K., 222c
Drucker, Peter, 180-181, 196, 198
Dunham-Taylor, J., 308c

E

Economía, conceptos básicos, 247-248
- escala, 248
- - elaboración/gestión presupuesto, 245-246, 246t
Economía, conceptos, historia, 242-245
- - presupuesto costes bienes inmuebles, 250-251
- - requisitos elaboración presupuesto, 246-247
- - tipos presupuesto, 249-252
Edad, moral, 112
Edison, Thomas, 406
Eficiencia mercado, 248
Ego adulto, 22
- niño, 21-22
- padre, 21
Egoísmo, 82, 83
Einstein, Albert, 259
Ejercicio, estrés, 40
El libro de las virtudes, 209
Ela, S., 222c
Elaboración/gestión presupuesto, 245-246, 246t
- - economía salud, 245-246, 246t
Elasticidad demanda, 247-248
Emociones. *Ver* Pausas sentimiento
- indecisión, 58
Empleados, asesoramiento, 449-450
- irascibles, 446-447
- retraídos, 446-447
Empleo voluntario, 499-500
Employee Retirement Income Security Act of 1974 (ERISA), 500
Enfermería distrito, 395
- funcional, 391-393
- modular, 395
- primaria, 395-396
Enterarnos de lo que no es cierto, 12
Enternamiento autógeno, 42-43
Entradas órdenes computarizadas, 8
Entrevista capacitación, 432-437, 435t
- empleo, 340-343
- - temas/preguntas, 342t
- previa empleo, 335
Entrevistas, directrices legales, 344t
Envisioning the National Health Care Quality Report, 461
Equal Employment Opportunity Commission (EEOC), 352-353
- Pay Act of 1963, 132, 351, 438
Equipo autogestionado, 380c
- desarrollo, 375-381
- efectivo, 376c
- enfermería, 393-395

Equipo frente grupos, 375c
Equivalente tiempo completo (ETC), 250, 250t
Errores médicos, 484-485
Escala ambiente grupo, 184c
- clasificación, 425-427
- - gráfica, 427f
- comparación entre enfermeras, 426f
- de calificación del reajuste social de Holmes y Rahe, 33
- distribución forzada, 428
- observación comportamiento, 427c
Escalas clasificación gestión rendimiento, 425-427, 426c
- observación conducta (EOC), 427
Escalera abstracción, 75
Escucha, 16
- activa, 16
- comprensiva, 16
- conflicto, 154
- memoria, 48-50
Essential Druker: Selections From the Management Works of Peter F. Drucker, The, 196-198
Estado ánimo, estrés, 39
Estados ego, 21-22, 22c
Estándares enfermería, 496
- tiempo, 411
Estereotipos culturales, 14-15
Estilos, 7, 268f
- cognitivos individuales, 307
- comunicación, 20c
Estima, necesidades, 101
Estimación costes, 258
Estrategias, 7, 46-47
- empírico-racionales, cambio, 315-316
- normativo-reeducativas, cambio, 316
- poder, 316-317
Estrés, cambio ambiente, 39
- control, 35, 36c
- - gestión tiempo, 45
- - refuerzo autoestima, 43
- ejercicio, 40
- estado ánimo, 39
- evitar/regular, 36-37
- fuentes, 33-34
- gestión, 33-45
- nutrición, 40
- relajación, 41-43
Estrés, respuesta, 34, 34c
- síntomas, 35, 36c
Estructura, 7
- dirección-plantilla, 288
- organizativa adquisición instrumental, 295f
Estudios Hawthorne, 191
Etapa resistencia, 34
Ética, *Código de ética para enfermeras con exposiciones interpretativas*, 86
- código ético enfermería, 86-88
- comités, 86
- decisiones, 83-84
- International Council of Nurses (ICN), 87-88
- liderazgo, 85
- marketing, 270
- posiciones, 83, 83c
- principios, 82-83, 83c
- - mundo multicultural, 85-86
- razonamiento moral, 84
- relaciones, 83-84, 84c
- teorías, 82, 82c
- toma decisiones, 81-84
Etnocentrismo, 357
Eutanasia, 499
Evaluación, clasificación, 427-428
- clientes, 432
- entrevista capacitación, 432-437
- errores habituales, 424-425
- escalas clasificación, 425-427
- gestión por objetivos, 428-431
- implicaciones legales, 438
- informes capacitación, 437
- listas comprobaciones, 425
- métodos gestión rendimiento, 425-438
- notas anecdóticas, 425
- objetivos, 423-424
- pacientes, 432
- programa, análisis datos, 481
- - aplicaciones investigación, 481-482
- - calendario eventos, 473
- - comité selección/funciones, 473
- - desarrollo instrumentos, 474-475
- - diseños cuasiexperimentales, 478-479
- - - experimentales, 477-478
- - - investigación, 477
- - fuentes invalidación internas/externas, 475-477

Evaluación, programa importancia, 472
– – marco conceptual, 473-474
– – métodos recogida datos, 479-480
– – modelo, 474
– – muestreo, 480-481
– – técnica revisión, 90-91, 91f, 470
– retroalimentación 360 grados, 432
– revisión pares, 431-432
– subordinados, 432
– ventajas/desventajas, 433-434t
Excesivamente complaciente, 20
Expert Nurse Estimation Patient Classification System (ENEPCS), 41
Explosivo, 19
Extinción, 423
Extrovertido, 307

F

Fallo mercado, 248
Falsa reclusión, 492-493
Faludi, Susan, 204
Family and Medical Leave Act (FMLA), 133-134, 355
Fayol, Henri, 190
Federal Mediation and Conciliation Service, 140
Feldman, D.A., 111, 200
Fidelidad, 82
Fiedler, A., 165c
Fijación, 150
Filosofía, 226-227, 228c
Fin semana, alternativa, 406
Findorff, M.J., 269c
Finegan, J.E., 124c
Fish, J.S., 35c
Fisher, Roger, 160
Fitzwater, E., 490c
Fleming v. Correctional Healthcare Solutions, Inc., 500
Fondos, registro, 248
Ford, Henry, 113
Forgas, J.P., 111
Formalismo, 83
Formulario mensaje función, 169f
Fortune v. National Cash Register Company, 500
Fraccionamiento, 154
Fragmentación, 49-50
Franklin, Benjamin, 375
Fritz, R., 327
Frone, M.R., 148c
Fuerzas, positivas/negativas, 320c
Función, negociaciones, 168
Funcionamiento comité, 70-71
Funciones, ambigüedad, 149
Fusiones, 295, 295f

G

Gandhi, Mahatma, 181
Gantt, Henry, 190
Garantia calidad, 462-472
– – mejora calidad, 462t
Gates, D., 490c
Generación X, 362-363
– Y, 363
Género, preferencia, 359-360
Genrich, S.J., 93c
Gestión. *Ver también* Liderazgo/gestión cambio
– cambio, 315-324
– científica, 188
– conflicto, 147c, 152-157
– costes, 255
– demanda, 297-298
– diversidad, 311-312
– – cultural, 311-312
– doble, 287
– enfermedad, 296-297
– estilo europeo, 291
– estrés, 33-45
– estructura horizontal, 277-278
– – vertical, 277-278
– frente liderazgo, 181t
– listas comprobaciones, 425
– movimiento relaciones humanas, 191
– negociación colectiva, 143
– niveles, 277
– objetivos, 428-431
– organización clásica, 190
– pensamiento, desarrollo, 188-202, 189t
– personal, 276-277
– proyectos, 289-290
– relaciones dirección/plantilla, 282-283
– rendimiento, escalas clasificación, 425-427, 426c
– – métodos, 425-438
– tiempo, 37, 45, 46c
– – personal, 45-46, 46c

Gestos, 14-15
Gilbreth, Frank, 188, 190
– Lilian, 190
Gillies, De Ann, 6
Gilovich, Thomas, 12
Globalización, 244-245, 301-302
Gobierno Estados Unidos, ramas, 125c
– federal, 125-127
Goldsmith, Joan, 198
– Oliver, 114
Goldzimer, Linda S., 336
Goleman, Daniel, 109, 110, 199-200
Gomez, M., 35c
Goode, C.J., 346c
Goodhouse v. Magnolia Hospital, 352
Grace Reynolds Application and Study of PETO (GRASP), 412
Grado integración, 299c
Gráfica decisión, 170, 171f
– Gantt, 89, 89f, 190, 468-470
Gray, John, 13
Greenleaf, Robert, 198-199
Gross v. Allen, 494
Grupo. *Ver también* Técnica grupo nominal
– apoyo, 44
– conflicto, 166-171
– desarrollo, 376c
– frente equipo, 373c
– proceso, 373-375, 374c
– toma decisiones, 68c, 68-71
Grupos relacionados diagnóstico (GRD), 243, 455
– trabajo, 288-289
Grzywacz, J.G., 148c

H

Halago, 158
Hamby, E., 165c
Hamel, G., 323-324
Hammer, Michael, 224
Harper, S.C., 326
Harragan, Betty, 203
Harris, L.H., 227c
– Thomas, 21
Havelock, Ronald, 319
Hayes, R., 245c
Health Insurance Portability and Accountability Act (HIPAA), 86, 493
Hersey, Paul, 186
Herzberg, Frederick, 102, 193
Hill-Burton Act, 455
Histograma, 467-468, 468f
Historiales profesionales, 339
Hitler, Adolfo, 181
Hojas cálculo, 7
– solicitud, personal, 339
Hostil-agresivo, 18-19
Howard v. North Mississipi Medical Center, 354-355
Huang, C.K., 112c
Huelga, 141
Huida hacia fantasía, 150

I

Ideación, 4
Identificación, 150
Igualdad oportunidades/acción afirmativa, 351-356
Iluminación, toma decisiones creativa, 72
Imagen, 263
Imágenes mentales, 43
Imaginación, 49
Immigration Reform and Control Act of 1986, 353
Imprudencia profesional, 491
Incentivos, 248
Incivismo lugar trabajo, 113
Incubación, toma decisiones creativa, 72
Indecisión, 58-59
– razones, 58, 58c
– – emocionales, 58
– técnicas acabar con, 58-59, 59c
Individuos, actitudes, 306
– estilos cognitivos, 307
– necesidades interpersonales, 307
– neutrales, 161-162
– percepciones, 306
– personalidad, 307
– roles, 308-309
– valores, 305
Inferencias, razonamiento, 67
Información relevante, 463-465
Informe anticipado ingresos, 257
Informes capacitación, 437
– sustituciones/vacantes, 250

Ingham, Harry, 17
Innovación, 321-322
– fases, 322-324
Instrumentos cuantitativos toma decisiones, 92
Integrated Competencies of Nurses (ICON), 399
Inteligencia emocional, 109-111, 110c, 199-200
– – capacidades centrales, 201c
– – componentes clave educación, 111c
– – desarrollo, modelo programas entrenamiento, 110c
Interacciones niño-niño, 22-23, 23f
– – padre-hijo, 23, 23f
– padre-padre, 22, 23f
Intercambio, 262
International Council of Nurses (ICN), 87-88
Interrogatorio negativo, 28-29
Interrupción pensamiento, 38-39
Intimidad/confidencialidad, 493
Introvertido, 307
Inventario actividades, 46

J

Jacob, S.R., 417c
James, Muriel, 21
Jerarquía burocrática, 287
– necesidades Maslow, 100, 101f, 102t, 104f
– – modificadas Alderfer, 101c, 101-102, 102t
Jessie v. Carter Health Care Centers, Inc., 206, 355
Johnstone, L., 142c
Joint Comission on Accreditation of Healthcare Organizations (JCAHO), 457
Jones v. Kernville State Hospital, 206, 354
Jongeward, Dorothy, 21
Judge v. Rockford Memorial Hospital, 495
Juegos, 24c, 24-26
– ataques, 25
– autocompasión, 25-26
Juran, Joseph, 459
Justicia, 82, 83
– distributiva, 83

K

Kanter, R.M., 323
– Rosabeth, 205
Karlos, B., 481
Keeping Patients Safe: Transforming the Work Environment of Nurses, 462
Kilmann, Ralph, 319-321
Kimmel, S.R., 438c
King, Imogene, 226
– T., 313
Knighton, J., 35c
Kohlberg, Lawrence, 84
Kotter, John, 198, 321
Kouzes, James, 182
Kover, C.T., 148c
Kramer, M., 80c
Kroposki, M., 8c
Krugman, M., 346c
Kübler-Ross, Elizabeth, 325

L

Laborde, S.A., 367c
Labor-Management Reporting and Disclosure Act, 132
Landrum-Griffin Act, 132
Lao Tzu, 199
Laschinger, H.K.S., 124, 142c
Laurin v. Providence Hospital and Massachussets Nurses Association, 206, 354
Leadership by Example: Coordinating Government Role in Improving Health Care Quality, 461
Leavitt, J.K., 128
Lectura, mejora, 48
Lee, J.A., 367c
Legislación laboral, 132-135, 135t
– supervisor enfermeras, definición, 134
Leino-Kilpi, H., 430c
Levine, Myra, 226
Lewin, Kurt, 191-192, 317-319
Ley responsabilidad civil, 491
Leyes/aspectos legales, categorías, 491-95
– – comunicación con legisladores, 129-130
– – fuentes, 489-491
– – proceso, 130-131
– – seguridad, 487-489
– – temas personales, 499-500
– – testificar, 501
– – testigos expertos, 502
Líder autocrático, 183t
– dejar-hacer, 182, 183t
– democrático, 182, 183t
– gestión casos, 393t
– servidor, características, 199c

Liderazgo/ administración personal, 391t
Liderazgo basado resultados, 200-201
– – – temas recurrentes, 202c
– diferencias raciales, 205
– – relacionadas sexo, 203-205
– discapacidades, 206-207
– ético, 85
– gestión, 181t
– modelo liderazgo integrador, 188
– moral, 85
– teoría liderazgo situacional, 186
– transaccional, 186-187, 188t
– transformacional, 187-188, 188t, 198
Liderazgo/gestión cambio, 316t
– mejora calidad, 454t
Líderes cuánticos, actividades, 202c
Likert, Rensis, 107, 195-196
Lincoln, Abraham, 12
Lippitt, Ronald, 319
Lista autointerrogación, 79
Listas, 76
– comprobación, 467, 467t
– comprobaciones, gestión rendimiento, 425
Little Forest Medical Center of Akron v. Ohio Civil Rights Commission, 351
Llamar atención, 150
Lluvia ideas, 73-74, 466
– – escrita, 74
– – inversa, 74
Localización, 49
Loden, Marilyn, 202
Los siete hábitos de las personas altamente efectivas, 45-46
Lubbock, John, 58
Luft, Joseph, 17

M

Madel v. PCI Marketing, Inc., 352
Magnetismo, 416-418
Maguire, P., 80c
Mahoney, David, 328
Marcos referencias, 314
– – razonamiento, 67
Marculescu, G., 29c
Margen contribución, 258
Marketing, conceptos, 262-263
– dirección/gestión planificación estratégica, 262
Marketing, ejecución, 270
– ética, 270
– mix, 266c, 266-270
– proceso, 263-264, 265c
– social, 261
– tendencias, 261-262, 262t
– – culturales, 261-262
Masajes, 41
Maslow, Abraham, 100, 192-193
Mason, D.J., 128
Matriz decisión, 467, 468t
– evaluación, 79
– morfológica, 76
Matthews, S., 142c
Mauro v. Borgess Medical Center, 206, 354
Maxwell, John, 183, 207
Mayer, J.D., 111
McClelland, David, 102
McGilton, K., 182
McGregor, Douglas, 106, 193-194
McKee, J.R., 477c
Mediación, 155-156
Medicare, 242, 482
Medicus, 412
Meditación, 43, 73
Mejor alternativa acuerdo negociado (MAAN), 159
Mejora calidad, control calidad, 462t
– calidad/liderazgo, 454t
– continua calidad, 462-472
– – – ciclo *plan-to-do-check-act*, 458-459
– – – evaluación programas, 472-482
– – – historia, 457-462
Melia, Jinex, 203
Memoria, mejora, 48-50
– – técnicas, 49c
Mensajes, decodificación, 5
– recepción, 4-5
– respuesta, 5
– transmisión, 4
Mercado diana, 266
Meretoja, R., 430c
Método caso, 391
– vía crítica (MVC), 91-92
Métodos comunicación, 6-7
Meyer, Christopher, 46
Michel, Y., 278c

Microsistemas, 314-315
Milisen, K., 284c
Mintzberg, Henry, 80, 204
Misión, establecer, 224-226, 226c
Modas, 268f
- pasajeras, 268f
Modelado, 79, 88, 442
Modelo adaptativo, 291f
- burocrático, organizaciones, 287-288
- - toma decisiones, 66
- clerical, relaciones éticas, 83-84
- colegial, relaciones éticas, 84
- - toma decisiones, 66
- contractual, relaciones éticas, 84
- cubo basura, toma decisiones, 66
- liderazgo integrador, 188
- normativo Vroom/Yetton, 94, 94-96c
- político toma decisiones, 66
- racional toma decisiones, 65-66
- técnico, relaciones éticas, 84
Modelos organizativos adhocráticos, autogestión, 293
- - - dirección compartida, 292-293
- - - - participativa, 293
- - - dirección colegiada, 291-292
- - - diseño sistemas, 293
- - - disposiciones multiorganizativas, 294-295
- - - fusiones, 295
- - - gestión proyectos, 289-290
- - - grupos trabajo, 288-289
- - - matriz, 290-291
- - - modelo corporativo, 293-294
- - - - mixto, 293
- - - relación entre organizaciones, 294
Modificación conducta empleado, 442-445
Moral, 111-113
Moreno, Jacob, 192
Morrison, Ann, 203
Motivación intrínseca, 106
- teorías, 100-109, 108c
Mouton, Jane, 196
Muestreo, 480-481
Mujeres, 203-205
- poder, 123
- satisfacción laboral, 115
Multiculturalismo, discriminación, 357
Murji, A., 35c
Música, 43

N

NANDA. *Ver* Nort American Nursing Diagnosis Association (NANDA)
Nanus, Bert, 181t, 198
National Labor Relations Act (NLRA), 132
- - - Board (NLRB), 132
- League for Nursing (NLN), 457
Necesidad, sentir, 71
Necesidades autorrealización, 101
- estima, 101
- fisiológicas, 100-101
- interpersonales, 307
- seguridad, 101
- sociales/pertenencia, 101
Negociación, 157-177
- posicional, 157
- principios, 157, 157c
- proceso, 162-163
- reglas esenciales, 163
Nevill, Dorothy, 5
Newman, Margaret, 226
No maleficencia, 83
Normas éticas, 83
North American Nursing Diagnosis Association (NANDA), 398
Notas anecdóticas, 425

O

Objetivos, 29c, 36, 46, 227-228
Obligacionismo, 82
Obstáculos, asertividad, 20c, 20-21
- creatividad, 80
Occupational Safety and Health Act (OSHA), 488-489
Olson v. Molland, 494
Omnibus Budget Recognition Act (OBRA), 457, 498
Opciones flexibles, 406-407
Ordenadores, comunicación, 7-8
- gestión tiempo, 50-51
- portátiles, 7-8
- proceso toma decisiones, 92-94
Órdenes no reanimar (NR), 498
Orem, Dorotea, 226
Organización, aspectos conductuales cambio, 324-329

Organización, capacidad aprendizaje, cinco disciplinas, 199c
- cultura, 312-315
- desarrollo, 324
- fase, 137c
- mejorar organización tiempo, 59
- modelos, 66c
- revisión externa (ORE), 455
- tiempo, mejorar, 59-60
Organizaciones, centralización, 279-280
- departamentalización, 280-281
- descentralización, 279-280
- estructura, 274t, 275t, 284-296
- - burocrática, 287-288
- - formal, 285
- - informal, 285
- estructuras, efecto factores, 273-274
- mantenimiento integral salud (OMIS), 243-244, 296
- matriz, 290-291, 292c
- médico-hospital (AMH), 296
- organigramas, 274-284, 276c
- principios, 285-287
- revisión estándares profesionales (OREP), 455, 457
- tendencias, 274t
Orientación sexual, diferencias, 206
- trabajo, 364-365, 365c, 366c
Orlando, Ida, 226
Oscilación, 327f, 327-328
Ouchi, William, 194
Owens, M.U., 93c

P

Pacientes, aspectos asistenciales, 497-499
- declaración derechos, 497
- derecho rechazar tratamiento, 497-498
- donación órganos, 498-499
- errores médicos, 484-485
- estándares tiempo, 411
- evaluación, 432
- sistemas clasificación, 412-413
- - documentación cuidados, 94
Páginas web, 7
Pape, T.M., 484
Parker, J.D.A., 110
Pascale, Richard, 194
Pasivo, 20
Paternalismo, 83, 158
Patient Safety: Achieving a New Standard for Care, 462
Patterson, Josephine, 226
Pausas sentimiento, 37
Pensador negativo, 19-20
Pensamiento convergente, 76-79, 77f
- crítico, 50, 66-68
- - elementos, 67c
- - proceso enfermería, 68
- divergente, 73-76
- organización clásica, 190
Percepción selectiva, 12
Percepciones individuales, 306
Personal. *Ver también* Carrera profesional; Puesto trabajo; Selección personal potencial, cartas referencia; Sistema asignación personal, gestión caso
- asesor, 283
- asesoramiento, 449-450
- auxiliar, 282-283
- competencias plantilla, 282
- control, 283
- desarrollo, 369-373
- despido, 448-449
- disciplina, 438-442
- empleo voluntario, 499-500
- estudios, 410
- fórmulas, 413-414, 414t, 415t
- funcional, 283
- general, 283
- gestión caso, 396-397
- igualdad oportunidades/acción afirmativa, 351-356
- irascible/retraído, 446-447
- legislación, 499-500
- liderazgo/administración, 391t
- mejorar organización tiempo, 59
- modificación conducta, 442-445
- nivel, 399-400
- orientación, 364-365
- potencial, selección, 339
- presupuesto, 249-250
- principios enfermería, 410-411
- problemático, 445-449
- proceso grupo, 373-375
- programa actividades, 47, 400-409
- reclutamiento/retención, 335-336
- relaciones dirección/plantilla, 282-283

Personal, servicio, 283
- sistemas asignación, 390
Personalidad, 307
Personas agresivas, 27
- asertivas, 27
- difíciles, 20c
- pasivas, 27
Peters, K., 481
- Tom, 198, 315
Plan Baylor, 406
- negocios, 223c
Planificación, cambio, 319
- continuo asistencia, 300
- establecer propósito/misión, 224-226
- herramienta, 225c, 229t
- mejorar organización tiempo, 59
- proceso, 180-188
- sucesión, 369-373
- visión, 224
Planificar estrategias, 46-47
Plantilla, efectos variables, 409-418, 410c
- tiempo completo, 407-408
- - parcial, 408-409
- variable, 407, 408t
Poder, atribución, 123-125
- autoridad, 122-123
- carismático, 120
- coerción, 119
- conexión, 120
- experto, 120
- fuentes, 119, 120c
- información, 120
- interpersonal, 121, 122c
- - fuentes, 122c
- legítimo, 119-120
- mujeres, 123
- notarial perdurable, 497
- personal, 120-121, 121c
- - fuentes, 121c
- persuasión, 120
- posición, 122, 122c, 184-185
- recompensa, 119
- referente, 120
- sexo, 123
Poesía, 43
Política, 128c
Política, acción, esferas, 129c
- comunicación con legisladores, 129-130
- definición, 127-128
- fases desarrollo, 128
- negociación, 157-177
- niveles participación, 128-129
- proceso legislativo, 130-131
Políticas, 228-231
Políticas/procedimientos/protocolos, 231f, 232c, 233c, 234c, 235c, 236c, 237c
Posición poder, 184-185
- - fuentes, 122c
Posicionamiento producto, 266
Posner, Barry, 182
Posturas ante vida, 26, 26c
Potylycki, M.J., 438c
Práctica basada evidencia, 234-238
- colaboración, 397-398
- diferenciada, 398-399
Preceptoría, 372
Pregnancy Discrimination Act of 1978, 352
Prejuicio, 356-357
Preparación, toma decisiones creativa, 71
Presupuesto base cero, 252
- conceptos básicos economía, 247-248
- coste estándar, 252
- costes bienes inmuebles, 250-251
- - laborales, 249-250
- definición, 246
- elaboración/gestión, 245-246, 246t
- enfoque histórico, 252
- flexibles, 251-252
- gastos/ingresos, 249
- operativo, 249
- proceso, 254
- requisitos, 246-247
- revisión periódica, 253
- tesorería, 251
- tipos, 249-252, 251c
Previsión escenarios futuros alternativos, 78-79
Principalismo, 82
Priority Areas for National Action: Transforming Healthcare Quality, 461-462
Procesador textos, 7
Proceso planificación estratégica, 222c
Productividad personal, 416, 447

Programa actividades, 47
– – personal, 47
– – programa calendario, 7
– – – visitas, 51
– dotación personal, 400-409
– gráficos, 7
– planificación/calendario, 7
– presentación, 7
Programación centralizada, 400-401
– – pros/contras, 417c
– cíclica, 404-405
– descentralizada, 401-402
– – pros/contras, 417c
– en bloque, 404-405
Programas actividades, 47
Propósito, establecer, 224-226
Public Health Law, 457
Público, 262
Puesto trabajo. *Ver también* Carrera profesional; Personal
– – análisis, 346
– – descripciones, 346, 347-348c
– – diseño, 348
– – enriquecimiento, 349
– – escala carrera profesional, 368-369
– – evaluación, 349-351, 350-351c
– – orientación, 364-365, 365c, 366c
– – rotación, 348
– – satisfacción, 114-116, 115c
– – simplificación, 348
Punto vista, razonamiento, 67
Puntos fuertes/puntos débiles/oportunidades/amenazas (SWOT), 222, 223c

R

Racionalización, 150
Ramas legislativas, 127c
Razonamiento, conclusiones, 67
– consecuencias, 67
– cuestión central, 67
– dimensión conceptual, 67
– – empírica, 67
– elementos, 67c
– implicaciones, 67
– inferencias, 67
– marco referencia, 67
Razonamiento moral, 84, 84c
– problema, 67
– propósito/objetivo, 67
– punto vista, 67
– suposiciones, 67
Reacción alarma, 34
Reclutamiento/retención personal, 336c, 336-351
Recorrido visual, 75
Redistribución recursos, 248
Reducción conflicto, 154
Redundancia, 16
Rehabilitation Act of 1973, 132, 352
Reinterpretación, 159-160
Relaciones dirección personal, 282f
– entre organizaciones, 294
– éticas, 83-84, 84c
– – modelo clerical, 83-84
– – – colegial, 84
– – – contractual, 84
– – – técnico, 84
– humanas, 191
– identificación visual, 78
– laborales, prácticas desleales dirección, 135
– – – – sindicatos, 136
– – trabajadores, afiliación sindicatos, 131-132
Relajación, 41-43
– muscular progresiva, 41-42, 42c
– técnicas, 41c
Repetición, 16
Reprimenda por escrito, 440-441
– verbal, 440
Resaltado, 77-78
Resolución problemas, disposición, 436f
Respeto demás, 83
Respiración abdominal, 41
Responsabilidad, 276
– control, 495
– temas, 496, 496c
Responsabilidades civiles intencionadas, 492
Respuesta, estrés, 34, 34c
– mensajes, 5
Retirada, 150
Retroalimentación, 5
– 360 grados, 432
Reuniones, uso efectivo, 52
Revisión por pares, 431-432

Rinehart, Stacy T., 199
Ritter, M., 438c
Rogers, Everett, 322-324
- Kenny, 163
- Martha, 226
Rol, teoría, 308-309
Roosevelt, Eleanor, 410
Rosener, Judy, 204
Roulston v. Tendercare (Michigan), Inc., 500
Rousseau, Denise, 314
Rumores, 11-12
Ryback, D., 110

S

Sa, T.L., 29c
Saarni, C., 110
Salovey, P., 109
Sanciones, 440-441, 443
Satisfacción usuarios, 487
Savage, M.E., 93c
Schlitz, Don, 163
Schmalenberg, C., 80c
Schneider, William, 313-314
Seago, J.A., 411c
Seducción, 158
Segal, J., 110
Segmentación mercado, 264-266
Seguidores, 207
Seguros médicos abiertos, 244, 296
Seis sombreros pensantes, 73
Selección personal potencial, cartas referencia, 339-340
- - - entrevista, 340-343
- - - hojas solicitud/historiales profesionales, 339
- - - pruebas, 345
Senge, Peter, 199
Servant Leadership, 198-199
Sexo, asertividad, 20
- diferencias comunicación, 13-14
- - estilos liderazgo, 203-205
- preferencia, 359-360
Shakespeare, William, 111
Shapiro, M., 245c
Sherman, R., 210c
Siebens, K., 284c
Símbolos estatus, 13
Simonson v. Meader Distribution Co., 500
Simulación, 88
Sindicalización, fases, 136c
Sindicatos, aplicación contrato, 139-140
- arbitrio, 140-141
- descertificación, 141
- fase negociación contrato, 138-139
- - organización, 137
- - reconocimiento, 137-138
- función directores/supervisores enfermería negociación colectiva, 141-143
- huelga, 141
- prácticas laborales desleales, 136
- relaciones laborales, 131-132
- ventajas/desventajas negociación colectiva, 143
Síndrome recogida basura, 21
Sinéctica, 78
Sinergia, 45
Sistema asignación personal, gestión caso, 396-397
- - - - - líderes, 393t
- pago prospectivo (SPP), 457
- radiología, 93
- reembolso prospectivo, 243
Sistemas asignación personal, enfermería distrito, 395-396
- - - - modular, 395-396
- - - - primaria, 395-396
- - - equipo enfermería, 393-395
- - - gestión caso, 396-397
- - - práctica colaboración, 397-398
- - - - diferenciada, 398-399
- - - pros/contras, 392t
- cardiología, 93
- clasificación, pacientes, 412-413
- clínicas ambulatorias, 94
- consultas médicos, 94
- dietéticos, 93
- educativos, 94
- farmacia, 93
- gestión casos, 94
- integrados asistencia sanitaria, 299-301
- laboratorio, 93
- quirófanos, 94
- servicio urgencias, 93
- terapia respiratoria, 93
Skinner, B.F., 105
Sloane, D.M., 34c, 387
Smat, Brad, 340

Smith, K., 346c
- R., 321
Solución problemas, modelos, 65t
Spears, Larry, 199
Stanley, D., 182c
Statu quo, 318f
Steinberg, L., 163
Stotts, R.C., 417c
Subculturas, 314-315
Sublimación, 149
Succop, P., 490c
Sueño, estrés, 40-41
Suicidio. *Ver* Suicidio asistido
Suicido asistido, 499
Sun Tzu, 177
Suposiciones, razonamiento, 67
SWOT. *Ver* Puntos fuertes/puntos débiles/oportunidades/amenazas (SWOT)

T

Tácticas escalada conflicto, 151
- intesificación conflicto, 151c
- reducción conflicto, 154, 154c
Taft-Hartley Act, 132
- - Nonprofit Health Care Amendments, 133
Tannen, Deborah, 13
Tarasoff v. Regents of the University of California, 494
Tax Equity Fiscal responsibility Act of 1982, 455
Taylor, Frederick, 100, 188
- v. Memorial Health Systems, Inc., 500
Técnica cuaderno colectivo, 74
- Delphi, 75-76
- escalera mano, 74-75
- evaluación/revisión programas (PERT), 91f, 190
- grupo nominal, 166, 166c, 470
Técnicas pensamiento creativo, 72c
Teleasistencia, 8
Teléfono, gestión tiempo, 51
- protocolo, 17
Teléfonos móviles, 7
Televisión interactiva, 269
Tendencias culturales, 261-262
- década 1990, 221t
- efecto estructuras organizativas, 274t
- - paradigmas cambio organizaciones, 316t
Teoría carismática, 181
Teoría, contingencia, 184-185
- dirección participativa Likert, 107
- elite, 127
- energía psicológica Argyris, 103-104
- equidad, 105-106, 106c
- existencia-relación-crecimiento (ERC), 101
- expectativa Vroom, 104, 105f
- gran hombre, 181
- intercambio, 128
- juego, 88, 127
- liderazgo situacional, 186
- motivación, 100
- - Taylor, 100
- motivación/higiene (dos factores) Herzberg, 102c, 102-103, 103f, 104f
- necesidades básicas McClelland, 102, 102c
- pluralista, 127
- rasgo, 181-183
- refuerzo positivo Skinner, 105
- situacional, 183-184
- trayectoria-objetivo, 185-186
- X/Y McGregor, 106-107, 108, 193-194
- Z, 107-108
Teorías deontológicas, 82
- liderazgo, 180c
- - frente gestión, 181t
- - seguidores, 207
- teológicas, 82
Términos jerga, 14
Terrorismo, 488
Testamento vital, 497
Testificar bajo juramento, 501
The Journey to the East, 198-199
- *Managerial Woman*, 203
- *Nature of Managerial Work*, 204
Therapeutic Intervention Scoring System (TISS), 412
Thompson v. Holy Family Hospital, 206, 355
Thoreau, Henry David, 365
Thorndike, E.L., 109
Thurston, N., 115c
Tiempo, bloqueo, 37
- directivo, maximización, 46-58
- gestión, 37, 45, 46c
- transición, 47
Tipo intuitivo, 307
- perceptivo, 307

Tipo racional, 307
- sensitivo, 307
- sentimental, 307
Tipos psicológicos Myers-Briggs, 307, 307t, 376-377, 377t
Titulación enfermera, 496
To Error is Human: Building a Safer Health System, 460
Toffler, Alvin, 328
Toma decisiones, aspectos éticos, 81-84
- - consulta, 80-81
- - creativa, 71c, 71-80
- - - desarrollo actitudes, 80
- - - dibujos, 76
- - - iluminación, 72
- - - incubación, 72
- - - pensamiento convergente, 77f
- - - preparación, 71
- - - proceso, 71c, 71-72
- - - verificación, 72
- - - visualización, 78
- - elección alternativa más deseable, 64-65
- - evaluación resultados, 65
- - exploración alternativas, 64
- - grupo, 68c, 68-71
- - identificación problemas/análisis situación, 63, 64c
- - implementar decisión, 65
- - instrumentos, 88-92
- - modelo burocrático, 66
- - - colegial, 66
- - - cubo basura, 66
- - - político, 66
- - - racional, 65-66
- - modelos, 65t
- - - organizativos, 65-66
- - pensamiento crítico, 66-68
- - principales concepto/definiciones, 63
- - proceso, 64c
- poder agresivo, 158
- rehenes, 174-177
Tomey, Ann, 70
Torrance, Pansy, 94
Tourangeau, A.E., 182, 488
Trabajadores, relaciones laborales, 131-132
Trabajo burocrático, racionalización, 50
Tradicionales, 360
Transacciones adulto-adulto, 22, 23f
Transacciones cruzadas, 23, 23f
Transmisión mensajes, 4
Travelbee, Joyce, 226
Trilogía calidad Juran, 459c
Trombley v. Southwestern Vermont Medical Center, 500
Tuck, I., 227c
Turnos permanentes, 404
- trabajo alternos, 402-404
- - diez horas, 405
- - doce horas, 405-406
- - ocho horas, 405
- - rotatorios, 402-404
Tutoría, 373, 373c
Twain, Mark, 207

U

UAW v. Johnson Controls, Inc., 352
Unidad mando, 276
Uniform Health Care Information Act of 1997, 493-494
Ury, William, 159
Utilidad, 83
- marginal, 247
Utilitarismo, 82, 83
UTMB v. Hohman, 500

V

Vaill, Peter, 199
Valor, potenciar, 5
Valores, declaración, 35-36, 224, 225c
- individuales, 305
Van Velsor, Ellen, 203
Ventajas/limitaciones/cualidades únicas/superar limitaciones (VLCS), 79
Ventana Johari, 17-18, 18f
Veracidad, 83
Verificación, toma decisiones creativa, 72
Videoconferencia, 7
Vietnam Veterans Act of 1973/1974, 132, 352
Vinculación, 49
Violencia horizontal, 113
- lugar trabajo, 44-45, 172-174
- signos aviso, 173c
Visión, 224
- ejemplo, 225c
Visitas, control duración, 51-52
- programa, 51

Visualización, 43
– toma decisiones creativa, 78
Voluntades anticipadas, 497-498
Von Goethe, Johann Wolfgang, 186
Voz interior, 38
Vroom, Victor, 104

W

Wagner Act, 132
Watkins v. Unemployment Compensation Board of Review, 500
Watson, Jeanne, 319
Webb v. Mercy Hospital, 206, 355
Weber, Max, 190-191
Wechsler, David, 109
Weidman v. Ketcham, 494
Welch, Jack, 200-201
Westley, Bruce, 319
Whetten, David, 6
White, Randall, 203
Who Will Keep the Public Healthy? Educating Public Health Professionals for the 21st Century, 461
Wiedebach, Ernestine, 226
Wilde, Oscar, 27
Wilking v. County of Ramsey, 206, 355
Williams, K.A., 417c
Wilson, H.C., 477c
– William, 205
World Wide Web, 7
Wyman, J.F., 269c

Y

Yang, K.P., 112c

Z

Zamudio v. Patia, 206, 354
Zderad, Loretta, 226
Zimmer, Marie, 368